Friese · Mörike · Neumann · Windorfer
Arzneimittel in der
Schwangerschaft und Stillzeit

Arzneimittel in der Schwangerschaft und Stillzeit

Ein Leitfaden für Ärzte und Apotheker

Begründet von
Prof. Dr. Jürgen Kleinebrecht

Fortgeführt von
Prof. Dr. Klaus Friese, München, Prof. Dr. Klaus Mörike, Tübingen,
Prof. Dr. Gerd Neumann, Hamburg, Prof. Dr. A. Windorfer, Hannover

7., überarbeitete Auflage
Mit 15 Abbildungen, 37 Tabellen und 2 Übersichtskarten als Beilage

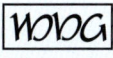

Wissenschaftliche Verlagsgesellschaft Stuttgart

Anschriften der Verfasser:

Prof. Dr. Klaus Friese
Klinik und Poliklinik für Frauenheilkunde
und Geburtshilfe – Innenstadt
Klinikum der Universität München
Maistraße 11
80337 München

Prof. Dr. Gerd Neumann
Zentrum für Hormon- und Stoffwechselerkrankungen, Reproduktionsmedizin und
gynäkologische Endokrinologie
Endokrinologikum Hamburg
Lornsenstr. 4–6
22767 Hamburg

Prof. Dr. Klaus Mörike
Abt. Klinische Pharmakologie
Institut für Experimentelle und Klinische Pharmakologie
und Toxikologie
Universitätsklinikum Tübingen
Otfried-Müller-Str. 45
72076 Tübingen

Prof. Dr. Adolf Windorfer
Rühmkorffstr. 1
30163 Hannover

Die in diesem Buch aufgeführten Angaben zur Medikation wurden sorgfältig geprüft. Dennoch können Autoren und Verlag keine Gewähr für die Richtigkeit der Angaben übernehmen. Dem Leser wird empfohlen, sich vor einer Medikation in eigener Verantwortung anhand des Beipackzettels oder anderer Herstellerunterlagen kritisch zu informieren.

Bibliografische Information der Deutschen Nationalbibliothek

Die Deutsche Nationalbibliothek verzeichnet diese Publikation in der Deutschen Nationalbibliografie; detaillierte biblio-grafische Daten sind im Internet über http://dnb.d-nb.de abrufbar.

ISBN 978-3-8047-2524-9

7., überarbeitete Auflage 2009
6., völlig neu bearbeitete Auflage 2006
5., neu bearbeitete Auflage 1999
4., neu bearbeitete Auflage 1995
3., neu bearbeitete Auflage 1990
2., neu bearbeitete und erheblich erweiterte Auflage 1986
1. Auflage 1982

Die 1. Auflage erschien unter „Kleinebrecht",
die 2.–5. Auflage unter „Kleinebrecht/Fränz/Windorfer".

© 2009 Wissenschaftliche Verlagsgesellschaft mbH, Birkenwaldstraße 44, 70191 Stuttgart
Printed in Germany
Satz: Mitterweger & Partner, Plankstadt
Umschlaggestaltung: Atelier Schäfer, Esslingen
Druck: Druckerei Djurcic, Schorndorf

Vorwort zur 7. Auflage

Der Erfolg der 6. Auflage gibt Autoren und Verlag die Gelegenheit, das Werk mit neuen Forschungsergebnissen zu aktualisieren. Besonderen Wert legten die Autoren wieder auf die bewährten Vorteile dieses Werkes, nämlich zum einen auf schnelle Informationsgewinnung und Übersichtlichkeit, zum anderen auf hohe Aktualität.

Bekanntlich nehmen etwa 85 % aller Schwangeren Medikamente ein, davon ein nicht geringer Teil in der Frühgravidität, also zu einem Zeitpunkt, zu dem die Schwangerschaft noch nicht bekannt ist. Wenn es nun um die Risiken der Arzneimitteleinnahme in der Schwangerschaft und in der Stillzeit geht, erfahren Arzt und Patientin in der Packungsbeilage oder Fachinformation oft nur, dass das Arzneimittel kontraindiziert ist oder nur bei strenger Indikationsstellung eingenommen werden darf. Diese Aussagen sind jedoch wenig hilfreich und werden allenfalls die Patientin davon abhalten, ein für sie dringend benötigtes Medikament einzunehmen.

Aus diesem Grund soll mit der Neuauflage dieses Buches Ärztinnen und Ärzten in Klinik und Praxis ein Leitfaden an die Hand gegeben werden, mit dem schwangere Frauen oder Patientinnen bzw. Wöchnerinnen und Stillende ausführlich beraten, aber auch therapiert werden können.

Im Teil A des Buches (Arzneimittel in der Schwangerschaft) wird zunächst allgemein auf Entwicklung, Entwicklungsstörungen und Fehlbildungen eingegangen. Für das Verständnis der Zusammenhänge pränataler Entwicklungsstörungen angesichts der Schwierigkeiten, die sich bei einer Risikoabschätzung reproduktionstoxikologischer Effekte ergeben, sind Kenntnisse über die normale menschliche Entwicklung und ihre Fehlbildungen von großer Bedeutung. Deshalb werden in mehreren Kapiteln die Embryonalentwicklung des Menschen, die Gesetzmäßigkeiten bei der Entstehung von Entwicklungsstörungen sowie die embryonalen Empfindlichkeiten gegen toxische Einflüsse während der Schwangerschaft beschrieben. Diese beziehen sich nicht nur auf verschiedene Arzneimittel, sondern auch auf die Exposition gegenüber chemischen oder toxischen Noxen, wie Industriechemikalien oder Genussmitteln, sowie auf Stoffwechsel- und Infektionserkrankungen. Zudem werden Methoden zur Prüfung auf Embryotoxizität und der Arzneimittelgebrauch vor der Schwangerschaft dargestellt.

Dem allgemeinen Teil schließt sich die spezielle Auflistung der einzelnen Arzneimittel in der Schwangerschaft an. Wiederum werden – um den Leserinnen und Lesern eine Hilfestellung zu geben – die einzelnen Arzneimittel, wie in den früheren

Ausgaben des Buches, analog der Roten Liste geordnet. So kann über die umfangreiche Aufzählung in Abgleich mit der Roten Liste das beste und für die Schwangerschaft verträglichste Medikament ausgewählt werden. Neben den Ärzten gibt dieses Buch somit auch den Offizin-Apothekerinnen und -Apothekern wertvolle Hilfestellungen für ihre Beratungstätigkeit.

In Teil B des Buches (Arzneimittel in der Stillzeit) werden dann die Arzneimittel in ihrer Wirkung auf die postpartale Zeit und auf das zu stillende Neugeborene dargestellt. Muttermilch ist nicht nur physiologisch die optimale Ernährung für den neugeboreren Säugling, vielmehr ist der Stillvorgang an sich auch für die spätere Mutter-Kind-Beziehung von großer Bedeutung. Aus diesem Grund sollte die Stillbereitschaft grundsätzlich gefördert werden.

Was aber tun, wenn Mütter wegen akuter oder chronischer Erkrankung auf die Einnahme von Medikamenten angewiesen sind? Für viele Arzneimittel liegen inzwischen Informationen über die Auswirkungen des Übergangs mit der Muttermilch auf den Säugling vor, sodass durch diese Möglichkeit eine potenzielle Schädigung des Kindes besser beurteilt werden kann. Noch fehlen vor allem Langzeituntersuchungen, und diese werden wohl auch in Zukunft für viele Medikamente gar nicht durchgeführt werden. Eine endgültige Festlegung der Unbedenklichkeit ist in manchen Fällen auch deshalb schwierig, weil sich die Verstoffwechselung der Medikamente beim Säugling zumindest qualitativ anders verhält als bei der Mutter. Daher kann bei der Gabe zahlreicher Medikamente zwar abgeschätzt werden, dass das Stillen während der Medikamenteneinnahme der Mutter möglich ist, es ist aber gleichzeitig auch wichtig, dass das Kind während der Therapiezeit immer gut beobachtet wird. Nur noch bei wenigen Medikamenten muss in der Stillzeit nach einer therapeutischen Alternative gesucht werden, und wenn diese nicht vorhanden ist, muss in Einzelfällen tatsächlich abgestillt werden.

Das vorliegende Werk ermöglicht eine schnelle und prägnante Information zur medikamentösen Therapie in Schwangerschaft und Stillzeit. Eine unnötige Beunruhigung der Schwangeren oder eventuelle Diskussionen über einen Schwangerschaftsabbruch lassen sich mit diesem Werk bei der vorgegebenen Thematik wesentlich leichter ausschließen.

In diesem Sinne wünschen die Autoren eine hohe Verbreitung des Werkes, um Schwangere und Wöchnerinnen bzw. deren Kinder kompetent begleiten zu können.

Unser Dank geht an die Nutzerinnen und Nutzer dieses Buches. Sie haben uns mit ihren wertvollen Hinweisen die kontinuierliche Verbesserung des Textes ermöglicht. Wir freuen uns auf weitere Anregungen und Kritik. Unser besonderer Dank geht auch an die Wissenschaftliche Verlagsgesellschaft, namentlich Herrn Dr. Tim Kersebohm, für die ausgezeichnete Zusamenarbeit und für die Berücksichtigung unserer Wünsche.

Im Herbst 2009   Klaus Friese
                              Klaus Mörike
                              Gerd Neumann
                              Adolf Windorfer

Inhaltsverzeichnis

Teil A   Arzneimittel in der Schwangerschaft

Gerd Neumann, Klaus Friese

Teil B   Arzneimittel in der Stillzeit

Anhang

Abkürzungsverzeichnis

AAP	American Academy of Pediatrics
ACC	Acetylcystein
ACE	Angiotensin-Conversions-Enzym
ADEC	Australian Drug Evaluation Committee
CMV	Cytomegalie-Virus
cOMAT	anikulärer multispezifischer organischer Anionentransporter
DMARD	disease-modifying antirheumatic drug
EI	Exposure Index
ENTIS	European Network of Teratology Information Services
FDA	Food and Drug Administration (Zulassungsbehörde der Vereinigten Staaten)
FI	Fachinformation
FMF	familiäres Mittelmeerfieber
FSH	Follikel stimulierendes Hormon
i.m.	intramuskulär
i.v.	intravenös
IE	Internationale Einheiten
IHPS	infantile hypertrophe Pylorusstenose
ISDN	Isosorbiddinitrat
ISMN	Isosorbidmononitrat
IU	International Units
IuFT	intrauteriner Fruchttod
KG	Körpergewicht
LH	luteinisierendes Hormon
LMWH	niedermolekulare Heparine (low-molecular-weight heparins)
M/P-Quotient	Milch/Plasma-Quotient
NNRTI	nicht-nukleosidischer Reverse-Transkriptase-Inhibitor
NRTI	nukleosidischer Reverse-Transkriptase-Inhibitor
NSAID	nonsteroidal antiinflammatory drug (nichtsteroidale Antirheumatika)
p.c.	post conceptionem
p.m.	post menstruationem
p.o.	post ovulationem
PCB	polychlorierte Biphenyle
PCOS	polyzytisches Ovar-Syndrom

PRP	progressive Panenzephalitits
RDA	Recommended Dietary Allowance
RL	Rote Liste®
SSRI	selektive Serotonin-Wiederaufnahme-Hemmer
SSW	Schwangerschaftswoche
TPMT	Thiopurin-Methyltransferase
TRH	thyrotropin releasing hormone
u.a.	und andere
u.v.a.	und viele andere
VPA	Valproinsäure
WHO	World Health Organization

Teil A
Arzneimittel in der Schwangerschaft

I Entwicklung, Entwicklungsstörungen und Fehlbildungen

Gerd Neumann, Klaus Friese

1 Embryonalentwicklung des Menschen

Die Arzneimitteleinnahme in der Schwangerschaft kann zu pränatalen Entwicklungsstörungen führen, da die Plazenta und die embryonalen Zellen empfindlich auf verschiedene exogene Noxen reagieren. Für das Verständnis der Zusammenhänge pränataler Entwicklungsstörungen und angesichts der Schwierigkeiten, die sich bei einer Risikoabschätzung reproduktionstoxikologischer Effekte ergeben, sind Kenntnisse über die normale menschliche Entwicklung und mögliche Fehlbildungen von großer praktischer Bedeutung.

Jede Embryonalentwicklung, auch die des Menschen, zeigt eine große Variabilität. Die Zeitangaben für bestimmte Entwicklungsschritte sind daher nur als Mittelwerte zu betrachten. Die Größe der Variabilität hängt vom erreichten Entwicklungsstand ab. Als Richtwerte kann man für den ersten und zweiten Monat etwa ± eine halbe Woche und für die Fetalzeit ± eine Woche annehmen. Dabei muss die Entwicklung verschiedener Organe des gleichen Embryos durchaus nicht gleichsinnig verlaufen, d.h. Embryonen mit dem gleichen Befruchtungsalter entwickeln sich nicht notwendigerweise auch gleich schnell. Eine Übersicht über die verschiedenen embryonalen und fetalen Entwicklungsperioden enthält Tabelle A I.1.1.

1.1 Gametogenese

Männliche und weibliche Keimzellen durchlaufen im Rahmen ihrer Entwicklung Reifeteilung und zelluläre Differenzierungen. Während der Reifeteilung (Meiose) wird die Chromosomenzahl im Vergleich zur normalen somatischen Zelle auf die Hälfte reduziert, d.h. von 46 (diploider Chromosomensatz) auf 23 (haploider Chromosomensatz). Diese Chromosomenzahlreduzierung ist notwendig, weil sonst die Verschmelzung einer männlichen und einer weiblichen Keimzelle ein Individuum ergäbe, dessen Zellen doppelt so viele Chromosomen besitzen würde wie die der Eltern.

1.1.1 Spermatogenese

Die Stammzelle der Spermatogenese wird als Spermatogonie bezeichnet. Spermatogonien werden im embryonalen Hoden in der 5. bis 6. Woche post conceptionem (p.c.) zusammen mit den Sertoli-Zellen in die soliden Keimstränge aufgenommen und lagern dort bis zur Pubertät. Erst mit der Pubertät treten die Spermatogonien in die Phase der mitotischen Vermehrung ein. Die Spermatogenese umfasst folgende Perioden:

Tab. AI.1.1 Embryonale und fetale Entwicklungsperioden (nach [61]).

Periode	Zeitpunkt	Biologische Vorgänge	Entwicklungs-störungen
Gametogenese	Vor der Konzeption	Entwicklung der männlichen und weiblichen Keimzellen	Chromosomenaberrationen (z.B. Trisomie 21)
Blastogenese	0. – 18. Tag	Erste Teilung der Zygote, Entwicklung der Blastula, Differenzierung in Embryoblast und Trophoblast	Keimtod; symmetrische und asymmetrische Doppelfehlbildungen
Embryogenese	19. Tag – 8. Woche	Bildung der Organe und Organsysteme, Organdifferenzierung; Anschluss an den mütterlichen Kreislauf, Ausdifferenzierung der Plazenta	Einzelfehlbildungen, z.B. Dysraphien, Herz- und Gefäßanomalien; Schäden durch Virusinfektionen, z.B. Röteln-Embryopathie
Fetogenese	9. Woche – Geburt	Weiteres Wachstum, Abschluss der Organdifferenzierung, Ausreifung	Schädigung durch Infektionen, z.B. durch Spirochäten, Toxoplasmen; Morbus haemolyticus neonatorum

- Vermehrungsperiode,
- Wachstumsperiode,
- Reifungsperiode.

Insgesamt werden bei der Spermatogenese vier Stufen durchlaufen (Abb. AI.1.1a):

1. Spermatogonie (diploid: 23 als homologe Paare vorhandene Chromosomen)
2. Spermatozyte erster Ordnung (vier Chromatiden)
3. Spermatozyte zweiter Ordnung (zwei Chromatiden)
4. Spermatiden (ein Chromatid wächst zu einem Chromosom).

Die weitere Differenzierung der Spermatiden (Spermiogenese) führt zu den reifen befruchtungsfähigen Spermien.

Bei der Spermatogenese entstehen aus einer Stammzelle (Spermatogonie) vier gleichartige Zellen (Spermien); davon sind 50% männlicher (Y-Chromosom) und 50% weiblicher Prägung (X-Chromosom). Die Entwicklung von der Spermatogonie bis zum Spermium dauert beim Menschen 64 Tage.

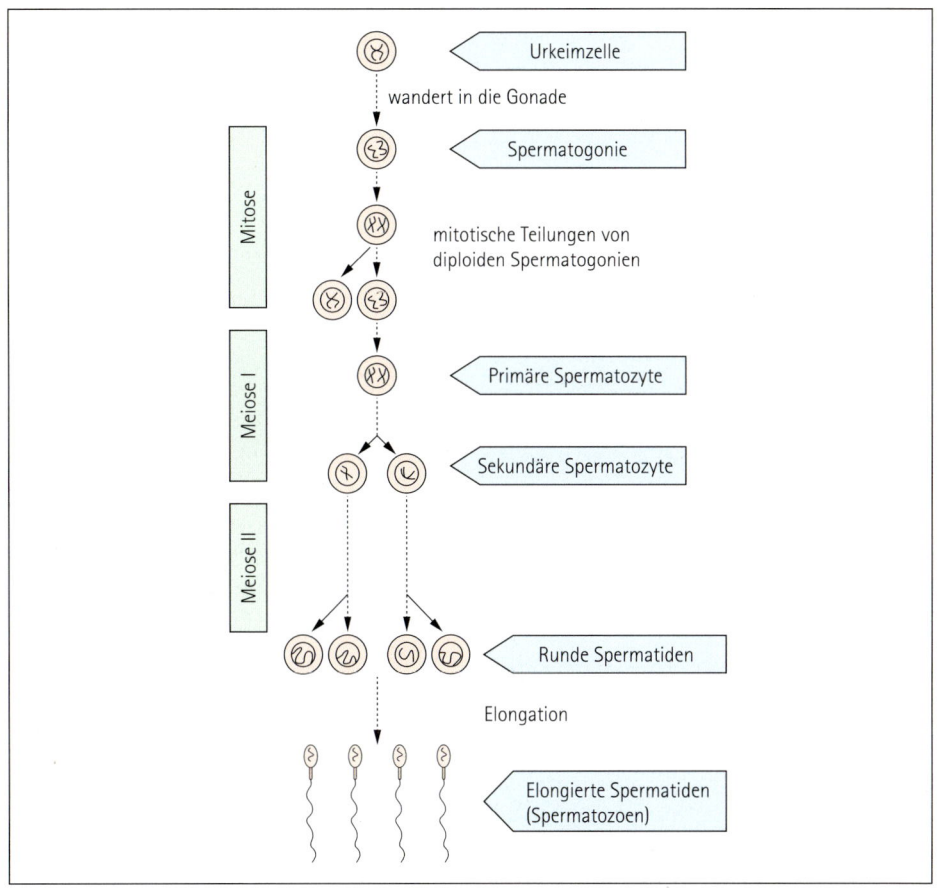

Abb. AI.1.1a Schematische Darstellung der Spermatogenese beim Mann (nach [82a]).

1.1.2 Oogenese

Urkeimzellen differenzieren sich beim weiblichen Embryo in der 5. Woche zu Oogonien, die dann eine mitotische Vermehrungsperiode durchlaufen. Etwa 4 bis 7 (–10) Millionen Oogonien differenzieren sich zwischen dem 3. und 7. Monat zu primären Oozyten, die nach Replikation ihrer DNA in die erste Reifungsteilung eintreten (Abb. AI.1.1b). Bis zur Geburt werden alle Oogonien und ein Großteil der primä-

ren Oozyten atretisch. Die noch verbleibenden (400 000–)700 000 bis 1 (–2) Millionen primären Oozyten – die Zahlenangaben hierzu differieren stark – bilden zusammen mit den sie umgebenden Epithelzellen Primärfollikel des Ovars. Bis zur Pubertät vermindert sich die Anzahl primärer Oozyten weiter auf ca. 40 000. Etwa 400 davon vollenden im Laufe der folgenden Jahre bis zur Menopause nach Follikelreifung im Rahmen des Ovarialzyklus die erste Reifeteilung. Dabei entstehen eine

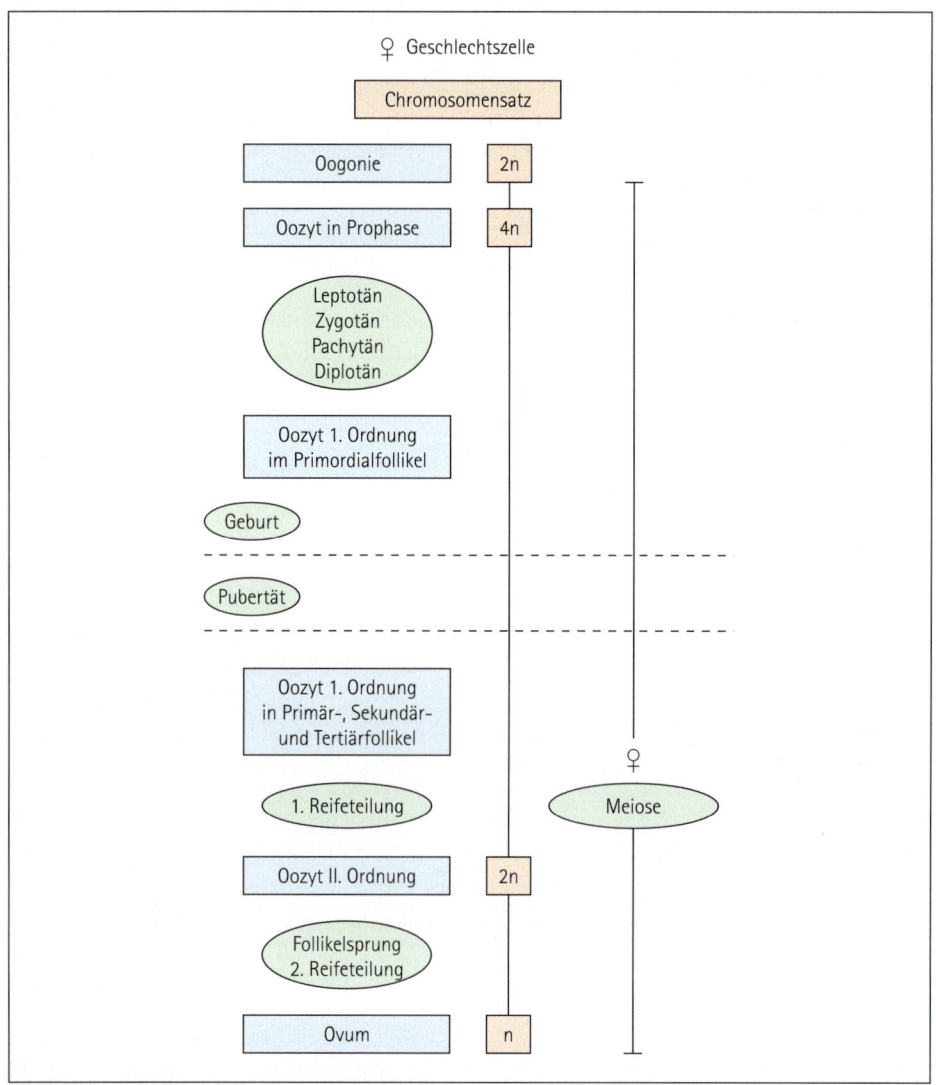

Abb. A I.1.1b Chronologische Zuordnung der weiblichen Geschlechtszellenentwicklung (nach [80a]).

sekundäre Oozyte und ein erstes Polkörperchen. Die zweite Reifeteilung beginnt unmittelbar danach, sie wird aber nur bei Befruchtung der Eizelle abgeschlossen. Jedes Ovum besitzt als Geschlechtschromosom somit nur ein X.

1.2   Blastogenese

1.2.1   Erste Entwicklungswoche

Die Befruchtung der Eizelle erfolgt beim Menschen in der Pars anularis der Tube und ist nur in einem Zeitraum von 12 bis

24 Stunden nach der Ovulation möglich. Die aus der Befruchtung hervorgehende Zygote entwickelt sich durch mitotische Zellteilung weiter (Abb. A I. 1.2). Hierbei erfolgen sowohl äquatoriale als auch meridionale Teilungen. Nachdem die Zygote das 2-Zell-Stadium erreicht hat, durchläuft sie eine Reihe weiterer Mitosen, sodass die Zellzahl weiter ansteigt. Die Zellen werden mit jeder Furchungsteilung kleiner. Man bezeichnet sie als Blastomeren. Etwa 3 Tage nach der Befruchtung erreicht die Zygote das 16-Zell-Stadium und sieht wie eine Maulbeere (Morula) aus. Die Morula entwickelt sich aus der Zygote auf dem Weg von der Tube in den Uterus. Dabei

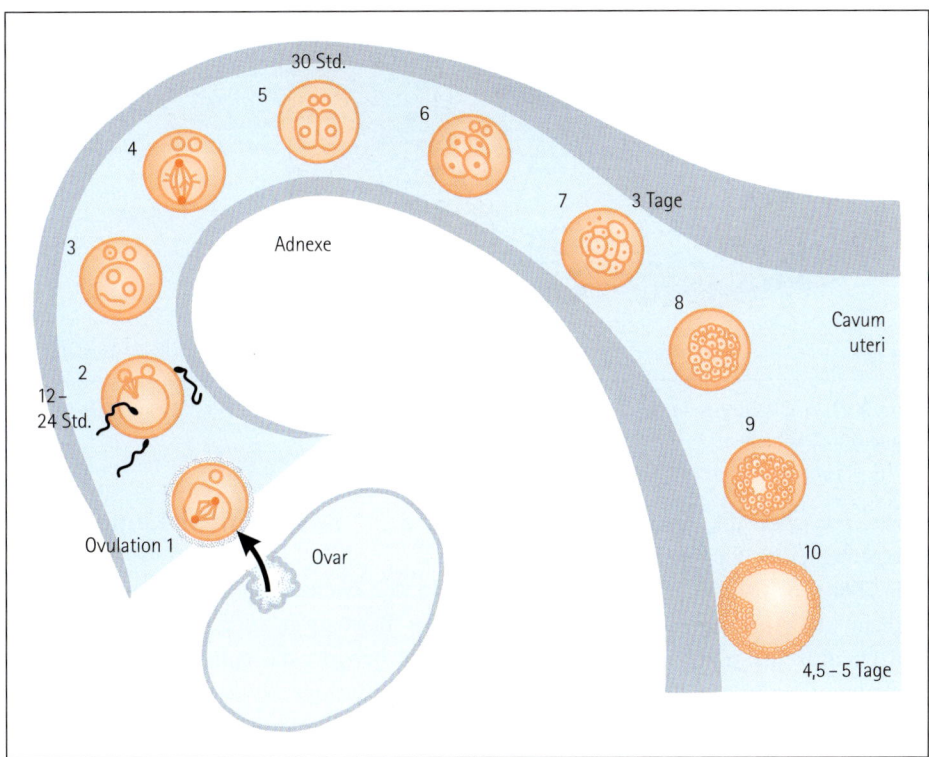

Abb. A I. 1.2 Ovulation, Fertilisation, Embryonalentwicklung und Tubentransport nach der Ovulation [50].
1) Expulsion der Oozyte mit T. Polkörperchen und Spindel in der 2. Metaphase
2) Spermatozoenpenetration der Oozyte, Bildung des 2. Polkörperchens
3) Formation des männlichen und weiblichen Pronukleus, Spermatozoenschwanz in Oozytenzytoplasma
4) Spindel der Metaphase der 1. Teilung
5) Zweizellstadium
6) Vierzellstadium
7) Achtzellstadium
8) Morula
9) Blastozyste in der Frühphase der 1. Teilung
10) Blastozyste im Stadium der Implantation.

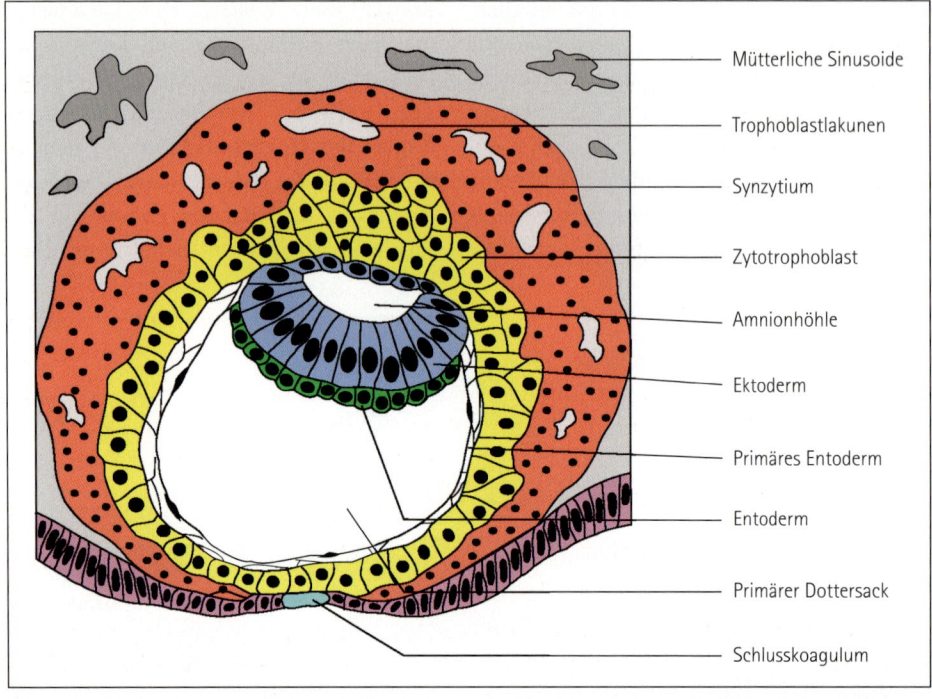

Abb. A I. 1.3a Blastozyste in der 2. Schwangerschaftswoche (angefertigt von Frau Mann, 1. Universitäts-frauenklinik München).

geht zunächst die Corona radiata des ursprünglichen Eies verloren, dann auch die Zona pellucida. Die Zona pellucida scheint die Aufgabe zu haben, die ersten Furchungszellen (Blastomeren) zusammen-zuhalten, um eine zu frühe Einnistung in die Tubenwand zu verhindern. Aus der Morula bildet sich die Blastozyste. Diese besteht aus:

- Trophoblast,
- Embryoblast,
- Exozölom.

Die Blastozyste ist implantationsreif, d. h. sie besitzt die Fähigkeit, sich in das Endo-metrium einzunisten (Implantation). Die Implantation beginnt etwa 6 bis 7 Tage nach der Ovulation.

1.2.2   Zweite Entwicklungswoche

In der zweiten Entwicklungswoche dringt die Blastozyste in das Endometrium ein und bewirkt die vollständige interstitielle Implantation. Nach abgeschlossener Im-plantation sind an der jungen Blastozyste vier Strukturen erkennbar (Abb. A I. 1.3a):

1.2.2.1 Trophoblast
Der Trophoblast bildet eine innere aktive proliferierende Schicht, den Zytotropho-blasten, und eine äußere vielkernige Schicht, den Synzytiotrophoblasten. Im Synzytiotrophoblasten treten Lakunen auf. Aus mütterlichen Gefäßen fließt Blut in diese Lakunen ein, sodass ein einfacher uteroplazentarer Kreislauf entsteht.

1.2.2.2 Embryoblast

Die Zellen des Embryoblasten bilden eine Entoderm- und eine Ektodermschicht aus.

1.2.2.3 Amnionhöhle

Über dem Ektoderm kommt es in einem Spaltraum zwischen Trophoblast und Ektoderm zur Ausbildung der Amnionhöhle.

1.2.2.4 Primärer Dottersack

Die Entodermzellen kleiden die Blastozystenhöhle aus und bilden so den primären Dottersack.

1.3 Embryogenese

Im Anschluss an die Blastogenese, deren Entwicklungsperiode von der Zygote bis zur implantationsreifen Blastozyste reicht, folgt die Phase der Embryogenese. In der dritten Embryonalwoche bilden sich der Primitivstreifen und an seinem kranialen Ende der Primitivknoten aus. Das Zellmaterial aus dem Ektoderm wandert entlang des Primitivstreifens in die Tiefe und bildet die intraembryonale Mesodermschicht (Abb. A I. 1.3b).

Im Zeitraum zwischen der 4. und 8.

Entwicklungswoche entwickeln sich aus Ektoderm, Mesoderm und Entoderm die für jedes Keimblatt charakteristischen Organsysteme.

1.3.1 Dritte Entwicklungswoche

Die Zotten der aus dem Trophoblasten gebildeten jungen *Plazenta* haben sich stark vermehrt und verzweigt. Dadurch ist die Kontaktoberfläche zum mütterlichen Organismus stark vergrößert. In den Zotten bilden sich Blutgefäße. Der Stoffaustausch zwischen Mutter und Embryo findet nun über die Plazenta statt. In den Embryo wachsen vom Dottersack her Blutgefäße ein, auch Blutzellen werden im Dottersack gebildet; die Erythrozyten sind in diesem Stadium kernhaltig. Die Neuralgrube beginnt sich zum *Neuralrohr* zu schließen, in dessen vorderem Teil bläschenartige Ausweitungen als erste Grobeinteilung des Gehirns erscheinen. Die ersten *Somiten* (Vorläufer der Wirbelsäule) entstehen. Das primitive, schlauchartige Herz schlägt vereinzelt. Als *Organanlagen* treten Lunge, Darm, Leber, Ohr, Auge, Niere, Schilddrüse und Muskulatur in Erscheinung. Der Embryo ist am Ende der 3. Woche 2 mm groß.

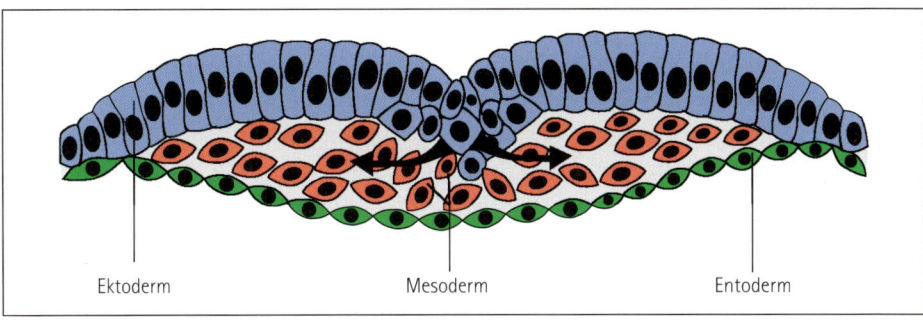

Ektoderm Mesoderm Entoderm

Abb. A I. 1.3b Dreiblättrige Keimscheibe (angefertigt von Frau Mann, Universitätsfrauenklinik Campus Innenstadt München).

1.3.2   Vierte Entwicklungswoche

Das jetzt geschlossene Neuralrohr weist erste *Hirnnerven* und *Ganglien* als nervöse Schaltzentralen auf. Die Somiten sind vollständig vorhanden. Der primitive *Blutkreislauf* schließt sich. Der einfache *Herzschlauch* unterteilt sich jetzt und kontrahiert rhythmisch. Die Anlagen der *Extremitäten* sind als Knospen erkennbar. Kieferwülste bilden sich aus. Eine Augengrube und eine Ohrgrube sind vorhanden. Die primitive *Nierenentwicklung* schreitet weiter fort, die endgültige Niere ist angelegt. Des Weiteren sind Anlagen von Adenohypophyse (Hypophysenvorderlappen), Luftröhre, Pankreas, Magen und Zunge zu beobachten. Die Größe des Embryos beträgt 8 mm.

1.3.3   Fünfte Entwicklungswoche

Das hintere Neuralrohr differenziert sich bereits zum *Rückenmark*. Im *Gehirn* sind nun die wichtigsten Teile angelegt. Im *Auge* differenziert sich die Retina. Pigment tritt auf und die Linsengrube hat sich zum Linsenbläschen geschlossen. Die *Blutgefäße* wandern aus dem Rumpf in Kopf und Gliedmaßen ein; dort bilden sich jetzt auch *Muskeln*. In den paddelförmigen vorderen Gliedmaßen werden Gewebsverdichtungen als Vorläufer der Knochen gebildet. In der vorderen Wirbelsäule beginnt die Knorpelbildung. Der *Darm* hat sich in mehrere Abschnitte unterteilt. Die *Haut* bekommt eine zweite Zellschicht. Die *Lunge* verzweigt sich. Als neue Anlagen sind zu beobachten: Neurohypophyse (Hypophysenhinterlappen), Epiphyse (Zirbeldrüse), Harnleiter, primitive Genitalleiste, Gallenblase, Milz und Thymus. Der Embryo ist 14 mm groß (Abb. AI.1.4).

1.3.4   Sechste Entwicklungswoche

In diesem Stadium dominiert die Kopfentwicklung. Das Vorderhirn wächst stark, Hirnhäute sind angelegt. Der Nervus opticus (Sehnerv) wandert in die Augen ein. Augenlider sind angelegt. Das äußere Ohr ist zu erkennen. Das *Herz* hat nun vier Kammern. Die *Blutbildung* hat sich in die Leber verlagert. In den vorderen *Extremitäten* haben sich die Finger getrennt, während die Zehen erst fast frei sind. Knorpel tritt erstmals in den Gliedmaßen auf, in der Wirbelsäule ist er dagegen schon verbreitet. Ableitende *Genitalgänge* erscheinen; die Urkeimzellen wandern, vom Dottersack herkommend, in die Genitalleisten ein; diese können sich daraufhin zur Keimdrüse entwickeln. Als neue Anlage treten auf: Milchdrüsen, Speicheldrüsen, Mittelohr, Hornhaut des Auges. Die Scheitel-Steiß-Länge des Embryos beträgt 23 mm (Abb. AI.1.5).

1.3.5   Siebte Entwicklungswoche

Die ab der 5. Woche vorhandene Schwanzknospe degeneriert jetzt wieder. Die *Zehen* sind frei; in den *Gliedmaßen* beginnt die Verknöcherung. Das *Schädelskelett* entwickelt sich stark. Die *Hauptarterien* verästeln sich. Die *Muskeln* setzen die in der vorhergehenden Woche begonnene Differenzierung fort. Die endgültige *Niere* beginnt mit der Differenzierung. Die definitive *Magenform* ist erreicht. Das Lumen des Zwölffingerdarms ist vorübergehend mit Epithelzellen ausgefüllt. (Kann dies nicht rückgängig gemacht werden, so spricht man später von Duodenalstenose oder -atresie, wie sie etwa nach Einwirkung von Thalidomid beobachtet wurde.

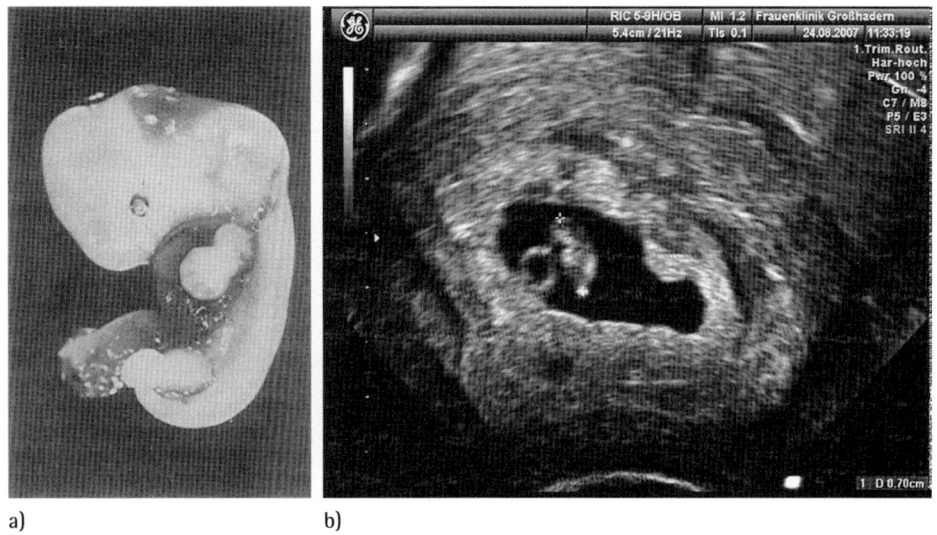

a)   b)

Abb. AI.1.4 a) Menschlicher Embryo am Ende der 5. Entwicklungswoche. Länge 14 mm. **b)** Menschlicher Embryo in der 5. Entwicklungswoche (6 + 4 SSW p. m.). Scheitelsteißlänge 7 mm.

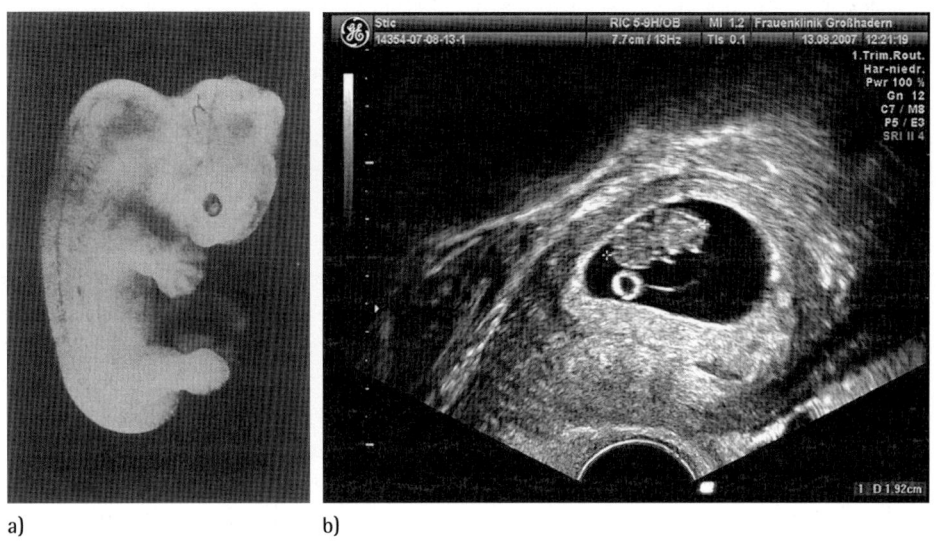

a)   b)

Abb. AI.1.5 a) Menschlicher Embryo am Anfang der 6. Entwicklungswoche. Länge 23 mm. **b)** Menschlicher Embryo in der 7. Entwicklungswoche. (8 + 4 SSW p. m.). Scheitelsteißlänge 19 mm.

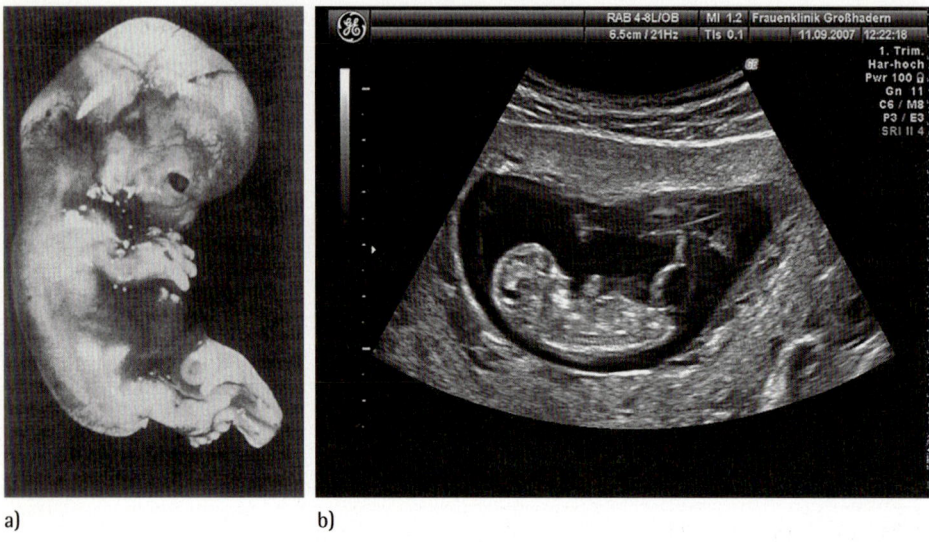

a)   b)

Abb. A I. 1.6 a) Menschlicher Embryo in der Mitte der 7. Entwicklungswoche. Länge 30 mm. **b)** Menschlicher Embryo in der 9. Entwicklungswoche (10 + 5 SSW p. m.). Scheitelsteißlänge 39 mm.

Auch andere Hohlorgane werden während der Embryonalentwicklung zeitweise verschlossen.) Der Embryo ist nun 3 cm lang (Abb. A I. 1.6a).

1.3.6   Achte Entwicklungswoche

Das Gesicht bildet sich. Im *Vorderhirn* beginnt die Feindifferenzierung. Die großen *Blutgefäße* sind in ihrer endgültigen Position. In der vorderen *Wirbelsäule* beginnt die Verknöcherung. Die *Muskeln* sind ausgebildet und innerviert. Der *Darm* zeigt erste Zotten. Erstmals sind *Hoden* und *Eierstöcke* zu unterscheiden. Die *Schilddrüse* bildet Follikel. Es tritt ein physiologischer Nabelbruch ein. Anlagen von Lymphknoten und Tastkörperchen treten in Erscheinung. Der Embryo ist 4 cm lang und wiegt 5 Gramm (Abb. A I. 1.6b).

Die wichtigsten Entwicklungsschritte während der Embryonalperiode sind in Tabelle 2 dargestellt.

1.4   Fetogenese

Der Zeitraum vom Beginn des 3. Monats p.c. bis zur Geburt wird als *Fetalperiode* bezeichnet. Sie ist hauptsächlich durch das schnelle Größenwachstum des Fetus und die Ausreifung der Organsysteme gekennzeichnet. Es entstehen dadurch kaum noch Fehlbildungen, obwohl zytotoxische Faktoren noch zum Zelluntergang und zu späteren funktionellen Störungen führen können. Verhaltensstörungen und verminderte Intelligenz können somit durch eine Schädigung des Gehirns während der Fetalperiode entstanden sein.

Tab. AI.1.2 Die wichtigsten Entwicklungsschritte in der Embryonalperiode [70].

Tage p.c.	Somiten	Länge [mm]	Stadienbeschreibung
14–15	0	0,2	Entwicklung des Primitivstreifens
16–18	0	0,4	Chordafortsatz, Blutinseln im Dottersack
19–20	0	1–20	Intraembryonales Mesoderm voll abgebildet; Primitivstreifen vollständig; Ausbildung der Nabelgefäße und der kranialen Neuralfalten
20–21	1–4	2,0–3,0	Aufrichtung der kranialen Neuralfalten und Einsenkung der Neuralrinne; Beginn der Abfaltung
22–23	5–12	3,0–3,5	Neuralrohrschluss im Halsbereich; Neuroporus ant. und post. weit offen; 1. und 2. Schlundbogen; Ausbildung der Herzschleife
24–25	13–20	3,0–4,5	Kraniokaudale Krümmung; der Neuroporus ant. schließt sich; Augenbläschen vorhanden; Entwicklung der Ohrplakode
26–27	21–29	3,5–5,0	Der Neuroporus post. schließt sich; die Armknospe erscheint; 3 Schlundbögen
28–30	30–35	4,0–6,0	Der 4. Schlundbogen entsteht; Auftreten der Beinknospen; Ohrbläschen und Riechplakode vorhanden
31–35		7,0–10,0	Armknospen im Paddelstadium; Riechgrübchen eingesenkt; Embryo c-förmig gekrümmt
36–42		9,0–14,0	Finger- und Zehenstrahlen abgegrenzt; Gehirnbläschen deutlich ausgeprägt; die Ohrmuschel entsteht aus den Ohrmuschelhöckern; Beginn des physiologischen Nabelbruchs
43–49		13,0–22,0	Pigmentierung des Auges sichtbar; Trennung der Finger- und Zehenstrahlen; Brustwarzen und Augenlider ausgebildet; die Oberkieferwülste verschmelzen mit den medialen Nasenwülsten bei der Bildung der Oberlippe; physiologischer Nabelbruch auf dem Höhepunkt
50–56		21,0–31,0	Die Extremitäten sind im Ellenbogen und im Knie abgewinkelt; Finger und Zehen getrennt; bereits menschliche Gesichtszüge; der Schwanz bildet sich zurück; physiol. Nabelbruch ausgeprägt, er kehrt erst am Ende des 3. Monats in die Leibeshöhle zurück

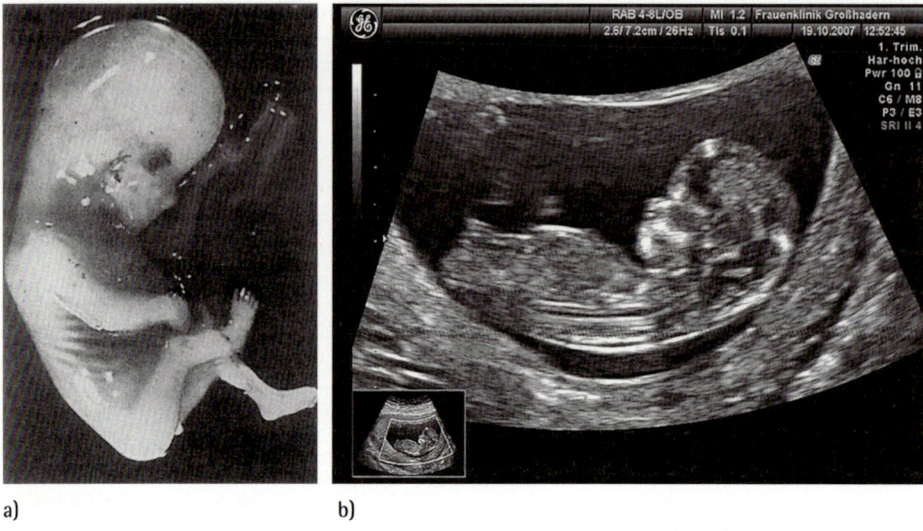

a)   b)

Abb. A I. 1.7 a) Menschlicher Embryo in der 9. Entwicklungswoche. Länge 5 cm. b) Menschlicher Embryo in der 10. Entwicklungswoche (11 + 2 SSW p. m.). Scheitelsteißlänge 51 mm.

1.4.1   Neunte Entwicklungswoche

In der 9. Schwangerschaftswoche entwickelt sich das *Gesicht*, die Augen schließen sich, Mund und Nase treten deutlich hervor. Das *Rückenmark* ist in seiner Grobstruktur ausgebildet. Es können die ersten *Reflexe* ausgelöst werden. Die *Epidermis* ist vielschichtig. Anlagen von Nägeln, Haaren, Zehen und Vagina treten auf, die *Niere* tritt in Funktion. Der Fetus ist 5 cm lang und wiegt 8 g. (Abb. A I. 1.7a).

1.4.2   Zehnte Entwicklungswoche

Der Embryo zeigt nun eine *fetale Gestalt*. Beim äußeren Genitale sind *Geschlechtsunterschiede* angedeutet. Das *Gehirn* ist in seiner Grobstruktur fertig. Die *Retina* ist vielschichtig. In der *Wirbelsäule* ist die Ver-

knöcherung allgemein. Die meisten *Erythrozyten* sind nun kernfrei. Der *Thymus* ist als lymphatisches Organ erkennbar. *Glatte Muskulatur* tritt auf; damit ist auch der Darm funktionstüchtig. Die definitive Lungenform ist erreicht. Der Darm ist aus der Nabelschnur wieder in die Bauchhöhle zurückgezogen. *Lippen* bilden sich aus. Der Embryo ist 6 cm lang und 14 g schwer.

1.4.3   Zwölfte Entwicklungswoche

Die *Geschlechtsunterschiede* beim äußeren Genitale sind nun deutlich zu erkennen. Ein *Nasenrücken* bildet sich aus. Die *Gallenblase* funktioniert. Im Knochenmark beginnt die *Blutbildung*. Die kindlichen Bewegungen sind jetzt feiner geworden. Der Embryo ist 6 bis 8 cm lang und bis zu 45 g schwer (Abb. A I. 1.7b).

1.4.4   Vierter Monat

Das Gesicht sieht nun „menschlich" aus. Der Kopf ist erhoben und zeigt erste *Behaarung*, ein Nacken ist ausgebildet. Während bisher der Kopf in der Größe dominierte, wächst jetzt der Rumpf schneller. Die *Muskulatur* wird spontan aktiv. *Schweißdrüsen* sind vorhanden. Auge, Ohr und Nase erreichen ihre typische Organisation. Der Fetus ist bis 15 cm lang und 200 g schwer.

1.4.5   Fünfter Monat

Die *kindlichen Bewegungen* können nun von der Mutter wahrgenommen werden. *Augenbrauen* treten in Erscheinung. Die *Gliedmaßen* erhalten ihre endgültigen Proportionen. Der Fetus ist jetzt 19 cm lang und 460 g schwer.

1.4.6   Sechster Monat bis zur Geburt

In diesen Monaten nimmt der Fetus weiter an Größe und Gewicht zu auf durchschnittlich 52 cm und 3500 g bei einem Kind am regelrechten Entbindungstermin. Dabei wächst vor allem der Rumpf. Ab dem 6. Monat treten die Anlagen der *zweiten Zähne* auf. Im 7. Monat öffnen sich die Augenlider wieder. Die *Blutbildung* geht mehr und mehr auf das Knochenmark über, während sie in der Leber abnimmt. Die *Vorderhirnrinde* erhält ihre typische Schichtung. Die *Retina* ist ab dem 7. Monat lichtempfindlich, der Tastsinn funktioniert ab dem 8. Monat, während das *Ohr* seine Funktion erst nach der Geburt aufnimmt. Der Fetus verhält sich im letzten Schwangerschaftsdrittel, vor allem im letzten Monat, ähnlich einem Neugeborenen.

Die *Plazenta* nimmt mit dem Fetus an Größe zu. Die am Termin bis auf $14\,m^2$ vergrößerte Oberfläche garantiert den Stoffaustausch zwischen Mutter und Fetus. Dabei bleiben die beiden Blutkreisläufe völlig getrennt. Jedoch kann nicht von einer *Plazentarschranke* gesprochen werden, da fast alle Stoffe hindurchtreten können. Der Stofftransport ist meist passiv, kann aber auch aktiv sein. Dadurch können unter Umständen beim Fetus wesentlich höhere Plasma- und Gewebsspiegel auftreten als bei der Mutter. Auch Mikroorganismen können über die Plazenta in den Embryo/Fetus übertreten. Neben dem Stoffaustausch ist die zweite Hauptaufgabe der Plazenta die Hormonproduktion, die zur Erhaltung der Schwangerschaft notwendig ist. Gegen Ende der Schwangerschaft treten in der Plazenta degenerative Veränderungen auf. So sind dann etwa 10 % der Fläche durch Infarkte funktionsuntüchtig.

2   Gesetzmäßigkeiten bei der Entstehung von Entwicklungsstörungen

Die Entstehung von Entwicklungsstörungen durch exogene Noxen – seien es der embryonale oder fetale Fruchttod, Fehlbildungen, intrauterine Wachstumsretardierung oder funktionelle Störungen (vgl. auch Tab. AI.6.17, Kap. A6.4.1.1) – unterliegen vielfältigen Gesetzmäßigkeiten.

In diesem Zusammenhang lassen sich aus tierexperimentellen und klinischen Studien Regeln ableiten, die sich insbesondere auf die sensible Phase der Embryonalentwicklung sowie auf Dosis, Genotyp und Agens beziehen (Abb. AI.1.12).

2.1   Sensible Phasen der Entwicklungsperioden

2.1.1   Blastogenese

Entwicklungsstörungen während der Blastogenese werden als *Blastopathien* bezeichnet. 50 % aller befruchteten Eizellen enden in der Frühphase der Blastogenese mit einem Spontanabort. Etwa die Hälfte dieser Frühestaborte gehen auf chromosomale Störungen zurück (Abb. AI.2.1). Ein weiterer Teil kann zu Defektbildungen führen, die sich meistens als symmetrische oder asymmetrische Doppelfehlbildungen äußern. Geringgradige toxische Einflüsse können auch ohne Defekte ausheilen, da die zu diesem Zeitpunkt noch wenig differenzierten omnipotenten Zellen in hohem Maße regenerationsfähig sind. Sie reagieren nach dem Alles-oder-Nichts-Prinzip,

das heißt, die Blastomeren sterben entweder ab oder überleben ungeschädigt [2].

2.1.2   Embryogenese

Die Embryogenese umfasst die Entwicklungsperiode vom 19. Tag post conceptionem (p.c.) bis 8 Wochen danach. In dieser Phase entstehen die Organanlagen. Die Ausdifferenzierung der einzelnen Organkomplexe ist dabei zeitlich unterschiedlich ausgeprägt. Ein Organsystem kann eine oder mehrere empfindliche Phasen durchlaufen. Die durch exogene Noxen verursachten Fehlbildungsmuster sind weitgehend von der sensiblen Phase (4. bis 8. Schwangerschaftswoche) der Organentwicklung abhängig, das heißt, definierte grobstrukturelle Abnormitäten können nur in einer begrenzten Zeit der Embryonalentwicklung ausgelöst werden. So entsteht z.B. die Fehlbildung der Anenzephalie (Abb. AI.2.2) dadurch, dass sich die frühembryonale Neuralrinne im Kopfbereich nicht zum Neuralrohr schließt. Da am 23. Tag p.c. der Neuroporus anterior geschlossen ist, kann sich diese Fehlbildung beim Menschen nur vor dieser Zeit ausbilden.

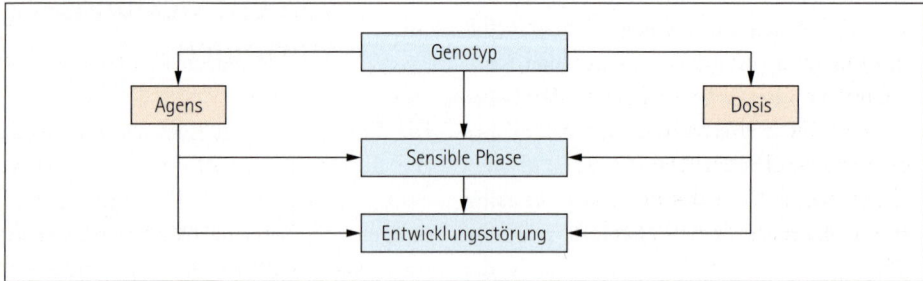

Abb. AI.2.1 Zusammenhänge der Gesetzmäßigkeiten bei der Entstehung von embryonalen Entwicklungsentgleisungen [42].

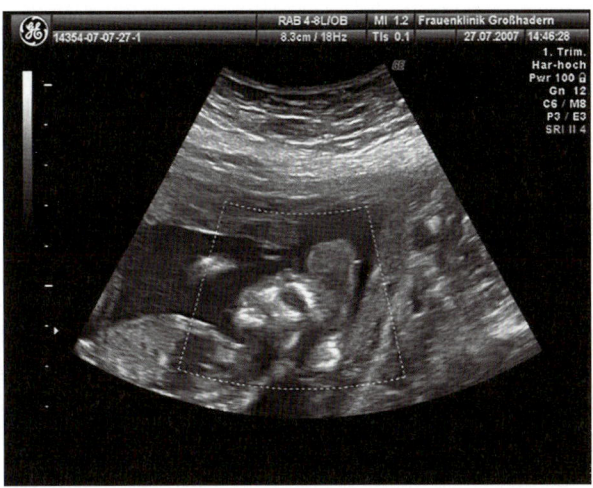

a)

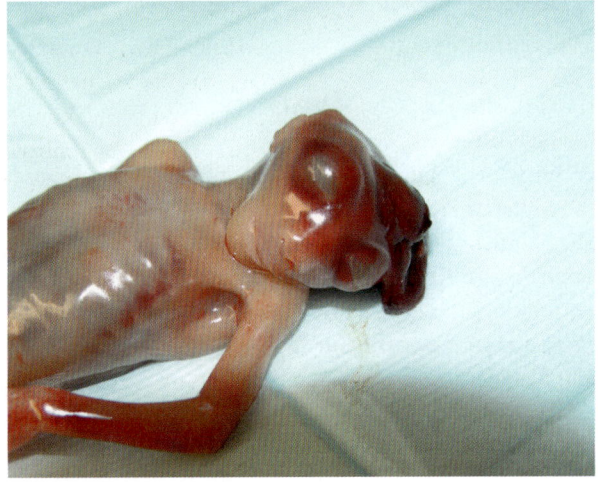

b)

Abb. A I. 2.2 Menschlicher Fetus mit Exencephalus **a)** Ultraschallbild **b)** post abruptionem.

Eine andere Verschlussstörung des Neuralrohres ist die Spina bifida (Abb. A I. 2.3), die meistens im Bereich der Lendenwirbelsäule anzutreffen ist. Entsprechend dem Schluss des Neuroporus posterior kann diese Fehlbildung nur vor dem 25. Tag p.c. auftreten.

In Abbildung A I. 2.4 sind die Entwicklungsperioden, in denen der menschliche Embryo und Fetus besonders gefährdet ist, im Einzelnen dargestellt.

2.1.3 Fetogenese

Die Fetogenese betrifft den Zeitraum von der 9. Schwangerschaftswoche p.c. bis zur Geburt. In dieser Entwicklungsperiode sind die Organe bis auf ZNS, Genitale und

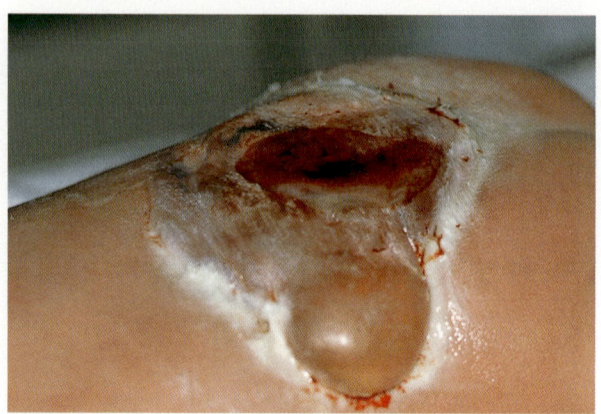

Abb. A I. 2.3 Spina bifida im Lumbosakralbereich. Vollständige Fehlbildung von Wirbelsäule und Rückenmark.

Zähne bereits weitgehend ausdifferenziert, aber noch nicht ausgereift. Exogene Noxen können zu Differenzierungsstörungen führen, die sich später als intrauteriner Wachstumsrückstand oder funktionelle Störung manifestieren oder aber eine Frühgeburt induzieren. Einige dieser Entwicklungsstörungen bilden sich im weiteren Verlauf der Entwicklung wieder zurück und sind dann bald nach der Geburt nicht mehr feststellbar. Besonders empfindlich ist jedoch das *Zentralnervensystem*, dessen Reifung bei der Geburt noch nicht beendet ist. In der Fetalperiode können sich außerdem verschiedene *Fetopathien* ausbilden:

- Endokrine Störungen (z. B. Schilddrüsenhormonmangel), Störungen der Geschlechtsdifferenzierung,
- Präpartale Infektionen (Bakterien, Viren, Protozoen),
- Hydrozephalus,
- Zerebrale Kalkeinlagerungen,
- Meningitis mit folgender Erblindung,
- Wachstumretardierung/IUFT,
- Frühgeburt.

Insgesamt ist festzustellen, dass es keine Schwangerschaftsperiode gibt, in der kein Risiko für eine Schädigung der Frucht durch exogene Noxen besteht.

2.2   Dosis

Für die Wirkung von Arzneimitteln in der Schwangerschaft gelten dieselben Dosis-Wirkungs-Beziehungen, wie sie in der Pharmakologie allgemein bekannt sind. In Bezug auf embryo-/fetotoxische Effekte besteht eine Dosisabhängigkeit.

Die Dosis-Wirkungs-Kurven bei teratogenen Schäden können unterschiedlich steil ansteigen. Der Anstieg kann so steil sein, dass der Eindruck einer Alles-oder-Nichts-Reaktion entsteht. Ein sehr steiler Anstieg der embryotoxischen Wirkung ist, wie bei jeder Nebenwirkung eines Medikaments, besonders gefährlich. Schließlich sind auch Kurvenverläufe mit Plateau bekannt, das heißt, hier steigt mit zunehmender Dosis die Rate an Entwicklungsschäden bis zu einem Grenzwert an. Welcher Reaktionstyp vorliegt, hängt von der Art des teratogenen Agens, dem Zeitpunkt der Applikation, der Applikationsart und dem Genotyp ab. Den Reaktionstyp zu

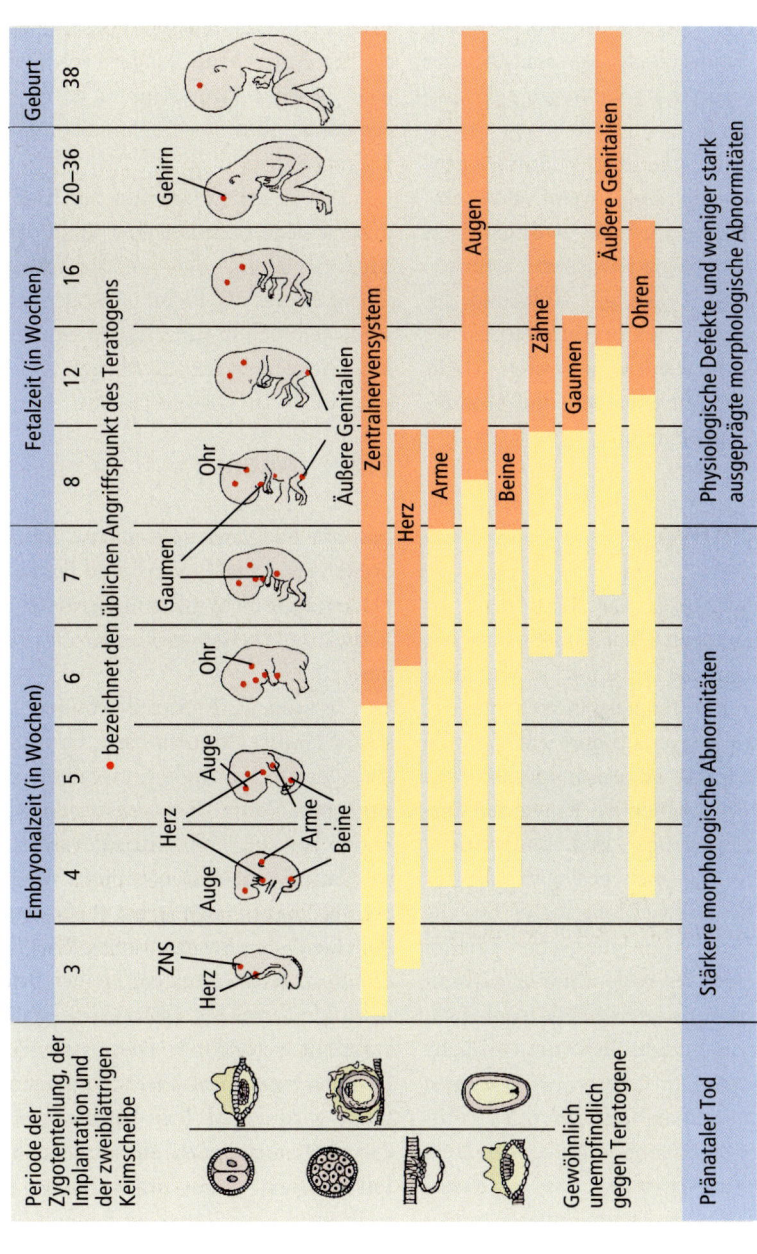

Abb. AI.2.4 Schematische Darstellung der Entwicklungsperioden, in denen der menschliche Embryo bzw. Fetus durch Teratogene gefährdet ist. Gelbe Felder bezeichnen Perioden hoher Gefährdung, rote Felder Perioden weniger starker Empfindlichkeit (aus [61]).

kennen ist besonders dann wichtig, wenn eine Überdosierung vorliegt (Medikamentenmissbrauch, Alkoholismus, sonstige Vergiftungen). Das Problem der Synergismen mehrerer Noxen ist noch wenig erforscht, grundsätzlich aber auch bei der Induzierung von Entwicklungsentgleisungen zu beachten.

Arzneimittel sind immer dann als problematisch anzusehen, wenn der embryotoxische Dosisbereich niedriger liegt als der therapeutische Dosisbereich für die Mutter. Für die Praxis gilt, aufgrund der Dosisabhängigkeit embryo-/fetotoxischer Effekte stets die kleinste wirksame Medikamentendosis auszuwählen und Kombinationen zu vermeiden.

2.3   Genotyp

Die Empfindlichkeit für Teratogene ist auch von der genetischen Konstitution des Fetus abhängig. Sie bestimmt im Wesentlichen, wie er auf exogene Noxen reagiert [59]. Der Genotyp (Erbgut) enthält alle Informationen, die angeben, wie der Phänotyp zu verwirklichen ist. Es werden Differenzierungsvorgänge und individuelle Reaktionsmechanismen gesteuert, die für eine normale Entwicklung bzw. für die Auslösung embryo-/fetotoxischer Effekte von entscheidender Bedeutung sind. Individuelle Reaktionsunterschiede sind auch bei den Arzneimitteln bekannt. Erbliche Polymorphismen in Genen von Enzymen des Arzneimittelmetabolismus oder erbliche Varianten in Genen von membranalen Arzneimitteltransportern, wie P-Glykoprotein (MDR1) und kanalikulärer multispezifischer organischer Anionentransporter (cMOAT), oder auch genetischer Varianten in den Zielstrukturen, z.B. Adrenorezeptoren, können das Ausmaß der Wirkung von Pharmaka beeinflussen [64]. Die individuellen Reaktionsunterschiede auf exogene Noxen müssen nicht immer genetischer Natur sein, sondern können auch eine exogene Grundlage, z.B. bei unterschiedlich günstiger Implantationsstelle im Uterus, haben.

Das Bestehen individueller Reaktionsunterschiede bedeutet aber auch, dass bei Medikamenten, die im therapeutischen Dosisbereich als nicht teratogen erkannt sind, dennoch in Einzelfällen ein teratogener Effekt nicht auszuschließen ist.

2.4   Agens

Fast alle exogenen Noxen bzw. ihre Metaboliten erreichen Embryo und Fetus, da die Plazenta für diese meist niedermolekularen Substanzen keine wirkungsvolle Barriere darstellt.

Teratogene Einflüsse können chemischer Natur (Arzneimittel, Genuss- und Rauschgifte, Umweltchemikalien), physikalischer Natur (Röntgenstrahlen, radioaktive Isotope, Hyperthermie) oder belebter Natur (Rötelnviren) sein. In Tierexperimenten haben sich etwa 1200 exogene Faktoren als teratogen erwiesen [1]. Von diesen ist jedoch nur ein kleiner Bruchteil beim Menschen als teratogen bekannt oder ernsthaft verdächtig. Dies hat vielfältige Gründe: Einem Teil dieser teratogenen Einflüsse wird der Mensch beispielsweise erst gar nicht ausgesetzt, etwa, wenn bei der Entwicklung eines Arzneimittels festgestellt wird, dass dieses im Bereich der therapeutisch wirksamen Dosis embryotoxisch ist. Auch kann, wie es bei manchen

Medikamenten der Fall ist, die humantherapeutische Dosis wesentlich niedriger sein als die kleinste teratogene Dosis im Tierexperiment. Auch die unterschiedliche genetische Ausstattung (Genotyp) ist von großer Bedeutung. Schließlich ist aber auch daran zu denken, dass es sehr schwierig, ja häufig unmöglich ist, beim Menschen genügend große und zuverlässige Datensammlungen zusammenzustellen. Kleinere teratogene Effekte unterhalb einer Verdopplungsrate der Fehlbildungen entgehen deshalb möglicherweise der Entdeckung.

3   Teratogenspezifische Fehlbildungsmuster

Unter Teratogenität wird die Fähigkeit eines Agens verstanden, bei Einwirkung einer ausreichenden Dosis während der Differenzierungsphase in der Embryogenese oder Fetalzeit eine Fehlbildung (grobstrukturelle Abnormität) auszulösen. Die *Teratogenitätsdefinition der WHO* umfasst alle exogenen Einflüsse auf die intrauterine Entwicklung, die zu morphologischen oder biochemischen Anomalien sowie zu Verhaltensstörungen führen, die unmittelbar nach der Geburt oder später diagnostiziert werden.

Die bisher als teratogen beim Menschen eingestuften Wirkstoffe lösen oft nicht alle während der Embryogenese möglichen Abnormitäten aus, sondern zeigen bemerkenswerterweise charakteristische Fehlbildungsmuster. Hierbei muss berücksichtigt werden, dass kongenitale Fehlbildungen auch spontan beim Men-

schen auftreten, sodass die substanzbezogenen Effekte immer nur als eine Erhöhung dieser Grundrate zu betrachten sind. Außerdem kann man gegenwärtig nicht ausschließen, dass zahlreiche „schwache Teratogene" bislang nicht entdeckt sind. Leider ist es auch bei Wirkstoffen, die sicher als Teratogene beim Menschen gelten, bisher nicht gelungen, die Wirkungsmechanismen im Einzelnen aufzudecken [9, 12]. Dies gilt beispielsweise für Arzneimittel, die nur bei einer kleinen Untergruppe Schwangerer mit einer noch nicht definierten genetisch determinierten Prädisposition ihre teratogene Potenz entfalten, in der Gesamtgruppe aller Schwangeren aber kaum auffallen [72]. Ähnlichkeiten oder gar Übereinstimmungen von exogen induzierten und kausal nicht abgeklärten Fehlbildungssyndromen geben Anlass, nach gemeinsamen Wirkungsmechanismen zu suchen oder die Unterschiede der Fehlbildungsentstehung aufzuklären. Unter diesem Aspekt muss besonders beachtet werden, dass eine Senkung des teratogenen und embryo-/fetotoxischen Risikos durch Arzneimittelapplikationen grundsätzlich erreicht werden kann, wenn in der Schwangerschaft Medikamente nur bei strenger Indikation angewendet werden und dann nur bekannte Wirksubstanzen gewählt werden, die das geringste Risiko tragen [49, 79].

4   Ursachen von Fehlbildungen und Entwicklungsstörungen

Funktionelle bedeutsame Fehlbildungen anatomischer Strukturen finden sich bei 2–3 % aller Neugeborenen. Bis zum Alter von 5 Jahren werden weitere 2–3 % diagnostiziert, sodass die Inzidenz auf 4–6 % ansteigt [70]. Die Ursachen für diese Entwicklung sind vielfältig. Etwa 10 % haben äußere Ursachen (exogene Noxen), für ca. 15 % sind genetische Faktoren (Chromosomenanomalien und Mutation) als endogene Noxen verantwortlich [4]. 20–25 % werden durch eine Kombination von exogenen und genetischen Faktoren verursacht. In 40–60 % aller angeborenen Fehlbildungen bleibt die Ursache unbekannt [70].

4.1   Exogene Ursachen

Zu den exogenen Ursachen zählen: Arzneimittel, Genuss- und Suchtmittel, Umweltchemikalien, Infektionen, Stoffwechselkrankheiten, Strahlen, mutagene Belastungen. Der Einfluss von exogenen Noxen auf reproduktionsmedizinische Vorgänge ist sehr umfangreich. Er umfasst die Beeinträchtigung der Fertilität [28, 29] über prä- und postnatale Schädigungen bis hin zu Effekten, die sich erst in der nächsten Generation manifestieren. Die unterschiedlichen Auswirkungen auf die Fortpflanzungsfunktionen beim Mann und bei der Frau zeigen die Tabellen AI.4.1a und AI.4.1b sowie Tabelle AI.4.2.

Tab. AI.4.1 a   Auswirkungen exogener Noxen auf die Fortpflanzungsfunktionen des Mannes [50].

- Störungen der sexuellen Funktionen (Libidoverlust, Impotenz, Ejakulationsstörungen)
- Chromosomale Anomalien
- Abnormer Spermatozoentransport
- Gestörte Spermatozoenproduktion (Verminderung der Spermatozoenzahl, Störungen der Morphologie, der Motilität und der Fähigkeit, die Oozyten zu penetrieren)

Tab. AI.4.1b   Auswirkungen exogener Noxen auf die Fortpflanzungsfunktionen der Frau.

- Verminderte Libido, sexuelle Funktionsstörungen
- Beeinträchtigung der hypothalamo-hypophysären Funktionen: Zyklusstörungen, Ovarialinsuffizienz Direkte Einwirkung auf das Ovar (ruhende und reifende Follikel)
- Chromosomale Veränderungen und mutagene Effekte
- Störungen des Embryotransports und der Nidation

Tab. A I.4.2   Auswirkungen exogener Noxen auf Fruchtanlage und Fetus [1, 50].

- Häufung chromosomaler Abnormitäten
- Erhöhte Abortrate
- Kongenitale Fehlbildungen
- Fetale Wachstumsverzögerungen
- Veränderungen der Geschlechtsverteilung
- Erhöhte perinatale Sterblichkeit
- Postnatale Entwicklungsverzögerungen
- Postnatale Verhaltensstörungen
- Häufung bösartiger Tumoren in der frühen Kindheit
- Erhöhte Krankheitsanfälligkeit in der Kindheit

4.2   Multifaktorielle Ursachen

Bei den multifaktoriellen Ursachen wirken zahlreiche, im Einzelnen meist unbekannte genetische und exogene Faktoren zusammen. Die multifaktorielle Genese gilt auch bei fast allen „normalen" Merkmalen. Anders wäre eine kontinuierliche Variabilität, z. B. bei der Körpergröße, gar nicht denkbar. Würde beispielsweise die Körpergröße nur von einem Gen gesteuert, so könnte es dementsprechend auch nur zwei Größenklassen geben: Es gäbe dann nur Menschen mit Endgrößen von z. B. 120 oder 160 cm. Bei einer Steuerung durch 6 Gene wären zwar schon 64 Klassen möglich, dies ist jedoch immer noch weit von einer kontinuierlichen Verteilung entfernt.

Je mehr Gene an der Auslösung eines normalen oder pathologischen Merkmals beteiligt sind, umso sensibler wirkt das System gegenüber anderen, etwa auch exogenen Faktoren. Aber auch bei eindeutig monokausaler Bedingtheit von Erkrankungen oder Fehlbildungen kann es vorkommen, dass, obwohl der auslösende Faktor an sich vorhanden ist, die Anomalie nicht entsteht. Dies gilt sowohl für rein exogene Ursachen als auch für monogen bedingte Störungen. So erkranken bei der autosomal dominant vererbten Aniridie (Fehlen der Iris) 10 % der Genträger nicht. Man spricht hier von einer verminderten Penetranz des Gens. Dieses Faktum bedeutet, dass zusätzlich zum Gendefekt noch andere Faktoren genetischer und/oder exogener Natur vorhanden oder abwesend sein müssen, damit es zur Ausprägung des pathologischen Phänotyps kommt. Bei der multifaktoriellen Genese von Fehlbildungen wird durch das Zusammenspiel mehrerer genetischer und exogener Faktoren eine wahre Variabilität der Störauffälligkeit geschaffen. Jenseits einer Empfindlichkeitsschwelle kann dann aber schon ein unter anderen Bedingungen tolerabler Reiz zu einer Entwicklungsentgleisung führen. In der Schwangerschaft sollen aus diesem Grunde auch kleine Risiken vermieden werden.

Beweise für eine multifaktorielle Genese der meisten Fehlbildungen und auch vieler Erkrankungen sind zahlreich vorhanden. Einen großen Beitrag hat hier die Zwillingsforschung geleistet. Diese vergleicht eineiige Zwillinge mit geschlechtsgleichen zweieiigen Zwillingen, die ebenso wie normale Geschwister zu 50 % genetisch übereinstimmen. Eine völlige Übereinstimmung eineiiger Zwillinge bedeutet meistens, dass hier eine rein genetische Ursache anzunehmen ist. Verhalten sich eineiige und zweieiige Zwillinge gleich, ist eine rein exogene Ursache anzunehmen. Bei multifaktorieller Genese werden Zwischenwerte angenommen.

Auch andere retrospektive oder prospektive Fehlbildungsstudien erklärten die Annahme einer multifaktoriell ausgelösten Störung. So ergeben z. B. die Studien von Chaoui et. al. [11a], Tennstedt et al. [80b] sowie von Copel et al. [12a] aufgrund einer Vielzahl von Fehlbildungen, die im Zusammenhang mit angeborenen Herzfehlern aufgelistet wurden, einen eindeutigen Hinweis auf die multifaktorielle Ätiologie der Herzfehler. Von Interesse sind in diesen Studien besonders die genetischen Aberrationen Trisomie 13, 18, 21 (Abb. AI.4.1), Monosomie 45, X0, Triploidie sowie die extrakardialen Anomalien mit Fehlbildungen des Magen-Darm-Traktes und der Nieren (Tab. AI.4.3, AI.4.4).

Im Vergleich zu den *Fehlbildungen* sind bei *Spontanaborten* des Menschen die Ursachen anders verteilt. 50–70 % der spontanen Frühaborte werden auf embryonale Chromosomenstörungen zurückgeführt. Am häufigsten findet sich eine balancierte Translokation [25]. Andere Auffälligkeiten sind Mosaike der Geschlechtschromosomen, Inversion und Ringchromosomen. Bei den Spontanaborten ist die Wahrscheinlichkeit für eine Chromosomenaberration umso größer, je

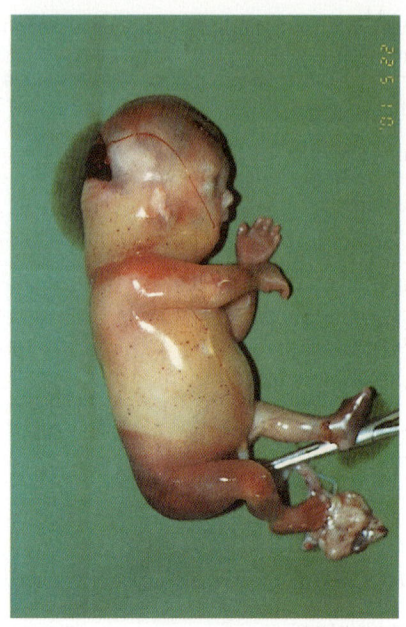

Abb. AI.4.1 Trisomie 21. Down-Syndrom mit unterschiedlich ausgeprägten typischen Dysmorphien.

früher es zum Abort kommt. Spätaborte haben meist einen normalen Chromosomensatz, sodass hier andere Ursachen im Vordergrund stehen [44].

4.3   Mutagene Belastungen

Keimzellmutationen können genetisch bedingte Variationen ohne Krankheitswert, Fertilitätsstörungen, embryonalen und fetalen Fruchttod sowie schwere Fehlbildungen und angeborene Stoffwechselerkrankungen bewirken. Keimzellmutationen erzeugen hauptsächlich in Spermatiden und der reifen Eizelle Genmutationen sowie numerische und strukturelle Chro-

Tab. AI.4.3   Häufigkeiten von Herzfehlern im Zusammenhang mit chromosomalen Aberrationen [25].

Chromosomenaberration	Häufigkeit [%]	Kongenitaler Herzfehler
Trisomie 21	40	Atrioventrikularkanal VSD
Trisomie 18	100	Atrioventrikularkonotrunkale Defekte, Klappenfehler
Trisomie 13	90	VSD
Triploidie	60	VSD
Partielle Trisomie 22	40	Pulmonalvenenfehlmündung
45,X	30–40	ISTA, Aortenstenose

ISTA: Isthmusstenose der Aorta
VSD: Ventrikelseptumdefekt

Tab. AI.4.4   Häufigkeit von Herzfehlern bei extrakardialen Organfehlbildungen [25].

Organsystem	Angeborener Herzfehler [%]
Zentralnervensystem	
Hydrozephalus	4,5–15
Dandy-Walker-Syndrom	2,5–4,3
Agenesie des Corpus callosum	15
Meckel-Gruber-Syndrom	14
Magen-Darm-Trakt	
Ösophagotrachealfistel	17
Duodenalatresie	5
Jejunumatresie (fetaler Ileus)	22
Enddarmanomalien	3
Bauchwand	
Omphalozele	19–32
Gastroschisis	0–8
Mediastinalverschiebung	
Zwerchfellhernie	10–23
Urogenitaltrakt	
Nierenagenesie beidseits	43
Nierenagenesie unilateral	17
Hufeisenniere	39
Skelettfehlbildungen	16–27

mosomenveränderungen. Epidemiologische Untersuchungen haben aber bisher keinen Beweis dafür erbracht, dass eine Exposition gegen Chemikalien oder Strahlen zu Erbkrankheiten beim Menschen geführt hat [13]. In den Spermatiden strahlenexponierter Männer konnten zwar strukturelle Chromosomenveränderungen nachgewiesen werden, aus diesen Beobachtungen kann aber nur der Verdacht abgeleitet werden, dass die betreffende Exposition zu genetischen Schäden der Nachkommen führt. Aufgrund der weitgehenden Zufälligkeit der Verteilung von spontanen Mutationen im Genom ist nicht zu erwarten, dass ein Stoff als exogene Noxe eine bestimmte charakteristische Erbkrankheit auslöst. Es ist bisher kein Beweis für einen ursächlichen Zusammenhang zwischen Exposition gegenüber einem Stoff und dem Auftreten von Erbkrankheiten erbracht worden [13].

5   Methoden zur Prüfung auf Embryotoxizität

Erkenntnisse zum Risiko von Arzneimittelanwendungen in der Schwangerschaft werden aus den gesetzlich vorgeschriebenen präklinischen tierexperimentellen Prüfungen vor Zulassung eines Medikamentes gezogen. Zur Arzneimittelprüfung gehören die pharmakologischen, toxikologischen und pharmakokinetischen Verfahren, die eng verbunden sind mit den reproduktionstoxikologischen Untersuchungen an verschiedenen Tierspezies sowie der Prü-

fung von Kanzerogenität und Mutagenität. Zur Erstellung eines groben Wirkungsprofils bedient man sich darüber hinaus biochemischer und molekularbiologischer Verfahren, die eine detaillierte Charakterisierung des Aktivitätsspektrums der Testsubstanz ermöglichen.

5.1   Tierexperimentelle Untersuchungen

5.1.1   In-vivo-Untersuchungen

Das Tierexperiment ist seit über 40 Jahren eine Methode der vergleichenden Teratologie der Wissenschaft der Fehlbildungsforschung. Seit der Entdeckung der Thalidomid-Embryopathie sind tierexperimentelle Untersuchungen vor der Einführung eines Arzneimittels zwingend vorgeschrieben. Wegen der unterschiedlichen Reaktion verschiedener Versuchstierarten muss ein neuer Wirkstoff an mindestens zwei Tierarten getestet werden. Dabei soll eine Tierart kein Nager sein. Als Nager werden Ratte oder Maus, als Nichtnager meistens Kaninchen eingesetzt. Für teratologische Untersuchungen kommen aber auch andere Säugetiere wie Goldhamster, Meerschweinchen, Hund, Schaf, Katze, Schwein oder Affe infrage. Wegen der geringen Aussagekraft von Untersuchungen an Nichtsäugern werden bei der Zulassung eines Medikamentes nur Ergebnisse an Säugern berücksichtigt. Nur im Idealfall wird der neue Wirkstoff eine gleiche pharmakodynamische Wirkung im Säuger wie im Menschen entfalten. Mögliche Wirkunterschiede erfordern deshalb immer Untersuchungen auf Embryotoxizität an mehreren Tierspezies, um vor unliebsamen Überraschungen gefeit zu sein. Tierexperimentelle Untersuchungen können dementsprechend nur eine *relative Risikoaussage* ergeben [66].

Das Tierexperiment wird so geplant, dass die höchste zu testende Dosis beim Muttertier leicht oder gerade subtoxisch ist. Die niedrigste Dosis sollte nahe der pharmakologisch wirksamen Dosis der untersuchten Tierart liegen. Die Applikationsweise für das geplante Arzneimittel soll der Verabreichungsweise beim Menschen entsprechen. Die Applikation erfolgt täglich entsprechend der chronischen Therapie beim Menschen. Zur Abdeckung der sensiblen organogenetischen Phase wird bei Nagern von Tag 6 bis 15 der Gravidität, beim Kaninchen von Tag 6 bis 18 appliziert.

Dieses Applikationsschema entspricht nicht exakt den Therapieschemata beim Menschen, liefert aber die sichersten Ergebnisse im Tierexperiment. Die Analyse der embryotoxischen Wirkungen erfolgt um den Geburtstermin. Die Tiere werden kurz vor der Spontangeburt abgetötet, um die verschiedenen Formen der Keimverluste, äußerlich sichtbare Fehlbildungen des Skeletts und große Fehlbildungen innerer Organe erfassen zu können.

Bei den Tierversuchen mit Thalidomid (Contergan®) hat sich das In-vivo-Modell bekanntermaßen nicht bewährt.

5.1.2 In-vitro-Untersuchungen

Die Bemühungen, Tierexperimente einzuschränken oder gar ganz durch andere Methoden zu ersetzen, haben auch im Bereich der embryotoxischen Prüfung von Medikamenten und Umweltchemikalien zu intensiven Methodenprüfungen geführt

[33, 64, 75, 76]. Bei den In-vitro-Untersuchungen werden drei Methodengruppen unterschieden:
1. Kultur ganzer Embryonen
2. Kultur einzelner Organe
3. Zellkultur.

Alle Testsysteme haben naturgemäß ihre Vor- und Nachteile. Gemessen werden müssen sie an mindestens zwei Grundsatzfragen:
1. Erfassen sie den Wirkmechanismus eines Teratogens, wie er in vivo abläuft?
2. Berücksichtigen sie das Wechselspiel von Proliferation und Differenzierung in der embryonalen Entwicklung?

Der Wert jeden Testsystems in vitro sollte in einem Vergleich von In-vivo- und In-vitro-Methoden mit bekannten Teratogenen ermittelt werden. Dieses „Validierung" genannte Verfahren kann helfen, die In-vitro-Methoden zu gruppieren in solche Methoden, die geeignet sind, Teratogenität überhaupt zu erfassen (Vorscreening) und in solche, die auch die Art der Teratogenität sicher erkennen lassen. Als höchste Stufe wäre dann zu fordern, dass diese Methoden auch über die Dosisbereiche, in denen eine Substanz embryotoxisch wirkt, klare Antworten erteilen.

Tabelle A I.5.1 gibt eine Übersicht über die Methodenentwicklung anhand einiger bekannter Teratogene. Daraus geht hervor, dass Teratogene in vivo auch Teratogene in vitro sind. Wirkstoffe wie Thalidomid oder auch Acetylsalicylsäure zeigen sowohl in vivo als auch in vitro unterschiedliche Ergebnisse bei unterschiedlichen Tierspezies bzw. Zellkulturarten. Die artspezifischen Stoffwechselverschiedenheiten können somit in vielen Fällen auch in vitro erfasst werden.

Tab. AI.5.1   Vergleich der Teratogenität verschiedener Wirkstoffe in vivo/in vitro (Auswahl).

Wirkstoff	Teratogenität in vivo		Teratogenität in vitro		
	Mensch	Säuger	Embryo-kultur post-implantativ	Organkultur	Zellkultur
Acetylsali-cylsäure	–	+	+	+	±
Cyclophos-phamid	(+)	+	+	+	+
Dexametha-son	–	+	+	O	+
Ethylalkohol	(+)	(+)	+	O	±
Fluorouracil	(+)	+	+	O	O
Methotrexat	+	+	+	O	+
Isotretinoin	+	+	+	O	+
Thalidomid	+	(+)	+	O	±

+: Positiv
–: Negativ
O: Nicht getestet
( ): Wirkung nachgewiesen, aber schwach oder nicht in allen Spezies
±: Wirkung umstritten

So gewinnbringend die Einführung der In-vitro-Untersuchungen vor allem bei der Aufklärung von Wirkmechanismen ist, so bleibt dennoch unbestritten, dass diese Methoden die In-vivo-Untersuchungen nicht ersetzen können [33, 75, 76, 83]. Die Komplexizität aller Interaktionen zwischen Muttertier und Embryo/Fetus kann in den In-vitro-Untersuchungen nicht oder nur unzureichend erfasst werden. Auch die Pharmakokinetik kann in vivo anders sein als in vitro. Besonders schwierig ist der Dosisvergleich. Die In-vitro-Systeme sind meist sensibler. Der an und für sich schon kaum mögliche Dosisvergleich zwischen Mensch und Versuchstieren scheint mit den In-vitro-Methoden vorerst unmöglich. Das Wissen um die embryotoxische Dosis ist jedoch dann unumgänglich, wenn das anzuwendende Medikament im Prinzip ein Teratogen ist (z. B. die Zytostatika), aber die humantherapeutische Dosis deutlich außerhalb der embryotoxischen Dosisbereiche liegt. Eine genaue Kenntnis toxischer Dosisbereiche ist somit von grundlegender Bedeutung. In-vitro-Methoden sind demnach eine wertvolle Ergänzung, nicht aber ein Ersatz der In-vivo-Untersuchungen. Insgesamt ist festzustellen, dass Arzneimittel durch tierexperimentelle Untersuchungen mit einer gewissen Wahrscheinlichkeit schon vor der Markteinführung als potenziell schädigend identifiziert werden können. Die tatsächliche toxische Potenz im therapeutischen Dosisbereich kann beim Menschen jedoch erst durch epidemiologische Untersuchungen abgeklärt werden.

5.2 Retrospektive und prospektive Untersuchungen am Menschen

Schwangere Frauen können zur Abklärung von embryotoxischen Arzneimittelnebenwirkungen aus ethischen Gründen nicht einer medikamentösen Wirksubstanz ausgesetzt werden. Es erfolgen daher bei Schwangeren hauptsächlich retrospektive und prospektive Untersuchungen. Beide Verfahren haben Vor- und Nachteile und müssen der jeweiligen Fragestellung angepasst sein. Dennoch können die Aussagen beider Methoden *keine absolute Sicherheit* erbringen.

5.2.1 Retrospektive Studien

Das Prinzip retrospektiver Studien ist es, nach zurückliegenden Ereignissen zu fragen. Bei teratologischen Untersuchungen können zwei Wege beschritten werden:

1. Es erfolgt die Zusammenstellung eines Kollektivs von fehlgebildeten Kindern (oder Aborten, Funktionsschäden usw.) möglichst des gleichen Typs (z. B. alle Gaumenspalten). Anschließend wird

untersucht, ob bestimmte Schwangerschaftsereignisse überdurchschnittlich häufig oder selten aufgetreten sind.
2. Es werden Schwangerschaften mit dem gleichen Schwangerschaftsereignis zusammengestellt. Anschließend wird der Schwangerschaftsausgang überprüft.

Vorteil der retrospektiven Studie ist es, dass schnell große Gruppen mit gleicher Charakteristik zusammengestellt werden können. Dafür ist aber die Aussagekraft deutlich eingeschränkt. Dies hat folgende Gründe:

1. Es wird nach weit zurückliegenden Ereignissen der Schwangerschaft gefragt. Das Gedächtnis ist in der Regel nicht gut genug, um zuverlässige Antworten zu erhalten.
2. Mütter von Kindern mit angeborenen Schäden machen aus emotionalen Gründen mehr Angaben über die Schwangerschaft als Mütter von gesunden Kindern.

Als Suchmethode und für die Hypothesenbildung haben retrospektive Studien wegen der in kurzer Zeit zu erzielenden großen Fallzahl jedoch ihren Wert [64].

5.2.2 Prospektive Studien

Bei den prospektiven Untersuchungen werden der Schwangerschaftsverlauf und die intrauterine Entwicklung bzw. das Befinden des Neugeborenen nach der Medikamenteneinnahme beobachtet. Im Idealfall wird die Patientin schon vor Eintritt der Schwangerschaft, in der Regel aber in der Frühschwangerschaft erfasst. Im Verlauf der Schwangerschaft können so ständig

Daten gesammelt werden. In Abhängigkeit vom Ziel der Studie wird der Fragenkatalog unterschiedlich groß sein. Bei Geburt werden die Kinder untersucht, evtl. schließen sich auch noch spätere Untersuchungen an. Vorteil einer solchen Studie ist die höhere Zuverlässigkeit der Daten. Dies setzt allerdings voraus, dass alle interessierenden Fragen vor Beginn der Studie gestellt wurden. Der Nachteil prospektiver Untersuchungsreihen liegt in der langen Dauer, der meist kleinen Gruppe gleicher Charakteristik (z. B. alle Gaumenspalten), des hohen Personalbedarfs und der damit verbundenen hohen Kosten.

Wegen der wesentlich größeren Zuverlässigkeit der Daten ist die Aussagekraft prospektiver Studien jedoch entschieden größer als dies bei den retrospektiven Studien der Fall ist.

5.3   Aussagekraft von Studien am Menschen

5.3.1   Kasuistik

Für zahlreiche Arzneimittel, die in der Schwangerschaft appliziert werden, liegen kasuistische Daten von Fehlbildungen vor, die jedoch nur eine geringe statistische Aussagekraft aufweisen. Da in jedem Kollektiv, unabhängig von einer Arzneimittelexposition, auch eine bestimmte Zahl von „spontanen" Fehlbildungen auftritt, kann durch eine Einzelfallberichterstattung immer nur ein Kausalitätsverdacht ausgesprochen werden, der in jedem Fall durch statistisch gesicherte Studien erhärtet werden muss.

5.3.2   Aussagekraft von retro- und prospektiven Studien

Bei den retro- und prospektiven Studien soll an dieser Stelle nicht die Zuverlässigkeit der Datenerfassung (diese wird hier der Einfachheit halber als gegeben vorausgesetzt) interessieren, sondern die Sicherheit der aus den Daten gewonnenen Schlussfolgerungen. Die statistische Analyse ist unumgänglich, wenn Aussagen über die Sicherheit eines Medikamentes oder anderer exogener Faktoren gemacht werden sollen. Für sie muss zunächst ein zur Fragestellung und zum Untersuchungskollektiv passender statistischer Test ausgewählt werden. Es ist außerdem wichtig, ausreichend große, einheitliche Kollektive zusammenzustellen. Diese sollen nicht nur in dem zu untersuchenden Faktor untereinander übereinstimmen – z. B. bestimmte Medikamente in der Schwangerschaft –, sondern dürfen auch bezüglich der wichtigsten Störfaktoren nicht von der Kontrollgruppe abweichen. Solche Störfaktoren, die selbst einen Einfluss auf die Fehlbildungsrate haben, sind u.a. Fehlbildungen, Totgeburten und Aborte in der Vorgeschichte, Alter der Mutter, Krankheiten der Mutter und der Sozialstatus. Diese Schwierigkeiten führen dazu, dass in der Regel Erhöhungen der Fehlbildungsrate unterhalb der Verdopplungsrate nicht festgestellt werden können. Konkret bedeutet dies, dass bei einer Spontanrate von 2–4 % eine Erhöhung auf 4–8 % nur bei großen Kollektiven (>1000) erkannt wird.

Schwache Assoziationen zwischen Fehlbildungen und einem Teratogen können durch verschiedene Faktoren vorgetäuscht oder verwischt werden [37, 41]. So haben beispielsweise verschiedene Autoren auf einen Zusammenhang zwischen Rauchen und Gaumenspalten hingewiesen. Sollte dieser Zusammenhang real sein, so liegt sicher ein multifaktorieller Kausalzusammenhang vor.

Bei epidemiologischen Studien zur Abklärung solcher Zusammenhänge ist deshalb besonders auf Faktoren zu achten, die das Untersuchungsergebnis beeinflussen können. Einige seien hier beispielhaft genannt:

- Falsche Klassifizierung der Fehlbildungen,
- Biologische Interaktionen verschiedener teratogener Faktoren,
- Unterschiedliche pränatale Überlebenschancen betroffener Feten,
- Unterschiedliche Einwirkungsfaktoren (Dosis, Phase),
- Unbekannte Störfaktoren.

Es wird zunehmend auch der Zeitpunkt der Analyse eine Rolle spielen, denn moderne Methoden erlauben es, in allen Trimestern der Embryonalentwicklung Analysen vorzunehmen [45]. Es wird deshalb sehr sorgfältig zwischen Embryo, Fetus und Neugeborenem zu unterscheiden sein, wenn relative Risiken für die Anwendung eines Medikamentes in der Schwangerschaft angegeben werden.

6 Embryotoxizität und Teratogenität beim Menschen

Embryo-/fetotoxische und teratogene Wirkungen werden durch endogene und exogene Noxen sowie durch Kombination beider Faktoren ausgelöst (multifaktorielle Ursachen). Neben den chromosomalen und genetischen Faktoren haben im Rahmen der Reproduktionsmedizin eine Vielzahl von exogenen Noxen große Bedeutung [32, 36, 39]. Hierzu zählen Arzneimittel, Stoffwechselerkrankungen der Mutter, Infektionen, Umweltbelastung und Schadstoffe sowie ionisierende Strahlen/radioaktive Stoffe.

6.1 Arzneimittel

Bei der Verordnung von Arzneimitteln sind während der gesamten Schwangerschaft größte Zurückhaltung und kritische Indikationsstellung geboten. Die meisten Arzneimittel sind plazentagängig und damit in der Lage, mit einem differenzierten Schädigungspotenzial auf die Frucht einzuwirken [80]. Eine Vielzahl der medikamentösen Wirksubstanzen ist im Tierversuch embryo-/fetotoxisch. Demgegenüber ist jedoch die Anzahl der Arzneimittel, bei denen beim Menschen eine teratogene Wirkung nachgewiesen werden konnte, relativ gering.

Im Folgenden werden Medikamente mit erwiesenen oder möglichen Schäden auf Embryo und Fetus sowie auf verschiedene reproduktionsmedizinische Funktionsabläufe übersichtsartig dargestellt. Es handelt sich hierbei nur um eine *Auswahl* von Arzneimitteln, da eine derartige Zusammenstellung bei der Vielzahl von Arzneimitteln, die mit der Fertilität interferieren, keinesfalls einen Anspruch auf Vollständigkeit erheben kann.

6.1.1 Arzneimittel mit Einwirkungen auf reproduktionsendokrine Vorgänge

Der Einfluss von Medikamenten auf reproduktionsendokrine Vorgänge ist vielfältig [24, 30]. Beim Mann können sie neben endokrinen Störungsmechanismen die Spermatogenese direkt beeinflussen, es kann die Nebenhodenfunktion betroffen sein mit Auswirkung auf wichtige Spermatozoenfunktionen, außerdem erfolgt eine Einwirkung auf die Erektion und Ejakulationsfunktion [22, 23]. Neben den zytostatisch wirksamen Medikamenten führen Immunsuppressiva, bestimmte Antiemetika, Antiepileptika und Antibiotika (Gentamicin, Cotrimoxazol, Nitrofurantoin) sowie Salazosulfapyridin und sein Metabolit Sulfapyridin direkt zu einer Unterdrückung der Spermatogenese (Tab. A I. 6.1). Diese Medikamente beeinflussen Spermienzahl und Beweglichkeit, außerdem führen sie zu Störungen der Spermatozoenmembran. Bei Frauen können einige Medikamente sowohl die Hypothalamus-Hypophysen-Funktionseinheit stören (z. B. Neuroleptika, Anabolika) als auch direkte nachteilige Wirkungen auf die Ovarien haben (z. B. Zytostatika). Neben Auswirkungen auf die Verstoffwechselung von Hormonen in Leber oder Niere haben diese Substanzen auch Einfluss auf andere endokrine Organe, die wiederum ihrerseits

Tab. A I. 6.1 Suppression der Spermatogenese durch Medikamente [23].

- Zytostatika
- Immunsuppressiva
- Antiemetika
- Antiepileptika
- Antibiotika
- Salazosulfapyridin

mit der Gonadenfunktion oder anderen Partialfunktionen der Fortpflanzung funktionell zusammenhängen [23].

6.1.2 Hormone oder hormonwirksame Substanzen

Für eine Hormontherapie in der Schwangerschaft ergeben sich nur wenige spezielle Indikationen, die meistens im Zusammenhang mit metabolischen Grunderkrankungen zu sehen sind. Dennoch kommt es gelegentlich zur Einnahme von Hormonen oder hormonwirksamen Substanzen, die versehentlich in einer noch nicht bekannten Frühschwangerschaft appliziert wurden. Es kann sich dabei z. B. um Ovulationshemmer, Prolactinhemmer, Clomifen, Glucocorticoide, aber auch andere Substanzgruppen handeln [31].

In Tabelle A I. 6.2 sind die wichtigsten Informationen über die Einnahme von Hormonen und hormonwirksamen Substanzen in Bezug auf eine embryotoxische Wirkung zusammengefasst.

Tab. A I. 6.2   Einnahme von Hormonpräparaten in der Schwangerschaft. Mit * gekennzeichnete Angaben beziehen sich ausschließlich auf den Menschen, Speziesunterschiede sind bekannt (modifiziert nach [50]).

Hormon oder hormon-wirksame Substanz	Schädigende/nachteilige Wirkung auf Embryo oder Fetus
Aldosteronantagonisten (Spironolacton)	Potenziell antiandrogene Wirkungen, keine gesicherten Erkenntnisse
Androgene/Anabolika	Kontraindiziert; dosisabhängig Vermännlichung
Bromocriptin	Teratogene Wirkung nicht nachgewiesen
Calcitonin	Kontraindiziert wegen thyroidhemmender Wirkung
Clomifen	Risiko der Teratogenität möglicherweise marginal erhöht
Gestagene	Außer bei * keine nachteiligen Wirkungen
Cyproteronacetat*	Dosisabhängig antiandrogene Wirkung, Feminisierung der hormonsensiblen Genitalorgane
19-Nortestosteron-derivate*	Bei hohen Dosen in der Frühschwangerschaft Möglichkeit der Vermännlichung (Norethisteron, Ethisteron heute nicht mehr gebräuchlich)
Glucocorticoide	Teratogenität nicht nachgewiesen; falls erforderlich, niedrig dosieren; Hinweise auf gestörte fetale ZNS-Entwicklung und vermehrte Spaltbildungen bei längerer höher dosierter Gabe
Iodidhaltige Medikamente	Kontraindiziert, da fetale Schilddrüse supprimiert wird. Ausnahme: Substitution wegen Iodmangels
Lisurid	Teratogenität nicht nachgewiesen
L-Thyroxin	In richtiger Dosierung keine nachteiligen Wirkungen auf die Frucht (ab 2. Trimenon kaum plazentagängig)
Mineralocorticoide	Teratogenität oder andere Nachteile bei adäquater Dosierung nicht bekannt
Orale Kontrazeptiva (Östrogen-Gestagen-Gemische)	Gesamtfehlbildungsrate nicht erhöht, falls in der Schwangerschaft eingenommen
Oxytocin	Teratogene Schäden nicht zu diskutieren, da höchstens unter der Geburt angewandt
Somatostatin	Kontraindiziert; hemmt Wachstumshormon (STH), mögliche Folge ist hypophysärer Zwergwuchs

Fortsetzung

Tab. A I. 6.2   Fortsetzung

Hormon oder hormon-wirksame Substanz	Schädigende/nachteilige Wirkung auf Embryo oder Fetus
Tamoxifen	Unzureichende Erfahrungen, Teratogenität nicht nachgewiesen
Thyreostatika	Falls erforderlich, möglichst niedrig dosieren, sonst Kropfgefahr/Hypothyreose mit ZNS-Reifungsstörungen und intellektuellen Defiziten bei der Frucht; Teratogenität nicht bekannt
Vasopressin und verwandte Stoffe	In der Schwangerschaft möglichst nicht hoch dosiert anwenden, Gefahr der zu geringen Durchblutung des Uterus

6.1.3 Arzneimittel mit nachgewiesener embryo-/fetotoxischer Wirkung beim Menschen

Eine Reihe von Wirkstoffen, die als Arzneimittel beim Menschen Anwendung finden, sind im Tierversuch embryo- oder fetotoxisch. Nur wenige dieser Stoffe haben sich auch beim Menschen als embryo- oder fetotoxisch erwiesen. Im Folgenden werden einige Wirkstoffe oder Wirkstoffgruppen vorgestellt, deren Embryo- bzw. Fetotoxizität auch beim Menschen als gesichert oder zumindest als sehr wahrscheinlich gilt. Die Anwendung dieser Arzneimittel sollte in der Schwangerschaft vermieden werden (Tab. A I. 6.3).

Antibiotika

Aminoglykoside haben eine hohe fetale Toxizität. Sie können zu nephrotoxischen und ototoxischen Wirkungen bereits in der embryonalen Entwicklung führen.

Chloramphenicol. Das heute nur noch selten eingesetzte Chloramphenicol ist in der Schwangerschaft kontraindiziert. Bekannt ist das „Grey-Syndrom" (Nahrungsverweigerung, aschgraues Hautkolorit, Hypo-thermie, Erbrechen, Ateminsuffizienz, Kreislaufversagen), das einer hoch dosierten Chloramphenicol-Gabe aufgrund einer noch nicht ausreichenden Glukuronidierungsleistung folgen kann und mit einer Letalität von bis zu 40 % einhergeht [20].

Gyrasehemmer. Bei Schwangeren wurde unter Einsatz von Norfloxacin, Ciprofloxacin und Pefloxacin kein nennenswertes Fehlbildungsrisiko gesehen [20]. Trotzdem sind Gyrasehemmer in der Schwangerschaft aufgrund des Nachweises von Knorpel- und Knochenschäden bei pränataler Gabe im Tierversuch kontraindiziert.

Tetracycline werden in Röhrenknochen und Zähnen des Fetus abgelagert. Eine Zahnverfärbung ist bei einer Tetracyclinanwendung bis zur 16. SSW nicht zu erwarten. Ab dem 5. Schwangerschaftsmonat werden die ersten Zähne und ab dem 8./9. Schwangerschaftsmonat auch die zweiten Zähne geschädigt. Ein erhöhtes Fehlbildungsrisiko besteht nicht.

Antiepileptika

Die klassischen Antiepileptika, zu denen *Carbamazepin*, *Valproinsäure*, *Phenytoin* und *Phenobarbital* gerechnet werden, verursachen in unterschiedlichem Ausmaß

Tab. A I. 6.3   Auswahl von Arzneimitteln mit nachgewiesener embryo-/fetotoxischer Wirkung beim Menschen.

Wirkstoffe	Bewertung
Antibiotika	
Aminoglykoside	Hohe fetale Toxizität
Chloramphenicol	„Grey-Syndrom", Glukuronidierungsstörung
Gyrasehemmer	Knorpel- und Knochenschäden im Tierexperiment; schwere Defekte und Wachstumshemmung bei Langzeittherapie beim Menschen bisher nicht nachgewiesen
Tetracycline	Gelbfärbung der Zähne ab 5. Schwangerschaftsmonat
Antiepileptika	
Carbamazepin	Spina bifida, Dysmorphien der Endphalangen, Hypospadie
Phenytoin	Kraniofasziale Dysmorphien, kongenitale Herzfehler, Hypertelorismus, digitale Hypoplasie
Phenobarbital	Relativ geringes Fehlbildungsrisiko, steigert in Kombination die hohe Teratogenität anderer Präparate
Valproinsäure (VPA)	Neuralrohrdefekte, Extremitätenfehlbildung
Antihypertensiva	
ACE-Hemmer: Captopril, Enalapril, Lisinopril, Ramipril	Multiple Fehlbildungen mit schweren Organschäden, Oligohydramnion, Wachstumsretardierung, Nierenfunktionsschäden
Angiotensin-II-Antagonisten: Losartan, Valsartan	Multiple Fehlbildungen, Oligohydramnion, Anhydramnie
Antimykotika	
Ketoconazol, Miconazol, Fluconazol, Itraconazol	Im Tierversuch in hohen systemischen Dosen teratogen
Cumarinderivate	
Phenprocoumon, Acenocoumarol, Warfarin, Fluindion	Nasenhypoplasie, Augenschäden, geistige Retardierung, Taubheit, Herzanomalien, Warfarin-Syndrom, Aborte, Totgeburt
Folsäureantagonisten	Hirn- und Extremitätenmissbildungen
Hormone (s. a. Tab. A I. 6.2)	
Androgene	Intersexuelle Veränderungen im weiblichen Genitale
Antiandrogene	Verweiblichung am männlichen Genitale
Diethylstilbestrol	Hemmungsmissbildungen der Müller'schen Gänge, vaginale Adenose, Vaginalkarzinom; Präparat nicht mehr im Handel
Gestagene	Herz-, Gliedmaßenmissbildungen fraglich; Nortesterone: Virilisierung des weiblichen Genitale möglich

Fortsetzung

Tab. AI.6.3   Fortsetzung

Wirkstoffe	Bewertung
Lithium	Neuralrohrdefekte, kardiale Missbildungen
Retinoide	Ohr-, ZNS-, Herz-, Gefäß-, Skelett-Fehlbildungen, Intelligenz-defizite
Thalidomid	Mikromelie; Substanz wieder im Handel(!)
Virustatika Ganciclovir	Im Tierversuch mutagene und teratogene Wirkung
ZNS-aktive Verbindungen Benzodiazepine (hohe Dosis)	Floppy-infant-Syndrom
Zytostatika	Hirn- und Extremitätenmissbildungen

Fehlbildungen bei Schwangeren mit Anfallsleiden [10, 15, 16, 43]. Bei Monotherapie mit den einzelnen klassischen Antiepileptika wird von einer zwei- bis dreifach erhöhten Rate grobstruktureller Fehlbildungen ausgegangen [51, 56, 72].

Wahrscheinlich bedeutet das Anfallsleiden an sich schon ein erhöhtes Teratogenitätsrisiko; die Daten hierzu sind widersprüchlich.

Carbamazepin. Eine Carbamazepintherapie kann in der Schwangerschaft Ursache für Spina bifida (Abb. AI.6.1a–AI.6.1c), Dysmorphien der Endphalangen, Hypospadie und Mikrozephalie sein.

Valproinsäure. Die Valproinsäure-Behandlung der Schwangeren zwischen dem 17. und 28. Tag nach Konzeption weist ein 20- bis 40-fach erhöhtes Risiko für Neuralrohrdefekte auf [68, 72]. Außerdem werden bei Valproinsäure-Applikation Fehlbildungen von Muskulatur, Skelett und Extremitäten, Genitale und Lungen sowie Einschränkung der mentalen Entwicklung verzeichnet.

Phenytoin. Kinder von Frauen, die während der Schwangerschaft Phenytoin einnahmen, wiesen in Einzelfällen Schädelanomalien mit vergrößertem Abstand der Augen und verbreitertem Nasenrücken (Hypertelorismus) sowie digitale Hypoplasien auf [20, 60].

Phenobarbital scheint in der Monotherapie ein relativ geringes Fehlbildungsrisiko zu besitzen, jedoch in Kombination die höhere Teratogenität anderer Präparate weiter zu steigern (z.B. steigt bei Kombination von Phenytoin plus Phenobarbital das teratogene Risiko auf 25%).

Antihypertensiva

In der Schwangerschaft stehen zur Behandlung des Bluthochdrucks eine Vielzahl von Medikamenten zur Verfügung, an die verschiedene Anforderungen gestellt werden. Bei ihrer Anwendung ist besonders darauf zu achten, dass sie keine teratogene bzw. embryo-/fetotoxische Wirkung aufweisen und dass sie nicht die uteroplazentare

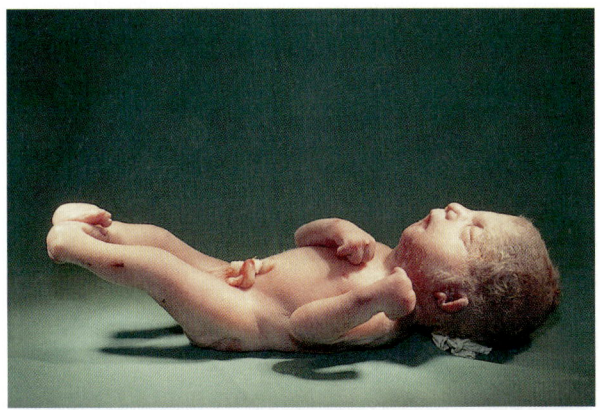

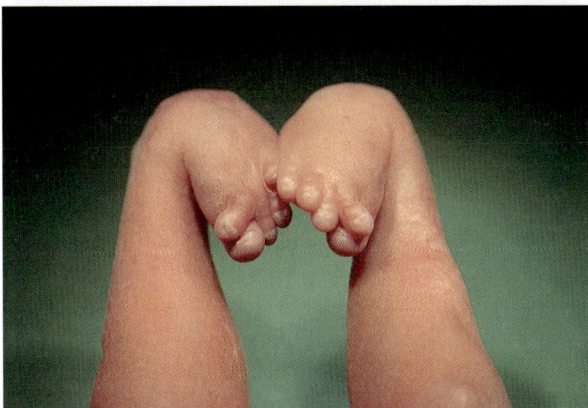

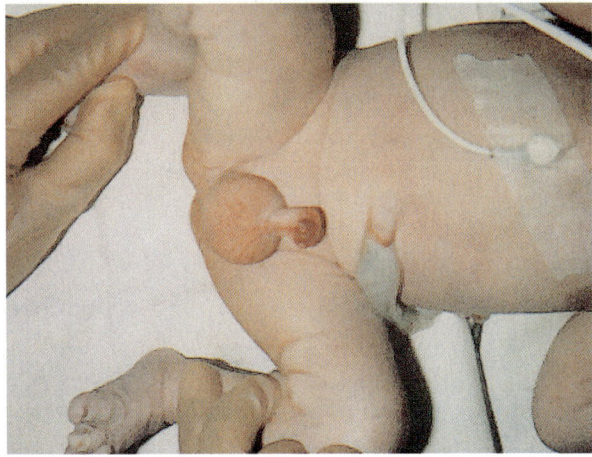

Abb. A I.6.1 a) Fehlbildungen nach Tabletteneinnahme mit den Wirkstoffen Carbamazepin und Valproinsäure vor und während der Schwangerschaft. b) Fehlbildungen der Endphalangen. c) Hypospadie.

Durchblutung beeinträchtigen oder die Entstehung von Frühgeburten fördern [7, 71]. Unter diesem Aspekt sind hauptsächlich *ACE-Hemmer* und *Angiotensin-II-Antagonisten* in der Schwangerschaft kontraindiziert.

ACE-Hemmer (Angiotensin-Konversionsenzym-Hemmer). Bei der Stoffklasse der ACE-Hemmer (*Captopril, Enalapril, Lisinopril, Ramipril*) handelt es sich um Antihypertensiva, deren Wirkung vorwiegend auf eine Hemmung des Angiotensin-Konversionsenzyms beruht, das Angiotensin I in Angiotensin II überführt. Sie sind in der Schwangerschaft *kontraindiziert*, weil sohl beim Tier als auch beim Menschen eine Vielzahl von Fehlbildungen beobachtet wurde. Hinzu kamen die Ausbildung eines Oligohydramnions, Wachstumsretardierung sowie die Induktion einer neonatalen Niereninsuffizienz.

Angiotensin-II-Antagonisten. Zu den Angiotensin-II-Antagonisten zählen Losartan und Valsartan. Diese Substanzen können das Renin-Angiotensin-Aldosteron-System blockieren und damit eine blutdrucksenkende Wirkung entfalten. Die Angiotensin-II-Antagonisten können ebenso wie die klassischen ACE-Hemmstoffe Fehlbildungen mit schweren Organschäden wie Lungenhypoplasie, Hypoplasie der Schädelknochen, Extremitäten-Kontrakturen sowie Oligohydramnion und Anhydramnie bewirken [7].

Antimykotika

Ketoconazol, *Miconazol* und die Derivate *Itroconazol* und *Fluconazol* passieren die Plazenta und sind im Tierversuch in hohen systemischen Dosen teratogen [55].

Cumarin-Antikoagulanzien

Die entwicklungstoxische Wirkung der Cumarinderivate gilt als gesichert [11, 74]. Im 2. und 3. Trimenon der Schwangerschaft schädigen sie das ZNS und verursachen fetale Blutungen. Mit einer Wahrscheinlichkeit von 6 % entwickelt sich eine Embryopathie (*Warfarin-Syndrom*), die durch folgende Fehlbildungsmuster gekennzeichnet ist:

- Hypoplasie der Nase,
- Störungen der Augen- und Ohrentwicklung,
- Vorzeitige Kalzifizierung in den Epiphysen der langen Röhrenknochen,
- Extremitätenhypoplasien unterschiedlicher Schweregrade,
- Intrauterine Wachstumshemmung,
- Mentale Retardierung.

Im Zusammenhang mit der Einnahme von Cumarin-Derivaten wurden außerdem gehäuft Spontanaborte sowie Tot- und Frühgeburten beobachtet [72].

Folsäureantagonisten

Folsäureantagonisten (z.B. Methotrexat) können über eine Hemmung des Nukleinsäurestoffwechsels entwicklungsschädigend wirken. Es kommt zu Neuralrohrdefekten und Extremitätenfehlbildungen [26, 27].

Lithium

Lithiumsalze werden zur Prophylaxe von manischen Symptomen im Rahmen von manisch depressiven Zuständen eingesetzt. Bei der Anwendung im 1. Trimenon der Schwangerschaft werden häufig Neuralrohrdefekte beobachtet. Außerdem wird dem Lithium eine erhöhte Rate an Herzfehlbildungen angelastet, was anhand neuerer prospektiv erhobener Daten jedoch angezweifelt wird [72, 73]. Exponierten Frauen sollte auf jeden Fall die Echokardiographie sowie eine Ultraschall-Feindiagnostik angeboten werden, da einige Fälle der sonst sehr seltenen Epstein-Anomalie bei Lithium-Einnahme während der Schwangerschaft beschrieben wurden.

Retinoide

Die überwiegend zur Therapie eingesetzten *Vitamin-A-Säure-Derivate* zählen zu den am stärksten teratogen wirksamen Arzneimitteln. Ihre Anwendung erhöht das Spontanabortrisiko und verursacht multiple Fehlbildungen vor allem im Bereich des ZNS, des Gesichtsschädels, der Gaumenbildung und der Ohren. Zudem entstehen vaskuläre Defekte und Intelligenzdefizite.

Thalidomid

Thalidomid verursacht das Bild einer typischen Embryopathie, das gekennzeichnet ist durch das Fehlen oder schwere Deformitäten der langen Röhrenknochen, intestinale Atresie und Herzfehlbildungen.

Der Embryo reagiert mit morphologischen Störungen in einem Zeitraum von Tag 35 bis 50 post conceptionem [34, 46]. Innerhalb dieser sensiblen Phase zeigen sich eindeutig Abhängigkeiten der Fehlbildungstypen vom Zeitpunkt der Embryonalentwicklung [34, 35] (Tab. AI.6.4). Der genannte Zeitraum stellt jedoch sicher nur das Maximum der sensiblen Phase dar. Auch außerhalb dieser Zeit können wahrscheinlich kleinere morphologische und funktionelle Störungen induziert werden, der Nachweis ist jedoch häufig schwierig. Obwohl mittlerweile viele Jahre seit dem Erkennen der Thalidomid-Embryopathie vergangen sind, ist es bis heute nicht endgültig gelungen, den Wirkungsmechanismus im Einzelnen vollständig aufzudecken [34, 47]. Auch die Angaben über das Fehlbildungsrisiko schwanken stark zwischen etwa 50 % [46] und 100 % [34]. Thalidomid ist ein gutes Beispiel für die Bedeutung des genetischen Hintergrundes, da die Substanz beim Menschen sehr stark teratogen, bei fast allen anderen getesteten Säugern aber nicht teratogen ist. Wenn Tierspezies

Tab. AI.6.4:   Sensible Phasen bei der Thalidomid-Embryopathie [40].

Tage p.c.	Typ der Fehlbildung
34–38	Deformation der Ohrmuschel (Anotie, Mikrotie), Lähmung des Nervus facialis, seltener Lähmung der Hirnnerven III, IV und VI, Verdopplung des Daumens
37	Aplasie des Daumens bei erhaltenem Radius
38–40	Fehlen oder fast vollständiges Fehlen der Arme
41–43	Analatresie, Nierenmissbildung
43–45	Schwere Armmissbildungen, Fehlen der Beine, Herzmissbildungen, Duodenalatresie, Duodenalstenose, Gallenblasen-Aplasie
44–47	Schwere Beinmissbildungen (Femur- und Tibia-Aplasie), Herzmissbildungen
50	Triphalangie des Daumens, Rektumstenose, Analstenose

auf Thalidomid teratogen reagieren, ergeben sich die gleichen sensiblen Phasen der embryonalen Entwicklung [77].

Virustatika

Ganciclovir ist chemisch eng verwandt mit Aciclovir und wirkt effektiv gegen das Cytomegalie-Virus (CMV). Im Tierversuch ist Ganciclovir mutagen und teratogen, sodass für die Anwendung in der Schwangerschaft eine Kontraindikation besteht. Für Aciclovir ist kein embryo- oder fetotoxisches Risiko bekannt.

ZNS-aktive Verbindungen

Benzodiazepine sind gut wirksame Medikamente, die hauptsächlich zur Krisenintervention bei einer Vielzahl von psychischen Problemen unentbehrlich sind. Sie beinhalten jedoch ein hohes Suchtpotenzial. Es ist davon auszugehen, dass nach dreimonatiger regelmäßiger täglicher Einnahme eine Abhängigkeit besteht. Benzodiazepine dienen aufgrund ihrer Nebenwirkungen nicht als Langzeittherapeutika. Bezüglich einer teratogenen Wirkung muss auf das gehäufte Auftreten von Lippen-Kiefer-Gaumenspalten bei der Substanzeinnahme im 1. Trimenon hingewiesen werden [20]. Außerdem wurden in Einzelfällen Herzfehler, kombinierte Defekte sowie Anpassungsschwierigkeiten registriert. Bekannt ist bei der Langzeitanwendung von Benzodiazepinen während der Schwangerschaft das sogenannte „Floppy-infant-Syndrom".

Zytostatika

Zytostatika haben beim Menschen embryo- und fetotoxische Wirkungen, die deutlich phasen- und dosisabhängig sind. Zudem sind sie alle mutagen und kanzerogen. Sie schädigen durch gezielte Eingriffe in die DNA-Synthese oder die Mitose schnell wachsender Zellpopulationen.

6.1.4 Arzneistoffe ohne embryo-/fetotoxische Auswirkungen

Basierend auf Erfahrungen seit Jahren eingeführter Medikamente hat sich eine Gruppe von Arzneimitteln herauskristallisiert, deren Applikation in der Schwangerschaft weitgehend ungefährlich ist. Diese Arzneimittel werden als Arzneimittel der Wahl bezeichnet und sind in Tabelle A I.6.5 aufgelistet.

6.1.5 Impfstoffe

Die verschiedenen Impfstoffarten gegen bakterielle und virale Infektionen werden in *Lebend-* und *Totimpfstoffe* eingeteilt. Sie sind gekennzeichnet durch Verlust der Pathogenität des jeweiligen Erregers und durch den Erhalt der Antigenität. Für keinen der in Deutschland zur Verfügung stehenden Impfstoffe haben sich entwicklungstoxische Eigenschaften gezeigt [17, 62].

6.1.5.1 Lebendimpfstoffe

Bei den Lebendimpfstoffen handelt es sich um Ganzkeimvakzine, deren Viren oder Bakterien ihre Virulenz verloren bzw. abgeschwächt (attenuiert) haben. Die Monogenität und Replikationsfähigkeit bleiben erhalten. So verhindert eine zeitgerechte Röteln-Impfung eine Infektion mit dem Erreger in der Schwangerschaft (Abb. A I.6.2).

6.1.5.2 Totimpfstoffe

Totimpfstoffe sind inaktivierte Impfstoffe, die als Wirksubstanz nicht vermehrungs-

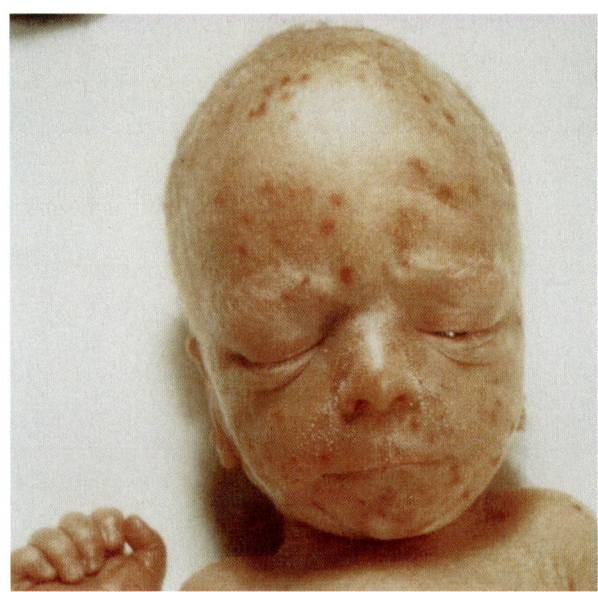

Abb. A I. 6.2 Röteln, ca. 30 SSW. Exanthembildung, Ikterus, Kataraktbildung rechtes Auge.

fähige Antigene enthalten. Sie bestehen entweder aus abgetöteten Erregern (Ganzkeime) oder aus gereinigten Antigenstrukturen von Bakterien bzw. Viren (Komponentenimpfstoffe) (Tab. A I. 6.6). In neuerer Zeit gehören dazu auch die biotechnologisch hergestellten Virus-like-particles-Impfstoffe (HPV), die eine sehr effiziente B-Zellantwort hervorrufen.

6.1.5.3 Impfungen in der Schwangerschaft

Bei der aktiven Immunisierung in der Schwangerschaft gilt allgemein der Grundsatz, so wenig wie möglich, jedoch so viel wie nötig bei gegebener Indikation zu impfen. Vor Durchführung der Impfungen muss stets die Abwägung eines fetalen bzw. mütterlichen Risikos durch die natürliche Infektion im Vergleich zum Impfrisiko erfolgen. In der Schwangerschaft können bei Bedarf Auffrischimpfungen sowie notwendige Grundimmunisierungen vorge-

nommen werden. Impfungen mit attenuierten viralen oder bakteriellen Lebendimpfstoffen sind in der Schwangerschaft kontraindiziert, um ein mögliches theoretisches Risiko einer Fruchtschädigung durch den Impfstoff zu vermeiden (Tab. A I. 6.7).

Bei einer vor oder während der Schwangerschaft erfolgten akzidentellen Lebendimpfstoffapplikation ergibt sich keine Indikation für eine Abruptio, da bisher keine Daten bezüglich einer Fruchtschädigung durch solche Impfstoffe vorliegen. Für Impfungen mit toxoiden Totimpfstoffen oder rekombinanten Impfstoffen in der Schwangerschaft bestehen in der Regel keine Gegenindikationen [62].

6.1.6   Immunglobuline

Bei einigen Virusinfektionen in der Schwangerschaft wird bei fehlender Immunität der Schwangeren die passive Immunisierung mit (normalem) Standardimmun-

Tab. A I. 6.5 Arzneistoffe, bei deren Anwendung nach dem heutigen Kenntnisstand mit keinen embryo- oder fetotoxischen Auswirkungen zu rechnen ist.

Arzneistoffgruppen	Arzneistoffe
Analgetika	Paracetamol
Antazida	Aluminium- und Magnesiumverbindungen Sucralfat
Antiallergika	Clemastin Dimenhydrinat Diphenhydramin Dimetinden Meclozin
Antiasthmatika	Cromoglicinsäure β_2-Sympathomimetika Theophyllin
Antidiabetika	Insuline
Antiemetika	Dimenhydrinat Diphenhydramin Meclozin Metoclopramid
Antihypertonika	β_1-selektive Adrenozeptorenblocker Methyldopa
Antihypotonika	Oxilofrin
Antikoagulanzien	Heparine
Antiinfektiva	
Antibiotika	Penicilline Cephalosporine Erythromycin Clindamycin
Antimykotika	Amphotericin B (lokal) Nystatin (lokal) Clotrimazol (lokal) Miconazol (lokal)
Virustatika	Aciclovir (lokal)
Antitussiva	Pipazetat

Fortsetzung

Tab. AI.6.5 Fortsetzung

Arzneistoffgruppen	Arzneistoffe
Magen-Darm-Mittel	Dimeticon Ranitidin Famotidin
Eisen-, Iodid- und Mineralstoffpräparate	
Hormone	Insuline Schilddrüsenhormone
Malariaprophylaxe	Chloroquin Proguanil
Laxanzien	Bisacodyl Füll- und Quellstoffe Lactulose
Schnupfenmittel	Tramazolin
Sekretolytika	Acetylcystein (ACC) Ambroxol Bromhexin
Tokolytika	Fenoterol Ritodrin
Tuberkulostatika	Ethambutol Isoniazid
Vitamine-B-Komplex, Vitamine C, D, E und Derivate	Unter Beachtung der RDA (Recommended Dietary Allowance) der FDA (Food and Drug Administration)

globulin oder mit spezifischen Immunglobulinen durchgeführt, um die Erkrankung möglicherweise zu verhindern bzw. zu einem abgeschwächten Krankheitsverlauf zu führen und damit auch vor einer möglichen Schädigung des Fetus zu schützen [63].

Der Erfolg dieser Immunisierungsmaßnahmen wird allerdings sehr unterschiedlich bewertet. Mit einem Wirkungseffekt ist nur dann zu rechnen, wenn die Immunglobuline frühzeitig und in ausreichender Dosierung appliziert werden (Tab. AI.6.8).

Standardimmunglobuline und spezifische Immunglobuline wirken nicht embryotoxisch. Die mütterliche Unverträglichkeitsrate von humanen Immunglobulinen wird mit unter 5 % angegeben [63]. Diese unspezifischen Risiken könnten mittelbar den Fetus gefährden.

Tab. A I. 6.6   Schematische Einteilung der Impfstoffe [62].

Lebendimpfstoffe	Totimpfstoffe
▨ Masern ▨ Mumps ▨ Röteln ▨ Varizellen ▨ Typhus (oraler Impfstoff) ▨ Gelbfieber	*Inaktivierte Impfstoffe aus Mikroorganismen (Ganz-keime):* ▨ Poliomyelitis (IPV) ▨ Tollwut ▨ Hepatitis A ▨ FSME ▨ Pertussis (Ganzkeim) ▨ Cholera (oral/parenteral) *Komponentenimpfstoffe (Spaltvakzine, Polysaccharide, Toxoide, gentechnologische Impfstoffe):* ▨ Pertussis (azellulär) ▨ Influenza ▨ Hepatitis B (gentechnologische Herstellung) ▨ Tetanus ▨ Diphtherie (Toxoidimpfstoff) ▨ Pneumokokken ▨ Haemophilus influenzae b

Tab. A I. 6.7   Kontraindizierte und erlaubte Schutzimpfungen in der Schwangerschaft (modif. nach [17]).

Kontraindiziert: Lebendimpfstoffe		Nicht kontraindiziert: Toxoide, Tot-, Subunit-Impfstoffe	
Masern	(A)	Tetanus	(A)
Mumps	(A)	Diphtherie	(A)
Röteln	(A)	Poliomyelitis (IPV)	(A)
Varizellen	(I)	Hepatitis A	(A)
(Gelbfieber)	(RS)	Hepatitis B	(A)
Cholera	(RS)	Influenza A + B	(A/I)
		Zeckenenzephalitits (FSME)	(I/RS)
		Tollwut	(I)
		Typhus	(RS)
		Meningokokken, Pneumokokken	(A/RS)

(A): Impfungen mit breiter Anwendung und erheblichem Wert für die Volksgesundheit.
(I): Indikationsimpfung bei erhöhter Gefährdung von Personen und Angehörigen von Risikogruppen.
(RS): Reiseimpfungen in Sonderfällen bzw. Impfungen bei regionalem Expositionsrisiko (z. B. FSME) bzw. beruflichem Expositions-risiko für bestimmte Infektionen. Nutzen-/Risiko-Abwägung beachten!

Tab. A I. 6.8   Passive Immunisierung in der Schwangerschaft [62].

Virus	Zeitpunkt, bis zu dem spätestens eine Immunprophylaxe erfolgen sollte	Immunprophylaxe mit i.v./i.m.-Präparaten
Hepatitis A	14. Tag	Normales Immunglobulin
Hepatitis B	1. Tag	Spezifisches Hepatits-B-Immunglobulin
Masern	4. Tag	Normales Immunglobulin
Mumps	1. Tag	Normales Immunglobulin
Röteln	3. Tag	Normales Immunglobulin
Varizella-Zoster	4. Tag	Spezifisches Varizella-Zoster-Immunglobulin
Cytomegalie	1. Tag	Spezifisches CMV-Immunglobulin

6.1.7   Leitsätze zur Arzneimittelanwendung in der Schwangerschaft

Die Zunahme des Arzneimittelkonsums sowie die Entwicklung neuer Pharmaka führen zwangsläufig auch zu einer Zunahme unerwünschter Wirkungen, die vielfältiger Art sein können. Im speziellen Fall der Schwangerschaft können Arzneimittel zu Schäden der embryonalen, fetalen und postnatalen Entwicklungszeit führen und den Schwangerschafts- bzw. Geburtsverlauf beeinflussen. Unter diesen Aspekten sind bestimmte *Leitsätze zur Arzneimittelanwendung in der Schwangerschaft* bei der Beratung und Behandlung der Patientinnen stets zu beachten.

Leitsätze zur Arzneimittelanwendung in der Schwangerschaft

- Die Pharmakologie der Mutter kann die Toxikologie der Frucht sein, d.h., der gewünschte Therapieerfolg muss gegen mögliche unerwünschte Wirkungen für die Frucht abgewogen werden (risk-benefit).
- In der Schwangerschaft sind Arzneimittel nur bei strenger Indikationsstellung anzuwenden. Auf jede unnötige Arzneimitteltherapie ist zu verzichten.
- Die Dosis ist so niedrig wie therapeutisch möglich zu wählen.
- Stets nur bekannte und bewährte Arzneimittel verwenden. Monotherapie anstreben.
- Nutzen und Risiko sind in jedem Fall individuell abzuwägen.
- Bei schwangeren Frauen, die wegen einer chronischen Grunderkrankung an eine kontinuierliche Arzneimittelanwendung gebunden sind, sollte aus den zur Verfügung stehenden Alternativen ein Arzneimittel ausgewählt werden, das ohne erkennbares Risiko für eine Langzeittherapie geeignet ist.
- Wenn keine dringliche mütterliche Indikation zur Arzneimitteltherapie besteht, sollte man sich im Interesse der Frucht immer *gegen* die Arzneimittelanwendung entscheiden.

6.2 Risikobewertung bei Anwendung von Arzneimitteln in der Schwangerschaft

Nach statistischen Erhebungen nehmen 15 bis 50 % aller Schwangeren Medikamente bereits im 1. Trimenon der Schwangerschaft ein, wobei zu diesem Zeitpunkt oft noch eine Unkenntnis der Schwangerschaft besteht [73]. Für den Arzt ergibt sich in diesen Fällen die Notwendigkeit für eine sorgfältige Nutzen-Risiko-Abschätzung, insbesondere von embryo-/fetotoxischen Nebenwirkungen der Medikamente. Bei der Frage nach pränatalen toxischen Arzneimittelwirkungen sind prinzipiell zwei Situationen von Bedeutung:

- Arzneimitteleinnahme bei chronischer Erkrankung und geplanter Schwangerschaft,
- Retrospektive Aussagen zum Risiko bei während der Gravidität eingenommenen Arzneimitteln.

Bei chronisch kranken Schwangeren (z. B. Epilepsie, Hypertonie, Asthma bronchiale) würde ein therapeutischer Nihilismus zu einer dramatischen Verschlechterung der Grunderkrankung und damit auch zu einer erheblichen Gefährdung der fetalen Entwicklung führen. In solchen Situationen ist es erforderlich, aus den zur Verfügung stehenden Alternativen ein Arzneimittel auszuwählen, das ohne erkennbares Risiko für eine Langzeittherapie geeignet ist, d. h. bei einer hohen therapeutischen Wirksamkeit gleichzeitig eine möglichst hohe Sicherheit vor Nebenwirkungen gewährleistet. Die Verordnung eines Arzneimittels während der Schwangerschaft erfordert in

Bezug auf Beratung und Risikoabschätzung Erfahrung und aktuelle Kenntnis der epidemiologischen Situation. In allen Fällen sind dabei auch die Leitsätze zur Arzneimittelanwendung in der Schwangerschaft (s. o.) zu berücksichtigen. Zur Ermittlung des individuellen Medikamentenrisikos bei Einnahme vor und während der Schwangerschaft ist die Erfassung spezifischer Daten notwendig. Hierzu gehören:

- Gestationswoche,
- Bezeichnung aller in der Schwangerschaft eingenommenen Medikamente,
- Dosis und Einnahmeintervalle,
- Nebenwirkungen bei der Schwangeren,
- Genussmittelanamnese (Nicotin, Alkohol, Drogen),
- Eigen- und Familienanamnese,
- Alter und Berufstätigkeit.

Zur Risikobewertung in der Praxis stehen verschiedene Informations- und Datenquellen mit unterschiedlichem Aussagewert zur Verfügung (s. u.).

Packungsbeilagen, Fachinformationen

Packungsbeilagen und Fachinformationen der Hersteller reichen im Allgemeinen zur Feststellung eines individuellen Medikamentenrisikos nicht aus. So kann z. B. die in der Packungsbeilage dokumentierte Gegenindikation „Schwangerschaft" in einem Fall ein ernst zu nehmender Hinweis auf ein embryo-/fetotoxisches Risiko sein, in einem anderen Fall dagegen kann dies bedeuten, dass mit dem betreffenden Arzneimittel keine Langzeiterfahrungen vorliegen.

Rote Liste

Die Rote Liste als Datenquelle ermöglicht eine Grobeinschätzung des Arzneimittelrisikos. Im Anhang dieser Liste erfolgt die Einordnung der Arzneimittel hinsichtlich des Risikos bei der Anwendung in der Schwangerschaft. Die Gruppeneinteilung der Roten Liste bezüglich der Anwendung eines Arzneimittels in der Schwangerschaft ist in Tabelle A I. 6.9 dargestellt.

Die Angaben in der Roten Liste sind nur als ein erster Schritt zur differenzierten Erläuterung einer Anwenderbeschränkung zu verstehen, denn sie bleiben mit ihren oft nur allgemeinen Angaben zu Risikogruppe, Limitierung und Einschränkung unbefriedigend. Darüber hinaus liegen nicht in allen Fällen Herstellerangaben in Form von Chiffren vor, außerdem werden für ein und denselben Wirkstoff teilweise unterschiedliche Angaben gemacht, weil von den verschiedenen Herstellern die Situation unter Berücksichtigung pharma-

Tab. A I. 6.9 Gruppeneinteilung der Roten Liste bezüglich der Anwendung eines Arzneimittels in der Schwangerschaft.

Gr. 1:	Bei umfangreichen Anwendung am Menschen ergab sich kein Verdacht auf eine embryotoxische/teratogene Wirkung. Auch der Tierversuch erbrachte keine Hinweise auf embryotoxische/teratogene Wirkungen.
Gr. 2:	Bei umfangreicher Anwendung am Menschen ergab sich kein Verdacht auf eine embryotoxische/teratogene Wirkung.
Gr. 3:	Bei umfangreicher Anwendung am Menschen ergab sich kein Verdacht auf eine embryotoxische/teratogene Wirkung. Der Tierversuch erbrachte jedoch Hinweise auf embryotoxische/teratogene Wirkungen. Diese scheinen für den Menschen ohne Bedeutung zu sein.
Gr. 4:	Ausreichende Erfahrungen über die Anwendung beim Menschen liegen nicht vor. Der Tierversuch erbrachte keine Hinweise auf embryotoxische/teratogene Wirkungen.
Gr. 5:	Ausreichende Erfahrungen über die Anwendung beim Menschen liegen nicht vor.
Gr. 6:	Ausreichende Erfahrungen über die Anwendung beim Menschen liegen nicht vor. Der Tierversuch erbrachte Hinweise auf embryotoxische/teratogene Wirkungen.
Gr. 7:	Es besteht ein embryotoxisches/teratogenes Risiko beim Menschen (1. Trimenon).
Gr. 8:	Es besteht ein fetotoxisches Risiko beim Menschen (2. und 3. Trimenon).
Gr. 9:	Es besteht ein Risiko perinataler Komplikationen oder Schädigungen beim Menschen.
Gr. 10:	Es besteht das Risiko unerwünschter hormonspezifischer Wirkungen auf die Frucht beim Menschen.
Gr. 11:	Es besteht das Risiko mutagener/karzinogener Wirkungen.

kologischer, toxikologischer, juristischer und anderer Fakten unterschiedlich beurteilt wird.

Beratungszentren

Ergeben sich für den Arzt in der Praxis berechtigte Zweifel bei der Bewertung des Arzneimittelrisikos und anderer exogener Noxen in der Schwangerschaft, so empfiehlt sich in jedem Fall die Konsultation von Beratungszentren für Reproduktionstoxikologie, von humangenetischen Instituten oder auch von Beratungsstellen für Medikamente in der Schwangerschaft (s. Anhang). Die umfangreichen Erfahrungen und Spezialkenntnisse (pharmakologische, epidemiologische Kenntnisse, pädiatrische und pränataldiagnostische Kompetenz) dieser Einrichtungen ermöglichen Empfehlungen, die auf die individuelle Situation der Patientin zugeschnitten werden und einen hohen Verlässlichkeitsgrad aufweisen. Mit Hilfe eines speziellen Datenbanksystems sowie eines europäischen Kommunikationsnetzwerkes (ENTIS = European Network of Teratology Information Services) werden Informationen über die Folgen einer Arzneimittelexposition detailliert erfasst und ausgewertet [72, 73]. Darüber hinaus werden in diesen Zentren auch die vierteljährlich aktualisierten amerikanischen teratologischen Informationsprogramme (Reprotox, TERES, Shepards Catalogue) genutzt [77, 78].

Bei der kritischen Bewertung eines arzneimittelbedingten embryo-/fetotoxischen Risikos zeigt sich in vielen Fällen, dass auch nach Einnahme zu meidender oder kontraindizierter Medikamente keinesfalls zwangsläufig auch ein Risiko vorliegt, das zum Abbruch einer Schwangerschaft führen muss. Die fundierte individuelle Risiko-

charakterisierung, ggf. ergänzt durch eine Pränataldiagnostik, ermöglicht einen weitgehenden Fehlbildungsausschluss und in vielen Fällen die Vermeidung des Abbruchs einer gewünschten Schwangerschaft.

6.2.1   Stoffwechselerkrankungen

6.2.1.1 Diabetes mellitus

Die jährliche Zahl von schwangeren Frauen, bei denen ein Diabetes mellitus Typ 1 oder Typ 2 besteht, wird mit 1500 bis 2000 angegeben [14], wobei die Zahl der betroffenen Schwangeren immer mehr ansteigt. Auch in heutiger Zeit stellen Diabetes und Schwangerschaft immer noch ein Risiko für Mutter und Kind dar. Bei den schwangeren Frauen besteht die Gefahr des schnellen Voranschreitens bereits bestehender Folgeschäden, insbesondere an den Augen und Nieren, und für Embryo und Fetus die Gefahr der Entstehung verschiedener Komplikationen mit kongenitalen Malformationen (Tab. A I.6.10).

Bei Diabetikerinnen ist besonders darauf zu achten, dass eine optimale Stoffwechseleinstellung während der Schwangerschaft, möglichst schon zum Zeitpunkt der Konzeption, erreicht wird. Durch die ausgewogene Insulintherapie konnte die Sterblichkeitsrate an Fetopathien und Aborten deutlich gesenkt werden.

6.2.1.2 Phenylketonurie

Bei Phenylketonurie ist das Enzym Phenylalaninhydroxylase defekt; dies führt zu einem erhöhten Phenylalanin-Serumspiegel. Die betroffenen Frauen haben ein erhöhtes Risiko, Kinder mit geistiger Retardierung, Mikrozephalie und Herzfehlbildungen zu bekommen [3]. Außerdem

Tab. AI.6.10 Mögliche Komplikationen bei Diabetes mellitus Typ 1 und 2 in der Schwangerschaft und peripartal.

Mutter	Kind
■ Verschlechterung einer Angiolopathie	■ Fehlbildungen:
■ Pyelonephritis	– Vorhof- und Ventrikelseptumdefekt
■ Asymptomatische Bakteriurie	– Transposition der großen Gefäße
■ Hydramnion	– Aortenkoarktation
■ Hyperglykämische Stoffwechselentgleisung/Hypoglykämie	– Nierenagenesie
	– Doppelureter
■ Neurologische Schäden	– Analatresie
■ Erhöhtes Präeklampsierisiko	– Kaudales Regressionssyndrom
■ Erhöhte Rate an vaginal-operativen und Schnittentbindungen sowie Schulterdystokie	– Anenzephalie
	– Koloprosenzephalie
	– Enzephalozele
	■ Abort
	■ Frühgeburt
	■ Totgeburt
	■ Retardierung
	■ Übergewichtiges unreifes Neugeborenes
	■ Postportale Hypoglykämie, Anpassungsstörungen, metabolische Entgleisung

besteht ein erhöhtes Spontanabortrisiko. Eine phenylalaninarme Diät bereits vor dem Eintreten einer Schwangerschaft verhindert, bis auf Einzelfälle, Fehlbildungen.

6.2.1.3 Hypothyreose

Die Hypothyreose in der Schwangerschaft stellt einen ungünstigen metabolischen Zustand dar, der zu einer Erhöhung der Abortrate, einer generalisierten Reifungsstörung mit Intelligenzminderung sowie zur Totgeburt führen kann. Bei ernährungsbedingtem Iodmangel ist das Risiko für Totgeburt, frühkindliche Sterblichkeit und ZNS-Entwicklungsstörungen mit Intelligenzminderung (Kretinismus) ebenfalls erhöht [65, 67]. In beiden Fällen

ist deshalb eine Therapie während der Schwangerschaft angezeigt.

6.2.1.4 Hyperthyreose

Bei unbehandelter Hyperthyreose ist in schweren Fällen mit einer stark erhöhten Abortrate (ca. 40 %) und einer leicht verstärkten perinatalen Sterblichkeit zu rechnen [67]. Unter Therapie mit Antithyreoidea sinkt dieser Wert in den Bereich der Norm. Mögliche Komplikationen bei unbehandelter Hyperthyreose sind in der Tabelle AI.6.11 verzeichnet.

Die rechtzeitige adäquate Therapie der Hyperthyreose kann die Komplikationsrate deutlich verringern und auch das Fehlbildungsrisiko günstig beeinflussen.

Tab. A I. 6.11   Mögliche Komplikationen bei unbehandelter Hyperthyreose in der Schwangerschaft.

Mutter	Fetus
■ Vorzeitige Plazentalösung ■ Gestoseneigung ■ Erhöhtes Infektionsrisiko ■ Kardiale Dekompensation ■ Thyreotoxische Krisen	■ Erhöhte Abortrate ■ Frühgeburtlichkeit ■ Wachstumsretardierung

6.3 Infektion als Ursache exogener Fruchtschädigungen

Schädigungen des Embryos/Fetus und des Neugeborenen sind von vielen exogenen Faktoren abhängig, zu denen auch die Infektionen schwangerer Frauen gerechnet werden. Die maternale Infektion kann zu Fehlbildungen, Chorioamnionitis, Abort, Früh- und Totgeburt sowie zu kongenitalen Infektionen Neugeborener mit Spätschäden im Kindesalter führen.

Wichtige Infektionen bzw. Erreger, die eine fruchtschädigende Wirkung haben können, sind in Tabelle A I. 6.12 aufgeführt.

Teratogene Effekte sind durch Röteln, Cytomegalie und Varizellen gesichert.

Bakterielle Vaginose

Die bakterielle Vaginose wird geprägt durch eine schwere Störung des vaginalen mikroökologischen Systems. Es besteht ein *deutlich erhöhtes Risiko der aszendierenden Infektion mit Folgeschäden:*

■ Chorioamnionitis,
■ Vorzeitiger Blasensprung,
■ Frühgeburtlichkeit,
■ Endometritis post partum.

Bei der bakteriellen Vaginose besteht kein embryotoxisches Risiko.

Borreliose

Die Infektionsgefährdung mit Borrelia burgdorferi ist in Deutschland flächendeckend. 5 bis 35 % der Zecken sind mit Borrelien befallen. 3 bis 6 % der durch den Zeckenstich betroffenen Personen müssen

Tab. A I. 6.12   Infektionen bzw. Erreger mit potenziell fruchtschädigender Wirkung.

■ Bakterielle Vaginose ■ Borrelia burgdorferi ■ Chlamydia trachomatis ■ Coxsackie-B-Virus ■ Cytomegalie-Virus ■ Hepatitis-B- und -C-Virus ■ Herpes-simplex-Virus ■ HIV-I/II-Viren ■ Listeria monocytogenes	■ Lymphozytäre Choriomeningitis (LCM-Virus) ■ Masern-Virus ■ Mumps-Virus ■ Röteln-Virus ■ Parvovirus B19 ■ Streptokokken B ■ Treponema pallidum ■ Toxoplasma gondii ■ Varizella-Zoster-Virus

mit einer Infektion rechnen. Die Symptomatik ist außerordentlich vielgestalt. Die Infektion verläuft in drei Stadien und kann zu Multisystemerkrankungen führen [19].

Stadienabhängige Schwangerschaftsrisiken der Borreliose:
- Fruchttod,
- Hydrozephalus,
- Kardiovaskuläre Fehlbildungen,
- Intrauterine Wachstumsverzögerung,
- Kortikale Blindheit.

Chlamydia trachomatis

Die Inzidenz der Chlamydieninfektion liegt in der Schwangerschaft bei 2,2 %. Es besteht kein embryotoxisches Risiko. Durch vaginale Aszension von Chlamydia trachomatis kann in der Schwangerschaft folgende Pathogenitätsentwicklung erfolgen:

Schwangere:
- Zervizitis,
- Amnioninfektionssyndrom,
- Abort,
- Frühgeburt (Risiko um den Faktor 5 erhöht).

Neugeborenes:
- Konjunktivitis,
- Pneumonie.

Coxsackie B

Die Coxsackie-B-Virusinfektion verläuft in der Regel als milde uncharakteristische grippale Enterovirusinfektion. Sie kann zu Abort, Frühgeburt und Chorioamnionitis führen. Eine fetale Transmission in Nähe des Geburtstermins kann neonatale Sepsisfälle mit Meningoenzephalitis oder Myokarditis zur Folge haben.

Cytomegalie (CMV)

Die Cytomegalie ist die häufigste Ursache für prä- und perinatale Virusinfektionen (CMV-Syndrom: 800 Neugeborene/Jahr). Die transplazentare CMV-Übertragung ist während der gesamten Schwangerschaft möglich. Sie beträgt bei der Primärinfektion der Mutter zwischen 5 und 50 %.

Zerebrale Symptome der kongenitalen Cytomegalie-Infektion sind:
- Mikrozephalie,
- Hydrozephalus,
- Lymphozytäre Meningitis, Enzephalitis,
- Periventrikuläre Verkalkungen,
- Neugeborenenkrämpfe,
- Chorioretinitis.

Viszerale Symptome der kongenitalen Cytomegalie-Infektion sind:
- Hepatosplenomegalie,
- Aszites,
- Leberenzymerhöhung,
- Ikterus,
- Thrombozytopenie (petechiale Blutungen),
- Anämie.

Weitere Folgen der Cytomegalie-Infektion:
- Frühgeburtlichkeit,
- Intrauterine Wachstumsretardierung,
- Neugeborenensepsis,
- Ausscheidung von Cytomegalie-Viren mit Urin.

Hepatitis B

Es besteht keine Häufung von Fehlbildungen oder Aborten. In der Spätschwangerschaft findet man eine Zunahme von Frühgeburten und der perinatalen Sterblichkeit sowie eine vertikale Transmission von Hepatitis-B-Viren. Bei 90 % der Neugeborenen geht die Hepatitis in eine chronische Verlaufsform mit den Folgen einer Leberzirrhose und der späteren Entwicklung eines hepatozellulären Karzinoms über.

Hepatitis C

Der klinische Hepatitis-C-Verlauf ist meist mild, häufig ohne Ikterus. Die Virustransmission auf den Fetus erfolgt viruslastabhängig. Bei einer mütterlichen Viruslast unter 500 000 IE/ml wurden keine kindlichen Infektionen beobachtet. Bei der Neugeborenen-Hepatitis-C kommt es in ca. 50 % zu einer chronischen Leberentzündung, die nach 10 bis 15 Jahren in ca. 20 % der Fälle in eine Leberzirrhose und auch in ein hepatozelluläres Karzinom übergehen kann.

Herpes simplex

Bei der HSV-Primärinfektion werden sehr selten erhöhte Abortraten, Frühgeburten oder fetale Infektionen mit ausgeprägten Schädigungen beschrieben [5].

Als Schädigungen wurden Mikrozephalie, Hepatosplenomegalie sowie Chorioretinitis beobachtet. Die neonatale Infektion führt zum generalisierten Herpes mit neurologischen Defekten oder zum letalen Ausgang.

HIV

Die Übertragungsrate der HI-Viren auf das Kind konnte durch die risikoadaptierte Transmissionsprophylaxe von 16 bis 20 % auf unter 2 % gesenkt werden.

HIV scheint kein bedeutendes Teratogen zu sein, obwohl der HIV-Infektion in der Schwangerschaft Mikrozephalie, Wachstumsrückstand und Gesichtsanomalien beim Kind zugeschrieben worden sind [19, 70].

Listeria monocytogenes

Die fetale Listerieninfektion kann transplazentar, hämatogen oder vertikal aszendierend erfolgen und zu Abort, Früh- oder Totgeburt sowie zum Amnioninfektionssyndrom führen. Ein Fehlbildungsrisiko besteht bei dieser Infektion nicht.

Lymphozytäre Chorioretinitis (LCMV)

Das LCM-Virus gehört zur Gruppe der Arenaviren. Es kann während der gesamten Schwangerschaft transplazentar übertragen werden. Die Infektion führt zu Aborten, Hydrozephalus, Chorioretinitis, Mikro- und Makrozephalus sowie zu intrakranialen Verkalkungen und zum Hydrops fetalis. Die Übertragung erfolgt durch Bisse oder kontaminierten Urin infizierter Goldhamster oder Hausmäuse.

Masern

Bei Masern in der Schwangerschaft erhöhen sich Morbidität und Mortalität der Mutter im Vergleich zu Nichtschwangeren. Die Hauptkomplikation sind Pneumonie und Hepatitis. Das Risiko für Aborte, intrauterinen Fruchttod und Frühgeburtlichkeit ist bei mütterlichen Masern besonders um die Mitte des 2. bis Beginn des 3. Trimenons erhöht. Teratogene Schädigungen sind nicht zu befürchten.

Mumps

Bei Schwangeren mit einer Mumpsinfektion ist eine erhöhte Abortrate beschrieben. Embryopathien sind nicht bekannt.

Parvovirus B19

Bei der Erstinfektion in der Schwangerschaft ist die transplazentare Virusinfektion des Fetus möglich (Transmissionsrate 33 %). Das Hauptziel der Viren sind die Zellen des erythropoetischen Systems. Es resultiert eine Anämie bis hin zum Hydrops fetalis oder gar bis zum intraute-

Tab. AI.6.13 Häufigkeit von Fruchtschäden bei einer gesicherten mütterlichen Rötelnvirus-infektion in der Schwangerschaft [62].

Schwanger-schaftswoche	2–6	7–9	10–12	13–17	18–21
Fruchtschäden	>60%	25%	20%	10%	<3,5%

rinen Fruchttod. Das Risiko für fetale Komplikationen ist zwischen der 13. und 28. Schwangerschaftswoche am höchsten. Fehlbildungen sind bei Neugeborenen bislang nicht beobachtet worden.

Röteln

In der Schwangerschaft führt die mütterliche Virämie zur transplazentaren Infektion des Embryos mit möglichen Folgen der Rötelnembryopathie (Abb. AI.6.2). Das Fehlbildungsrisiko nimmt mit Fortschreiten der Schwangerschaft stark ab [81, 82] (Tab. AI.6.13, AI.6.14).

Streptokokken B

Die intrapartale Infektion mit hämolysierenden Streptokokken der Gruppe B (GBS) zählt zu den häufigsten Ursachen für eine neonatale Infektion, die zu einer kindlichen Sepsis mit hoher Letalität führen kann. Es besteht jedoch kein embryotoxisches Risiko.

Syphilis (Lues)

Die vertikale Transmissionsrate bei unbehandelten Schwangeren beträgt bei Primärsyphilis 70 bis 100%, in der Frühlatenz 40%, in der Spätlatenz 10%. Im infektiösen Stadium erfolgt in 80% eine fetale Transmission. Bei der Syphilis connata können Frühgeburtlichkeit, Hydrops fetalis, Hepatosplenomegalie, Haut- und Skelettläsionen sowie der intrauterine Fruchttod die Folge sein. Kennzeichnend für die Syphilis tarda sind Veränderungen an Zähnen und Skelett.

Die transplazentare Übertragung kann in jedem Gestationsalter erfolgen, tritt aber bevorzugt ab der 18. Schwangerschaftswoche auf.

Toxoplasmose

Das Risiko für eine Infektion des Fetus nimmt mit der Dauer der Schwangerschaft zu, wenn die Mutter eine Erstinfektion hat. Es beträgt im 1. Trimenon 15%, im 2. Trimenon 45% und im 3. Trimenon 70%. Die Rate kongenitaler Fehlbildungen nimmt dagegen mit der Dauer der Schwangerschaft ab (Tab. AI.6.15). Das Risiko für Fehlbildungen und Totgeburten liegt bei etwa 1%.

Varizellen

Die Varizellenprimärinfektion in der Schwangerschaft kann zu schweren Komplikationen führen, dabei ist die fetale Schädigung abhängig vom Gestationszeitpunkt (Tab. AI.6.16).

6.4 Umweltbelastungen und Schadstoffe

Basierend auf den Erkenntnissen der reproduktionsmedizinischen Grundlagenforschung und klinischen Kasuistik wird heute davon ausgegangen, dass *Umweltbelastungen* und *Schadstoffe* für einen gro-

Tab. A I.6.14   Klinische Manifestation der Rötelnembryopathie.

Rötelnembryopathie bzw. sog. Rubella-Syndrom	Klassische Trias der Organmissbildung am Herzen (51–80%), Auge (50–55%) und Ohr (60%). Fetale Entwicklungsstörungen, Dystrophie, Mikrozephalus, statomotorische und geistige Retardierung (ca. 40%).
Erweitertes Rubella-Syndrom mit viszeralen Symptomen	Geringes Geburtsgewicht, Hepatosplenomegalie mit Ikterus, Exanthem, Thrombozytopenie, Anämie, Myokarditis, Pneumonie, Enzephalitis, Osteopathie. Die Letalität beträgt hierbei ca. 30%, bei Überleben Normalisierung innerhalb des 1. bis 4. Lebensmonats.
Late-onset-Rubella-Syndrom	Beginn zwischen dem 4. und 6. Lebensmonat, Wachstumsstillstand, chronisches Exanthem, rekurrierende Pneumonie, IgG-, IgA-Hypogammaglobulinämie, Vaskulitis. Die Letalität beträgt besonders bei Pneumonie bis zu 70%.
Spätmanifestationen	Im jugendlichen Alter Hörschäden, Diabetes mellitus und andere endokrine Störungen, Krampfleiden, progressive Panenzephalitits (PRP).

Tab. A I.6.15   Klinische Manifestation der Toxoplasmoseinfektion.

1. Trimenon	Abort
2. und 3. Trimenon	*Unterschiedliche Manifestationen:* 1% Retinochorioiditische Narben, Hydrozephalus, intrazerebrale Verkalkungen, postenzephalitische Schäden. 10% Fieber, Splenomegalie, Hepatomegalie, Lymphadenitis, Anämie, Ikterus, Retinochoreoiditis. 90% der Fälle symptomloser Verlauf. Es können sich aber in Monaten und Jahren Spätmanifestationen entwickeln.
Spätanifestationen (Kindesalter/Adoleszenz)	▪ Chorioretinitis ▪ Postenzephalitische Symptome ▪ Epilepsie ▪ Mentale Retardierung ▪ Zerebralparese ▪ Hydrozephalus

ßen Teil der Störungen in der Frühgravidität und für Schäden früher embryonaler Entwicklungenstadien verantwortlich sind. Die verschiedenen exogenen Noxen können in alle bedeutenden metabolischen Prozesse des mütterlichen und fetalen Systems eingreifen, das Immun- und Hormonsystem schädigen sowie zum Wachstum bösartiger Tumoren beitragen. Sie führen außerdem zu genetischen Veränderungen, zu Aborten, intrauterinem Fruchttod und zur Frühgeburt. Die unterschiedlichen Manifestationsformen der exogenen Noxen sind in Tabelle A I.6.17 zusammengefasst.

Zu den *Schadstoffen*, die im Zusammenhang mit Infertilität sowie embryo- und fetotoxischen Einflüssen zu sehen sind, zählen:

- Genussmittel,
- Suchtmittel (Drogen),
- Industriechemikalien, Umweltschadstoffe,
- Ionisierende Strahlen.

6.4.1 Genussmittel

6.4.1.1 Alkohol

Mehr als 80 % der Frauen im gebärfähigen Alter nehmen Alkohol zu sich. Jährlich werden ca. 1800 Kinder mit einer alkoholbedingten Schädigung geboren (Abb. A I.6.3).

Unter den Schadstoffen steht Alkohol als fehlbildungs- und hirnschädigungsfördernder Faktor beim Fetus an erster Stelle. Es wird ein teilweise sehr hohes Fehlbildungsrisiko beobachtet, das mit zuneh-

Tab. A I.6.16 Klinische Manifestationen der Varizelleninfektion.

1./2. Trimenon	■ Akute Infektion (Abort, Frühgeburt)
	■ Kongenitales Varizellensyndrom (2 % der Fälle)
	■ Segmental angeordnete Hautveränderungen:
	  – Skarifikation
	  – Ulzera
	  – Narben
	■ Neurologische Erkrankungen:
	  – Hirnatrophie
	  – Paresen, Krampfleiden
	■ Ophthalmologische Schäden:
	  – Mikrophthalmie
	  – Chorioretinitis
	  – Katarakt
	  – Skelettanomalien

3. Trimenon Mütterliche Infektion 5–21 Tage vor der Geburt Mütterliches Exanthem 4 Tage vor bis 2 Tage nach der Geburt	■ Wenn neonatale Varizellen innerhalb der ersten 4 Lebenstage: Verlauf variabel, aber gutartig ■ Schwer verlaufende neonatale Varizellen innerhalb von 6–12 Tagen postnatal, letaler Ausgang möglich

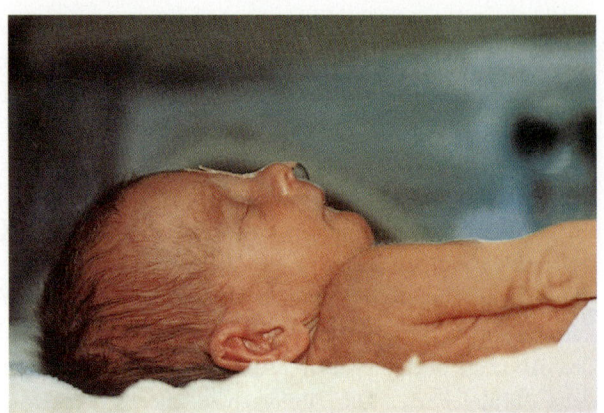

Abb. AI.6.3 Alkoholintoxikation. Dysproportionierte Veränderung des Fettgewebes, Mikrogenie, Muskelhypotonie. Die Eltern des Kindes sind Alkoholiker.

mender Dauer und dem Schweregrad des Alkoholkonsums stark ansteigt [54]. Während im Frühstadium des Alkoholismus nur vereinzelt Fehlbildungen gefunden werden, ist bei schwerem chronischem Alkoholismus über Fehlbildungsrisiken von 25 bis 50 % berichtet worden. Gelegentliches Trinken oder kleine Trinkmengen bewirken anscheinend keine messbare Risikoerhöhung [48, 57]. Es ist dabei aber zu berücksichtigen, dass es für den mütterlichen Alkoholkonsum keine sichere

Tab. AI.6.17   Manifestationen von exogenen Noxen.

Effekt	Definition
Normale Entwicklung	Reparatur des Defektes
Embryo-/Fetoletalität	Defekt, der nicht mit dem Leben vereinbar ist.
Embryo-/Fetotoxizität	Jeder toxische Effekt, der zu einer strukturellen, funktionellen oder biochemischen Abweichung von der Norm führt.
Teratogenität	Embryo-/fetotoxischer Effekt, der zu bleibenden strukturellen Abnormitäten führt.
Intrauterine Wachstumsretardierung	Embryo-/fetotoxischer Effekt, der zu einer Dystrophie oder Hypoplasie einzelner Organe führt.
Frühgeburtlichkeit	Jeder toxische Effekt, der zur Auslösung eines vorzeitigen Blasensprungs und zu vorzeitiger Wehentätigkeit mit Frühgeburt führt.
Funktionelle Abnormitäten	Fetotoxischer Effekt, der postpartal zu einer gestörten Organfunktion führt.
Transplazentare Karzinogene	Fetotoxischer Effekt, der postpartal zur Ausbildung von Tumoren führt.

Tab. A I. 6.18   Symptome der Alkoholembryo- bzw. -fetopathie (nach [54] und [52]).

Symptome der Alkoholembryopathie/Alkoholfetopathie	Ungefähre Häufigkeit [%] bei Syndromträgern
Prä- und postnataler Minderwuchs (Dystrophie)	98
Statomotorische und geistige Retardierung	89
Mikrozephalie	84
Dysproportionierte Verminderung des Fettgewebes	80
Hyperaktivität	68
Muskelhypotonie	58
Kraniofaziale Dysmorphie:	95
Stirn (fließend, schmal)	
Haare (tiefer Haaransatz)	
Augen (Epikanthus, Ptosis, Blepharophimose, antimongoloide Lidachse, Strabismus)	60
Ohr (Dysplasie)	39
Nase (Nasenrücken verkürzt)	53
Philtrum (verlängert, konvex)	80–90
Kiefer (Mikrogenie, Retrogenie)	74
Zähne (Hypoplasie)	67
Fakultative Fehlbildungen:	
Herzfehler	29
Extremitäten- und Skelettfehlbildungen	bis 50
Handlinienveränderungen	69
Hernia inguinalis	12
Hämangiome	11

Schwellendosis gibt. Der Alkohol gelangt über die Plazenta in das Gewebe des Embryos und wirkt toxisch insbesondere auf das Nervengewebe und auf die Eiweißsynthese des Fetus. Die vielfältigen Symptome der Alkoholembryo- bzw. -fetopathie sind in Tabelle A I. 6.19 zusammengefasst.

Mütter, die Kinder mit einem fetalen Alkoholkonsum geboren haben, können bei Abstinenz in späteren Schwangerschaften gesunde Kinder zur Welt bringen.

6.4.1.2 Nicotin

Der Nicotinkonsum hat im Rahmen der Reproduktionstoxikologie große Bedeutung. Es kann sehr frühzeitig zu einer Beeinflussung wichtiger Spermatozoenfunktionen kommen. Rauchen in der Schwangerschaft führt in deutlicher Abhängigkeit von der Stärke des Rauchens zu verschiedenen Schwangerschaftskomplikationen [23, 58]:

- Erhöhung des Spontanabortrisikos
- Erhöhung der Frühgeburtlichkeit
- Placenta praevia und Abruptio placentae
- Niedriges Geburtsgewicht (Mangelgeburt)
- Erhöhung der perinatalen Mortalität
- Störung der Gehirnentwicklung mit nachfolgenden Verhaltensstörungen.

Nicotin passiert die Plazenta und wirkt vasokonstriktorisch, was zu Durchblutungsstörungen der Plazenta führt. Der Fetus ist dabei während aller Phasen der pränatalen Entwicklung gefährdet. *Es muss daher für die gesamte Schwangerschaft vom Rauchen abgeraten werden.* Die oft geäußerte Empfehlung, sich auf maximal fünf Zigaretten pro Tag zu beschränken, ist wissenschaftlich nicht zu begründen. Frauen, die in der Frühschwangerschaft das Rauchen aufgeben, können Kinder mit einem normalen Geburtsgewicht zur Welt bringen.

6.4.2 Suchtmittel (Drogen)

Immer wieder kommen neue Drogen auf den Markt, die noch stärker, noch billiger und noch leichter herstellbar sind. Die damit verbundenen Gefahren sind im Einzelnen unkalkulierbar. Drogenintoxikationen verlaufen oft phasenhaft und haben viele negative Folgen für Mutter und Kind. Die Frühgeburtenrate, das Risiko für den plötzlichen Kindstod sowie in einigen Fällen auch die Fehlbildungsrate sind erhöht. Über 90 % der Neugeborenen von drogensüchtigen Frauen zeigen ein neonatales Abstinenzsyndrom. Dabei kommt es überwiegend zu zentralnervösen Störungen sowie Irritabilität oder Tremor.

6.4.2.1 Amphetamine

Amphetamin und seine Derivate weisen ein starkes Suchtpotenzial auf. Die akuten Wirkungen werden durch Austausch von Neurotransmittern und Amphetamin im Bereich des Transportermechanismus der Nervenendigungen hervorgerufen [64]. Amphetamine lösen eine Euphorie und zeitweilig auch eine Leistungssteigerung aus. Die Einnahme von Amphetamin und seinen Derivaten führt hauptsächlich zu vorzeitiger Wehentätigkeit und Abruptio placentae. Die Kinder leiden unter Mikrozephalie, intrauteriner Wachstumsverzögerung, Hirninfarkt und Entzugserscheinungen.

Ecstasy

Die Droge Ecstasy ist ein Methamphetamin (3,4-MDMA). Die Wirkung von Ecstasy ist 10- bis 40-mal stärker als die von Amphetamin und bewirkt eine extreme Aggressivität. Das illegale Aufputschmittel macht außerdem euphorisch, steigert das Wohlbefinden, es kommt zu Störungen des Kurzzeitgedächtnisses sowie zu Halluzinationen, Personenverkennungen und Wahnvorstellungen. Bereits kurze Zeit nach der Ecstasy-Einnahme erfolgt das Absterben der Dopamin und Serotonin produzierenden Nervenzellen. Über die Auswirkungen von Ecstasy auf Schwangerschaft, Geburt und das Neugeborene ist bislang wenig veröffentlicht worden; es ist aber anzunehmen, dass sie denen von Amphetamin entsprechen.

Yaba

Diese Droge ist wie Ecstasy ein Methamphetamin. Es lässt sich mithilfe von Lithium (Batterien), Iod und Phosphorsäure aus frei verkäuflichen Erkältungsmedikamenten herstellen. Seine Wirkung ist 10- bis 40-mal stärker als die von Ecstasy und bewirkt eine extreme Aggressivität. Als toxische Reaktion treten massive mütterliche tachykarde Herzrhythmusstörungen, Hypertonie und Hyperthermie auf.

6.4.2.2 Cannabis

Cannabis ist eine Gattung der Hanfgewächse mit psychoaktiven Wirkstoffen, die als Haschisch oder Marihuana konsumiert werden. Hauptwirkstoff ist das Tetrahydrocannabinol. Haschisch wird in Form von dunklen Platten oder Klumpen (gepresstes Harz) vertrieben. Bei Marihuana handelt es sich um getrocknete zerkleinerte Pflanzenteile. Der Cannabis-Rausch tritt schnell ein und verursacht Euphorie, Sinnestäuschung, Dämmerzustände und ein verändertes Zeitgefühl. Der Cannabis-Konsum schwangerer Frauen hat keinen Einfluss auf die Zeitdauer der Schwangerschaft, die Geburt oder das Geburtsgewicht. Es bestehen keine embryo-/fetotoxischen Reaktionen.

6.4.2.3 Coffein

Coffein gehört zu den in Pflanzen nachweisbaren Methylxanthinen und ist in großen Mengen vor allem in Kaffeebohnen und Teeblättern enthalten. Als Genussmittel ist Coffein Bestandteil anregender Getränke (Kaffee, Tee, Cola). Pharmakologisch werden die Eigenschaften dieser Substanz in Schmerz- und Erkältungsmitteln genutzt. In einer Dosis von 50–200 mg (entsprechend ein bis zwei Tassen Kaffee) führt Coffein zu einer Erhöhung der psychomotorischen Aktivität sowie zu einer stimulierenden Wirkung auf das Herz-Kreislauf- und Atmungssystem. Xanthine sind plazentagängig und können beim Fetus eine vermehrte motorische Aktivität und einen Anstieg der Herzfrequenz hervorrufen. Bei Schwangeren besteht mit einer Dosierung von über 600 mg pro Tag die Gefahr vermehrter Abortneigung, intrauteriner Wachstumsretardierung des Fetus und Frühgeburtlichkeit [18, 21, 29]. Hinweise für embryotoxische Coffeinschädigungen bestehen nicht.

6.4.2.4 Cocain

Cocain ist ein pflanzlicher Stoff, der aus den Blättern des Cocastrauches gewonnen wird. Der Cocainkonsum hat psychostimulierende Wirkung mit euphorischen Effekten. Die chronische Einnahme (Cocainismus) dieses Stoffes kann zu Verfolgungswahn mit optischen, akustischen oder farblichen Halluzinationen führen. Es kommt zu einer Steigerung von Stimmung und Leistungsfähigkeit sowie sehr schnell zur psychischen Abhängigkeit und zum Persönlichkeitszerfall. Neben den zentralen Wirkungen stehen auch verschiedene kardiovaskuläre Effekte im Vordergrund.

Bei cocainsüchtigen Schwangeren kommt es infolge der vasokonstriktorischen Wirkung zu plazentaren Durchblutungsstörungen und zur Minderdurchblutung fetaler Organe. Cocain soll zu Spontanaborten, Frühgeburtlichkeit, Totgeburt, Wachstumsrückstand, Mikrozephalie, Verhaltensstörung, Urogenitalfehlbildung und Gastroschisis führen [53]. Cocain darf in der gesamten Schwangerschaft nicht angewendet werden.

Crack

Crack ist ein chemisch behandeltes Cocain, das mit Alkalien versetzt wird. Die Mischung wird mit Backpulver und Wasser erhitzt. Das knackende Geräusch dabei gab der Droge ihren Namen. Crack wird in Pfeifen geraucht und gelangt schnell ins Blut und ins Gehirn. Es wirkt stärker als Cocain und macht sehr aggressiv. Crack gilt als eine der verheerendsten Drogen überhaupt und macht sehr schnell abhängig. Langzeitkonsum greift das Gehirn und andere Organe an, zudem kommt es zu Depressionen, Halluzinationen und Verfolgungswahn. Die heftige Wirkung von Crack kann auch tödlich sein. Die fruchtschädigenden Wirkungen entsprechen denen von Cocain.

6.4.2.5 Heroin

Unter den heroinkranken Frauen sind 80 % im gebärfähigen Alter. Schwangerschaften kommen trotz endokriner Störungen zustande und sind vermehrt kompliziert durch Risiken für Mutter und Kind. Bei den heroinsüchtigen Schwangeren bestehen häufig Infektionen sowie eine erhöhte Frühgeburtlichkeit und perinatale Mortalität. Das intrauterine Wachstum des Fetus kann gehemmt sein. Eine teratogene Schädigung wird durch Heroin nicht beobachtet. Begleiterkrankungen in der Schwangerschaft, wie venerische und parasitäre Erkrankungen, Abszesse, Thrombophlebitiden, Hepatitiden, HIV-Infektion, Gestosen u. a., sind im gleichen Maße wie die Höhe des Opiatkonsums entscheidend für den Ausgang einer Schwangerschaft.

Ein häufiges Problem unter der Geburt sind bei heroinkranken Patientinnen die mütterlichen und kindlichen Entzugserscheinungen. Ein akuter Opiatentzug ist während der Schwangerschaft zu vermeiden, weil dadurch ein intrauteriner Fruchttod und vorzeitige Wehentätigkeit ausgelöst werden können. Es wird daher die Umstellung auf Ersatzdrogen, z. B. Methadon, empfohlen.

6.4.2.6 LSD (Lysergsäurediethylamid)

Nach der Einnahme von LSD kommt es zur Veränderung der Wahrnehmung des Denkens und von Gefühlen. Für die psychotropen Effekte reichen 20–50 mg/d LSD aus. Der Dosisbereich bei illegalen Drogen liegt zwischen 20 und 80 mg. Auffallend ist die Wahrnehmung von farbigen Bildern, die neben der realen Welt existieren. Depressive Verstimmungen bis hin zu Psychosen sind möglich. Pilze, die Psilocybin enthalten, oder normale Speisepilze, die mit LSD versetzt sind und als sogenannte Psilos verkauft werden, lösen ausgeprägte Rauschzustände aus. Eine spezifische embryotoxische Wirkung ist beim Menschen nicht erwiesen.

6.4.3   Schadstoffe in der Umwelt und am Arbeitsplatz

Schadstoffe der Umwelt, die meistens aus industriellen Prozessen freigesetzt werden, zählen zu den exogenen Noxen, die mit einer komplexen Gruppe sehr verschiedener chemischer Substanzen das ökologische Gleichgewicht stören und Menschen, Tiere und Pflanzen bedrohen. Sie führen zur Veränderung der Biosphäre und zu einer Änderung der äußeren Umgebung. Sie bewirken Störungen der Fortpflanzungsfunktionen und der an der Fortpflanzung beteiligten hormongesteuerten Organsysteme sowie der verschiedenen embryonalen und fetalen Entwicklungsprozesse bis hin zu teratogenen und kanzerogenen Schädigungen [83, 84]. Schwangere Frauen sind diesen exogenen Noxen bewusst oder auch unbewusst ausgesetzt.

Hierzu gehören z. B. die potenziellen Belastungen und Beanspruchungen am Arbeitsplatz, in der Freizeit, im Haushalt und durch die Nahrungskette. *Umweltgifte* wie Schwermetalle, Pestizide, diverse andere Chemikalien und hormonartige Stoffe in der Nahrungskette spielen unter den reproduktionsmedizinischen Aspekten eine große Rolle.

Die zahlreichen klinischen Manifestationen, die durch Schadstoffe verursacht werden, sind für eine Auswahl von Schadstoffen in Tabelle A I.6.19 dargestellt.

Blei

95 % des Bleis werden im Blut an die Erythrozytenmembran gebunden transportiert. Blei ist plazentagängig. Die toxischen Auswirkungen betreffen das zentrale Nervensystem, die Blutzellbildung und den Magen-Darm-Trakt, der auf eine Intoxikation mit Koliken reagiert. Blei wirkt bei

Tab. A I.6.19 Klinische Manifestationen von Schadstoffen in der Umwelt und am Arbeitsplatz [50].

Stoffklasse	Klinische Manifestation
Metalle:	
Blei	Fortpflanzungs- und Entwicklungsgift, neurophysiologische Ausfälle
Cadmium	Anreicherung in der Plazenta, fetotoxisch und teratogen, spermatotoxisch, senkt Libido
Quecksilber	Teratogen, Zyklusstörungen, senkt Libido, bei Quecksilbervergiftung folgt Impotenz
Pestizide:	
Clordecone	Östrogene Wirkung, fetotoxisch, fraglich teratogen, Verwendung in einigen Ländern verboten
DDT (Dichlordiphenyltrichlorethan)	Östrogene Wirkung, neurophysiologische Ausfälle; in hohen Spiegeln: Aborte, Frühgeburten, bei Männern Karzinome; Verwendung in einigen Ländern verboten
Fungizide:	
Ethylenoxid	Fetotoxisch
Ethylendibromid	Spermatotoxisch, Verwendung in einigen Ländern verboten
Organische Lösungsmittel:	
Tetrachlorkohlenwasserstoff	Fetotoxisch, spermatotoxisch
Toluene	Fetotoxisch, Zyklusstörungen, in hohen Dosen teratogen
Andere Stoffe:	
PCB (polychlorierte Biphenyle)	Östrogene Wirkung, fetotoxisch, neonatales PCB-Syndrom

Säugern nur in hoher Konzentration embryotoxisch. Fehlbildungen finden sich nur beim Hamster. Die hier beschriebenen sakralen und kaudalen Wirbelsäulendefekte sind die Folge von Hämorrhagien. Bei Maus und Ratte werden weder Fehlbildungen noch Verhaltensstörungen gefunden. Hinweise auf Teratogenität sind auch für den Menschen nicht bekannt, jedoch scheinen materne toxische Bleikonzentrationen Ursache oder Mitursache von Spontanaborten, Totgeburten, Minderwuchs und zerebralen Entwicklungsstörungen zu sein.

Cadmium

Eine chronische Cadmium-Intoxikation über die Nahrung war Ursache der Itai-Itai-Erkrankung 1955 in Japan, eine der umweltmedizinischen Katastrophen, bei denen Reisfelder mit verseuchtem Flusswasser bewässert wurden. Die daraus resultierende endemische Massenerkrankung führte zu massiver Osteoporose mit Skelettdeformationen, Osteomalazie, Anämie, Enteropathie, Nieren- und Leberschäden. Es wurden bei dem Krankheitsbild keine Fehlbildungssyndrome beobachtet. Demgegenüber ist aus Tierexperimenten bekannt, dass Cadmium embryotoxische, teratogene und auch kanzerogene Eigenschaften hat [77, 78]. Es gibt Hinweise, dass Frauen, die in der Cadmiumindustrie beschäftigt sind, Kinder mit niedrigerem Geburtsgewicht gebären. Cadmium wird in der Plazenta zwar angereichert, ist aber weniger plazentagängig als andere Schwermetalle, was vielleicht die geringere Wirkung auf den Embryo bzw. Fetus erklärt.

Quecksilber

Die toxischen Wirkungen des Quecksilbers betreffen insbesondere das Zentralnervensystem und die Nieren. Bei der Minamata-Katastrophe in Japan entstand aufgrund der Einleitung industrieller Abwässer in die Minamatabucht eine Quecksilberbelastung der Fische (50 mg Quecksilber pro kg Fischgewicht). Durch den Verzehr dieser Fische kam es bei der Bevölkerung zu Sehstörungen, Koordinationsschwierigkeiten und zu Fehlbildungen. Organische Quecksilberverbindungen mit einer Acrylgruppe, hier vor allem mit Methylquecksilber, sind teratogen. Es wurden neurologische Entwicklungsstörungen und Defizite bei Neugeborenen beobachtet. Der Fetus reagiert auf Quecksilber empfindlicher als die Mutter.

Pestizide

Pestizide sind eine komplexe Gruppe von toxischen und chemisch sehr verschiedenen Substanzen, die insbesondere als Pflanzenbekämpfungs- und Schädlingsbekämpfungsmittel zum Einsatz kommen. Zu den klassischen Pestiziden zählen:

- Dichlordiphenyltrichlorethan (DDT),
- Hexachlorbenzol,
- Dieldrin,
- Hexachlorcyclohexan (HCH),
- Synthetische Öle aus polychlorierten Biphenylen (PCB),
- Polychlorierte Dioxine,
- Furane.

Von den Organochlorpestiziden wird nur noch Lindan (HCH) hergestellt. Die anderen Organochlorpestizide wie DDT wurden durch Carbonate, Organophosphate und Pyrethroide ersetzt [73]. Von den heute noch im Einsatz befindlichen Pestiziden sind, wenn keine exzessive Exposition auftritt, kaum noch teratogene Effekte zu erwarten. Dagegen sind fetotoxische Reaktionen in Bezug auf Störungen der Fortpflanzungsfunktionen und Schwangerschaftsverläufe denkbar. Pestizide sind langfristig in der Muttermilch nachweisbar.

Organische Lösungsmittel

Die meisten organischen Lösungsmittel sind gut lipidlöslich und werden dadurch vielfach leicht und schnell durch Haut, Schleimhaut und Lungen resorbiert. Die durch die verschiedenen Substanzen ausgelösten Intoxikationen betreffen das Nervensystem und führen außerdem zu toxischen Nieren- und Leberschädigungen. Bleibende Schäden werden ausschließlich durch Metaboliten der Lösungsmittel verursacht.

Chlorierte aliphatische Kohlenwasserstoffe

Chlorierte aliphatische Kohlenwasserstoffe sind toxische Substanzen, aus denen freie Radikale, z. B. Tetrachlorkohlenwasserstoff, entstehen; sie weisen hauptsächlich fetotoxische und spermatotoxische Wirkungen auf.

6.4.3.1 Schadstoffe mit Einwirkung auf das Hormonsystem

Eine Vielzahl von östrogen (xenoöstrogen) und androgen wirksamen Schadstoffen, die meist aus Chemikalien der industriellen Produktion stammen, nehmen Einfluss auf verschiedene endokrine Regelsysteme. Die Folgen für den menschlichen Organismus bestehen in der Beeinflussung der Fortpflanzungsfunktion, der Schädigung des Immunsystems und der Entwicklung von malignen Tumoren. Auch Verhaltensstörungen vor allem von Kindern werden mit diesen Stoffen in Zusammenhang gebracht. Die Tabelle A I.6.20 fasst einige chemische Substanzen aus der Umwelt zusammen, die mit dem Hormonsystem interferieren. Auch für die Abnahme der männlichen Fertilität wird ein Anstieg der Xenoöstrogene in der Umwelt diskutiert [50].

6.4.3.2 Arbeitsstoffe und Industriechemikalien der MAK- und BAT-Werteliste

Arbeitsstoffe und Industriechemikalien wurden in Bezug auf

Tab. A I.6.20   Schadstoffe, die mit dem Hormonsystem interferieren [50].

Chemikalie	Verwendungszweck/ Vorkommen	Möglicher Wirkmechanismus
Bisphenol-A	Plastikweichmacher u.a.	östrogen
DDT	Pflanzenschutzmittel	östrogen
Hexachlorbenzol	Industriechemikalie	androgen
Isoflavone	Nahrung, z.B. Sojabohnen	östrogen, antiöstrogen
Lindan (γ-HCH)	Pflanzenschutzmittel	östrogen, antiöstrogen
Nonylphenol	Plastikweichmacher u.a.	östrogen
Phenolrot	Farbstoff	östrogen
Verschiedene Phthalate	Plastikweichmacher u.a.	östrogen
TCDD (Dioxin)	Industriechemikalie	östrogen, antiöstrogen
Tributylzinn (TBT)	Anti-Fouling-Biozid	androgen

Tab. A I. 6.21   Gruppeneinteilung der MAK-Werte in Bezug auf die Schwangerschaft [13].

Gruppe A:	Ein Risiko der Fruchtschädigung ist sicher nachgewiesen. Bei Exposition Schwangerer kann auch bei Einhaltung des MAK-Wertes und des BAT-Wertes eine Schädigung der Leibesfrucht auftreten.
Gruppe B:	Nach dem vorliegenden Informationsmaterial muss ein Risiko der Fruchtschädigung als wahrscheinlich unterstellt werden. Bei Exposition Schwangerer kann eine solche Schädigung auch bei Einhaltung des MAK-Wertes und des BAT-Wertes nicht ausgeschlossen werden.
Gruppe C:	Ein Risiko der Fruchtschädigung braucht bei Einhaltung des MAK-Wertes und des BAT-Wertes nicht befürchtet zu werden.
Gruppe D:	Eine Einstufung in eine der Gruppen A bis C ist noch nicht möglich, weil die vorliegenden Daten wohl einen Trend erkennen lassen, aber für eine abschließende Beurteilung nicht ausreichen.

Stoffe mit MAK-Werten, die auf Gefährdung in der Schwangerschaft überprüft sind, aber keiner Gruppe zugeordnet werden können.

Krebserzeugende Stoffe ohne MAK-Wert und krebsverdächtige Stoffe:
Diese Stoffe werden in der MAK-Werteliste als „krebserzeugende Arbeitsstoffe" aufgeführt (hierzu gehören Blei und anorganische Bleiverbindungen). Nach dem Mutterschutzgesetz und nach der Gefahrstoffverordnung ist in der Schwangerschaft die Exposition gegenüber dieser Stoffgruppe zu vermeiden.

- Kanzerogenität,
- sensibilisierende Wirkung,
- systemische Toxizität nach Hautresorption,
- Gefährdung der Schwangerschaft und
- Keimzellmutagenität

bewertet und in der MAK[1]- und BAT[2]-Werteliste der Deutschen Forschungsgemeinschaft veröffentlicht [13].

Die hinsichtlich des Risikos einer Schwangerschaftsgefährdung überprüften Substanzen sind dabei verschiedenen Gruppen zugeordnet (Tab. A I. 6.21).

[1] MAK = Maximale Arbeitsplatzkonzentration
[2] BAT = Biologische Arbeitsstofftoleranzwerte

Bewertung der MAK-Werte für die Schwangerschaft

Die vorbehaltlose Übernahme von MAK- und BAT-Werten zur Einschätzung eines Schwangerschaftsrisikos ist nicht möglich, weil ihre Einhaltung den sicheren Schutz des ungeborenen Kindes vor fruchtschädigenden Wirkungen von Arbeitsstoffen nicht in jedem Fall gewährleistet [13]. Der Begriff „fruchtschädigend" wird von der Kommission im weitesten Sinne verstanden, und zwar im Sinne jeder Stoffeinwirkung, die eine gegenüber der physiologischen Norm veränderte Entwicklung des Organismus hervorruft, die prä- oder postnatal zum Tod oder zu einer permanenten morphologischen oder funktionellen Schädigung der Leibesfrucht führt. Zudem muss auch berücksichtigt werden, dass zahlreiche Arbeitsstoffe nicht oder nicht ausreichend auf fruchtschädigende Wirkungen untersucht wurden. In der Gruppe A (Fruchtschädigung ist erwiesen; s. Tab. A I. 6.21) erfolgt gegenwärtig keine Stoffklassifizierung. Bis zum Jahre 2000 gehörten in diese Gruppe organische Quecksilberverbindungen, die zweifellos fruchtschädigende Wirkungen auslösen. Aufgrund der Kanzerogenität dieser Stoffe wurden sie aber nun der Gruppe von krebserzeugenden Stoffen zugeordnet. Stoffe, bei denen ein fruchtschädigendes Risiko als wahrscheinlich unterstellt wird, sind in der Gruppe B aufgelistet (Tab. A I. 6.22).

Seit 1. Januar 2005 besteht mit dem Inkrafttreten der neuen Gefahrstoffverordnung ein neues Grenzwert-Konzept, das die gesundheitsbasierten Grenzwerte als Arbeitsplatzgrenzwert – (**AGW**) und Biologischer **Grenzwert** (**BGW**) bezeichnet. Die alten Bezeichnungen MAK-Werte und BAT-Werte können und sollen jedoch bis zur vollständigen Umsetzung der Verordnung als Richt- und Orientierungsgrößen weiter verwendet werden.

Definitionen:

Arbeitsplatzgrenzwert (AGW): Der Arbeitsplatzgrenzwert ist der Grenzwert für die zeitlich gewichtete durchschnittliche Konzentration eines Stoffes in der Luft am

Tab. A I. 6.22   Gruppe B der MAK-Werte-Liste [13].

Definition:
Nach dem vorliegenden Informationsmaterial muss ein Risiko der Fruchtschädigung als wahrscheinlich unterstellt werden. Bei Exposition Schwangerer kann eine solche Schädigung auch bei Einhaltung des MAK-Wertes und des BAT-Wertes nicht ausgeschlossen werden.
Substanzen:
▦ 2-Brom-2-chlor-1,1,1-Trifluorethan ▦ Chlorierte Biphenyle ▦ Chlormethan ▦ Diethylenglykoldimethylether ▦ Dimethylformamid ▦ 2-Ethoxyethanol ▦ 2-Ethoxyethylacetat ▦ Kohlendisulfid ▦ Kohlenmonoxid ▦ Methoxyessigsäure ▦ 2-Methoxyethanol ▦ 2-Methoxyethylacetat ▦ 2-Methoxypropanol-1 ▦ 2-Methoxypropylacetat-1

* Bei Frauen unter 45 Jahren gilt ein BAT-Wert von 100 µg/l Blut

Arbeitsplatz in Bezug auf einen gegebenen Referenzzeitraum. Er gibt an, bei welcher Konzentration eines Stoffes akute oder chronisch schädliche Auswirkungen auf die Gesundheit im Allgemeinen nicht zu erwarten sind

Biologischer Grenzwert (BGW): Der biologische Grenzwert ist der Grenzwert für die toxilogisch-arbeitsmedizinisch abgeleitete Konzentration eines Stoffes, seines Metaboliten oder eines Beanspruchungsindikators im entsprechenden biologischen Material, bei dem im Allgemeinen die Gesundheit eines Beschäftigten nicht beeinträchtigt wird.

Durch die Definition der gesundheitsbasierten Grenzwerte lassen sich inbesondere auch für schwangere Frauen Entscheidungen zur Weiterbeschäftigung an potenziell belasteten Arbeitsplätzen treffen bzw. Schadstoffgefährdung erkennen.

Grenzwerte für chemische, biologische und physikalische Einwirkungen am Arbeitsplatz liefert die aktuelle Grenzwerteliste des Instituts für Arbeitsschutz der Deutschen Gesetzlichen Unfallversicherung (BGIA).

6.5   Ionisierende Strahlen/ radioaktive Stoffe

Die schädlichen Folgen einer Strahlenexposition des Menschen sind angesichts steigender Mengen radioaktiver Isotope in der Industrie und Medizin, aber auch durch radioaktive Isotope, die bei der Kernspaltung als radioaktiver Abfall entstehen, von großer Bedeutung. In der Schwangerschaft kann die Strahleneinwirkung von ionisierenden Strahlen und radioaktiven Stoffen zu einer embryonalen und fetalen Schädigung führen [6]. Die auftretenden Schädigungsmuster beziehen sich dabei hauptsächlich auf den strahleninduzierten Tod des Embryos, auf das Risiko von Fehlbildungen, schwere geistige Retardierung sowie auf die Gefahr der Entstehung maligner Erkrankungen und genetischer Defekte (Tab. AI.6.23).

6.5.1   Teratogene Wirkungen

Über das Ausmaß einer embryonalen Schädigung durch Strahlen entscheiden der Zeitpunkt der Einwirkung und die Dosis. Allgemein gilt der Grundsatz, dass die Frucht umso stärker geschädigt wird, je jünger die Schwangerschaft ist. Für die Induktion der verschiedenen Effekte besteht eine Dosis-Wirkungsbeziehung mit einer Schwellendosis (Tab. AI.6.24).

Nach einer Strahlenexposition während der Präimplantationsperiode ist mit letaler Schädigung zu rechnen. In der Organogenese können nicht nur somatische Schäden an einzelnen Organen auftreten, sondern auch makroskopisch-anatomische Fehlbildungen die Folge sein. In der Fetalzeit induzieren Strahlenexpositionen keine Fehlbildungen, sondern vermindern das fetale Wachstum entweder des ganzen Körpers, des Schädels oder des Gehirns. Es kommt zu Funktionsstörungen im Zentralnervensystem mit u. U. schwerer geistiger Retardierung.

6.5.2   Genetische Strahlenschäden

Genetische Strahleneffekte werden durch Mutationen in den Keimzellen von exponierten Personen hervorgerufen. Die Mutationen auslösende Wirkung beruht

Tab. A I.6.23 Biologische Effekte einer pränatalen Strahlenexposition: Werte des Risiko-Koeffizienten und der ggf. risikorelevanten Zeiträume sowie untere Schwellenwerte der Dosis für das Auftreten des jeweiligen Effektes nach Exposition mit locker ionisierender Strahlung (nach [69]).

Effekt	Zeitraum nach Konzeption	Unterer Schwellen- wert der Dosis [mGy] für Auftre- ten des Effektes	Risiko-Koeffizient [% pro mGy]
Tod während der Präimplantations- phase	bis 10. Tag	50	0,1*
Fehlbildungen	10. Tag – 8. Woche	50	0,05*
Schwere geistige Retardierung	8. – 15. Woche 16. – 25. Woche	50 50	0,04* 0,01*
Maligne Erkrankun- gen	–	–	0,005 weiblich
Vererbbare Defekte	–	–	0,0001 männlich 0,0003 weiblich

* Oberhalb des Schwellenwertes
  Gy (Gray): Energiedosis ionisierender Strahlung

Tab. A I.6.24 Induktion von Entwicklungsanomalien durch pränatale Strahlenexposition (nach [69]).

<10 Tage post conceptionem	Strahlenschaden wird vollständig repariert oder völlige Abstoßung des Embryos („Alles-oder-Nichts-Prinzip"). Keine Entwicklungsanomalien.
10–60 Tage p.c.	Schwerwiegende makroskopisch-anatomische Schäden. Verdoppelung der Fehlbildungsrate. Ab 200 mSv Uterusdosis: Indikation zu einem Schwangerschafts- abbruch.
60–175 Tage p.c.	Zentralnervöse Entwicklungsanomalie. Schwere geistige Retardierung. Wahrscheinliche Schwellendosis: 10 – 100 mSv.

▪ Bei steigender Dosis steigende Wahrscheinlichkeit von Fehlbildungen!
▪ Mit fortschreitender Entwicklung nimmt die Strahlenempfindlichkeit ab!

Sv (Sievert): SI-Einheit der Äquivalentdosis auf dem Gebiet des Strahlenschutzes.

auf der Fähigkeit der Strahlen, mit der genetischen Information zu reagieren, an ihr Veränderungen auszulösen oder den Ablauf der Zellteilung zu zerstören. Kommt es zur Befruchtung einer derart präzygotisch veränderten Keimzelle, werden diese Mutationen auf alle Zellen des nachfolgenden Individuums übertragen. Sie treten aber phänotypisch nicht in Erscheinung, da sie rezessiv vererbt werden. In diesem Zusammenhang ist festzustellen, dass auch unter der zunehmenden zivilisatorischen Strahlenbelastung der Bevölkerung über Generationen hinweg das genetische Gleichgewicht nicht verschoben wurde. Deshalb rechnet man nicht mit einer biologischen Wirksamkeit der Keimzellmutationen. Mit letzter Sicherheit lässt sich aber in Einzelfällen eine genetische Strahlenschädigung nicht ausschließen. Beispielhaft sei genannt, dass der paternal-mutagene Effekt nach Strahlenexposition von Arbeitern in Sellafield offenbar das Malignomrisiko der Kinder erhöht.

6.5.3   Karzinogene Wirkung

Bei Kindern, die während der Embryonal- oder Fetalzeit ionisierenden Strahlen ausgesetzt waren, besteht die Gefahr der Ausbildung von malignen Tumoren. Es wird berichtet, dass eine intrauterine Ganzkörperbestrahlung des Fetus zur Induktion einer Leukämie und von malignen Tumoren bis zu einem Alter von 10 Jahren führen kann [69]. Bereits bei einer intrauterinen Strahlenexposition von 0,01–0,05 Gy erfolgt eine signifikante Erhöhung dieser Strahleneffekte. Bei der Risikoabschätzung einer karzinogenen Strahlenwirkung wird von einer linearen Dosis-Wirkungsbezie-

hung ohne Schwellendosis ausgegangen. Außerdem ist zu berücksichtigen, dass die höhere Strahlenempfindlichkeit während der pränatalen Entwicklung im Vergleich zum postnatalen Leben bei gleicher Dosis eine 2- bis 3-fach höhere Rate an malignen Erkrankungen verursacht.

6.5.4   Radioaktive Isotope

Durch radioaktive Isotope besteht eine Strahlengefährdung des Embryos und Fetus. Inkorporierte radioaktive Isotope schädigen vor allem Organe mit hoher Mitoserate. Sie können somatische und genetische Schäden hervorrufen. Es besteht zudem die Gefahr der Entstehung von malignen Tumoren. Bei den im Organismus aufgenommenen Radioisotopen ist darauf hinzuweisen, dass die radiobiologische Wirkung außer von der Art und der Stärke der Strahlung auch von der Halbwertszeit des radioaktiven Zerfalls und der Eliminationshalbwertszeit abhängt [61]: Je stärker die Strahlung ist und je länger die physikalische und die Eliminationshalbwertszeit sind, umso stärker ist auch der schädigende Effekt. In Tabelle AI.6.25 sind die Werte der Uterusdosis als Richtwerte der embryonalen bzw. fetalen Ganzkörperdosis bei diagnostischen und therapeutischen nuklearmedizinischen Verfahren dargestellt. Mit Ausnahme von ^{131}I-Natriumiodid, das in der Gravidität nicht eingesetzt werden soll, weisen Radiopharmaka bei medizinischen Untersuchungen meistens eine Embryonaldosis – bzw. mittlere Fetaldosis – von weniger als 10 mGy auf.

Tab. A I. 6.25 Werte der Uterusdosis als Richtwerte der embryonalen bzw. fetalen Ganzkörperdosis bei diagnostischen und therapeutischen nuklearmedizinischen Verfahren (nach [69]).

Radiopharmakon	Organ bzw. Methode	Applizierte Aktivität*	Uterusdosis [mGy]
^{57}Co-Vitamin-B$_{12}$	Schilling-Test	20 kBq	0,02
^{53}Co-Vitamin-B$_{12}$	Schilling-Test	20 kBq	0,04
^{59}Fe-Citrat	Eisenkinetik	400 kBq	3
^{67}Ga-Citrat	Tumor-Abszess-Lokalisation	120 MBq	9
^{99m}Tc-Pertechnetat	Schilddrüse	40 MBq	0,3
^{99m}Tc-Erythrozyten	Herzbinnenraumszintigraphie	700 MBq	3
^{99m}Tc-Kolloide	Leber, Milz	160 MBq	0,3
^{99m}Tc-Mikrosphären	Lungenperfusion	160 MBq	0,5
^{99m}Tc-Phosphonate	Skelett	600 MBq	4
^{123}I-Natriumiodid	Schilddrüse	4 MBq	0,05
^{123}I-Amphetamin	Hirnperfusion	200 MBq	2
^{123}I-Hippuran	Nierenfunktionsszintigraphie	40 MBq	0,5
^{125}I-Fibrinogen	Thrombosediagnostik	4 MBq	0,2
^{131}I-Natriumiodid	Radioiodtest	2 MBq	0,09
	Metastasensuche bei SD-Karzinom	80 MBq	4
	Therapie der Hyperthyreose	400 MBq	20
	Therapie der Struma maligna	4 GBq	200
^{131}I-Hippuran	Isotopennephrogramm	1 MBq	0,04
	Nierenfunktionsszintigraphie	10 Mbq	0,4
^{201}Tl-Chlorid	Myokardszintigraphie	80 MBq	4

*: Für abweichende applizierte Aktivitäten sind die Dosiswerte entsprechend zu modifizieren.
Gy (Gray): Energiedosis ionisierender Strahlung
Bq (Becquerel): SI-Einheit der Radioaktivität, die angibt, wie viele Atome pro Sekunde zerfallen.

6.5.5 Dosis und Risikoabschätzung

Die übliche Exposition gegenüber ionisierender Strahlung in der Umwelt erfordert keine Konsequenzen während der Gravidität. Dies betrifft auch die Höhenstrahlung bei Flugreisen und die verschiedenen Formen der Hintergrundstrahlung [38]. Eine Strahlendosis- und Risikoabschätzung bezieht sich heutzutage insbesondere auf die medizinische Anwendung radioaktiver Stoffe oder ionisierender Strahlung sowie auf beruflich strahlenexponierte Personen, bei denen die arbeitsmedizinische Vorsorge aus den Vorgaben der Strahlenschutzordnung erfolgt [8]. Für die Schwangerschaft gilt, dass eine Dosisrisikoabschätzung dann notwendig ist, wenn sich Embryo bzw. Fetus in einem Nutzstrahlungsfeld oder am Rande befinden [69]. Das Risiko einer strahleninduzierten Fruchtschädigung nach röntgendiagnostischer oder nuklearmedizinischer Untersuchung ist bei weniger als 10 % der Betroffenen erhöht, bei 90 % ist eine Gefährdung der Frucht ausgeschlossen. Dementsprechend ist die Schwangere zu beraten.

7   Arzneimittelgebrauch vor der Schwangerschaft

Die Zunahme des Arzneimittelkonsums und die Entwicklung neuer Pharmaka führt auch zu einer Zunahme von unerwünschten Wirkungen. Die Nebenwirkungen sind zusammen mit der Wirksamkeit einer Substanz die wichtigsten Kriterien zur Beurteilung des therapeutischen Wertes [64]. Bei Frauen mit Kinderwunsch muss im Vergleich zum therapeutischen Nutzen einer bestehenden Arzneimitteltherapie auch geprüft werden, ob die Nebenwirkungen oder die Dosierung des Medikamentes bei Eintritt einer Schwangerschaft eine fetomaternale Gefährdung auslösen können. Es muss dabei zwischen zwei Wirkungsmöglichkeiten unterschieden werden: einer *Langzeitwirkung* von Medikamenten mit langer Verweildauer im mütterlichen Körper und einer *indirekten Wirkung* durch Mutagenität in der Oogenese oder Spermatogenese.

Eine *direkte embryotoxische Wirkung* kann durch den Arzneimittelgebrauch vor der Schwangerschaft dann angenommen werden, wenn potenziell teratogene Wirkstoffe nur sehr langsam im mütterlichen Körper abgebaut werden. Dann kann selbst bei einer Medikation Wochen vor der Schwangerschaft die Konzentration im Organismus der Schwangeren noch so hoch sein, dass eine genügend hohe Dosis in den Embryo eindringt, um hier eine embryotoxische Wirkung zu entfalten. Es gibt allerdings nur sehr wenige Wirkstoffe, die eine lange Halbwertszeit haben und gleichzeitig im Verdacht stehen, teratogen zu sein (z. B. Retinoide). Allgemein wird bei einer solchen Medikation eine strikte und effiziente Kontrazeption bis weit über die Zeit der Medikation hinaus empfohlen. Wirkstoffe, die als Arzneimittel Verwendung finden, sind in manchen Fällen auch mutagen, d. h., sie bewirken Chromosomen- und Genveränderungen in den Keimzellen. Dies gilt mit Sicherheit für alle Zytostatika, die heute in der Chemotherapie ihre Anwendung finden. Während einer solchen Therapie sollte ebenfalls eine strikte Kontrazeption erfolgen. Nach der Therapie ist es empfehlenswert, die Kontrazeption für wenigstens 3 Monate fortzusetzen. Sollte innerhalb dieser Zeit oder gar während der Therapie eine Konzeption erfolgen oder eine Frau unter der Chemotherapie schwanger werden, wird eine Amniozentese empfohlen. Hierdurch lassen sich mögliche, durch die Zytostatika induzierte Chromosomenaberrationen nachweisen. Das Risiko ist jedoch als sehr gering einzuschätzen, da während der Chemotherapie durch den zytotoxischen Effekt der Zytostatika häufig auch eine Sterilität eintritt. Die Frequenz von Chromosomenmutationen wie auch Genmutationen ist selbst bei massiver Chemotherapie sehr klein.

Insgesamt betrachtet müssen bei der Erhebung des präkonzeptionellen Medikamentenstatus die Wirkungen und Nebenwirkungen des angewandten Präparates in Bezug auf besondere Empfindlichkeit in der embryonalen, fetalen und postnatalen Entwicklungszeit erkannt werden und außerdem die genetischen Faktoren mutagener und karzinogener Wirkungen sowie Arzneimittelinteraktionen bekannt sein. Es ist weiterhin zu berücksichtigen, dass auch die zunehmende Selbstmedikation mit rezeptfreien Arzneimitteln die Möglichkeit einer Interaktion fördert und zu unbeabsichtigten Kombinationseffekten führen kann.

Literatur

[1] Abdul-Karim, R. W.: Women workers at higher risk of reproductive hazards. In: Chamberlain, G. (ed.): Pregnant women at work, p. 35. The Royal Society of Medicine. Macmillan, London 1985

[2] Beier, H. M.: Die Phänomene Totipotenz und Pluripotenz: von der klassischen Embryologie zu neuen Therapiestrategien. Reproduktionsmedizin 15, 190-199 (1999)

[3] Bickel, H. (Hrsg.): Maternale Phenylketonurie. Maizena, Heilbronn 1981

[4] Boué, A.: Anomalies chromosomiques dans les abortements spontanes. In: Boué, A., Thibault, Ch. (eds.): Les accidents chromosomiques de la reproductions, p. 29-35. Paris 1974

[5] Brazin, St. A., J. W. Simkovich, W. T. Johnson: Herpes zoster during pregnancy. Obstet. Gynecol. 53, 175-181 (1979)

[6] Brent, R. L.: Radiation teratogenesis. Teratology 21, 281-298 (1980)

[7] Briggs, G. G., M. P. Nageotte. : Fatal fetal outcome with the combined use of valsartan and atenolol. Ann. Pharmacother. 35, 859-861 (2001)

[8] Bundesministerium für Umwelt, Naturschutz und Reaktorsicherheit (Hrsg.): Strahlenschutz in der Medizin. Richtlinie nach der Verordnung über den Schutz vor Schäden durch ionisierende Strahlen (Strahlenschutzverordnung – StrlSchV) vom 22. April 2002

[9] Bussen, S., M. Sutterlin, T. Steck: Endocrine abnormalities during the follicular phase in women with recurrent spontaneous abortion. Hum. Reprod. 14, 18-20 (1999)

[10] Buyse, M. L. (editor-in-chief): Birth Defects Encyclopedia. Blackwell Scientific Publications, Dover, MA, USA 1990

[11] Chan, W. S., S. Anand, J. S. Ginsberg: Anticoagulation of pregnant women with mechanical heart valves. Arch. Intern. Med. 160, 191-196 (2000)

[11a] Chaoui, R., H. Körner, C. Tennstedt, R. Bollmann: Pränatal diagnostizierte Herzfehlbildungen und assoziierte Chromosomenaberrationen. Ultraschall Med. 17, 17 (1999)

[12] Christiansen, O. B.: Epidemiological, immunogenetic and immunotherapeutic aspects of unexplained recurrent miscarriage. Dan. Med. Bull. 44, 396-424 (1997)

[12a] Copel, J. A., M. Cullen, J. J. Green; M. J. Mahoney; J. C. Hobbins, C. S. Kleinman: The frequency of aneuploidy in prenatally diagnosed congenital heart disease: An indication for fetal karyotyping. Am. J. Obstet. Gynecol. 158, 409-413 (1988)

[13] Deutsche Forschungsgemeinschaft: MAK- und BAT-Werteliste 2004. Wiley-VCH Verlag, Weinheim

[14] Dühr, A., U. Schwedes: Diabetes mellitus. In: Schmailzl, K. J. G., B.-J. Hackelöer (Hrsg.): Schwangerschaft und Krankheit. Blackwell Verlag, Berlin/Wien 2002

[15] Editorial: Valproate, spina bifida, and birth defect registries. Lancet II, 1404-1405 (1988)

[16] Ehlers, K., H. Stürje, H.-J. Merker, H. Nau: Spina bifida aperta induced by valproic acid and by all-trans-retinoic acid in the mouse: distinct differences in morphology and periods of sensitivity. Teratology 46, 117-130 (1992)

[17] Enders, G.: Impfungen in der Frauenarztpraxis mit besonderer Berücksichtigung der Schwangerschaft. In: Künzel, W. (Hrsg.): Klinik der Frauenheilkunde und Geburtshilfe. – Schwangerschaft I, Bd. 4. Urban & Fischer, München/Jena 2000

[18] Fenster, L., A. E. Hubbard, S. H. Swan, G. C. Windham, K. Waller, R. A. Hiatt, N. Benowitz: Caffeinated beverages, decaffeinated coffee, and spontaneous abortion. Epidemiology 8, 515-523 (1997)

[19] Friese, K., A. Schäfer, H. Hof: Infektionskrankheiten in Gynäkologie und Geburtshilfe. Springer Verlag, Berlin, Heidelberg, New York 2003

[20] Friese, K., F. Melchert: Arzneimitteltherapie in der Frauenheilkunde. Wissenschaftliche Verlagsgesellschaft mbH, Stuttgart 2002

[21] Geisler, M., J. Kleinebrecht: Cytogenetic and histological analyses of spontaneous abortions. Hum. Genet. 45, 239-251 (1978)

[22] Görnig, V. M., C. Schirren: Einfluss exogener Noxen auf die Zeugungsfähigkeit. Fortschr. Med. 114, 169-171 (1996)

[23] Hagemann, T., G. Haidl: Der Einfluss von Nikotin, Alkohol und Medikamenten/Drogen auf die männliche Fertilität. Reproduktionsmedizin 1, 3-6 (2002)

[24] Heinonen, O. P., D. Slone, S. Shapiro: Birth defects and drugs in pregnancy. PSG Publ. Comp., Littleton 1977

[25] Heling, K.-S., R. Chaoui, R. Bollmann: Angeborene Herzfehler und extrakardiale Anomalien. Gyn. 3, 163-175 (2001)

[26] Hernandez-Diaz, S., M. M. Werler, A. M. Walker et al.: Neural tube defects in relation to use of folic acid antagonists during pregnancy. Am. J. Epidemiol. 153, 961-968 (2001)

[27] Hernandez-Diaz, S., M. M. Werler, A. M. Walker et al.: Folic acid antagonists and the risk of birth defects. New Engl. J. Med. 343, 1608-1614 (2000)

[28] Hinney, B., C. Henze, W. Kuhn, W. Wuttke: The corpus luteum insufficiency: a multifactorial disease. J. Clin. Endocrinol. Metab. 81, 565-570 (1996)

[29] Hinney, B.: Habituelle Abortneigung. Gynäkologe 4, 339-356 (2001)

[30] Hinsch, K. D.: Welche in Deutschland im Handel befindlichen Arzneimittel haben erwiesene reproduktionstoxische Nebenwirkungen? Reproduktionsmedizin 16, 230-232 (2000)

[31] Hook, E. B.: Cardiovascular birth defects and prenatal exposure to female sex hormones: a reevaluation of data reanalysis from a large prospective study. Teratology 46, 261-266 (1992)

[32] Ingelman-Sundberg, M.: Genetic susceptibility to adverse effects of drugs and environmental toxi-

cants. The role of the CYP family of enzymes. Mutat. Res. **482**, 11-19 (2001)

[33] Juchau, M. R.: Bioactivation in chemical teratogenesis. Ann. Rev. Pharmacol. Toxicol. **29**, 165-187 (1989)

[34] Kajii, T., M. Kida, K. Takahashi: The effect of thalidomide intake during 113 human pregnancies. Teratology **8**, 163-166 (1973)

[35] Kajii, T.: Thalidomide experience in Japan. Ann. Paediat. **205**, 341-354 (1965)

[36] Kalter, H.: Teratology of the central nervous system. Univ. Chicago Press, Chicago 1968

[37] Khoury, M. J., L. M. James, W. D. Flanders, J. D. Erickson: Interpretation of recurring weak associations obtained from epidemiologic studies of suspected human teratogens. Teratology **46**, 69-77 (1992)

[38] Kiefer, J.: Biologische Strahleneinwirkung, 2. Aufl. Birkhäuser, Basel/Boston/Berlin 1989

[39] Kleinebrecht, J.: Medikamentöse Teratogene: Risiko im Mutterleib. Mod. Medizin **7**, 1426-1429 (1979)

[40] Kleinebrecht, J.: Teratologie. In: K.-H. Degenhardt (Hrsg.): Humangenetik. Ein Leitfaden für Studium, Praxis und Klinik. Deutscher Ärzte-Verlag, Lövenich 1973

[41] Kleinebrecht, J., H. Michaelis, S. Koller, J. Michaelis: Factors associated with malformations of heart and great vessels. Teratology **24**, 43A (1981)

[42] Kleinebrecht, J.: Teratogene Wirkung von Medikamenten beim Menschen. Med. Mo. Pharm. **3**, 257-261 (1980)

[43] Kozma, C.: Valproic acid embryopathy: report of two siblings with further expansion of the phenotypic abnormalities and a review of the literature. Am. J. Med. Genet. **98**, 168-175 (2000)

[44] Krynetski, E. Y, W. E. Evans: Genetic polymorphism of thiopurine S-methyl-transferase: molecular mechanisms and clinical importance. Pharmacology **61**, 136-146 (2000)

[45] Larsen jr., J. W.: Diagnosis of abnormalities of the human fetus during the first, second, and third trimesters. Teratology **46**, 23-29 (1992)

[46] Lenz, W.: Epidemiology of congenital malformations. Ann. N. Y. Acad. Sci. **123**, 228-236 (1965)

[47] Lenz, W.: A short history of thalidomide embryopathy. Teratology **38**, 203-215 (1988)

[48] Leiber, B., G. Olbrich: Embryopathisches Alkoholismus-Syndrom (Embryopathia alcoholica). Mschr. Kinderheilk. **124**, 43-46 (1976)

[49] Leiber, B., G. Olbrich: Die klinischen Syndrome, 7. Aufl. Urban & Schwarzenberg, München 1990

[50] Leidenberger, F. A: Klinische Endokrinologie für Frauenärzte. Springer Verlag, Berlin/Heidelberg 1998

[51] Lindhout, D., J. G. C. Omzigt: Teratogenic effects of antiepileptic drugs: Implications for the management of epilepsy in women of childbearing age. Epilepsia **35** (Suppl. 4), S19-S28 (1994)

[52] Löser, H.: Erkennungsmerkmale der Alkoholembryopathie. Dtsch. Ärzteblatt **37**, 34-39 (1982)

[53] Lutiger, B., K. Graham, T. R. Einarson, G. Koren: Relationship between gestational cocaine use and pregnancy outcome: a meta-analysis. Teratology **44**, 405-414 (1991)

[54] Majewski, F., H. Fischbach, J. Pfeiffer, J. R. Bierich: Zur Frage der Interruption bei alkoholkranken Frauen. Dtsch. Med. Wschr. **103**, 895-898 (1978)

[55] Mastroiacovo, P., T. Mazzone, L. D. Botto, M. Serafini, A. Finardi, L. Caramelli, D. Fusco: Prospective assessment of pregnancy outcomes after first-trimester exposure to fluconazole. Am. J. Obstet. Gynecol. **175**, 1645-1650 (1996)

[56] Matalon, S., S. Schechtman, G. Goldzweig et al.: The teratogenic effect of carbamazepine: a meta-analysis of 1255 exposures. Reprod. Toxicol. **16**, 9-17 (2002)

[57] Mau, G.: Moderate alcohol consumption during pregnancy and child development. Eur. J. Pediat. **133**, 233-237 (1980)

[58] Mau, G.: Smoking and the fetus. Lancet **I**, 972 (1976)

[59] McKusick, V. A.: Mendelian inheritance in man. Catalogs of autosomal dominant, autosomal recessive, and x-linked phenotypes, 10th ed. Johns Hopkins University, Baltimore 1992

[60] Moore, S. J., P. Tumpenny, A. Quinn et al.: A clinical study of 57 children with fetal anticonvulsant syndrome. J. Med. Genet. **37**, 489-497 (2000)

[61] Mutschler, E., G. Geisslinger, H. K. Kraemer, M. Schäfer-Korting: Arzneimittelwirkungen, 8. Aufl. Wissenschaftliche Verlagsgesellschaft mbh, Stuttgart 2001

[62] Neumann, G.: Impfkompendium für die Frauenarztpraxis. Omnimed Verlagsgesellschaft, Hamburg 2002

[63] Neumann, G., G. Philipp: Anwendung von Immunglobulinen in der Frauenheilkunde. Omnimed Verlagsgesellschaft, Hamburg 2002

[64] Oberdisse, E., E. Hackenthal, K. Kuschinsky (Hrsg.): Pharmakologie und Toxikologie. Springer Verlag, Berlin/Heidelberg 2002

[65] Ornoy A., O. Diav-Citrin: Teratogen update: antithyroid drugs. Methimazole and propylthiouracil. Teratology **65**, 38-44 (2002)

[66] Petrere, J. A., J. A. Anderson: Developmental toxicity studies in mice, rats, and rabbits with the anticonvulsant gabapentin. Fund. Appl. Toxicol. **23**, 585-589 (1994)

[67] Pharaoh, P. O. D., Sh. M. Ellis, R. P. Ekins, E. S. Williams: Maternal thyroid function, iodine deficiency and fetal development. Clin. Endocrinol. **5**, 159-166 (1976)

[68] Robert, E.: Valproic acid as a human teratogen. Cong. Anom. **28**, 71-80, Suppl. (1988)

[69] Roesler, A., W. Maier: Medizinische Strahlenbelastung in der Schwangerschaft. In: Schmailzl, K. J. G., B.-J. Hackelöer (Hrsg.): Schwangerschaft und Krankheit. Blackwell Verlag, Berlin/Wien 2002

[70] Sadler, T.: Medizinische Embryologie. Die normale menschliche Entwicklung und ihre Fehlbildungen, 9. Aufl. Thieme Verlag, Stuttgart 1998

[71] Saji H., M. Yamanaka, A. Hagiwara, R. Ijiri: Losartan and fetal toxic effects. Lancet 357:363 (2001)

[72] Schaefer, Ch.: Aktuelle Aspekte der Arzneitherapie in der Schwangerschaft. Frauenarzt **43**, 1436-1443 (2002)

[73] Schaefer C., Peters, P.W.J., Miller, R. (eds.): Drugs during pregnancy and lactation. Treatment options and risk assessment, 2nd ed. Elsevier/Academic Press, Amsterdam, New York 2007

[74] Schaefer C.: Schwangerschaft und Umwelt. In: Rath, W., K. Friese (Hrsg.) Erkrankungen in der Schwangerschaft, S. 14-33. Thieme, Stuttgart 2005

[75] Schwetz, B. A., R. E. Morissey, F. Welsch, R. A. Kavlock: In vitro teratology. Environ. Health Perspect. 94, 265-268 (1991)

[76] Schwetz, B. A.: Criteria for judging the relative toxicity of chemicals from developmental toxicity data: a workshop summary. Teratology 45, 337-339 (1992)

[77] Shepard, T. H.: Catalog of teratogenic agents, 8th ed. The Johns Hopkins Press, Baltimore 1995

[78] Shepard, T. H., R. L., Brent, J. M. Friedman, et al.: Update on new developments in the study of human teratogens. Teratology 65, 153-161 (2002)

[79] Smith, D. W.: Recognizable patterns of human malformation. W. B. Saunders, Philadelphia 1970

[80] Stahlmann, R., K. Riecke: Pharmakologische und toxikologische Aspekte in der Schwangerschaft. In: Schailzl, K. J. G., B.-J. Hackelöer (Hrsg.): Schwangerschaft und Krankheit. Blackwell Verlag, Berlin/Wien 2002

[80a] Strowitzki, T.: Entwicklung und Funktion der weiblichen Fortpflanzungsorgane. In: Leidenberger, Strowitzki, Ortmann (Hrsg.): Klinische Endokrinologie für Frauenärzte. Springer Medizin Verlag, Heidelberg 2005

[80b] Tennstedt, C., R. Chaoui, H. Körner, M. Dietel: Spectrum of congenital heart defects and extracardiac malformations associated with the chromosomal abnormalities: results of a seven year necropsy study. Heart 82, 34-39 (1999)

[81] Ueda, K., Y. Nishida, K. Oshima, Th. H. Shepard: Congenital rubella syndrome: Correlation of gestational age at time of maternal rubella with type of defect. J. Pediat. 94, 763-765 (1979)

[82] Warkany, J.: Congenital malformations. Year Book Medical Publishers, Chicago 1971

[82a] Weinbauer, G. F., J. Gromoll, M. Simoni, E, Nieschlag: Physiologie der Hodenfunktion. In: E. Nieschlag, H. M. Behre (Hrsg.): Andrologie. Springer Verlag, Berlin/Heidelberg 1996

[83] Welsch, F.: In vitro approaches to the elucidation of mechanisms of chemical teratogeneses. Teratology 46, 3-14 (1992)

[84] Wilson, J. G.: Environmental Effects of development-teratology. In: N. S. Assali (ed.): Pathophysiology of gestation. Academic Press, New York 1972

II Arzneimittel in der Schwangerschaft – Spezieller Teil

Klaus Mörike

1 Einführung

Der Spezielle Teil enthält Informationen zu den einzelnen Wirkstoffen nach dem aktuellen Stand der wissenschaftlichen Literatur. Gesichtspunkte, die eine Wirkstoffklasse insgesamt betreffen, sind den einzelnen Kapiteln vorangestellt.

Aus praktischen Gründen ist die Einteilung der Arzneimittelgruppen nach der Roten Liste [416] beibehalten worden.

Für die einzelnen Wirkstoffe werden die Risikokategorien der *Food and Drug Administration (FDA)* der Vereinigten Staaten (Tab. AII.2.1) sowie des *Australian Drug Evaluation Committee (ADEC)* (Tab. AII.2.2) für die Arzneimittelanwendung in der Schwangerschaft, soweit verfügbar, angegeben. Die FDA- und ADEC-Kategorien haben internationale Bedeutung.

2 Arzneimittelgruppen, geordnet nach der Roten Liste (RL)

Die Verzeichnisse der Handelspräparate enthalten bevorzugt Monopräparate. Kombinationspräparate werden aufgeführt, wenn kein Monopräparat verfügbar ist. Homöopathika werden nicht bzw. pflanzliche Präparate nur in wichtigen Ausnahmefällen behandelt.

Hinweis:
Die Auswahl der Wirkstoffe und Handelspräparate erhebt keinen Anspruch auf Vollständigkeit und ist nicht mit einer Empfehlung gleichzusetzen.

Die medizinische Wissenschaft unterliegt einem ständigen Wandel. Daher sollte vor der Verabreichung von Arzneimitteln an Schwangere grundsätzlich die jeweils aktuelle Fachinformation konsultiert werden. Dies gilt in besonderem Maße für Dosisangaben.

Bei einigen Arzneimittelgruppen werden Arzneistoffe aufgeführt, deren bestimmungsgemäße Anwendung in der Schwangerschaft nach heutigem Stand sicher ist (Symbol Ⓢ). Diese Aussage kann jedoch eine individuelle Beratung der Schwangeren und eine therapeutische Entscheidung im Einzelfall nicht ersetzen.

Nicht so gekennzeichnete Arzneimittel bedeuten nicht notwendigerweise ein erhöhtes Risiko für den Fetus bzw. Embryo.

Tab. A II. 2.1   Definition der Schwangerschaftskategorien der Food and Drug Administration (FDA) der Vereinigten Staaten von Amerika [230].

A –	Adäquate, gut kontrollierte Studien bei schwangeren Frauen zeigen kein Risiko für den Fetus im ersten (zweiten, dritten oder allen) Trimenon und die Möglichkeit eines Schadens für den Fetus erscheint fern.
B –	Studien am Tier zeigen kein Risiko für den Fetus; jedoch existieren keine adäquaten, gut kontrollierten Studien bei schwangeren Frauen. *oder:* Studien am Tier haben eine unerwünschte Wirkung auf den Fetus gezeigt, aber adäquate, gut kontrollierte Studien bei schwangeren Frauen haben kein Risiko für den Fetus ergeben. Trotz der Befunde im Tierversuch erscheint die Möglichkeit eines Schadens für den Fetus bei Anwendung in der Schwangerschaft fern.
C –	Studien am Tier zeigen teratogene oder embryozide Wirkungen und es gibt keine adäquaten, gut kontrollierten Studien bei schwangeren Frauen. *oder:* Keine Studien, weder beim Tier noch bei schwangeren Frauen, sind verfügbar.
D –	Hinweise auf ein Risiko für den menschlichen Fetus liegen vor, aber der Nutzen in bestimmten Situationen (z.B. lebensbedrohlichen Situationen oder schweren Erkrankungen, für die sicherere Arzneimittel nicht verwendet werden können oder ineffektiv sind) kann die Anwendung des Arzneimittels trotz seiner Risiken akzeptabel machen.
X –	Studien beim Tier oder beim Menschen haben fetale Abnormalitäten gezeigt und/oder es liegen Hinweise für ein fetales Risiko auf der Basis von Erfahrungen beim Menschen vor und das Risiko überwiegt eindeutig über jedem möglichen Nutzen. Das Arzneimittel ist kontraindiziert bei Frauen, die schwanger sind oder werden können.

Tab. A II. 2.2:   Definition der Schwangerschaftskategorien des Australian Drug Evaluation Committee (ADEC) [230].

A –	Arzneimittel, die von einer großen Zahl schwangerer Frauen und von Frauen im gebärfähigen Alter eingenommen worden sind, ohne dass ein gesicherter Anstieg in der Häufigkeit von Missbildungen oder anderen direkten oder indirekten schädlichen Wirkungen auf den Fetus beobachtet worden ist.
B1 –	Arzneimittel, die nur von einer begrenzten Zahl von schwangeren Frauen und von Frauen im gebärfähigen Alter eingenommen worden sind, ohne dass ein Anstieg der Häufigkeit von Missbildungen oder anderen direkten oder indirekten schädlichen Wirkungen auf den menschlichen Fetus beobachtet worden ist. Studien beim Tier haben keine Hinweise auf eine erhöhte Häufigkeit von Schäden beim Fetus gezeigt.
B2 –	Arzneimittel, die nur von einer begrenzten Zahl von schwangeren Frauen und von Frauen im gebärfähigen Alter eingenommen worden sind, ohne dass ein Anstieg der Häufigkeit von Missbildungen oder anderen direkten oder indirekten schädlichen Wirkungen auf den menschlichen Fetus beobachtet worden ist. Studien beim Tier sind unzureichend oder fehlen, aber die verfügbaren Daten zeigen keinen Hinweis für ein erhöhtes Vorkommen von Schäden beim Fetus.
B3 –	Arzneimittel, die nur von einer begrenzten Zahl von schwangeren Frauen und von Frauen im gebärfähigen Alter eingenommen worden sind, ohne dass ein Anstieg der Häufigkeit von Missbildungen oder anderen direkten oder indirekten schädlichen Wirkungen auf den menschlichen Fetus beobachtet worden ist. Studien beim Tier haben Hinweise auf ein erhöhtes Vorkommen von fetalem Schaden gezeigt, wobei die Bedeutung für den Menschen als unsicher angesehen wird.
C –	Arzneimittel, die aufgrund ihrer pharmakologischen Eigenschaften schädliche Wirkungen auf den menschlichen Fetus oder das menschliche Neugeborene verursacht haben oder in einem solchen Verdacht stehen, ohne Missbildungen zu verursachen. Diese Wirkungen können reversibel sein. Begleitende Ausführungen sollten für Einzelheiten zu Rate gezogen werden.
D –	Arzneimittel, die eine erhöhte Häufigkeit fetaler Missbildungen oder einen irreversiblen Schaden beim menschlichen Fetus verursacht haben, in einem solchen Verdacht stehen oder von denen eine solche Wirkung erwartet werden kann. Diese Arzneimittel können auch unerwünschte pharmakologische Wirkungen haben. Begleitende Ausführungen sollten für Einzelheiten zurate gezogen werden.
X –	Arzneimittel, die ein so hohes Risiko haben, dem Fetus dauerhaften Schaden zuzufügen, dass sie in der Schwangerschaft oder wenn die Möglichkeit einer Schwangerschaft besteht, nicht verwendet werden sollten.

Anmerkung: Für Arzneimittel der Kategorien B1, B2 und B3 fehlen Daten beim Menschen oder sind unzureichend und die Unterklassifizierung beruht auf verfügbaren Daten vom Tier. Die Zuweisung einer B-Kategorie impliziert nicht eine größere Sicherheit als die C-Kategorie. Arzneimittel in Kategorie D sind in der Schwangerschaft nicht absolut kontraindiziert (z. B. Antiepileptika). Außerdem ist in einigen Fällen die D-Kategorie aufgrund eines „Verdachts" zugewiesen worden.

RL   01   Abmagerungsmittel/Appetitzügler

Amfepramon (Diethylpropion): Regenon®, Tenuate® Retard
Orlistat: Xenical®
Phenylpropanolamin: Boxogetten® S, Recatol®
Sibutramin: Reductil®

Allgemeines. Aufgrund der Nutzen-Risiko-Abwägung wird man eine medikamentöse Behandlung der Adipositas während der Schwangerschaft unterbrechen bzw. die Einleitung auf später verschieben. Appetitzügler sind kontraindiziert.

Orlistat
▪ FDA-Kategorie B.

Die Einnahme während der Schwangerschaft wird nicht empfohlen (Fachinformation = FI).

Phenylpropanolamin
▪ FDA-Kategorie C.
▪ ADEC-Kategorie B2.

Für die Klasse der sympathomimetischen Amine insgesamt wurde eine Assoziation zwischen der Anwendung im ersten Trimenon und geringfügigen Missbildungen (nicht lebensbedrohliche Missbildungen oder größere kosmetische Beeinträchtigungen), Leistenhernien und Klumpfuß gefunden. Der unkritische Gebrauch, insbeson-dere während des ersten Trimenons, ist nicht ohne Risiko.

Unabhängig von der Frage der Schwangerschaft empfahl die FDA im Jahr 2000, Phenylpropanolamin aus allen Arzneimitteln zu entfernen, weil sich der Verdacht auf Zusammenhänge mit hämor-rhagischem Schlaganfall ergeben hatte [230].

Amfepramon (Diethylpropion)
▪ FDA-Kategorie B.
▪ ADEC-Kategorie B2.

Sibutramin
▪ FDA-Kategorie C.

Kontrollierte Studien an Schwangeren liegen nicht vor. Im Tierversuch am trächtigen Kaninchen zeigte sich bei maternaltoxischen Dosen eine Beeinflussung der Reproduktion, wobei die Bedeutung dieser Befunde für den Menschen nicht angegeben werden kann (FI).

RL   02   (unbesetzt)

RL   03   Acidosetherapeutika

Citrat und Hydrogencarbonat (Bicarbonat)
Für diese Wirkstoffe gibt es keine Hinweise auf Teratogenität.

RL 04   Analeptika/Antihypoxämika

Coffein (S. 79): Coffeinum N, Coffeinum purum, Percoffedrinol® N
Doxapram (S. 80): Dopram®

Coffein

- FDA-Kategorie B.
- ADEC-Kategorie A.

Methylxanthine passieren die Plazenta. Nach heutigem Kenntnisstand stellt der moderate Coffein-Konsum kein messbares Risiko für den Fetus dar. Bei mäßigem Gebrauch hat sich kein Zusammenhang mit angeborenen Missbildungen, Spontanaborten, Frühgeburten und erniedrigtem Geburtsgewicht nachweisen lassen. Hohe Dosen (z. B. >300 mg/d) sind möglicherweise mit Spontanaborten, Schwierigkeiten, schwanger zu werden, und Infertilität assoziiert; jedoch müssen diese Befunde bestätigt werden, bevor eindeutige Schlussfolgerungen gezogen werden können.

Statt eines Fragebogens zur Erfassung des Kaffee-Konsums wurde in einer Fall-Kontroll-Studie die Serumkonzentration von Paraxanthin, einem Metaboliten von Coffein, als biologischer Marker verwendet. Die Autoren fanden nur bei extrem hohen Paraxanthin-Konzentrationen eine Assoziation mit Spontanaborten und erachteten einen Zusammenhang zwischen mäßigem Coffein-Konsum und Spontanaborten für unwahrscheinlich [265]. Ein begleitendes Editorial wies aber darauf hin, dass aus diesen Befunden nicht auf eine Sicherheit üblicher Coffein-Mengen in der Schwangerschaft geschlossen werden kann [145].

In einer schwedischen Fall-Kontroll-Studie wurde in Abhängigkeit vom Coffein-Konsum eine erhöhte Häufigkeit (bei ≥500 mg/d mit einer Odds Ratio von 2,2; 95 %-Konfidenzintervall 1,3–3,8) von Spontanaborten mit normalem Karyotyp beobachtet; diese Beziehung wurde nur bei Nichtraucherinnen gefunden [82].

Kein Zusammenhang zwischen mäßigem Coffein-Konsum und reduziertem Geburtsgewicht wurde in einer prospektiven Kohortenstudie aus Schweden beobachtet [81].

Bei der Analyse des mütterlichen Serums auf den Coffein-Metaboliten Paraxanthin im dritten Trimenon wurde – zumindest bei Raucherinnen – eine Assoziation zwischen Paraxanthin-Konzentration und fetaler Wachstumsverzögerung gefunden [266].

Eine Metaanalyse ergab für Schwangere mit einem Coffein-Konsum von über 150 mg/d ein gering, aber statistisch signifikant erhöhtes Risiko für Spontanaborte (Mantel-Haenszel Odds Ratio 1,36; 95 %-Konfidenzintervall 1,29–1,45) bzw. niedriges (<2500 g) Geburtsgewicht (Risk Ratio 1,51; 95 %-Konfidenzintervall 1,39–1,63) [149].

In einer dänischen Fall-Kontroll-Studie war hoher Coffein-Konsum (>900 mg/d) vor der Schwangerschaft mit einem erhöhten Risiko eines Spontanabortes (adjustierte Odds Ratio 1,72; 95 %-Konfidenzintervall 1,00–2,96) assoziiert [474].

Bei der Untersuchung auf die mütterliche Aktivität der Coffein metabolisierenden Enzyme CYP1A2 und N-Acetyltransferase-2 (NAT2) wurde gefunden, dass hohe CYP1A2- und möglicherweise niedrige NAT2-Aktivität mit einem erhöhten Risiko für Spontanaborte assoziiert sein können; ob dieser Einfluss unabhängig vom Coffein-Konsum besteht oder indem die Enzymaktivitäten die Wirkung von Coffein modifizieren, konnte aufgrund dieser Daten nicht geklärt werden [449]. Während der Schwangerschaft nimmt die CYP1A2-Aktivität ab, wie ein intraindividueller Vergleich zeigte [480].

Eine ausführliche Literaturübersicht aus dem Jahr 2001 fasste die tierexperimentellen sowie epidemiologischen Befunde zusammen [79].

Hohe Coffein-Aufnahme im dritten Trimenon war in einer norwegischen Fall-Kontroll-Studie ein möglicher Risikofaktor für Wachstumsverzögerung bei männlichen Feten [488].

In einer prospektiven Studie aus Dänemark wurde bei Frauen, die während der Schwangerschaft acht oder mehr Tassen Kaffee täglich konsumierten, ein erhöhtes Risiko für eine Totgeburt (Odds Ratio 3,0; 95 %-Konfidenzintervall 1,5–5,9) gefunden; eine erhöhte Todesrate im ersten Lebensjahr des Neugeborenen wurde nicht festgestellt [506]. Gegen die Schlussfolgerungen dieser Studie wurden verschiedene Einwände erhoben, die sich z. B. gegen die statistischen Methoden und die fehlende Berücksichtigung eines eventuellen Drogenkonsums richteten. Eine moderate Reduktion der Coffein-Aufnahme in der zweiten Hälfte der Schwangerschaft hatte keine signifikante Auswirkung auf das Geburtsgewicht oder die Dauer der Schwangerschaft. Zu diesem Ergebnis kam eine kontrollierte randomisierte Doppelblindstudie, in der 1207 Schwangere vor der 20. Woche entweder einer Gruppe mit coffeinhaltigem bzw. mit coffeinfreiem Kaffee zugeordnet wurden; die Differenz der Coffein-Aufnahme lag bei durchschnittlich 182 mg/d [33a].

Doxapram
- FDA-Kategorie B.

RL 05 Analgetika/Antirheumatika

Narkoanalgetika

Alfentanil (s. RL-65)
Buprenorphin (S. 86): Buprenorphin DeltaSelect, Norspan®, SUBUTEX®, TEMGESIC®, Transtec®
Codein (S. 82): codi OPT®, Codeinum phosphoricum Berlin-Chemie
Dihydrocodein (S. 83): DHC Mundipharma®
Fentanyl (S. 84): Actiq®, Durogesic®, Fentadolon®, Fentanyl(-1A Pharma®, AbZ, AWD®, Acino®, Actavis, -CT, Krewel®, HEXAL®, -ratiopharm®, RIEMSER®, Sandoz®, STADA®, TAD®, Winthrop®), IONSYS®, Matrifen®, Rebofentanyl®
Hydrocodon (S. 83): Dicodid®
Hydromorphon (S. 83): Dilaudid®, Jurnista®, Palladon®
Levomethadon (S. 85): L-Polamidon®
Methadon (S. 85)
Morphin (S. 82): Capros®, Kapanol®, M-beta®, M-dolor®, M-long®, Morphanton®, Morphin-HCl Krewel®, Morphin (AL, HEXAL®, -hameln, -HCl Krewel, Merck, -ratiopharm®), MORPHIN-PUREN®, Morphinsulfat-GRY®, Morph® Sandoz®, (MSI-, MSR-, MST-)Mundipharma®, MST®, M-STADA®, MST Continus®, Oramorph®, PAINBREAK®, Sevredol®
Oxycodon (S. 84): Oxycodon-HCl (AbZ, beta, -CT, HEXAL®, -ratiopharm®, STADA®), OXYGESIC®
Pentazocin (S. 84): Fortral®
Pethidin (Meperidin) (S. 84): Dolantin®, Pethidin-hameln

Piritramid (S. 84): Dipidolor®
Remifentanil (s. RL-65)
Sufentanil (s. RL-65)

Andere zentral wirksame Analgetika

Flupirtin (S. 86): Katadolon®, Trancolony®, Trancopal® Dolo
Meptazinol (S. 86): Meptid®
Nalbuphin (S. 86): Nubain®
Nefopam (S. 86): Silentan®
Tilidin (in Kombination mit Naloxon) (S. 87): Andolor®, celldolor®, Findol® N, Nalidin®, Tili (AbZ, comp-1A Pharma), Tilicomp® beta, Tilidalor®, Tilidin (AL comp., AWD®, axcount®, -CT, HEXAL®, comp. STADA®, N Lichtenstein, N Sandoz®, -ratiopharm® plus, -saar®), TILIDIN COMP. BASICS, tilidura®, Tilimerck®, TILI-PUREN®, Valoron® N
Tramadol (S. 86): Amadol®, Jutadol®, Tial®, T-long®, TRADOL-PUREN®, Trama KD, Tramabeta®, Tramadoc, Tramadol (-1A Pharma, AbZ, acis®, AL, axcount, CT, PB, P-Q, -Dolgit®, Lichtenstein, PB, -ratiopharm®, Sandoz®, STADA®), TRAMADOL BASICS, Tramadolor®, Tramadura®, Tramagit®, Trama KD®, Tramal®, Tramundin®, TRAVEX® ONE

Analgetika/Antirheumatika

Aceclofenac (S. 91): Beofenac®
Acemetacin(S. 89): Acemetacin-CT, Acemetacin (Sandoz®, STADA®), Acemetadoc®, Rantudil®
Acetylcystein (s. RL-13)
Acetylsalicylsäure (S. 89): Acesal®, Alka-Seltzer®, Aspirin®, Aspro, ASS (-1A Pharma, AbZ, AL, axcount, HEXAL, -Kreuz®, -ratiopharm®, STADA®, -CT), Godamed®, Miniasal®, Santasal® N, Togal®
Anakinra (S. 95): Kineret®
Auranofin (S. 94): Ridaura®
Celecoxib (S. 96): Celebrex®, Onsenal®
Chloroquin (S. 93): Chlorochin Berlin-Chemie, Resochin®, Weimer® quin
Dexibuprofen (S. 89): Deltaran®, Dolomagon®
Dexketoprofen (S. 90): Sympal®
Diclofenac (S. 89): Allvoran®, Diclac®, Diclo-CT, Diclo (-1A Pharma, dispers®, -Divido®, -Gel Sandoz, KD®, -saar®, SchmerzGel®, -Wolff®), Diclodoc®, Diclofenac (AL, AbZ, PB, -ratiopharm®, retard-ratiopharm®, Sandoz®, SF-Rotexmedica, STADA®), !DICLOFENAC BASICS, Diclofenbeta®, DICLO-PUREN®, Dolgit®-Diclo, duravolten®, Effekton®, Jenafenac®, Jutafenac®, Lexobene®, Monoflam®, Myogit®, Rewodina®, Voltaren®
Etanercept (S. 96): Enbrel®
Etofenamat (S. 91): Rheuma-Gel-ratiopharm®, Rheumon®, Traumon®
Glucosaminsulfat (S. 96): Dona® 200-S
Hyaluronsäure (S. 96): Arthrease™, Fermathron®, GO-ON®, HYALART, Hyalubrix®, Hy-GAG®, Ostenil®, Suplasyn®, Synvisc®, Viscoseal®
Hydroxychloroquin (S. 93): Quensyl®
Ibuprofen (S. 89): ADVEL®, Aktren®, Analgin®, Anco®, Contraneural®, Dismenol® N, Dolgit®, Dolgit Mikrogel, Dolobene® IBU, Dolodoc®, DOLO-PUREN®, Dolormin®, dolo sanol®, Esprenit®, EUDORLIN® Extra, Gyno-Neuralgin®, ibu-Attritin, Ibu (-1A-Pharma, -acis®, Eu Rho®, -Hemopharm, KD®, -ratiopharm®), IBU-ratiopharm®, Ibubeta®, Ibudolor®, Ibuflam®, IbuHEXAL®, Ibumerck®, Ibuprofen-CT, Ibuprofen (AL, AbZ, axcount, Klinge®, medphano, -mp, PB, Sandoz®, STADA®), ib-u-ron, ibuTAD®, ibutop®, Ibutop®, Imbun®, Jenaprofen®, Kontragripp Sandoz®, MENSOTON®, Nurofen, Optalidon®, Opturem®, Parsal®, Pfeil Zahnschmerz-Tabletten®, Schmerz-Dolgit®, Spalt®, Tabalon®, Tispol IBU-DD, Togal® Ibuprofen, Trauma-Dolgit®, Tussamag®, Urem®
Indometacin (S. 90): Confortid, Elmetacin®, Indo-CT (retard), Indocontin®, Indometacin (AL, BC, Sandoz®), Indomet-ratiopharm®, Indomet retard-ratiopharm®, Indo-paed®, Indo Top-ratiopharm®, Inflam®, Mobilat® akut INDO SPRAY, Rheubalmin®
Infliximab (S. 97): REMICADE®
Ketoprofen (S. 90): Alrheumun®, Dolormin Schmerzgel mit Ketoprofen, Effekton Gel mit Ketoprofen, Gabrilen®, ketoprofen von ct, Ketoprofen-ratiopharm®, Orudis®, Phardol®, Spondylon®, Togal® MOBIL-GEL mit Ketoprofen
Leflunomid (S. 94): Arava®
Lonazolac (S. 91): Argun®
Lornoxicam (S. 92): Telos®
Mefenaminsäure (S. 91): Parkemed®, Ponalar®
Meloxicam (S. 92): Melox-GRY, Meloxicam (1-A Pharma, AL, -CT, HEXAL®, Sandoz®, STADA®, -ratiopharm®, Winthrop®), Mobec®
Metamizol (S. 87): Analgin®, Berlosin®, Metamizol (HEXAL®, -PUREN®), Nopain®, Novalgin®, Novaminsulfon (inject) Lichtenstein, Novaminsulfon-ratiopharm®, Novaminsulfon-Sandoz
Methotrexat (S. 92): Lantarel®, Metex®

Naproxen (S. 91): ALACETAN NNA, Aleve®, Dolormin®, Dysmenalgit®, Mobilat®, Naproxen (AL, beta, -CT, gyn, HEXAL®, -ratiopharm®, Schwörer®, STADA®), prodolor®, Proxen®
Natriumaurothiomalat (S. 94): Tauredon®
Oxaceprol (S. 94): AHP 200®
Paracetamol (S. 87): ben-u-ron®, Benuron®, Captin®, Contac Erkältungs-Trunk, Enelfa®, Fensum®, GRIPPEX®, Grippostad® Heißgetränk, Mono Praecimed®, Paedialgon®, Paracetamol (-1A Pharma, AL, axcount, BC, beta®, HEXAL®, Lichtenstein, -ratiopharm®, -saar®, Sandoz®, STADA®, -CT), Parapaed®, PCM-Hemopharm, Perfalgan®, Perfalgan, Sinpro® N, Togal® Paracetamol, Vivimed® N
Penicillamin (S. 95): Metalcaptase®
Phenazon (S. 87): Eu-Med®, Migräne-Kranit®, Migränin Phenazon
Piroxicam (S. 92): Brexidol®, clinit®, durapirox®, Felden®, Flexase®, Jenapirox®, Mobilat® akut Piroxicam Creme, Piro KD®, Pirobeta®, Piroflam®, Pirorheum®, PirorheumA®, Pirox-CT, Piroxicam (AbZ, acis®, AL, HEXAL®, JENA-PHARM®, -ratiopharm®, Sandoz®, STADA®, Verla®), Rheumitin®
Propyphenazon (S. 87): DEMEX®
Sulfasalazin (S. 95): Azulfidine® RA, Pleon® RA, Sulfasalazin (HEXAL®, Heyl®, medac)
Tiaprofensäure (S. 91): Surgam®

Ⓢ **Paracetamol**

1.   Narkoanalgetika

Aus den augenärztlichen Diensten zweier schottischer Kliniken wurde von einer Serie von 14 Kindern mit Nystagmus berichtet, wonach ein Zusammenhang mit kombiniertem Missbrauch von Opiaten und Benzodiazepinen der Mütter vermutet wurde [348b].

Morphin
- FDA-Kategorie B oder C; C oder D bei Anwendung über längere Zeit oder in höheren Dosen.
- ADEC-Kategorie C.

Es sind keine Berichte über einen Zusammenhang zwischen der therapeutischen Anwendung von Morphin und größeren angeborenen Missbildungen zu finden. Systematische Untersuchungen liegen nicht vor. Wenn nicht zwingend indiziert, wird die Anwendung von Morphin als Analgetikum während der Schwangerschaft nicht empfohlen. Beim Neugeborenen ist eine Atemdepression möglich. Bei Opioid-Abhängigkeit der Mutter ist ein Entzugssyndrom beim Neugeborenen bekannt.

Codein
- FDA-Kategorie C (bzw. D bei längerer Anwendung oder in hoher Dosierung in zeitlicher Nähe zum Geburtstermin).
- ADEC-Kategorie A.

Codein wird zu etwa 10 % der Dosis zu Morphin metabolisiert.

In der Datenbank aus Michigan wurden 7640 Neugeborene identifiziert, die im ersten Trimenon gegenüber Codein exponiert waren. Insgesamt 375 größere Defekte wurden gefunden, der Erwartungswert betrug 325. Bei einzelnen definierten Missbildungen ergaben sich keine signifikanten Unterschiede [57]. Ein Zusammenhang ist möglich, jedoch können andere Faktoren (z.B. mütterliche Erkrankung, Begleitmedikation oder Zufall) beteiligt sein.

Im *Collaborative Perinatal Project* wurden 563 Mutter-Kind-Paare mit Codein-Exposition im ersten Trimenon identifiziert. Statistische Signifikanz erreichte eine Assoziation mit Fehlbildungen der Atemwege [57]. Eine zweite Studie mit 630 Schwangerschaften konnte diese Effekte nicht bestätigen.

Im *Collaborative Perinatal Project* wurden außerdem insgesamt 2522 Expositionen zu irgendeinem Zeitpunkt in der Schwangerschaft identifiziert. Dabei wurden mögliche Zusammenhänge mit Leistenhernie (51 Fälle), Hydrozephalus (7 Fälle), Pylorusstenose (8 Fälle) und Nabelhernie (7 Fälle) gefunden [57].

Der Gebrauch von Opioiden (am häufigsten Codein) im ersten Trimenon war in einer Studie, die 1427 missgebildete Neugeborene mit einer Kontrollgruppe (3001 Neugeborene) verglich, mit Leistenhernien, Defekten des kardiovaskulären Systems, Lippen-Kiefer-Gaumen-Spalten, Hüftluxationen und anderen muskuloskelettalen Defekten assoziiert. In einer großen retrospektiven Studie aus Finnland war der Gebrauch von Opioiden (hauptsächlich Codein) mit einem erhöhten Risiko für Lippen-Kiefer-Gaumen-Spalten verbunden. In einer anderen Studie, die 390 Kinder mit angeborenen Herzerkrankungen umfasste und mit 1254 normalen Kindern verglich, wurde eine höhere Rate der Exposition gegenüber verschiedenen Mitteln, einschließlich Codein, gefunden.

Obwohl all diese Studien möglichen Bias-Quellen unterliegen, geben sie doch zu der Warnung Anlass, dass der unkritische Gebrauch von Codein ein Risiko für den Fetus darstellen kann. Möglicherweise resultiert ein hypoxisches Risiko aus einer Vasokonstriktion der Plazentagefäße. Insgesamt darf Codein als Analgetikum in der Schwangerschaft verwendet werden, wenn Paracetamol allein nicht ausreicht; als Antitussivum ist es, wenn indiziert, erlaubt.

Die Verwendung von Codein bei den Geburtswehen kann – wie auch andere Opioide – Atemdepression verursachen.

Es existieren einzelne Fallberichte über ein Entzugssyndrom bei Neugeborenen, deren Mütter in den Wochen vor der Entbindung hohe Codein-Dosen eingenommen hatten [259].

Dihydrocodein

- FDA-Kategorie B bzw. D bei Anwendung über längere Zeit oder in höheren Dosen in zeitlicher Nähe zum Geburtstermin.
- ADEC-Kategorie A.

Dihydromorphin ist ein wesentlicher Metabolit von Dihydrocodein. Es existieren Berichte über Atemdepression beim Neugeborenen, wenn Dihydrocodein bei den Wehen angewandt wurde.

Hydromorphon

- FDA-Kategorie B bzw. D bei Anwendung über längere Zeit oder in höheren Dosen in zeitlicher Nähe zum Geburtstermin.
- ADEC-Kategorie C.

Beim Neugeborenen sind Atemdepression bzw. Entzugssyndrom möglich (s. Morphin).

Hydrocodon

- FDA-Kategorie C bzw. D bei Anwendung über längere Zeit oder in höheren Dosen in zeitlicher Nähe zum Geburtstermin.

Die Daten einer Beobachtungsstudie lassen einen Zusammenhang mit Missbildungen möglich erscheinen, jedoch können andere Einflussfaktoren eine Rolle gespielt haben. Hydromorphon ist ein Metabolit von Hydrocodon. Beim Neugeborenen sind Atemdepression bzw. Entzugssyndrom möglich (s. Morphin).

Oxycodon

- FDA-Kategorie B bzw. D bei Anwendung über längere Zeit oder in höheren Dosen in zeitlicher Nähe zum Geburtstermin.
- ADEC-Kategorie C.

Oxymorphon ist ein Metabolit von Oxycodon. Daten aus Beobachtungsstudien ließen bislang keinen Zusammenhang mit Missbildungen erkennen.

Beim Neugeborenen sind Atemdepression bzw. Entzugssyndrom möglich (s. Morphin, S. 82).

Fentanyl

- FDA-Kategorie B bzw. D bei Anwendung über längere Zeit oder in höheren Dosen in zeitlicher Nähe zum Geburtstermin.
- ADEC-Kategorie C.

Ein Fall einer Atemdepression bei einem Neugeborenen, dessen Mutter bei den Wehen Fentanyl epidural erhalten hatte, wurde berichtet.

Piritramid

Hinweise auf eine teratogene Wirkung beim Menschen haben sich bislang nicht ergeben (FI).

Siehe auch unter Morphin (S. 82) zu Gesichtspunkten für Opioide allgemein.

Pethidin (Meperidin)

- FDA-Kategorie B bzw. D bei Anwendung über längere Zeit oder in höheren Dosen in zeitlicher Nähe zum Geburtstermin.
- ADEC-Kategorie C.

Anzeichen für eine erhöhte Rate von Fehlbildungen beim Menschen haben sich bislang nicht ergeben (FI).

Chronische Anwendung während der Schwangerschaft kann zu Entzugserscheinungen beim Neugeborenen führen und sollte daher vermieden werden (FI).

Bei Gabe unter der Geburt kann es dosis- und zeitabhängig zu Atemdepression beim Neugeborenen kommen; ferner wurden ein beeinträchtigtes Verhalten sowie EEG-Veränderungen des Neugeborenen bis zu sechs Tage nach der Geburt beobachtet; bei Risikokindern kann die Überlebensfähigkeit zusätzlich herabgesetzt sein. Das Neugeborene ist deshalb so lange zu überwachen, bis keine wesentliche Beeinträchtigung der Atmung mehr zu erwarten ist (wenigstens jedoch sechs Stunden); je nach klinischem Bild (speziell unter Beachtung der verminderten Atmung nach der Geburt) wird beim Neugeborenen die Gabe von Opiatantagonisten (z. B. Naloxon) empfohlen (FI).

In einer kleineren Beobachtungsstudie unterschieden sich die Neugeborenen der Mütter, die während der Wehen analgetisch (mit Pethidin oder Bupivacain oder mehr als einer Analgesie-Methode) behandelt wurden, durch verminderte Bewegungsmuster, höhere Temperaturen und vermehrtes Schreien von den Neugeborenen, deren Mütter keine Analgesie erhalten hatten [400].

Pentazocin

- FDA-Kategorie C (Hersteller) oder B bzw. D bei Anwendung über längere Zeit oder in höheren Dosen in zeitlicher Nähe zum Geburtstermin.
- ADEC-Kategorie C.

Hinweise auf ein erhöhtes Fehlbildungsrisiko bei therapeutischer Anwendung haben sich bislang nicht ergeben. Beim fortgesetzten Gebrauch bis zum Ende der Schwangerschaft ist ein Entzugssyndrom möglich. Pentazocin kann den Uterustonus erhöhen.

In einer Studie zeigte sich Pentazocin 30 mg einmalig intramuskulär als ein geeignetes Analgetikum für die Geburtshilfe (20 von 22 Frauen gaben eine gute bis ausreichende Wirkung an); Nachteile für die Mutter und das *fetal outcome* des Neugeborenen wurden nicht verzeichnet [163].

Levomethadon und Methadon

- FDA-Kategorie B bzw. D bei Anwendung über längere Zeit oder in höheren Dosen in zeitlicher Nähe zum Geburtstermin.
- ADEC-Kategorie C.

Außer als Analgetikum wird Methadon auch in der Substitutionsbehandlung der Opiatabhängigkeit verwendet. Die Schwangerschaft bietet die Gelegenheit, eine Opiatabhängige der medizinischen, geburtshilflichen und Arzneimittelbehandlung zuzuführen [254]. Bei der Diagnose einer Opiatabhängigkeit kann eine Substitutionsbehandlung mit Levomethadon oder Methadon, wie aus einer Beobachtungsstudie der 1. Universitätsfrauenklinik München hervorgeht, medizinisch ungünstige Schwangerschaftsverläufe meist verhindern. In dieser Untersuchung konnte die Hälfte der Patientinnen ihre Substitutionsdosis bis zur Geburt deutlich reduzieren; 17 % der Patientinnen gelang es, vor der Geburt ganz ohne Substitutionsmedikamente auszukommen [253].

In der Frankfurter Universitätsklinik wurde eine retrospektive Fall-Kontroll-Studie an opiatabhängigen Müttern mit einem Vergleich zwischen einer Gruppe mit (N=51) und einer Gruppe ohne Methadon-Substitution (N=48) durchgeführt. Dabei hatten die Neugeborenen der Methadon-Gruppe ein höheres durchschnittliches Geburtsgewicht (2822 g vs. 2471 g), jedoch ein schwerer verlaufendes Abstinenzsyndrom (Krampfanfälle bei 47,1 % vs. 27,1 %) [513].

Ein Abstinenzsyndrom bei den Neugeborenen Methadon-substituierter Mütter wird bei 60–80 % beobachtet [153]. Das Entzugssyndrom beim Neugeborenen kann verzögert, z. B. erst 48–72 Stunden nach der Geburt, beginnen [390].

In einer retrospektiven Untersuchung bei substituierten heroinabhängigen Schwangeren korrelierte die Methadon-Dosis nicht mit der Stärke des Abstinenzsyndroms beim Neugeborenen [37]. Dagegen wurde in einer anderen Studie eine Korrelation mit der Methadon-Dosis gefunden [102]. In einer Studie fand sich eine positive Korrelation zwischen der Schwere der zentralnervösen Entzugszeichen und der Rate des Abfalls der Methadon-Plasmakonzentrationen vom ersten bis vierten Lebenstag [123].

Die Methadon-Clearance kann zwischen dem ersten und dritten Trimenon zunehmen, wie aus einer Untersuchung bei neun opioidabhängigen Schwangeren hervorging. Diesem Befund kann Bedeutung zukommen, wenn Methadon-Entzugssymptome während der Schwangerschaft auftreten [509a].

Hyperphagie wurde bei Neugeborenen von Methodon-substituierten Müttern häufig beobachtet [324], jedoch stellt dies kein klinisch relevantes Problem dar.

In seltenen Fällen kam es beim Neugeborenen zu einer Thrombozytose [171].

Buprenorphin
- FDA-Kategorie C.
- ADEC-Kategorie C.

Eine chronische Einnahme in der späten Schwangerschaft kann zu Entzugserscheinungen beim Neugeborenen führen (FI), auch verzögert. Während der Geburt gegeben, kann es die Kontraktionsfähigkeit des Uterus hemmen und beim Neugeborenen zu Atemdepression führen (FI). Das Neugeborene ist deshalb so lange zu überwachen, bis keine wesentliche Atemdepression mehr zu erwarten ist (mindestens jedoch sechs Stunden). Je nach klinischem Bild wird die Gabe von Opiatantagonisten (z. B. Naloxon) empfohlen (FI).

Buprenorphin wird auch in der Substitutionsbehandlung Opiatabhängigkeit verwendet. Allerdings ist die Erfahrung geringer als mit Methadon und bei Schwangeren liegen nur wenige Daten vor. In Bezug auf das Abstinenzsyndrom beim Neugeborenen ist Buprenorphin bei dieser Indikation möglicherweise günstiger als Methadon, wie erste Daten zeigten [243, 257, 436].

Die bislang vorliegenden prospektiven Beobachtungen geben keinen Anlass zur Besorgnis bezüglich des Schwangerschaftsausgangs. Weitere prospektive Untersuchungen sind erforderlich, um festzustellen, ob Buprenorphin eine gute Alternative für die Methadon-Behandlung bei Schwangeren darstellt [277a].

Alfentanil, Sufentanil, Remifentanil
Siehe RL-65 (Narkosemittel).

2. Andere zentral wirksame Analgetika

Tramadol
- FDA-Kategorie C.

Ein eventuelles Risiko für Embryo oder Fetus kann derzeit nicht angegeben werden, da entsprechende Berichte für die Frühschwangerschaft fehlen. Aufgrund dosisabhängiger Toxizität für Embryo und Fetus in Tierexperimenten sollte, bis weitere Informationen vorliegen, auf die Anwendung in der Frühschwangerschaft verzichtet werden.

Flupirtin
Erfahrungen bei Schwangeren liegen nicht vor (FI), sodass empfohlen wird, Flupirtin in der Schwangerschaft nicht anzuwenden.

Meptazinol
Bei der intramuskulären Anwendung für die Analgesie bei Wehen wurden keine unerwünschten Wirkungen beim Neugeborenen beobachtet [230].

Nalbuphin
- FDA-Kategorie B oder D bei Anwendung über längere Zeit oder in höheren Dosen in zeitlicher Nähe zum Geburtstermin.

Berichte über angeborene Fehlbildungen existieren nicht.

Beim Neugeborenen ist Atemdepression möglich, wenn Nalbuphin während der Wehen angewandt wurde. Theoretisch möglich ist ein Entzugssyndrom beim Neugeborenen, wenn die Substanz über längere Zeit angewandt wurde [230].

Nefopam
- FDA-Kategorie B.

Berichte über teratogene oder embryotoxische Wirkungen liegen nicht vor (FI). Nefopam sollte während der Schwangerschaft nicht gegeben werden.

Tilidin (in Kombination mit Naloxon)
Erfahrung mit der Anwendung bei Schwangeren liegen nicht vor. Tierexperimente haben keinen Verdacht auf eine teratogene Wirkung ergeben (FI).

3.   Analgetika/Antirheumatika

Metamizol
Zu diesem Pyrazolonderivat sind die Erfahrungen in der Schwangerschaft nicht ausreichend. In einer Fall-Kontroll-Studie aus Brasilien wurde eine Assozation zwischen Metamizol-Einnahme während der Schwangerschaft und dem Auftreten von Wilms-Tumoren bei den Kindern, insbesondere von Müttern aus einkommensschwachen Familien, gefunden [443]. Eine Kausalbeziehung ist damit nicht bewiesen. Ein vorzeitiger Schluss des Ductus arteriosus (Botalli) ist nicht auszuschließen, sodass eine Einnahme im letzten Trimenon vermieden werden sollte.

Eine Fall-Kontrollstudie aus einer ungarischen Datenbank ergab ein Signal für angeborene Zwerchfelldefekte bei Neugeborenen nach oraler Metamizol-Behandlung im zweiten und dritten Schwangerschaftsmonat. Dieses Signal kann zufallsbedingt sein und bedarf weiterer Untersuchungen [24a].

Die Pyrazolonderivate **Phenazon** und **Propyphenazon** haben als Analgetika praktisch keine Bedeutung mehr.

Insgesamt sollten Analgetika mit gut untersuchtem Nutzen-Risiko-Profil, am ehesten Paracetamol (s. unten), den Pyra-

zolonen vorgezogen werden.

Paracetamol
- FDA-Kategorie B
- ADEC-Kategorie A.

Die analgetische und antipyretische Wirkung von Paracetamol kann in allen Stadien der Schwangerschaft genutzt werden. In üblicher therapeutischer Dosierung und kurzfristiger Anwendung ist es sicher.

Eine neuere longitudinale Populationsstudie ergab, dass der Gebrauch von Paracetamol in der späten Schwangerschaft (20. bis 32. Woche) mit erhöhtem Risiko von Giemen im Alter der Kinder zwischen 30 und 42 Wochen assoziiert war [440]; bei Annahme einer Kausalbeziehung wäre allerdings nur 1 % des Giemens in diesem Alter auf diese Exposition zurückzuführen.

Zur Frage, ob die Einnahme von Paracetamol mit einem erhöhten Risiko für Gastroschisis verbunden ist, sind die Befunde uneinheitlich [475, 501].

In einer prospektiven Studie wurde der Ausgang der Schwangerschaft von 300 Frauen, die sich selbst eine Paracetamol-Überdosis zugefügt hatten, untersucht. Die Mehrheit der Schwangerschaften hatte einen normalen Ausgang; elf der lebenden Neugeborenen wiesen Missbildungen auf und bei keinem dieser Kinder hatte die Exposition im ersten Trimenon stattgefunden [330]. Die Paracetamol-Überdosis stellt per se keine Indikation zum Schwangerschaftsabbruch dar.

Zu Acetylcystein, das in der Behandlung der Paracetamol-Überdosis eingesetzt wird, siehe RL-13 (Antidota).

Acetylsalicylsäure

- FDA-Kategorie C bzw. D (in voller Dosis im dritten Trimenon).
- ADEC-Kategorie C.

Es liegt umfangreiches Datenmaterial vor. Verschiedene Studien beim Menschen haben Anhaltspunkte für bestimmte Missbildungen ergeben, andere wiederum nicht [273]. Demnach ist nicht völlig auszuschließen, dass Acetylsalicylsäure in hohen Dosen und bei Langzeittherapie eine leichte Teratogenität bedingt. In einer neuen Metaanalyse war kein erhöhtes Missbildungsrisiko bei Neugeborenen von Müttern, die im ersten Trimenon Acetylsalicylsäure eingenommen hatten, zu finden, allerdings ein erhöhtes Risiko für Gastroschisis [273]; ein Befund, der auch in anderen Untersuchungen erhoben wurde [326, 475, 501].

Acetylsalicylsäure kann auf die Hämostase der Mutter oder des Neugeborenen einwirken und zu einem erhöhten Blutungsrisiko führen. Hohe Dosen können mit erhöhter perinataler Mortalität, intrauteriner Wachstumsverzögerung und teratogenen Wirkungen in Verbindung stehen. Niedrige Dosen (z.B. 80 mg/d) haben offenbar günstige Wirkungen bei Schwangerschaften, die durch systemischen Lupus erythematodes mit Antiphospholipid-Antikörpern kompliziert werden.

Bei Schwangerschaften, die unter dem Risiko der Entwicklung einer schwangerschaftsinduzierten Hypertonie und Präeklampsie [131] stehen, und bei Feten mit intrauteriner Wachstumsverzögerung kann niedrig dosierte Acetylsalicylsäure (40–150 mg/d) günstig sein; jedoch sind weitere Studien erforderlich, um das Risiko-Nutzen-Verhältnis einer solchen Behandlung exakt zu beurteilen. Hoffnungen der frühen 90er-Jahre, Acetylsalicylsäure eigne sich allgemein zur Sekundärprävention der Präeklampsie, haben sich nicht bestätigt [109]. Eine randomisierte placebokontrollierte Doppelblindstudie zeigte, dass Acetylsalicylsäure (100 mg/d) die Inzidenz der Präeklampsie nicht reduzierte [465]. Bei Neugeborenen, deren Mütter niedrig dosierte Acetylsalicylsäure eingenommen hatten, war die Substanz zwar nicht nachweisbar, jedoch war die Thromboxan-A_2-Bildung in den Thrombozyten signifikant reduziert [289].

Für die Primärprävention der Präeklampsie ergab eine Metaanalyse (für insgesamt über 32 000 Frauen) der Studiengruppe ‚*Perinatal Antiplatelet Review of International Studies* (PARIS)‘, dass die Verwendung von Thrombozytenaggregationshemmern (in erster Linie niedrig dosierte Acetylsalicylsäure) mit mäßiggradiger, aber konsistenter Reduktion des relativen Risikos einer Präeklampsie, einer Geburt vor der 34. Schwangerschaftswoche und eines sehr ungünstigen Schwangerschaftsausgangs assoziiert war. Dabei konnte keine Untergruppe von Frauen mit besonders hohem bzw. niedrigem Nutzen durch Thrombozytenaggregationshemmer identifiziert werden [20a]. Während in dieser Metaanalyse [20a] die Reduktion des Endpunkts ‚Tod in utero oder Tod des Neugeborenen vor Entlassung aus dem Krankenhaus‘ keine Signifikanz erreichte, fand ein Cochrane Review randomisierter Studien zum gleichen Thema auch hier eine signifikante Reduktion um 14 % [131a].

In zeitlicher Nähe zum Geburtstermin kann Acetylsalicylsäure die Schwangerschaftsdauer und die Wehen verlängern.

Vorzeitiger Verschluss des Ductus arteriosus (Botalli) kann in den späten Schwangerschaftsstadien vorkommen, wenn die Mutter Acetylsalicylsäure in voller Dosis verwendet hat. Einer Fall-Kontroll-Studie zufolge, in der das Meconium Neugeborener auf nichtsteroidale Antiphlogistika (Ibuprofen, Naproxen, Indometacin, Acetylsalicylsäure) untersucht wurde, ist der Gebrauch dieser Mittel in der Schwangerschaft häufig und signifikant mit persistierender pulmonaler Hypertonie des Neugeborenen assoziiert [8].

Zusammenfassend ist festzustellen, dass Acetylsalicylsäure während der Schwangerschaft, insbesondere in chronischer oder intermittierend hoher Dosierung, vermieden werden sollte. Wenn ein Analgetikum oder Antipyretikum benötigt wird, sollte Paracetamol erwogen werden.

Acemetacin

Ausreichende Daten beim Menschen liegen nicht vor. Im dritten Trimenon sollte es nicht verwendet werden.

Acemetacin wird zu Indometacin (s. S. 90) metabolisiert.

Ibuprofen

- FDA-Kategorie B bzw. D im dritten Trimenon.
- ADEC-Kategorie C.

In einer Untersuchung wurde ein erhöhtes Risiko für Gastroschisis gefunden [475]. Darüber hinaus existieren keine publizierten Berichte über angeborene Missbildungen im Zusammenhang mit dem Gebrauch von Ibuprofen. Aus der Hemmung der Prostaglandinsynthese kann eine Konstriktion des Ductus arteriosus resultieren. Werden solche Mittel im dritten Trimenon

nahe dem Geburtstermin verwendet, kann persistierende pulmonale Hypertonie beim Neugeborenen resultieren. Außerdem können diese Mittel wehenhemmend wirken – für diesen Zweck ist Ibuprofen in der Vergangenheit therapeutisch eingesetzt worden – und die Schwangerschaft verlängern. Ein reduziertes Volumen der Amnionflüssigkeit ist bei dieser Verwendung beobachtet worden.

Aufgrund einer Kohortenstudie besteht der Verdacht, dass die Verwendung nichtsteroidaler Antiphlogistika (hier definiert als Ibuprofen oder Naproxen) während der Schwangerschaft mit einem erhöhten Fehlgeburtsrisiko verbunden ist (adjustierte Hazard Ratio 1,8; 95 %-Konfidenzintervall 1,0–3,2). Die Assoziation war stärker, wenn die erste Verwendung um die Zeit der Konzeption stattfand und wenn der Gebrauch länger als eine Woche dauerte [295]. Dieser Befund bedarf der Bestätigung durch gezielte Studien.

Frauen, die versuchen, schwanger zu werden, sollten Prostaglandinsynthesehemmer vermeiden, weil in verschiedenen Tiermodellen die Implantation der Blastozyste blockiert wurde.

Siehe auch Acetylsalicylsäure (S. 88) und Indometacin (S. 90).

Dexibuprofen

Dexibuprofen ist das aktive *S*-Enantiomer von Ibuprofen (s. oben) und dementsprechend zu bewerten.

Diclofenac

- FDA-Kategorie B bzw. D bei Gebrauch im dritten Trimenon oder nahe dem Entbindungstermin.
- ADEC-Kategorie C.

Es gibt einzelne Beobachtungen, wonach die Gabe von Diclofenac bei einer Puerperalsepsis mit Streptokokken A mit problematischem Verlauf assoziiert war.

Siehe auch Ibuprofen (S. 89) und Indometacin (s. u.).

Ketoprofen

- FDA-Kategorie B bzw. D bei Gebrauch im dritten Trimenon oder nahe dem Entbindungstermin.
- ADEC-Kategorie C.

Siehe auch Ibuprofen (S. 89) und Indometacin (s. u.).

Dexketoprofen

Dexketoprofen ist ein Enantiomer von Ketoprofen und dementsprechend zu bewerten.

Indometacin

- FDA-Kategorie B bzw. D bei Gebrauch für länger als 48 Stunden oder nach 34 Wochen Schwangerschaftsdauer oder nahe der Entbindung.
- ADEC-Kategorie C.

Frauen, die versuchen schwanger zu werden, sollten keinen Prostaglandinsynthesehemmer verwenden, weil in verschiedenen Tiermodellen die Blastozysten-Implantation blockiert wurde.

Indometacin wirkt tokolytisch. Sein Stellenwert im Vergleich zu den Beta-Sympathomimetika ist umstritten [365]. Bei Kindern, die in oder vor der 30. SSW geboren wurden, führte die wegen vorzeitiger Wehen durchgeführte antenatale Indometacin-Therapie zu einem Anstieg des Risikos schwerer Komplikationen [366]. Wie eine Analyse ergab, ist bei einem Gestationsalter von 32 Wochen oder darunter die

Tokolyse mit Indometacin möglicherweise eine vernünftige Strategie [311]. In einer systematischen Übersicht mit Metaanalyse wurden keine signifikant erhöhten Risiken unerwünschter Wirkungen einer Indometacin-Tokolyse identifiziert. Allerdings reichte die Power der publizierten randomisierten Studien nicht aus, die Möglichkeit von unerwünschten Wirkungen beim Neugeborenen auszuschließen [302a].

In der Therapie des idiopathischen Hydramnions ist, nachdem Chromosomenaberrationen, fetale Fehlbildungen, Diabetes der Mutter, Rh-Inkompatibilität und die für die Entwicklung eines Hydramnions typischen Infektionen ausgeschlossen wurden, Indometacin versucht worden [215]. Möglicherweise stellt dies eine effektive Therapie dar [68].

Die Einnahme im ersten Trimenon führt offenbar nicht zu einem erhöhten Missbildungsrisiko; später kann das Komplikationsrisiko für den Fetus (z. B. Konstriktion des Ductus arteriosus und Trikuspidalinsuffizienz, die potenziell zu Herzinsuffizienz, Hydrops und Tod des Fetus führen kann) bzw. für das Neugeborene (pulmonale Hypertonie, offener Ductus arteriosus, Nierendysfunktion, nekrotisierende Enterocolitis, Darmperforation, intrakranielle Blutung und zystische Hirnläsionen) ansteigen; dabei hängt das Risiko dieser Komplikationen teilweise vom Alter der Schwangerschaft bei Indometacin-Anwendung bzw. von deren Zeitabstand zur Entbindung ab [365].

Eine Studie, die Daten aus dem dänischen Geburtsregister sowie Verschreibungen zusammenführte, fand keinen Zusammenhang zwischen der Verwendung nichtsteroidaler Antiphlogistika in der Schwangerschaft und dem Risiko für angeborene

Missbildungen, niedrigem Geburtsgewicht und Frühgeburt, jedoch eine signifikante Assoziation mit Fehlgeburten [357].

In einer retrospektiven Fall-Kohorten-Studie wurde bei Neugeborenen von Schwangeren, die Indometacin erhalten hatten, keine erhöhte Häufigkeit von Komplikationen gefunden. Die Gesamtdosis betrug zwischen 25 und 6300 mg (Median 413 mg), die Behandlungsdauer zwischen 1 und 73 Tagen (Median 5 Tage) und das Gestationsalter bei Behandlungsbeginn zwischen 18 und 32 Wochen (Median 24 Wochen) [1].

Schwangere, die Indometacin erhalten, sollten in Hinblick auf die Entwicklung einer Konstriktion des Ductus arteriosus oder eines Oligohydramnions kontrolliert werden. Die antenatale Anwendung sollte unterbleiben, wenn die Geburt bevorsteht, nach der 32. SSW bzw. wenn eine angeborene kardiale Erkrankung, die mit dem Ductus in Verbindung steht, vorliegt [365]. Siehe auch Ibuprofen (S. 89) und Acetylsalicylsäure (S. 88).

Lonazolac

Tierversuche haben keinen Anhalt für embryotoxische oder teratogene Eigenschaften ergeben (FI). Dennoch sollte eine Anwendung in der Schwangerschaft unterbleiben.

Siehe auch unter Indometacin (S. 90), Acetylsalicylsäure (S. 88) und Ibuprofen (S. 89) zu Gesichtspunkten für nichtsteroidale Antiphlogistika.

Aceclofenac

Kontraindikation im letzten Drittel der Schwangerschaft (FI).

Siehe auch unter Indometacin (S. 90), Acetylsalicylsäure (S. 88) und Ibuprofen

(S. 89) zu Gesichtspunkten für nichtsteroidale Antiphlogistika.

Naproxen

- FDA-Kategorie B bzw. D im dritten Trimenon oder nahe der Entbindung.
- ADEC-Kategorie C.

Siehe auch unter Indometacin (S. 90), Acetylsalicylsäure (S. 88) und Ibuprofen (S. 89) zu Gesichtspunkten für nichtsteroidale Antiphlogistika.

Mefenaminsäure

- FDA-Kategorie C bzw. D im dritten Trimenon oder nahe der Entbindung.
- ADEC-Kategorie C.

Siehe auch unter Indometacin (S. 90), Acetylsalicylsäure (S. 88) und Ibuprofen (S. 89) zu Gesichtspunkten für nichtsteroidale Antiphlogistika.

Etofenamat

Siehe unter Indometacin (S. 90), Acetylsalicylsäure (S. 88) und Ibuprofen (S. 89) zu Gesichtspunkten für nichtsteroidale Antiphlogistika.

Tiaprofensäure

- ADEC-Kategorie C.

Tiaprofensäure wird in der Schwangerschaft nicht empfohlen. Die Substanz passiert die Plazentaschranke. In Tierversuchen wurde keine teratogene Wirkung beobachtet, jedoch war der Geburtsvorgang verzögert und verlängert, auch war die Zahl der Totgeburten erhöht [230]. Kontraindiziert im letzten Schwangerschaftsdrittel (FI).

Siehe auch unter Indometacin (S. 90), Acetylsalicylsäure (S. 88) und Ibuprofen

(S. 89) zu Gesichtspunkten für nichtsteroidale Antiphlogistika.

Piroxicam

- FDA-Kategorie C bzw. D im dritten Trimenon oder nahe der Entbindung.
- ADEC-Kategorie C.

Siehe auch unter Indometacin (S. 90), Acetylsalicylsäure (S. 88) und Ibuprofen (S. 89) zu Gesichtspunkten für nichtsteroidale Antiphlogistika.

Meloxicam

- FDA-Kategorie C bzw. D im dritten Trimenon oder nahe der Entbindung.
- ADEC-Kategorie C.

Siehe auch unter Indometacin (S. 90), Acetylsalicylsäure (S. 88) und Ibuprofen (S. 89) zu Gesichtspunkten für nichtsteroidale Antiphlogistika.

Lornoxicam

Ausreichende Erfahrungen für die Anwendung in der Schwangerschaft liegen nicht vor.

Siehe auch unter Indometacin (S. 90), Acetylsalicylsäure (S. 88) und Ibuprofen (S. 89) zu Gesichtspunkten für nichtsteroidale Antiphlogistika.

Methotrexat

- FDA-Kategorie X.
- ADEC-Kategorie D.

Ein fetales Aminopterin/Methotrexat-Syndrom ist aus den 50er-Jahren bekannt, als diese Folsäureantagonisten erstmals zur Induktion einer Interruptio verwendet wurden. Misslingt die Interruptio und wird die Schwangerschaft fortgesetzt, kann dieses Syndrom resultieren [32]. Zu den häufigsten Missbildungen gehören Fehlbildungen des Schädelknochens (aufgrund fehlender oder verzögerter Verknöcherung), kugelförmiger Kopf, Mikrognathie und Hypertelorismus [502] sowie Missbildungen der Extremitäten und des Zentralnervensystems wie Anenzephalus, Hydrozephalus und Meningomyelozele [237]. Eine verzögerte geistige Entwicklung des Kindes wurde in einzelnen Fällen dokumentiert [110].

Methotrexat ist bei bestehender oder geplanter Schwangerschaft kontraindiziert. Eine zuverlässige Kontrazeption ist erforderlich. Vor Therapiebeginn muss eine Schwangerschaft ausgeschlossen werden.

Methotrexat scheint die weibliche Fertilität nicht zu beeinträchtigen. Die Substanz ist embryotoxisch; deswegen sollten Frauen, die schwanger werden möchten, die Behandlung mindestens drei Monate vor Konzeptionsversuch beenden. Da die Folsäure-Konzentration während der Behandlung abfällt und Folsäure-Mangel mit Neuralrohrdefekten assoziiert ist, ist die Supplementierung dieses Vitamins besonders wichtig [237].

Die Erfahrung mit Methotrexat in der Schwangerschaft beim Menschen ist weitgehend auf Patienten beschränkt, die eine Chemotherapie einer malignen Erkrankung erhalten (wobei in diesen Fällen die Grunderkrankung sowie weitere Chemotherapeutika beteiligt waren) oder die das Mittel zum Zweck des Schwangerschaftsabbruchs angewandt haben. Auf dieser Gesamterfahrung beruht die Kontraindikation für die Schwangerschaft (FDA-Kategorie X) wegen der schweren Schadwirkung auf den Fetus und den Verlauf der Schwangerschaft.

Sehr gering sind die Schwangerschaftserfahrungen mit niedrig dosiertem Methotrexat für verschiedene rheumatische Erkrankungen. In einem Bericht über zehn solche Schwangerschaften gab es fünf Aborte (drei spontane und zwei induzierte), jedoch keine angeborenen Anomalien bei den fünf termingerecht geborenen Kindern sowie bei deren Nachbeobachtung, wobei auch die Folsäure-Supplementierung zu berücksichtigen ist [237]. Ferner wurde über ein Kind mit „Aminopterin-Syndrom" berichtet, dessen Mutter im ersten Schwangerschaftstrimenon wegen juveniler rheumatoider Arthritis wöchentlich mit Methotrexat in niedriger Dosierung behandelt wurde [63].

Auch für den Mann gilt, dass Methotrexat mindestens drei Monate vor der Konzeption abzusetzen ist [237].

Chloroquin
- FDA-Kategorie C.
- ADEC-Kategorie A (Malaria-Prophylaxe) bzw. D (Malaria-Therapie).

Chloroquin ist das Mittel der Wahl zur Prophylaxe und Therapie empfindlicher Malaria-Erreger während der Schwangerschaft.

Augenärztliche Untersuchungen von Kindern, deren Mütter Chloroquin (N=7; durchschnittliche Dosis 332 mg/d) während der Schwangerschaft zur Behandlung eines Lupus erythematodes oder einer rheumatoiden Arthritis eingenommen hatten, ergaben keine ophthalmologischen Auffälligkeiten [267].

Bei der Behandlung von 130 Schwangeren im ersten Trimenon mit Plasmodium-vivax-Infektion in Thailand wurden keine Auffälligkeiten bezüglich der Rate von Spontanaborten im Vergleich zu Frauen, die keine Malaria während der Schwangerschaft hatten, bzw. keine erhöhten Häufigkeiten von angeborenen Ab-

normalitäten, Totgeburten oder erniedrigtem Geburtsgewicht beobachtet [332].

Vergleiche auch Hydroxychloroquin (s. unten) sowie RL-10 (Antibiotika/Antiinfektiva).

Hydroxychloroquin
- FDA-Kategorie C.
- ADEC-Kategorie D.

Hydroxychloroquin, insbesondere in niedriger Dosierung, stellt offenbar kein signifikantes Risiko für den Fetus dar. Es gibt keine Berichte über Retina- oder Ototoxizität nach In-utero-Exposition. Augenärztliche Untersuchungen von Kindern, deren Mütter Hydroxychloroquin (N=14; durchschnittliche Dosis 317 mg/d) während der Schwangerschaft zur Behandlung eines Lupus erythematodes oder einer rheumatoiden Arthritis eingenommen hatten, ergaben keine ophthalmologischen Auffälligkeiten [267]. Eine ergänzende Mitteilung berichtet von weiteren 35 Kindern ohne Auffälligkeiten, deren Mütter während der Schwangerschaft mit Hydroxychloroquin behandelt worden waren [347].

In Dosen für die Malaria-Prophylaxe (beim Erwachsenen 400 mg pro Woche) darf Hydroxychloroquin für diesen Zweck verwendet werden. Höhere Dosen für längere Zeiträume, wie sie für systemischen Lupus erythematodes (SLE), akute Malaria-Attacken und rheumatoide Arthritis verwendet werden, stellen wahrscheinlich ein höheres Risiko für den Fetus dar, wobei dieser Anstieg nicht quantifiziert werden kann. Es gibt eine Empfehlung, Hydroxychloroquin für die Behandlung der rheumatoiden Arthritis oder des SLE in der Schwangerschaft zu meiden, jedoch unterstützen andere neuere Berichte diese Schlussfolgerung nicht.

Vielmehr gibt es Gründe dafür, eine Hydroxychloroquin-Behandlung bei Frauen mit SLE nicht abzubrechen, wenn eine Schwangerschaft eintritt. Dafür spricht auch die Erfahrung aus 133 Schwangerschaften bei 90 Hydroxychloroquin-behandelten (200 mg ein- oder zweimal täglich) Frauen mit SLE. Sie erbrachte im Vergleich mit einer Kontrollgruppe (70 Schwangerschaften bei 53 Patientinnen mit SLE ohne Hydroxychloroquin-Behandlung) keine Unterschiede [84].

Eine kleine prospektive placebokontrollierte Doppelblindstudie bei schwangeren Lupus-Patientinnen ergab, dass Hydroxychloroquin sicher und wirksam ist [293].

Vergleiche auch Chloroquin (s. oben) sowie RL-10 (Antibiotika/Antiinfektiva).

Auranofin
- FDA-Kategorie C.
- ADEC-Kategorie B3.

Die Daten zur Anwendung von Gold in der Schwangerschaft sind begrenzt und gegensätzlich [230]. Bei den meisten Fällen gab es keine teratogene Wirkung, jedoch wurde nur eine kleine Anzahl von Fällen untersucht. Die sicherste Vorgehensweise ist, bei Bestätigung einer Schwangerschaft die Goldtherapie zu beenden [230]. Davor kann es bei Langzeittherapie mit parenteralem Gold sinnvoll sein, die monatliche Injektion auf den ersten Tag der Menses zu legen [237]. Die meisten Rheumatologen raten Frauen, die Goldverbindungen anwenden, zu adäquater Kontrazeption.

Gold scheint die Fertilität nicht zu beeinträchtigen [237].

Vergleiche auch Natriumaurothiomalat (s. unten).

Natriumaurothiomalat
- FDA-Kategorie C.
- ADEC-Kategorie B2.

Obwohl Goldverbindungen offenbar kein größeres Risiko für den Fetus darstellen, ist die klinische Erfahrung begrenzt und Studien mit Langzeit-Nachbeobachtung exponierter Feten wurden nicht berichtet.

Oxaceprol
Keine Angaben verfügbar.

Leflunomid
- FDA-Kategorie X.

Im Tierversuch wirkt Leflunomid teratogen. Während der Schwangerschaft ist es kontraindiziert, vor Behandlungsbeginn muss eine zuverlässige Kontrazeption bestehen und bei Frauen im gebärfähigen Alter muss bei Behandlungsbeginn eine Schwangerschaft ausgeschlossen werden [237]. Aussagefähige Daten über den Schwangerschaftsausgang bei Frauen, die dennoch Leflunomid-exponiert waren, liegen nicht vor, weil sich die meisten Frauen für einen Schwangerschaftsabbruch entschieden hatten. Das Risiko für angeborene Missbildungen kann nicht angegeben werden. Eine Studie der *Organization of Teratology Services (OTIS)* wird derzeit durchgeführt [244].

Leflunomid und sein aktiver Metabolit werden sehr langsam aus dem Körper eliminiert; es kann bis zu zwei Jahre dauern, bis die Plasmakonzentrationen des Metaboliten nicht mehr nachweisbar sind. Vor diesem Hintergrund kommt aktiven Eliminationsmaßnahmen (Washout) Bedeutung zu. Man geht davon aus, dass bei Blutkonzentrationen des aktiven Metaboliten von <0,02 µg/ml ein teratogenes Risiko unwahrscheinlich ist [51]. Dies basiert auf der FDA-Empfehlung, mit Colestyramin-Washout nicht HPLC-messbare Leflunomid-Konzentrationen zu erzielen; erreicht werden kann dies durch einen 11-Tage-Washout mit Colestyramin (8 g dreimal täglich) [51]. In Abhängigkeit von den klinischen oder laborchemischen Variablen kann die Dauer jedoch entsprechend verändert werden (FI).

Wird bei Leflunomid-Behandlung eine ungewollte Schwangerschaft festgestellt, so ist es theoretisch möglich, die Leflunomid-Konzentration vor Beginn der Organogenese noch zu senken, wenn sofort beim ersten Ausbleiben der Menstruation mit dem Washout begonnen wird [51]. Obwohl arzneimittelinduzierte Mikrozephalie und geistige Retardierung verhindert werden können, besteht dennoch ein Risiko für Verlust der Schwangerschaft sowie für Anomalien. Deshalb muss der Mutter in den meisten Fällen mitgeteilt werden, dass – auf der Basis tierexperimenteller Studien – ein theoretisches Risiko für den Fetus besteht [51].

Zur Frage, ob die Behandlung von *Männern* mit Leflunomid ein erhöhtes toxisches Risiko für den Fetus darstellt, existieren keine Daten (FI). Zur Verminderung möglicher Risiken sollten Männer, die ein Kind zeugen möchten, in Erwägung ziehen Leflunomid abzusetzen und 8 g Colestyramin dreimal täglich oder 50 mg Aktivkohlepulver viermal täglich über jeweils 11 Tage einzunehmen. Bei beiden Vorgehensweisen wird im Anschluss die Plasmakonzentration des aktiven Metaboliten A771726 zum ersten Mal gemessen. In der Folge muss die A771726-Plasmakonzentration nach einem Intervall von mindestens 14 Tagen nochmals bestimmt

werden. Wenn beide Plasmakonzentrationen unter 0,02 µg/ml liegen sowie nach einer Wartezeit von mindestens 3 Monaten, ist das toxische Risiko für den Fetus sehr gering (FI).

Anakinra

Zur Anwendung in der Schwangerschaft liegen keine Daten vor. Eine sichere Kontrazeption während der Behandlung wird empfohlen [322].

Penicillamin

- FDA-Kategorie D.
- ADEC-Kategorie D.

Teratogenität und Hautschlaffheit sind bei tierexperimentellen Studien beobachtet worden. Die Penicillamin-Exposition des menschlichen Fetus hat zu ernsten Bindegewebsstörungen, einschließlich Cutis laxa, Hernien, Hüftluxationen und Wachstumsstörungen geführt. Im Allgemeinen sind andere Arzneimittel wie nichtsteroidale Antiphlogistika oder niedrige Dosen von Corticosteroiden wirksam und sicherer als Penicillamin für die schwangere Patientin mit rheumatoider Arthritis. Die Behandlung sollte vor der Konzeption, oder sobald die Schwangerschaft bestätigt ist, beendet werden [237]. Bei Patientinnen mit Morbus Wilson gibt es dagegen Empfehlungen, die Therapie während der Schwangerschaft (außer evtl. im ersten Trimenon) fortzusetzen.

Sulfasalazin

- FDA-Kategorie B.
- ADEC-Kategorie A.

Bei Sulfasalazin handelt es sich um Sulfapyridin, ein Sulfonamid, das über eine Azo-Brücke mit 5-Aminosalicylsäure (s. Mesalazin, RL-60) verbunden ist.

Sulfasalazin wird überwiegend in der Behandlung entzündlicher Darmerkrankungen eingesetzt. Die meisten Daten über die Anwendung in der Schwangerschaft stammen von Patientinnen mit diesen Erkrankungen; es gibt jedoch keinen Grund zur Annahme einer anderen Sicherheit bei Patientinnen mit Arthritis. Es kann sogar von allen Basistherapeutika (disease-modifying antirheumatic drugs, DMARDs) als erste Wahl für Frauen mit rheumatischen Erkrankungen, die schwanger sind oder werden wollen, gelten [237].

Es wurde kein Anstieg menschlicher angeborener Defekte oder einer Toxizität für das Neugeborene aufgrund der Anwendung von Sulfasalazin in der Schwangerschaft beobachtet [57, 237]. Jedoch existieren drei Berichte über fünf Neugeborene (zwei Totgeburten) mit angeborenen Missbildungen, wobei unklar ist, ob sie der Grunderkrankung, der Therapie oder einer Kombination von beiden zuzuschreiben waren. In einer ungarischen Datenbank wurde kein signifikanter Anstieg der Prävalenz ausgewählter angeborener Fehlbildungen bei den Kindern von Müttern, die während der Schwangerschaft mit Sulfasalazin behandelt wurden, gefunden; allerdings reichten die Fallzahlen nicht aus, eine teratogene Wirkung auszuschließen [363].

Kernikterus und schwere neonatale Gelbsucht nach mütterlicher Einnahme von Sulfasalazin sind nicht berichtet worden, auch wenn das Mittel bis zur Entbindung gegeben wurde. Vorsicht wird dennoch angeraten, weil andere Sulfonamide (s. S. 120) Ikterus beim Neugeborenen verursacht haben.

Frauen im gebärfähigen Alter ohne sicheren Konzeptionsschutz sollten bei Sulfasalazin-Therapie eine Folsäure-Supplementierung erhalten (FI), weil Sulfasalazin zu einem Folsäuremangel führen kann.

Es gibt keine Berichte über Fertilitätsprobleme bei Frauen, die Sulfasalazin einnehmen. Bei Männern induziert die Substanz Oligospermie, beeinträchtigte Spermienmotilität und eine vermehrte Anzahl abnormer Spermatozoen; dies kann zu vorübergehender Infertilität führen [237]. Jedoch ermöglicht das Absetzen oder der Wechsel auf Mesalazin die Erholung der Spermienproduktion gewöhnlich innerhalb von 3 Monaten.

Celecoxib
■ FDA-Kategorie C.

Über die Anwendung bei Schwangeren gibt es bislang kein hinreichendes Datenmaterial, das eine Sicherheit begründen würde. Ob ein relevanter Wirkungsunterschied zwischen selektiven Cyclooxygenase-2-(COX-2-)Inhibitoren und nichtselektiven (traditionellen) NSAIDs (s. Indometacin, S. 90) besteht, ist nicht bekannt. Eine tierexperimentelle Untersuchung lässt auf eine Beteiligung der COX-2 bei der Aufrechterhaltung des fetalen Ductus arteriosus schließen [467].

Glucosaminsulfat
Schwangerschaft wird unter den Gegenanzeigen aufgeführt (FI).

Hyaluronsäure
Keine Angaben verfügbar.

Etanercept
■ FDA-Kategorie B.

In einer Umfrage bei Rheumatologen wurde über 14 Schwangerschaften unter Etanercept-Exposition berichtet [76a].

Darin sowie in einem weiteren Bericht [452a] fanden sich keine Missbildungen bei den Neugeborenen. Eine Kasuistik beschreibt ein VATER-Syndrom (Wirbelsäulendefekte, Analatresie, Ösophagotrachealfistel und Ösophagusatresie, Fehlbildungen der Niere und des Radius) beim Neugeborenen einer Psoriasis-Patientin, die mit Etanercept 50 mg subkutan 2x/Woche über die Schwangerschaft hinweg behandelt wurde [72a].

Insgesamt geben die bislang vorliegenden Informationen zu Tumornekrosefaktor-α-Antagonisten keinen Anhalt für eine Embryotoxizität, Teratogenität oder erhöhtem Schwangerschaftsverlust [371a, 414a], sind jedoch unzureichend, um auf eine Sicherheit schließen zu lassen. Weitere Daten sind erforderlich.

Infliximab
- FDA-Kategorie B.

In einer Datenbank des Herstellers liegen Informationen zum Schwangerschaftsausgang bei 96 Frauen mit Inflximab-Exposition vor. In 64 Fällen kam es zu einer Lebendgeburt, in 14 Fällen zu einer Fehlgeburt und 18 Schwangerschaften wurden elektiv beendet [256a].

Insgesamt geben die bislang vorliegenden Informationen zu Tumornekrosefaktor-α-Antagonisten keinen Anhalt für eine Embryotoxizität, Teratogenität oder erhöhtem Schwangerschaftsverlust [371a, 414a], sind jedoch unzureichend, um auf eine Sicherheit schließen zu lassen. Weitere Daten sind erforderlich.

RL 06 Anthelminthika

Albendazol (S. 97): Eskazole®
Mebendazol (S. 98): Surfont®, Vermox®
Niclosamid (S. 98): Yomesan®
Praziquantel (S. 98): Biltricide®, Cesol®, Cysticide®
Pyrantel (S. 99): Helmex®
Pyrviniumembonat (S. 99): Molevac®, Pyrcon®

Allgemeines. Wurminfektionen stellen in Entwicklungsländern ein ernstes Problem dar [426]. In Endemiegebieten bilden Wurminfektionen einen Risikofaktor für Anämien; Anämie in der Schwangerschaft ist mit erhöhtem Risiko für Totgeburt und erniedrigtes Geburtsgewicht verbunden [510]. Vor diesem Hintergrund kommt der Evaluation der Sicherheit von Anthelminthika für Schwangere große Bedeutung zu. Auf der anderen Seite werden Schwangere von der Teilnahme an Studien in der Regel ausgeschlossen, sodass entsprechende Daten fehlen [426].

Albendazol
- FDA-Kategorie C.
- ADEC-Kategorie D.

In Tierexperimenten ist eine teratogene Wirkung beschrieben [426].

In einer afrikanischen Feldstudie ergaben sich keine Hinweise auf ungünstigen Schwangerschaftsausgang infolge einmaliger Albendazol-Anwendung [476]. In einer prospektiven Beobachtungsstudie in einer ländlichen Region Nepals, einem Endemiegebiet für Hakenwurminfektionen, führte die Gabe von Albendazol an Schwangere im zweiten Trimenon zu einer niedrigeren Rate schwerer Anämie im dritten Trimenon, höherem Geburtsgewicht und niedrigerer Kindersterblichkeit [78a]. Insgesamt sind die publizierten Daten zur Anwendung bei Schwangeren unzureichend, um das Risiko für den Fetus beurteilen zu können.

Mebendazol
- FDA-Kategorie C.
- ADEC-Kategorie B3.

Im Tierexperiment bei der Ratte wirkt Mebendazol embryotoxisch und teratogen.

In Regionen, in denen Hakenwurm-Infektionen endemisch sind, könnten Schwangere von einer Behandlung profitieren. In Sri Lanka wurde deswegen in den 80er-Jahren die routinemäßige Mebendazol-Behandlung Schwangerer nach Ende des ersten Trimenons üblich [510]. In einer Querschnittsstudie waren größere Missbildungen bei den Kindern dieser Mütter nicht häufiger als in der Kontrollgruppe; auf eine Sicherheit von Mebendazol im ersten Trimenon ließen die Daten keinen Schluss zu [105]. In einer israelischen Studie zeigte sich, dass Mebendazol in Dosen, die üblicherweise für Madenwurm-Infektionen verwendet werden, kein größeres teratogenes Risiko darstellt [120].

Praziquantel
- FDA-Kategorie B.
- ADEC-Kategorie B1.

Im Tierversuch wurde keine teratogene Wirkung gefunden. Ausreichende Erfahrungen beim Menschen, die eine Bewertung erlauben würden, liegen nicht vor. Neuere Daten zeigen, dass Praziquantel beim Menschen möglicherweise mutagen und karzinogen wirken kann, insbesondere in Entwicklungsländern, wo Wurminfektionen häufig sind und multiple Behandlungszyklen verschrieben werden. Wegen dieser potenziellen Toxizität sollte die Verwendung von Praziquantel in der Schwangerschaft den Fällen vorbehalten bleiben, wo der Parasit zu einer klinischen Erkrankung oder zu Problemen der Volksgesundheit führt.

Zu einer günstigeren Einschätzung gelangt eine neue Übersichtsarbeit. Obwohl die Prüfung bei Schwangeren bislang nicht durchgeführt wurde, wurde auf der Basis von zwei Dekaden klinischer Erfahrung auf ein sehr niedriges Potenzial unerwünschter Wirkungen auf Mutter und ungeborenes Kind geschlossen. Für die Schistosomiasis wird die Behandlung Schwangerer befürwortet [373].

Niclosamid
- FDA-Kategorie B.
- ADEC-Kategorie B1.

Systematische Untersuchungen bei Schwangeren liegen nicht vor. Da Niclosamid nicht aus dem Darm resorbiert wird, ist es auch in der Schwangerschaft einsetzbar [168].

Pyrantel
- FDA-Kategorie C.
- ADEC-Kategorie B2.

Systematische Untersuchungen bei Schwangeren liegen zwar nicht vor, jedoch wird Pyrantelpamoat als für die Therapie in der Schwangerschaft geeignet erachtet [168].

Pyrviniumembonat
- FDA-Kategorie C.

Ausreichende systematische Untersuchungen bei Schwangeren liegen nicht vor. In der Schwangerschaft soll es nur nach strenger Nutzen-Risiko-Abwägung angewendet werden (FI).

RL 07 Antiallergika

Cetirizin (S. 101): Cetalerg®, Ceterifug®, Cetiderm, cetidura®, CetiLich®, Cetirigamma®, Cetirizin (-1A Pharma, AL, beta®, -CT, HEXAL®, -ratiopharm®, Sandoz®, STADA®), CETIRIZIN BASICS, Cetirlan®, Ceti TAD®, Reactine®, Zetir®, Zyrtec®, Zyrtec ZapTabs®
Chlorphenamin (Chlorpheniramin) (in verschiedenen Kombinationspräparaten) (S. 102): Grippostad® C, Sedotussin® plus
Chlorphenoxamin (S. 100): Systral®
Clemastin (S. 102): Tavegil®
Cromoglicinsäure (S. 99): Allergoval®, Colimune®, Cromo-CT, DNCG oral Pädia®, PENTATOP®
Cyproheptadin (S. 102): Peritol®
Desloratadin (S. 101): AERIUS®
Dexchlorpheniramin (S. 100): Polaronil®
Dimetinden (S. 99): Fenistil®
Doxylamin (S. 101): Gittalun®, Hoggar®, Mereprine®, SchlafTabs ratiopharm®, Sedaplus®
Fexofenadin (S. 100): Telfast®
Hydroxyzin (S. 101): AH 3®, Atarax®, Elroquil® N
Levocetirizin (S. 101): XUSAL®, XUSAL® akut
Loratadin (S. 100): LISINO® (S), Livotab® direkt, Lobeta gegen Allergien, LORA BASICS, Loraclar®, Loraderm, Lora-galen, Loralerg®, Lora-Lich®, Lorano® (akut), LORA-PUREN®, Loratadin (-1A Pharma, acis®, -akut-1A Pharma, AL, axcount, -CT, -ratiopharm®, Sandoz®, STADA®), Loratadura®, Loratagamma®, Loravis®, Vividrin® Tabletten Wirkstoff Loratadin
Mequitazin (S. 102): metaplexan®
Mizolastin (S. 102): Mizollen®, zolim®
Terfenadin (S. 100): Hisfedin®, Terfedura, Terfemundin®, terfenadin (akut) von ct, Terfenadin (Al, -ratiopharm®, STADA®)

Ⓢ **Cromoglicinsäure**
   Doxylamin

Allgemeines. Das Thema der medikamentösen Behandlung von Asthma und Allergien in der Schwangerschaft wird in einer Übersichtsarbeit behandelt [203]. Siehe auch RL-14 (Antiemetika).

Cromoglicinsäure
- FDA-Kategorie B.
- ADEC-Kategorie A.

Aus den bisherigen Berichten hat sich kein Anhalt für eine erhöhte Häufigkeit angeborener Missbildungen ergeben.

Dimetinden
- FDA-Kategorie B.

Die publizierten Daten reichen für eine Bewertung nicht aus. In einer Studie mit Antihistaminika waren 19 Schwangere mit Dimetinden-Gebrauch enthalten; größere

Missbildungen wurden bei dieser Gruppe nicht beobachtet [119].

Chlorphenamin (Chlorpheniramin) (in verschiedenen Kombinationspräparaten)

▩ FDA-Kategorie B.
▩ ADEC-Kategorie A.

Chlorphenamin gilt vor allem in den USA, wo es bereits 1950 eingeführt wurde, als sicheres Mittel in der Schwangerschaft. Bei über 1000 Schwangerschaften – auch mit Exposition im ersten Trimenon – gab es keine Hinweise auf eine Assoziation mit angeborenen Missbildungen [203].

Die Autoren einer Arbeit kamen zu dem Schluss, dass Chlorphenamin das orale Antihistaminikum der Wahl in der Schwangerschaft ist (zitiert in [57]).

Die Verwendung von Antihistaminika (allgemein, ohne Angabe spezifischer Substanzen und Dosierungen) in den letzten beiden Schwangerschaftswochen ist mit einem erhöhten Risiko retrolentaler Fibroplasie bei Frühgeburten in Verbindung gebracht worden.

Dexchlorpheniramin

Hierbei handelt es sich um eines der Isomere von Chlorpheniramin (s. oben).

Terfenadin

▩ FDA-Kategorie C.
▩ ADEC-Kategorie B2.

Bei 65 Schwangerschaften mit Exposition im ersten Trimenon waren die Raten größerer Missbildungen nicht höher als in der Kontrollgruppe [304]. Frühgeburten oder Entwicklungsretardierungen waren nach Terfenadin-Exposition in der Schwangerschaft nicht häufiger, jedoch war das durchschnittliche Geburtsgewicht um 164 g niedriger [304].

Fexofenadin

▩ FDA-Kategorie C.

Fexofenadin ist der aktive Metabolit von Terfenadin. Studien, die eine Bewertung über den Einsatz der Substanz während der menschlichen Schwangerschaft erlauben würden, liegen nicht vor. Wenn ein orales Antihistaminikum in der Schwangerschaft benötigt wird, sollte ein Vertreter der ersten Generation gewählt werden, insbesondere im ersten Trimenon.

Loratadin

▩ FDA-Kategorie B.
▩ ADEC-Kategorie B1.

In einer multizentrischen Studie war die Missbildungshäufigkeit nach Loratadin-Exposition im ersten Trimenon nicht erhöht (5 vs. 6 in der Kontrollgruppe), jedoch reicht die Power dieser Studie zum Ausschluss eines Risikos nicht aus [346].

Derzeit werden Daten aus Schweden geprüft, wo Hinweise auf eine etwa dreifache Rate von Hypospadien bei männlichen Neugeborenen nach Exposition der Mutter in der Frühschwangerschaft berichtet wurden [16]. Loratadin sollte deswegen nach heutigem Kenntnisstand in der Frühschwangerschaft gemieden werden. Demgegenüber wurden in einer prospektiven Kohortenstudie, deren Power zur Entdeckung eines dreifach erhöhten Risikos größerer Missbildungen ausreichend gewesen wäre, bei Schwangeren nach Exposition gegenüber Loratadin (N=210, davon 78 % im ersten Trimenon), anderen Antihistaminika (N=267, davon 65 % im ersten Trimonon) bzw. Schwangeren einer Kontrollgruppe, die bezüglich nichtteratogener Exposition beraten wurden, keine signifikanten Unterschiede gefunden [119].

Desloratadin
Hierbei handelt es sich um den Hauptmetaboliten von Loratadin (s. oben). Desloratadin sollte in der Frühschwangerschaft gemieden werden.

Hydroxyzin
- FDA-Kategorie C.
- ADEC-Kategorie A.

In hohen Dosen ist Hydroxyzin bei Mäusen und Ratten teratogen, nicht jedoch bei Kaninchen. Die Teratogenität geht möglicherweise auf einen Metaboliten (Norchlorcyclizin) zurück, den Hydroxyzin mit drei weiteren Antihistaminika (Buclizin, Meclizin und Chlorcyclizin) gemeinsam hat.

Eine ältere Kasuistik berichtet über ein Entzugssyndrom bei einem Neugeborenen, dessen Mutter mit 600 mg/d über die Schwangerschaft hinweg behandelt wurde [397]. Bei den Neugeborenen von 53 Schwangeren, die während der Organogenese Hydroxyzin-exponiert waren, gab es keine Hinweise auf schädigende Wirkungen. Allerdings ließ die limitierte Power dieser Studie nur die Entdeckung eines etwa zweifach erhöhten teratogenen Risikos zu [136].

Angesichts fehlender klinischer Daten betrachtet der Hersteller die Substanz als in der Schwangerschaft kontraindiziert. Es liegen kleinere Fallserien mit Anwendung in der Schwangerschaft vor. Ein Zusammenhang mit angeborenen Missbildungen kann daraus nicht bewiesen, jedoch auch nicht widerlegt werden.

Cetirizin
- FDA-Kategorie B.
- ADEC-Kategorie B2.

Cetirizin ist ein Metabolit von Hydroxyzin (s. oben). Bei den Neugeborenen von 39 Schwangeren, die während der Organogenese Cetirizin-exponiert waren, gab es keine Hinweise auf schädigende Wirkungen; allerdings wäre aufgrund der limitierten Power dieser Studie nur die Entdeckung eines etwa zweifach erhöhten teratogenen Risikos möglich gewesen [136]. Insgesamt reichen die verfügbaren Daten für eine fundierte Bewertung nicht aus. Die Verwendung von Cetirizin als Antiemetikum bedarf noch entsprechender Studien.

Levocetirizin
Levocetirizin ist das aktive *R*-Enantiomer von Cetirizin (s. oben).

Doxylamin
- FDA-Kategorie A.
- ADEC-Kateogorie A.

Die verfügbaren In-vivo-Daten untermauern überwiegend die Beurteilung, dass die fixe Kombination von Doxylamin und Pyridoxin in der Schwangerschaft, einschließlich erstem Trimenon, sicher ist. Assoziationen mit angeborenen Missbildungen sind beobachtet worden, reflektieren jedoch Zufall oder Folgen der Übelkeit bzw. des Erbrechens selbst. In der Behandlung der schwangerschaftsbedingten Übelkeit und des Erbrechens wird Doxylamin zu den sicheren und wirksamen Mitteln gerechnet [316].

Doxylamin ist ein Beispiel dafür, wie die irrtümliche Annahme einer teratogenen Wirkung zu schwerwiegenden Folgen führen kann. In den USA hat der Hersteller im Jahr 1982 Bendectin®, eine Kombination aus Doxylamin und Pyridoxin, vom Markt genommen, nachdem zahlreiche Prozesse mit der Behauptung einer teratogenen Wirkung gegen ihn angestrengt worden waren. Danach hatten die amerikanischen Frauen kein von der FDA zugelassenes Mittel gegen Übelkeit und Erbrechen zur Verfügung und es kam zu einem zweifachen Anstieg von Krankenhausaufnahmen aus diesem Grund. Bendectin® wurde zurückgezogen, obwohl es substanziellen Anhalt dafür gab, dass die Missbildungsrate nach Anwendung in der Schwangerschaft sich nicht von der in der Allgemeinbevölkerung unterschied [269].

Mequitazin
Keine Daten verfügbar.

Mizolastin
Keine Daten verfügbar.

Cyproheptadin
▪ FDA-Kategorie B.
▪ ADEC-Kategorie A.

Clemastin
▪ FDA-Kategorie B.

Unter 1 617 Neugeborenen, die im ersten Schwangerschaftstrimenon Clemastin-ex-

poniert waren, wurden 71 größere Missbildungen beobachtet; 68 wären in dieser Gruppe statistisch zu erwarten gewesen. Unter den einzelnen Kategorien war allenfalls bei Gliedmaßenreduktionen eine Assoziation statistisch denkbar (5 beobachtet; 1,9 zu erwarten), jedoch können andere Faktoren wie mütterliche Erkrankung, Begleitmedikation und Zufall dabei beteiligt gewesen sein.

Die Verwendung von Antihistaminika (allgemein, ohne Angabe spezifischer Substanzen und Dosen) in den letzten beiden Schwangerschaftswochen ist in Verbindung gebracht worden mit einem erhöhten Risiko retrolentaler Fibroplasie bei Frühgeburten.

Chlorphenoxamin
Obwohl keine Anhaltspunkte für eine fruchtschädigende Wirkung bestehen, sollte das Mittel in den ersten drei Schwangerschaftsmonaten nicht großflächig angewendet werden (FI).

RL 08 Antianämika

Eisensalze (S. 102): Aktiferrin® N, Ceferro®, CosmoFer®, Dreisafer®, Eisendragees-ratiopharm®, Eisen-Sandoz®, Eisensulfat (-Lomapharm, STADA®), Eryfer®, Ferrlecit®, Ferrogamma®, FERROinfant® N, ferro sanol®, Ferrum (Hausmann®, Verla®), Hämatopan®, Haemoprotect®, Kendural® C, Lösferron, Plastufer®, Plastulen®, Rolufer®, Tardyferon®, Venofer®, Vitaferro®
Erythropoietin (S. 103): *Epoetin alfa:* Abseamed®, Binocrit®, Epoetin alfa HEXAL®, EPREX®, ERYPO®. *Epoetin beta:* NeoRecormon®
Folsäure (S. 103): DreisaFol®, Folarell®, Fol-ASmedic®, Folcur®, Folgamma® Mono 5, Fol Lichtenstein, FOLSÄURE-biosyn, Folsäure (AbZ, -biosyn, -CT, Dr. Hotz, -Hevert®, -Injektopas®, Lomapharm, -ratiopharm®, STADA®), Folsan®, Folverlan®, GRAVI-FOL®, Lafol®, RubieFol®
Vitamin B$_{12}$ (s. RL-84)

Eisensalze
▪ Natrium-Eisengluconat: FDA-Kategorie B.

Der Verdacht aus den frühen 70er-Jahren auf eine mögliche teratogene Wirkung von

Eisen hat sich nicht bestätigt. Die Weltgesundheitsorganisation empfiehlt die Eisen-Supplementation in der zweiten Schwangerschaftshälfte; jedoch ist die Compliance mit dieser Empfehlung unbefriedigend, wie eine skandinavische Untersuchung zeigte [362].

Erythropoietin

▪ Epoetin alfa (rekombinantes menschliches Erythropoietin): FDA-Kategorie C.

Bei Dialysepatienten wird Erythropoietin auch in der Schwangerschaft eingesetzt [78]. Eine Dosissteigerung kann erforderlich sein, um der durch die Schwangerschaft bedingten Steigerung der Erythrozytenproduktion Rechnung zu tragen [226].

Die Anwendung von Epoetin alfa stellt offenbar kein größeres Risiko für den Fetus dar. Zu bedenken ist die Hypertonie als mögliche unerwünschte Wirkung, insbesondere bei bestehenden Nierenerkrankungen [256].

Bei Eisenmangelanämie in der Schwangerschaft ist die adjuvante Behandlung mit rekombinantem Erythropoietin geeignet, die Wirksamkeit einer intravenösen Eisen-Therapie zu erhöhen. Dies zeigte eine randomisierte Studie aus Zürich bei Schwangeren mit Eisenmangelanämie, die gegenüber einer alleinigen oralen Eisen-Behandlung resistent war [53].

Folsäure

▪ FDA-Kategorie A (C bei Verwendung von Dosen über der RDA).

Im Jahr 1991 wurde gezeigt, dass durch die Folsäure-Supplementierung vor der Schwangerschaft und während ihrer frühen Stadien das Risiko von Neuralrohrdefekten beim Neugeborenen deutlich reduziert wird [495]. Mindestens die Hälfte der Neuralrohrdefekte kann verhindert werden, wenn die Frauen ausreichende Mengen von Folsäure vor der Konzeption und

während der Frühschwangerschaft einnehmen [50]. Da ungeplante Schwangerschaften immer noch häufig sind, wurde der Zusatz von Folsäure zu Mehl in den U.S.A. gesetzlich vorgeschrieben. Dies war mit einem deutlichen Rückgang von Neuralrohrdefekten verbunden: Die Häufigkeit sank von 37,9 auf 30,5 pro 100 000 Lebendgeburten [220]. Für Deutschland haben das Robert-Koch-Institut und das Bundesinstitut für gesundheitlichen Verbraucherschutz und Veterinärmedizin dazu eine gemeinsame Presseerklärung herausgegeben („Zum Kinderwunsch gehört Folsäure" [412]).

Die optimale Folsäure-Dosis wurde bislang nicht ermittelt. Empfohlen wird derzeit eine tägliche Menge von 400 μg ab mindestens 4 Wochen (in England sogar 3 Monate) vor der Konzeption bis zum Ende des ersten Trimenons, wenn die Frau bislang kein Kind mit einem Neuralrohrdefekt geboren hat. Wenn eine solche Anamnese vorliegt, soll die tägliche Dosis 4000 μg betragen.

Ein erhöhter Folsäure-Bedarf besteht wahrscheinlich auch bei der Einnahme bestimmter Arzneimittel. Frauen, die während des zweiten und dritten Monats nach der letzten Menstruation Dihydrofolat-Reduktase-Inhibitoren (diese Gruppe enthielt Trimethoprim, Triamteren und Sulfasalazin) einnahmen, hatten den Daten aus einem amerikanischen Missbildungsregister [209] zufolge ein erhöhtes Risiko für kardiovaskuläre Missbildungen (3,4-faches relatives Risiko) und Lippen-Kiefer-Gaumenspalten (2,6-faches Risiko). Durch Einnahme von Multivitaminpräparaten mit Folsäure wurde dieses Risiko reduziert. Keine Risikominderung durch Folsäure wurde für die erhöhten Missbildungsraten durch Antiepileptika (s. RL-15) beobachtet [209].

Autoantikörper gegen Folat-Rezeptoren im Serum wurden häufiger bei Frauen während oder nach einer mit einem Neuralrohrdefekt betroffenen Schwangerschaft (9 von 12) als bei Frauen mit oder nach einer normalen Schwangerschaft (2

von 20) gefunden [417]. Ob diese Assoziation eine Kausalbeziehung bedeutet, werden künftige Studien zeigen.

Vitamin B$_{12}$
▪ FDA-Kategorie A (C bei Verwendung von Dosen oberhalb der RDA).

Siehe hierzu RL-84 (Vitamine).

RL 09 Antiarrhythmika

Adenosin (S. 107): Adenoscan®, Adenosin Item™ D + T, Adrekar®
Ajmalin (S. 105): Gilurytmal®
Amiodaron (S. 105): Amiodarex, Amiodaron (-1A Pharma, AL, beta, -CT, -ratiopharm®, Sandoz®, STADA®), amiodura®, Amiogamma®, AmioHEXAL®, Cordarex®, Cornaron®, Tachydaron®
Chinidin (S. 104): Chinidin-Duriles®, Chinidin-retard-Isis®
Detajmiumbitartrat (S. 105): Tachmalcor®
Digitalis (s. RL-53)
Diltiazem (S. 106): Dilti-CT, Dilzem® s. a. RL-27)
Disopyramid (S. 105): Rythmodul®
Flecainid (S. 105): flecadura®, Flecagamma, Flecainid (-1A Pharma, HEXAL®, ISIS®, -ratiopharm®, Sandoz), Flecainid-acetat (AL, STADA®), Tambocor®
Gallopamil (S. 107): Gallobeta®, Procorum®
Ipratropiumbromid (S. 108): Itrop®
Lidocain (S. 105): Lidocard B. Braun, Xylocain®, Xylocitin®-cor
Mexiletin (S. 105): Mexitil®
Orciprenalin (Metaproterenol) (S. 108): Alupent®
Prajmaliumbitartrat (S. 105): Neo-Gilurytmal®
Propafenon (S. 105): Cuxafenon®, Jutanorm®, propafenon von ct, Propafenon (AL, -CT, Hexal®, -ratiopharm®, Sandoz®, STADA®), Propamerck®, Rytmonorm®, RYTMO-PUREN®
Sotalol (S. 106): CorSotalol, Darob®, Favorex®, Gilucor®, Jutalex®, Rentibloc®, Sotabeta®, Sotagamma®, SotaHEXAL®, Sotalex®, Sota-Lich® N, Sotalodoc, sotalol (-corax®, -ratiopharm®, -CT), Sotalol (-1A Pharma®, AbZ, acis®, AL, -CT, Sandoz®, Verla®), SOTALOL (Carinopharm, BASICS), SOTA-PUREN®, Sota-saar®, Sotastad®
Tocainid (S. 105): Xylotocan®
Verapamil (S. 107): durasoptin®, Falicard®, Isoptin®, vera, Verabeta®, Veragamma®, VeraHEXAL®, Vera-Lich®, Veramex®, Veranorm® ISIS, Verapamil (-1A Pharma®, acis®, AL, PB retard, -ratiopharm®, Sandoz®, Verla®, -Wolff®), Verasal®, Veroptinstada®

Allgemeines. Zur Behandlung mütterlicher [147, 183, 242, 380, 478] bzw. fetaler Herzrhythmusstörungen [276, 451] bei Schwangeren existieren Übersichtsarbeiten. Darin finden sich Angaben über die Auswahl ggf. geeigneter Antiarrhythmika.

Chinidin
▪ FDA-Kategorie C.
▪ ADEC-Kategorie C.

Mit diesem Antiarrhythmikum besteht langjährige Erfahrung. Dabei haben sich keine Hinweise auf eine relevante Teratogenität ergeben. Da kontrollierte Studien bei Schwangeren fehlen, kann das Risiko nicht abgeschätzt werden.

Die bei sehr hohen Chinidin-Dosen beobachtete wehenauslösende Wirkung am Ende der Schwangerschaft spielt bei üblichen antiarrhythmischen Dosen keine

Rolle, sollte aber zur Vorsicht bei der Anwendung im 3. Trimenon Anlass geben.

Disopyramid
▨ FDA-Kategorie C.
▨ ADEC-Kategorie B2.

Die Erfahrungen haben bislang kein Risiko für angeborene Missbildungen beim Menschen erkennen lassen; jedoch fehlen kontrollierte Studien. Über eine wehenauslösende Wirkung in Einzelfällen wurde berichtet.

Ajmalin, Prajmaliumbitartrat, Detajmiumbitartrat
Hinweise auf eine teratogone Wirkung liegen nicht vor. Insgesamt reichen die Erfahrungen für eine Risikoabschätzung nicht aus.

Lidocain
▨ FDA-Kategorie B.
▨ ADEC-Kategorie A.

Eine teratogene Wirkung ist in der langjährigen Erfahrung mit diesem Antiarrhythmikum nicht sichtbar geworden. Eine ZNS-Depression des Neugeborenen bei hohen Serumkonzentrationen ist möglich, wie aus Berichten über die Anwendung hoher Dosen als Anästhetikum hervorgeht [57, 242].

Mexiletin
▨ FDA-Kategorie C.
▨ ADEC-Kategorie B1.

Hinweise auf eine teratogene Wirkung liegen nicht vor. Die Erfahrungen sind sehr begrenzt und reichen nicht aus, um die Sicherheit in der Schwangerschaft zu beurteilen.

Tocainid
▨ FDA-Kategorie C.

Die Erfahrungen reichen für eine Bewertung nicht aus.

Propafenon
▨ FDA-Kategorie C.

Über die Anwendung im ersten Trimenon existieren keine Berichte. Aus der begrenzten Erfahrung im dritten Trimenon ergaben sich keine Hinweise auf unerwünschte Wirkungen [242].

Flecainid
▨ FDA-Kategorie C.
▨ ADEC-Kategorie B3.

Mit Flecainid liegt eine limitierte Erfahrung in der Therapie kardialer Arrhythmien in der Schwangerschaft sowie auch in der mütterlichen Behandlung fetaler Tachyarrhythmien vor [242]. Hinweise auf eine teratogene oder embryotoxische Wirkung ergaben sich dabei nicht. Eine einzelne Kasuistik berichtet über eine Hyperbilirubinämie bei einem Neugeborenen, die wahrscheinlich auf die mütterliche Flecainid-Behandlung einer fetalen supraventrikulären Tachykardie zurückzuführen war.

Amiodaron
▨ FDA-Kategorie D.
▨ ADEC-Kategorie C.

Angeborene vorübergehende Hypothyreosen mit Struma oder Hyperthyreosen bei Neugeborenen nach intrauteriner Amiodaron-Exposition sind beobachtet worden (vermutlich eine Folge des Iod-Gehaltes von Amiodaron), treten aber nicht obligat auf [313]. Auch niedriges Geburtsgewicht,

Bradykardie und QT-Verlängerung sind beobachtet worden [242].

Neurotoxizität in Verbindung mit transplazentaler Amiodaron-Exposition ist möglich. Die Nachuntersuchung von zehn Kindern ergab eine statistisch signifikant schlechtere verbale Expressionsfähigkeit als bei Kontrollen, jedoch waren die meisten Mütter mit der Entwicklung ihrer Kinder zufrieden [314].

Insgesamt ist Amiodaron für den Fetus kein sicheres Arzneimittel. Vor allem im ersten Trimenon sollte es gemieden werden [242].

Gleichwohl ist Amiodaron zur Behandlung fetaler Tachykardien mit Herzinsuffizenz, die gegenüber einer Digoxin-Therapie refraktär waren, in einer Studie verwendet worden [463].

Wenn zur Vermeidung einer Amiodaron-Exposition in der Frühschwangerschaft eine chronische Behandlung beendet wird, ist die lange Eliminationshalbwertszeit (14–58 Tage) zu bedenken. Ein Intervall von einigen Monaten bis zur Konzeption ist erforderlich.

Sotalol
- FDA-Kategorie B.
- ADEC-Kategorie C.

Die vorliegenden Erfahrungen sind begrenzt. Ein relevantes Risiko für das Neugeborene ergibt sich daraus nicht. Bei einigen Betarezeptorenblockern (s. S. 185) sind intrauterine Wachstumsverzögerungen und reduziertes Plazenta-Gewicht beobachtet worden. Dabei handelt es sich möglicherweise um einen Klasseneffekt, der auch diejenigen Betablocker betrifft, bei denen diese Effekte bislang nicht beschrieben wurden. Eine individuelle

Abwägung im Einzelfall ist erforderlich. Wenn die Behandlung bis zur Geburt dauert, ist beim Neugeborenen mit Symptomen einer Betablockade (Bradykardie, Hypoglykämie) zu rechnen; eine 24- bis 48-stündige sorgfältige Beobachtung ist angezeigt. Untersuchungen über eventuelle Langzeitwirkungen einer intrauterinen Betablocker-Exposition liegen bislang nicht vor.

In der mütterlichen Behandlung fetaler Arrhythmien war Sotalol, wie eine Beobachtungsstudie mit insgesamt 21 Patienten ergab, bei Vorhofflattern (AF) in 8 von 10 Fällen und bei supraventrikulären Tachykardien (SVT) in 6 von 10 Fällen erfolgreich, jedoch starben drei der Feten mit SVT und ein Fetus mit AF; bei zwei Feten mit erfolgreicher Konversion in Sinusrhythmus in utero wurden postnatal neurologische Auffälligkeiten beobachtet. Welcher Anteil an den ungünstigen Verläufen der Sotalol-Behandlung gegebenenfalls dabei zukam, ist unklar. Die mütterliche Sotalol-Plasmakonzentration ist offenbar kein zuverlässiger Prädiktor für den Therapieerfolg [377].

Diltiazem
- FDA-Kategorie C.
- ADEC-Kategorie C.

Die Fachinformation führt die Schwangerschaft unter den Kontraindikationen auf [FI Dilzem®] und empfiehlt, vor Diltiazem-Behandlung eine mögliche Schwangerschaft auszuschließen und während der Behandlung geeignete Maßnahmen zur Schwangerschaftsverhütung zu treffen.

In der Literatur wurden nur wenige Erfahrungen berichtet. Diese reichen für eine Bewertung nicht aus. In einer Beobachtungsstudie aus Michigan fanden sich 27 Neugeborene mit Dilitazem-Exposition im ersten Trimenon. Darunter waren vier mit größeren Missbildungen (erwartete Zahl: 1), davon zwei mit kardiovaskulären Missbildungen (erwartete Zahl: 0,3) [57]. Ein Zusammenhang mit Diltiazem ist nicht auszuschließen, obwohl andere Faktoren (z. B. mütterliche Erkrankung, anderer Arzneimittelgebrauch, Zufall) beteiligt sein können. In einer prospektiven Kohortenstudie an 78 Frauen mit Calciumkanalblocker-Exposition im ersten Trimenon, davon 13 % Diltiazem, wurde kein erhöhtes Risiko für größere angeborene Missbildungen gefunden.

Aufgrund einer kleinen retrospektiven Krankenblattanalyse (sieben Patientinnen) könnte Diltiazem möglicherweise als Alternative zu ACE-Inhibitoren bei Schwangeren mit chronischen Nierenerkrankungen in Betracht kommen [260].

Diltiazem ist außerdem als Tokolytikum verwendet worden [140].

Die Befunde einer retrospektiven Untersuchung an sieben Schwangeren mit chronischen Nierenerkrankungen deuteten darauf hin, dass Diltiazem gegenüber keiner Behandlung zu einer niedrigeren Häufigkeit von Wachstumsretardierungen führt [260].

Verapamil
- FDA-Kategorie C.
- ADEC-Kategorie C.

Die Fachinformation gibt an, dass Verapamil mangels Erfahrung am Menschen in den ersten sechs Monaten der Schwangerschaft nicht angewendet werden und im letzten Drittel die Anwendung nur unter strenger Nutzen-Risiko-Abwägung erfolgen sollte (FI).

In der Beobachtungsstudie aus Michigan fanden sich 76 Neugeborene mit Verapamil-Exposition im ersten Trimenon. Darunter waren ein Neugeborenes mit größeren Missbildungen (erwartete Zahl: 3) und eine kardiovaskuläre Missbildung. Diese Daten sprechen nicht für einen Zusammenhang zwischen Verapamil und angeborenen Missbildungen. In einer prospektiven Kohortenstudie an 78 Frauen mit Calciumkanalblocker-Exposition im ersten Trimenon, davon 41 % Verapamil, wurde kein erhöhtes Risiko für größere angeborene Missbildungen gefunden.

Nach rascher intravenöser Gabe kann es zu Hypotension kommen; reduzierte uterine Durchblutung und fetale Hypoxie stellen potenzielle Risiken dar. In einem Bericht wurde der Verdacht geäußert, dass die zweimalige intravenöse Anwendung zur Behandlung einer mütterlichen supraventrikulären Tachykardie mit einer angeborenen hypertrophen Kardiomyopathie in Zusammenhang stand [444].

Gallopamil
Erfahrungen in der Schwangerschaft beim Menschen liegen nicht vor; die Fachinformation gibt daher an, dass Gallopamil während der Schwangerschaft nicht eingenommen werden sollte (FI).

Adenosin
- FDA-Kategorie C.
- ADEC-Kategorie B2.

Adenosin ist zur Terminierung supraventrikulärer Tachykardien bei Schwangeren eingesetzt worden [147, 242]. Hinweise auf fetale Toxizität haben sich normalerweise nicht ergeben, jedoch existiert ein Bericht über eine fetale Bradykardie [132]. Kontrollierte Studien fehlen.

Orciprenalin (Metaproterenol)

- FDA-Kategorie C.
- ADEC-Kategorie A.

Als Beta-Sympathomimetikum wirkt Orciprenalin bronchodilatatorisch, tokolytisch und stimulierend auf die Herzfrequenz. Fetale Tachykardie kommt vor, jedoch sind Schäden beim Fetus nicht bekannt. Es existieren keine publizierten Berichte über angeborene Missbildungen in Zusammenhang mit dem Gebrauch von Orciprenalin. Die Daten der Beobachtungsstudie aus Michigan, die 361 Fälle von Anwendung im ersten Trimenon der Schwangerschaft beinhalten, geben keinen Anhalt für Auffälligkeiten [57].

Ipratropiumbromid

- FDA-Kategorie B.
- ADEC-Kategorie B1.

Dieses Anticholinergikum wird überwiegend zur Bronchodilatation verwendet. Es gibt keinen Anhalt für fetale Schäden.

Siehe auch RL-28 (Broncholytika/ Antiasthmatika).

Digitalis

Siehe RL-53 (Kardiaka).

RL 10 Antibiotika/Antiinfektiva

β-Lactam-Antibiotika

Penicilline:
Amoxicillin (S. 112): Amagesan®, AMC-PUREN®, Amoxi TS – 1A Pharma, Amoxi (-1A Pharma, AbZ, -CT), Amoxibeta®, Amoxicillin (acis®, AL, PB, -ratiopharm®, STADA®), Amoxi (-Diolan®, -Hefa, Sandoz, -Tablinen, -Wolff), Amoxidoc®, AmoxiHexal®, Amoxihexal® 1000 HP, Amoximerck®, AMOXI-Puren®, Amoxypen®, Flui®-Amoxicillin, Infectomox, Jutamox®, Sigamopen®)
Ampicillin (S. 112): Ampicillin (-ratiopharm®, STADA®), Binotal®
Azidocillin (S. 112): Infectobicillin H
Benzylpenicillin (S. 112): Penicillin G JENAPHARM®, Penicillin Grünenthal
Dicloxacillin (S. 112): InfectoStaph®
Flucloxacillin (S. 112): FLUCLOX Carino, Flucloxacillin curasan, Staphylex®
Mezlocillin (S. 113): Baypen®
Oxacillin (S. 113): InfectoStaph®
Phenoxymethylpenicillin (Penicillin V) (S. 112): Arcasin®, Infectocillin, Isocillin®, Ispenoral®, Jenacillin® V, Megacillin®, Pen AbZ, Penbeta®, PenHEXAL®, Penicillin (-Heyl®, Sandoz®), Penicillin V (AbZ, acis®, Al, dura, -ratiopharm®, STADA®, -CT, -Wolff®), Pen Mega – 1A Pharma, P-Mega-Tablinen®
Piperacillin (S. 113): Piperacillin (curasan, DeltaSelect, Fresenius, Hexal, -ratiopharm®)
Propicillin (S. 112): Baycillin®
Tazobactam (in Kombination mit Piperacillin) (S. 113): Tazobac®

Cephalosporine:
Cefaclor (Cephaclor) (S. 113): CEC®, Ceclorbeta®, Cefaclor (-1A Pharma, acis®, AL, beta®, -CT, PB, -ratiopharm®, Sandoz®, STADA®, -Wolff®), CEFACLOR BASICS, Cef-Diolan®, hefa®clor, Infectocef, Panoral®, Sigacefal®
Cefadroxil (Cephadroxil) (S. 114): Cefadroxil (-1A Pharma, beta®, HEXAL®, Sandoz®), Cedrox®, Grüncef®
Cefalexin (Cephalexin) (S. 114): Cephalex-CT, Cephalexin-ratiopharm®
Cefazolin (Cephazolin) (S. 113): Basocef®, Cefazolin (HEXAL®, -saar®), Cephazolin Fresenius, Elzogram®
Cefepim (S. 113): Maxipime®
Cefixim (S. 114): cefixdura, Cefixim (-ratiopharm®, beta, -CT, HEXAL®, Sandoz®), Cephoral®, Suprax®, Uro-Cephoral®
Cefotaxim (S. 113): Cefotaxim (curasan, HEXAL®, -ratiopharm®, Sandoz®), Claforan®
Cefotiam (S. 113): Spizef®
Cefoxitin (S. 113): MEFOXITIN®

Cefpodoximproxetil (S. 114): Cefpodoxim (-1A Pharma, AL, beta, -CT, -dura, HEXAL®, -ratiopharm®, STADA®), Orelox®, Podomexef®
Ceftazidim (S. 113): Ceftazidim (HEXAL®, -ratiopharm, Sandoz®), Fortum®, InfectoZidim
Ceftibuten (S. 114): Keimax®
Ceftriaxon (S. 113): Cefotrix®, Ceftriaxon (Curamed, DeltaSelect, HEXAL, -ratiopharm®, Sandoz®, -saar, Stragen), Rocephin®
Cefuroxim, Cefuroximaxetil (S. 113): cefudura®, CefuHEXAL®, Cefurax®, CEFURO-PUREN®, Cefuroxim-CT, Cefuroxim (-1A Pharma, AbZ, AL, beta, AWD®, axcount®, curasan, Fresenius, HEXAL®, infus curasan, Lilly®, -ratiopharm®, -saar®, Sandoz®, STADA®), Cefurox-Wolff®, Elobact®, Zinnat®
Loracarbef (S. 114): Lorafem®

Andere β-Lactam-Antibiotika:
Aztreonam (S. 114): Azactam®
Imipenem (in Kombination mit Cilastatin) (S. 114): ZIENAM®
Meropenem (S. 114): Meronem®

β-Lactamase-Inhibitoren:
Clavulansäure (in Kombination mit Amoxicillin) (S. 114): Amoclav®, Amoxclav-Sandoz, Amoxicillin-ratiopharm® comp, AMOXICLAV-BASICS, Amoxi-Clavulan (AL, Stada®), Amoxiclav-CT, amoxidura® plus, Amoxi-saar® plus, AMOXICLAV-PUREN®, Augmentan®, InfectoSupramox®
Sulbactam (S. 114): Combactam®
Sulbactam (in Kombination mit Ampicillin) (S. 114): Ampicillin (HEXAL® comp, -ratiopharm® comp), Unacid®
Sultamicillin (S. 114): Unacid® PD oral

Tetracycline

Doxycyclin (S. 115): Aknefug®, Antodox®, ATRIDOX®, Doxakne®, Doxy-CT, Doxy (-1A Pharma, 200), Doxycyclin (AbZ, AL, JENAPHARM®, PB, -ratiopharm®, Sandoz®, STADA®, Tabs Sandoz®), !DOXYCYCLIN BASICS, Doxyderma®, Doxy (-Diolan®, -HP, Komb®, M-ratiopharm®, -N-Tablinen®, S+K Aknetabs, -Wolff®), Doxydoc®, DoxyHEXAL®, Doxymerck®, Doxymono®, DOXY-PUREN®, Mespafin®, Sigadoxin®, Supracyclin®, Vibramycin® N, Vibramycin Tabs®
Minocyclin (S. 115): Aknefug®, Aknosan®, Klinomycin®, Minakne®, Minoclir®, Minocyclin-CT, Minocyclin (beta®, HEXAL®, -ratiopharm®, STADA®), Minoplus, Mino-Wolff®, Skid®, Skinocyclin®, Udima
Oxytetracyclin (S. 115): Oxytetracyclin-Augensalbe JENAPHARM®, Oxytetracyclinsalbe SR
Tetracyclin (S. 115): Achromycin®, Imex®, Tefilin, Tetracyclin (-Heyl®, Wolff®)

Aminoglykoside und verwandte Antibiotika

Amikacin (S. 117): Amikacin Fresenius, Biklin®
Gentamicin (S. 116): Gencin® curasan, Genta-CT, Gentamicin (HEXAL, Rotexmedica, -POS®, -ratiopharm®), Gentamycin-mp, Gentamytrex, Gent-Ophtal®, Refobacin®, Septopal®, Sulmycin®, Terramycin® N
Kanamycin (S. 117): Kanamycin-POS®, Kanamytrex®, Kana-Stulln®, Kan-Ophtal®
Neomycin (S. 116): Cysto-Myacine® N, Myacyne®-Salbe, Neomycin (Fournier Pharma), Uro-Nebacetin® N, Vagicillin®
Paromomycin (S. 117): Humatin®
Spectinomycin (S. 117): Stanilo®
Streptomycin (S. 116): Strepto-Fatol, Strepto-Hefa, Streptomycin
Tobramycin (S. 117): BRAMITOB®, Brulamycin®, Gernebcin®, TOBI®, TOBRA-cell® N, Tobramaxin®, Tobramycin-mp

Makrolid-Antibiotika

Azithromycin (S. 117): Azithrobeta®, Azithro Meda®, Azithromycin (-1A Pharma, AbZ, AL, AWD®, -CT, HEXAL®, -ratiopharm®, Sandoz®, STADA, Winthrop®, Zithromax®, Ultreon®
Clarithromycin (S. 117): Biaxin®, Clarithrobeta®, Clarithromycin (-1A Pharma, AbZ, AL, AWD®, -CT, dura®, HEXAL®, -ratiopharm®, Sandoz®, STADA®), Clarosip®, Cyllind®, Klacid®, Mavid®
Erythromycin (S. 118): Akne Cordes®, Aknederm® Ery Gel, Aknefug®-EL, Aknemycin®, Ery 500 – 1A Pharma, Eryaknen®, Erybeta®, ERYCINUM®, ERYDERMEC®, Ery-Diolan®, EryHEXAL®, Erysec®, Erythro-CT, Erythrocin®, Erythro-Hefa, Erythromycin (acis®, Al, curasan, DeltaSelect, -ratiopharm®, STADA®, Stragen, -Wolff®), Hydrodermed® Ery, Inderm®, Infectomycin®, Monomycin®, Paediathrocin®, Sanasepton, Stiemycine®
Josamycin (S. 118): Wilprafen®
Roxithromycin (S. 118): Infectoroxit®, Romyk®, Roxi (-1A Pharma, -CT, -Q, -saar®, TAD®, -Wolff®), ROXI BASICS, Roxibeta®, roxidura®, Roxi-Fatol, Roxigamma®, Roxigrün®, RoxiHefa, RoxiHEXAL®, Roxi-paed® – 1A Pharma, ROXI-PUREN®, Roxithro-Lich®, Roxithromycin (AbZ, AL, AWD®, axcount, -ratiopharm®, Sandoz®, STADA®), Rulid®
Spiramycin (S. 118): Rovamycine®-1, Selectomycin®

Lincosamide

Clindamycin (S. 119): Basocin®, Clinda 300 – 1A Pharma, Clindabeta®, ClindaHEXAL®, Clinda Lich®, CLINDA-Stragen, Clindamycin (-1A Pharma, AbZ, AL, -CT, curasan, DeltaSelect, dura, -hameln, -ratiopharm®, Sandoz®), Clinda (-saar®, -Wolff®), Clindastad®, Clin-Sanorania®, Dentomycin, Jutaclin, Sobelin®, Turimycin®, ZINDACLIN
Lincomycin (S. 119): Albiotic®

Gyrasehemmer (Chinolonantibiotika)

Ciprofloxacin (S. 120): Ciloxan®, CIPRO BASICS, Ciprobay®, Ciprobeta®, Ciprodoc®, ciprodura®, Ciprofat®, Ciprofloxacin (AbZ, AL, ALMUS®, AWD®, axcount®, Redibag, -ratiopharm®, real, Sandoz®, STADA®, TAD®), Ciproflox C-CT, PUREN, Ciprogamma®, CiproHEXAL®, Cipro (-1A Pharma, -Q-saar®, Wolff®), Ciprox®, Gyracip®, InfectoCipro®, Keciflox®, Panotile cipro
Enoxacin (S. 120): Enoxor®
Levofloxacin (S. 120): Oftaquix®, Tavanic®
Moxifloxacin (S. 120): Actimax®, Avalox®
Norfloxacin (S. 120): Bactracid®, BARAZAN®, Firin®, NorfloHEXAL®, Norflosal®, Norflox – 1A Pharma, Norflox-CT, Norfloxacin (AbZ, -acis®, Al, -ratiopharm®, STADA®), Norfloxbeta, Norflox-Sandoz®, NORFLOX-PUREN®, Norfluxx
Ofloxacin (S. 120): Gyroflox®, oflodura®, OfloHEXAL®, OfloTAD®, Ofloxacin (1A Pharma, AbZ, AL, -ratiopharm®, STADA®), Oflobeta®, Oflox-CT, Oflox-Sandoz®, Tarivid®, Uro-Tarivid®
Pipemidsäure (S. 120): Deblaston®

Sulfonamide und Trimethoprim

Co-trimoxazol (Kombination von Trimethoprim und Sulfamethoxazol) (S. 121): Berlocid®, Cotrim (-1A Pharma, AbZ, -Diolan®, -Hefa, K-/E-ratiopharm®, von ct), CotrimHEXAL forte®, Co-trimoxazol (Fatol), Cotrimoxazol AL, Cotrimox-Wolff®, Cotrim (-ratiopharm®, -forte-ratiopharm®, -Sandoz), Cotrimstada®, Drylin®, Eusaprim®, Kepinol®, Sigaprim®, Supracombin®, TMS forte®
Sulfadiazin (S. 121): Sulfadiazin-Heyl®
Sulfamethoxazol (s. Co-trimoxazol)
Trimethoprim (S. 121): Infectotrimet®, TMP-ratiopharm®

Glykopeptid-Antibiotika

Teicoplanin (S. 122): Targocid®
Vancomycin (S. 122): VANCO-cell®, Vancomycin (Abbott, HEXAL®, Lederle, Lilly®, -ratiopharm®), Vanco-saar®

Polypeptid-Antibiotika

Colistimethat (S. 122): Colistin zur Inhalation, Promixin®
Colistin (S. 122): Colistin, Diarönt®
Polymyxin B (S. 122): Dexa-Polyspectran®, FARCO-TRIL®, Isopto-Max®, Kombi-Stulln®, Polyspectran®

Nitroimidazol-Derivate

Metronidazol (S. 122): Arilin®, Clont®, Elyzol®, Flagyl®, Infectoclont®, Metrocreme, Metrogel®, Metronidazol (AL, Artesan, -CT, DeltaSelect, Fresenius, Braun, HEXAL®, Lindopharm, -ratiopharm®, Rotexmedica, Sandoz®, -Serag, STADA®), Metronid-Puren®, Metronimerck®, Metronour®, Metront®, Vagimid®,
Tinidazol (S. 123): Simplotan®

Mittel gegen Malaria und andere Protozoenerkrankungen

Artemether (in Kombination mit Lumefantrin) (S. 126): Riamet®
Atovaquon (S. 126): Wellvone®; **in Kombination mit Proguanil:** Malarone®
Chinin (S. 125): Chininum hydrochloricum, Quinine
Chloroquin (S. 124): Chloroquin Berlin-Chemie, Resochin®, Weimer®quin
Halofantrin (S. 126): Halfan®
Hydroxychloroquin (S. 124): Quensyl®

Mefloquin (S. 124): Lariam®
Proguanil (S. 125): Paludrine®
Pyrimethamin (S. 126): Daraprim®

Amphenicole
Chloramphenicol (S. 127): Paraxin®, Posifenicol®, Thilocanfol®

Andere Antibiotika/Antiinfektiva
Dapson (S. 127): Dapson-Fatol®
Fosfomycin (S. 128): Infectofos, Monuril®
Fusafungin (S. 128): Locabiosol®
Fusidinsäure (S. 128): Fucidine®, Fucithalmic®, Fusicutan
Linezolid (S. 129): ZYVOXID®
Nifuratel (S. 128): inimur®
Pentamidin (S. 128): Pentacarinat®
Quinupristin (in Kombination mit Dalfopristin) (S. 129): Synercid®
Rifabutin (S. 127): Alfacid®, Mycobutin®
Taurolidin (S. 128): Taurolin®
Telithromycin (S. 128): Ketek®

Virustatika
Abacavir (S. 133): Ziagen®
Aciclovir (S. 129): ACERPES®, Acic®, ACICLO BASICS®, Aciclobeta®, Aciclostad®, Aciclovir (-1A Pharma, AL, -CT, LINDOPHARM, -ratiopharm®), Acivir®, Herpetad®, Juviral®, Mapox®, Supraviran®, VIRAX-PUREN®, Virzin, Zovirax®
Amantadin (S. 135): Amanta, Amantadin (AL, beta, -CT, -HCl Sandoz®, HEXAL®, Holsten, -neuraxpharm®, -ratiopharm®, Seray, STADA®, -Sulfat Sandoz®), Amantagamma®, Amixx®, Infex®, PK-Merz®, tregor
Amprenavir (S. 133): Agenerase®
Brivudin (S. 130): Zostex®
Cidofovir (S. 136): VISTIDE®
Didanosin (ddI) (S. 132): Videx®
Efavirenz (S. 134): SUSTIVA®
Famciclovir (S. 130): Famvir®
Foscarnet (S. 136): Foscavir®, Triapten®
Ganciclovir (S. 130): Cymeven®
Indinavir (S. 133): CRIXIVAN®
Lamivudin (3TC) (S. 130): Epivir®, Zeffix®
Lopinavir (S. 134): Kaletra®
Nelfinavir (S. 134): VIRACEPT®
Nevirapin (S. 135): Viramune®
Oseltamivir (S. 136): Tamiflu®
Ribavirin (S. 136): Copegus®, REBETOL®, Virazole®
Ritonavir (S. 134): Norvir™
Saquinavir (S. 134): FORTOVASE®, INVIRASE®
Stavudin (d4T) (S. 132): Zerit®
Valaciclovir (S. 130): Valtrex®
Zalcitabin (ddC) (S. 132): HIVID®
Zanamivir (S. 136): Relenza™
Zidovudin (ZDV)/Azidothymidin (AZT) (S. 132): Retrovir®

Ⓢ Penicilline, Cephalosporine,
Erythromycin

Allgemeines. Das Thema „Infektionen in der Schwangerschaft" ist in der Fachliteratur ausführlich dargestellt [z. B. 167, 189a, 349a, 350a].

1.   β-Lactam-Antibiotika

1.1.   Penicilline
Unter den β-Lactam-Antibiotika sind die Penicilline die bestuntersuchte Gruppe von Antibiotika und gehören zu den Antibiotika der ersten Wahl in der Schwangerschaft [349a]. Hinweise auf Teratogenität haben sich nicht ergeben. Die Anwendung der Penicilline ist in der Schwangerschaft möglich. Nur bei neueren Präparaten sollte Zurückhaltung geübt werden.

Die Clearance von β-Lactam-Antibiotika und β-Lactamase-Inhibitoren kann in der Schwangerschaft erhöht sein [349a].

Benzylpenicillin (Penicillin G)
- FDA-Kategorie B.
- ADEC-Kategorie A.

Penicillin G gilt in der Schwangerschaft als nicht teratogen. Es liegen umfangreiche Erfahrungen vor.

Phenoxymethylpenicillin (Penicillin V)
- FDA-Kategorie B.
- ADEC-Kategorie A.

Phenoxymethylpenicillin gilt als nicht teratogen. Es existieren keine publizierten Berichte über einen Zusammenhang mit Missbildungen [57, 93].

Im zweiten und dritten Trimenon ist die Elimination beschleunigt, sodass kürzere Dosisintervalle bzw. höhere Einzeldosen als bei Nichtschwangeren sinnvoll sind [201].

Propicillin
Keine Informationen verfügbar.

Azidocillin
Keine Informationen verfügbar.

Flucloxacillin
- ADEC-Kategorie B1.

Dicloxacillin
- FDA-Kategorie B.
- ADEC-Kategorie B2.

Die Daten der Beobachtungsstudie aus Michigan, in der sich 46 Neugeborene mit Dicloxacillin-Exposition im ersten Trimenon befanden, ergaben keinen Zusammenhang mit angeborenen Missbildungen [57].

Amoxicillin
- FDA-Kategorie B.
- ADEC-Kategorie A.

Es existieren keine publizierten Berichte über einen Zusammenhang mit Missbildungen. Die Daten der Beobachtungsstudie aus Michigan, in der sich ca. 8500 Neugeborene mit Amoxicillin-Exposition im ersten Trimenon befanden, ergaben keinen Zusammenhang mit angeborenen Missbildungen [57].

Auch die Analyse von dänischen Verschreibungsdaten ergab keine Hinweise auf einen ungünstigen Schwangerschaftsausgang bei Frauen, die während der Schwangerschaft ein Amoxicillin-Rezept eingelöst hatten [238].

Ampicillin
- FDA-Kategorie B.
- ADEC-Kategorie A.

Die Daten der Beobachtungsstudie aus Michigan, in der sich ca. 10 000 Neugeborene mit Ampicillin-Exposition im ersten Trimenon befanden, ergaben keinen Zusammenhang mit angeborenen Missbildungen [57].

Mezlocillin
- FDA-Kategorie B.
- ADEC-Kategorie B1.

Oxacillin
- FDA-Kategorie B.

Piperacillin
- FDA-Kategorie B.
- ADEC-Kategorie B1.

Tazobactam (in Kombination mit Piperacillin)
- FDA-Kategorie B.
- ADEC-Kategorie B1.

1.2. Cephalosporine

Cephalosporine sind weder im Tierversuch noch beim Menschen embryotoxisch. Die Anwendung in der Schwangerschaft ist möglich und gehören wie die Penicilline zu den Antibiotika der ersten Wahl in der Schwangerschaft [349a].

Cefazolin
- FDA-Kategorie B.
- ADEC-Kategorie B1.

Cefuroxim, Cefuroximaxetil
- FDA-Kategorie B.

Cefoxitin
- FDA-Kategorie B.
- ADEC-Kategorie B1.

Cefotiam

Untersuchungen zur Anwendung in der Schwangerschaft beim Menschen liegen nicht vor (FI).

Cefotaxim
- FDA-Kategorie B.
- ADEC-Kategorie B1.

Ceftazidim
- FDA-Kategorie B.
- ADEC-Kategorie B1.

Cefepim
- FDA-Kategorie B.

Ceftriaxon
- FDA-Kategorie B.
- ADEC-Kategorie B1.

In der Beobachtungsstudie aus Michigan, in der sich 60 Neugeborene mit Ceftriaxon-Exposition im ersten Trimenon befanden, wurden drei kardiovaskuläre Missbildungen gefunden (erwartete Zahl: 1) [57]. Ein Zusammenhang ist möglich, jedoch können andere Einflüsse wie mütterliche Erkrankung, gleichzeitig verwendete Arzneimittel oder Zufall beteiligt sein.

Cefaclor
- FDA-Kategorie B.
- ADEC-Kategorie B1.

In der Beobachtungsstudie aus Michigan, in der sich 1325 Neugeborene mit Cefaclor-Exposition im ersten Trimenon befanden, wurden 19 kardiovaskuläre Missbildungen (erwartete Zahl: 13) und acht Lippen-Kiefer-Gaumenspalten (erwartete Zahl: 2) gefunden [57]. Ein Zusammenhang ist möglich, jedoch können andere Einflüsse wie mütterliche Erkrankung, gleichzeitig verwendete Arzneimittel oder Zufall beteiligt sein.

Cefadroxil
- FDA-Kategorie B.

Die Daten der Beobachtungsstudie aus Michigan, die 722 Fälle von Cefadroxil-Anwendung im ersten Trimenon der Schwangerschaft beinhalten, geben keinen Anhalt für Auffälligkeiten [57].

Cefalexin
- FDA-Kategorie B.
- ADEC-Kategorie A.

In der Beobachtungsstudie aus Michigan, in der sich 3613 Neugeborene mit Cefalexin-Exposition im ersten Trimenon befanden, wurden insgesamt 176 größere Missbildungen (erwartete Zahl: 154), darunter 44 kardiovaskuläre Missbildungen (erwartete Zahl: 36) und elf Lippen-Kiefer-Gaumenspalten (erwartete Zahl: 5) gefunden [57]. Ein Zusammenhang ist möglich, jedoch können andere Einflüsse wie mütterliche Erkrankung, gleichzeitig verwendete Arzneimittel oder Zufall beteiligt sein.

Loracarbef
- FDA-Kategorie B.

Cefixim
- FDA-Kategorie B.

Ceftibuten
- FDA-Kategorie B.

Cefpodoximproxetil
- FDA-Kategorie B.
- ADEC-Kategorie B1.

1.3.   Andere β-Lactam-Antibiotika

Aztreonam
- FDA-Kategorie B.
- ADEC-Kategorie B1.

Meropenem
- FDA-Kategorie B.
- ADEC-Kategorie B2.

Imipenem (in Kombination mit Cilastatin)
- FDA-Kategorie C.
- ADEC-Kategorie B3.

1.4.   β-Lactamase-Inhibitoren

Sulbactam (auch in Kombination mit Ampicillin), Sultamicillin
- FDA-Kategorie B.

Publizierte Informationen über die Anwendung in der Schwangerschaft beim Menschen, die eine Risikoabschätzung erlauben würden, existieren nicht.

Clavulansäure (in Kombination mit Amoxicillin)
- FDA-Kategorie B.
- ADEC-Kategorie B1 für die Kombination mit Amoxicillin.

In der Beobachtungsstudie aus Michigan, in der sich 556 Neugeborene mit Clavulansäure-Exposition im ersten Trimenon befanden, wurden zwei Fälle von Spina bifida (erwartete Zahl: 0,3) gefunden [57]. Ein Zusammenhang ist möglich, jedoch können andere Einflüsse wie mütterliche Erkrankung, gleichzeitig verwendete Arzneimittel oder Zufall beteiligt sein.

Die Auswertung der Daten einer ungarischen Datenbank ergab keinen Anhalt dafür, dass die Anwendung von Amoxicillin plus Clavulansäure im zweiten und dritten Schwangerschaftsmonat zu angeborenen Missbildungen führte. Allerdings war die Fallzahl (52 Schwangere in der Gruppe mit dieser Behandlung vs. 56 Schwangere in der Kontrollgruppe) zu niedrig, um zweifelsfrei auf eine Sicherheit schließen zu können [89].

2.   Tetracycline

Tetracycline werden beim Fetus in den sich entwickelnden Röhrenknochen und Zähnen abgelagert. Der Mechanismus des charakteristischen Zahndefekts ist auf die Bildung von Chelatkomplexen mit Calciumorthophosphat zurückzuführen. Die Einlagerung führt beim Menschen zu graubraunen, gelben oder braunen Zahnverfärbungen. Gelbe Zähne werden nach Lichteinwirkung sukzessive dunkler, bis sie braun sind. Da die Wirkung der Tetracycline nur während der Kalzifizierungsphase eintritt, beeinflusst eine Medikation mit Tetracyclinen erst ab dem 4. Schwangerschaftsmonat den Fetus. Sie schädigt zunächst nur die ersten Zähne, ab dem 8./9. Schwangerschaftsmonat auch die zweiten Zähne. Bei den ersten Zähnen reicht schon eine therapeutische Dosis (1 g/Tag) über drei Tage gegeben aus, um die Zahnverfärbung zu bewirken. Eine Verfärbung der zweiten Zähne ist nur nach Langzeittherapie bekannt. Die verschiedenen Tetracycline wirken unterschiedlich stark zahnschädigend. Andere Fehlbildungen, wie sie im Tierversuch (Rattenstämme) induziert wurden, sind beim Menschen nicht bekannt geworden. So scheint die Einlagerung in die Röhrenknochen keine teratogene Wirkung zu haben. Hier liegt die therapeutische Dosis offenbar unterhalb der teratogenen Schwellendosis. Die Daten der Beobachtungsstudie aus Michigan, die 1795 Fälle von Doxycyclin- und 1004 Fälle von Tetracyclin-Anwendung im ersten Trimenon der Schwangerschaft beinhalten, gaben keinen Anhalt für Auffälligkeiten [57].

Ein weiteres Problem ist die potenzielle Leberschädigung bei der Mutter, die selten auftritt, schwer und auch tödlich verlaufen kann, nicht auf die Schwangerschaft begrenzt ist und sich von der schwangerschaftsassoziierten Fettleber unterscheidet.

Doxycyclin
- FDA-Kategorie D.
- ADEC-Kategorie D.

Minocyclin
- FDA-Kategorie D.
- ADEC-Kategorie D.

Tetracyclin
- FDA-Kategorie D.
- ADEC-Kategorie D.

Oxytetracyclin
- FDA-Kategorie D.

3.   Aminoglykoside und verwandte Antibiotika

Wegen des Risikos nephro- und ototoxischer Wirkungen sind alle Aminoglykoside in der Schwangerschaft kontraindiziert. Ototoxizität als Folge einer In-utero-Exposition ist für Streptomycin und Kanamycin dokumentiert. Obwohl für die anderen Aminoglykoside bislang entsprechende Berichte nicht vorliegen, muss auch hier mit entsprechenden Wirkungen gerechnet werden.

Bei Neugeborenen, die mit Aminoglykosiden behandelt werden, kann eine potenziell schwerwiegende Interaktion mit Magnesiumsulfat auftreten (s. Gentamicin).

Gentamicin

- FDA-Kategorie C.
- ADEC-Kategorie D.

Ein einzelner Fall einer angeborenen zystischen Nierendysplasie bei einem Neugeborenen, dessen Mutter in der 7. Schwangerschaftswoche Gentamicin 300 mg/d für 10 Tage und Prednisolon 50 mg/d für 5 Tage erhalten hatte, wurde berichtet [228].

In einer ungarischen Datenbasis wurde für Gentamicin kein erkennbares teratogenes Risiko für den Fetus in Bezug auf strukturelle Entwicklungsstörungen gefunden [92].

In einer randomisierten Studie mit 179 Schwangeren vor der 24. Schwangerschaftswoche mit akuter Pyelonephritis wurden drei Therapieregime (Ampicillin plus Gentamicin i.v./Cefazolin i.v./Ceftriaxon i.v.) verglichen: Bezüglich klinischer Wirksamkeit und Schwangerschaftsausgang wurden keine signifikanten Unterschiede zwischen den drei Gruppen gefunden [504].

Ototoxizität als Folge von Gentamicin-Exposition in utero wurde nicht berichtet. Da jedoch bei Kanamycin und Streptomycin eine fetale Toxizität auf den VIII. Hirnnerven bekannt ist, muss damit auch bei Gentamicin gerechnet weden.

Die Potenzierung einer Magnesium-induzierten neuromuskulären Schwäche wurde bei einem Neugeborenen berichtet, das 32 Stunden vor der Geburt 24 g Magnesiumsulfat exponiert war und 12 Stunden nach der Geburt wegen Sepsis mit Gentamicin behandelt wurde: Es kam zum Atemstillstand; die Notfallbehandlung war erfolgreich und andauernde Folgen der Interaktion wurden nicht beobachtet. Möglicherweise war nur die gestiegene Magnesium-Konzentration für diesen Effekt verantwortlich.

Neomycin

- FDA-Kategorie C.
- ADEC-Kategorie D.

Ototoxizität, die als potenzielle Nebenwirkung von oraler, topischer und parenteraler Neomycin-Therapie bekannt ist, wurde als Folge einer Neomycin-Exposition in utero bislang nicht berichtet. Da jedoch bei Kanamycin und Streptomycin eine fetale Toxizität auf den VIII. Hirnnerven bekannt ist, ist damit auch bei Neomycin zu rechnen.

In einer ungarischen Datenbasis wurde für Neomycin (oral) kein erkennbares teratogenes Risiko für den Fetus in Bezug auf strukturelle Entwicklungsstörungen gefunden [92].

Streptomycin

- FDA-Kategorie D.

Streptomycin ist das einzige Tuberkulosemittel, für das schädliche Wirkungen auf den Fetus bekannt sind. Es kann angeborene Taubheit verursachen und sollte in der Schwangerschaft nicht verwendet werden [230]. Insgesamt ist die Inzidenz angeborener Ototoxizität, cochleärer oder vestibulärer, jedoch niedrig, besonders bei sorgfältiger Dosiskalkulation und wenn die Dauer der fetalen Exposition limitiert ist. Abgesehen von der Schädigung des

VIII. Hirnnerven sind keine Berichte über angeborene Defekte zu finden.

Tobramycin
- FDA-Kategorie C (D nach Hersteller-Angaben).
- ADEC-Kategorie D.

Ototoxizität, die als potenzielle Nebenwirkung von Tobramycin bekannt ist, wurde als Folge einer Tobramycin-Exposition in utero bislang nicht berichtet. Da jedoch bei Kanamycin und Streptomycin eine fetale Toxizität auf den VIII. Hirnnerven bekannt ist, ist damit auch bei Tobramycin zu rechnen.

Amikacin
- FDA-Kategorie C (bzw. D nach Herstellerangabe).
- ADEC-Kategorie D.

Paromomycin
- FDA-Kategorie C.

Berichte über einen Zusammenhang zwischen angeborenen Missbildungen und der Anwendung von Paromomycin liegen nicht vor. Allerdings ist die publizierte Erfahrung mit der Anwendung in der Schwangerschaft vernachlässigbar. Da nahezu 100 % einer oralen Dosis mit den Fäzes ausgeschieden werden, kann – wenn überhaupt – nur ein minimaler Anteil den Fetus erreichen.

Spectinomycin
- FDA-Kategorie B.
- ADEC-Kategorie B1.

Spectinomycin ist mit den Aminoglykosiden nahe verwandt.
Die verfügbaren Daten über die Anwendung in der Schwangerschaft lassen keine Gefährdung erkennen.

Kanamycin
- FDA-Kategorie D.
- ADEC-Kategorie D.

Schädigung des VIII. Hirnnerven als Folge einer In-utero-Exposition wurde berichtet. In einer retrospektiven Studie bei 391 Müttern, die mit Kanamycin über längere Zeit während der Schwangerschaft behandelt worden waren, hatten neun Kinder (2,3 %) einen Hörverlust.

4.   Makrolid-Antibiotika

Bislang hat sich kein Verdacht auf teratogene oder embryotoxische Eigenschaften beim Menschen ergeben [349a]. Infolge der hohen Molekülgröße der Makrolid-Antibiotika erreicht nur eine geringe Menge den Fetus. Für Erythromycin liegt die größte Erfahrung vor.

Azithromycin
- FDA-Kategorie B.
- ADEC-Kategorie B1.

Die wenigen Studien, die zur Anwendung von Azithromycin in der Schwangerschaft vorliegen, deuten darauf hin, dass das Mittel sicher ist. Für unkomplizierte genitale Chlamydia-trachomatis-Infektionen wird Azithromycin daher in den USA auch bei Schwangeren in zunehmendem Maße eingesetzt [3]. In einer Übersichtsarbeit im New England Journal of Medicine wird die Therapie mit einer oralen Einzeldosis von 1 g angegeben [386].

Clarithromycin
- FDA-Kategorie C.
- ADEC-Kategorie B3.

Bei Mäusen traten nach Gabe von 1000 mg/kg KG/d während der Embryonalentwicklung vermehrt Gaumenspalten auf. Bei Ratten wurden bei einer Dosis von 150 mg/kg KG/d kardiovaskuläre Fehlbildungen beobachtet (FI).

In einer prospektiven kontrollierten Studie mit 122 Schwangeren nach Clarithromycin-Exposition im ersten Trimenon wurde keine statistisch signifikant erhöhte Rate größerer oder kleinerer Missbildungen, jedoch eine signifikant höhere Rate von Spontanaborten (14 % vs. 7 %) als in der Kontrollgruppe mit Exposition nichtteratogener Antibiotika gefunden [135].

Eine retrospektive Studie anhand der Krankenblätter von 143 Müttern, die innerhalb von 270 Tagen nach Einlösung eines Clarithromycin-Rezeptes entbunden hatten, fand keine statistisch signifikant erhöhte Rate größerer Missbildungen (3,4 % bei einem erwarteten Wert von 2,8 %) [129].

Die Plazentapassage ist, wie anhand eines Ex-vivo-Modells humaner Plazenta gezeigt wurde, bei Clarithromycin höher (6,1 %) als bei Erythromycin (3,0 %), Roxithromycin (4,3 %) oder Azithromycin (2,6 %) [507]. Unklar ist noch, ob und ggf. welche klinische Bedeutung diesem Befund zukommt.

Erythromycin
- FDA-Kategorie B.
- ADEC-Kategorie A.

Die Daten der Beobachtungsstudie aus Michigan, in der sich knapp 7000 Neugeborene mit Erythromycin-Exposition im ersten Trimenon befanden, ergaben keinen Zusammenhang mit angeborenen Missbildungen [57].

Beim Estolat-Salz von Erythromycin sind nach Anwendung im zweiten Trimenon Fälle von mütterlicher Hepatotoxizität berichtet worden; etwa 10 % von 161 Schwangeren hatten pathologisch erhöhte Serumaktivitäten von Transaminasen. Erythromycin-Estolat sollte daher in der Schwangerschaft gemieden werden.

Nachdem eine Ansammlung von Fällen infantiler hypertropher Pylorusstenose (IHPS) bei Neugeborenen nach Pertussis-Prophylaxe mit Erythromycin beobachtet worden war [222], wurde diese Assoziation für Kinder in einer retrospektiven Kohortenstudie bestätigt [319]. Die wichtige Frage, ob dieser Zusammenhang auch für die Erythromycin-Behandlung in der späten Schwangerschaft zutrifft, wurde aufgrund der Befunde einer größeren Studie (1044 mit IHPS) mit Kontrollen verneint [306].

Roxithromycin
- ADEC-Kategorie B1.

Spiramycin
- FDA-Kategorie C.

Wegen guter plazentarer Penetration findet Spiramycin seit Langem Verwendung in der Behandlung der Toxoplasmose [230], auch in der Frühschwangerschaft [496].

Bei zwölf Schwangeren mit Spiramycin-Exposition in der Schwangerschaft, die in einer ungarischen Datenbasis identifiziert wurden, wurde kein Anhalt für eine teratogene Wirkung gefunden; jedoch war die Power dieser Studie wegen der niedrigen Fallzahl gering [91]. Bei der Spiramycinbehandlung handelt sich um eine Standardtherapie, insbesondere in Frankreich; ein nennenswertes Risiko ist praktisch auszuschließen.

Josamycin
Keine Angaben verfügbar.

5. Lincosamide

Clindamycin
- FDA-Kategorie B.
- ADEC-Kategorie A.

Berichte über eine Verbindung zwischen der Anwendung von Clindamycin und angeborenen Missbildungen sind nicht zu finden. Die Daten der Beobachtungsstudie aus Michigan, in der sich 647 Neugeborene mit Clindamycin-Exposition im ersten Trimenon befanden, ergaben keinen Zusammenhang mit angeborenen Missbildungen [57].

Mit der Applikation von Clindamycin-Vaginalcreme lassen sich gute therapeutische Erfolge erzielen [168]. Die Behandlung der bakteriellen Vaginose in der Schwangerschaft mit Clindamycin ist eine Standardtherapie. Auch bei gehäufter Anwendungsfrequenz wurde keine erhöhte Häufigkeit von Fehlbildungen bekannt.

Lincomycin
- FDA-Kategorie B.
- ADEC-Kategorie A.

Berichte über eine Verbindung zwischen der Anwendung von Lincomycin und angeborenen Missbildungen sind nicht zu finden.

6. Gyrasehemmer (Chinolonantibiotika)

Alle Gyrasehemmer sind im Tierversuch sowohl bei oraler als auch bei intravenöser Applikation nicht teratogen. Bei sehr hohen Dosen oberhalb des humantherapeutischen Anwendungsbereiches zeigen sich embryotoxische Effekte (Fruchttod). Außerdem werden in diesem Dosisbereich Gelenkknorpelveränderungen gefunden, die jedoch als Wachstumsverzögerungen zu deuten sind, da sie postnatal (nach einigen Monaten) bei den Versuchstieren nicht mehr auftreten.

Tierexperimentelle Befunde bei den Chinolon-induzierten Wirkungen auf Knorpel, Knochenwachstum und Sehnen sind in einer Übersichtsarbeit dargestellt [460].

Aus Fallsammlungen einiger Hersteller und retrospektiven Untersuchungen haben sich keine Hinweise auf Teratogenität ergeben. Die Daten von etwa 700 Fluorchinolon-exponierten Schwangerschaften aus dem *European Network of Teratology Information Services (ENTIS)* haben kein erhöhtes Risiko für Spontanaborte, Frühgeburten, intrauterine Wachstumsverzögerung und postnatale Erkrankungen erkennen lassen [427]. Eine prospektive Multicenterstudie mit dem Vergleich von 200 Fluorchinolon-exponierten Schwangerschaften mit 200 Kontrollen kam im Wesentlichen zu demselben Ergebnis [303].

Für Fluorchinolone wurden fetale Knorpelschäden und nachfolgende Arthropathien in Tierversuchen bei mehreren Spezies sowohl nach Anwendung in der Schwangerschaft als auch bei unreifen Tieren beobachtet. Einzelne Fallberichte beim Menschen existieren dazu ebenfalls. Vielfach wurde daraus die Schlussfolgerung gezogen, dass Fluorchinolone in der Schwangerschaft kontraindiziert sind. Normalerweise stehen sicherere Alternativen zur Verfügung. Es ist daher ratsam, Penicillin, Cephalosporine und Erythromycin als Antibiotika der Wahl vorzuziehen [427]. Die oben genannte ENTIS-Studie hatte die Frage eventueller Knorpelschäden nicht zum Gegenstand.

Ciprofloxacin
▪ FDA-Kategorie C.
▪ ADEC-Kategorie B3.

Insgesamt scheint der Gebrauch von Ciprofloxacin während der Schwangerschaft nicht mit einem Risiko für größere angeborene Missbildungen assoziiert zu sein. Zwar existieren Berichte über Missbildungen bei Neugeborenen, jedoch findet sich unter diesen Anomalien kein Muster. Da eine kausale Beziehung mit einigen dieser Anomalien nicht ausgeschlossen werden kann, sollte die Anwendung von Ciprofloxacin, insbesondere im ersten Trimenon, mit Vorsicht erfolgen.

Ofloxacin und Levofloxacin
▪ FDA-Kategorie C.
▪ ADEC-Kategorie B3.

Levofloxacin ist das reine S-Enantiomer aus dem Racemat Ofloxacin.

Moxifloxacin
▪ FDA-Kategorie C.

Es existieren keine publizierten Berichte zum Gebrauch von Moxifloxacin während der menschlichen Schwangerschaft.

Norfloxacin
▪ FDA-Kategorie C.
▪ ADEC-Kategorie B3.

Enoxacin
▪ FDA-Kategorie C.
▪ ADEC-Kategorie B3.

Pipemidsäure
Keine Informationen verfügbar.

7. Sulfonamide und Trimethoprim

Sulfonamide
▪ FDA-Kategorie C (D bei Anwendung nahe dem Geburtstermin).
▪ ADEC-Kategorie C (Sulfadiazin).

Diese antibakteriellen Substanzen haben ähnliche Wirkungen in der Fetal- und Neugeborenenzeit und werden deshalb hier zusammen besprochen. Die häufigsten Vertreter sind **Sulfadiazin** und das in Cotrimoxazol (s. unten) enthaltene **Sulfamethoxazol**. (Siehe auch Sulfasalazin, S. 247). Zusammen mit Pyrimethamin gehört Sulfadiazin zur Standardtherapie der Toxoplasmose ab der 16. Schwangerschaftswoche [168].

Einige Sulfonamide erwiesen sich in hohen Dosen im Tierversuch als teratogen. Beim Menschen war bei alleiniger Anwendung kein signifikantes teratogenes Risiko erkennbar. Dies gilt für die z. B. bei banalen Harnwegsinfekten übliche Dosierung. Welche Auswirkungen die beispielsweise bei opportunistischen Infektionen (wie bei AIDS) verwendeten hohen Dosen haben können, ist unklar.

Wegen potenzieller Toxizität der Sulfonamide für das Neugeborene, resultierend aus der Verdrängung von Bilirubin aus der Plasmaproteinbindung, und aufgrund des Risikos eines Kernikterus, sollten diese Substanzen in zeitlicher Nähe zum Geburtstermin gemieden werden.

Bei Frauen, die eine Verschreibung mit **Sulfamethizol** erhielten, wurde in der Analyse einer dänischen Datenbank kein erhöhtes Risiko für eine angeborene Missbildung, Fehl- oder Frühgeburt sowie keine Assoziation zwischen dem Sulfamethizol-Gebrauch in der Spätschwangerschaft und Neugeborenen-Ikterus gefunden [401].

Trimethoprim
▨ FDA-Kategorie C.
▨ ADEC-Kategorie B3.

Trimethoprim, oft als Monotherapie verwendet, ist auch in Co-trimoxazol (s. unten) enthalten.

Die Auswirkungen einer Exposition im zweiten oder dritten Monat nach der letzten Menstruation mit Folsäure-Antagonisten, zu denen auch Dihydrofolat-Reductase-Inhibitoren (z. B. Aminopterin, Methotrexat, Sulfasalazin, Pyrimethamin, Triamteren und Trimethoprim) gehören, wurde in einer großen multizentrischen Studie untersucht [209]. Die Fallgruppe bestand aus 3870 Kindern mit kardiovaskulären Fehlbildungen, 1962 mit Lippen-Kiefer-Gaumen-Spalten und 1100 mit Harntrakt-Missbildungen Die Kontrollgruppe (N=8387) bestand aus Kindern mit Missbildungen außer Lippen-Kiefer-Gaumen-Spalten und kardiovaskulären Fehlbildungen, also Missbildungen, deren Risiko nicht durch Vitamin-Supplementierung reduziert worden wäre. Folsäure-Antagonisten wurden in der Kontrollgruppe nicht verwendet. Das relative Risiko für Kinder nach Exposition mit Dihydrofolat-Reductase-Inhibitoren betrug 3,4 (95 %-Konfidenzintervall 1,8–6,4) für kardiovaskuläre Fehlbildungen bzw. 2,6 (95 %-Konfidenzintervall 1,1–6,1) für Lippen-Kiefer-Gaumen-Spalten. Die für kardiovaskuläre Fehlbildungen gefundene Risikoerhöhung war bei Schwangeren, die gleichzeitig ein Folsäure-haltiges Multivitaminpräparat einnahmen,

nicht nachweisbar; für Lippen-Kiefer-Gaumen-Spalten reichte die Fallzahl für eine Analyse nicht aus [209].

Wegen der hohen Bedeutung von Trimethoprim wurden in einer Leserzuschrift auf diese Publikation im *New England Journal of Medicine* spezifische Daten zu diesem Arzneimittel erbeten [14] und von den Autoren nachgereicht [208]. Danach ergab sich für kardiovaskuläre Fehlbildungen auf der Basis von zwölf Fällen ein mit Trimethoprim assoziiertes relatives Risiko von 4,2 (95 %-Konfidenzintervall 1,5–11,5). Für andere Missbildungen wie Lippen-Kiefer-Gaumen-Spalten war die Fallzahl (N=3) für eine Analyse zu niedrig [208]. In einer zweiten Publikation zu dieser Datenbasis wurde für Trimethoprim eine Odds Ratio von 4,8 (95 %-Konfidenzintervall 1,5–16,1) für Neuralrohrdefekte berichtet [210].

Co-trimoxazol
▨ FDA-Kategorie C.
▨ ADEC-Kategorie C.

Co-trimoxazol ist eine fixe Kombination aus *Sulfamethoxazol*, einem Sulfonamid, und *Trimethoprim* (s. oben).

In der Beobachtungsstudie aus Michigan, in der sich 2296 Neugeborene mit Exposition gegenüber Co-trimoxazol im ersten Trimenon befanden, wurden insgesamt 126 größere Missbildungen (erwartete Zahl: 98), darunter 37 kardiovaskuläre Fehlbildungen (erwartete Zahl: 23) gefunden [57]. Ein Zusammenhang ist möglich, jedoch können andere Einflüsse wie mütterliche Erkrankung, gleichzeitig verwendete Arzneimittel oder Zufall beteiligt sein.

Die Analyse der Daten einer ungarischen Fall-Kontroll-Studie ergab, dass eine

Co-trimoxazol-Behandlung mit einer höheren Wahrscheinlichkeit angeborener Fehlbildungen (Odds Ratio 1,3; 95%-Konfidenzintervall 1,1–1,5) bzw. mehrfacher angeborener Missbildungen (hauptsächlich bestehend aus kardiovaskulären oder den Harntrakt betreffenden Abnormalitäten) oder kardiovaskulärer Fehlbildungen bei Anwendung im zweiten oder dritten Schwangerschaftsmonat assoziiert war [90].

8.   Glykopeptid-Antibiotika

Vancomycin
- FDA-Kategorie B.
- ADEC-Kategorie B2.

Bislang liegen keine Berichte über angeborene Defekte, die Vancomycin zugeschrieben werden könnten, vor. Nephro- oder ototoxische Nebenwirkungen werden diskutiert. Insgesamt reicht das vorliegende Material jedoch nicht aus, um die Sicherheit der Anwendung in der Schwangerschaft zu beurteilen.

Teicoplanin
- ADEC-Kategorie B3.

Bislang liegen keine Berichte über angeborene Defekte, die Teicoplanin zugeschrieben werden könnten, vor. Das vorliegende Material reicht jedoch nicht aus, um die Sicherheit der Anwendung in der Schwangerschaft zu beurteilen.

9.   Polypeptid-Antibiotika

Colistin
- FDA-Kategorie B.
- ADEC-Kategorie B2.

Colistimethat
- FDA-Kategorie C.

Bislang liegen keine Berichte über angeborene Defekte, die Colistimethat zugeschrieben werden könnten, vor. Das vorliegende Material reicht jedoch nicht aus, um die Sicherheit der Anwendung in der Schwangerschaft zu beurteilen.

Polymyxin B
- FDA-Kategorie B.

Bislang liegen keine Berichte über angeborene Defekte, die Polymyxin B zugeschrieben werden könnten, vor. Das vorliegende Material reicht jedoch nicht aus, um die Sicherheit der Anwendung in der Schwangerschaft zu beurteilen.

10.   Nitroimidazol-Derivate

Metronidazol
- FDA-Kategorie B.
- ADEC-Kategorie B2.

Die Sicherheit der systemischen Anwendung von Metronidazol während der Schwangerschaft wird kontrovers beurteilt. Die Substanz wirkt mutagen bei Bakterien und karzinogen bei Nagetieren. Obwohl keine dieser Eigenschaften beim Menschen jemals gezeigt worden war, hat die Sorge davor einige Autoren veranlasst, von der Verwendung von Metronidazol in der Schwangerschaft abzuraten.

Inzwischen sind jedoch einige Untersuchungen zu diesem Thema publiziert worden. Zusammenfassend kann festgestellt werden, dass, obwohl einige der Berichte zu unterschiedlichen Schlussfolgerungen über die Sicherheit von Metronidazol in der Schwangerschaft gelangt sind, aufgrund der Mehrzahl der Publikationen offenbar kein signifikantes Risiko für den Fetus zu bestehen scheint. Nicht möglich ist die vollständige Beurteilung des fetalen Risikos, das aus dem karzinogenen Potenzial der Substanz resultieren könnte. Das *American College of Obstetricians and Gynecologists*, der Hersteller und die *American Society of Health-System Pharmacists* betrachten Metronidazol als kontraindiziert im ersten Trimenon bei Patientinnen mit Trichomoniasis oder bakterieller Vaginose. Die Verwendung von Metronidazol im zweiten oder dritten Trimenon ist akzeptabel, entweder als einmalige Dosis von 2 g oder als 7-Tage-Schema von 750–1000 mg/d in geteilter Dosis. Für andere Indikationen kann Metronidazol während der Schwangerschaft verwendet werden, wenn es keine anderen Alternativen mit etabliertem Sicherheitsprofil gibt. Dann sollte die Patientin bezüglich der potenziellen Risiken beraten und das Einverständnis vor Therapiebeginn eingeholt werden.

Bei Schwangeren mit bakterieller Vaginose war die Behandlung mit Metronidazol und Erythromycin mit einer niedrigeren Rate von Frühgeburten (31 %) assoziiert als die Placebo-Behandlung (49 %) [200].

In Bezug auf die Indikationsstellung zur Metronidazol-Therapie ist bedenkenswert, dass aufgrund einer randomisierten placebokontrollierten Studie die Behandlung einer asymptomatischen Infektion mit Trichomonas vaginalis bei Schwangeren (16. bis 23. SSW) mit Metronidazol (zwei Dosen à 2 g im Abstand von 48 Stunden) eine vorzeitige Geburt nicht verhinderte [264]. Dieselbe Forschergruppe erhielt entsprechende Ergebnisse auch für die asymptomatische bakterielle Vaginose [70]. Die

Subanalyse einer Studie an ugandischen Schwangeren mit vermuteter Trichomonas-vaginalis-Infektion ließ vermuten, dass Neugeborene von behandelten Schwangeren in Bezug auf niedriges Geburtsgewicht, Frühgeburten und Zweijahres-Mortalität ungünstiger als die Neugeborenen unbehandelter Frauen mit Trichomonas-Infektion abschnitten und dass diese ungünstige Wirkung möglicherweise auf Metronidazol zurückzuführen war [261].

Zwei Metaanalysen von fünf bzw. sieben Studien förderten keinen Zusammenhang zwischen Metronidazol-Exposition im ersten Trimenon und angeborenen Defekten zutage [67, 72]. Auch die Zusammenführung von Verschreibungsdaten (138 Rezepte) und dem Geburtsregister einer dänischen Region ließ kein erhöhtes Risiko für angeborene Abnormalitäten, Frühgeburt oder niedriges Geburtsgewicht erkennen [457]. Eine israelische Forschergruppe fand bei 228 Frauen mit Metronidazol-Exposition, davon 86,2 % im ersten Trimenon, im Vergleich zu einer Kontrollgruppe keine signifikant höhere Rate größerer Missbildungen [121].

Tinidazol

▪ ADEC-Kategorie B3.

Sicherheitshalber sollte Tinidazol während der Schwangerschaft nicht verwendet werden [230].

11.   Mittel gegen Malaria und andere Protozoenerkrankungen

Niedriges Geburtsgewicht aufgrund einer Malaria soll Schätzungen zufolge allein in Afrika für den Tod von 370 000 Kindern pro Jahr verantwortlich sein. Schwangere ziehen etwa die doppelte Zahl von Anopheles-Moskitos an [299] und sind gegenüber einer Infektion mit Plasmodium falciparum vulnerabler als Nichtschwangere. Die Suszeptibilität nimmt vor allem nach Beginn des zweiten Trimenons der ersten Schwangerschaft zu und ist am höchsten im zweiten und dritten Trimenon sowie in der frühen postpartalen Periode [114]. In Endemiegebieten erlangen die Frauen bis zur dritten Schwangerschaft wieder ihre partielle Immunität, die sie vor einer schweren Erkrankung vor der ersten Schwangerschaft geschützt hat. Die Gründe dafür sind unklar [329].

Vor Reisen in Malaria-Endemiegebiete ist die rechtzeitige Konsultation einer reisemedizinischen Beratungsstelle dringend anzuraten, um unter Berücksichtigung der lokalen Situation die individuell optimale Prophylaxe auszuarbeiten. Generell wird Schwangeren von Reisen in Malaria-Endemiegebiete abgeraten [43]. Die Deutsche Gesellschaft für Tropenmedizin und Internationale Gesundheit gibt auf ihrer Homepage nähere Informationen [111].

Chloroquin
- FDA-Kategorie C.
- ADEC-Kategorie A (Prophylaxe) bzw. D (Therapie).

Chloroquin ist das Arzneimittel der Wahl für die Prophylaxe und Behandlung sensitiver Malaria während der Schwangerschaft. Im Tierversuch (Ratte) erwies sich das Mittel in einer Dosis von 1000 mg/kg KG allerdings als embryotoxisch und teratogen und führte in 27 % zum Tod des Embryos und bei den überlebenden Feten in 47 % zur Anophthalmie und Mikrophthalmie.

Eine Untersuchung bei 169 Geburten von Frauen, die während der Schwangerschaft Chloroquin 300 mg pro Woche zur Chemosuppression der Malaria erhalten hatten, ergab keine von der Kontrollgruppe signifikant unterschiedliche Rate von Geburtsdefekten [509]. Diese Untersuchung hätte aufgrund ihrer Power nur einen 5,7-fachen Anstieg entdecken können, sodass damit lediglich eine starke Teratogenität, nicht jedoch eine schwächere ausgeschlossen werden konnte.

Siehe auch RL-05, Abschnitt 3 (Antirheumatika).

Hydroxychloroquin
- FDA-Kategorie C.
- ADEC-Kategorie D.

Siehe auch RL-05, Abschnitt 3 (Antirheumatika).

Mefloquin
- FDA-Kategorie C.
- ADEC-Kategorie B3.

Im Tierversuch erwies sich Mefloquin in Dosen, die 5- bis 20-mal höher waren als die therapeutische Dosis beim Menschen, als teratogen (Maus, Ratte) und embryotoxisch (Kaninchen) (FI). Der Hersteller gibt daher die Empfehlung, dass Frauen im gebärfähigen Alter, die zur Malariaprophylaxe Mefloquin einnehmen, Maßnahmen zur Schwangerschaftsverhütung treffen sollen. Die Schwangerschaftsverhütung sollte bis 3 Monate nach der letzten Einnahme fortgesetzt werden (FI).

In einer Gruppe von 331 Frauen, die im ersten Schwangerschaftstrimenon gegenüber Mefloquin exponiert waren, traten 9,1 % Spontanaborte auf; die Hintergrundhäufigkeit betrug 7–11 %; fetale

Anomalien traten bei 4,8 % (Hintergrundrate 4,6 %) auf [391]. Den Autoren zufolge gab es keinen Hinweis, dass das Risiko durch eine Mefloquin-Einnahme im ersten Schwangerschaftstrimenon größer als dasjenige durch Sulfadoxin-Pyrimethamin (s. S. 126) ist und dass das Risiko deutlich niedriger als das mit einer Plasmodium-falciparum-Malaria assoziierte ist [391]. Die vom Hersteller gesammelten Spontanberichte über 1627 Frauen, die vor oder während der Schwangerschaft gegenüber Mefloquin exponiert waren, ergab keine von der Allgemeinbevölkerung unterschiedliche Rate angeborener Missbildungen [485].

In einer thailändischen Malaria-Forschungseinrichtung wurde die Beziehung zwischen Mefloquin-Behandlung einer Malaria (N=208) und dem Geburtsergebnis untersucht: Gegenüber einer reinen Chinin-Behandlung wurde ein erhöhtes Risiko für Totgeburten (Odds Ratio 4,72; 95 %-Konfidenzintervall 1,7–12,7), jedoch keine Asssoziation mit Missbildungen gefunden [367].

Proguanil
* FDA-Kategorie B.
* ADEC-Kategorie B2.

Es wurden keine Wirkungen beim Fetus oder Neugeborenen berichtet, die der Verwendung von Proguanil während der Schwangerschaft zugeschrieben werden könnten. Die Substanz wird von einigen Autoren unter den verfügbaren Prophylaktika als das am wenigsten toxische Mittel angesehen, und darüber hinaus halten die meisten Untersucher die Verwendung in der Schwangerschaft für sicher.

Da Proguanil ein Folsäure-Antagonist ist, sollten Schwangere mit dieser Medikation Folsäure (5 mg/d) oder Folinsäure (5 mg/Woche), zumindest im ersten Trimenon, einnehmen.

In der Spätschwangerschaft (>36. SSW) sowie unter dem Einfluss oraler Kontrazeptiva ist die Biotransformation von Proguanil zu dem aktiven Metaboliten Cycloguanil reduziert, vermutlich infolge einer östrogenbedingten Hemmung des metabolisierenden Enzyms CYP2C19. Deshalb kann es bei Frauen in der Spätschwangerschaft bzw. unter oraler Kontrazeption sinnvoll sein, die Proguanil-Dosis um 50 % zu erhöhen [333, 334].

Chinin
* FDA-Kategorie D (X nach Hersteller-Angaben).
* ADEC-Kategorie D.

Verschiedene Missbildungen wurden in einer Sammlung von Fallberichten über die Exposition im ersten Trimenon im Rahmen von erfolglosen Abtreibungsversuchen mit Chinin angegeben. Epidemiologische Beobachtungen sprechen nicht für ein erhöhtes teratogenes Risiko oder ein erhöhtes Risiko angeborener Taubheit. Thrombozytopenische Purpura beim Neugeborenen und bei der Mutter sowie Hämolyse bei Neugeborenen mit Glucose-6-Phosphat-Dehydrogenase-Mangel wurden berichtet.

In der Behandlung unkomplizierter Plasmodium-falciparum-Malaria bei 246 thailändischen Schwangeren im ersten Trimenon traten bei den bis zum Termin ausgetragenen Neugeborenen keine erhöhten Raten von Missbildungen oder erniedrigtem Geburtsgewicht auf [332].

Obwohl kein erhöhtes teratogenes Risiko dokumentiert werden kann, sollte die Verwendung von Chinin in der Schwangerschaft vermieden werden. Ein

Hersteller sieht das Mittel als in der Schwangerschaft kontraindiziert an. In der Dritten Welt wird es auch in der Schwangerschaft sehr häufig verwendet.

Pyrimethamin
- FDA-Kategorie C.
- ADEC-Kategorie B3.

Pyrimethamin befindet sich in Fansidar® in fixer Kombination mit Sulfadoxin, einem Sulfonamid.

Pyrimethamin ist ein Dihydrofolat-Reductase-Inhibitor (s. hierzu auch unter Trimethoprim, S. 121). Im Tierversuch wirkt Pyrimethamin bei verschiedenen Spezies teratogen. Die Embryotoxizität bei Ratten und Mäusen wird durch orale Gabe von Folsäure potenziert, durch intraperitoneale Gabe von Folsäure jedoch reduziert. Eine teratogene Wirkung beim Menschen war nicht erkennbar.

In einer Gruppe von 153 Frauen, die im ersten Schwangerschaftstrimenon gegenüber Sulfadoxin-Pyrimethamin exponiert waren, traten 2,6 % Spontanaborte auf; die Hintergrundhäufigkeit betrug 7–11 %; fetale Anomalien traten bei 7,8 % (Hintergrundrate 4,6 %) auf [391].

Die intermittierende Behandlung mit Sulfadoxin-Pyrimethamin als Strategie zur Prävention malariabedingter schwerer Anämie in der Schwangerschaft wurde in einer randomisierten Studie mit Placebo bei Frauen in der ersten Schwangerschaft in Kenia verglichen. Es zeigte sich eine protektive Wirkung gegenüber peripherer Parasitämie sowie gegenüber Anämie. Ernste unerwünschte Wirkungen bei Müttern oder Kindern wurden nicht beobachtet [446].

Pyrimethamin gehört zusammen mit Sulfadiazin zur Standardtherapie der Toxoplasmose in der Schwangerschaft ab der 16. Woche [168].

Trotz der oben erwähnten tierexperimentellen Befunde über eine durch orale Folsäure verstärkte Embryotoxizität wird bei der Anwendung von Pyrimethamin in der Schwangerschaft empfohlen, Folsäure (5 mg/d) oder Folinsäure (5 mg/d) zu geben, vor allem im ersten Trimenon, um einem Folsäuremangel vorzubeugen.

Halofantrin
- FDA-Kategorie C.

Eine Bewertung der Sicherheit in der Schwangerschaft ist mangels entsprechender Daten derzeit nicht möglich. Den Herstellerangaben zufolge soll Halofantrin während der Schwangerschaft nicht eingenommen werden (FI).

Atovaquon
- FDA-Kategorie C.
- ADEC-Kategorie B2.

Über die Anwendung in der Schwangerschaft liegen noch keine publizierten Erfahrungen vor. In einer Studie bei 24 Schwangeren (zweites bzw. drittes Trimenon) mit akuter Plasmodium-falciparum-Malaria-Infektion in Thailand, die über 3 Tage mit Atovaquon plus Proguanil plus Artesunat behandelt wurden, waren alle Schwangerschaftsausgänge unauffällig [334].

Artemether
(in Kombination mit Lumefantrin)
Für Artemisinin-Verbindungen liegen aus Tierversuchen klare Erkenntnisse über embryoletale Wirkungen und morphologische Abnormitäten in der Frühschwangerschaft vor [511].

Zur Anwendung beim Menschen liegen nur sehr begrenzte Informationen vor. Die Artemisinin-Malariamittel Artesunat (528 Episoden) bzw. Artemether (11 Episoden) in der Behandlung akuter Plasmodium-falciparum-Malaria bei 461 Schwangeren, davon 44 Episoden im ersten Trimenon, in einer thailändischen Region führten nicht zu unerwünschten Wirkungen [331].

In einem Positionspapier der WHO wird über einen normalen Ausgang von 124 Schwangerschaften, die im ersten Trimenon Artemisinin-exponiert waren, berichtet. Diese Zahl reicht nicht aus, Artemisinin-Malariamittel gegenwärtig für den Gebrauch im ersten Schwangerschaftstrimenon zu empfehlen. Wenn jedoch eine Behandlung als für die Mutter lebensrettend und andere Malariamittel als ungeeignet angesehen werden, sollten sie nicht vorenthalten werden. Publizierte Daten über 607 Schwangerschaften, während derer im zweiten oder dritten Trimenon Artemisinin-Verbindungen gegeben wurden, ergaben keinen Anhalt für therapiebezogenen ungünstigen Ausgang. Auch diese Zahl ist jedoch für eine angemessene Sicherheitsbewertung zu klein und führt zu der Empfehlung, Artemisinin-Verbindungen im zweiten oder dritten Trimenon nur anzuwenden, wenn andere Behandlungen als ungeeignet angesehen werden [511].

12. Amphenicole

Chloramphenicol
- FDA-Kategorie C.
- ADEC-Kategorie A.

Berichte über einen Zusammenhang zwischen der Anwendung von Chloramphenicol und angeborenen Defekten liegen nicht vor. Trotz der offenbar fehlenden Toxizität für den Fetus sollte Chloramphenicol in der Nähe zum Geburtstermin mit Vorsicht angewandt werden. Es ist davon auszugehen (ein Bericht darüber liegt vor), dass das für Neugeborene gut beschriebene Grey-Syndrom auch auftreten kann, wenn die Substanz im Endstadium der Schwangerschaft angewandt wurde. Wegen dieses Risikos wird das Mittel von einigen Autoren als in der Schwangerschaft kontraindiziert angesehen.

13. Andere Antibiotika/Antiinfektiva

Rifabutin
- FDA-Kategorie B.
- ADEC-Kategorie C.

Aufgrund mangelnder klinischer Erfahrungen empfiehlt der Hersteller, das Mittel in der Schwangerschaft nicht anzuwenden (FI).

Dapson
- FDA-Kategorie C.
- ADEC-Kategorie B2.

Die Verwendung von Dapson während der Schwangerschaft stellt offenbar für den Fetus oder das Neugeborene kein größeres Risiko dar. Hämolytische Anämie oder Methämoglobinämie bei der Mutter oder Neugeborenen ist in Fällen berichtet worden. Wenn Dapson zusammen mit Pyrimethamin (s. S. 126) zur Malariaprophylaxe verwendet wird, sollte Folsäure (5 mg/d) oder Folinsäure (5 mg/Woche) gegeben werden.

Fusidinsäure

▪ ADEC-Kategorie C.

Hinweise auf eine teratogene Wirkung liegen nicht vor. Insgesamt reicht das publizierte Material für eine Bewertung der Sicherheit für die Anwendung in der Schwangerschaft nicht aus.

Nifuratel

Eine teratogene Wirkung wurde im Tierversuch nicht beobachtet [338]. Systemisch wirksame Darreichungsformen sollten, da keine ausreichenden Untersuchungen an schwangeren Frauen vorliegen, während der Schwangerschaft vorsorglich nicht angewandt werden (FI).

Telithromycin

Die Erfahrungen zur Anwendung in der Schwangerschaft beim Menschen sind unzureichend. In Tierexperimenten sind verminderte Gametenreifung und bei hohen Dosen Embryotoxizität gefunden worden (FI).

Fusafungin

Der langjährige therapeutische Einsatz als Spray für die Atemwege hat keinen Hinweis auf Komplikationen in der Schwangerschaft erbracht (FI). Weitere Angaben sind nicht verfügbar.

Fosfomycin

▪ FDA-Kategorie B.

Eine teratogene Wirkung im Tierversuch besteht nicht. Dies und die aufgrund der Erfahrung offenbar sichere Anwendung in der Schwangerschaft weisen darauf hin, dass das Risiko für den Fetus, sofern überhaupt eines besteht, niedrig ist.

Pentamidin

▪ FDA-Kategorie C.
▪ ADEC-Kategorie B3.

Im Tierversuch (Ratte) ist die Substanz in Dosen, die den beim Menschen verwendeten ähnlich sind, nicht teratogen; wenn diese Dosen während der Embryogenese des Tieres verabreicht werden, sind sie jedoch embryozid. Beim Kaninchen werden bei maternotoxischer Dosis Skelettanomalien induziert. Hinweise auf Teratogenität liegen für den Menschen nicht vor. Es fehlen kontrollierte Studien bei schwangeren Frauen. Für die zweite Schwangerschaftshälfte wird eine Reihe von fetotoxischen Nebenwirkungen diskutiert, die in Tierversuchen beobachtet wurden, so z.B. Dysplasie der Pankreasinselzellen.

In einer Publikation wurde auf einen möglichen Schaden für Feten von schwangeren Frauen, die als Krankenhauspersonal gegenüber Pentamidin-Aerosol exponiert sind, hingewiesen.

Pentamidin ist in der Behandlung der Pneumocystis-carinii-Pneumonie (PcP) bei schwangeren AIDS-Patientinnen zur Anwendung gekommen [5]. Für die Prophylaxe gegen PcP bei HIV-infizierten Schwangeren raten die US-amerikanischen Centers for Disease Control and Prevention ab. Laut Herstellerinformation sollte das Arzneimittel bis zum Vorliegen ausreichender Erfahrungen nur bei vitaler Indikation verabfolgt werden (FI).

Taurolidin

Zur Anwendung in der Schwangerschaft liegen bisher keine Erfahrungen beim Menschen vor. Experimentelle Studien haben keine Hinweise auf fruchtschädigende Wirkungen ergeben (FI).

Quinupristin (in Kombination mit Dalfo-pristin)

▪ FDA-Kategorie B.

Studien bei Schwangeren wurden nicht durchgeführt (FI).

Linezolid

▪ FDA-Kategorie C.

Es fehlen ausreichende Daten zur Anwendung von Linezolid bei schwangeren Frauen. Tierexperimentelle Untersuchungen haben Wirkungen auf die Reproduktion (bei männlichen Ratten Abnahme der Fertilität und Reproduktionsleistung) gezeigt (FI).

14.   Virustatika

Aciclovir

▪ FDA-Kategorie B.
▪ ADEC-Kategorie B3.

Aciclovir ist bei höherer Dosis im Tierversuch teratogen. Es verursacht Anophthalmien und Nephrotoxizität. Postnatal wurden Nierenläsionen beim Tier beobachtet.

Für den Menschen liegen keine Berichte über schädliche Wirkungen, die einer Verwendung von Aciclovir während der Schwangerschaft zugeschrieben werden könnten, beim Fetus oder Neugeborenen vor. Angeborene Missbildungen bei Kindern nach Exposition in der Schwangerschaft sind zwar berichtet worden, jedoch bestand offenbar kein Zusammenhang mit dem Mittel.

In einer Region Dänemarks wurden Daten aus dem Geburtsregister mit Verschreibungsdaten zusammengeführt. Das Risiko eines Spontanaborts schien nach Aciclovir-Exposition im ersten Trimenon

erhöht zu sein, jedoch ließen die Befunde keine Schlussfolgerung zu. Nach topischer Applikation gab es keine signifikant erhöhten Risiken, wenngleich in Bezug auf Fehlgeburten keine Schlussfolgerung möglich war [402].

In einer randomisierten placebokontrollierten Studie bei Frauen mit rezidivierender genitaler Herpes-Infektion führte die Behandlung mit Aciclovir 3 × 400 mg/d von der 36. SSW bis zur Entbindung zu einer Reduktion, jedoch nicht zur Eliminierung genitaler Herpes-Läsionen. Die Outcomes der Neugeborenen waren in beiden Gruppen ähnlich [497].

Im *Acyclovir Pregnancy Registry* des Herstellers in den USA wurden keine auffälligen Häufigkeiten von Geburtsdefekten festgestellt [409].

Die *Centers of Disease Control and Prevention (CDC)* weisen darauf hin, dass – trotz dieser günstigen Daten – die Sicherheit der systemischen Behandlung mit Aciclovir bei Schwangeren nicht etabliert ist [75].

Die systemische intravenöse Therapie ist zur Behandlung der lebensbedrohlichen disseminierten Herpes-simplex-Virus-(HSV-) Infektion indiziert, um die Mortalität bei Mutter, Fetus und Neugeborenem zu reduzieren. Orale Aciclovir-Behandlung primärer genitaler HSV-Infektionen ist offenbar ebenfalls indiziert, um Schäden beim Neugeborenen vorzubeugen. Im Gegensatz dazu ist der Nutzen einer Therapie zur Verhinderung rezidivierender genitaler HSV-Infektion und zur Reduktion der Erfordernis einer Sectio caesarea nicht etabliert; hierzu sind weitere Studien mit größeren Fallzahlen notwendig.

Da mit Aciclovir mehr Erfahrungen mit der Anwendung in der Schwangerschaft beim Menschen als mit ähnlichen antiviralen Mitteln (z. B. Valaciclovir oder Famciclovir) vorliegen und sich dabei kein größeres Risiko zeigte, betrachten manche Autoren Aciclovir als Mittel der Wahl, wenn eine entsprechende Indikation besteht.

Ganciclovir
- FDA-Kategorie C.
- ADEC-Kategorie D.

Im Tierversuch (Maus, Kaninchen) ist Ganciclovir embryotoxisch. Bei Mäusen ist es sowohl karzinogen als auch mutagen. Auch eine teratogene Wirkung wurde festgestellt (FI). Bei Mäusen und Hunden wurde außerdem eine Hemmung der Spermatogenese beobachtet.

Die Erfahrungen in der Schwangerschaft beim Menschen sind gering und reichen für eine Bewertung nicht aus. Frauen im gebärfähigen Alter sollten während einer Behandlung mit Ganciclovir eine effektive Kontrazeption (FI) und Männer während und bis mindestens 90 Tage nach Abschluss einer Ganciclovir-Behandlung eine Barriere-Kontrazeption betreiben [230].

Für Schwangere mit Verdacht auf eine akute Zytomegalievirus-Primärinfektion wird die Therapie mit Ganciclovir derzeit nicht empfohlen [168].

Famciclovir
- FDA-Kategorie B.
- ADEC-Kategorie B1.

Karzinogene, jedoch keine embryotoxischen oder teratogenen Wirkungen wurden im Tierversuch beobachtet. Ausreichende Erfahrungen bei schwangeren Frauen liegen nicht vor. Der Hersteller empfiehlt daher, Famciclovir während der Schwangerschaft nicht einzusetzen.

Foscarnet
- FDA-Kategorie C.
- ADEC-Kategorie B3.

In Reproduktionsstudien am Tier (Ratte) verursachte Foscarnet mit erhöhter Häufigkeit Skelett-Missbildungen. Genotoxische Wirkungen wurden in verschiedenen Testsystemen beobachtet.

Der Hersteller empfiehlt, dass Männer, die mit Foscarnet behandelt werden, während und bis zu 6 Monate nach der Behandlung kein Kind zeugen. Frauen sollten während der Behandlung eine wirksame Schwangerschaftsverhütung betreiben (FI). Kontrollierte Studien bei schwangeren Frauen liegen nicht vor.

Valaciclovir
- FDA-Kategorie B.
- ADEC-Kategorie B3.

Valaciclovir wird metabolisch in Aciclovir, den aktiven Metaboliten, umgewandelt.

Im Tierversuch wurde keine teratogene Wirkung von Valaciclovir gefunden. Die bisher gesammelten Fälle von Expositionen bei schwangeren Frauen reichen für eine Bewertung nicht aus.

Brivudin
Aus Tierversuchen gibt es keine Hinweise auf ein etwaiges karzinogenes oder mutagenes Potenzial [230].

Lamivudin (3TC)
- FDA-Kategorie C.
- ADEC-Kategorie B3.

Die Befunde aus Tierversuchen und aus der Anwendung an Schwangeren weisen darauf hin, dass Lamidvudin für den Fetus ein niedriges Risiko für strukturelle Missbildungen aufweist.

Im *Antiretroviral Pregnancy Registry* wurden inzwischen so viele Daten aus Lamivudin-Expositionen im ersten Trimenon gesammelt, dass zumindest ein 1,5-facher Anstieg des Risikos gesamter Geburtsdefekte sowie von Geburtsdefekten in den häufigeren Klassen (kardiovaskulären und urogenitalen) erkannt worden wäre. Ein solcher Anstieg wurde bislang nicht entdeckt (www.apregistry.com).

Theoretisch könnte die Exposition gegenüber einem nukleosidischen Inhibitor der reversen Transkriptase (NRTI, zu denen Lamivudin, Abacavir, Didanosin, Stavudin, Zalcitabin und Zidovudin gehören) zum Zeitpunkt der Implantation zu beeinträchtigter Fertilität als Folge embryonaler Zytotoxizität führen; jedoch wurde dies beim Menschen nicht untersucht.

Das Risiko mitochondrialer Dysfunktion durch NRTIs bedarf der Bestätigung. Doch selbst wenn eine Assoziation bewiesen würde, überwiegt das Risiko der Mortalität und Morbidität durch die HIV-Infektion bei Weitem das Risiko der mitochondrialen Dysfunktion [348].

Allgemeine Hinweise zur antiretroviralen Therapie bei HIV-Infektion während der Schwangerschaft finden sich in der folgenden Übersicht.

Hinweise zur antiretroviralen Therapie bei HIV-Infektion in der Schwangerschaft:
Um die Auswirkungen einer antiretroviralen Therapie bei HIV-1-infizierten Schwangeren zu untersuchen, wurden die Daten aus sieben klinischen Studien analysiert [481]. Insgesamt 2123 Frauen erhielten eine antiretrovirale Therapie während der Schwangerschaft (davon 1590 eine Monotherapie, 396 eine Kombinationstherapie ohne Protease-Inhibitor (PI) und 137 eine Kombinationstherapie mit PI), 1143 Frauen blieben ohne antiretrovirale Therapie. Eine Kombinationstherapie war im Vergleich zu Monotherapie oder keiner Therapie nicht mit erhöhten Raten von Frühgeburten oder niedrigem Geburtsgewicht assoziiert. Die Rate sehr niedrigen Geburtsgewichts (<1500 g) war in der Gruppe mit Kombinationstherapie mit PI (5%) höher als in der Gruppe mit Kombinationstherapie ohne PI (2%). Die Fallzahlen in diesen beiden Gruppen waren jedoch klein (9 vs. 7), sodass dieser Befund der Bestätigung bedarf [481].

Zur Verwendung antiretroviraler Mittel bei HIV-1-infizierten Schwangeren geben die US-amerikanischen *Centers of Disease Control and Prevention (CDC)* ausführliche Erläuterungen [75]. In der Fachliteratur finden sich weitere übersichtliche Darstellungen zum Thema „Therapie der HIV-Infektion in der Schwangerschaft" [62, 64, 343, 498]. Detaillierte Angaben enthalten die Deutsch-Österreichischen Empfehlungen zur HIV-Therapie in der Schwangerschaft [18]. Eine aktuelle Datenbank zu den Wirkungen der antiretroviralen Therapie ist das *Antiretroviral Pregnancy Registry* (www.apregistry.com).

Zalcitabin (ddC)

- FDA-Kategorie C.
- ADEC-Kategorie D.

Zalcitabin ist im Tierversuch (Maus) teratogen, allerdings in sehr hoher Dosis.

Obwohl die limitierten Daten zur Schwangerschaft beim Menschen keine Beurteilung der Sicherheit von Zalcitabin erlauben, gibt seine Reproduktionstoxizität im Tierversuch Anlass zur Besorgnis.

Siehe auch Lamivudin (S. 130) bezüglich NRTIs sowie Übersicht zur Therapie der HIV-Infektion in der Schwangerschaft.

Zidovudin (ZDV) (= Azidothymidin, AZT)

- FDA-Kategorie C.
- ADEC-Kategorie B3.

Zidovudin ist wirksam in der Reduktion der maternal-fetalen Transmission der HIV-1-Infektion mit, wenn überhaupt, wenigen Nebenwirkungen beim Neugeborenen. Zidovudin ist im Tierversuch nicht teratogen, außer in sehr hohen Dosen. Die Erfahrung beim Menschen lässt kein bestimmtes Muster von angeborenen Defekten erkennen. Zidovudin kann dosisabhängig Zellwachstum und Funktion des menschlichen Trophoblasten beeinträchtigen; möglicherweise kann dies die bei nichtmenschlichen Primaten beobachtete Reduktion der Fertilität erklären. Unbeantwortet sind Fragen, die eine eventuelle Langzeittoxizität betreffen.

Im *Antiretroviral Pregnancy Registry* wurden inzwischen so viele Daten aus Zidovudin-Expositionen im ersten Trimenon gesammelt, dass zumindest ein 1,5-facher Anstieg des Risikos gesamter Geburtsdefekte sowie von Geburtsdefekten in den häufigeren Klassen (kardiovaskulären

und urogenitalen) erkannt worden wäre. Ein solcher Anstieg wurde bislang nicht entdeckt (www.apregistry.com). Zidovudin ist seit vielen Jahren das Standardtherapeutikum für HIV-infizierte Schwangere, ohne dass sich dabei Hinweise auf eine erhöhte Häufigkeit fetaler Fehlbildungen ergeben haben.

Weiterer Untersuchungen bedarf die Beobachtung über einen Zusammenhang zwischen mitochondrialer Dysfunktion bei nichtinfizierten Kindern und der perinatalen prophylaktischen Anwendung von Nucleosid-Analoga [46].

Siehe auch Lamivudin (S. 130) bezüglich NRTIs.

Didanosin (ddI)

- FDA-Kategorie B.
- ADEC-Kategorie B2.

Im Tierversuch wurde eine Teratogenität oder Toxizität nicht gefunden.

Obwohl die limitierten Daten zur Schwangerschaft beim Menschen keine Beurteilung der Sicherheit von Didanosin erlauben, weisen die Tierversuchsdaten sowie die Erfahrung beim Menschen mit ähnlichen antiretroviralen Mitteln auf ein niedriges Risiko für den sich entwickelnden Fetus hin.

Siehe auch Lamivudin (S. 130) bezüglich NRTIs sowie Übersicht zur Therapie der HIV-Infektion in der Schwangerschaft.

Stavudin (d4T)

- FDA-Kategorie C.
- ADEC-Kategorie B3.

Im Tierversuch bei schwangeren Ratten und Kaninchen wurde eine Teratogenität nicht gefunden.

Obwohl die limitierten Daten zur Schwangerschaft beim Menschen keine Beurteilung der Sicherheit von Stavudin erlauben, weisen die Tierversuchsdaten auf ein niedriges Risiko für den sich entwickelnden Fetus hin.

Im *Antiretroviral Pregnancy Registry* wurden inzwischen so viele Daten aus Stavudin-Exposition im ersten Trimenon gesammelt, dass zumindest ein zweifacher Anstieg des Risikos gesamter Geburtsdefekte sowie von Geburtsdefekten in den häufigeren Klassen (kardiovaskulären und urogenitalen) erkannt worden wäre. Ein solcher Anstieg wurde bislang nicht entdeckt (www.apregistry.com).

Siehe auch Lamivudin (S. 130) bezüglich NRTIs sowie Übersicht zur Therapie der HIV-Infektion in der Schwangerschaft.

Abacavir
▪ FDA-Kategorie C.

Embryotoxizität sowie Wachstumsverzögerungen wurden im Tierversuch beobachtet.

Insgesamt sind die Daten aus Tierversuchen und der Anwendung beim Menschen zu begrenzt, um eine Beurteilung der Sicherheit von Abacavir in der Schwangerschaft zu erlauben.

Siehe auch Lamivudin (S. 130) bezüglich NRTIs sowie Übersicht zur Therapie der HIV-Infektion in der Schwangerschaft.

Amprenavir
▪ FDA-Kategorie C.

Im Tierversuch verursachte Amprenavir während der embryonalen und fetalen Entwicklung eine unvollständige Knochenossifikation. Diese Wirkung trat bei einer Dosis auf, die etwa der Hälfte der menschlichen Exposition entsprach.

Daten aus der menschlichen Schwangerschaft fehlen nahezu. Eine Einschätzung der Sicherheit von Amprenavir in der Schwangerschaft ist nicht möglich. Jedoch geben die genannten Daten aus der Entwicklungstoxizität im Tierversuch Anlass zur Besorgnis.

Protease-Inhibitoren sind mit Hyperglykämie in Zusammenhang gebracht worden und können das Risiko für schwangerschaftsassoziierte Hyperglykämien erhöhen; Schwangere sollten daraufhin überwacht werden [230].

Indinavir
▪ FDA-Kategorie C.

Im Tierversuch (Ratte und Kananichen) war eine teratogene Wirkung bei Dosen, die den in der Therapie verwendeten vergleichbar waren oder etwas darüber lagen, nicht nachweisbar. Bei der Ratte wurde jedoch eine erhöhte Häufigkeit überzähliger Rippen gefunden.

Die Daten aus dem *Antiretroviral Pregnancy Registry*, in dem prospektiv die Befunde von Lebendgeburten nach Exposition gegenüber einem oder mehreren antiretroviralen Mitteln erfasst wurden, ergaben keine Auffälligkeiten (www.apregistry.com).

Obwohl die limitierten Daten beim Menschen keine Bewertung der Risiken von Indinavir für den Fetus erlauben, geben die Daten aus Tierversuchen über Geburtsdefekte Anlass zur Besorgnis.

Die Pharmakokinetik von Indinavir kann, wie die Daten von zwei Frauen zeigen, in der Schwangerschaft (etwa 33. bis 34. SSW) verändert sein: Die mütterlichen Plasmakonzentrationen waren deutlich erniedrigt, sodass in der Spätschwangerschaft subtherapeutische Plasmakonzentrationen möglich sind. Auch eine weitere Untersuchung ergab ähnliche, auf eine Enzyminduktion hindeutende Befunde; eine gleichzeitige Ritonavir-Anwendung macht die Induktion zunichte [271].

Saquinavir
▪ FDA-Kategorie B.

Obwohl die limitierten Daten beim Menschen keine Bewertung der Sicherheit von Saquinavir während der Schwangerschaft erlauben, deuten die Daten aus Tierversuchen auf ein niedriges Risiko für den Fetus in der Entwicklung.

Siehe auch Amprenavir (S. 133) zum möglichen Zusammenhang zwischen Protease-Inhibitoren mit Hyperglykämie.

Lopinavir
▪ FDA-Kategorie C (für die Kombination mit Ritonavir).

Ritonavir
▪ FDA-Kategorie B.

Im Tierversuch zeigten Reproduktionsstudien mütterliche und fetale Toxizität, jedoch keine Teratogenität.

Obwohl die limitierten Daten beim Menschen keine Bewertung der Sicherheit von Ritonavir während der Schwangerschaft erlauben, deuten die Daten aus Tierversuchen auf ein niedriges Risiko für den Fetus in der Entwicklung.

Siehe auch Amprenavir (S. 133) zum möglichen Zusammenhang zwischen Protease-Inhibitoren mit Hyperglykämie.

Nelfinavir
▪ FDA-Kategorie B.

Tierversuche ergaben keine Hinweise auf Toxizität. Die Daten aus der Schwanger-

schaft beim Menschen deuten darauf hin, dass Nelfinavir kein größeres Teratogen ist.

Im *Antiretroviral Pregnancy Registry* wurden inzwischen so viele Daten aus Nelfinavir-Expositionen im ersten Trimenon gesammelt, dass zumindest ein zweifacher Anstieg des Risikos gesamter Geburtsdefekte sowie von Geburtsdefekten in den häufigeren (kardiovaskulären und urogenitalen) Klassen erkannt worden wäre. Ein solcher Anstieg wurde bislang nicht entdeckt (www.apregistry.com).

Siehe auch Amprenavir (S. 133) zum möglichen Zusammenhang zwischen Protease-Inhibitoren mit Hyperglykämie.

Efavirenz
▪ FDA-Kategorie C.

Efavirenz ist ein nicht nukleosidischer Reverse-Transkriptase-Inhibitor (NNRTI).

Im Tierexperiment zeigte sich eine Reproduktionstoxizität (Induktion von Resorptionen), einschließlich deutlich teratogener Wirkungen. Bei Affen wurden in therapeutisch vergleichbaren Dosen Fehlbildungen (Anenzephalie, Mikrophthalmie, Anophthalmie, Lippen-Kiefer-Gaumen-Spalten) beobachtet.

Kanzerogenitätsstudien zeigten eine höhere Inzidenz von Leber- und Lungentumoren bei weiblichen Mäusen, nicht jedoch bei männlichen Mäusen oder Ratten beiderlei Geschlechts (FI).

Bei mit Efavirenz behandelten Frauen ist eine Schwangerschaft zu vermeiden (FI). Zusätzlich zu anderen empfängnisverhütenden Methoden (z. B. oralen oder anderen Kontrazeptiva) sollte immer eine Barriere-Methode angewendet werden (FI).

Ein Fall eines Neuralrohrdefektes nach Exposition gegenüber Efavirenz in Kombination mit Lamivudin, Zidovudin und Folsäure wurde berichtet [103].

Trotz der erwähnten Befunde kann es in bestimmten Fällen notwendig sein, eine erforderliche Kombinationstherapie unter Einschluss von Efavirenz, wenn dies erforderlich ist, auch in der Schwangerschaft (mit der eventuellen Ausnahme des ersten Trimenons) nicht vorzuenthalten, weil der erwartete Nutzen für die HIV-positive Mutter wahrscheinlich das potenzielle Risiko für den Fetus überwiegt. Die Mutter sollte über das Risiko für den Fetus beraten werden. Ob die Kombinationstherapie wirksam und sicher bei der vertikalen Transmission von HIV auf das Neugeborene ist, ist nicht bekannt. Zidovudin bleibt das einzige antiretrovirale Mittel, das für diesen Zweck empfohlen wird.

Nevirapin
- FDA-Kategorie C.

Im Tierexperiment (Reproduktionsstudien bei Ratten und Kaninchen) wurden keine teratogenen Effekte beobachtet. Jedoch fanden sich ein signifikant niedrigeres Geburtsgewicht und eine reduzierte weibliche Fertilität bei Ratten.

Die limitierten Daten vom Menschen erlauben keine Beurteilung der Sicherheit von Nevirapin in der Frühschwangerschaft, obwohl das Mittel bei zwei Spezies nicht teratogen ist. Die toxischen Wirkungen auf die Fertilität und die Gewichtszunahme deuten darauf hin, dass ein Risikopotenzial besteht.

Im *Antiretroviral Pregnancy Registry* wurden inzwischen so viele Daten aus Nevirapin-Expositionen im ersten Trimenon gesammelt, dass zumindest ein zweifacher Anstieg des Risikos gesamter Geburtsdefekte sowie von Geburtsdefekten in den häufigeren Klassen (kardiovaskulären und urogenitalen) erkannt worden wäre. Ein solcher Anstieg wurde bislang nicht entdeckt (www.apregistry.com).

In der Studie HIVNET 012 in Uganda zeigte Nevirapin (200 mg am Beginn der Wehen sowie 2 mg/kg KG für das Neugeborene) exzellente Ergebnisse in Bezug auf die anhaltende Reduktion der HIV-1-Transmission [234], sodass die Substanz dort als Therapie der Wahl gilt. Nevirapin eignet sich auch bei unbekanntem HIV-1-Serostatus zur Prävention der Mutter-Kind-Übertragung des HIV-1-Virus in Hochrisikogebieten wie z. B. Zambia [464].

Die zusätzliche Gabe einer Nevirapin-Einzeldosis bei den Wehen, zusätzlich zu einer Zidovudin-Prophylaxe ab der 28. Schwangerschaftswoche, war bei thailändischen Müttern bei der Reduktion der Mutter-Kind-Übertragung von HIV-Infektion wirksam [280a].

Beim Neugeborenen gehen die Nevirapin-Plasmakonzentrationen rascher zurück, wenn die Mutter eine Nevirapin-Therapie schon während der Schwangerschaft regelmäßig erhalten hatte, als wenn nur eine Einzeldosis während der Wehen verabreicht worden war. Der Grund liegt möglicherweise in einer Enzyminduktion [469].

Amantadin
- FDA-Kategorie C.
- ADEC-Kategorie B3.

Im Tierversuch (Ratte) ist Amantadin teratogen und bei hohen Dosen embryotoxisch. Der Autor eines älteren Leserbriefs betrachtete Amantadin als ein potenzielles Teratogen, und eine Kasuistik berichtete über eine kardiovaskuläre Fehlbildung bei einem Neugeborenen nach Exposition im ersten Trimenon. Es wurde auch über gesunde Kinder berichtet (FI). In einer Beobachtungsstudie aus Michigan wurden 51 Neugeborene mit Exposition im ersten Trimenon identifiziert, davon hatten fünf (erwartete Zahl: 2) größere Defekte [57]. Die Gesamtzahl ist jedoch zu niedrig, um Schlussfolgerungen daraus zu ziehen.

Ribavirin
▨ FDA-Kategorie X.
▨ ADEC-Kategorie X.

Dosisabhängige Teratogenität und Embryoletalität wurde bei allen getesteten Tierspezies gefunden. Da die Resorption selbst bei Anwendung von Aerosolen sehr hoch ist und Ribavirin im Körper kumuliert, besteht für Angestellte im Gesundheitsdienst, die mit diesem Wirkstoff umgehen, ein erhöhtes Risiko. Wie hoch das Risiko ist, wird zurzeit noch unterschiedlich eingeschätzt. Für die Schwangerschaft besteht eine strikte Kontraindikation. Besondere Vorsicht ist nötig, um eine Schwangerschaft zu vermeiden (FI). Frauen im gebärfähigen Alter und deren Partner müssen jeweils während und bis zu vier Monate nach der Therapie eine wirksame Methode zur Empfängnisverhütung anwenden. Während dieser Zeit muss monatlich routinemäßig ein Schwangerschaftstest durchgeführt werden.

In tierexperimentellen Studien führte Ribavirin zu Veränderungen der Spermien. Es ist nicht bekannt, ob in den Spermien enthaltenes Ribavirin seine bekannte teratogene Wirkung bei der Befruchtung der Eizelle ausübt. Männer, deren Partnerinnen schwanger sind, müssen angehalten werden, ein Kondom zu verwenden, um eine Übertragung von Ribavirin auf die Partnerin möglichst gering zu halten (FI).

Zanamivir
▨ FDA-Kategorie C.

Es ist unbekannt, ob Zanamivir die menschliche Plazenta überschreitet. Es ist aber davon auszugehen, dass dies der Fall ist, weil eine Plazentapassage im Tierversuch gezeigt wurde, das Molekulargewicht ausreichend niedrig ist sowie Metabolismus und Plasmaproteinbindung fehlen. Berichte über die Anwendung von Zanamivir in der menschlichen Schwangerschaft sind nicht zu finden. Das Risiko für den menschlichen Fetus kann nicht angegeben werden.

Oseltamivir
▨ FDA-Kategorie C.

Im Tierexperiment (Ratte) wurde keine Wirkung auf Fertilität oder embryofetale Entwicklung gefunden. Es liegen keine Berichte über die Anwendung in der Schwangerschaft beim Menschen vor. Das Risiko kann nicht eingeschätzt werden.

Es ist unbekannt, ob Oseltamivir oder sein aktiver Metabolit Oseltamivircarboxylat die menschliche Plazenta überschreitet. Das Molekulargewicht ist ausreichend niedrig, um von einem Tranfer ausgehen zu müssen. Berichte über die Anwendung von Oseltamivir in der menschlichen Schwangerschaft sind nicht zu finden. Das Risiko für den menschlichen Fetus kann nicht angegeben werden. Eine Toxizität für den Embryo oder Fetus in zwei Tierspezies scheint nicht vorzuliegen.

Cidofovir
▨ FDA-Kategorie C.

Cidofovir zeigte im Tierversuch karzinogene, maternotoxische und embryotoxische Wirkungen. Daten über die Schwangerschaft beim Menschen liegen nicht vor. Frauen im gebärfähigen Alter sollten darauf hingewiesen werden, während und

nach der Behandlung mit Cidofovir ein wirksames Kontrazeptivum zu benutzen (FI).

RL 11 Antidementiva (Nootropika)

Bencyclan (S. 139): Fludilat®
Cinnarizin (S. 137): Cinnarizin forte R.A.N., cinnarizin forte von ct
Cyclandelat (S. 139): Natil®
Dihydroergotoxin (S. 138): DCCK®, Ergodesit®, ergotox®, Hydergin®, Hydro-Cebral-ratiopharm®, Orphol®, Sponsin®
Donepezil (S. 138): Aricept®
Galantamin (S. 138): Reminyl®
Ginkgo-biloba-Extrakte (S. 137): Duogink, Gingiloba®, Gingium®, Gingobeta®, Gingopret®, Ginkgo (STADA®, ISIS®), GINKOBIL®, Ginkopur, Kaveri, SEGingko, Tebonin®, Rökan u.a.
Meclofenoxat (S. 139): CERUTIL®
Moxaverin (S. 139): Kollateral® (forte, -i)
Nicergolin (S. 138): Ergobel®, Nicergolin (-CT, -neuraxpharm, -ratiopharm®), Nicerium®, Sermion®
Nimodipin (S. 137): Nimodipin HEXAL®, Nimotop®
Piracetam (S. 138): Avigilen®, Cerepar® N, Cuxabrain®, Nootrop®, Normabraïn®, Piracebral®, Piracetam (AbZ, AL, -CT, -ELBE-MED, -neuraxpharm, -RPh®, -ratiopharm®, Sandoz®, STADA®, Verla®), Piracetrop®, Sinapsan®
Pyritinol (S. 138): Encephabol®
Rivastigmin (S. 138): Exelon®
Vincamin (S. 139): Vincamin retard-ratiopharm®
Vinpocetin (S. 138): Cavinton®
Xantinolnicotinat (S. 138): Complamin® spezial

Allgemeines. Für die Wirkstoffe dieser Gruppe liegen kaum Informationen zum embryotoxischen Risiko vor. Das gilt sowohl für schwangere Frauen als auch für den Tierversuch. Wegen des Mangels an Daten aus Reihenuntersuchungen oder großen Fallsammlungen kann deshalb zurzeit ein Risiko nicht ausgeschlossen werden. Man kann aber davon ausgehen, dass zumindest das Risiko für die schon viele Jahre im Handel befindlichen Präparate sehr klein ist.

Ginkgo-biloba-Extrakte

▨ FDA-Kategorie C.

Reproduktionsstudien am Tier förderten keine mutagenen oder teratogenen Wirkungen zutage, jedoch sind die vorliegenden Daten sehr begrenzt. Über die Anwendung in der Schwangerschaft beim Men-

schen liegen keine Berichte vor. Die zahlreichen enthaltenen Substanzen wurden keiner systematischen Prüfung unterzogen. Größere teratogene Wirkungen wären angesichts der weiten Verbreitung wahrscheinlich aufgefallen, jedoch könnten geringfügigere oder weniger häufige Wirkungen der Entdeckung entgangen sein. Die Sicherheit kann derzeit nicht beurteilt werden.

Cinnarizin

▨ FDA-Kategorie C.

Daten liegen nicht vor.

Nimodipin

▨ FDA-Kategorie C.
▨ ADEC-Kategorie C.

Im Tierversuch verursacht Nimodipin einen dosisabhängigen Anstieg der Missbildungshäufigkeit (Kaninchen). Bei Ratten wurden embryotoxische Wirkungen beobachtet. Bei 78 Frauen nach Exposition gegenüber Calciumkanalblockern im ersten Trimenon, davon 11 % Nimodipin, fand sich keine Erhöhung des Risikos für größere angeborene Missbildungen [312].

Siehe Nifedipin (S. 188) bezüglich Calciumkanalblockern vom Dihydropyridin-Typ.

Donepezil
▪ FDA-Kategorie C.

Teratogenitätsstudien im Tierversuch (Ratten und Kaninchen) ergaben keine Hinweise auf teratogene Wirkungen. Bei trächtigen Ratten war jedoch, wenn Donepezil in sehr hoher Dosis ab dem 17. Schwangerschaftstag verabreicht wurde, ein leichter Anstieg von Totgeburten und ein leichter Rückgang der Überlebensrate bis Tag 4 post partum zu beobachten (FI).

Klinische Daten zur Anwendung in der Schwangerschaft liegen nicht vor (FI). Der Hersteller empfiehlt, Donepezil während der Schwangerschaft nicht einzunehmen.

Rivastigmin
▪ FDA-Kategorie B.

Im Tierversuch (Ratten und Kaninchen) wurden keine Auswirkungen auf die Fertilität und die embryofetale Entwicklung, außer in für die Mutter toxischen Dosen, beobachtet. In peri-/postnatalen Studien an Ratten wurde eine verlängerte Tragzeit gefunden (FI).

Die Sicherheit von Rivastigmin in der Schwangerschaft ist nicht belegt.

Galantamin
▪ FDA-Kategorie B.

Tierexperimente ergaben Hinweise auf eine leichte Entwicklungsverzögerung von Feten und neugeborenen Tieren (FI). Klinische Erfahrungen in der Schwangerschaft liegen nicht vor.

Dihydroergotoxin

Dihydroergotoxin ist ein Gemisch aus Dihydroergocornin, Dihydroergocristin, Dihydro-α-ergocryptin und Dihydro-β-ergocryptin im Verhältnis 3:3:2:1 [462].

Nach Herstellerangaben darf Dihydroergotoxin im ersten und letzten Drittel der Schwangerschaft nicht angewendet werden. Für Mutterkornalkaloide liegen keine Untersuchungen mit der Anwendung in der Schwangerschaft beim Menschen vor. Tierversuche haben Hinweise auf Fruchtschädigung ergeben. Bei einer Anwendung in den letzten drei Monaten der Schwangerschaft kann es zu einer vorzeitigen Wehenauslösung kommen (FI).

Siehe RL-19 (Antihypotonika) bezüglich Mutterkornalkaloiden.

Nicergolin
Nicergolin sollte während der Schwangerschaft nicht verordnet werden, da nicht sicher auszuschließen ist, dass die beim Tier in höherer Dosierung beobachteten teratogenen und embryotoxischen Wirkungen für den Menschen relevant sind (FI).

Piracetam
Eine Anwendung in der Schwangerschaft ist nicht vorgesehen. Es liegen keine Erfahrungen vor (FI).

Xantinol
Keine Informationen verfügbar.

Pyritinol

In einer klinischen Studie bei schwangeren Frauen (386 Mutter-Kind-Paare) zeigten sich keine schädlichen Wirkungen (FI).

Vinpocetin

Der Hersteller empfiehlt, während der Schwangerschaft nicht mit Vinpocetin zu behandeln (FI). Informationen liegen nicht vor.

Vincamin

Tierversuche erbrachten keine Hinweise auf fruchtschädigende (embryotoxische oder teratogene) Wirkungen (FI). Ausreichende Erfahrungen über die Anwendung in der Schwangerschaft beim Menschen liegen nicht vor (FI).

Moxaverin

Keine ausreichenden Informationen verfügbar.

Meclofenoxat

Aus tierexperimentellen Untersuchungen liegen keine Hinweise auf embryotoxische bzw. teratogene Wirkungen vor (FI). Untersuchungen an einer größeren Zahl von Schwangeren liegen nicht vor (FI). Der Hersteller gibt an, dass Meclofenoxat während der Schwangerschaft nicht angewendet werden soll (FI).

Bencyclan

Keine Informationen verfügbar.

Cyclandelat

▪ FDA-Kategorie C.

Keine ausreichenden Daten verfügbar.

RL 12 Antidiabetika

Insuline und Insulin-Analoga

Insulin (S. 140): *Human-Insuline:* Actrapid®, Actraphane®, Berlinsulin®, Huminsulin®, Huminsulin Basal®, Huminsulin Profil®, Insulin Actrapid®, Insulin Actraphane®, Insulin B®, Insulin Insulatard Human, Insulin Mixtard, Insulin Monotard®, Insulin Protaphan®, Insulin Ultratard®, Insuman®, Monotard®, Protaphane®, Ultratard®, Velosulin®. *Tierische Insuline:* B-Insulin S Berlin-Chemie, B-Insulin S.C. Berlin-Chemie, Insulin S Berlin-Chemie, Insulin S.N.C. Berlin-Chemie, Insulin Novo Semilente® MC
Insulinaspart (S. 141): NovoRapid®
Insulinglargin (S. 141): Lantus®
Insulinlispro (S. 141): HUMALOG®, Liprolog®

Alpha-Glucosidasehemmer

Acarbose (S. 142): Glucobay®
Miglitol (S. 142): Diastabol®

Biguanid-Derivate

Metformin (S. 142): Biocos®, Diabesin®, espa-formin, glucobon biomo®, Glucophage®, Juformin®, Mediabet®, Meglucon®, Mescorit®, Met®, Metfogamma®, Metformdoc®, Metfor-acis®, metformin (-biomo®, von ct), Metformin (-1A Pharma, AbZ, AL, AWD®, axcount, dura, HEXAL Lich®, -Puren®, -ratiopharm®, Sandoz®, STADA®), METFORMIN BASICS, Siofor®, Thiabet®

Sulfonylharnstoffderivate

Glibenclamid (Glyburid) (S. 143): Bastiverit®, duraglucon® N, Euglucon® N, Glib AbZ, Glibenbeta®, Glibenclamid (AbZ, AL, R.A.N., Sandoz®, STADA®, TAD®), GLIBENCLAMID BASICS, Glibendoc®, GlibenHEXAL®, Gliben (-CT, Lich®, -PUREN® N), Glib-ratiopharm®, Glimidstada®, Glukovital®, Humedia®, Jutaglucon®, Maninil®, Praeciglucon®, Semi-Euglucon® N

Glibornurid (S. 143): Gluborid®, Glutril®
Gliclazid (S. 143): Diamicron Uno®
Glimepirid (S. 143): Amaryl®, Glimedoc®, Glimegamma, Glimepirid (-1A Pharma, AbZ, AL, AWD®, beta, -biomo, -CT, HEXAL, -ratiopharm®, Sandoz, STADA®, TAD®, Winthrop®), GLIMEPIRID-ISIS®, MAGNA®
Gliquidon (S. 143): Glurenorm®

Andere orale Antidiabetika

Nateglinid (S. 144): STARLIX®
Pioglitazon (S. 144): Actos™
Repaglinid (S. 144): NovoNorm®
Rosiglitazon (S. 144): Avandia®

Ⓢ Insulin

Allgemeines. 0,8 % der Schwangeren haben einen Diabetes mellitus vom Typ 1 oder 2. Häufiger ist der Gestationsdiabetes, definitionsgemäß eine Glucoseintoleranz, die erstmals in der Schwangerschaft diagnostiziert wird [432]. 1–3 % aller Schwangeren entwickeln einen Gestationsdiabetes [99]. Viele Fragen im Zusammenhang mit dem Gestationsdiabetes sind strittig [178].

Im Verlauf der Schwangerschaft ist die Sensitivität gegenüber Insulin unterschiedlich: Um die 12. bis 14. SSW ist sie leicht erhöht und nimmt anschließend bis zum Ende der Schwangerschaft ab. Die Insulin-Resistenz ist somit im späten dritten Trimenon am höchsten. Mit der Geburt der Plazenta kehrt die Insulin-Sensitivität zurück. Ein Gestationsdiabetes erscheint typischerweise spät im zweiten Trimenon und verschwindet unmittelbar nach der Geburt wieder. Tumornekrosefaktor (TNF-α) kann bei der Insulin-Resistenz in der Schwangerschaft ursächlich involiert sein, aber auch Leptin, Adiponectin und Resistin können eine Rolle spielen [421].

Kinder von Müttern mit Diabetes mellitus unterliegen dem Risiko einer 3- bis 5-fach erhöhten Inzidenz angeborener Anomalien. Die Rate von Missbildungen steht offenbar in Zusammenhang mit der mütterlichen Stoffwechselkontrolle im ersten Schwangerschaftstrimenon. Angeborene Missbildungen stellen heutzutage die häufigste Todesursache in der Perinatalperiode bei Kindern diabetischer Mütter dar. Nicht nur die Häufigkeit größerer Defekte ist erhöht, sondern auch die Häufigkeit multipler Missbildungen. Das kardiovaskuläre System scheint besonders betroffen zu sein [15].

Bei der Behandlung des Diabetes mellitus wird die erhöhte Rate an Spontanaborten und Missbildungen nicht mehr auf das Insulin zurückgeführt, sondern eher auf Dauer und Schweregrad des Diabetes sowie die Qualität der Behandlung. Die Patientin mit Diabetes muss vor der Schwangerschaft bereits gut eingestellt sein, um das embryotoxische Risiko zu minimieren.

Das Thema „Diabetes und Schwangerschaft" aus klinischer Perspektive ist in der Fachliteratur ausführlich dargestellt [54].

1.   Insuline und Insulin-Analoga

Insulin

▪ FDA-Kategorie B.

Insulin ist das Arzneimittel der Wahl zur Kontrolle des Diabetes mellitus in der Schwangerschaft.

Entgegen früherer Ansicht passiert Insulin offenbar die Plazentaschranke, wie in einer Untersuchung mit Insulin tierischen Ursprungs gefunden wurde, und zwar in Form eines Insulin-Antikörper-Komplexes. Hohe Konzentrationen tierischen Insulins korrelierten mit der Entwicklung einer fetalen Makrosomie. Daraus wurde geschlossen, dass das übergetretene Insulin biologische Aktivität ausübt und dass der Zustand des Fetus durch andere Faktoren als die mütterliche Blutzuckerkontrolle bestimmt wird [340].

Die intensivierte Insulintherapie (3-mal zu den Mahlzeiten Normalinsulin und zur Nacht humanes Verzögerungsinsulin) ist im Vergleich zur konventionellen Insulintherapie (2-mal am Tag eine Mischung aus Normalinsulin und humanem Verzögerungsinsulin in der gleichen Spritze, Morgendosis ⅔, Abenddosis ⅓ der Gesamt-Tagesdosis von Insulin, Morgenspritze 33 % Normalinsulin, Abendspritze 50 % Normalinsulin) vorteilhafter, wie eine randomisierte Studie bei insgesamt 274 Frauen mit Gestationsdiabetes und insgesamt 118 Frauen mit präexistierendem Diabetes mellitus zeigte. Die Morbidität der Neugeborenen von Frauen, die mit dem intensivierten Insulinschema behandelt wurden, insbesondere die Zahl der Hypoglykämien und die Häufigkeit einer Hyperbilirubinämie, war niedriger als in der Gruppe mit konventioneller Therapie [350].

Insulinlispro
▪ FDA-Kategorie B.

Eine australische Autorengruppe berichtet über zwei Kinder mit angeborenen Missbildungen; die Mütter waren während der Schwangerschaft mit NPH-Insulin und Insulinlispro behandelt worden [116].

Ein anderer Bericht beschreibt eine Typ-1-Diabetikerin, die ihre zweite und dritte Schwangerschaft unter Insulinlispro komplikationslos austrug [4]. In einer Serie von 31 Fällen mit Insulinlispro-Behandlung in der Schwangerschaft wurden in den postnatalen Untersuchungsergebnissen keine Unterschiede gegenüber Normalinsulin-behandelten Schwangerschaften gefunden [435].

Insgesamt kann die Sicherheit der Anwendung von Insulinlispro in der Schwangerschaft derzeit noch nicht als etabliert gelten.

Insulinaspart
Die klinische Erfahrung mit der Anwendung in der Schwangerschaft ist gering (FI).

Insulinglargin
Im Tierversuch (Ratte und Kaninchen) wurden keine über die Auswirkungen einer Hypoglykämie hinausgehenden Effekte auf Reproduktion sowie embryofetale und postnatale Entwicklung gefunden [214].

Zum Einsatz in der Schwangerschaft liegen keine aussagekräftigen Daten vor. Eine Patientin mit Typ-1-Diabetes, die in der 14. Schwangerschaftswoche auf Insulinglargin umgestellt wurde, hatte einen erfolgreichen Schwangerschaftsverlauf [113]. Vier Fälle mit erfolgreichem Schwangerschaftsausgang nach der Anwendung von Insulinglargin bei Schwangerschaftsdiabetes wurden berichtet [185a]. Studien zur Wirksamkeit und Sicherheit von Insulinglargin in der Schwangerschaft sind erforderlich.

2.   Alpha-Glucosidasehemmer

Miglitol
- FDA-Kategorie B.

Aus Tierversuchen liegen keine Hinweise auf Teratogenität vor.

Berichte zur Anwendung bei Schwangeren liegen nicht vor. Die Sicherheit der Anwendung in der Schwangerschaft kann derzeit nicht beurteilt werden.

Acarbose
- FDA-Kategorie B.

Reproduktionsstudien bei Ratten erbrachten keine Hinweise auf Beeinträchtigung der Fertilität oder der Reproduktionsleistung. Bei Ratten und Kaninchen wurde keine teratogene Wirkung gefunden.

Die publizierten Berichte zur Anwendung bei Schwangeren reichen für eine Bewertung nicht aus.

3.   Biguanid-Derivate

Metformin
- FDA-Kategorie B.
- ADEC-Kategorie C.

In Reproduktionsstudien bei Ratten und Kaninchen wurden keine Hinweise auf Teratogenität bei Dosen bis zu etwa der doppelten vergleichbaren Maixmaldosis für den Menschen gefunden.

In einer Kohortenstudie zu mütterlichen und neonatalen Komplikationen von Schwangerschaften bei diabetischen Müttern wurden Metformin (N=50) bzw. Sulfonylharnstoffe (N=68) mit Insulin (N=42) verglichen [204]. In der Metformin-Gruppe wurde eine signifikant höhere Präeklampsie-Prävalenz (32 %) als in der Sulfonylharnstoff- (7 %) bzw. Insulin-Gruppe (10 %) beobachtet. Bei der neonatalen Morbidität fand sich kein Unterschied, jedoch war die perinatale Mortalität in der Gruppe der im dritten Trimenon mit Metformin behandelten Frauen signifikant höher (11,6 %) als bei den nicht mit Metformin behandelten Frauen. Die Autoren schlossen daraus, dass Metformin bei Frauen mit Typ-2-Diabetes gemieden werden sollte [204].

In Entwicklungsländern, wo der richtige Gebrauch von Insulin problematisch sein kann, bietet Metformin möglicherweise einen Nutzen zur Senkung der Morbidität und Mortalität bei Fetus und/oder Neugeborenem. Insulin bleibt jedoch nach wie vor die Behandlung der Wahl für diese Erkrankung.

Angesichts der Tatsache, dass die Schwangerschaft ein Zustand von Insulin-Resistenz ist, wird die Möglichkeit in Betracht gezogen, dass Metformin beim Gestationsdiabetes von Nutzen sein könnte. Die Empfehlungen der *American Diabetes Association* (ADA) für die Behandlung Schwangerer mit vorbestehendem Diabetes mellitus besagen, dass orale Antidiabetika vor Konzeption abgesetzt und eine Insulintherapie begonnen werden sollte [263a]. Bei Eintritt einer Schwangerschaft unter oralen Antidiabetika sollte baldmöglichst mit Insulin begonnen werden sollte. Es kann aus begrenzten Daten über die Anwendung im ersten Trimenon abgeleitet werden, dass die Einnahme von Metformin bzw. Glibenclamid bis zum Beginn von Insulin fortgesetzt werden kann, um eine schwere Hyperglykämie (die ein bekanntes Teratogen darstellt) zu verhindern. Metformin – so die Empfehlung – sollte nur im Rahmen gut kontrollierter Studien verwendet werden, bis Wirksamkeit und Sicherheit umfassend belegt sind [263a].

In der randomisierten *Metformin in Gestational Diabetes* Studie (MiG Trial) wurden 751 Frauen mit Schwangerschaftsdiabetes in der 20.–33. Schwangerschaftswoche entweder Metformin (plus Insulin, falls erforderlich) oder Insulin zugeordnet. Der zusammengesetzte Endpunkt umfasste Hypoglykämie des Neugeborenen, *Respiratory distress*, Notwendigkeit einer Phototherapie, Geburtsverletzung, 5-Minuten-Apgar-Score <5 oder Frühgeburt. Bei Metformin fand sich im Vergleich zu Insulin keine erhöhte Häufigkeit perinataler Komplikationen [418a].

Nachdem Metformin zunehmend auch in der Behandlung der Infertilität infolge des polyzystischen Ovar-Syndroms (PCOS) eingesetzt wird, stellt sich die Frage nach der Sicherheit für den Fetus. Die bislang vorliegenden begrenzten Daten, die in einer systematischen Übersicht und Metaanalyse zusammengeführt wurden, ergaben für die Einnahme von Metformin im ersten Trimenon bei Schwangeren mit PCOS oder Diabetes keinen Anhalt für ein erhöhtes Risiko größerer Missbildungen [178a]. Große Studien sind erforderlich, um diese vorläufigen Ergebnisse zu erhärten.

4. Sulfonylharnstoffderivate

Glibenclamid (Glyburid)
▪ FDA-Kategorie C.

Im Tierversuch (Mäuse, Ratten, Kaninchen) wurde keine Fetotoxizität oder Teratogenität gefunden.

Während in Entwicklungsländern, wo der richtige Gebrauch von Insulin problematisch sein kann, Glibenclamid möglicherweise einen Nutzen zur Senkung der Morbidität und Mortalität bei Fetus und/oder Neugeborenem bietet, ist Insulin nach wie vor die Behandlung der Wahl für diese Erkrankung in unserem Kulturkreis. Orale Antihyperglykämika sind für die schwangere Diabetikerin nicht indiziert, weil sie normalerweise keine gute Stoffwechseleinstellung für die Patientinnen bieten, die nicht durch Diät allein kontrolliert werden können.

In einer nichtverblindeten Studie wurden die Schwangerschaftsergebnisse zwischen einer Glibenclamid- (N=201) und einer Insulin-Gruppe (N=203) nach randomisierter Zuteilung von Patientinnen mit Schwangerschaftsdiabetes verglichen; zwischen den Gruppen wurden keine signifikanten Unterschiede in den Eigenschaften der Neugeborenen, Stoffwechselergebnissen oder perinataler Mortalität gefunden [285]. Bevor die Therapie mit Glibenclamid während der Schwangerschaft empfohlen werden kann, müssen weitere Studien abgewartet werden.

Glimepirid
▪ FDA-Kategorie C.

Berichte über die Anwendung bei Schwangeren liegen nicht vor.

Glibornurid
Keine Informationen verfügbar.

Gliclazid
▪ ADEC-Kategorie C.

Gliquidon
Keine Informationen verfügbar.

5.   Andere orale Antidiabetika

Pioglitazon
▦ FDA-Kategorie C.

Über die Anwendung bei Schwangeren liegen keine ausreichenden Informationen vor.

Rosiglitazon
▦ FDA-Kategorie C.

Über die Anwendung bei Schwangeren liegen keine ausreichenden Informationen vor.

Repaglinid
▦ FDA-Kategorie C.

Über die Anwendung bei Schwangeren liegen keine ausreichenden Informationen vor.

Nateglinid
▦ FDA-Kategorie C.

Über die Anwendung bei Schwangeren liegen keine ausreichenden Informationen vor.

RL   13   Antidota

Acetylcystein (S. 146): Fluimucil® Antidot
Atropin (S. 146): Atropinsulfat-100 mg (Köhler)
Bissulfanylpropansulfonsäure (2,3-Dimercapto-1-propansulfonsäure, DMPS) (S. 145): Dimaval®, DMPS-Heyl®, MERCUVAL®
Calciumfolinat (S. 146): Calciumfolinat (-biosyn liquid, -GRY®, HEXAL®), DeGALIN, FOLI-cell®, Lederfolat®, Leucovorin®, Neofolon®, O-folin®, Rescufolin®, Ribofolin®
Calcium-trinatrium-pentetat (DTPA) (S. 145): Ditripentat-Heyl®
Deferipron (S. 145): Ferriprox®
Deferoxamin (S. 145): Desferal
Digitalis-Antitoxin (S. 146): Digitalis-Antidot
Eisen(III)-hexacyanoferrat(II) (S. 145): Antidotum Thallii-Heyl®, Radiogardase®-Cs
Flumazenil (S. 146): Anexate®, Flumazenil (DeltaSelect, HEXAL®)
Medizinische Kohle (S. 145): Kohle-Pulvis, Ultracarbon®
Methylthioniumchlorid (S. 146): Methylenblau Vitis®
Naloxon (S. 145): Naloselect, Naloxon (Curamed, DeltaSelect, Inresa, -hameln, -ratiopharm®), Narcanti®
Natriumthiosulfat (S. 147): Natriumthiosulfat (Köhler)
Obidoxim (S. 146): Toxogonin®
Physostigmin (S. 146): Anticholium®
Phytomenadion (Phytonadion, Vitamin K$_1$) (S. 146): Konakion®, Konavit®
Protamin (S. 147): Protamin ICN
Silibinin (S. 147): Legalon®

Allgemeines. Eine akute Arzneimittel-Intoxikation war, wie aus einer Untersuchung an den Krankenblättern einer dänischen Region hervorging, mit einem deutlich erhöhten Risiko einer Fehlgeburt assoziiert, jedoch nicht mit einer erhöhten Häufigkeit pathologischer Befunde bei Feten, die bis zur Geburt überlebten [154]. Bei 178 Kindern von Frauen, die wegen eines Suizidversuchs mit einer Arzneimittel-Überdosis ins Krankenhaus aufgenommen wurden und einen positiven Schwangerschaftstest aufwiesen, war die Häufigkeit angeborener Missbildungen mit 9,0 % nicht signifikant höher als bei einer Kontrollgruppe mit gematchten Frauen (6,1 %) [95].

Obwohl die Daten über eventuelle Risiken der Anwendung von Antidota während der Schwangerschaft begrenzt sind [23], tritt bei Vergiftungen die Frage nach einer möglichen Teratogenität der Antidota gegenüber dem vitalen Risiko für die Mutter und dem teratogenen Risiko für den Embryo durch die Vergiftung in den Hintergrund. Für alle Wirkstoffe dieser Gruppe liegen nur Einzelfallbeschreibungen aus der Schwangerschaft beim Menschen vor, sodass das embryotoxische Risiko nicht abschätzbar ist. Tierversuche haben meist erst bei maternotoxischer Dosis eine Teratogenität gezeigt, die sehr gering ausfiel. Humantherapeutische Dosierungen sind mit hoher Wahrscheinlichkeit nicht teratogen. Einzige Ausnahme ist Penicillamin [23].

Gegenwärtig existiert für alle Antidota keine bekannte fetale Indikation [23].

Medizinische Kohle

Aktivkohle wird nicht aus dem Gastrointestinaltrakt resorbiert. Probleme in der Schwangerschaft sind nicht zu erwarten.

2,3-Dimercapto-1-propansulfonsäure (DMPS)

Tierexperimentelle Untersuchungen ergaben keine Hinweise auf Teratogenität (FI).

Eisen(III)-hexacyanoferrat(II)

Gegen die Anwendung in der Schwangerschaft bestehen keine Bedenken (FI).

Deferoxamin

- FDA-Kategorie C.
- ADEC-Kategorie B3.

Bei verschiedenen Tierspezies wurden Toxizität und Teratogenität beobachtet.

Wegen unklarer Sicherheit für den Fetus wurde Deferoxamin bei transfusionsbedingter Eisenüberladung im Allgemeinen nicht angewandt. Eine Patientin mit transfusionsbedürftiger Thalassaemia major wurde im zweiten und dritten Trimenon mit Deferoxamin behandelt und gebar ein gesundes Kind [452]. Die Autoren untersuchten die Literatur und fanden Berichte über insgesamt 40 Thalassämie-Patientinnen, die über mehrere Wochen oder Monate während der Schwangerschaft Deferoxamin erhalten hatten. Dabei wurde kein Fall einer toxischen oder teratogenen Wirkung dokumentiert [452].

Calcium-trinatrium-pentetat (DTPA)

Bei Mäusen wurden bei hohen Dosen, insbesondere während der frühen und mittleren Schwangerschaft, Mortalität und erhöhte Missbildungsraten gefunden (FI).

Laut Fachinformation darf dieses Mittel in der Schwangerschaft nicht angewandt werden (FI). Es kann auf Zn-DTPA ausgewichen werden (FI).

Deferipron

- Während der Schwangerschaft kontraindiziert (RL).

Naloxon

- FDA-Kategorie B.
- ADEC-Kategorie B1.

Außer bei offensichtlicher Narkotikatoxizität sollte Naloxon zur Umkehrung von Narkotikawirkungen unmittelbar vor der Geburt nicht gegeben werden. In einer Studie, in der Naloxon beim Geburtstermin zur Behandlung einer möglicherweise Endorphin-bedingten niedrigen Herzfrequenz-Variabilität untersucht wurde, war in einem Fall eine fetale Asphyxie mit Atemversagen zu beobachten.

Informationen über Wirkungen auf den Fetus während der Schwangerschaft außerhalb der Wehen sind nicht verfügbar.

Atropin
- FDA-Kategorie C.
- ADEC-Kategorie A.

Methylthioniumchlorid
In der Schwangerschaft kontraindiziert (RL).

Als Farbstoff sollte Methylenblau, das früher vor allem bei der Amniozentese eingesetzt wurde, bei Schwangeren nicht mehr verwendet werden, da epidemiologische Hinweise auf eine teratogene Wirkung vorliegen [86]. In den meisten Abteilungen wird stattdessen Indigokarmin als Farbstoff verwendet. Die Analytik kann mit der Bilirubin-Bestimmung interferieren [223].

Obidoxim
Ausreichende Erfahrungen über die Anwendung in der Schwangerschaft liegen nicht vor (FI).

Calciumfolinat
- FDA-Kategorie C.
- ADEC-Kategorie A.

Folinsäure ist die biologisch aktive Form von Folsäure.

Zu Folsäure siehe unter RL-08 (Antianämika).

Flumazenil
- FDA-Kategorie C.
- ADEC-Kategorie B3.

Tierexperimentelle Untersuchungen haben keine Hinweise auf Embryotoxizität oder Teratogenität ergeben (FI).

Physostigmin
- FDA-Kategorie C.

Physostigmin wird selten in der Schwangerschaft angewandt. Berichte über angeborene Defekte existieren nicht.

Digitalis-Antitoxin
- FDA-Kategorie C.
- ADEC-Kategorie B2.

Untersuchungen zur Anwendung in der Schwangerschaft liegen nicht vor. Teratogene Effekte sind aufgrund des Wirkmechanismus nicht zu erwarten [230].

Acetylcystein
- FDA-Kategorie B.
- ADEC-Kategorie B2.

Acetylcystein passiert die Plazentaschranke [224].

In der Behandlung der Paracetamol-Intoxikation (s. a. RL-05) sollte Acetylcystein auch in der Schwangerschaft intravenös bzw. oral gemäß den gängigen Richtlinien zur Prävention der mütterlichen und der potenziell fetalen Toxizität angewandt werden [272].

Anhand eines Fallberichts über eine Gebärende, die drei Stunden vor der Geburt $20\,g$ Paracetamol eingenommen hatte, diskutieren die Autoren die erfolgreiche Behandlung des Neugeborenen mit Acetylcystein und plädieren für dessen Anwendung [21].

Phytomenadion (Phytonadion, Vitamin K_1)
- FDA-Kategorie C.

Vitamin K_1 ist indiziert bei mütterlicher Hypoprothrombinämie und zur Prophylaxe des Morbus haemorrhagicus neonatorum durch Anwendung von Arzneimitteln bei der Mutter, z. B. Antikonvulsiva, Rifampicin oder Isoniazid.

In Dosen unterhalb 20 mg ist Vitamin K_1 untoxisch. In einer Doppelblindstudie, in der 933 Frauen beim Geburtstermin 20 mg Vitamin K_1 bzw. K_2 erhielten, wurde in beiden Gruppen keine Assoziation mit niedrigem Geburtsgewicht, Asphyxie, neonatalem Ikterus oder perinataler Mortalität gefunden [57].

Silibinin

Erfahrungen, die eine Bewertung der Sicherheit für die Anwendung in der Schwangerschaft zulassen, liegen nicht in ausreichendem Umfang vor.

Natriumthiosulfat

In einer Untersuchung beim Schaf wurde gezeigt, dass Thiosulfat die Plazentaschranke nicht passiert. In diesem Tiermodell ist die Plazentapassage von Thiosulfat offenbar nicht erforderlich, um die durch die Gabe von Nitroprussidnatrium verursachten Anstiege der Cyanid-Konzentrationen beim Fetus zu verhindern [184]. Daten beim Menschen liegen hierzu bislang nicht vor.

Protamin

- FDA-Kategorie C.
- ADEC-Kategorie B2.

Berichte über die Anwendung in der Schwangerschaft liegen nicht vor.

RL 14 Antiemetika/Antivertiginosa

Alizaprid (S. 149): Vergentan®
Betahistin (S. 148): Aequamen®, Betahistin (AL, -ratiopharm®, STADA®), Betavert®, Vasomotal®
Cinnarizin (S. 149): Cinnarizin forte (R.A.N., von ct)
Dimenhydrinat (S. 148): Reisegold®, Reisetabletten (AL, -ratiopharm®, REISETABLETTEN STADA®, Rodavan® S, RubieMen®, Superpep®, Vertigo-Vomex, Vomacur®, Vomex A®
Diphenhydramin (S. 148): Diphenhydramin-Hevert®, Emesan®
Dolasetron (S. 149): Anemet®
Flunarizin (S. 148): Flunarizin (acis®, -CT, ratiopharm®), Flunavert®, Sibelium®
Granisetron (S. 149): Granisetron (beta, HEXAL, -ratiopharm®, STADA®), Kevatril®
Meclozin (Meclizin) (S. 148): Peremesin® N, Postadoxin® N, Postafen®
Metoclopramid (s. RL-60)
Ondansetron (S. 149): axisetron®, cellondan®, Ondansetron (-1A Pharma, B. Braun, beta, DeltaSelect, GRY, hameln, HEXAL®, -ratiopharm®, Sandoz, STADA®, Winthrop®), Zofran®
Scopolamin (S. 149): Scopoderm TTS®
Sulpirid (S. 149): Vertigo-Meresa®, vertigo-neogama, Sulpirid-RPh®
Triflupromazin (S. 149): Psyquil®
Tropisetron (S. 149): Navoban®

Antihistaminika und Anticholinergika mit Meclozin, Dimenhydrinat und Diphenhydramin werden primär zur Behandlung von Übelkeit und Erbrechen in der Schwangerschaft eingesetzt [349b].

Ⓢ **Doxylamin** (s. RL 07)

Allgemeines. Das embryotoxische Potenzial dieser Wirkstoffe ist sehr gering. Das teratogene Risiko wird vielfach überschätzt, sodass Abbrüche gewollter Schwangerschaften vorgekommen sind, ohne dass sichere und wirksame Therapiemöglichkeiten genutzt wurden [270]. Andererseits sollte mit Sorgfalt entschieden werden, ob die Anwendung dieser Wirkstoffe in der Schwangerschaft wirklich begründet ist.

Im Tierversuch erwies sich nur Meclozin als teratogen.

Siehe auch Antiallergika (RL-07) und niedrigpotente Neuroleptika (RL-71, Psychopharmaka).

Flunarizin

Erfahrungen in der Schwangerschaft liegen nicht vor (FI).

Betahistin

- FDA-Kategorie B2.

Es liegen keine ausreichenden Untersuchungen am Tier und keine Erfahrungen beim Menschen mit der Anwendung in der Schwangerschaft vor (FI).

Dimenhydrinat

- FDA-Kategorie B.
- ADEC-Kategorie A.

Dimenhydrinat ist das Chlortheophyllinsalz von Diphenhydramin (s. unten). Dimenhydrinat ist bei der Ratte nicht teratogen.

Die Anwendung von Antihistaminika insgesamt (spezifische Verbindungen und Dosen wurden nicht angegeben) in den letzten beiden Wochen der Schwangerschaft wurde mit einem erhöhten Risiko einer retrolentalen Fibroplasie bei Frühgeborenen in Verbindung gebracht (22 % bei Exposition vs. 11 % bei Kindern ohne Exposition in diesem Zeitraum).

Einige Berichte beschrieben eine oxytozische Wirkung von intravenös verabreichtem Dimenhydrinat. Wegen einer teilweise beobachteten Uterus-Hyperstimulation und fetalem Distress sollte Dimenhydrinat zur Wehenauslösung nicht verwendet werden.

Meclozin (Meclizin)

- FDA-Kategorie B.

Im Tierversuch (alle Spezies außer Affe) wirkt Meclozin teratogen. Drei größere Studien kamen jedoch zu dem Schluss, dass Meclozin für den Menschen kein Teratogen ist.

Die Anwendung von Antihistaminika insgesamt (spezifische Verbindungen und Dosen wurden nicht angegeben) in den letzten beiden Wochen der Schwangerschaft wurde mit einem erhöhten Risiko einer retrolentalen Fibroplasie bei Frühgeborenen in Verbindung gebracht (22 % bei Exposition vs. 11 % bei Kindern ohne Exposition in diesem Zeitraum).

Diphenhydramin

- FDA-Kategorie B.
- ADEC-Kategorie A.

Sowohl die Daten aus Tierversuchen als auch die publizierten Erfahrungen beim Menschen deuten darauf hin, dass Diphenhydramin in der Schwangerschaft beim Menschen sicher ist. Die Ausnahme ist eine Fall-Kontroll-Studie aus dem Jahr 1974, in der bei 20 von 599 Kindern mit Gaumenspalten eine Diphenhydramin-Exposition im ersten Trimenon vorlag, dagegen nur bei 6 von 590 Kindern der Kontrollgruppe ohne Gaumenspalte.

Die Anwendung von Antihistaminika insgesamt (spezifische Verbindungen und Dosen wurden nicht angegeben) in den letzten beiden Wochen der Schwangerschaft wurde mit einem erhöhten Risiko einer retrolentalen Fibroplasie bei Frühgeborenen in Verbindung gebracht (22 % bei Exposition vs. 11 % bei Kindern ohne Exposition in diesem Zeitraum).

Triflupromazin
◾ FDA-Kategorie C.

Im *Collaborative Perinatal Project* wurden 36 Mutter-Kind-Paare mit Triflupromazin-Exposition im ersten Trimenon identifiziert. Dabei fand sich kein Hinweis auf eine Assoziation mit Missbildungen, niedrigem Geburtsgewicht oder erhöhter perinataler Mortalität [57].

Sulpirid
Im Tierversuch zeigten sich im letzten Trächtigkeitsdrittel ein erhöhter Prolactin-Spiegel im fetalen Blut sowie ein verstärktes Größenwachstum. Zu einer Gabe im ersten und zweiten Trächtigkeitsdrittel liegen keine Daten vor (FI).

Sulpirid ist in der Schwangerschaft kontraindiziert, da keine ausreichenden Erfahrungen am Menschen vorliegen (FI).

Dolasetron
◾ FDA-Kategorie B.
Über Ondansetron, einen länger eingeführten Vertreter dieser Stoffklasse, liegen weitreichendere Erfahrungen vor (s. unten).

Granisetron
◾ FDA-Kategorie B.
◾ ADEC-Kategorie B1.
Über Ondansetron, einen länger eingeführten Vertreter dieser Stoffklasse, liegen weitreichendere Erfahrungen vor (s. unten).

Tropisetron
◾ ADEC-Kategorie B3.

Über Ondansetron, einen länger eingeführten Vertreter dieser Stoffklasse, liegen weitreichendere Erfahrungen vor (s. unten).

Ondansetron
◾ FDA-Kategorie B.
◾ ADEC-Kategorie B1.

Bei Ratte und Kaninchen wirkt Ondansetron nicht teratogen.

Fallberichte zur Anwendung bei Hyperemesis gravidarum liegen vor [57, 453 u.a.]. Hinweise auf Probleme ergaben sich daraus nicht.

Cinnarizin
◾ FDA-Kategorie C.

Keine Daten verfügbar.

Scopolamin
◾ FDA-Kategorie C.
◾ ADEC-Kategorie B2.

Im *Collaborative Perinatal Project* wurden 881 Mutter-Kind-Paare mit Exposition in der Schwangerschaft, davon 309 im ersten Trimenon identifiziert: Hinweise auf eine Assoziation mit Missbildungen ergaben sich nicht [57]. Wenn jedoch die Gruppe der Parasympatholytika insgesamt betrachtet wurde, so wurde eine mögliche Assoziation mit geringfügigen Missbildungen gefunden.

Alizaprid
Im Tierversuch wirkt Alizaprid nicht teratogen.

Bei 50 Patientinnen mit Schwangerschaftserbrechen, die bis zu 150 mg/d erhielten (teilweise im ersten Trimenon, bis zu drei Wochen lang) wurde keine teratogene Wirkung gefunden (FI). Der Herstel-ler empfiehlt, Alizaprid in der Schwangerschaft nicht anzuwenden (FI).

Metoclopramid
Siehe RL-60 (Magen-Darm-Mittel).

RL 15 Antiepileptika

Carbamazepin (S. 154): Carba (AbZ, -CT), Carbabeta®, carbadura®, Carbaflux®, Carbagamma®, Carbamazepin (-1A Pharma®, AL, -biomo, HEXAL®, -neuraxpharm®, -ratiopharm®, -RPh®, Sandoz®, STADA®), Carbium®, espa-lepsin®, Finlepsin®, Fokalepsin®, Sirtal®, Tegretal®, Timonil®
Clonazepam (S. 154): Antelepsin®, Rivotril®
Ethosuximid (S. 156): Petnidan®, Suxilep®, Suxinutin®
Felbamat (S. 159): Taloxa®
Gabapentin (S. 159): Gabagamma®, GabaLich®, gabapentin-biomo, Gabapentin (-1A Pharma, AbZ, AL, ALMUS, AWD®, beta®, -CT, HEXAL®, -neuraxpharm®, -ratiopharm®, Sandoz®, STADA®, TAD®, TEVA®), Gabax®, HEXAL®, -ratiopharm®, STADA®), Neurontin®
Lamotrigin (S. 159): Lamictal®, Lamo TAD®, Lamo-Q, LAMOTRIG-ISIS, Lamotrigin (-1A Pharma, AbZ, AL, axcount®, beta, -biomo, -CT, Desitin, HEXAL®, Holsten, -Hormosan, -neuraxpharm®, -ratiopharm®, Sandoz®, STADA®, Winthrop®, TEVA®)
Levetiracetam (S. 158): Keppra®
Mesuximid (S. 156): Petinutin®
Oxcarbazepin (S. 155): Trileptal®, Timox®
Phenobarbital (S. 153): Luminal®, Luminaletten®
Phenytoin (S. 155): Epanutin®, Phenhydan®, Phenytoin AWD, Zentropil®
Primidon (S. 154): Liskantin®, Mylepsinum®, Primidon Holsten, Resimatil®
Sultiam (S. 159): Ospolot®
Tiagabin (S. 158): Gabitril®
Topiramat (S. 159): TOPAMAX®
Valproinsäure (S. 156): Convulex®, Convulsofin®, Ergenyl®, espa-valept, Leptilan®, Orfiril®, Valproat (AbZ, AWD®, Chrono Winthrop®, Chrono-CT, HEXAL®-neuraxpharm®, -RPh®, Sandoz®, STADA®), Valpro (AL, beta®, TAD®), valprodura®, Valproflux®, valproinsäure von ct, Valproinsäure (-ratiopharm®), Valprolept®
Vigabatrin (S. 158): Sabril®

Allgemeines. Frauen mit Epilepsie haben in der Mehrzahl normale, gesunde Kinder. Sie haben jedoch ein erhöhtes Risiko eines ungünstigen Schwangerschaftsausgangs, wobei zu angeborenen Missbildungen die meisten Berichte vorliegen [512]. Schon in den frühen 70er-Jahren wurde bekannt, dass angeborene Missbildungen bei Kindern, die in utero gegenüber Antiepileptika exponiert waren, doppelt so häufig sind. Keine einzelne Missbildung erwies sich als spezifisch für die Antiepileptika-Exposition; eine Gruppe dieser Kinder hatte ein charakteristisches Muster von Anomalien, das in seiner vollen Ausprägung aus Trigonozephalie, Mikrozephalie, Hypertelorismus, niedrig angesetzten Ohren, kurzem Hals, palmaren Querfalten und leichteren Skelettanomalien bestand [512]. Für einzelne Antiepileptika wurden in der Vergangenheit spezifische Fehlbildungssyndrome beschrieben. Vergleicht man jedoch die Art und Häufigkeit der Fehlbildungen, ergeben sich aus der Vielzahl der Fallbeschreibungen so große Ähnlichkeiten, dass eine korrekte Trennung in einzelne Syndrome nicht mehr gerechtfertigt erscheint (s. Phenytoin).

Während die Missbildungsraten in der Allgemeinbevölkerung von 2–3 % reichen, liegen sie in verschiedenen Populationen exponierter Kinder bei 1,25–11,5 %. Die kombinierten Schätzungen ergeben ein 4- bis 6 %iges Missbildungsrisiko bei einer Schwangerschaft einer Mutter mit Epilepsie [512].

Eine Vielzahl verschiedener Missbildungen wurde berichtet, wobei Lippen-Kiefer-Gaumen-Spalten überwogen. Fast jedes Antiepileptikum wurde mit einem erhöhten Risiko assoziiert, allerdings verursachen die meisten dieser Mittel kein spezifisches Muster größerer Missbildungen. Valproinsäure und Carbamazepin können Ausnahmen darstellen. Diese Mittel wurden unabhängig davon mit der Entwicklung von Neuralrohrdefekten assoziiert [512].

In einer internationalen prospektiven Studie, in der 983 Neugeborene nach intrauteriner Exposition gegenüber Antiepileptika untersucht wurden, betrug die Inzidenz kongenitaler Missbildungen 9,0 % (vs. 3,1 % ohne Exposition). Die Inzidenz von Missbildungen nahm mit steigender Zahl der Arzneimittel sowie mit der Gesamt-Tagesdosis zu [255].

Bei Epileptikerinnen mit ungünstigem Schwangerschaftsausgang wurden signifikant niedrigere Folsäure-Konzentrationen im Blut gefunden. Während in der Allgemeinbevölkerung der Nutzen einer Folsäure-Supplementierung zur Reduktion von Neuralrohrdefekten klar etabliert ist (s. RL-08), ist unklar, ob das Risiko bei Epileptikerinnen, die Antikonvulsiva einnehmen, reduziert wird. Frauen mit Epilepsie sollten, wie alle Frauen im gebärfähigen Alter, eine Folsäure-Supplementierung vornehmen. Die Dosis von 0,4 mg/d, die von den *Cen-ters of Disease Control and Prevention (CDC)* empfohlen wird, ist möglicherweise nicht hoch genug für die Frauen, die Folsäure nicht effektiv metabolisieren. Eine Dosis von 5 mg/d schützt möglicherweise vor den teratogenen Wirkungen von Antiepileptika und ist ansonsten unschädlich [58]. Auch bei Folsäure-Supplementierung sollten Schwangere von der pränatalen Ultraschall-Diagnostik Gebrauch machen, um einen eventuellen Neuralrohrdefekt beim Fetus zu entdecken [512].

Nach den Befunden aus einem amerikanischen Missbildungsregister war die Einnahme von Antiepileptika (die Gruppe enthielt Phenobarbital, Phenytoin, Primidon und Carbamazepin) im zweiten oder dritten Monat nach der letzten Menstruation mit einem erhöhten Risiko für kardiovaskuläre Missbildungen (relatives Risiko 2,2), Lippen-Kiefer-Gaumen-Spalten (relatives Risiko 2,5) und Missbildungen der ableitenden Harnwege (relatives Risiko 2,5) verbunden [209].

Die Teratogenität von Antikonvulsiva wurde in einer Studie an fünf US-amerikanischen Geburtskliniken untersucht. Von 128 049 Schwangeren wurden 223 Kinder identifiziert, die in der Schwangerschaft gegenüber einem Antikonvulsivum exponiert waren, und mit einer Kontrollgruppe von 508 Kindern ohne diese Exposition verglichen. Die Kinder wurden von Ärzten untersucht, die fast immer nicht über eine Exposition informiert waren. Die kombinierte Häufigkeit einer Antikonvulsiva-Embryopathie war bei den exponierten Kindern größer (20,6 % vs. 8,5 %; Odds Ratio 2,8; 95 %-Konfidenzintervall 1,1–9,7). Die Häufigkeit war auch in der Gruppe von 93 Kindern, die gegenüber zwei oder mehr Antikonvulsiva exponiert waren, größer als bei den Kontrollen (28,0 % vs. 8,5; Odds Ratio 4,2; 95 %-Konfidenzintervall 1,1–5,1). Bei den Kindern, deren Mütter eine Epilepsie in der Vorgeschichte hatten, jedoch während der Schwangerschaft keine Antikonvulsiva einnahmen, wurde im Vergleich zur Kontrollgruppe keine höhere Häufigkeit solcher Abnormalitäten gefunden [217]. Diese wichtige Studie führte zu folgenden neuen Erkenntnissen:

▪ Die frühere Lehrmeinung, wonach die Epilepsie und nicht das Antiepileptikum das teratogene Prinzip darstellt, wird durch die Ergebnisse dieser Studie nicht unterstützt.

▪ Das Risiko einer angeborenen Entwicklungsstörung wird durch die Exposition gegenüber Antikonvulsiva in der Schwangerschaft etwa 2- bis 3-fach erhöht.

▪ Eine Monotherapie ist mit einem geringeren Risiko verbunden als eine Kombinationstherapie [387].

Wurden die Abnormalitäten (eine oder mehrere der folgenden Kategorien: größere Missbildungen, Mikrozephalie, Wachstumsretardierung, Mittelgesichtshypoplasie, Hypoplasie der Finger) kombiniert, so ergab sich in dieser Studie das höchste Risiko für Phenobarbital (Odds Ratio 3,9; 95 %-Konfidenzintervall 1,4–10,9), gefolgt von Phenytoin (Odds Ratio 2,9; 95 %-Konfidenzintervall 1,1–8,8) und Carbamazepin (Odds Ratio 1,7; 95 %-Konfidenzintervall 0,4–4,6) [217].

Zum Mechanismus der Antiepileptika-assoziierten Entwicklungsstörungen wurde eine tierexperimentelle Untersuchung durchgeführt. Darin wurde gezeigt, dass einige Antiepileptika (Phenytoin, Phe-nobarbital, Diazepam, Clonazepam, Vigabatrin und Valproinsäure) im sich entwickelnden Gehirn eine apoptotische Neurodegeneration bewirken [45]. Experimente in einer Linie von Ovarzellen des Hamsters ergaben, dass Phenytoin konzentrations- und zeitabhängig die DNA-Oxidation steigert [505].

Etwa 40 Fälle neonataler Blutungen in Verbindung mit mütterlicher antikonvulsiver Behandlung wurden berichtet. Als Mechanismus wurde eine Antikonvulsiva-vermittelte Enzyminduktion und Beschleunigung des Abbaus von Vitamin K angenommen. Daraus resultierte die Empfehlung, zusätzlich zur Standardprophylaxe für alle Neugeborenen auch der Mutter, die während der Schwangerschaft enzyminduzierende Antiepileptika verwendet, im letzten Monat eine Vitamin-K_1-Supplementierung anzuraten. Valproinsäure und Clonazepam sind keine Enzyminduktoren und haben diese Wirkung nicht [247]. Dazu wurde eine Untersuchung bei 667 Neugeborenen durchgeführt, von denen in der Schwangerschaft 463 Carbamazepin-, 212 Phenytoin-, 44 Phenobarbital-, 11 Primidon- und 7 Oxcarbazepin-exponiert waren. Eine Blutungskomplikation wurde bei fünf (0,7 %) der gegenüber Antiepileptika exponierten Neugeborenen bzw. bei fünf (0,4 %) Neugeborenen der Kontrollgruppe gefunden. Die Hypothese, dass mütterliche Antiepileptika das neonatale Blutungsrisiko erhöhen, wurde durch diese Befunde nicht gestützt. Die Autoren kamen zu der Schlussfolgerung, dass die antenatale Vitamin-K-Gabe bei Müttern, die enzyminduzierende Antiepileptika einnehmen, in ausgewählten Fällen nach wie vor erforderlich ist [247]. Auch von anderer Seite wurde die Sinnhaftigkeit der routinemäßigen Vitamin-K-Gabe im dritten Trimenon als nicht begründet angesehen [212]. Dessen ungeachtet wird empfohlen, den Neugeborenen 1 mg Vitamin K (vorzugsweise intramuskulär) bei der Geburt und alle 2 oder 3 Tage 1 mg oral in den ersten Lebenswochen zu geben, wenn sie gegenüber Phenobarbital, Primidon oder Phenytoin exponiert waren [411].

Zur Selen-Supplementierung siehe RL-62 (Mineralstoffpräparate).

Dem prospektiven Monitoring von Fällen mit Anwendung älterer und neuerer Antiepileptika in der Schwangerschaft ab der Konzeption kommt hohe Bedeutung zu. Ein Zentralregister *(Central European Registry of Antiepileptic Drugs and Pregnancy – EURAP)* führt die Daten regionaler Erfassungssyteme aus 19 europäischen Ländern zusammen [30]. Das deutsche EURAP-Büro gibt auch Fortbildungsmaterial heraus (www.eurap-germany.de).

Ärzte, die Frauen mit Epilepsie betreuen, stehen vor einem Dilemma. Einerseits müssen Anfälle verhindert werden, weil sie das Risiko für mütterliche und fetale Schäden, Fehlgeburten, Epilepsie bei der Nachkommenschaft und Entwicklungsverzögerungen erhöhen. Andererseits muss die Exposition gegenüber Antiepileptika minimiert werden, weil sie mit einem erhöhten Risiko für angeborene Missbildungen, kongenitale Anomalien, intrauteriner Wachstumsverzögerung und Blutungen beim Neugeborenen verbunden ist. Vor der Planung einer Schwangerschaft kommt daher der korrekten Diagnose einer Epilepsie wesentliche Bedeutung zu [512].

Im Zusammenhang mit der Familienplanung ist wichtig, das Interaktionspotenzial der Antiepileptika zu berücksichtigen [383]. Aufgrund einer Enzyminduktion (z. B. durch Carbamazepin und Oxcarbazepin, Phenytoin, Phenobarbital und Primidon, Felbamat, Topiramat) kann die Zuverlässigkeit der Wirkung oraler Kontrazeptiva beeinträchtigt werden, sodass in Absprache mit dem/der betreuenden Gynäkologen/in gegebenenfalls andere kontrazeptive Maßnahmen angezeigt sind.

Änderungen der pharmakokinetischen Eigenschaften der meisten Antiepileptika, insbesondere eine Zunahme der Clearance, wurden vielfach beschrieben. Vermehrte Kontrollen der Serumkonzentrationen werden daher empfohlen. Bei Lamotrigin ist die Zunahme der Clearance offenbar ausgeprägter als bei den älteren Antiepileptika [388]. Begrenzte Daten ähnlicher Art liegen inzwischen auch für Levetiracetam sowie den aktiven Metaboliten von Oxcarbazepin vor [474a].

Das Thema „Epilepsie in der Schwangerschaft" aus klinischer Perspektive ist in der Fachliteratur ausführlich dargestellt [258].

Phenobarbital

▪ FDA-Kategorie D.
▪ ADEC-Kategorie D.

In einer internationalen prospektiven Studie, in der 983 Neugeborene nach intrauteriner Exposition gegenüber Antiepileptika untersucht wurden, betrug die Inzidenz kongenitaler Missbildungen nach Phenobarbital-Monotherapie 5,1 % (3,1 % ohne Exposition bzw. 9,0 % nach Exposition insgesamt) [255].

Eine Phenobarbital-Behandlung bei einer schwangeren Epilepsiepatientin stellt ein Risiko für den Fetus im Hinblick auf größere und kleinere Defekte, Blutung bei der Geburt und Gewöhnung, d. h. Entzugssymptome beim Neugeborenen, dar. Ungünstige Wirkungen auf die neurologische und verhaltensbiologische Entwicklung wurden ebenfalls berichtet. Das Risiko für die Mutter ist jedoch größer, wenn das Mittel vorenthalten wird und die Anfallskontrolle verloren geht. In diesem Fall spricht die Risiko-Nutzen-Relation für die Fortsetzung der Behandlung, und zwar mit der niedrigsten Konzentration, die die Anfälle kontrolliert.

Eine neuroprotektive Wirkung der Phenobarbital-Anwendung kurz vor der Geburt im Sinne einer Prävention intrakranieller Blutungen bei Frühgeborenen konnte nicht bestätigt werden [441]. Der neurologische Entwicklungsstand imAlter von 18 bis 22 Monaten wurde durch eine solche antenatale Phenobarbital-Behandlung Frühgeborener weder günstig noch ungünstig beeinflusst [442].

Zur Vitamin-K-Prophylaxe siehe Seite 152.

Primidon

- FDA-Kategorie D.
- ADEC-Kategorie D.

Primidon ist ein Strukturanalogon von Phenobarbital (s.o.) und wird u.a. zu diesem metabolisiert.

Zur Anwendung von Primidon in der Schwangerschaft liegen weniger Informationen als für Phenobarbital vor. Es ist davon auszugehen, dass das Risiko ähnlich ist. In einer internationalen prospektiven Studie, in der 983 Neugeborene nach intrauteriner Exposition gegenüber Antiepileptika untersucht wurden, war die Inzidenz kongenitaler Missbildungen nach Primidon-Monotherapie am höchsten (14,3 % vs. 3,1 % ohne Exposition bzw. 9,0 % nach Exposition insgesamt) [255].

Zur Vitamin-K-Prophylaxe siehe Seite 152.

Clonazepam

- FDA-Kategorie D.
- ADEC-Kategorie C (Monotherapie) bzw. D (Kombinationstherapie).

In einer großen retrospektiven Kohortenstudie wurde ein signifikant erhöhtes Risiko größerer Missbildungen für Kinder nach Exposition gegenüber Clonazepam in Kombination mit anderen Antiepileptika gefunden [424]. Auch eine weitere Studie fand keine Erhöhung der Häufigkeit größerer Missbildungen nach Clonazepam-Monotherapie-Exposition [297a].

Zu Benzodiazepinen siehe auch unter RL-49 (Hypnotika) und RL-71 (Abschnitt 4, Tranquillanzien).

Carbamazepin

- FDA-Kategorie D.
- ADEC-Kategorie D.

Die Verwendung von Carbamazepin in der Schwangerschaft ist mit einem erhöhten Risiko größerer und kleinerer Missbildungen, einschließlich eines auf 1 % geschätzten Risikos einer Spina bifida, assoziiert. Eine fetales Carbamazepin-Syndrom, das aus kraniofazialen Defekten, Fingernagel-Hypoplasie und Entwicklungsverzögerung (Letzteres wird kontrovers diskutiert) besteht, wurde vorgeschlagen.

In einer internationalen prospektiven Studie, in der 983 Neugeborene nach intrauteriner Exposition gegenüber Antiepileptika untersucht worden waren, betrug die Inzidenz kongenitaler Missbildungen nach Carbamazepin-Monotherapie 5,7 % (3,1 % ohne Exposition bzw. 9,0 % nach Exposition insgesamt) [255].

In einer großen retrospektiven Kohortenstudie wurde ein signifikant erhöhtes Risiko größerer Missbildungen für Kinder nach Exposition gegenüber Carbamazepin-Monotherapie im Vergleich zu gemachten Kontrollen ohne Epilepsie gefunden (relatives Risiko 2,6; 95 %-Konfidenzintervall 1,4–5,0; 14 exponierte Fälle) [424]. Auch finnische Daten zeigen ein erhöhtes Risiko für größere Missbildungen an (Odds Ratio 2,5; 95 %-Konfidenzintervall 1,0–6,0; p=0,05) [248]. Für die Kombination von Carbamazepin und Valproinsäure wurde ein signifikant erhöhtes Risiko gefunden [424].

Wenn das Arzneimittel während der Schwangerschaft erforderlich ist, sollte es nicht vorenthalten werden, weil der Nutzen der Anfallsverhinderung den möglichen Schaden für den Fetus überwiegt. Die Frau sollte über diesen potenziell ungünstigen Schwangerschaftsausgang aufgeklärt werden. Schwangere, die mit Carbamazepin behandelt werden, sollten von pränataler Diagnostik wie Ultraschall und α-Fetoprotein-Bestimmung Gebrauch machen [512].

Ob eine Assoziation zwischen der Verwendung von Carbamazepin in der Schwangerschaft und angeborenen Augenmissbildungen (d. h. Anophthalmie, Mikrophthalmie und Kolobom) besteht, wie zunächst aufgrund eines Berichtes über vier Fälle vermutet wurde, ist aufgrund neuerer Daten zweifelhaft [275].

Eine transiente cholestatische Hepatitis bei einem Kind zwischen dem dritten und siebten Lebensmonat beruhte wahrscheinlich auf der Carbamazepin-Exposition während Schwangerschaft und Stillzeit [161].

Eine mütterliche Carbamazepin-Monotherapie mit Plasmakonzentrationen im Zielbereich hatte auf die Intelligenz der pränatal exponierten Kinder keinen nachteiligen Einfluss [170].

Oxcarbazepin
- FDA-Kategorie C.

Oxcarbazepin ist ein Derivat von Carbamazepin.

Bei einigen Tierspezies ist Oxcarbazepin embryo- und fetotoxisch sowie teratogen. Aufgrund einer Untersuchung an Schwangeren passiert Oxcarbazepin die Plazentaschranke [349]. Die bisherige Erfahrung mit der Anwendung in der Schwangerschaft reicht für eine Bewertung nicht aus. In einer Serie mit 25 Schwangerschaften unter Oxcarbazepin-Monotherapie wurden keine Missbildungen beobachtet; unter den 17 Fällen mit Polytherapie war ein Kind (hier: Oxcarbazepin plus Phenobarbital) mit Ventrikelseptumdefekt [512]. Finnische Daten deuten darauf hin, dass Oxcarbazepin mit einem erhöhten Risiko für Missbildungen assoziiert ist [248].

Für einen Rückgang der Plasmakonzentrationen des aktiven Metaboliten 10-Monohydroxycarbazepin in der späten Schwangerschaft existieren Anhaltspunkte [474a].

Die Wirkung von Oxcarbazepin auf den Folsäure-Haushalt ist unbekannt. Bis diese Informationen vorliegen, ist zu empfehlen, die Folsäure-Supplementierung wie bei anderen Antiepileptika durchzuführen.

Vergleiche auch Carbamazepin (s. oben).

Phenytoin
- FDA-Kategorie D.
- ADEC-Kategorie D.

Das teratogene Potenzial von Phenytoin wurde bereits 1964 beschrieben. Als

Hauptsymptome werden prä- und postnataler Wachstumsrückstand, Mikrozephalie (Verkleinerung des Schädels), geistige Retardierung und kraniofaziale Dysmorphien (breiter Mund, kurze breite Nase u.a.) angegeben. Zu den weiteren Symptomen gehören kleine Nägel und verkürzte Endglieder von Fingern und Zehen, ein triphalanger Daumen und faziale Spalten. Das als „fetales Hydantoin-Syndrom" beschriebene Fehlbildungsmuster ist wahrscheinlich ein allgemeiner Phänotyp des Komplexes „Epilepsie/Antiepileptika", da es in abgeschwächter Form nach der Medikation mit Carbamazepin und Barbituraten beschrieben wird.

In einer internationalen prospektiven Studie, in der 983 Neugeborene nach intrauteriner Exposition gegenüber Antiepileptika untersucht wurden, betrug die Inzidenz kongenitaler Missbildungen nach Phenytoin-Monotherapie 9,1 % (3,1 % ohne Exposition bzw. 9,0 % nach Exposition insgesamt) [255].

Es existieren zwölf Fallberichte (davon sechs Neuroblastome), die in ihrer Gesamtheit darauf hindeuten, dass Phenytoin beim Menschen ein transplazentares Karzinogen ist. Kinder, die in utero Phenytoin-exponiert waren, sollten für einige Jahre engmaschig daraufhin untersucht werden, da die Tumorentwicklung entsprechend lange dauern kann.

Die Neugeborenen sollten auf Gerinnungsstörungen untersucht und ggf. entsprechend behandelt werden.

Zur Vitamin-K-Prophylaxe siehe S. 152.

Ethosuximid
- FDA-Kategorie C.
- ADEC-Kategorie D.

Ethosuximid ist bei Maus, Ratte, Hamster und Kaninchen teratogen; es verursacht Skelett-, ZNS-, Augen- und Gliedmaßenfehlbildungen. Beim Menschen zeigte sich Ethosuximid in den bisherigen Fallbeschreibungen als weniger teratogen als die Gruppe der Hydantoine. Einzelne Fehlbildungen wurden berichtet, jedoch ohne spezifisches Muster. Eine genaue Bewertung ist nicht möglich, vor allem aufgrund der in den Fällen mit angeborenen Missbildungen oft anzutreffenden Mehrfachtherapie. In der Beobachtungsstudie aus Michigan wurden bei 18 identifizierten Neugeborenen mit Ethosuximid-Exposition im ersten Trimenon keine größeren Defekte gefunden [57].

Mesuximid
- FDA-Kategorie C.
- ADEC-Kategorie D.

Es liegen keine Berichte über Teratogenität in Verbindung mit Mesuximid vor [230]. Die Datenbasis ist jedoch noch geringer als bei Ethosuximid. Das embryotoxische Risiko bei der Epilepsiebehandlung lässt sich nicht abschätzen.

Valproinsäure
- FDA-Kategorie D.
- ADEC-Kategorie D.

Valproinsäure ist bei allen Versuchstieren, auch bei Affen, teratogen; es kommt zu multiplen Fehlbildungen.

Valproinsäure ist auch für den Menschen teratogen. Der Substanz wurde in der Vergangenheit ein eigenes Syndrom zugeschrieben, bestehend aus Epikanthus-Falten, flachem Nasenrücken, kleiner Himmelfahrtsnase, langer oberer Lippe mit einem relativ flachen Philtrum und her-

abgezogenen Mundwinkeln. Für Valproinsäure eher spezifische Symptome sind Neuralrohrdefekte; das absolute Risiko hierfür
liegt bei 1–2 %, wenn die Substanz zwischen dem 17. und 30. Tag nach Fertilisation angewandt wurde.

In einer großen retrospektiven Kohortenstudie wurde ein signifikant erhöhtes
Risiko größerer Missbildungen für Kinder
nach Exposition gegenüber Valproinsäure-
Monotherapie im Vergleich zu gematchten
Kontrollen ohne Epilepsie gefunden (relatives Risiko 4,1; 95 %-Konfidenzintervall
1,9–8,8; neun exponierte Fälle) [424].
Deutliche Anzeichen einer Dosisabhängigkeit waren zu erkennen: Im Vergleich zu
Kindern von Müttern, die 1 000 mg/d
oder mehr erhalten hatten, und solchen
Kindern, deren Mütter weniger als
600 mg/d erhalten hatten, betrug das relative Risiko 3,9 (95 %-Konfidenzintervall
1,4–11,1). Für die Kombination von Carbamazepin und Valproinsäure wurde ein
signifikant erhöhtes Risiko gefunden
[424].

Ophthalmologische Auffälligkeiten
wurden bei 67 % von 46 Kindern (Alter 8
Monate bis 16 Jahre) mit „fetalem Anti-
konvulsiva-Syndrom" gefunden. Bemer-
kenswert war eine Myopie bei 50 % der 28
Kinder mit Exposition gegenüber Valproinsäure-Monotherapie [177].

In einer internationalen prospektiven
Studie, in der 983 Neugeborene nach
intrauteriner Exposition gegenüber Antiepileptika untersucht wurden, betrug die
Inzidenz kongenitaler Missbildungen nach
Valproinsäure-Monotherapie   11,1 %
(3,1 % ohne Exposition bzw. 9,0 % nach
Exposition insgesamt) [255]. Auch finnische Daten zeigen eine erhöhtes Risiko für
größere Missbildungen bei Neugeborenen

an (Odds Ratio 4,1; 95 %- Konfidenzinter-
vall 1,6–11; p=0,003) [248].

Für die Valproinsäure-Dosis bzw.
-Konzentration wurde eine positive Korrelation mit der Inzidenz von Missbildungen
gefunden. Der Grenzwert, um das Vorkommen von Missbildungen zu vermeiden, betrug für die Dosis 1 000 mg/d bzw.
für die Konzentration 70 µg/ml [255]. Eine
Untersuchung aus einem australischen
Register ergab ebenfalls, dass die Valproinsäure-Dosis bei den Schwangerschaften
mit Spina bifida höher als bei den Schwangerschaften ohne Spina bifida war
(2081 mg vs. 1149 mg; p<0,0001) [483].
Die Dosisabhängigkeit fetaler Missbildungen nach Valproinsäure-Exposition im ersten Trimenon zeigte sich auch in weiteren
Registern [335c, 483a].

In einer Nachbeobachtungsstudie bei
40 Kindern, die in der Schwangerschaft
gegenüber einzelnen Antiepileptika exponiert waren, schnitt Valproinsäure am
schlechtesten ab. Die Valproinsäure-
Serumkonzentrationen bei der Geburt korrelierten mit dem Ausmaß der neonatalen
Übererregbarkeit sowie mit neurologischer
Dysfunktion im Alter von 6 Jahren [268].
10 von 22 Kindern entwickelten, begin-
nend 12–24 Stunden nach der Geburt, ein
als Entzugssyndrom gedeutetes Bild aus
Irritabilität, Nervosität, Hypertonie,
Krämpfen und Problemen bei der Nah-
rungsaufnahme [133]. Es existieren einige
Befunde, die darauf hindeuten, dass Valproinsäure hinsichtlich der neurologischen
Entwicklung der Kinder schlechter als
andere Antiepileptika abschneidet [50a,
488a]. In der laufenden *Neurodevelopmental Effects of Antiepileptic Drugs*
(NEAD) Beobachtungsstudie werden prospektiv die Daten der neurologischen Ent-

wicklung von Kindern nach in-utero-Exposition einer Antiepileptika-Monotherapie verglichen. Eine Zwischenanalyse für das Alter von 3 Jahren ergab bei insgesamt 309 Kindern für Valproinsäure (IQ 92) dosisabhängig signifikant schlechtere Befunde als für Lamotrigin (Q 101), Phenytoin (IQ 99) bzw. Carbamazepin (IQ 98). Valproinsäure-Gebrauch während der Schwangerschaft ist demnach mit kognitiver Beeinträchtigung der 3-jährigen Kinder assoziiert [335b].

Bei der Teratogenität von Valproinsäure sowie bei ihren Auswirkungen auf die neurologische Entwicklung scheint eine pharmakogenetische Komponente beteiligt zu sein [131b].

Valproinsäure kann beim Neugeborenen zu Hypoglykämie führen. 13 von 22 Kindern hatten eine Blutglucosekonzentration unter 1,8 mmol/l [133]. Weitere Probleme, wie intrauterine Wachstumsverzögerung, Hyperbilirubinämie, Hepatotoxizität und Distress beim Fetus oder Neugeborenen, bedürfen der Abklärung in weiteren Untersuchungen.

Schwangere, die mit Valproinsäure behandelt werden, sollten von pränataler Diagnostik wie Ultraschalluntersuchungen und α-Fetoprotein-Bestimmung Gebrauch machen [512].

Zur Selen-Supplementierung siehe RL-62.

Tiagabin
- FDA-Kategorie C.

Die verfügbaren Informationen reichen für eine Bewertung nicht aus.

Vigabatrin
- ADEC-Kategorie D.

Bei einem Mäusestamm mit niedriger Spontaninzidenz von Neuralrohrdefekten führten Verabreichungen unterhalb der maternoletalen Dosis (600 mg/kg) zu einer niedrigen Häufigkeit kraniofazialer Missbildungen, verschiedenen Skelettdefekten und konsistenter Wachstumsretardierung [2].

Die Informationen über die Anwendung in der Schwangerschaft beim Menschen sind spärlich [381] und lassen derzeit keine Bewertung zu. Zu diesem und zu anderen Antiepileptika werden in Registraturen die verfügbaren Informationen zusammengeführt [381].

Levetiracetam
- FDA-Kategorie C.

Im Tierversuch (Maus) führte die Gabe von Levetiracetam bzw. seinem Hauptmetaboliten nicht zu größeren strukturellen Missbildungen beim Embryo [231].

In einer Sammlung von 117 Schwangerschaften mit Levetiracetam-Exposition wurden drei Fälle (2,7 %) größerer angeborener Missbildungen beobachtet, wobei in allen drei Fällen auch weitere Antiepileptika gegeben worden waren; keine größeren Missbildungen wurden nach den 39 Schwangerschaften mit Levetiracetam-Monotherapie festgestellt [229a]. In einer Serie von 11 Schwangerschaften mit Levetiracetam-Exposition wurden keine Missbildungen beobachtet, jedoch drei Fälle mit niedrigem Geburtsgewicht [470a].

Erste begrenzte Daten deuten auf die Möglichkeit hin, dass die Clearance von Levetiracetam während der Schwangerschaft erhöht ist [474a, 474b] und nach der Entbindung rasch wieder zurückgeht [501a].

Lamotrigin
- FDA-Kategorie C.
- ADEC-Kategorie B3.

Lamotrigin war in tierexperimentellen Reproduktionsstudien (Mäuse, Ratten, Kaninchen) nicht teratogen. Bei Ratten induziert pränatale Lamotrigin-Exposition in dosisabhängiger Weise Missbildungen im Hippocampus und Cortex [321a].

Ein größeres Risiko für Missbildungen oder Verlust der Frucht scheint aufgrund der verfügbaren Daten, die beim Menschen vorhanden sind, nicht zu bestehen. Weitere Untersuchungen sind erforderlich.

In einem internationalen Register wurden 334 Schwangerschaften mit Lamotrigin-Exposition im ersten Trimenon identifiziert, davon 168 mit Monotherapie und 164 mit Polytherapie. Strukturelle Geburtsdefekte wurden bei 1,8 % nach Lamotrigin-Monotherapie, bei 10 % nach Polytherapie mit Valproinsäure bzw. 4,3 % nach Polytherapie ohne Valproinsäure gefunden [512].

In den Daten des britischen *UK Epilepsy and Pregnancy Registers* fand sich für Lamotrigin eine im Vergleich zu Valproinsäure im Trend niedrigere Häufigkeit, jedoch eine positive Dosisabhängigkeit für größere angeborene Missbildungen [348a].

Erniedrigte Lamotrigin-Serumkonzentrationen während der Schwangerschaft wurden mehrfach beschrieben [388, 437, 477]. Eine allmähliche Zunahme der Clearance bis zum 3,5-fachen Ausgangswert ist möglich. Die während der Schwangerschaft erhöhte Clearance von Lamotrigin geht ab der 32. SSW und insbesondere postpartal wieder zurück. Daher kann während der Schwangerschaft und in der Postpartalperiode eine monatliche Kontrolle der Serumkonzentrationen erforderlich sein [388, 389, 474a].

Gabapentin
- FDA-Kategorie C.
- ADEC-Kategorie B1.

Zur Wirkung auf die Schwangerschaft wurde wenig publiziert, eine Bewertung der Sicherheit in der Schwangerschaft ist derzeit nicht möglich. Ein besonderes Muster von Missbildungen wurde bislang nicht gefunden.

Bei 51 Feten nach Gabapentin-Exposition in der Schwangerschaft waren die Raten von Fehlgeburten, niedrigem Geburtsgewicht und Missbildungen geringer oder ähnlich wie in der Allgemeinbevölkerung oder bei Frauen mit Epilepsie [345].

In einer großen Postmarketing-Beobachtungsstudie bei 3100 englischen Patienten wurden 11 Schwangerschaften und keine angeborenen Missbildungen identifiziert. In einer Sammlung von 59 Schwangerschaften bei 39 Epileptikerinnen betrug die Rate größerer Missbildungen 4,5 %; 87 % der Schwangerschaften führten zu Lebendgeburten, 11,3 % zu Fehlgeburten und 2 % zu therapeutischen Abbrüchen [512].

Sultiam
Keine Informationen verfügbar.

Felbamat
- FDA-Kategorie C.

Die vorliegenden Informationen lassen keine Bewertung zu.

Topiramat
- FDA-Kategorie C.

Tierexperimentelle Hinweise auf Entwicklungstoxizität einschließlich Teratogenität liegen vor [230].

Eine Hypospadie ist in mehreren Fällen bei Neugeborenen, zum Teil in Kombination mit anderen Arzneimitteln, aufgefallen. Im britischen *UK Epilepsy and Pregnancy Register* wurde, bei niedriger Fallzahl, eine gegenüber der Hintergrundrate 11-fach erhöhte Häufigkeit für Mundspalten beobachtet [229b].

Topiramat überschreitet die Plazentaschranke. Insgesamt ist die Information über exponierte Schwangerschaften gering und lässt keine Bewertung zu [512].

RL   16   Antihämorrhagika (Antifibrinolytika und andere Hämostatika)

4-(Aminomethyl)benzoesäure (S. 161): Gumbix®, Pamba®
Aprotinin (S. 160): Trasylol®
Blutgerinnungsfaktor VIII human (S. 161): Beriate® P, Faktor VIII SDH INTERSERO, Fanhdi®, Haemate® HS, Haemocitin® SDH, Hemofil M, IMMUNATE STIM plus, Monoclate-P®, Octanate®, Recombinate®, Wilate®
Phytomenadion (Phytonadion, Vitamin K₁) (S. 160): KA-VIT®, Kanavit®, Konakion®
Protamin (S. 160): Protamin ICN
Tranexamsäure (S. 160): Cyklokapron®
Troxerutin (S. 160): Posorutin®, Troxerutin-ratiopharm®, Vastribil®, Veno SL®, Venotrulan® Trox

Tranexamsäure

- FDA-Kategorie B.
- ADEC-Kategorie B1.

Tranexamsäure ist bei Ratte und Maus nicht teratogen. Die im Tierversuch beobachteten Retinopathien sind beim Menschen bisher nicht gefunden worden. Es wurden keine Hinweise auf eine thrombogene Wirkung während der Schwangerschaft gefunden.

4-(Aminomethyl)benzoesäure

Aminomethylbenzoesäure ist weder im Tierversuch noch beim Menschen teratogen. Für den Menschen liegt nur eine kleine Serie von 43 Schwangerschaften vor. In der Schwangerschaft soll das Mittel nur unter strenger Indikationsstellung und besonderer Vorsicht angewandt werden (FI).

Phytomenadion (Phytonadion, Vitamin K₁)

Siehe unter RL-13 (Antidota).

Protamin

- FDA-Kategorie C.
- ADEC-Kategorie B2.

Berichte über eine Anwendung in der Schwangerschaft liegen nicht vor.

Troxerutin

Das Mittel soll bei Kinderwunsch sowie in der Schwangerschaft nicht angewandt werden, da Tierversuche Hinweise auf Fertilitätsstörungen ergeben haben. Erfahrungen zur Sicherheit einer Anwendung in der Schwangerschaft liegen für den Menschen nicht vor (FI).

Aprotinin

- FDA-Kategorie B.
- ADEC-Kategorie B1.

Es wurden keine Berichte über einen Zusammenhang zwischen der Anwendung von Aprotinin und angeborenen Defekten gefunden.

Blutgerinnungsfaktor VIII human
Die Sicherheit bezüglich der Anwendung beim Menschen in der Schwangerschaft wurde nicht in kontrollierten klinischen Prüfungen untersucht (FI).

RL 17 Antihypertonika

Zentral wirksame antiadrenerge Substanzen
Clonidin (S. 164): Catapresan®, Clonidin (-ratiopharm®, Riker®), Clonistada®, Haemiton®, Mirfat®
Methyldopa (S. 163): Dopegyt®, Methyldopa STADA®, Presinol®
Moxonidin (S. 164): Cynt®, Moxobeta®, Moxocard®, moxodura®, Moxogamma, Moxonidin (-1A Pharma, AbZ, AL, -corax, -CT, HEXAL®, ISIS®, -ratiopharm, Sandoz®, STADA®), Physiotens®
Reserpin (in Kombination mit verschiedenen Diuretika) (S. 164): Bendigon® N, Briserin® N, Triniton®, Tri.-Thiazid Reserpin STADA®

Peripher wirksame antiadrenerge Substanzen
Bunazosin (S. 165): Andante®
Doxazosin (S. 165): Cardular®, Diblocin®, Doxacor®, Doxagamma®, DOXA-PUREN®, Doxazoflo®, Doxazomerck®, Doxazosin (-1A Pharma, AbZ, AL, Apogepha®, beta®, -CT, -ratiopharm®, Sandoz®, STADA®, -Wolff®, TAD®), Jutalar®
Indoramin (S. 165): Wydora®
Prazosin (S. 164): Adversuten®, duramipress®, Minipress®, Prazosin-ratiopharm®
Urapidil (S. 165): Ebrantil®, URAPIDIL®, Urapidil (-Pharmore®, -ratiopharm®)

Vasodilatatoren
Diazoxid (S. 166): Proglicem®
Dihydralazin (S. 165): Depressan®, Nepresol®
Diisopropylamin (S. 166): Disotat®
Hydralazin (S. 165): IMPRESSO-PUREN®, pertenso® N, Treloc®, Trepress Sandoz®, TRI-Normin®
Minoxidil (S. 166): Lonolox®
Nitroprussidnatrium (S. 166): nipruss®

Andere Wirkstoffe
Cicletanin (S. 166): Justar®
Indapamid (S. 166): Indapamid (AL, -CT), INDA-PUREN®, Natrilix®

Siehe auch unter RL-27 (Betarezeptoren-, Calciumkanalblocker und Hemmstoffe des Renin-Angiotensin-Systems) und RL-36 (Diuretika).

Ⓢ **Methyldopa**
   Dihydralazin

Allgemeines. Es werden schwangerschaftsspezifische und nichtschwangerschaftsspezifische Formen des Hochdrucks in der Schwangerschaft unterschieden [151, 176, 315]:

▪ *Präeklampsie* und *Eklampsie* (genuine Gestose, „pregnancy-induced hypertension"):
Eine Präeklampsie tritt in 6–8 % aller Schwangerschaften auf, wobei Erstgebärende mit einer Häufigkeit von bis zu 85 % aller Präeklampsiefälle besonders häufig betroffen sind. Die Präeklampsie wird defi-

niert durch das Auftreten von Hypertonie, Ödemen und Proteinurie nach der 20. SSW bei einer vormals normotensiven Frau; unter Eklampsie wird das Auftreten von zerebralen Krampfanfällen und Koma verstanden. Das HELLP-Syndrom ist eine lebensgefährliche Komplikation der Präeklampsie; es kann zu Lungenödem, akutem Nierenversagen und Leberzellschaden führen. Schwangere mit HELLP-Syndrom zeigen das klinische Bild einer Hämolyse, Leberenzymanstiege sowie Thrombozytopenie bei häufig nur geringem Blutdruckanstieg und Proteinurie sowie eines typischen Schmerzes im rechten Oberbauch (Leberkapselschmerz). Die Inzidenz reicht von 4–12 % aller Präeklampsiefälle [151]. Die Präeklampsie ist ein eigenes Syndrom der Schwangerschaft, von dem eine potenzielle Gefahr sowohl für die Mutter als auch für den Fetus ausgeht. Auf die konventionelle antihypertensive Therapie, die bei Nichtschwangeren angewandt wird, spricht dieses Syndrom nicht gut an [447].

■ *Chronische Hypertonie* (primäre oder sekundäre schwangerschaftsunabhängige Hypertonie):
Sie tritt bei 1–5 % der Schwangerschaften auf und ist definiert als Blutdruck von über 140/90 mmHg, der entweder der Schwangerschaft schon vorausgeht oder sich vor der 20. SSW entwickelt [315]. Mehr als 85 % der Schwangerschaften mit chronischer Hypertonie verlaufen unkompliziert [88]. Bei milder chronischer Hypertonie oder transitorischer Schwangerschaftshypertonie ist der Ausgang für die Mutter und das Neugeborene normalerweise gut. Eine antihypertensive Medikation kann diesen Frauen ermöglichen, ihre Schwangerschaften bis zum Termin fortzusetzen [447].

■ *Propfgestose* („pregnancy-accelerated hypertension"):
Davon spricht man, wenn sich eine Präeklampsie auf eine bestehende Nieren- oder Hochdruckkrankheit aufpfropft [176].

■ *Transitorische Schwangerschaftshypertonie* (Gestationshypertonie, „gestational hypertension"):
Darunter versteht man einen Bluthochdruck nach der 20. SSW ohne Zeichen der Präeklampsie bei Frauen, die vorher normotensiv waren [151].

Bei der Betreuung von Schwangeren mit Hypertonie sind die oben dargestellten Unterscheidungen wichtig [447]. Zum Management der Hypertonie sowie des hypertensiven Notfalls bzw. der hypertensiven Krise in der Schwangerschaft existieren mehrere Übersichtsarbeiten [151, 176, 315, 405, 447, 508]. Einzelheiten zur Behandlung der Hypertonie in der Schwangerschaft geben auch die Deutsche Liga zur Behandlung des hohen Blutdrucks und die Deutsche Hypertonie Gesellschaft [112].

Die einzigen Antihypertensiva, die sich in der Schwangerschaft bewährt haben, sind Methyldopa, Dihydralazin und – allerdings nur in der Spätschwangerschaft – Betarezeptorenblocker ohne sympathomimetische Eigenwirkungen [176].

Bei milder bis mäßiger Hypertonie in der Schwangerschaft besteht die Möglichkeit, dass die durch Antihypertensiva induzierte Blutdrucksenkung per se sich ungünstig auf das fetale Wachstum auswirkt. Die Ergebnisse einer Metaanalyse legen dies nahe [489]. Allerdings wurden gegenüber der Vorgehensweise bei dieser Analyse (z.B. wegen des Ausschlusses von zwei

„Ausreißer"-Studien) Vorbehalte geäußert. Große Studien, die diese wichtige Frage klären sowie die Kriterien für die Einleitung einer Behandlung [219] evaluieren sollen, sind erforderlich.

Das Thema „Schwangerschaftshochdruck" aus klinischer Perspektive ist in der Fachliteratur ausführlich dargestellt [403].

1. Zentral wirksame antiadrenerge Substanzen

Methyldopa
■ FDA-Kategorie B.
■ ADEC-Kategorie A.

Im Tierversuch (männliche Ratten) führt Methyldopa in höheren Dosen zu einer Reduzierung von Spermienzahl, Spermienmotilität, Zahl später Spermatiden und männlichem Fertilitätsindex.

In einer Datenbank aus Michigan wurden 242 Neugeborene mit Methyldopa-Exposition im ersten Trimenon identifiziert [57]. Die Befunde deuten nicht auf einen Zusammenhang mit angeborenen Defekten hin.

Über ein reduziertes intrakranielles Volumen nach Exposition im ersten Trimenon wurde berichtet. Kinder, die nach vier Jahren untersucht wurden, zeigten keinen Zusammenhang zwischen kleiner Kopfgröße und verzögerter geistiger Entwicklung. Eine Übersicht über 1157 Schwangerschaften mit Hypertonie ergab keine unerwünschten Wirkungen infolge Methyldopa-Anwendung. Eine für die ersten zwei Lebenstage bei 24 Kindern beobachtete Blutdrucksenkung um 4–5 mmHg wurde als nicht signifikant erachtet.

Hepatitis, eine seltene unerwünschte Wirkung von Methyldopa, kann auch bei der Anwendung in der Schwangerschaft vorkommen. Eine Schwangere (17. SSW) wurde zur Abklärung einer erhöhten Serumkonzentration von Alpha-Fetoprotein untersucht, und es wurde eine mütterliche Methyldopa-induzierte Hepatitis gefunden. Die Autoren schlugen vor, nach Beginn einer Methlydopa-Behandlung in der Schwangerschaft die Transaminasen zu kontrollieren [472].

195 Kinder, deren hypertensive Mütter in der Schwangerschaft an einer Studie mit Methyldopa teilgenommen hatten, wurden von der Geburt bis zum Alter von 7½ Jahren gründlich nachbeobachtet. Dabei zeigte sich zwischen der behandelten und der unbehandelten Gruppe kein Unterschied in Bezug auf die Häufigkeit von Problemen gesundheitlicher Art, körperlicher oder geistiger Behinderung, Sehen, Hören und Verhalten. Die Söhne unbehandelter Mütter waren – wie die Mütter selbst – schwerer und größer als die Söhne behandelter Mütter. Unter den Kindern von Frauen, die zwischen der 16. und 20. SSW in die Studie aufgenommen worden waren, hatten die Söhne unbehandelter Mütter größere Köpfe als die Söhne behandelter Mütter, die durchschnittlichen Intelligenzquotienten unterschieden sich jedoch nicht. Auch der Blutdruck sowie die Ergebnisse von 14 Funktionstests waren nicht signifikant verschieden [83]. Diese wichtigen Erkenntnisse zur kindlichen Sicherheit liegen außer für Methyldopa für kein anderes Antihypertensivum vor.

Methyldopa gilt als Mittel der ersten Wahl zur Hypertoniebehandlung in der Schwangerschaft [146, 405, 508]. Bei Unverträglichkeit bzw. Ineffektivität von Methyldopa kann auf den Betablocker Metoprolol ausgewichen werden [151].

Clonidin
- FDA-Kategorie C.
- ADEC-Kategorie B3.

Clonidin ist bei der Maus erst bei materno-toxischer Dosis teratogen, nicht dagegen bei Ratte und Kaninchen. Für die Anwendung im ersten Trimenon liegen kaum Berichte vor. Darin sind unerwünschte Wirkungen, die auf Clonidin zurückzuführen wären, nicht beobachtet worden. Im dritten Trimenon verursacht Clonidin Schwellungen der Nasenschleimhaut, die beim Neugeborenen zu Atemstörungen führen können. Auch wegen der zentral dämpfenden Wirkung ist Clonidin im dritten Trimenon problematisch. Nach plötzlichem Absetzen kann es zu einer Rebound-Hypertonie kommen.

Clonidin ist auch im Rahmen einer Opioid-Entgiftung in der Schwangerschaft angewandt worden. Bei 34 Schwangeren wurden keine Hinweise auf fetalen Distress bei der Entgiftung gefunden [101].

Moxonidin
Tierversuche haben keine Hinweise auf teratogene Wirkungen ergeben [230]. Erfahrungen in der Schwangerschaft beim Menschen liegen nicht vor.

Reserpin (in Kombination mit verschiedenen Diuretika)
- FDA-Kategorie C.

Im Tierversuch verursachen Rauwolfia-Alkaloide bei hoher Dosierung eine erhöhte Embryoletalität und Fehlbildungsrate.

Reserpin passiert die Plazentaschranke. Eine ältere Studie erbrachte auch beim Menschen einen Anstieg der Fehlbildungsrate, wobei es sich ausschließlich um leichtere Anomalien handelte. Dies konnte durch neuere Arbeiten nicht bestätigt werden. Wegen der unzureichenden Datenlage ist jedoch über das teratogene Risiko kein abschließendes Urteil zu fällen.

Bei 48 im *Collaborative Perinatal Project* identifizierten Mutter-Kind-Paaren mit Reserpin-Exposition im ersten Trimenon wurden vier Fälle mit Defekten verzeichnet. Nach 475 Expositionen in der gesamten Schwangerschaft wurden Mikrozephalie (sieben Fälle), Hydronephrosis (drei Fälle), Hydroureter (drei Fälle) und Leistenhernie (zwölf Fälle) gefunden; die Inzidenz dieser Missbildungen war nicht signifikant. Die Datenbank aus Michigan enthielt 15 Neugeborene nach Reserpin-Exposition im ersten Trimenon; größere Missbildungen wurden nicht beobachtet [57].

Bei Anwendung von Reserpin in der Nähe zum Geburtstermin wurden beim Neugeborenen Nasenausfluss, Lethargie und Anorexie beobachtet.

2. Peripher wirksame anti-adrenerge Substanzen

Prazosin
- FDA-Kategorie C.
- ADEC-Kategorie B2.

Tierversuche ergaben keine Hinweise auf Teratogenität.

Prazosin passiert die Plazentaschranke. Aus den wenigen Berichten über die Anwendung in der Schwangerschaft beim Menschen, in der Regel in Kombination mit anderen Antihypertensiva, ergaben sich keine Hinweise auf Teratogenität.

Urapidil

Im Rahmen einer prospektiven randomisierten Studie bei 26 Patientinnen mit Präeklampsie bzw. Hypertonie in der Schwangerschaft wurden Urapidil und Dihydralazin bei intravenöser Anwendung verglichen. In beiden Gruppen wurde eine effektive Blutdrucksenkung erreicht. Die mütterliche Herzfrequenz am Ende der Beobachtungszeit war in der Dihydralazin-Gruppe höher; die hämodynamischen Wirkungen waren in der Urapidil-Gruppe besser vorhersagbar [491].

Nach den ersten Ergebnissen der Deutschen Multicenterstudie zur Behandlung der Hypertonie bei Schwangeren mit Präeklampsie führte Urapidil zu weniger mütterlichen und kindlichen Nebenwirkungen als Dihydralazin [492].

Die Empfehlungen der Arbeitsgemeinschaft Schwangerschaftshochdruck/Gestose der Deutschen Gesellschaft für Gynäkologie und Geburtshilfe (DGGG) zur Diagnostik und Therapie des Bluthochdrucks in der Schwangerschaft sehen für die Behandlung schwerer hypertensiver Schwangerschaftskomplikationen die Perfusor-gesteuerte Dauerapplikation von Urapidil als Alternative zu Dihydralazin vor [403].

Doxazosin

- FDA-Kategorie C.
- ADEC-Kategorie B3.

Im Tierversuch (Ratte und Kaninchen) wurden bei oraler Verabreichung von Dosen zum Erzielen der 4- bis 10-fachen menschlichen Serumkonzentration keine unerwünschten Effekte beim Fetus beobachtet. Jedoch fand sich beim Kaninchen bei der 20-fachen therapeutischen Dosis

eine reduzierte fetale Überlebensrate sowie bei den Neugeborenen eine verzögerte postnatale Entwicklung, wenn die Muttertiere die 8-fache Dosis während der peri- und postnatalen Periode erhielten.

Berichte über die Anwendung in der Schwangerschaft bei Menschen sind nicht zu finden.

Bunazosin

Bunazosin zeigte im Tierversuch (Maus, Ratte, Kaninchen) in nicht maternotoxischen, oralen Dosen bis 6,25 mg/kg KG/d kein embryotoxisches oder teratogenes Potenzial (FI).

Bunazosin passiert die Plazentaschranke [230]. Berichte über die Anwendung in der Schwangerschaft bei Menschen sind nicht zu finden.

Indoramin

Keine Informationen verfügbar.

3.   Vasodilatatoren

Dihydralazin und Hydralazin

- FDA-Kategorie C (Hydralazin).
- ADEC-Kategorie C (Hydralazin).

Dihydralazin wird von manchen Autoren als das Mittel der Wahl zur Hypertoniebehandlung bei Präeklampsie angesehen [230]. In England wurde Hydralazin über lange Zeit am häufigsten als Antihypertensivum in der Schwangerschaft eingesetzt. Wie Methyldopa gilt Dihydralazin zwar außerhalb der Schwangerschaft allgemein als veraltet, beide sind aber in ihrer Wirkung auf den Fetus gut charakterisiert [508].

Eine Metaanalyse ergab insgesamt keinen Vorteil von Hydralazin gegenüber Labetalol (in Deutschland nicht im Handel) und kurz wirksamem Nifedipin in der Behandlung der schweren Hypertonie in der Schwangerschaft [317].

Diisopropylamin

Zur Sicherheit der Anwendung in der Schwangerschaft liegen keine ausreichenden Erfahrungen vor.

Diazoxid

- FDA-Kategorie C.
- ADEC-Kategorie C.

Im Tierversuch ist Diazoxid teratogen. Hierfür gibt es beim Menschen allerdings keine Hinweise. Es fehlen jedoch größere Reihenuntersuchungen an schwangeren Frauen. Diazoxid ist aber wegen seiner Wirkung auf den Glucose-Stoffwechsel (Hyperglykämie beim Neugeborenen) sowie anderer fetotoxischer Effekte (Bradykardie) und Hemmung der Wehentätigkeit im 2. und 3. Trimenon problematisch.

Da andere Mittel zur Behandlung der schweren mütterlichen Hypertonie verfügbar und die Langzeitwirkungen von Diazoxid auf das Kind nicht untersucht sind, sollte diese Substanz, wenn überhaupt, während der Schwangerschaft mit Vorsicht angewandt werden. Wenn Diazoxid erforderlich ist, nachdem andere Therapien erfolglos waren, werden kleine Dosen empfohlen.

Minoxidil

- FDA-Kategorie C.
- ADEC-Kategorie C.

Insgesamt liegen nur vier Fallberichte über die Anwendung in der Schwangerschaft beim Menschen vor. Eine Bewertung der Sicherheit ist damit nicht möglich.

Nitroprussidnatrium

- FDA-Kategorie C.
- ADEC-Kategorie C.

Berichte über einen Zusammenhang zwischen der Anwendung in der Schwangerschaft und angeborenen Defekten liegen nicht vor.

Nitroprussidnatrium passiert die Plazentaschranke. Im Tierversuch wurden beim Fetus höhere Cyanid-Konzentrationen als beim Muttertier beobachtet. Beim Menschen wurde dies nicht untersucht, jedoch muss von der Gefahr einer Cyanid-Toxizität ausgegangen werden, wenngleich bei Standarddosen offenbar kein größeres Risiko einer Cyanid-Akkumulation in der fetalen Leber besteht. Wenn Nitroprussidnatrium angewandt werden muss, sollten eine längere Anwendung vermieden sowie die Cyanid-Konzentration im Plasma, Erythrozyten, Serum-pH-Wert und Methämoglobin-Konzentration überwacht werden.

4. Andere Wirkstoffe

Indapamid

Siehe RL-36 (Diuretika).

Cicletanin

Informationen zur Anwendung in der Schwangerschaft liegen nicht vor.

RL 18 Antihypoglykämika

Diazoxid (S. 167): Proglicem®
Glucagon (S. 167): GlucaGen®

Glucagon
▪ FDA-Kategorie B.

Kinder von 16 Müttern, die während der Schwangerschaft zur Behandlung einer Hypoglykämie Glucagon erhalten hatten, wiesen bei der Geburt keine größeren Missbildungen auf [230].

Diazoxid
Siehe RL-17 (Antihypertonika).

RL 19 Antihypotonika

Amezinium (S. 168): Regulton, Supratonin®
Dihydroergotamin (S. 168): agit® depot sanol, Angionorm®, DET MS®, DHE-PUREN®, DHE-ratiopharm®, Dihytamin® N, Erganton®, Ergomimet®, Ergont®, Ergotam-CT, Verladyn®
Dobutamin (S. 167): Dobutamin (Carino, Fresenius, HEXAL®, -ratiopharm®, Solvay®)
Dopamin (S. 167): Dopamin (Carino, Fresenius, -ratiopharm®, Solvay®)
Epinephrin (Adrenalin) (S. 168): Adrenalin (Carino, JENAPHARM), Anapen®, Fastjekt®, InfectoKrupp Inhal, Suprarenin®
Etilefrin (S. 168): Bioflutin®, Cardanat®, Effortil®, Etil-CT, Etilefrin (AL, -ratiopharm®), ETI-PUREN®, Pholdyston®, Thomasin®
Midodrin (S. 168): Gutron®
Norepinephrin (Noradrenalin) (S. 168): Arterenol®
Norfenefrin (S. 168): Norfenefrin Ziethen
Oxilofrin (S. 168): Carnigen®
Pholedrin (S. 168): Pholedrin-longo-Isis®

Allgemeines. Zu den Substanzen dieser Wirkstoffgruppe fehlen größere und kontrollierte Studien bei schwangeren Frauen. Anwendungseinschränkungen beruhen im Wesentlichen auf fetotoxischen Wirkungen wie vorzeitiger Wehenauslösung (Dihydroergotamin, Norfenefrin). Diese Wirkstoffe sollten deshalb nicht im zweiten und dritten Trimenon eingesetzt werden.

Dobutamin
▪ FDA-Kategorie B.
▪ ADEC-Kategorie B2.

Tierversuche haben keinen Hinweis auf teratogene Wirkungen ergeben. Beim Menschen liegen keine hinreichenden Daten vor [230].

Dopamin
▪ FDA-Kategorie C
▪ ADEC-Kategorie B3.

Die Erfahrungen mit der Anwendung von Dopamin in der Schwangerschaft sind begrenzt. Da es nur bei lebensbedrohlichen Situationen indiziert ist, ist eine chronische Anwendung nicht zu erwarten. Bei 26 Patientinnen, denen Dopamin zur Behandlung einer Hypotension im Rahmen einer Sectio caesarea gegeben wurde, wurden beim Fetus oder Neugeborenen keine unerwünschten Wirkungen, die Dopamin zugeschrieben werden könnten, beobachtet.

Epinephrin (Adrenalin)

▨ FDA-Kategorie C.

▨ ADEC-Kategorie A.

Epinephrin ist bei einigen Tierspezies teratogen. Beim Menschen hat sich der Verdacht auf Teratogenität dieser körpereigenen Substanz nicht ergeben. Eine Reduktion der Uterusdurchblutung kann aus der α-adrenergen Wirkung theoretisch resultieren.

Im *Collaborative Perinatal Project* wurden 189 Mutter-Kind-Paare mit Epinephrin-Exposition im ersten Trimenon identifiziert. Dabei ergab sich eine statistisch signifikante Assoziation mit größeren und kleineren Missbildungen – möglicherweise als Folge der schweren mütterlichen Grunderkrankung, für die Epinephrin indiziert war. Außerdem wurde eine Assoziation zwischen der Anwendung sowohl im ersten Trimenon als auch in der Schwangerschaft insgesamt und Leistenhernien gefunden. In der Datenbank aus Michigan befanden sich 35 Neugeborene mit Exposition im ersten Trimenon; dabei wurde kein Zusammenhang mit Defekten gefunden [57].

Etilefrin

Im Tierversuch haben sich bei hohen Dosen Hinweise auf teratogene Wirkungen ergeben (FI), möglicherweise aufgrund einer reduzierten uterinen Durchblutung [230]. Erfahrungen beim Menschen liegen nicht vor. Der Hersteller gibt daher an, dass Etilefrin in den ersten drei Schwangerschaftmonaten nicht angewandt werden darf und dass ab dem vierten Schwangerschaftsmonat eine Anwendung möglich ist, wenn der Arzt dies befürwortet (FI).

Norfenefrin

Kontrollierte Studien zur Anwendung in der Schwangerschaft liegen nicht vor. Bisher sind fetale Schädigungen nicht bekannt geworden (FI).

Norepinephrin (Noradrenalin)

▨ FDA-Kategorie C.

Oxilofrin

Aus Tierversuchen haben sich keine Hinweise auf schädliche Wirkungen während der Schwangerschaft ergeben. Berichte über schädliche Wirkungen bei der Anwendung in der Schwangerschaft bei Menschen liegen nicht vor.

Midodrin

▨ FDA-Kategorie C.

Tierversuche haben keine teratogene Wirkung erkennen lassen. Bei sehr hohen Dosen wurden Embryotoxizität (Resorptionen) und erniedrigte Geburtsgewichte bei den Tieren beobachtet.

Berichte über die Anwendung in der Schwangerschaft beim Menschen liegen nicht vor.

Pholedrin

Ausreichende Untersuchungen in der Schwangerschaft beim Menschen liegen nicht vor. Der Alkoholgehalt der Tropfen-Zubereitung ist zu beachten.

Amezinium

Ausreichende Erfahrungen in der Schwangerschaft beim Menschen liegen nicht vor.

Dihydroergotamin

▨ FDA-Kategorie X.

▨ ADEC-Kategorie C.

Siehe RL-61 (Migränemittel).

RL 20 Antikoagulantia

Unfraktioniertes Heparin

Heparin, unfraktioniert (S. 169): Caliciparin® Injektionslösung, Heparin-Calcium ratiopharm® Injektionslösung, Heparin-Natrium ratiopharm® Injektionslösung, Heparin-Natrium Braun® Injektionslösung, Heparin-Natrium Leo® Injektionslösung, Heparin-Natrium Nattermann® Injektionslösung,Heparin-Rotexmedica Injektionslösung, Liquemin® N Lösung, Thrombophob® Injektionslösung

Niedermolekulare Heparine (low-molecular-weight heparins, LMWH)

Certoparin (S. 171): Mono-Embolex®
Dalteparin (S. 171): Fragmin®
Enoxaparin (S. 170): Clexane
Nadroparin (S. 171): Fraxiparin, FRAXODI®
Reviparin (S. 171): Clivarin®
Tinzaparin (S. 171): innohep®

Heparinoide und synthetische Pentasaccharide

Danaparoid (S. 171): Orgaran®
Fondaparinux (S. 171): Arixtra®
Pentosanpolysulfat (S. 171): Fibrezym®, Pentosanpolysulfat SP 54, Thrombocid®

Vitamin-K-Antagonisten (Cumarin-Derivate)

Phenprocoumon (S. 174): Falithrom®, Marcumar®, Marcuphen®, Phenprogamma®, Phenpro.-ratiopharm®
Warfarin (S. 174): Coumadin®

Andere Antikoagulanzien

Desirudin (S. 175): Revasc®
Lepirudin (S. 174): Refludan®

Antithrombin III

Antithrombin III (S. 175): Antithrombin III Grifols, AT III thermoinaktiviert Immuno, Atenativ®, Kybernin®

Allgemeines. Zur antithrombotischen Behandlung während der Schwangerschaft existiert eine US-amerikanische Konsensusempfehlung [129c]. Die Behandlung mit Antikoagulanzien in der Schwangerschaft mit Schwerpunkt auf den mütterlichen Indikationen ist in einer deutschen Übersichtsarbeit dargestellt [178b].

Ⓢ Heparin

1.   Unfraktioniertes Heparin

Heparin, unfraktioniert

▪ FDA-Kategorie C.
▪ ADEC-Kategorie C.

Unfraktioniertes Heparin gilt noch immer als Mittel der Wahl zur Antikoagulation bei Erkrankungen, für die es als Therapeutikum infrage kommt.

Die üblichen potenziellen Risiken einer Heparinbehandlung, einschließlich Thrombozytopenie und Osteoporose [28], sollten auch in der Schwangerschaft beachtet werden. Während einer Heparinbehandlung von bettlägrigen Schwangeren wurden reduzierte Konzentrationen von 1,25-Dihydroxyvitamin-D_3 und Osteocalcin beobachtet [490].

2. Niedermolekulare Heparine (low-molecular-weight heparins, LMWH)

Die Autoren einer gepoolten Analyse kamen zu dem Schluss, dass die Anwendung von LMWH in der Schwangerschaft sowohl für den Fetus als auch für die Mutter sicher ist [425]. Zur Behandlung venöser Thromboembolien werden LMWH von manchen Autoren als Alternative zu unfraktioniertem Heparin empfohlen [29, 175, 195]. Die optimale Dosis ist noch nicht geklärt [29]. Zur Prophylaxe rezidivierender thromboembolischer Ereignisse können LMWH verwendet werden [195]. In einer Übersichtsarbeit kamen die Autoren zu der Einschätzung, dass die Anwendung von LMWH in der Schwangerschaft zur Prophylaxe von venösen Thromboembolien und Lungenembolien vorgeschlagen wird, nicht jedoch zu deren Behandlung [287].

Nach einer Einschätzung des *American College of Obstetricians and Gynecologists* ist LMWH bei Schwangeren mit Venenthrombose, Lungenembolie oder Thrombophilie mindestens so wirksam wie unfraktioniertes Heparin. Zusätzlich bieten LMWH die Vorteile der leichteren Anwendung und der weniger häufigen Laborkontrollen. LMWH können im Vergleich zu unfraktioniertem Heparin auch mütterliche Komplikationen wie Blutungen, Osteoporose und Thrombozytopenie reduzieren. Die Anwendung von LMWH ist heute zum Standard in der Thromboembolieprophylaxe bei bettlägerigen Schwangeren, z. B. bei der Tokolyse, geworden.

Für Patientinnen mit mechanischen Herzklappen, ob in oder außerhalb der Schwangerschaft, ist die Antikoagulation nur mit LMWH nach gegenwärtigem Kenntnisstand weder sicher noch wirksam zur Verhinderung thromboembolischer Ereignisse [294].

Enoxaparin
- FDA-Kategorie B.
- ADEC-Kategorie C.

Die bislang verfügbaren Informationen deuten darauf hin, dass die Anwendung von Enoxaparin in der Schwangerschaft im Vergleich zu unfraktioniertem Heparin oder keiner Therapie kein größeres Risiko für den Fetus oder für das Neugeborene darstellt.

Die Befunde einer retrospektiven Analyse von 624 Schwangerschaften (49 Fälle von Therapie akuter Episoden und 574 Fälle von Thromboseprophylaxen) deuteten auf eine gute Verträglichkeit von Enoxaparin in der Schwangerschaft hin [290].

Die bislang verfügbaren Informationen reichen nicht aus, um die Anwendung von Enoxaparin bei Schwangeren mit mechanischen Herzklappen zu empfehlen. Dass die Herstellerfirma in den USA vor der Verwendung von LMWH bei Schwangeren mit mechanischen Herzklappen unter Hinweis auf Therapieversagen und ein teratogenes Potenzial gewarnt hat, wurde wegen unzureichender Datengrundlage und Verunsicherung von Patientinnen und Ärzten als problematisch kritisiert.

Die Erarbeitung eines Expertenkonsensus, die Identifizierung ungelöster Fragen und die Initiierung entsprechender Studien sind erforderlich [174].

Reviparin
- FDA-Kategorie B.

Dalteparin
- FDA-Kategorie B.
- ADEC-Kategorie C.

In einer kleineren Beobachtungsstudie (20 Schwangere) wurde Dalteparin in einer der Anti-Faktor-Xa-Aktivität angepassten Dosierung zur Behandlung der akuten venösen Thromboembolie untersucht. Darin wurde eine um 10–20 % höhere Dosis als bei Nichtschwangeren benötigt [235].

Nadroparin
- FDA-Kategorie B.
- ADEC-Kategorie C.

Tinzaparin
- FDA-Kategorie B.
- ADEC-Kategorie C.

Certoparin
Es liegen keine Informationen zur Anwendung in der Schwangerschaft beim Menschen vor.

3. Heparinoide und synthetische Pentasaccharide

Pentosanpolysulfat
Es liegen keine Informationen vor. Der Hersteller rät zur Vorsicht bei der Anwendung in der Schwangerschaft (FI).

Danaparoid
- FDA-Kategorie B.
- ADEC-Kategorie C.

Danaparoid ist ein niedermolekulares Heparinoid. In Tierversuchen wurden keine Hinweise auf fetale Schäden gefunden. Es liegen nur wenige Einzelfallberichte über die Anwendung von Danaparoid bei Schwangeren mit Heparin-induzierter Thrombozytopenie vor. Sie lassen keinen Schluss über die Sicherheit zu.

Fondaparinux
- FDA-Kategorie B.

Fondaparinux ist ein synthetisches Pentasaccharid. Es liegen keine Erfahrungen zur Anwendung bei Schwangeren vor (FI).

4. Vitamin-K-Antagonisten (Cumarin-Derivate)

Cumarin-Derivate können, wenn sie in der Frühschwangerschaft gegeben werden, ein charakteristisches Fehlbildungssyndrom (Fetal Warfarin Syndrome) mit einer Inzidenz von etwa 25 % verursachen. Es besteht aus schwerer Hypoplasie der Nasalia, Kalzifizierungspunkten in den Epiphysen (Endstücke der langen Röhrenknochen) und in geringerem Maße einer Verkürzung der Endglieder von Fingern und Zehen (Chondrodysplasia punctata, ähnlich dem Conradi-Hünermann-Syndrom), Augenanomalien (Optikusatrophie u. a.).

Einen Überblick über die möglichen Probleme durch Anwendung von Cumarin-Derivaten in der Schwangerschaft gibt Tabelle A II. 2.3.

Die kritische Phase der Embryotoxizität liegt offenbar eher im zweiten Teil des ersten Trimenons (6.–9. SSW), d. h., bei frühem Absetzen ist die Anwendung noch tolerabel.

Tab. A II.2.3   Probleme durch Anwendung von Cumarin-Derivaten in der Schwangerschaft [nach 57].

Warfarin-Embryopathie (Fetal Warfarin Syndrome) (bei Anwendung im ersten Trimenon):

- Nasale Hypoplasie, abgeflachte Nase
- Ateminsuffizienz beim Neugeborenen infolge Obstruktion der oberen Atemwege
- Chondroplasia punctata, Hypoplasie der Extremitäten (von schwerem rhizomelischem Zwergwuchs bis zu dystrophischen Nägeln und verkürzten Fingern und Zehen)
- Niedriges Geburtsgewicht (unter der 10. Perzentile)
- Augendefekte (Blindheit, Optikusatrophie, Mikrophthalmie) bei Anwendung auch im zweiten und dritten Trimenon
- Entwicklungsverzögerung
- Krämpfe
- Skoliose
- Hörverlust, Taubheit
- Angeborene Herzerkrankung
- Tod

Defekte des Zentralnervensystems (bei Anwendung nach dem ersten Trimenon):
Zwei Muster wurden beschrieben:
- *Dorsale* Mittellinien-Dysplasie (charakterisiert durch Agenese des Corpus callosum, Dandy-Walker-Missbildungen, Mittellinien-Kleinhirn-Atrophie; evtl. Enzephalozele)
- *Ventrale* Mittellinien-Dysplasie (charakterisiert durch Optikusatrophie)

Als weitere Ausprägungen von Schäden des ZNS wurden beschrieben: geistige Entwicklungsverzögerung, Blindheit, Spastik, Krämpfe, Taubheit, Skoliose, fehlendes Wachstum, Tod.

Spontanabort und Fehlgeburt

Frühgeburt

Blutung

Nach Gabe im zweiten oder dritten Schwangerschaftsdrittel werden Störungen des Zentralnervensystems berichtet. Diese sind – anders als die bei Anwendung in der Frühschwangerschaft beobachteten Fehlbildungen – wahrscheinlich durch fetale Blutungen und nachfolgende Narbenbildung bedingt. Fetale Blutungen treten auch isoliert auf.

Auch eine Blutungsneigung bei Neugeborenen ist bekannt. Blutungen wurden bei 3 % der normalen Neugeborenen – früh- wie termingerecht geborenen – beobachtet.

Ein Überblick über 471 Fälle von Cumarin-Derivat-Expositionen in utero zeigte, dass 63 % der Kinder nach Exposition im ersten Trimenon bzw. 84 % der Kinder nach Exposition im zweiten Trimenon normal waren.

Seit der ersten Publikation im Jahre 1966 sind in mehr als 500 Schwangerschaften die frühen Befunde nach Einnahme von Cumarin-Derivaten zu irgendeinem Zeitpunkt der Schwangerschaft bestätigt worden. Bei geringer Tagesdosis (5 mg Warfarin) konnten aber kleine Serien belegen, dass nicht immer Fehlbildungen induziert werden. Dies zeigt, dass wahrscheinich Grunderkrankung, Dosis und Embryonalphase zusammen zur Entstehung des Warfarin-Syndroms beitragen. Das Risiko wird bei Einnahme von Cumarin-Derivaten im ersten Trimenon der Schwangerschaft maximal auf 15–30 % geschätzt. Hiervon enden $\frac{2}{3}$ der Schwangerschaften mit einem Spontanabort oder durch Totgeburt. Das teratogene Risiko liegt somit zwischen 5 und 10 %. Bei Medikation im zweiten und dritten Trimenon liegt das embryotoxische Risiko bei 15 %, wovon wiederum $\frac{1}{3}$ fehlgebildete Kinder sind, den Rest machen Spontanaborte und Totgeburten aus. Diese Risikoziffern sind mit dem Vorbehalt zu beurteilen, dass sie sich bisher aus der Sammlung von Einzelfällen oder sehr kleinen Serien (weniger als 100 Fälle) ergeben und somit immer noch eine Unterrepräsentation der Schwangerschaften mit normalem Ausgang ergeben können. Auf der anderen Seite hat sich durch die Sammlung der Einzelfälle auch mit zunehmender Anzahl von Fällen keine dramatische Verschiebung der Risikoziffer ergeben, sodass die heutigen Schätzungen als realistisch angesehen werden können.

Vor dem Hintergrund der beschriebenen Risiken durch orale Antikoagulanzien stellen die Beratung von Frauen mit Kinderwunsch sowie die Behandlung von Schwangeren mit einer Indikation für die Antikoagulation schwierige Probleme dar. Patientinnen mit *mechanischem Herzklap-*

penersatz gehören zu dieser Gruppe. Bei geplanter Schwangerschaft wurden folgende alternative Möglichkeiten vorgeschlagen [298]:

1. Ersatz der oralen Antikoagulation *vor* der Konzeption durch unfraktioniertes Heparin oder niedermolekulares Heparin (s. S. 169) in therapeutischer Dosierung oder
2. zunächst Umstellung von Phenprocoumon auf Warfarin (wegen der kürzeren Halbwertzeit von Warfarin). Anschließend häufige Schwangerschaftstests und sofortiger Ersatz von Warfarin durch Heparin. Nachteilig ist hier die Restunsicherheit bezüglich der Teratogenität bis zur 6. SSW.

In einer systematischen Literaturübersicht für das Management schwangerer Frauen mit mechanischem Herzklappenersatz wurden folgende drei Behandlungsstrategien zusammengefasst [77]:

1. Orale Antikoagulation über die gesamte Schwangerschaft, mit oder ohne Heparin vor der Geburt: Angeborene Missbildungen (am häufigsten eine Warfarin-Embryopathie) traten in retrospektiven Studien bei 6 % (35/549) der Lebendgeburten auf; in prospektiven Studien betrug die Häufigkeit 10 % (14/137). In 34 % (266/792) kam es zum Tod des Kindes (Spontanaborte, Fehlgeburten, Tod des Neugeborenen). Die mütterlichen Komplikationen betrugen 4 % (31/788) Thromboembolien bzw. 2 % (10/561) Tod.
2. Ersetzen der oralen Antikoagulation durch Heparin im ersten Trimenon (zwischen 6. und 12. SSW, mit oder ohne Heparin vor der Geburt): Ange-

borene Missbildungen traten in retrospektiven Studien bei 3 % (6/174) auf; in prospektiven Studien war dies ebenfalls bei 3 % (4/141) beobachtet worden. In 27 % (61/230) kam es zum Tod des Kindes. Die mütterlichen Komplikationen betrugen 9 % (21/229) Thromboembolien bzw. 4 % (7/167) Tod.

3. Heparin während der gesamten Schwangerschaft. Angeborene Missbildungen traten bei keinem von 17 Fällen auf. Zum Tod des Kindes kam es in 9 von 21 Fällen. Die mütterlichen Komplikationen betrugen 33 % (7/21) Thromboembolien bzw. 15 % (3/20) Tod.

Demzufolge lässt sich eine Thromboembolieprophylaxe von Frauen mit mechanischen Herzklappen während der Schwangerschaft am besten mit einer oralen Antikoagulation erreichen; jedoch wird das Risiko einer Embryopathie erhöht. Das Ersetzen der oralen Antikoagulation durch Heparin zwischen der 6. und 12. Woche reduziert das Risiko fetopathischer Wirkungen, geht jedoch mit einem erhöhten Risiko thromboembolischer Komplikationen einher. Low-dose-Heparin ist eindeutig inadäquat [77].

Wenige Erkenntnisse existieren zu eventuellen Langzeitwirkungen von oralen Antikoagulanzien nach In-utero-Exposition. Für das kindliche Skelettwachstum besteht, wenn eine Exposition im ersten Trimenon vermieden wird, kein Risiko [484].

Eine sogenannte Pseudo-Warfarin-Embryopathie wurde bei genetischem Defekt der Vitamin-K-Epoxid-Reduktase beschrieben. Bemerkenswerterweise scheint auch ein erworbener Vitamin-K-Mangel, der durch mütterliche Malabsorption (z.B. bei unbehandelter Zöliakie, Short-Bowel-Syndrom nach Darmresektion oder jejunoilealem Bypass) bedingt ist, zu einem der Warfarin-Embryopathie ähnlichen Bild zu führen [339].

Phenprocoumon
- FDA-Kategorie D.

Wegen der oben beschriebenen Risiken gibt der Hersteller an, dass das Eintreten einer Schwangerschaft während der Therapie mit Phenprocoumon und im Zeitraum von 3 Monaten nach Beendigung der Einnahme sicher verhütet werden muss (FI).

Warfarin
- FDA-Kategorie D bzw. X nach Herstellerangabe.
- ADEC-Kategorie D.

Cumarin
Cumarin selbst ist im Gegensatz zu seinen Derivaten weder beim Menschen noch bei verschiedenen Versuchstieren embryotoxisch.

5.   Andere Antikoagulanzien

Lepirudin
- FDA-Kategorie B.

Die Sicherheit in der Schwangerschaft wurde am Menschen nicht untersucht (FI). In einem Fall einer schwangeren Patientin (24. SSW) mit Heparin-Allergie und rezidivierender tiefer Beinvenenthrombose wurde rekombinantes Hirudin in der Akutbehandlung verwendet und anschließend eine Langzeitantikoagulation mit

Warfarin bis vier Tage vor der Geburt durchgeführt. Das Neugeborene war gesund [6].

Desirudin
Geburtsschäden im Tierexperiment, wie Spina bifida beim Kaninchen und Omphalozele bei der Ratte, waren bei Dosierungen festzustellen, die mit dem therapeutischen Bereich in der Humanmedizin vergleichbar waren oder darüber lagen. Deshalb ist Desirudin in der Schwangerschaft kontraindiziert. Bei Frauen im gebärfähigen Alter ist vor Desirudin-Gabe eine Schwangerschaft anhand eines Schwangerschaftstests auszuschließen (FI).

6. Antithrombin III

Antithrombin III
- FDA-Kategorie C.

Klinische Prüfungen in der Schwangerschaft wurden nicht durchgeführt (FI). Negative Erfahrungen über die Anwendung in der Schwangerschaft liegen nicht vor.

RL 21 Antimykotika

Amorolfin (S. 179): Loceryl®
Amphotericin B (S. 176): Abelcet®, AmBisome®, Ampho-Moronal®, Amphotericin B (Bristol-Myers Squibb)
Bifonazol (S. 178): BIFOMYK®, Bifon, Bifonazol HEXAL®, Canesten®, Mycospor®
Ciclopirox (S. 179): Batrafen®, Ciclopirox (HEXAL®, -ratiopharm®, Winthrop®), Ciclopoli, inimur®, Nagel Batrafen®, SEBIPROX
Clotrimazol (S. 178): Antifungol®, Benzoderm® myco, Canesten®, Canifug®, Cloderm®, Clotrigalen®, Clotrimazol (-1A Pharma, AbZ, AL, -CT, Sandoz®), cutistad®, durafungol®, Fungiderm®, Fungizid-ratiopharm®, Gilt®, Holfungin, Imazol Paste, Kadefungin®, Mycofug®, Myko Cordes®, Mykofungin®, Mykohaug®, SD-Hermal®, Uromykol®
Croconazol (S. 179): Pilzcin®
Econazol (S. 179): Epi-Pevaryl®, Gyno-Pevaryl®
Fenticonazol (S. 179): Fenizolan®, Lomexin®
Fluconazol (S. 176): Diflucan®, Fluc® HEXAL®, Flucobeta®, Flucoderm®, FlucoLich®, Fluconazol (-1A Pharma®, AbZ, AL, axcount®, -CT, Derm, -GRY®, HEXAL®, ISIS®, -ratiopharm®, Sandoz®,STADA®), Flunazul®, Fungata®
Flucytosin (S. 178): Ancotil®
Griseofulvin (S. 176): Gricin®, griseo von ct, Likuden® M
Isoconazol (S. 179): Travocort®
Itraconazol (S. 177): Itracol®, Itraconazol (-1A Pharma, AbZ, AL, -CT, -ratiopharm®, Sandoz®, STADA®, Winthrop®), Itraconbeta, Itraderm, Sempera®, Siros®
Ketoconazol (S. 177): Nizoral®, Terzolin®
Miconazol (S. 177): Castellani-Lösung mit Miconazol, Daktar®, Decomyk®, Derma-Mykotral®, Fungur® M, Gyno-Daktar®, Gyno-Mykotral®, Infectosoor, Loramyc®, Micobeta®, Miconazolnitrat-1A Pharma, Micotar®, Mykoderm®, Mykotin®, Vobamyk®
Naftifin (S. 179): Exoderil®
Natamycin (S. 176): Pima-Biciron®, Pimafucin®
Nystatin (S. 176): Adiclair®, Biofanal®, Candio-Hermal®, Lederlind®, Moronal®, Mykoderm®, MykoPosterine®, MYKUNDEX®, Nystaderm, Nystatin (Holsten, JENAPHARM®, Lederle, STADA®)
Oxiconazol (S. 179): Myfungar®
Sertaconazol (S. 179): Mykosert®, Zalaïn®
Terbinafin (S. 178): Amiada®, Dermatin®, Fungizid-ratiopharm®, Lamisil®, Myconormin®, Octosan®, Terbiderm, Teri-Galen®, Terbina-Q, Terbinafin (-1A Pharma, AbZ, AL, beta, -CT, HEXAL®, ISIS®, -ratiopharm®, Sandoz®, STADA®, Winthrop®)
Tioconazol (S. 179): Mykontral®
Tolnaftat (S. 179): Tinatox®, Tonoftal®

Allgemeines. Imidazol-Derivate werden in topischer Therapie für die Behandlung von Pilzinfektionen der Haut in der Schwangerschaft als sicher angesehen [262].

Nystatin

- FDA-Kategorie C.
- ADEC-Kategorie A.

Nystatin wird nach oraler Anwendung sowie von der intakten Haut und Schleimhaut schlecht resorbiert. Tierversuche wurden nicht durchgeführt.

Im *Collaborative Perinatal Project* wurde eine mögliche Assoziation mit angeborenen Missbildungen nach 142 Fällen von Exposition im ersten Trimenon gefunden, jedoch war dies wahrscheinlich dadurch bedingt, dass Nystatin zu einer Tetracyclin-Therapie hinzugefügt wurde. Keine Assoziation fand sich nach 230 Expositionen in allen Abschnitten der Schwangerschaft.

Die Datenbank aus Michigan enthält 489 Neugeborene, die im ersten Trimenon gegenüber Nystatin exponiert waren, darunter 20 Fälle größerer Missbildungen (erwartete Zahl: 20). Die Befunde sprechen nicht für einen Zusammenhang mit Nystatin [57].

Griseofulvin

- FDA-Kategorie C.
- ADEC-Kategorie B3.

Bei verschiedenen Tierspezies ist Griseofulvin embryotoxisch, teratogen und tumorerzeugend.

Berichte über die Anwendung in der Schwangerschaft beim Menschen sind limitiert. Untersucher der FDA berichteten über zwei Paare siamesischer Zwillinge, deren Mütter Griseofulvin in der Früh-

schwangerschaft eingenommen hatten. Der angenommene Zusammenhang konnte aufgrund anderer Datenbasen nicht bestätigt werden. Da jedoch die Verwendung eines Antimykotikums in der Schwangerschaft selten unabdingbar ist, sollte Griseofulvin während dieser Zeit gemieden werden.

Amphotericin B

- FDA-Kategorie B.
- ADEC-Kategorie B2.

Insgesamt sind die Daten über die Anwendung beim Menschen für eine Risikobewertung unzureichend. Amphotericin B kann in der Schwangerschaft bei den Patientinnen, die davon eindeutig profitieren, angewandt werden.

Amphotericin B ist unter den systemisch angewandten Antimykotika dasjenige, für das die meisten Erfahrungen in der Schwangerschaft vorliegen [262].

Natamycin

- FDA-Kategorie C.

Nach Herstellerangaben können Pimafucin® Lutschtabletten oder Dragees in der Schwangerschaft eingesetzt werden (FI).

Die Analyse einer ungarischen Datenbank ergab ein niedrigeres (um 72 g) Geburtsgewicht als in der Kontrollgruppe, jedoch kein erkennbares teratogenes Risiko für die vaginale Natamycin-Behandlung [97].

Fluconazol

- FDA-Kategorie C.
- ADEC-Kategorie B3.

Obwohl die Daten sehr limitiert sind, scheint die Anwendung von Fluconazol bei fortgesetzter Dosierung von 400 mg/d oder darüber im ersten Schwangerschaftstrimenon teratogen zu sein. Die Missbildungen können denen beim Antley-Bixler-Syndrom (bestehend aus knöchernen Synostosen und charakteristischen kraniofazialen Abnormalitäten) ähneln [9]. Wenn die fortgesetzte hochdosierte Fluconazol-Behandlung die einzige therapeutische Option im ersten Trimenon darstellt, sollte die Patientin über das potenzielle Risiko für den Fetus aufgeklärt werden. Die publizierten Mitteilungen über die Anwendung niedrigerer Dosen, wie sie z.b. bei Vaginalmykosen verschrieben werden, deuten auf ein allenfalls kleines Risiko für einen ungünstigen Ausgang hin.

Die äußerliche Anwendung ist relativ risikoarm, wenn sie kurzfristig und nicht großflächig erfolgt. Eine systemische Anwendung ist zu vermeiden. Der Hersteller empfiehlt, vor Beginn einer Therapie eine Schwangerschaft auszuschließen bzw. bei gebärfähigen Frauen eine Schwangerschaft mittels geeigneter kontrazeptiver Maßnahmen bis zu sieben Tage nach Behandlungsende zu verhindern (FI).

Itraconazol

- FDA-Kategorie C.
- ADEC-Kategorie B3.

Im Tierversuch (Ratten und Maus) wurden eine dosisabhängige Toxizität und Teratogenität gefunden.

Die verfügbaren Daten über die Anwendung in der Schwangerschaft beim Menschen zeigen kein signifikantes Risiko für größere Missbildungen an. Auf kleinere Missbildungen haben die Studien nicht untersucht. Für Fluconazol (s. oben), ein anderes Azol-Antimykitkum, gibt es Hinweise auf einen dosisabhängigen Zusammenhang mit größeren Missbildungen. Daher ist es am sichersten, Itraconazol, wenn möglich, während der Organogenese zu meiden.

Miconazol

- FDA-Kategorie C.
- ADEC-Kategorie B1 (intravenös) bzw. A (topisch).

Die systemische Resorption aus topischer (vaginaler Anwendung) beträgt 1,4 % [262]. Für die intravenöse Applikation existieren keine Berichte über die Anwendung in der Schwangerschaft [262].

Die Datenbank aus Michigan ergab ein erhöhtes relatives Risiko für Spontanaborte (1,38; 95 %-Konfidenzintervall 1,2–1,5) auf der Basis von 250 Miconazol-Expositionen im ersten Trimenon [57]. Für Geburtsdefekte insgesamt wurde ein relatives Risiko von 1,02 (95 %-Konfidenzintervall 0,9–1,2) ermittelt. Ebenfalls kein signifikant erhöhtes relatives Risiko wurde für drei spezifische Defekte (Lippen-Kiefer-Gaumen-Spalten, Spina bifida, kardiovaskuläre Defekte) nach der Anwendung von Miconazol im ersten Trimenon gefunden. Eine Erweiterung der Datenbasis ergab für die vaginale Anwendung von Miconazol im ersten Trimenon keinen Zusammenhang mit angeborenen Defekten. Auch die Befunde von zwei weiteren Studien deuteten auf eine sichere Anwendung hin [262].

Ketoconazol

- FDA-Kategorie C.
- ADEC-Kategorie B3.

Im Tierversuch (Ratte) zeigte sich bei der 10-fachen Dosis, die der maximalen Dosis beim Menschen entsprach, eine embryotoxische und teratogene Wirkung. Der Hersteller rät deswegen von der Anwendung in der Schwangerschaft ab (FI).

Bei 20 Neugeborenen nach Ketoconazol-Exposition im ersten Trimenon wurden in der Datenbank aus Michigan keine größeren Missbildungen beobachtet [57]. Seitdem gingen sechs Berichte über Missbildungen der Gliedmaßen ein.

Da Ketoconazol die Steroidsynthese hemmt, wurde die Substanz zur Behandlung des Hypercortisolismus verwendet. Der Fall einer schwangeren Patientin mit Cushing-Syndrom und Ketoconazol-Behandlung ab der 32. SSW wurde berichtet; es kam nach 5 Wochen zur Geburt eines wachstumsverzögerten (2080 g), aber sonst normalen Mädchens. Ob sich aus der Hemmung der Steroidsynthese – wie theoretisch denkbar – Auswirkungen auf die Differenzierung der Geschlechtsorgane ergeben, ist nicht bekannt [262].

Flucytosin
- FDA-Kategorie C.
- ADEC-Kategorie B3.

In Tierversuchen wurde eine teratogene Wirkung gefunden, z.B. bei der Ratte in Dosen, die dem 0,27- bis 4,7-fachen der maximalen menschlichen Dosis entsprachen. Nach oraler Gabe werden etwa 4 % der Dosis in Fluorouracil, ein Zytostatikum, metabolisiert. Fluorouracil steht im Verdacht, angeborene Missbildungen beim Menschen zu verursachen. In drei Fallberichten über die Anwendung von Flucytosin im zweiten und dritten Trimenon traten keine Defekte bei den Neugeborenen auf.

Terbinafin
- FDA-Kategorie B.
- ADEC-Kategorie B1.

Aus Reproduktionsstudien am Tier ergaben sich keine Hinweise auf schädliche Wirkungen auf die Fertilität oder fetale Parameter. Daten über die Anwendung in der Schwangerschaft beim Menschen fehlen. Den Beginn einer Behandlung bis nach Ende der Schwangerschaft zu verschieben, ist daher der sicherste Weg.

Bifonazol
- ADEC-Kategorie B3.

Clotrimazol
- FDA-Kategorie B.
- ADEC-Kategorie A.

Die systemische Resorption aus topischer (vaginaler) Anwendung beträgt zwischen 3 und 10 % [262].

Die Resorption von der Haut und Vagina ist minimal. Berichte über einen Zusammenhang zwischen der lokalen Anwendung von Clotrimazol und angeborenen Defekten wurden nicht gefunden. In der Datenbank aus Michigan wurden 2624 Neugeborene identifiziert, die im ersten Trimenon gegenüber Clotrimazol exponiert waren; eine Assoziation mit angeborenen Defekten ergab sich aus der Analyse nicht [57].

Für die vaginale oder topische Anwendung von Clotrimazol wurde in einer großen ungarischen Datenbank keine erhöhte Prävalenz angeborener Abnormalitäten nachgewiesen; die Prävalenz von Maldescensus der Hoden war offenbar sogar erniedrigt [96]. Außerdem wurde bei den exponierten Kindern eine Verlängerung des Gestationsalters beobachtet, vermutlich aufgrund einer Reduktion des Anteils von Frühgeburten infolge effektiver Behandlung genitaler Candidiasis [94].

Econazol

- FDA-Kategorie C.
- ADEC-Kategorie A.

In einer offenen Studie wurden bei den Neugeborenen von 117 Schwangeren (davon etwa die Hälfte im letzten Monat der Schwangerschaft), die wegen vaginaler Candidiasis mit einem Econazol-Pessar für 3 Tage behandelt wurden, keine angeborenen Missbildungen beobachtet [182].

Kein teratogenes Risiko durch eine vaginale Econazol-Behandlung war in einer Fall-Kontroll-Analyse einer ungarischen Datenbasis erkennbar [98].

Amorolfin

- ADEC-Kategorie B3.

Bei Schwangeren darf dieses lokale Antimykotikum mangels klinischer Erfahrung weder auf größeren noch auf stark erodierten oder entzündeten Hautflächen, noch unter Okklusion verwendet werden. Diese Maßnahme ist geboten, weil eine geringfügige Aufnahme des Wirkstoffes dabei nicht ganz ausgeschlossen werden kann (FI).

Fenticonazol, Oxiconazol, Tioconazol, Sertaconazol, Croconazol, Isoconazol, Tolnaftat, Ciclopirox, Naftifin

Für diese Substanzen liegen keine hinreichenden Informationen und Erfahrungen über die Anwendung in der Schwangerschaft vor.

RL 22 Antiparasitäre Mittel (extern)

Allethrin (in Kombination mit Piperonylbutoxid) (S. 180): Jacutin® N, Spregal®
Benzylbenzoat (S. 179): Antiscabiosum®; mit Lindan in Jacutin® Emulsion
Crotamiton (S. 179): Crotamitex®, Eraxil®
Lindan (S. 180): Jacutin®, Delitex Haarwäsche N
Permethrin (S. 180): Infectopedicul®, Infectoscab

Allgemeines. In der Behandlung der Skabies ist die Schwangerschaft als Kontraindikation für die Anwendung von Benzylbenzoat ausgewiesen, bei strenger Indikationsstellung (erfordert ausführliche Dokumentation des Arztes) und Berücksichtigung von Alternativpräparaten ist die Behandlung jedoch möglich. In der Schwangerschaft sind Lindan, Crotamiton und Permethrin nicht zu verwenden, sondern eher Schwefelpräparate [168].

Benzylbenzoat

Benzylbenzoat ist zur Behandlung von Milben das Mittel der ersten Wahl in der Schwangerschaft [168].

Crotamiton

- FDA-Kategorie C.
- ADEC-Kategorie B2.

Hinweise auf Teratogenität, Mutagenität und Kanzerogenität liegen nicht vor [155]. Es gilt die Empfehlung, Crotamiton in der Schwangerschaft nicht zu verwenden [168].

Permethrin

- FDA-Kategorie B.
- ADEC-Kategorie B2.

In Tierversuchen wurden keine negativen Auswirkungen auf die Fertilität oder den Fetus registriert. Eine speziesspezifische Karzinogenität wurde in Studien bei Mäusen beobachtet; bei Ratten waren die Befunde negativ.

Permethrin wurde in Studien bei Schwangeren nicht untersucht [351]. In den USA und Großbritannien wird Permethrin als Mittel der Wahl für die Behandlung schwangerer Frauen mit Skabies angesehen. Die *Centers of Disease Control and Prevention (CDC)* betrachten Permethrin oder Pyrethrine mit Piperonylbutoxid als die Arzneistoffe der Wahl für Schwangere mit Läusen im Schambereich.

Dennoch gilt die Empfehlung, Permethrin in der Schwangerschaft nicht zu verwenden [168].

Lindan

- FDA-Kategorie B.
- ADEC-Kategorie B3.

Tierversuche haben keine teratogene Wirkung ergeben.

In der Datenbank aus Michigan wurden 1417 Neugeborene identifiziert, die im ersten Trimenon gegenüber Lindan exponiert waren. Lediglich für Hypospadie (7 Fälle, erwartete Zahl: 3) ergab sich eine mögliche Assoziation, wobei andere Faktoren (begleitende Medikation, Zufall) beteiligt gewesen sein können [57]. Wegen der möglichen ernsten Toxizität von Lindan empfehlen die *Centers of Disease Control and Prevention (CDC)* stattdessen in der Schwangerschaft für Läuse die Behandlung mit Permethrin oder Pyrethrinen mit Piperonylbutoxid bzw. Permethrin für die Skabies-Behandlung.

Lindan ist in der Schwangerschaft nicht zu verwenden [168]. Die Autorin einer Übersichtsarbeit empfiehlt, Lindan in der Schwangerschaft zu meiden bzw., wenn es angewandt werden muss, nur einmal zu benutzen [351].

Allethrin plus Piperonylbutoxid
Diese antiskabiöse Wirkstoffkombination ist für die Anwendung in der Schwangerschaft (1. Trimenon, teratogene Wirkung) nicht geeignet [155].

RL 23 Antiphlogistika

Allgemeines. Kontrollierte Studien bei schwangeren Frauen liegen nicht vor.

Der therapeutische Nutzen ist für viele Präparate dieser Gruppe außerhalb der Schwangerschaft nicht belegt. Daher wird der Grundsatz, dass ein erwiesener Nutzen die Voraussetzung für die Anwendung eines Arzneimittels in der Schwangerschaft in besonderem Maße sein soll, hier nach Abwägung zu einer Entscheidung gegen die Anwendung führen.

RL   24   Antitussiva/Expektorantia

Acetylcystein (S. RL-13): ACC®, Acemuc®, Acetabs®, Acetylcystein Trom®, Acetyst®, Bromuc®, Fluimucil®, Muciteran®, Mucret®, Myxofat®, NAC (-1A Pharma, AbZ, AL, axcount, -CT, Hemopharm, -ratiopharm®, Sandoz®, -STADA®), Siran®
Ambroxol (S. 182): Ambril®, Ambro AbZ, Ambrobeta®, Ambrodoc, Ambrodoxy®, Ambro-Hemopharm, AmbroHE-XAL®, Ambroinfant®, Ambrolös®, AMBRO-PUREN®, Ambroxol (-1A Pharma®, AbZ, acis®, AL, -CT, Krewel Meuselbach®, PB, -ratiopharm®, Sandoz®, STADA®), Bronchopront®, Bronchowern®, duramucal®, Expit®, frenopect®, frubizin®, Larylin Hustenlöser, Lindoxyl®, Mucoangin®, Mucosolvan®, Pädiamuc®, Sigabroxol®, stas®-Hustenlöser, tuss Hustenlöser
Benproperin (S. 182): Tussafug®
Bromhexin (S. 182): Aparsonin® N, Bisolvon®, BROMHEXIN BC, bromhexin von ct, Bromhexin (Eu Rho®, Krewel Meuselbach®, -ratiopharm®), Hustentabs-ratiopharm®, Omniapharm
Carbocistein (S. 182): Mucopront, Sedotussin® muco, Transbronchin®
Cineol (S. 182): Soledum®
Clobutinol (S. 182): Hustenstiller-ratiopharm® Clobutinol, Nullatuss® Clobutinol, Rofatuss®, Silomat®, stas®-Hustenstiller, Tussed® Hustenstiller
Codein (S. 181): Antitussivum Bürger®, Bronchicum®, Codeinsaft-CT, Codeinum phosphoricum (Berlin-Chemie, Compren), Codicaps®, Codicompren®, Codipertussin, Codipront®, Longtussin, Makatussin®, Optipect®, Tryasol®, Tussoret®
Dextromethorphan (S. 181): Em-medical, Hustenstiller-ratiopharm®, NeoTussan®, Silomat® DMP, tuss Hustenstiller, Wick Formel 44 (plus) Hustenstiller
Dihydrocodein (S. 181): (Präparate s. RL-14 u. Rl-49)
Diphenhydramin (S. 182): (Präparate s. RL-14 u. RL-49)
Dropropizin (S. 182): Larylin Husten-Stiller
Eprazinon (S. 182): Eftapan®
Fenchel (S. 182)
Guaifenesin (S. 181): Fagusan®, Longtussin duplex, Wick Formel 44 Hustenlöser
Hydrocodon (S. 182): Dicodid®
Noscapin (S. 182): Capval®
Pentoxyverin (S. 182): Sedotussin®

Allgemeines. Der Grundsatz, dass für den Einsatz eines Arzneimittels in der Schwangerschaft dessen Nutzen zweifelsfrei erwiesen sein soll, und die kritische Prüfung im Einzelfall werden bei den Wirkstoffen dieser Gruppe oft zum Verzicht auf den Einsatz führen.

Codein
Siehe RL-05 (Analgetika).

Guaifenesin
▨ FDA-Kategorie C.
▨ ADEC-Kategorie A.

In der Datenbank aus Michigan wurden 141 Neugeborene identifiziert, die im ersten Trimenon gegenüber Guaifenesin exponiert waren. Daraus ergab sich kein Anhalt für einen Zusammenhang mit angeborenen Missbildungen [57].

Dextromethorphan
▨ FDA-Kategorie C.
▨ ADEC-Kategorie A.

Die Daten, die für die Schwangerschaft beim Menschen verfügbar sind, zeigen kein größeres teratogenes Risiko an. Eine Studie, in der das Outcome bei 184 Schwangerschaften mit Dextromethorphan-Exposition beurteilt werden konnte, ergab keine erhöhte Häufigkeit größerer Missbildungen [138].

Ethanolhaltige Zubereitungen sollten in der Schwangerschaft gemieden werden.

Dihydrocodein
▨ FDA-Kategorie B (bzw. D bei längerer Anwendung oder in hoher Dosierung in zeitlicher Nähe zum Geburtstermin).
▨ ADEC-Kategorie A.

Berichte über einen Zusammenhang zwischen der Anwendung von Dihydrocodein in der Schwangerschaft und angeborenen Defekten liegen nicht vor.

Noscapin

Im Tierversuch zeigte Noscapin keine Embryotoxizität. Kontrollierte Studien bei Schwangeren fehlen. Deshalb ist Noscapin in der Schwangerschaft, insbesondere im ersten Trimenon, kontraindiziert.

Hydrocodon

Siehe RL-05 (Analgetika).

Clobutinol

Es liegen keine Erfahrungen vor. Deshalb vermerkt der Hersteller, dass Clobutinol in der Schwangerschaft nicht angewandt werden darf (FI).

Diphenhydramin

Siehe RL-14 (Antiemetika).

Eprazinon

Keine Informationen verfügbar.

Dropropizin

Es liegen keine Erfahrungen vor. Deshalb vermerkt der Hersteller, dass Dropropizin in der Schwangerschaft nicht angewandt werden sollte (FI).

Pentoxyverin

Es liegen keine Erfahrungen vor. Deshalb vermerkt der Hersteller, dass Pentoxyverin in der Schwangerschaft nicht angewandt werden sollte (FI).

Benproperin

Ausreichende Erfahrungen über die Anwendung während der Schwangerschaft beim Menschen liegen nicht vor. Der Tierversuch erbrachte keine Hinweise auf embryotoxische/teratogene Eigenschaften.

Acetylcystein

Siehe RL-13 (Antidota).

Ambroxol

Reproduktionsstudien am Tier ergaben keine Hinweise auf ein teratogenes Potenzial. Schäden infolge der Anwendung in der Schwangerschaft sind bislang nicht bekannt geworden, wenngleich die publizierte Erfahrung gering ist.

Die antenatale Gabe von Ambroxol zur Prävention des Respiratory Distress Syndrome beim Neugeborenen wurde in einer Studie untersucht. Die Wirksamkeit konnte nicht nachgewiesen werden [100].

Bromhexin

▓ ADEC-Kategorie A.

Über teratogene oder embryotoxische Risiken bei der Anwendung in der Schwangerschaft liegen keine verwertbaren Erfahrungen vor (FI).

Carbocistein

Für die Anwendung in der Schwangerschaft beim Menschen liegen keine Erfahrungen vor (FI).

Cineol

Gegen den Einsatz in der Schwangerschaft bestehen keine Bedenken (FI). Publizierte Erfahrungen liegen nicht vor.

Fenchel

Fenchel wirkt in höherer Dosis erregend auf die glatte Muskulatur des Uterus. Fenchel ist deshalb wegen der erhöhten Abortgefahr in der Schwangerschaft kontraindiziert. Dies gilt nicht für Teeaufgüsse und Zubereitungen mit niedriger Dosierung.

RL   25   Arteriosklerosemittel

Allgemeines. Die Wirkstoffe dieser Gruppe werden normalerweise nicht in der Schwangerschaft angewandt. Ungeachtet der speziellen Situation einer Schwangerschaft ist die Wirksamkeit dieser Substanzgruppe wissenschaftlich nicht ausreichend belegt, sodass die Indikation auch aus diesem Grund entfällt.

RL   26   Balneotherapeutika

Allgemeines. Die äußere Anwendung dieser Mittel stellt weder eine embryotoxische noch eine fetotoxische Gefährdung des werdenden Kindes dar. Dies gilt zumindest für die kurzfristige und gelegentliche Anwendung in der Schwangerschaft. Wegen der guten Resorbierbarkeit salicylsäurehaltiger Präparate sollten diese aber in der Schwangerschaft vorsichtshalber vermieden werden.

RL   27   Betarezeptorenblocker, Calciumkanalblocker und Hemmstoffe des Renin-Angiotensin-Systems

Betarezeptorenblocker

Acebutolol (S. 186): Prent®
Atenolol (S. 185): Ate AbZ, Atebeta®, AteHEXAL®, Atendol®, Atenogamma®, Ateno-ISIS®, Atenolol (-1A Pharma, AbZ, acis®, AL, -CT, PB, -ratiopharm®, Sandoz®, STADA®, -Wolff®), Cuxanorm®, Evitocor®, Jenatenol®, Juvental®, Tenormin®
Betaxolol (S. 185): Kerlone®
Bisoprolol (S. 186): Biso (-Hennig®, Lich®), BisoAPS, Bisobeta®, Bisogamma®, BisoHEXAL®, Bisomerck®, bisoprolol -corax®), BISOPROLOL BASICS, Bisoprolol (-1A Pharma, AbZ, AWD®, AL, -CT, -ratiopharm®, Sandoz®, STADA®, TAD®, TEVA®), BISO-PUREN®, Concor® (COR), Fondril®, Jutabis®
Bupranolol (S. 187): betadrenol®
Carteolol (S. 187): Endak®
Carvedilol (S. 187): CarLich®, Carve TAD®, Carve-Q, Carvedgamma®, Carvedilol (-1A Pharma, AbZ, AL, AWD®, beta, corax, -CT, HEXAL®, ISIS®, -ratiopharm®, Sandoz®, STADA®), Dilatrend®, Dimetril, Querto®
Celiprolol (S. 186): Celiprogamma®, Celipro Lich®, Celiprolol-CT, Celiprolol-ratiopharm®, Selectol®
Esmolol (S. 186): Brevibloc®
Mepindolol (S. 187): Corindolan®
Metoprolol (S. 186): Beloc®, Beloc-Zok, Jeprolol®, Jutabloc®, Lopresor®, Meprolol®, Meto (APS®, -Hennig®, -ISIS®) Metobeta®, Metodoc, metodura®, MetoHEXAL®, Metok AbZ, Metomerck®, Metoprogamma®, Metoprolol (-1A Pharma, AbZ, acis®, AL, Apogepha®, axcount®, -corax®, -CT, NOK Sandoz®, PB, -ratiopharm®, Sandoz®, STADA®, Verla®, -Wolff®, -ZK AL, ZOT STADA®), !METOPROLOL BASICS, METO-PUREN®, Meto-Succinat Sandoz®, Meto-Tablinen, Prelis®, Sigaprolol®
Nadolol (S. 187): Solgol®
Nebivolol (S. 185): Nebilet®, Nebivolol (AbZ, AL, -CT, -ratiopharm®, Sandoz®)
Oxprenolol (S. 187): Trasicor®
Penbutolol (S. 187): Betapressin®
Pindolol (S. 187): durapindol®, Visken®
Propranolol (S. 187): Beta-Tablinen®, Dociton®, Efektolol, Elbrol®, Obsidan®, Prophylux®, Propranolol (AL, -CT, Sandoz®, STADA®), Propranur®, Propra-ratiopharm®
Talinolol (S. 186): Cordanum®

Calciumkanalblocker

Amlodipin (S. 189): Amlo TAD®, AMLO-ISIS®, Amlo-Q besilat, Ambesilat-Sandoz, Amlobeta®, Amlocard®, Amloclair®, Anlodigamma®, Amlodipin (-1A Pharma, AbZ, AL, ALMUS®, axcount®, BASICS, -CT, -corax, HEXAL®, -ratiopharm®, STADA®, Winthrop®, Wolff®), Amlodoc®, AmloLich, Amparo®, Norvasc®

Diltiazem (S. RL-09): Dilsal®, Dil-Sanorania®, Dilta (-1A Pharma, AbZ), Diltabeta®, DiltaHEXAL, Diltaretard®, Dilti-CT, Diltiagamma®, Diltiazem (AL, AbZ, Eu Rho®, Hennig®, -ISIS®, -ratiopharm®, Sandoz®, STADA®, Verla®), !DILTIA-ZEM BASICS, Diltiuc®, Dilzanton®, Dilzem®

Felodipin (S. 189): Felobeta®, Felocor®, felodipin von ct, Felodipin (-1A Pharma, AbZ, AL, dura, -ratiopharm®, Sandoz®, STADA®, TAD®), Felogamma®, FELO-PUREN®, Modip®, Munobal®

Fendilin (S. 189): Sensit®

Gallopamil (S. RL-09): Gallobeta®, Procorum®

Isradipin (S. 189): LOMIR®, LOMIR SRO®, vascal®

Lacidipin (S. 189): Motens®

Lercanidipin (S. 189): Carmen®, Corifeo®

Nicardipin (S. 188): Antagonil®

Nifedipin (S. 188): Adalat®, Aprical®, Corinfar®, Jutadilat®, Nife-CT, Nifeclair®, Nifecor®, Nifedipin (-1A Pharma, AbZ, AL, -ratiopharm®, Sandoz®, STADA®, Verla®), NifeHEXAL®, Nifelat, Nifical®, Pidilat®

Nilvadipin (S. 188): Escor®, Nivadil®

Nimodipin (S. 189): NIMODIPIN Carino, Nimotop® S

Nisoldipin (S. 189): Baymycard®

Nitrendipin (S. 188): Bayotensin®, Jutapress®, Nitre AbZ, Nitregamma®, Nitren (-1A Pharma, -acis®), Nitrendidoc, Nitrendimerck®, nitrendipin von ct, Nitrendipin (AL, Apogepha®, beta®, JENAPHARM, -ratiopharm®, Sandoz®, STADA®), !NITRENDIPIN BASICS, Nitren Lich®, Nitrensal®, Nitrepress®, NITRE-PUREN

Verapamil (S. RL-09): durasoptin®, Falicard®, Isoptin®, Verabeta®, Veragamma®, VeraHexal®, Vera-Lich®, Veramex®, Veranorm® ISIS, Verapamil (-1A Pharma®, acis®, AL, Hennig, PB retard, -ratiopharm®, Sandoz®, Verla®, -Wolff®), Veroptinstada®

ACE-Hemmer

Benazepril (S. 191): Benazepril (-1A Pharma, AL, beta, HEXAL®), Cibacen®, Cibacen Cor™

Captopril (S. 190): ACE-Hemmer von R.A.N., ACE-Hemmer-ratiopharm®, Adocor®, capto-corax®, Capto (-CT, -dura®, Eu Rho®, -ISIS®, Lich®), Captobeta®, Captodoc®, Captoflux®, Captogamma®, CaptoHEXAL®, Captomerck®, Captopress®, Captopril (-1A Pharma®, AbZ, acis®, AL, Apogepha®, axcount®, PB, Pfleger, Sandoz®, STADA®, Verla®), !CAPTOPRIL BASICS, CAPTO-PUREN®, Cardiagen®, Coronorm®, cor tensobon®, Jucapt®, Lopirin®, Mundil®, Sigacap®, Tensiomin-Cor®, tensobon®, Tensostad®

Cilazapril (S. 191): Dynorm®

Enalapril (S. 191): Benalapril®, Corvo®, Enabeta®, Enadigal®, enadura®, Ena-Hennig®, EnaHEXAL®, Enalagamma®, Enalapril (-1A Pharma, AL, AbZ, ALMUS®, axcount®, -CT, -corax®, -ratiopharm®, -saar®, -Sandoz®, STADA®, Verla®, Wolff®), !ENALAPRIL BASICS, EnaLich®, Enalind, ENA-PUREN®, Jutaxan®, Pres®, XANEF®

Fosinopril (S. 191): dynacil®, Fosinorm®

Lisinopril (S. 191): Acerbon®, CORIC®, Lisi, Lisibeta®, Lisidigal®, Lisidoc, Lisigamma®, Lisi-Hennig®, LisiHEXAL®, Lisi Lich®, lisinopril-corax®, Lisinopril (1A Pharma, AbZ, AL, -CT, -ratiopharm®, Sandoz®, STADA®, TAD®, TEVA®), LISI-PUREN®, Lisodura®

Moexipril (S. 191): Fempress®

Perindopril (S. 191): Coversum® Cor

Quinapril (S. 191): Accupro®

Ramipril (S. 191): Delix®, RamiLich, Rami-Q, Ramipril (-1A Pharma, AL, beta®, HEXAL®, Sandoz®), Vesdil®

Spirapril (S. 191): Quadropril®

Trandolapril (S. 191): Gopten®, Udrik®

AT₁-Rezeptorenblocker („Sartane")

Candesartancilexetil (S. 193): Atacand®, Blopress®

Eprosartan (S. 193): Teveten® Mono

Irbesartan (S. 193): Aprovel™, Karvea®

Losartan (S. 193): LORZAAR®

Olmesartanmedoxomil (S. 193): Olmetec®, Votum®

Telmisartan (S. 193): Kinzalmono®, Micardis®

Valsartan (S. 193): Cordinate®, Diovan®, Provas®

Siehe auch RL-17 (Antihypertonika).

1.   Betarezeptorenblocker

Umfangreiche kontrollierte Studien zur Anwendung in der Schwangerschaft fehlen für alle Betablocker. Die relative Unbedenklichkeit der Anwendung beruht allein auf jahrzehntelangen Erfahrungen der antihypertensiven Therapie.

Betablocker ohne sympathomimetische Eigenschaften gehören zu den Antihypertensiva, die sich in der Schwangerschaft bewährt haben, allerdings nur in der Spätschwangerschaft [176]. Zu dieser Gruppe gehört z.B. Metoprolol.

Bei Fortführung einer Betablockertherapie bis zur Entbindung kann es beim Neugeborenen zu einer Hypoglykämie, Hypotonie oder Bradykardie kommen, was dazu führen könnte, dass das Neugeborene auf Hypoxie oder Stress nicht adäquat reagieren kann; dies gehört jedoch eher zu den Ausnahmeerscheinungen. Eine persistierende Betablockade wurde bei Neugeborenen beobachtet, die in der Nähe zum Geburtstermin gegenüber manchen Betablockern (z.B. Acebutolol, Atenolol, Nadolol), nicht aber z.B. gegenüber Metoprolol exponiert waren.

Einige Betablocker können eine intrauterine Wachstumsverzögerung verursachen (z.B. Atenolol, Propranolol). Erhöhter Gefäßwiderstand bei Mutter wie Fetus scheint hinter dieser Wirkung zu stehen, ferner ist die Expositionsdauer hierbei von Bedeutung. Ein Behandlungsbeginn früh im zweiten Trimenon führt zu den größten Gewichtsreduktionen. Dies ist möglicherweise durch den potenziell hypozirkulatorischen Effekt bedingt [112]. Obwohl die Wachstumsverzögerung zu ernsten Bedenken Anlass gibt, kann der Nutzen der mütterlichen Therapie in einigen Fällen das

Risiko für den Fetus überwiegen; dies muss von Fall zu Fall abgewogen werden.

Neugeborene, die in zeitlicher Nähe zum Geburtstermin gegenüber Betablockern exponiert waren, sollten in den ersten 24 bis 48 Stunden sorgfältig auf Zeichen und Symptome einer Betablockade beobachtet werden. Eventuelle Langzeitwirkungen nach intrauteriner Exposition wurden nicht untersucht.

Betaxolol
- FDA-Kategorie C (bzw. D im zweiten oder dritten Trimenon).
- ADEC-Kategorie C.

Bei Ratten wirkt Betaxolol in maternotoxischer Dosis teratogen. Beim Kaninchen wurde in sehr hoher Dosis (54-fache der maximalen menschlichen Dosis) keine teratogene Wirkung, jedoch eine Zunahme von Schwangerschaftsverlusten beobachtet.

Publizierte Berichte über die Anwendung von Betaxolol in der Schwangerschaft beim Menschen liegen nicht vor.

Nebivolol
Keine Daten verfügbar.

Atenolol
- FDA-Kategorie D.
- ADEC-Kategorie C.

Die In-utero-Exposition gegenüber Atenolol kann zu intrauteriner Wachstumsverzögerung führen. Diese Wirkung von Atenolol wurde mehrfach beschrieben [33, 309]. Es gibt Hinweise darauf, dass Atenolol in dieser Hinsicht ungünstiger als andere Betablocker abschneidet.

Ein Fall einer retroperitonealen Fibromatose bei einem Neugeborenen nach Atenolol-Exposition vom zweiten Schwangerschaftsmonat bis hin zur Geburt wurde beschrieben.

Bisoprolol

- FDA-Kategorie C (bzw. D im zweiten oder dritten Trimenon).

Metoprolol

- FDA-Kategorie C (bzw. D im zweiten oder dritten Trimenon).
- ADEC-Kategorie C.

Es wurden keine fetalen Missbildungen, die dem Gebrauch von Metoprolol in der Schwangerschaft zugeschrieben werden könnten, berichtet. Allerdings ist die Erfahrung mit der Anwendung im ersten Trimenon begrenzt.

In der Datenbank aus Michigan wurden 52 Neugeborene identifiziert, die im ersten Trimenon gegenüber Metoprolol exponiert waren. Drei größere Defekte wurden beobachtet (Erwartungswert: 2) [57].

In einer Studie wurden 101 hypertensive Schwangere beschrieben, die mit Metoprolol behandelt wurden (davon 57 mit Metoprolol allein und 44 in Kombination mit Hydralazin), im Vergleich zu 97 Patientinnen mit alleiniger Hydralazin-Behandlung. In der Metoprolol-Gruppe waren die perinatale Mortalität geringer (2 % vs. 8 %) und die Inzidenz intrauteriner Wachstumsverzögerung niedriger (11,7 % vs. 16,3 %) als in der Hydralazin-Gruppe. Keine Zeichen oder Symptome einer Betablockade wurden bei den Feten oder Neugeborenen in dieser oder anderen Studien beobachtet.

Zusammenfassend stellt die Verwendung von Metoprolol für mütterliche Erkrankungen offenbar kein größeres Risiko für den Fetus dar.

Metoprolol wird zuweilen additiv zu Beta-Sympathomimetika (Tokolyse) gegeben.

Der Metabolismus von Metoprolol kann während der Schwangerschaft gesteigert sein, möglicherweise aufgrund einer erhöhten Aktivität des Enzyms CYP2D6 [493].

Acebutolol

- FDA-Kategorie B (bzw. D im zweiten oder dritten Trimenon).

Bei einem Vergleich zwischen Acebutolol und Methyldopa bei 20 Schwangeren mit Hypertonie ergaben sich keine Unterschiede in Schwangerschaftsdauer, Geburts- und Plazentagewicht; in der Acebutolol-Gruppe gab es keine Hinweise auf Bradykardie, Hypoglykämie oder respiratorische Probleme. Dagegen hatten in einer früheren Studie die kurz vor dem Geburtstermin Acebutolol-exponierten Neugeborenen signifikant niedrigere Werte für Blutdruck und Pulsfrequenz

Esmolol

- FDA-Kategorie C.
- ADEC-Kategorie C.

Es existieren nur wenige Einzelfallberichte zur Anwendung in der Schwangerschaft. Fetale Bradykardien kamen dabei vor.

Celiprolol

- FDA-Kategorie B (bzw. D im zweiten oder dritten Trimenon).

Angaben zu eventuellen teratogenen Wirkungen beim Menschen liegen nicht vor.

Talinolol

Tierversuche haben keine Hinweise auf teratogene Wirkungen ergeben.

Oxprenolol

- FDA-Kategorie C (bzw. D im zweiten oder dritten Trimenon).
- ADEC-Kategorie C.

Dieser nichtselektive Betablocker wurde zur Behandlung der Hypertonie in der Schwangerschaft verwendet. Von einigen Autoren wurde Oxprenolol für diesen Zweck allgemein als sicher und wirksam eingestuft.

Pindolol

- FDA-Kategorie B (bzw. D im zweiten oder dritten Trimenon).
- ADEC-Kategorie C.

Missbildungen, die dem nichtselektiven Betablocker Pindolol hätten zugeschrieben werden können, wurden nicht berichtet. Allerdings fehlt Erfahrung mit der Anwendung im ersten Trimenon.

Propranolol

- FDA-Kategorie C (bzw. D im zweiten oder dritten Trimenon).
- ADEC-Kategorie C.

Für eine teratogene Wirkung gibt es keinen Anhalt. In der Datenbank aus Michigan wurden 274 Neugeborene identifiziert, die im ersten Trimenon gegenüber Propranolol exponiert waren. 11 größere Defekte wurden gefunden (erwartete Zahl: 12) [57].

Bupranolol

Es liegen keine Erfahrungen vor.

Penbutolol

- FDA-Kategorie C (bzw. D im zweiten oder dritten Trimenon).

Mepindolol

- FDA-Kategorie C (bzw. D im zweiten oder dritten Trimenon).

Es liegen keine publizierten Berichte über die Anwendung in der Schwangerschaft vor.

Carteolol

- FDA-Kategorie C (bzw. D im zweiten oder dritten Trimenon).

Es liegen keine publizierten Berichte über die Anwendung in der Schwangerschaft vor.

Nadolol

- FDA-Kategorie C (bzw. D im zweiten oder dritten Trimenon).

Die publizierten Erfahrungen reichen für eine Bewertung nicht aus.

Carvedilol

- FDA-Kategorie C (bzw. D im zweiten oder dritten Trimenon).
- ADCE-Kategorie C.

Es liegen keine publizierten Berichte über die Anwendung in der Schwangerschaft vor.

2.   Calciumkanalblocker

Im Tierversuch sind einige Wirkstoffe, soweit bisher getestet, teratogen und in hoher Dosis embryoletal. Dabei fällt auf, dass die Tierarten auch nach Rassen sehr unterschiedlich reagieren. Immer wieder werden Finger- und Zehendefekte beschrieben. Wahrscheinlich ist die Teratogenität kein direkter Effekt, sondern steht in engem Zusammenhang mit dem durch die Wirkstoffe unterschiedlich beeinflussten utero-plazentaren Durchfluss. Dafür gibt es allerdings nur tierexperimentelle Hinweise.

Da Calcium für unterschiedliche Entwicklungsvorgänge in der Embryogenese eine wesentliche Rolle spielt, z. B. bei der Bildung der Somiten, des Augenbechers u. a., werden die Calciumkanalblocker im ersten Trimenon als problematisch angesehen. Im Hinblick auf den Mangel an kontrollierten Studien bei Schwangeren empfehlen einige Hersteller kontrazeptive Maßnahmen vor Beginn einer Behandlung. Eine Therapie sollte nur nach sehr sorgfältiger Abwägung des Nutzens für die Mutter und des Risikos für den Fetus begonnen werden.

Bei Frauen, die während der Schwangerschaft gegenüber einem Calciumkanalblocker exponiert waren, fand sich in einer ungarischen Datenbank im Vergleich zu einer Kontrollgruppe kein erhöhtes Risiko für angeborene Missbildungen der Gliedmaßen oder anderer Organe [455].

Für Nifedipin und Verapamil liegen die meisten Daten aus kleinen prospektiven Studien vor. Sie erscheinen aber nicht ausreichend, um das Risiko im ersten Trimenon abschätzen zu können. Die vasodilatatorische Wirkung auf die glatte Muskulatur des Uterus führt zu einer tokolytischen Wirkung dieser Wirkstoffe. Im dritten Trimenon ist somit eine relative Kontraindikation geboten, wenn dieser Effekt nicht gewollt ist.

Zu **Verapamil, Gallopamil** und **Diltiazem** siehe RL-09 (Antiarrhythmika).

Nifedipin

- FDA-Kategorie C.
- ADEC-Kategorie C.

Im Tierversuch (Ratten und Kaninchen) zeigte sich eine teratogene Wirkung, möglicherweise als Folge des reduzierten uterinen Blutflusses. Auch andere toxische Wirkungen wurden beobachtet.

Die Erfahrung in der Schwangerschaft beim Menschen ist limitiert, obwohl das Mittel zur Tokolyse und als Antihypertensivum bei Schwangeren verwendet worden ist. Ein größeres humanes Teratogen scheint es nicht zu sein. Schwere Reaktionen sind jedoch beobachtet worden, wenn Nifedipin mit einer intravenösen Gabe von Magnesium kombiniert wurde. Bei schwangeren Rhesusaffen wurde Nifedipin intravenös mit fetaler Hypoxämie und Azidose in Zusammenhang gebracht. Bis dies sorgfältig untersucht ist, sollte Nifedipin deswegen der schweren Hypertonie, die auf eine Standardtherapie nicht anspricht, vorbehalten bleiben.

Nitrendipin

In zwei Fallserien (10 bzw. 24 Schwangere) wurde die Verwendung von Nitrendipin als für die Blutdrucksenkung gut wirksam und für den Fetus ohne offensichtliche schädliche Wirkungen beschrieben [230].

Nilvadipin

Tierversuche haben keine Hinweise auf teratogene oder embryotoxische Wirkungen ergeben [230].

Die publizierten Erfahrungen am Menschen sind zu gering, um eine Bewertung zu erlauben.

Nicardipin

- FDA-Kategorie C.
- ADEC-Kategorie C.

In den Untersuchungen, die bei Schwangeren zur Behandlung der Hypertonie oder zur Tokolyse bislang publiziert wurden, traten keine Probleme bei Neugeborenen zutage.

Nisoldipin
▪ FDA-Kategorie C.

Berichte, die die Anwendung in der Schwangerschaft beim Menschen beschreiben, liegen nicht vor.

Nimodipin
▪ FDA-Kategorie C.
▪ ADEC-Kategorie C.

Bei 1650 Schwangeren mit schwerer Präeklampsie wurden Magnesiumsulfat und Nimodipin zur Prophylaxe von Krämpfen in einer randomisierten Studie verglichen. Die Magnesium-Gruppe schnitt dabei günstiger (7 Fälle von Krämpfen; 0,8 %) als die Nimodipin-Gruppe (21 Fälle; 2,6 %; p=0,01) ab. In der Magnesium-Gruppe benötigten mehr Frauen Hydralazin zur Blutdruckkontrolle (54,3 % vs. 45,7 %). Bei den Neugeborenen fanden sich keine signifikanten Unterschiede [35].

Amlodipin
▪ FDA-Kategorie C.
▪ ADEC-Kategorie C.

Im Tierversuch (Ratte und Kaninchen in 8- bzw. 23-facher Dosis, die der maximalen menschlichen Dosis entspricht) ist Amlodipin nicht teratogen. Der Wurfumfang war jedoch bei der 8-fachen Dosis bei der Ratte reduziert und die Häufigkeit intrauterinen Todes erhöht.

Berichte über die Anwendung in der Schwangerschaft beim Menschen liegen in der Literatur praktisch nicht vor. Der Einzelfall eines Neugeborenen mit einer subkutanen Fettnekrose wurde publiziert; die Mutter war wegen einer Hypertonie mit Amlodipin behandelt worden. Ob ein Zusammenhang bestand, ist unklar [415].

Felodipin
▪ FDA-Kategorie C.
▪ ADEC-Kategorie C.

Beim Kaninchen wirkt Felodipin teratogen.

Die publizierten Erfahrungen am Menschen sind zu gering, um eine Bewertung zu erlauben.

Isradipin
▪ FDA-Kategorie C.
▪ ADEC-Kategorie C.

Im Tierversuch (Ratte und Kaninchen in 15- bzw. 25-facher Dosis, die der maximalen menschlichen Dosis entspricht) ist Isradipin nicht teratogen. Eine Embryotoxizität wurde in nicht maternotoxischen Dosen bei keiner der beiden Spezies beobachtet.

Die publizierten Erfahrungen am Menschen sind zu gering, um eine Bewertung zu erlauben.

Lacidipin
Keine Daten verfügbar.

Lercanidipin
Keine Daten verfügbar.

Fendilin
Informationen über die Anwendung in der Schwangerschaft liegen nicht vor.

3.   ACE-Hemmer

Angiotensin-Conversions-Enzym-(ACE-)-Inhibitoren sind bei fast allen getesteten Versuchstieren embryoletal. Teilweise verursachen sie auch Fetopathien (z. B. Nierenbeckenvergrößerungen). Offenbar ist der menschliche Fetus gegenüber ACE-Hemmern im Vergleich zu Labortieren vulnerabler [466a].

Nach dem ersten Trimenon stehen ACE-Hemmer mit Teratogenität und schwerer Toxizität, einschließlich Tod, beim Fetus und Neugeborenen in Zusammenhang. Im zweiten und dritten Trimenon verursachen sie eine Reihe von Fetopathien. So werden kraniale Hypoplasien (Hypocalvaria = Hypoplasie des Schädeldaches), Dysgenesien der Nierentubuli bei Neugeborenen, Oligohydramnion, Hypotonie und Anurie beim Neugeborenen sowie Wachstumsretardierungen beschrieben. Die Ursache der Defekte und der übrigen Toxizität, die mit ACE-Hemmern verbunden ist, liegt wahrscheinlich in fetaler Hypotension und reduziertem renalem Blutfluss begründet. Das mit der Anurie verbundene Oligohydramnion kann Lungenhypoplasie, Extremitätenkontrakturen, einen persistierend offenen Ductus arteriosus, kraniofaziale Deformierung und Tod des Neugeborenen verursachen.

Neue Erkenntnisse zum Risiko durch eine ACE-Hemmer-Exposition im ersten Trimenon ergab eine explorative epidemiologische Studie aus dem Medicaid-Programm des US-Bundesstaates Tennessee. Darin wurden Verschreibungen und Rezepteinlösungen durch Schwangere ohne Anzeichen eines Diabetes mellitus mit Untersuchungsbefunden der geborenen Kinder zusammengeführt und analysiert.

Dabei wurde bei den Kindern von Schwangeren, die im ersten Trimenon ACE-Hemmer-exponiert waren (N=209), eine höhere Häufigkeit angeborener Fehlbildungen (7,1 %) als bei Kindern von Frauen ohne Antihypertensiva-Einnahme (2,6 %) bzw. bei Kindern von Frauen mit anderen Antihypertensiva (AT$_1$-Rezeptorenblocker waren ausgeschlossen) (1,7 %) gefunden [83a]. Einige Fragen zu dieser Studie bleiben offen [431a], und weitere Untersuchungen sind erforderlich; aber der Risikoanstieg erscheint nicht so groß, als dass eine Diskussion mit allen Frauen, denen ACE-Hemmer verschrieben wird, im fortpflanzungsfähigen Alter für erforderlich gehalten wird [162a]. Andere Autoren sind der Meinung, dass ACE-Hemmer bei allen Frauen, die schwanger werden können, vermieden werden sollten [397a].

Derzeit ist davon auszugehen, dass auch im ersten Trimenon der Gebrauch eines ACE-Hemmers nicht risikofrei ist. ACE-Hemmer sind in der gesamten Schwangerschaft kontraindiziert. Ist versehentlich eine Exposition im ersten Trimenon erfolgt, sollte unverzüglich auf ein besser erprobtes Antihypertensivum umgestellt und die normale Entwicklung des Embryos mittels hochauflösender Sonographie um Woche 18 bestätigt werden [162a, 431a].

Captopril

▪ FDA-Kategorie C bzw. D bei Anwendung im zweiten oder dritten Trimenon.
▪ ADEC-Kategorie D.

Enalapril

▪ FDA-Kategorie C bzw. D bei Anwendung im zweiten oder dritten Trimenon.
▪ ADEC-Kategorie D.

Quinapril

- FDA-Kategorie C bzw. D bei Anwendung im zweiten oder dritten Trimenon.
- ADEC-Kategorie D.

Cilazapril

- FDA-Kategorie D.
- ADEC-Kategorie D.

Lisinopril

- FDA-Kategorie C bzw. D bei Anwendung im zweiten oder dritten Trimenon.
- ADEC-Kategorie D.

Moexipril

- FDA-Kategorie C bzw. D bei Anwendung im zweiten oder dritten Trimenon.

Trandolapril

- FDA-Kategorie C bzw. D bei Anwendung im zweiten oder dritten Trimenon.
- ADEC-Kategorie D.

Spirapril

Keine Daten verfügbar.

Benazepril

- FDA-Kategorie C bzw. D bei Anwendung im zweiten oder dritten Trimenon.

Perindopril

- FDA-Kategorie C bzw. D bei Anwendung im zweiten oder dritten Trimenon.
- ADEC-Kategorie D.

Ramipril

- FDA-Kategorie C bzw. D bei Anwendung im zweiten oder dritten Trimenon.
- ADEC-Kategorie D.

Fosinopril

- FDA-Kategorie C bzw. D bei Anwendung im zweiten oder dritten Trimenon.
- ADEC-Kategorie D.

4. AT$_1$-Rezeptorenblocker („Sartane")

Die Zahl der Berichte über Expositionen in der Schwangerschaft beim Menschen ist noch gering. Fünf Fälle von Sartan-Behandlungen im zweiten bzw. dritten Trimenon wurden von der Berliner Beratungsstelle für Embryonaltoxikologie beobachtet [429, 430]. Bei einer Schwangeren, die eine antihypertensive Langzeittherapie mit Candesartan plus Bisoprolol erhielt, wurde in der 33. Schwangerschaftswoche wegen Blutungen und Anhydramnie eine Sectio durchgeführt. Das Neugeborene, das eine nur rudimentäre Verknöcherung der Schädelknochen aufwies, starb bei ausgeprägter Lungenhypoplasie mit therapierefraktärer Ateminsuffizienz, Anurie und Zeichen einer plasmatischen Gerinnungsstörung. Eine zweite Schwangere hatte bis zur 27. Schwangerschaftswoche als antihypertensive Medikation Losartan, Hydrochlorothiazid und Metoprolol erhalten und wurde wegen intrauteriner Wachstumsretardierung und Anhydramnie aufgenommen; nach Absetzen von Losartan nahm die Fruchtwassermenge zu. Das durch Sectio in der 30. Woche geborene Kind war für fünf Tage intubations- und beatmungspflichtig. Der weitere Verlauf war unkompliziert und das Kind konnte in gutem Allgemeinzustand entlassen werden. Eine dritte Frau wurde in den letzten beiden Monaten der Schwangerschaft bis zur Geburt eines reifen Kindes antihypertensiv mit Valsartan plus Hydrochlorothiazid behandelt. Das Neugeborene war anurisch und hatte eine Mikrozephalie, Hypoplasie der Schädelknochen und Kontraktur der Extremitäten; nach 4 Monaten bestand noch immer Dialysepflichtigkeit [430]. Zwei weitere Fälle einer antihypertensiven Behandlung mit einem Sartan bis in die Spätschwangerschaft (31. bzw. 33. Woche) hinein wurden erfasst: Dabei bestand in einem Fall beim Neugeborenen eine Anhydramnie und im Alter von 4 Wochen noch immer Dialysepflichtigkeit, im anderen Fall eine nur rudimentäre Verknöcherung der okzipitalen und parietalen Schädelknochen sowie der Verdacht auf einen Wachstumsrückstand beider Nieren, im Übrigen eine bis zum Alter von zwei Jahren unauffällige Entwicklung [429].

In diesen fünf Fallbeschreibungen wurde das fetotoxische Potenzial der Sartane sichtbar, da jeweils mindestens eines der von ACE-Hemmern in der Spätschwangerschaft bekannten Symptome (Oligohydramnios, Anhydramnios, Anurie des Neugeborenen, hypoplastische Schädelknochen, Lungenhypoplasie, Kontrakturen der Extremitäten) beobachtet wurde [429].

Vom gleichen Zentrum wurden außerdem 45 Schwangere, die während der Embryogenese mit einem Sartan behandelt wurden, prospektiv erfasst. Der Schwangerschaftsausgang ist in 37 Fällen bekannt. Von 30 Lebendgeburten wies ein Kind eine

Gaumenspalte auf; eine Schwangerschaft wurde nach Diagnose einer Exenzephalie beendet [429]. Diese Befunde lassen weder die Annahme noch den Ausschluss eines Risikos für die Frühschwangerschaft zu.

Aufgrund der nahe beieinander liegenden Wirkmechanismen der AT_1-Blocker und der ACE-Hemmer können diese beiden Substanzgruppen identische Teratogenität und schwere fetale sowie neonatale Toxizität verursachen. Die fetale Toxizität kann Anurie, Oligohydramnios, fetale Hypocalvaria, intrauterine Wachstumsverzögerung, Frühgeburt, und offenen Ductus arteriosus umfassen. Der Anurie-assoziierte Oligohydramnios kann zu Extremitäten-Kontrakturen, kraniofazialer Deformierung und Lungenhypoplasie führen. Beim Neugeborenen können schwere Anurie und Hypotension vorkommen, Nierenfunktion und Blutdruck müssen deshalb beim Neugeborenen engmaschig beobachtet werden.

Eine Serie von zehn Fällen einer prospektiven Untersuchung von Frauen mit AT_1-Rezeptorenblocker-Exposition während der frühen Schwangerschaft wurde aus einem französischen Zentrum berichtet. Es gab drei Aborte, zwei Totgeburten (Zwillingsschwangerschaften), ein Neugeborenes mit Dysmorphie und Nierenerkrankung, und fünf der Neugeborenen zeigten eine unauffällige Entwicklung [438a].

Aus diesen und weiteren Fallberichten [99a] wird die Schlussfolgerung gezogen, dass eine Behandlung während des zweiten und dritten Trimenons vermieden werden soll und dass, sobald eine Schwangerschaft während der Einnahme erkannt wird, auf ein anderes Antihypertensivum umgestellt werden soll [11a]. Andere Autoren sind der Meinung, dass AT_1-Rezeptorenblocker bei allen Frauen, die schwanger werden können, vermieden werden sollten [397a].

Irbesartan

- FDA-Kategorie C bzw. D bei Anwendung im zweiten oder dritten Trimenon.

Berichte über die Anwendung in der Schwangerschaft beim Menschen liegen nicht vor.

Candesartancilexetil

- FDA-Kategorie C bzw. D bei Anwendung im zweiten oder dritten Trimenon.

Berichte über die Anwendung in der Schwangerschaft beim Menschen liegen nicht vor.

Valsartan

- FDA-Kategorie C bzw. D bei Anwendung im zweiten oder dritten Trimenon.

Der Fall einer Patientin mit Hypertonie und Diabetes mellitus wurde berichtet. Sie war in den ersten 24 Wochen ihrer Schwangerschaft mit Valsartan und Atenolol behandelt worden, als ein Anhydramnios festgestellt wurde. Nach Absetzen von Valsartan normalisierte sich das Amnionflüssigkeitsvolumen. In der 33. SSW wurde intrauteriner Tod diagnostiziert; der Fetus hatte eine Lungenhypoplasie und eine sehr kleine Plazenta. Der Oligohydramnios wurde der Therapie mit dem AT_1-Blocker zugeschrieben [56, 57].

Losartan

- FDA-Kategorie C bzw. D bei Anwendung im zweiten oder dritten Trimenon.
- ADEC-Kategorie D.

Im Tierversuch (Ratte) wurde bei oralen Dosen, die etwa der 3-fachen maximalen Dosis für den Menschen entsprachen, bei den Feten reduziertes Körpergewicht, verzögerte körperliche und verhaltensmäßige Entwicklung, Mortalität und renale Toxizität beobachtet.

Ein Fall wurde berichtet, bei dem es nach Losartan-Exposition in der 20. bis 31. SSW zu toxischen Effekten beim Fetus kam. Im Einzelnen handelte es sich um Oligohydramnios, pulmonale Hypoplasie, Hypoplasie der Schädelknochen und Tod des Fetus. Dieses Muster ähnelte dem nach ACE-Hemmer-Exposition beobachteten [422].

Telmisartan

- FDA-Kategorie C bzw. D bei Anwendung im zweiten oder dritten Trimenon.

Der Fall eines vorübergehenden Nierenversagens bei einem Neugeborenen nach Telmisartan-Therapie in der Schwangerschaft wurde publiziert [392]. Weitere Berichte über die Anwendung in der Schwangerschaft beim Menschen liegen nicht vor.

Eprosartan

- FDA-Kategorie C bzw. D bei Anwendung im zweiten oder dritten Trimenon.

Berichte über die Anwendung in der Schwangerschaft beim Menschen liegen nicht vor.

Olmesartanmedoxomil

- FDA-Kategorie C bzw. D bei Anwendung im zweiten oder dritten Trimenon.
- ADEC-Kategorie D.

RL   28   Broncholytika/Antiasthmatika

Beta-Adrenozeptor-Agonisten inhalativ

Bambuterol (S. 196): Bambec®
Clenbuterol (S. 196): Spiropent®
Epinephrin (Adrenalin) (S. 196): Infectokrupp Inhal
Fenoterol (S. 196): Berotec® Inhaletten®, Berotec® N
Formoterol (S. 196): Foradil®, Forair®, Formatris®, FormoLich®, Formoterol (-CT, HEXAL®, ratiopharm®, STADA®), Formotop®, Foster®, Invair®, Oxis®, Symbicort®
Salbutamol (Albuterol) (S. 196): Apsomol®, Asthmalitan®, Broncho (Fertiginhalat, Inhalat), Bronchospray® (Autohaler®, novo), Cyclocaps® Salbutamol, Epaq®, Loftan®, Pädiamol®, Pentamol®, Salbubreathe Sandoz®, Salbu-Fatol®, Salbu-HEXAL®, Salbulair®, Salbubronch®, Salbulind®, Salbu Novolizer®, Salbutamol (AL, -CT, -ratiopharm®, STADA®, Trom®), SalbuSandoz, Salmundin®, Sultanol®, Sultanol Rotadisk®, Ventilastin® Novolizer®, Volmac®
Salmeterol (S. 196): aeromax® (Diskus®), atmadisc®, Serevent (Diskus®), Viani®
Terbutalin (S. 196): Aerodur® Turbohaler®, Bricanyl®, Bricanyl-Duriles®, Contimit®, Terbul®, terbutalin ret. von ct, Terbutalin (AL, -ratiopharm®, -Sandoz, STADA®)
Tulobuterol (S. 196): Aerodur®, Atenos®, Brelomax®

Anticholinergika inhalativ

Ipratropiumbromid (S. 197): Atrovent®, Berodual®
Tiotropium (S. 197): Spiriva®

Glucocorticoide inhalativ

Beclometason (S. 197): AeroBec® N, Beclobreathe Sandoz®, BecloHEXAL® Easyhaler®, BecloSandoz, Becloturmant®, Beclometason (-CT, -ratiopharm®), Bronchocort®, Cyclocaps® Beclometason, Junik®, Sanasthmax®, Sanasthmyl® Rotadisk®, Ventolair®
Budesonid (S. 197): Benosid® N, Budecort® 200 Novolizer®, Budes® Easyhaler®, Budesonid (-CT, -ratiopharm®, Sandoz), Budiair®, Cyclocaps® Budesonid, Miflonide®, Novopulmon® 200 Novolizer®, Pulmicort® (Turbohaler®), Respicort® MAGtab
Dexamethason (S. 197): Präparate s. RL-31
Flunisolid (S. 198): Inhacort®
Fluticason (S. 197): atemur®, Flutide®

Antiallergika inhalativ (außer Glucocorticoiden)

Cromoglicinsäure (Cromolyn) (S. 198): Aarane®, Acecromol®, Colimune®, CromoHEXAL®, Cromolind®, Cromopp®, Cromo-ratiopharm®, Cromo-CT, Cromo AT, Cromo Stulln, Diffusyl®, DNCG (Mundipharma, PPS, STADA®, Trom®), Flui®-DNCG, Intal®, IsoCROM, Lomupren®, Pädiacrom, PENTATOP®, Pulbil®, Vividrin®
Nedocromil (S. 198): Halamid®, Tilade®

Andere Wirkstoffe

Ketotifen (S. 198): Ketof®, Ketotifen (beta®, -ratiopharm®, STADA®, Temmler®, Trom®), Pädiatifen®, Zaditen®, Zatofug®
Montelukast (S. 198): SINGULAIR®
Theophyllin (S. 198): Aerobin®, Afonilum®, afpred® forte-THEO, Broncho-Euphyllin® retard, Bronchoparat®, Broncho-retard®, Contiphyllin®, Cronasma®, duraphyllin®, Euphylong®, Pulmo-Timelets®, Solosin®, Theo-CT, Theophyllin (AL, HEXAL®, Sandoz®, STADA®), Tromphyllin, Unilair®, Uniphyllin®
Zileuton (S. 198)

Ⓢ **Inhalative Beta-Sympathomimetika**
Inhalative Glucocorticoide

Allgemeines. Bei unkontrolliertem Asthma bronchiale ist das Risiko eines ungünstigen Schwangerschaftsausgangs erhöht. Kon-

trolliertes Asthma ist, wie Studien nahelegen, mit einem verbesserten perinatalen Ergebnis verbunden [433].

Zum Management des Asthma bronchiale in der Schwangerschaft enthält die „Nationale Versorgungsleitlinie (NVL)

Asthma" einen gesonderten Abschnitt. Hier wird betont, dass bei einer guten Kontrolle des Asthmas während des gesamten Schwangerschaftsverlaufs nur ein geringes oder überhaupt kein Risiko mütterlicher oder fetaler Komplikationen besteht und im Allgemeinen die zur Behandlung eines Asthmas eingesetzten Medikamente in der Schwangerschaft sicher sind [3a].

In den Daten aus Schweden wurde ein leichter Anstieg des Risikos für angeborene Missbildungen beobachtet. Ein größeres Risiko geht danach von mütterlichem Asthma und dem Gebrauch von Antiasthmatika nicht aus [252a].

Eine Arbeitsgruppe des *National Asthma Education and Prevention Program* hat zum Management des Asthmas während der Schwangerschaft Empfehlungen herausgegeben [308]. Einige Kernpunkte sind:

- Asthma sollte bei Schwangeren so aggressiv wie bei Nichtschwangeren behandelt werden.
- Asthma- sowie geburtshilfliche Versorgung sollten sorgfältig integriert werden und das Monitoring von fetalem Wachstum und Entwicklung, der mütterlichen Symptome und der mütterlichen Lungenfunktion einschließen.
- Die Asthma-Medikation sollte für alle Patienten mit mehr als milder, intermittierender Erkrankung – wie für Nichtschwangere – einen kurz wirksamen Reliever (normalerweise ein kurz wirksames Beta$_2$-Sympathomimetikum) und eine Langzeitmedikation, die auf die zugrunde liegende Entzündung gerichtet ist, einschließen.

Die Einschränkungen für die Wirkstoffe ergeben sich vor allen Dingen für eine systemische Anwendung. Bei der Verwendung als Dosieraerosole oder Inhalate bleibt die Dosis zu niedrig, um eine Gefährdung des Embryos oder Fetus zu bewirken.

Vergleichende Studien zum Risiko angeborener Missbildungen in Verbindung mit Asthma-Behandlungen im ersten Trimenon wurden in einer Übersicht dargestellt. Es wurden keine Studien gefunden, die eine signifikante Zunahme der Anteile angeborener Missbildungen mit irgendeiner der untersuchten Expositionen ergab. Es wurde aber auch klar gezeigt, dass die Studien zu kleine Fallzahlen umfassten, um Unterschiede von 50 % oder darunter zu entdecken und dass deswegen größere Studien erforderlich sind [236].

Orale Corticosteroide sollten in der Asthma-Behandlung bei Schwangeren nicht unnötig verwendet werden (s. RL-31, S. 201). Die Risiken schweren unkontrollierten Asthmas für die Mutter und vermutlich den Fetus legen jedoch nahe, dass orale Corticosteroide, wenn sie indiziert sind, beim Management des schweren Asthmas in der Schwangerschaft eingesetzt werden sollten [125, 433].

Zu den Arzneimitteln, die Schwangeren bei Asthma bronchiale bzw. Allergie verschrieben werden können, existieren ausführliche Übersichtsarbeiten (z. B. [203]).

1.   Beta-Adrenozeptor-Agonisten inhalativ

Die Wirkstoffe dieser Klasse sind weder im Tierversuch noch beim Menschen teratogen. Embryotoxische Effekte (Totgeburten, Resorptionen) wurden im Tierversuch nur bei Bambuterol und Clenbuterol beobachtet. Die effektiven Dosisbereiche lagen oberhalb des humantherapeutischen Anwendungsbereiches. Kontrollierte Studien bei schwangeren Frauen fehlen. Aus kleinen Serien für einige dieser Wirkstoffe ergeben sich keine Hinweise auf embryotoxische Wirkungen.

Beta-2-Sympathomimetika sind in der Schwangerschaft wie gewohnt einzusetzen, wie die NVL Asthma ausführt [3a].

Da die Wirkstoffe dieser Klasse wehenhemmend wirken, können sie diaplazentar die Herzfrequenz des Fetus beeinflussen. Beim Neugeborenen können Hypoglykämie und Hypotonie auftreten. Offenbar spielt dies jedoch nur bei der systemischen Anwendung als Tokolytikum eine Rolle.

Die Anwendung inhalativer Beta-Sympathomimetika bei schwangeren Asthmapatientinnen steht nicht mit einem erhöhten Risiko angeborener Missbildungen oder anderen ungünstigen Schwangerschaftsausgängen in Verbindung. Dies zeigte eine prospektive Untersuchung. Dabei gehörte Terbutalin zu den am häufigsten verwendeten Substanzen.

Die Analyse der Datenbank aus Michigan ergab günstige Ergebnisse für die genannten Substanzen sowie außerdem für Salbutamol [125].

Epinephrin (Adrenalin)
Siehe RL-19 (Antihypotonika).

Salbutamol (Albuterol)
- FDA-Kategorie C.
- ADEC-Kategorie A.

Terbutalin
- FDA-Kategorie B.
- ADEC-Kategorie A.

Fenoterol
- FDA-Kategorie B.
- ADEC-Kategorie A.

Salmeterol
- FDA-Kategorie C.
- ADEC-Kategorie B3.

Inhalatives Salmeterol kann bei Patientinnen, die durch mittlere Dosen inhalativer Corticoide nicht ausreichend kontrolliert werden, in Betracht kommen [434].

Formoterol
- FDA-Kategorie C.

Tulobuterol
Keine Daten verfügbar.

Bambuterol
Die Sicherheit von Bambuterol in der Schwangerschaft ist nicht etabliert [230]. Bambuterol ist ein Prodrug von Terbutalin.

Clenbuterol
Siehe oben (Bambuterol).

2.   Anticholinergika inhalativ

Hinweise auf teratogene oder embryotoxische Wirkungen dieser Substanzgruppe fehlen.

Ipratropiumbromid
- FDA-Kategorie B.
- ADEC-Kategorie B1.

Obwohl nur wenige Daten zur Anwendung in der Schwangerschaft beim Menschen existieren, gibt es keine Hinweise auf schädliche Wirkungen für den Fetus.

Tiotropium
Keine Daten verfügbar.

3.   Glucocorticoide inhalativ

Studien haben gezeigt, dass inhalative Steroide Exazerbationen akuten Asthmas speziell in der Schwangerschaft vorbeugen. Sie sollten daher – außer bei mildestem persistierendem Asthma – die Hauptsäule der prophylaktischen Behandlung bilden [433]. Inhalative Corticosteroide sind in der Schwangerschaft wie gewohnt einzusetzen, wie die NVL Asthma ausführt [3a]. Auch nach den ACOG-Leitlinien stellen inhalative Glucocorticoide die Anfallsprophylaktika der ersten Wahl bei Asthma bronchiale in der Schwangerschaft dar [125a].

Für Beclometason liegen für die Anwendung während der Schwangerschaft mehr Informationen als für andere inhalative Steroide vor. Deshalb sollte dieses Mittel im Allgemeinen die erste Wahl sein. Es gibt jedoch keinen Grund zur Annahme, dass ein anderes inhalatives Steroid in einer wirksamen Dosis weniger sicher wäre, sodass eine entsprechende Medika-tion bei guter Wirksamkeit vor der Schwangerschaft auch fortgeführt werden könnte [433].

Bis weitere Informationen vorliegen, sollten Fluticason und Budesonid denjenigen Patientinnen vorbehalten bleiben, die während der Schwangerschaft hohe Dosen inhalativer Steroide benötigen [433].

Beclometason
- FDA-Kategorie C.
- ADEC-Kategorie B3.

In der Datenbank aus Michigan wurden 395 Neugeborene mit Beclometason-Exposition im ersten Trimenon identifiziert. 16 größere Missbildungen wurden beobachtet (erwartete Zahl: 16) [57].

Budesonid
- FDA-Kategorie C.
- ADEC-Kategorie B3.

Daten aus dem schwedischen Geburtsregister ergaben keine Steigerung angeborener Missbildungen durch die inhalative Anwendung von Budesonid in der Frühschwangerschaft [252]. Ein spezifischer teratogener Effekt kann dadurch allerdings nicht ausgeschlossen werden. Nach den ACOG-Leitlinien ist Budesonid das bevorzugte inhalative Glucocorticoid in der Schwangerschaft [125a].

Fluticason
- FDA-Kategorie C.
- ADEC-Kategorie B3.

Dexamethason
- FDA-Kategorie A
- ADEC-Kategorie A.

Siehe auch RL-31 (Corticoide).

Flunisolid
- FDA-Kategorie C.
- ADEC-Kategorie B3.

4.   Antiallergika inhalativ (außer Glucocorticoiden)

Cromoglicinsäure (Cromolyn)
- FDA-Kategorie B.
- ADEC-Kategorie A.

Tierversuche ergaben keinen Anhalt für eine teratogene Wirkung.

Die Anwendung in der Schwangerschaft beim Menschen, darunter auch 185 Neugeborene der Datenbank aus Michigan mit Exposition im ersten Trimenon, hat keine Hinweise auf einen Zusammenhang mit Missbildungen ergeben [57].

Nedocromil
- FDA-Kategorie B.
- ADEC-Kategorie B1.

Tierversuche haben keine Hinweise auf Teratogenität oder andere fetale Schäden ergeben.

Aus den wenigen berichteten Anwendungen in der Schwangerschaft beim Menschen ist zu schließen, dass ein größeres teratogenes Risiko nicht besteht.

5.   Andere Wirkstoffe

Ketotifen
- FDA-Kategorie C.

Eine Embryotoxizität im Tierversuch wurde nicht gefunden. Für den Menschen gibt es ebenfalls keine Hinweise auf Embryotoxizität oder Teratogenität. Erfahrungen aus kontrollierten Studien liegen nicht vor.

Montelukast
- FDA-Kategorie B.

Tierversuche geben keinen Anlass zur Besorgnis. Ausreichende Erfahrungen bei Schwangeren liegen bislang nicht vor. Zur allgemeinen Anwendung in der Schwangerschaft können Leukotrien-Antagonisten nicht empfohlen werden. Dennoch können sie im Einzelfall bei Patientinnen mit hartnäckigem Asthma in Betracht gezogen werden, wenn sie vor der Schwangerschaft zu einem günstigen Therapieerfolg geführt haben [125].

Zileuton

Zileuton sollte in der Schwangerschaft vermieden werden [125, 433].

Theophyllin
- FDA-Kategorie C.
- ADEC-Kategorie A.

Im Tierversuch wurde bei Mäusen und Ratten in oralen Dosen bis zu dem etwa 2,0- bzw. 3,0-fachen Wert der auf die Körperoberfläche bezogenen empfohlenen menschlichen Dosis kein Hinweis auf Teratogenität gefunden. Bei der etwa 2,5-fachen menschlichen Dosis wurde bei der Ratte eine Embryotoxizität beobachtet.

Theophyllin passiert die Plazentaschranke.

In der Datenbank aus Michigan wurden 1240 Neugeborene identifiziert, die im ersten Trimenon gegenüber Theophyllin, 36 gegenüber Aminophyllin exponiert waren. Insgesamt wurden 68 größere Defekte gefunden (erwartete Zahl: 53), darunter 20 kardiovaskuläre Defekte (erwartet Zahl: 12) [57]. Eine Assoziation, ebenso wie für Spina bifida und Lippen-Kiefer-Gaumen-Spalten, ist möglich. Andere Faktoren, z. B. die mütterliche Erkrankung, Begleitmedikation oder Zufall, können jedoch beteiligt sein.

Die Anwendung von Theophyllin ist etabliert und gilt als sicher [230]. Durch Nebenwirkungen, die ungeachtet einer Schwangerschaft für Theophyllin bekannt sind, hat es jedoch den Charakter eines Ausweichpräparats [203].

Zu eventuellen Änderungen der Pharmakokinetik von Theophyllin in der Schwangerschaft gibt es uneinheitliche Befunde. Die Kontrolle der Plasmakonzentrationen ist daher sinnvoll.

Im dritten Trimenon kann Theophyllin wehenhemmend wirken.

RL 29 Cholagoga und Gallenwegstherapeutika

Aloe (in Kombination mit Chelidonium u. a.) (S. 199): Chol-Kugeletten®, Cholhepan® N, Kräuterlax®
Chenodesoxycholsäure (Chenodiol) (S. 199): Chenofalk®, Lithofalk®
Febuprol (S. 199): Valbil®
Fenipentol (S. 199): Febichol®
Ursodesoxycholsäure (Ursodiol, UDCA) (S. 199): Cholit-Ursan®, Cholofalk, Lithofalc® UDC (AL, HEXAL®), Ursochol®, Ursofalk®

Fenipentol

Keine Daten verfügbar.

Febuprol

Für Febuprol gibt es Hinweise auf Fetotoxizität. Wegen der fehlenden Erfahrung in der Anwendung bei Schwangeren ist eine Kontraindikation geboten.

Chenodesoxycholsäure (Chenodiol)

- FDA-Kategorie X.
- ADEC-Kategorie B3.

Chenodesoxycholsäure wirkt beim Tier nicht teratogen, jedoch in hoher Dosierung bei einigen Spezies embryotoxisch. Bei Primaten wurde eine Hepatotoxizität beobachtet. Die Erfahrungen in der Schwangerschaft beim Menschen sind unzureichend.

Ursodesoxycholsäure (Ursodiol, UDCA)

- FDA-Kategorie B.

Bei intrahepatischer Cholestase in der Schwangerschaft wurde UDCA in kleineren Studien untersucht. Hinweise auf Schäden beim Fetus gab es dabei nicht. UDCA scheint im dritten Trimenon eine sichere Behandlung zu sein und ist Mittel der ersten Wahl geworden. Bevor eine endgültige Bewertung möglich ist, müssen jedoch weitere Studien durchgeführt werden [328, 384].

Aloe

Aloe-haltige Präparate sind wegen des Gehaltes an Anthrachinonen (darm- und nierenreizende Gifte) ab dem dritten Schwangerschaftsmonat kontraindiziert. Teratogene Wirkungen sind dagegen nicht bekannt.

RL 30 Cholinergika

Bethanechol (S. 200): Myocholine-Glenwood®
Carbachol (S. 200): Carbamann®, Doryl®, Isopto®-Carbachol
Ceruletid (S. 200): Takus®
Distigmin (S. 200): Ubretid®
Neostigmin (S. 200): NEOSTIG, Neostigmin (Curamed, curasan, DeltaSelect, -Rotexmedica)
Pyridostigmin (S. 200): Kalymin®, Mestinon®

Neostigmin

- FDA-Kategorie C.
- ADEC-Kategorie B2.

Neostigmin passiert wahrscheinlich die Plazentaschranke.

Neostigmin ist z.B. zur Behandlung der Myasthenia gravis auch in der Schwangerschaft verwendet worden. Ein Zusammenhang mit angeborenen Missbildungen trat dabei nicht zutage.

Wegen der möglichen Auslösung vorzeitiger Wehen durch die intravenöse Gabe von Cholinesterase-Hemmstoffen wurde stattdessen der intramuskuläre Applikationsweg für Neostigmin vorgeschlagen. Bei dieser Empfehlung ist jedoch Vorsicht angezeigt, weil es in einer Untersuchung nach intramuskulärer Gabe von Neostigmin in einem hohen Anteil zu vaginalen Blutungen gekommen war.

Pyridostigmin

- FDA-Kategorie C.
- ADEC-Kategorie C.

Im Tierversuch (Ratte) wurde keine teratogene Wirkung, aber bei der höchsten Dosis Fetotoxizität (reduziertes Körpergewicht) beobachtet.

Einige Berichte beschrieben die offenbar sichere Anwendung von Physostigmin während der Schwangerschaft. In einer Kasuistik wurde jedoch über ein Neugeborenes mit Mikrozephalie und Schädigung des Zentralnervensystems berichtet; die Mutter hatte wegen Myasthenia gravis über die gesamte Schwangerschaft hoch dosiertes Pyridostigmin erhalten.

Distigmin

Die Sicherheit der Anwendung in der Schwangerschaft ist nicht etabliert [230].

Carbachol

- FDA-Kategorie C.

Die Anwendung in der Schwangerschaft wurde nicht untersucht.

Bethanechol

- FDA-Kategorie C.
- ADEC-Kategorie B2.

Reproduktionsstudien am Tier wurden nicht durchgeführt. Die Anwendung in der Schwangerschaft beim Menschen wurde berichtet, jedoch reicht das Material für eine Analyse nicht aus.

Ceruletid

Ceruletid ist bei Ratte und Kaninchen nicht teratogen.

Informationen zur Anwendung in der Schwangerschaft beim Menschen liegen nicht vor. Der Hersteller gibt an, dass Ceruletid während der sensiblen Phase der Schwangerschaft nicht appliziert werden darf (FI).

RL 31 Corticoide (Interna)

Glucocorticoide

Betamethason (S. 203): Betnesalic® mono, Celestamine® N, Celestan®, Diprosone®
Cortison (S. 203): Cortison CIBA
Deflazacort (S. 203): Calcort®
Dexamethason (S. 202): afpred®-DEXA, afpred®-forte-DEXA, Dexa (-CT, JENAPHARM®, -Allvoran®), Dexabene, Dexabeta®, DexaEDO®, dexa-clinit, Dexa-Effekton®, Dexaflam®, Dexagalen®, DexaHEXAL®, Dexamethason (GALEN, JENAPHARM®, -mp, -ratiopharm, -Rotexmedica, Sandoz®), Dexamonozon®, Fortecortin®, Lipotalon®
Hydrocortison (S. 202): Hydrocortison (GALEN®, JENAPHARM®, Hoechst®), Hydrocutan
Methylprednisolon (S. 202): Depo-Medrate®, MEDRATE®, Medrate® Solubile, Methylprednisolon (acis®, JENA-PHARM®), Metypred GALEN, Metysolon®, M-PredniHEXAL®, PREDNI M TABLINEN®, Urbason®
Prednisolon (S. 202): Decortin® H, Dermosolon, duraprednisolon, hefasolon®, Infectocortikrupp®, Klismacort®, Prectal®, Prednabene, Predni Lichtenstein N, Prednigalen®, PredniHEXAL®, Predni (H inject®, H Tablinen®), Prednisolon (acis®, GALEN, JENAPHARM®, -ratiopharm®, -Rotexmedica), Prednisolut®, Solu-Decortin®
Prednison (S. 202): Decortin®, Prednison (acis®, GALEN, HEXAL®, -ratiopharm®), Predni Tablinen®, Rectodelt®
Rimexolon (S. 203): Rimexel®
Triamcinolon (S. 203): Berlicort®, Delphicort®, Delphimix®, Triam-oral®, Volon®

Mineralocorticoide

Fludrocortison (S. 203): Astonin® H, Fludrocortison Tabletten

1. Glucocorticoide

Glucocorticoide sind bei einigen Tierarten teratogen. Neben anderen Missbildungen wurden vor allem Gaumenspalten beobachtet. Bei Primaten sind Glucocorticoide nicht teratogen. Beim Menschen gilt dies auch bei Langzeittherapie. Trotzdem wird zur Vorsicht in der Schwangerschaft geraten, da über verschiedene Mechanismen (Verminderung des Eiweißbestandes, erhöhte Calcium-Ausscheidung, Verminderung der Synthese saurer Mucopolysaccharide und Beeinträchtigung der Epiphyse) eine Wachstumsverzögerung möglich scheint. Auch ist gelegentlich nach Langzeittherapie beim Menschen von der Induktion einer Nebennierenrindeninsuffizienz berichtet worden. Die Risiken scheinen jedoch niedrig zu sein. Katarakte sind ebenfalls beobachtet worden.

Bei perikonzeptionellem (einen Monat vor bis drei Monate nach Konzeption) Corticosteroid-Gebrauch wurde ein erhöhtes Risiko für isolierte Lippenspalte mit oder ohne Gaumenspalte und isolierte Gaumenspalte gefunden [71]. Aus ähnlichen Befunden wurde die Folgerung gezogen, dass die Verwendung von Corticosteroiden auf lebensbedrohliche Situationen, Erkrankungen ohne sichere Alternative und Substitutionen beschränkt werden sollte [413].

Die Analyse des schwedischen Geburtsregisters ergab, dass mütterlicher Arzneimittelgebrauch insgesamt nur eine kleine Rolle bei der Verursachung orofazialer Spalten spielt. In Bezug auf Corticoide in verschiedener Applikationsform war kein eindeutiger Effekt erkennbar, allerdings war die Fallzahl insgesamt niedrig. Eine Wirkung, z. B. durch systemische Glucocorticoide, vor allem auf mediane Gaumenspalten, war nicht auszuschließen [251].

Wenn Glucocorticoide aufgrund der mütterlichen Erkrankung indiziert sind, sollten sie nicht vorenthalten werden.

Wenn es aber die mütterliche Erkrankung zulässt, sollte man niedrig dosieren und eine Langzeittherapie vermeiden. Dies gilt insbesondere dann, wenn in der Verwandtschaft multifaktoriell bedingte Gesichtsspalten aufgetreten sind. Hier könnten Glucocorticoide als zusätzliche Faktoren bei der Auslösung der Missbildung angesehen werden.

Zu den Langzeitwirkungen einer In-utero-Exposition gegenüber Glucocorticoiden ist wenig bekannt. In einer Beobachtungsstudie bei 477 Kindern, die vor der 33. SSW geboren wurden und vor der Geburt gegenüber Corticosteroiden exponiert waren, wurde in Abhängigkeit von der Zahl der Behandlungszyklen eine Reduktion des Geburtsgewichts (um bis zu 9 %) und des Kopfumfangs (um bis zu 4 %) gefunden [160]. Dagegen ergab die Nachuntersuchung (Alter im Median 3,5 Jahre) von Kindern, deren Mütter (n=74) antenatal wiederholt mit Betamethason behandelt wurden, keine Auffälligkeiten in Bezug auf Wachstum oder Blutdruck [418].

Zusammenfassend stellen Prednison und Prednisolon – dies sind die Corticoide, für die die meisten Daten zur Anwendung in der Schwangerschaft beim Menschen vorliegen – offenbar ein kleines Risiko für den sich entwickelnden Fetus dar. Eines dieser Risiken sind orofaziale Spalten.

Dexamethason
- FDA-Kategorie C bzw. D bei Anwendung im ersten Trimenon.
- ADEC-Kategorie A.

Für die antenatale Corticosteroid-Behandlung zur Förderung der fetalen Lungenreifung wird – neben Betamethason (s. unten) – auch Dexamethason eingesetzt [310].

Hydrocortison
- FDA-Kategorie C bzw. D bei Anwendung im ersten Trimenon.
- ADEC-Kategorie A.

Methylprednisolon
- ADEC-Kategorie A.

Prednisolon
- FDA-Kategorie C.
- ADEC-Kategorie A.

Prednisolon ist die biologisch aktive Form von Prednison (s. u.).

Prednison
- FDA-Kategorie C.
- ADEC-Kategorie A.

Eine prospektive Kohortenstudie ergab, dass Prednison in therapeutischer Dosis kein größeres teratogenes Risiko, jedoch ein etwa 3,4-fach erhöhtes Risiko für Mundspalten darstellt [382].

Orale Corticosteroide bei Asthmapatientinnen in der Schwangerschaft sind mit dem Risiko einer Präeklampsie in Verbindung gebracht worden. Dabei ist jedoch unklar, ob es sich um eine Arzneimittelnebenwirkung oder eine Folge der Schwere der Grunderkrankung handelt [433]. Eine Anzahl von Studien deutet, wenngleich ohne Beweis, darauf hin, dass eine Kontrolle des Asthmas mit einer Verbesserung des perinatalen Ausgangs einhergeht [433]. Das Risiko eines schweren unkontrollierten Asthmas für die Mutter und vermutlich auch für den Fetus scheint deshalb darauf hinzuweisen, dass orale Corticosteroide bei vorliegender Indikation in der Behandlung des schweren Asthmas in der Schwangerschaft verwendet werden sollten [433].

Zusammenfassend wird nach heutigem Kenntnisstand die Verwendung von Prednison bzw. Prednisolon zur Behandlung verschiedener mütterlicher Erkrankungen unterstützt, jedoch sollten die Mütter über das beschriebene kleine Risiko aufgeklärt werden.

Triamcinolon
- FDA-Kategorie C bzw. D bei Anwendung im ersten Trimenon.
- ADEC-Kategorie B3.

Deflazacort
Daten zur Anwendung in der Schwangerschaft beim Menschen liegen nicht vor.

Betamethason
- FDA-Kategorie C bzw. D bei Anwendung im ersten Trimenon.
- ADEC-Kategorie A.

Betamethason stellt die Standardbehandlung zur Lungenreifung bei drohender Frühgeburt dar. Der Hauptnutzen der Steroidbehandlung besteht in einer verringerten Inzidenz des Respiratory-Distress-Syndroms und der intraventrikulären Blutung sowie einer Senkung der Neugeborenensterblichkeit. Der Wirkmechanismus ist komplex [49]. Die langfristigen Nachbeobachtungen von Kindern, die gegenüber einem Behandlungszyklus mit Steroiden exponiert waren, zeigten keine unerwünschten Wirkungen. Der Nutzen wiederholter Behandlungszyklen wird unterschiedlich beurteilt; die wöchentliche Behandlung sollte nach heutigem Stand nicht routinemäßig angewandt werden [192]. Die derzeit laufende MACS-Studie (Multiple Courses of Antenatal Corticosteroids for Preterm Birth Study) wird darüber Aufschluss geben.

Einzelheiten sowie kontrovers diskutierte Punkte zu diesem Thema sind in einer Übersichtsarbeit dargestellt [310].

Cortison
- FDA-Kategorie D.
- ADEC-Kategorie A.

Cortison wird, hauptsächlich in der Leber, zu Hydrocortison (s. oben) umgewandelt.

Rimexolon
- FDA-Kategorie C.

Im Tierversuch (subkutane Gabe beim Kaninchen) wurden teratogene und embryotoxische Wirkungen beobachtet [230].

Erfahrungen in der Schwangerschaft beim Menschen liegen nicht vor.

2.   Mineralocorticoide

Fludrocortison
- FDA-Kategorie C.
- ADEC-Kategorie A.

RL 32 Dermatika

Antibakterielle Externa

8-Chinolinolsulfat (S. 205): Leioderm®, Solutio Hydroxychinolini
Chlorhexidin (S. 205): Bactigras®, Chlorhexidinpuder, Skinsept F
Clioquinol (S. 205): Linola-sept® Creme
Dequaliniumchlorid (S. 205): Evazol®

Virustatika

Foscarnet (S. 205): Triapten®
Idoxuridin (S. 205): Virunguent®, Zostrum®
Penciclovir (S. 205): Vectavir®
Tromantadin (S. 205): Viru-Merz®

Tretinoin-Derivate

Acitretin (S. 207): Neotigason®
Isotretinoin (S. 206): Aknefug® Iso, Aknenormin, Isoderm, Isopol, Isotret-HEXAL®, Isotretinoin (-ISIS, -ratiopharm®, STADA®), ISOTREX®, Isotexin, Roaccutan®
Tazaroten (S. 208): Zorac®
Tretinoin (S. 208): Airol®, Cordes® VAS

Andere Dermatika

Adapalen (S. 208): Differin
Allantoin (in verschiedenen Kombinationspräparaten) (S. 209): Contractubex®, Hydro Cordes®, Lipo Cordes®, Ulcurilen®-Wundsalbe N
Aminobenzoesäure (S. 208): Potaba®-Glenwood
Azelainsäure (S. 208): Skinoren®
Benzoylperoxid (S. 208): Aknefug®-oxid, Akneroxid®, Benzaknen®, BENZOYT®, Benzperox, Brevoxyl®, Cordes® BPO, Dercome® CLEAR, Klinoxid®, Marduk®, PanOxyl®, Sanoxit®
Betacaroten (S. 210): Carotaben®
Bufexamac (S. 210): Bufederm®, Bufexamac-ratiopharm®, duradermal®, JOMAX®, Malipuran®, Parfenac®, Windol®
Calcipotriol (S. 209): Calcipotriol (-1A Pharma®, HEXAL®, Sandoz), Daivonex®, Psorcutan®
Chloressigsäure (S. 209): Acetocaustin®
Crotamiton (S. 209): Crotamitex®, Eraxil®
Dimethylfumarat (in Kombination mit Ethylhydrogenfumarat) (S. 208): Fumaderm®
Dithranol (Cignolin, Anthralin) (S. 209): MICANOL®
Harnstoff (S. 209): BALISA®, Basodexan®, Calmurid®, Carbamid Creme Widmer, Elacutan®, Eucerin® Salbe Urea, Hyanit®, Linola® Urea, Nubral®, Onychomal®, PCR Harnstoffsalbe, Sebexol® Lotio cum urea, Ureotop, UVADEX®
Methoxsalen (Ammoidin) (S. 209): Meladinine®, UVADEX®
Natriumfumarat (S. 208)
Podophyllotoxin (Podofilox) (S. 209): Condylox®, Wartec®
Salicylsäure (S. 208): Aknefug®-liquid., GEHWOL Hühneraugenpflaster, Gehwol® Schälpaste, Gothaplast®, Hansaplast (Hornhaut-Pflaster, Hühneraugen-Pflaster), Lygal®, Psorimed®, Schrundensalbe-Dermi-cyl®, Squamasol®, URGOCOR Hühneraugenpflaster, Verrucid®
Selendisulfid (S. 209): Ellsurex®, Selsun®, Selukos
Steinkohlenteer (S. 208): Berniter® Kopfhaut-Gel, Lorinden®, Tarmed, Teer-Linola®-Fett
Tacalcitol (S. 208): Curatoderm®

Allgemeines. Bei der äußerlichen Anwendung von Dermatika hängt der Gefährdungsgrad des Embryos von einer relevanten Resorption der potenziell embryotoxischen Wirkstoffe ab. Langzeittherapie und großflächige Anwendung sollten prinzipiell in der Schwangerschaft unterlassen werden.

Zur systemischen Wirkung dieser Substanzen siehe RL-10 (Antibiotika/Antiinfektiva) bzw. RL-31 (Corticoide).

1.   Antibakterielle Externa

Chlorhexidin
- FDA-Kategorie B.
- ADEC-Kategorie A.

Der Tierversuch (Ratte) ergab keine unerwünschten Wirkungen beim Fetus.

Eine Reihe von Studien dokumentierten die Sicherheit und mögliche Wirksamkeit der vaginalen Desinfektion mit Chlorhexidin vor der Geburt, in erster Line zur Verhinderung der Kolonisierung des Neugeborenen mit Gruppe-B-Streptokokken. Eventuelle Langzeitwirkungen wurden nicht untersucht.

Dequaliniumchlorid
Keine Daten verfügbar.

8-Chinolinolsulfat
Laut Hersteller ist der Stoff in der Schwangerschaft kontraindiziert (FI).

Clioquinol
Reproduktions- und Fertilitätsuntersuchungen am Tier oder Menschen wurden nicht durchgeführt (FI). Clioquinol ist wegen seines Iod-Gehaltes ab dem 3. Schwangerschaftsmonat kontraindiziert.

2.   Virustatika

Die topische Anwendung von Virustatika stellt wegen der geringen Resorption der Wirkstoffe ein relativ geringes embryotoxisches Risiko dar. Besonders Aciclovir kann als unproblematisch bei der Anwendung als Salbe oder Creme gelten.

Zur systemischen Wirkung dieser Substanzen siehe RL-10 (Antibiotika/Antiinfektiva, Abschnitt 14).

Foscarnet
Die Anwendung dieses Wirkstoffes in der Schwangerschaft ist relativ kontraindiziert, da kontrollierte Studien für die topische Anwendung bei schwangeren Frauen fehlen.

Idoxuridin
- FDA-Kategorie C.

Idoxuridin ist bei einigen Versuchstieren teratogen. Kontrollierte Studien bei schwangeren Frauen fehlen.

Tromantadin
Der Tierversuch erbrachte keine Hinweise auf embryotoxische/teratogene Wirkungen. Ausreichende Erfahrungen über die Anwendung in der Schwangerschaft liegen nicht vor (FI).

Penciclovir
- FDA-Kategorie B.

Im Tierversuch wurde keine teratogene Wirkung gefunden [230]. Die Resorption nach topischer Anwendung ist offenbar minimal. Ausreichende Erfahrungen in der Schwangerschaft beim Menschen liegen nicht vor (FI).

3.   Tretinoin-Derivate

Tretinoin-Derivate sind teratogen. Die besondere Bedeutung ergibt sich daraus, dass die Indikation (schwere Akne) bei Mädchen und Frauen meist in die Zeit der Gebärfähigkeit fällt.

Acitretin ist ein dem Etretinat verwandtes Tretinoin-Derivat. Acitretin wird teilweise in Etretinat umgewandelt [10]. Es gelten deshalb in der Schwangerschaft die gleichen Einschränkungen wie für Etretinat. Etretinat ist bei Mensch und Tier ein hochpotentes Teratogen. Bei einer Dosis von 25 mg/d werden beim Menschen multiple Missbildungen beobachtet. Vor allem sind es faziale Fehlbildungen, Gaumenspalten, Störungen des Zentralnervensystems (einschließlich der Augen und Ohren), Hydrozephalus, Spina bifida (aperta) sowie kardiovaskuläre Fehlbildungen (Herz und große Blutgefäße). Selbst noch niedrigere Dosierungen können keinesfalls als sicher gelten.

Isotretinoin, die 13-cis-Vitamin-A-Säure, ist ebenfalls teratogen. Bei Schwangeren, die diesen Wirkstoff in der 4. bis 10. SSW einnahmen, hatten etwa 30 % der Neugeborenen Fehlbildungen. Sie betrafen das Zentralnervensystem, Gesichtsdysmorphien und kardiovaskuläre Fehlbildungen. In weiteren 30 % der Schwangerschaften kam es zu Spontanaborten. Bei diesen Zahlen handelt es sich um grobe Schätzungen, die nur ein ungefähres Maß für die teratogene Potenz dieses Wirkstoffes sein können, bisher aber nicht als gesicherte Risikoziffer gelten. Isotretinoin hat eine geringere Verweildauer im Körper, sodass die Kontrazeption nur bis einen Monat nach Behandlung streng eingehalten werden sollte. Acitretin und Isotretinoin verursachen ein sehr ähnliches Fehlbildungsspektrum, das als *Retinoid-Syndrom* in die Literatur eingegangen ist. Die Einzelsymptome sind dosis- und phasenabhängig. Bei morphologisch nicht fehlgebildeten Kindern haben sich neurologische Störungen und Störungen der Intelligenz ergeben.

Interessant sind Speziesunterschiede: Insensitive Spezies (Ratte, Maus) eliminieren Isotretinoin relativ rasch über eine Entgiftung zum Glucuronid, während sensitive Spezies (Primaten) diese Substanz überwiegend zur 13-cis-4-oxo-Vitamin-A-Säure umwandeln; Letztere unterliegt einer höheren Plazentapassage [353].

Die topische Anwendung dieser Wirkstoffe ist ebenfalls in der Schwangerschaft zu unterlassen, da es zu einer nennenswerten Resorption kommen kann. Missbildungen nach topischer Anwendung in der kritischen Periode der Schwangerschaft wurden berichtet [325]. Die Sicherheit ist nicht garantiert.

Isotretinoin
- FDA-Kategorie X.
- ADEC-Kategorie X.

Isotretinoin ist ein potentes Teratogen [269] (s. oben zu allgemeinen Gesichtspunkten für Tretinoin-Derivate).

Der Hersteller gibt daher an, dass die Anwendung nicht nur während der Schwangerschaft, sondern auch bei allen gebärfähigen Frauen kontraindiziert ist (FI). Wenn indessen bei einer gebärfähigen Frau eine schwere, entstellende Akne vorliegt und alternative Behandlungsmethoden sich als wirkungslos erwiesen haben, kann vom Arzt trotz der teratogenen Wirkung die Anwendung von Isotretinoin in Erwägung gezogen werden. Dabei müssen jedoch die folgenden Vorsichtsmaßnahmen streng beachtet werden, um eine Schwangerschaft vor, während und im Zeitraum von einem Monat nach Abschluss der Therapie sicher auszuschließen (FI):

1. Vor Beginn der Behandlung mit Isotretinoin muss die Patientin vom behandelnden Arzt ausdrücklich und ausführlich auf das teratogene Risiko des Medikamentes, die Notwendigkeit der

wirksamen und andauernden Kontrazeption und auf die eventuellen Folgen einer Schwangerschaft hingewiesen werden, falls diese während der Behandlung mit Isotretinoin oder innerhalb eines Monats nach deren Beendigung eintritt. Bei der Aufklärung ist auch davor zu warnen, dass Empfängnisverhütungsmethoden versagen können. Es ist sicherzustellen, dass die Aufklärung verstanden wurde. Die Aufklärung sollte dokumentiert und von der Patientin (bzw. bei Minderjährigen vom Erziehungsberechtigten) unterzeichnet werden.

2. Eine möglicherweise bereits bestehende Schwangerschaft muss 11 Tage vor Therapiebeginn mit Isotretinoin durch einen Schwangerschaftslabortest (durch einen Arzt oder ein entsprechendes Labor) und ggf. eine gynäkologische Untersuchung sicher ausgeschlossen werden. Die Isotretinoin-Behandlung soll am 2. oder 3. Tag des darauf folgenden normalen Menstruationszyklus begonnen werden.

3. Für jede gebärfähige Frau, die mit Isotretinoin behandelt wird, ist es absolut unerlässlich, dass sie sich einen Monat vor der Behandlung, während der Behandlung und für einen Monat nach Absetzen des Medikamentes einer wirksamen und andauernden Empfängnisverhütung unterzieht. Die Wirksamkeit der gewählten Kontrazeptionsmethode ist in jedem einzelnen Fall sorgfältig zu überdenken, insbesondere beim 1. Zyklus einer hormonellen Kontrazeption.

4. Um die Wirksamkeit des Konzeptionsschutzes zu gewährleisten, ist vom behandelnden Arzt alle vier Wochen ein Schwangerschaftslabortest durchzuführen.

5. Auch Frauen, die wegen einer vermeintlichen Unfruchtbarkeit keine kontrazeptiven Maßnahmen anwenden (Ausnahme: hysterektomierte Patientinnen) oder die angeben, dass sie keinen Geschlechtsverkehr haben, müssen dazu angehalten werden, die genannten Vorsichtsmaßnahmen einzuhalten.

Die jeweils aktuelle Fachinformation sollte beachtet werden. Die FDA (Zulassungsbehörde in den USA) gibt auf ihrer Internet-Homepage detaillierte Informationen zu dieser Thematik [482].

Seit der Zulassung von Isotretinoin in den USA hat der Hersteller 1995 exponierte Schwangerschaften dokumentiert, wobei mit einer hohen Dunkelziffer zu rechnen ist [245]. Die Isotretinoin-Verschreibungen für Frauen im gebärfähigen Alter nahmen in den USA in den 90er-Jahren sogar auf das Doppelte zu. Missbildungen durch Isotretinoin-Einnahme in der Schwangerschaft kommen immer noch vor [221, 245].

Acitretin

- FDA-Kategorie X.
- ADEC-Kategorie X.

Acitretin ist teratogen.

Acitretin bzw. Etretinat als Stoffwechselprodukt werden sehr langsam eliminiert (Eliminationshalbwertszeit 80 bis 120 Tage oder länger). Während der Behandlung und bis zu zwei Jahre (!) nach der Behandlung ist eine strikte Kontrazeption unerlässlich. Im Übrigen gelten die für Isotretinoin beschriebenen Vorsichtsmaßnahmen. Hinzu kommt, dass Frauen im gebärfähigen Alter während der Behandlung mit

Acitretin keinen Alkohol trinken dürfen; es bestehen nämlich Hinweise darauf, dass die Bildung von Etretinat durch Alkoholgenuss gefördert wird [286, 320].

Die jeweils aktuelle Fachinformation sollte beachtet werden.

Tretinoin

Zur topischen Anwendung von Tretinoin und Tretinoin-Derivaten siehe S. 205.

Tazaroten

- FDA-Kategorie X.

Tazaroten ist ein Retinoid, das als Psoriatikum die Zellteilung hemmen soll. Es ist wie alle Retinoide teratogen und deshalb absolut kontraindiziert (s. oben). Dies gilt trotz einzelner Berichte über Fälle ohne Missbildungen bei Kindern von Patientinnen, die während einer Tazaroten-Behandlung schwanger wurden [230].

4.   Andere Dermatika

Benzoylperoxid

- FDA-Kategorie C.

Benzoylperoxid wird als sicher eingestuft [499]. Untersuchungen hierzu liegen allerdings nicht vor [7].

Salicylsäure

- FDA-Kategorie C.

Bei Rattenembryos verursachte Salicylsäure lokalisierte Missbildungen. Berichte über Schwangere, die Salicylsäure-haltige Mittel angewandt hatten, liegen nicht vor [230]. Wegen der guten Resorbierbarkeit von Salicylsäure sollte sie in der Schwangerschaft vorsichtshalber vermieden werden.

Adapalen

Adapalen ist im Tierversuch teratogen. Dort induziert es vermutlich eine Hypovitaminose A. Wegen fehlender kontrollierter Studien bei schwangeren Frauen ist Adapalen als Aknemittel in der Schwangerschaft nicht angezeigt.

Azelainsäure

- FDA-Kategorie B.
- ADEC-Kategorie B1.

Reproduktionstoxikologische Untersuchungen (Ratten, Kaninchen, Affen) ergaben keine Hinweise auf ein Anwendungsrisiko in der Schwangerschaft (FI). Erfahrungen in der Schwangerschaft beim Menschen wurden nicht berichtet.

Natriumfumarat und Dimethylfumarat (in Kombination mit Ethylhydrogenfumarat)

Tierexperimentell bestehen keine Anhaltspunkte für eine teratogene Wirkung. Da für Schwangere keine Erfahrungen vorliegen, sollte eine Einnahme während der Schwangerschaft unterbleiben (FI).

Steinkohlenteer

Teer enthält mutagene und kanzerogene Substanzen. Daher sollte auf die Anwendung in der Schwangerschaft verzichtet werden.

Aminobenzoesäure

Aminobenzoesäure war in einer kleinen Serie verdächtig, teratogen zu sein. Dieser Verdacht konnte bislang nicht bestätigt werden. Es liegen jedoch keine größeren Reihenuntersuchungen vor.

Tacalcitol

Wegen seiner möglichen Störungen des Calciumstoffwechsels ist Tacalcitol in der späten Schwangerschaft kontraindiziert. Zumindest sollten großflächige Anwendungen und Langzeittherapien unterbleiben.

Calcipotriol

Calcipotriol ist nicht embryotoxisch. Höhere Konzentrationen können den Calciumstoffwechsel stören. Wegen einer möglichen Hyperkalzämie ist dieser Wirkstoff in der Schwangerschaft nicht angezeigt. Dies gilt wegen der guten Resorption auch für die topische Anwendung.

Methoxsalen (Ammoidin)
- FDA-Kategorie C.

Obwohl Methoxsalen in Kombination mit UV-A-Strahlung beim Menschen mutagen, karzinogen und kataraktogen wirkt, scheint es kein signifikantes humanes Teratogen zu sein. Eventuelle Langzeitwirkungen, wie etwa maligne Erkrankungen, nach In-utero-Exposition sind bislang nicht untersucht.

Großflächige Anwendung oder Langzeittherapie sind in der Schwangerschaft zu vermeiden.

Crotamiton
Siehe RL-22 (Antiparasitäre Mittel).

Dithranol (Cignolin, Anthralin)
- FDA-Kategorie C.

Keine Informationen verfügbar.

Podophyllotoxin (Podofilox)
- FDA-Kategorie C.

Im Tierversuch (Ratte, Maus) wurde für Podophyllotoxin keine teratogene Wirkung gefunden, jedoch wurden Resorptionen nach Gabe in der Frühschwangerschaft beobachtet.

Die Behandlung mit Podophyllotoxin während der Schwangerschaft ist nicht Standard, wird aber häufig praktiziert.

Ob Podophyllotoxin für den Menschen ein Teratogen ist, ist unsicher. Podophyllotoxin findet als Mitosehemmstoff (Lokalzytotherapeutikum) Anwendung. Da es auch über eine topische Anwendung systemisch wirkt, ist es wegen seiner Wirkungsweise in der gesamten Schwangerschaft kontraindiziert.

Für die Behandlung der Infektion mit humanen Papillomaviren (HPV) sollte Podophyllotoxin in der Schwangerschaft gemieden werden [127]. Die Sicherheit der Anwendung von Podophyllotoxin in der Schwangerschaft ist unbekannt [41].

Selendisulfid
- FDA-Kategorie C.

Selendisulfid kann während der Schwangerschaft eingesetzt werden (FI).

Chloressigsäure
Anhaltspunkte für eine fruchtschädigende Wirkung liegen nicht vor. Das Mittel wird auch bei Condylomata acuminata eingesetzt.

Harnstoff
- FDA-Kategorie C.

Tierversuche haben keine Hinweise auf teratogene Wirkungen ergeben (FI). Berichte über die Anwendung in der Schwangerschaft liegen nicht vor.

Allantoin
Keine Daten verfügbar.

Betacaroten

▪ FDA-Kategorie C.

Betacaroten ist eine natürliche Vorstufe für Vitamin A. Es wird im Dünndarm teilweise in Vitamin A umgewandelt. Auch nach therapeutischen Dosen von Betacaroten steigen die Serumkonzentrationen nicht über Normalwerte. Tierexperimentelle Studien konnten keine teratogene Wirkung zeigen.

Die publizierte Erfahrung in der Schwangerschaft beim Menschen ist unzureichend.

Bufexamac

Bufexamac ist im Tierversuch nicht teratogen. Die Daten zur Anwendung in der Schwangerschaft beim Menschen sind unzureichend. Im dritten Trimenon kann es wehenhemmend sein. Es sollte deshalb in dieser Zeit nicht großflächig eingesetzt werden.

RL 33   Desinfizientia/Antiseptika

8-Chinolinolsulfat (S. 210): Solutio Hydroxychinolini
Benzalkoniumchlorid (S. 210): Laudamonium®, Lysoform Killavon®
Ethacridinlactat (S. 210): Rivanol®
Octenidin (S. 210): Octenisept®
Povidon-Iod (S. 210): Betaisodona®, Braunol®, Polysept®, PVP-Jod AL, Sepso® J

Benzalkoniumchlorid
Keine Daten verfügbar.

Povidon-Iod
Siehe RL-85 (Wundbehandlungsmittel).

Ethacridinlactat
Für die Resorption aus der Harnblase sind noch geringere Werte als 0,01 % anzunehmen (FI).

Studien zur Reproduktionstoxikologie liegen nicht vor. Deshalb sollte Ethacridinlactat in der Schwangerschaft nicht angewandt werden (FI).

8-Chinolinolsulfat
Siehe RL-32 (Dermatika).

Octenidin
Octenidin [169] wird in der Geburtshilfe als Mittel der ersten Wahl eingesetzt.

RL 34   Diätetika/Ernährungstherapeutika

Zu Vitaminen siehe RL-84.

RL 35 Diagnostika und Mittel zur Diagnosevorbereitung

Amidotrizoesäure (Diatrizoat) (S. 212): Ethibloc®, Gastrografin®, Gastrolux®, Peritrast®, Urolux®
Bariumsulfat (S. 212): Barilux®, Micropaque®, Microtrast®
Corticorelin (S. 211): CortiRel®, CRH Ferring
Fluorescein (S. 212): Fluorescein Alcon®, Pancreolauryl-Test® N
Gadopentetsäure (S. 212): Magnevist®
Gonadorelin (S. 211): LHRH Ferring, Lutrelef®, Relefact® Lh-RH
Indocyanin-Grün (S. 212): ICG-Pulsion
Mangafodipir (S. 213): TESLASCAN™
Methacholin (S. 212): Provokit®
Protirelin (S. 211): Antepan®, Relefact TRH, Thyroliberin TRH, TRH Ferring
Secretin (S. 212): Secrelux®
Somatorelin (S. 211): GHRH Ferring
Thyrotrophin (Thyrotropin, TSH) (S. 211): Thyrogen®

Allgemeines. Die Anwendung von Diagnostika ist in aller Regel in der Schwangerschaft kontraindiziert. Es muss auch bedacht werden, dass nicht nur die Diagnostika selbst embryo- oder fetotoxisch sein können, sondern auch das Verfahren, das zur Anwendung kommen soll (z. B. ionisierende Strahlung).

Protirelin

- FDA-Kategorie C.

Im Tierversuch (Kaninchen) wurden bei 1,5-facher menschlicher Dosis häufigere Resorptionen beobachtet.

Protirelin (synthetisches thyrotropin releasing hormone, TRH) in Kombination mit Corticosteroiden wurde in Studien zur Beschleunigung der fetalen Lungenreifung untersucht. Die australische ACTOBAT-Studie ergab, dass die antenatale TRH-Gabe mit Corticosteroiden bei Schwangeren mit drohender Frühgeburt mütterliche und perinatale Risiken beinhaltet [17, 87a]; zwei klinische Studien wurden vorzeitig beendet [9b].

Über die Anwendung von Protirelin für diagnostische Zwecke während der Schwangerschaft beim Menschen liegen hingegen keine Daten vor.

Corticorelin

Keine Daten verfügbar.

Somatorelin

Der Hersteller gibt an, dass Somatorelin während der Schwangerschaft nicht angewandt werden sollte (FI).

Gonadorelin

- FDA-Kategorie B.

Gonadorelin wird zur Unterstützung der Lutealfunktion während der Frühschwangerschaft angewandt (FI Lutrelef®). Risiken sind dabei nicht bekannt geworden. Nach Sicherung einer intakten Frühgravidität ist die Unterstützung der Lutealphase durch Gonadorelin nicht mehr von klinischer Bedeutung, da nun der Trophoblast zur endogenen HCG-Bildung fähig ist. Darum sollte die Therapie mit Gonadorelin zu diesem Zeitpunkt beendet werden (FI).

Die Therapie mit Gonadorelin wurde mit spontaner Beendigung einer Schwangerschaft in Verbindung gebracht [230].

Thyrotrophin (Thyrotropin, TSH)

- FDA-Kategorie C.
- ADEC-Kategorie B2.

TSH passiert nicht die Plazentaschranke. Berichte über die Anwendung in der Schwangerschaft beim Menschen liegen nicht vor.

Secretin
■ FDA-Kategorie C.

Der Tierversuch erbrachte keine Hinweise auf embryotoxische/teratogene Eigenschaften. Ausreichende Erfahrungen beim Menschen liegen nicht vor (FI).

Fluorescein
■ FDA-Kategorie B.

Von der ophthalmologischen Angiographie mit Fluorescein scheint kein hohes Risiko auszugehen [197]. Kontrollierte Studien zur Anwendung in der Schwangerschaft fehlen jedoch. Der Hersteller empfiehlt, eine Fluoreszenz-Angiographie in der Schwangerschaft insbesondere im ersten Trimenon zu vermeiden (FI).

Indocyanin-Grün
■ FDA-Kategorie C.

Von Experten wird Indocyanin-Grün zur ophthalmologischen Angiographie als sicher erachtet [152]. Der Iodid-Gehalt im Präparat ist zu berücksichtigen.

Methacholin
■ FDA-Kategorie C.

Auf eine Anwendung in der Schwangerschaft ist zu verzichten (FI).

Bariumsulfat
Angesichts fehlender Resorption von Bariumsulfat ist mit einer Schädigung nicht zu rechnen. Studien liegen nicht vor.

Amidotrizoesäure (Diatrizoat) und andere iodhaltige Röntgenkontrastmittel
■ FDA-Kategorie D.

Amidotrizoesäure ist ein iodhaltiges Röntgenkontrastmittel. Amidotrizoesäure führte in den Studien, in denen es zur Amniographie eingesetzt wurde, nicht zu fetalen Schäden. Bei 28 Schwangeren, die das Mittel zu diesem Zweck erhielten, wurden keine Auswirkungen auf die L-Thyroxin-Konzentrationen im Nabelschnurblut beobachtet. In einer anderen Studie fanden sich bei 3 von 5 Neugeborenen im Nabelschnurblut und bei 6 von 7 Neugeborenen im Serum am 5. Lebenstag deutlich erhöhte Thyrotropin-(TSH-)Konzentrationen. 3 der 7 Neugeborenen hatten klinische Zeichen und Symptome einer Hypothyreose. Die Schwere der Schilddrüsensuppression erschien höher, wenn das Zeitintervall zwischen Anwendung und Geburt länger war.

Der Hersteller gibt an, dass die Unbedenklichkeit der Anwendung in der Schwangerschaft bisher nicht erwiesen ist (FI).

Gadopentetsäure
■ FDA-Kategorie C.

Gadopentetsäure ist ein paramagnetisches Kontrastmittel für die Magnetresonanztomographie.

Im Tierversuch wurden keine angeborenen Missbildungen beobachtet, jedoch war eine leichte Entwicklungsverzögerung bei hohen Dosen zu verzeichnen.

Über die Anwendung in der Schwangerschaft beim Menschen existiert lediglich ein Fallbericht. Dabei war es in Unkenntnis der Schwangerschaft etwa am 9. Tag zu einer Anwendung gekommen.

Das Kind war bis 3 Monate nach Geburt unauffällig.

Mangafodipir

▧ FDA-Kategorie C.

In einer sorgfältig durchgeführten teratologischen Studie (Ratte) war die intravenöse Gabe von Mangafodipir mit einer signifikanten Reduktion des Körpergewichts und einem spezifischen Typ skelettaler Missbildungen verbunden. Offenbar beruhen die teratogenen Wirkungen auf dem Mangan-Anteil, denn sie traten nach äquivalenten oder niedrigeren Dosen von Manganchlorid ebenfalls auf [230]. Bei Kaninchen wurden Fetotoxizität und Embryotoxizität, jedoch keine Teratogenität gefunden (FI).

Beim Menschen ist die Sicherheit der Anwendung in der Schwangerschaft nicht untersucht worden (FI). Deshalb sollte diese unterbleiben.

RL 36 Diuretika

Amilorid (in verschiedenen Kombinationspräparaten) (S. 215): Diaphal®, Esmalorid®, Tensoflux®; (Kombinationspräparate mit Hydrochlorothiazid s. unten)
Bumetanid (S. 215): Burinex®
Chlorthalidon (S. 214): Hygroton®
Etacrynsäure (S. 215): HYDROMEDIN®
Furosemid (S. 214): Diurapid®, durafurid®, Furanthril®, Furobeta®, Furogamma®, Furomed-Wolff®, FURO-PUREN®, Furorese®, Furosal®, Furosemid (-1A Pharma, AbZ, acis®, AL, -CT, -ratiopharm®, Sandoz®, STADA®), Fusid®, Jufurix, Lasix®
Hydrochlorothiazid (S. 213): Disalunil®, diu-melusin, Esidrix®, HCT (-1A Pharma, -beta®, -CT, -gamma®, HEXAL®, -ISIS®, -ratiopharm®, Sandoz®), HCTad®
Hydrochlorothiazid (in Kombination mit Amilorid) (S. 213): Amilocomp® beta, Amiloretik®, Amilorid comp.-ratiopharm®, Amilorid comp.-CT, Amilorid/HCT AL, Amilorid HCT Sandoz®, Diursan®, durarese®, Moduretik®
Hydrochlorothiazid (in Kombination mit Triamteren) (S. 213): Diuretikum Verla®, duradiuret®, Dytide® H, Nephral®, SALI-PUREN®, Thiazid-comp.-Wolff®, Triampur® compositum, Triamteren comp.-CT, Triamteren comp.-ratiopharm®, Triamteren/HCl AL, Triamteren HCT Sandoz®, Triarese®, tri.-Thiazid STADA®, Turfa®
Indapamid (S. 214): Indapamid-CT, Indapamid AL, INDA-PUREN®, Natrilix®
Kaliumcanrenoat (S. 215): Aldactone® Lösung, Kalium-Can.-ratiopharm®
Piretanid (S. 215): Arelix®, Piretanid (-1A Pharma®, AL, HEXAL®, Sandoz®, STADA®)
Spironolacton (S. 215): Aldactone®, duraspiron®, Jenaspiron®, Osyrol®, Spiro-CT, Spirobeta®, Spirogamma®, Spirono-ISIS®, Spironolacton (AL, AWD®, HEXAL®, -ratiopharm®, Sandoz®, STADA®, TAD®), verospiron
Torasemid (S. 214): Toracard®, Torasemid (1A Pharma®, AbZ, ALMUS®, AL, beta, -CT HEXAL®, ratiopharm®, Sandoz®, STADA®, TAD®), Torasemid-Actavis, torasemid-corax®, Torasid-GRY®, Torem®, Unat®
Triamteren (in verschiedenen Kombinationspräparaten) (S. 215): dehydro sanol tri®, diucomb® (mild), Hydrotrix®, Hydrotrix forte®, Neotri®; (Kombinationspräparate mit Hydrochlorothiazid s. oben)
Xipamid (S. 214): Aquaphor®, Aquex®, Xipa TAD®, Xipa ISIS®, Xipagamma®, Xipamid (-1A Pharma, AbZ, AL, beta, -CT, HEXAL®, -ratiopharm®, Sandoz®, STADA®)

Allgemeines. Die meisten Diuretika sind im Tierversuch nicht teratogen. Soweit größere oder kleinere Serien nach Anwendung in der Schwangerschaft vorliegen, gibt es auch beim Menschen keine Hinweise auf Embryotoxizität. Alle Gruppen von Diuretika können Störungen im Elektrolythaushalt verursachen wie auch den uteroplazentaren Durchfluss beeinflussen.

Hydrochlorothiazid (und verwandte Wirkstoffe)

▧ FDA-Kategorie B bzw. D bei Anwendung für die schwangerschaftsinduzierte Hypertonie.

▧ ADEC-Kategorie C.

Die publizierten Daten zur Anwendung von Thiaziden und verwandten Diuretika geben keinen Anhalt dafür, dass diese Substanzen teratogen sind. In einer großen Studie *(Collaborative Perinatal Project)* wurde eine erhöhte Häufigkeit von Defekten gefunden, wenn die Diuretika im ersten Trimenon bei Frauen mit kardiovaskulären Erkrankungen angewandt wurden; jedoch kann daraus ohne unabhängige Bestätigung keine Kausalbeziehung abgeleitet werden [57].

Diuretika werden zur Behandlung der schwangerschaftsinduzierten Hypertonie nicht empfohlen, weil die mütterliche Hypovolämie charakteristisch für diese Erkrankung ist. Weitere Risiken für das Neugeborene umfassen Hypoglykämie, Thrombozytopenie, Hyponatriämie, Hypokaliämie und Tod infolge mütterlicher Komplikationen. Außerdem können Thiazid-Diuretika eine direkte Wirkung auf die glatte Muskulatur haben und die Wehen hemmen.

Xipamid
Keine Daten verfügbar.

Chlorthalidon
- FDA-Kategorie B bzw. D bei Anwendung für die schwangerschaftsinduzierte Hypertonie.
- ADEC-Kategorie C.

Chlorthalidon ist den Thiaziden (s. oben) verwandt.

Indapamid
- FDA-Kategorie B bzw. D bei Anwendung für die schwangerschaftsinduzierte Hypertonie.
- ADEC-Kategorie C.

Furosemid
- FDA-Kategorie C bzw. D bei Anwendung für die schwangerschaftsinduzierte Hypertonie.
- ADEC-Kategorie C.

Furosemid passiert die Plazentaschranke. In hohen Dosen wurden beim Kaninchen mütterliche Todesfälle und Aborte beobachtet. Ein Anstieg der Häufigkeit und Schwere einer Hydronephrose wurde bei den Nachkommen von Ratten, denen während der Organogenese Furosemid verabreicht worden war, gefunden.

Die Anwendung von Furosemid in der Schwangerschaft ist möglicherweise mit einem höheren Geburtsgewicht und einem kleineren Anteil untergewichtiger Neugeborener assoziiert. Darauf deuten die Daten aus dem ungarischen Schwangerschaftsregister hin [230]. In der Datenbank aus Michigan wurden 350 Neugeborene identifiziert, die im ersten Trimenon gegenüber Furosemid exponiert waren. 18 größere Defekte wurden gefunden (erwartete Zahl: 15) [57]. Lediglich mit Hypospadie (3 Fälle, erwartete Zahl: 1) ist eine Assoziation möglich. Jedoch können andere Faktoren, z.B. mütterliche Erkrankung, Begleitmedikation und Zufall, beteiligt sein. Das Volumen der Amnionflüssigkeit wird durch die Anwendung von Furosemid während der Schwangerschaft nicht signifikant verändert.

Kardiovaskuläre Erkrankungen, wie etwa Lungenödem, schwere Hypertonie oder Herzinsuffizienz, bilden wohl die einzigen wirklichen Indikationen für dieses Mittel während der Schwangerschaft.

Torasemid
- FDA-Kategorie B.

Piretanid
Keine Daten verfügbar.

Bumetanid
- FDA-Kategorie C bzw. D bei Anwendung für die schwangerschaftsinduzierte Hypertonie.
- ADEC-Kategorie C.

Etacrynsäure
- FDA-Kategorie B bzw. D bei Anwendung für die schwangerschaftsinduzierte Hypertonie.
- ADEC-Kategorie C.

Eine ototoxische Wirkung beim Neugeborenen wurde in wenigen Einzelfällen beschrieben.

Spironolacton und Kaliumcanrenoat
- FDA-Kategorie B bzw. D bei Anwendung für die schwangerschaftsinduzierte Hypertonie.
- ADEC-Kategorie C.

Berichte, die einen Zusammenhang zwischen Spironolacton und angeborenen Defekten beim Menschen herstellen könnten, liegen nicht vor. Aufgrund der bekannten antiandrogenen Wirkung und der bei männlichen Rattenfeten beobachteten Feminisierung ist Spironolacton in der Schwangerschaft kontraindiziert.

Amilorid (in Kombination mit Hydrochlorothiazid u. a.)
- FDA-Kategorie B bzw. D bei Anwendung für die schwangerschaftsinduzierte Hypertonie.
- ADEC-Kategorie C.

Reproduktionsstudien an Mäusen mit Amilorid allein ergaben keine Auffälligkeiten. Die Erfahrung beim Menschen ist gering und lässt keine Bewertung zu.

Triamteren (in Kombination mit Hydrochlorothiazid u. a.)
- FDA-Kategorie C bzw. D bei Anwendung für die schwangerschaftsinduzierte Hypertonie.
- ADEC-Kategorie C.

In der Datenbank aus Michigan wurden 318 Neugeborene identifiziert, die im ersten Trimenon gegenüber Triamteren exponiert waren. Insgesamt 15 größere Missbildungen wurden gefunden (erwartete Zahl: 13) [57]. Diese Befunde sprechen nicht für einen Zusammenhang mit Triamteren.

Dihydrofolat-Reductase-Inhibitoren insgesamt, darunter auch Triamteren, ergaben in einer großen multizentrischen Studie ein höheres relatives Risiko (3,4; 95 %-Konfidenzintervall 1,8–6,4) für kardiovaskuläre Fehlbildungen bzw. für Lippen-Kiefer-Gaumen-Spalten (2,6; 95 %-Konfidenzintervall 1,1–6,1) [209].

Siehe hierzu auch unter Trimethoprim, S. 121.

RL 37   Durchblutungsfördernde Mittel

Alprostadil (Prostaglandin E$_1$) (S. 216): prostavasin®
Buflomedil (S. 216): Bufedil®, Buflo (-1A Pharma, POS®), BufloHEXAL®, Buflomedil (AbZ, -CT, -ratiopharm®, STADA®), BUFLO-PUREN®, Complamin® Buflomedil, Defluina® peri
Diisopropylamin-dichloracetat (S. 216): Disotat®
Iloprost (S. 216): Ilomedin®
Moxaverin (S. 216): Kollateral forte, Kollateral
Naftidrofuryl (Nafronyl) (S. 216): Dusodril®, Naftilong®, NAFTI-PUREN®, Nafti (-CT, -ratiopharm®, -Sandoz®)
Pentoxifyllin (S. 216): Agapurin®, Claudicat®, durapental®, PentoHEXAL®, PENTO-PUREN®, Pentox-CT, Pentoxyfyllin (acis®, AL, AbZ, -ratiopharm®, -retard-ratiopharm®, Sandoz®, STADA®), !PENTOXYFYLLIN BASICS, Pentox-CT, Ralofekt®, Rentylin®, Trental®
Piribedil (S. 216): Trivastal®

Allgemeines. Durchblutungsfördernde Mittel sind in der Schwangerschaft immer dann kontraindiziert, wenn bereits ein erhöhtes Abortrisiko besteht (Abortus imminens, habituelle Aborte). Auch eine hohe Dosierung kann ohne spontanes Abortrisiko eine wirkstoffbedingte Abortgefahr bedeuten.

Buflomedil

Im Tierversuch führte Buflomedil in Dosen über 75 mg/kg KG bei den Feten zu erhöhter Häufigkeit von Resorptionen und Tod bzw. bei über 100 mg/kg KG zu reduzierten Überlebensraten in der Postnatalperiode. Fetale Missbildungen fanden sich bei Dosen über 150 mg/kg KG [230].

Bis zum Vorliegen auswertbarer Erfahrungen ist Buflomedil in der Schwangerschaft als kontraindiziert anzusehen.

Naftidrofuryl (Nafronyl)

Keine Daten verfügbar.

Pentoxifyllin

■ FDA-Kategorie C.

Teratogenität im Tierversuch wurde nicht gefunden (FI). Ausreichende Erfahrung am Menschen liegt nicht vor. Daher sollte Pentoxifyllin in der Schwangerschaft nicht angewandt werden (FI).

Iloprost

Iloprost ist ein Prostacyclin-Analogon. In der Embryotoxizitätsprüfung an Ratten traten bei einzelnen Tieren ab der niedrigsten Dosis Zehenanomalien auf. Die Anwendung in der Schwangerschaft ist kontraindiziert.

Alprostadil (Prostaglandin E$_1$)

■ FDA-Kategorie B.

Alprostadil wirkt bei Ratte und Kaninchen embryoletal. Im zweiten und dritten Trimenon ist es wehenauslösend und deshalb kontraindiziert. Ausreichende Erfahrungen in der Schwangerschaft beim Menschen liegen nicht vor.

Moxaverin

Keine Daten verfügbar.

Diisopropylamin-dichloracetat

Keine Daten verfügbar.

Piribedil

Hinweise auf Teratogenität aus Tierversuchen liegen nicht vor. Erfahrungen in der Schwangerschaft beim Menschen fehlen.

RL 38   (unbesetzt)

RL 39   Entwöhnungsmittel

Acamprosat (S. 217): Campral®
Bupropion (S. 217): Zyban®
Clonidin (s. RL-17): Paracefan®
Disulfiram (S. 217): Antabus®
Naltrexon (S. 217): Nemexin®
Nicotin (S. 217): NICORETTE®, Nicotinell®, nikofrenon®, NiQuitin®

Disulfiram

▨ FDA-Kategorie C.

▨ ADEC-Kategorie B2.

Disulfiram, ein Mittel zur Alkoholentwöhnung, wirkt im Tierversuch (Maus und Ratte) embryotoxisch, möglicherweise aufgrund einer Chelatbildung mit Kupfer, jedoch nicht teratogen.

Eine Reihe von Fallbeobachtungen beim Menschen ergab Missbildungen. Es ist jedoch schwierig, die beobachteten Missbildungen und die Symptome des fetalen Alkohol-Syndroms eindeutig voneinander abzugrenzen: Die Missbildungsmuster sind ähnlich, stimmen jedoch nicht überein. Acetaldehyd, der unter Disulfiram im Fetus akkumulierende Metabolit von Ethanol, kann beteiligt sein. Insgesamt scheint Disulfiram kein größeres Teratogen für den Menschen zu sein.

Acamprosat

Embryotoxische oder teratogene Effekte wurden im Tierversuch nicht beobachtet. Klinische Daten fehlen.

Clonidin

Siehe RL-17 (Antihypertonika).

Nicotin

▨ FDA-Kategorie D.

Reproduktionstoxikologische Untersuchungen am Tier ergaben bei verschiedenen Arten eine unspezifische Wachstumsretardierung der Feten. Bei Ratten gab es Hinweise auf fertilitätsbeeinträchtigende Effekte, Verlängerung der Trächtigkeitsphase und Verhaltensstörungen bei den Jungtieren. Bei Mäusen wurden in sehr hohen Dosierungen Skelettdefekte an den Extremitäten der Nachkommen beobachtet. Nicotin passiert die Plazenta (FI).

Der Nutzen einer überwachten Nicotin-Ersatztherapie in der Schwangerschaft scheint gegenüber den Risiken einer Fortsetzung des Rauchens zu überwiegen, zumindest bei starken Raucherinnen [230].

Bupropion

▨ FDA-Kategorie B.

Tierversuche haben keine Auffälligkeiten ergeben. Die Fälle von Anwendungen am Menschen reichen für eine Bewertung nicht aus.

Naltrexon

▨ FDA-Kategorie C.

Die Erfahrungen in der Schwangerschaft beim Menschen sind auf Fälle beschränkt, bei denen Naltrexon sehr früh in der Schwangerschaft abgesetzt wurde. Ein eventuelles Potenzial für Verhaltensalterationen beim Menschen kann nicht eingeschätzt werden, jedoch geben tierexperimentelle Befunde (Opioidrezeptor-Veränderungen im Gehirn) Anlass zu Bedenken.

RL 40 Enzyminhibitoren, Präparate bei Enzymmangel und Transportproteine

Allgemeines. Für diese Gruppe liegen keine Hinweise auf Teratogenität beim Menschen oder aus Tierversuchen vor.

RL 41 (unbesetzt)

RL 42 Fibrinolytika

Alteplase (S. 218): Actilyse®
Anistreplase (S. 219): Eminase®
Reteplase (S. 218): Rapilysin®
Streptokinase (S. 219): Streptase®
Tenecteplase (S. 218): Metalyse
Urokinase (S. 219): Corase®, rheotromb®, Urokinase HS medac

Allgemeines. Bei dieser Substanzgruppe liegen keine Hinweise über Teratogenität beim Menschen oder aus Tierversuchen vor.

Alteplase
- FDA-Kategorie C.
- ADEC-Kategorie B1.

Die limitierten Berichte über Anwendungen in der Schwangerschaft beim Menschen sprechen nicht für ein teratogenes Risiko. Angesichts des hohen Molekulargewichts ist eine Passage über die Plazentaschranke zweifelhaft. Wenn die Substanz bei der Geburt gegeben wird, besteht ein größeres Risiko von Blutungen; außerhalb der Geburtsperiode scheint kein ähnliches Risiko zu bestehen. Ein Risiko für vorzeitigen Blasensprung, Plazentablutung oder vorzeitige Wehen scheint bei Thrombolytika (Streptokinase, Urokinase oder Alteplase) nicht zu bestehen. Demnach kann Alteplase während der Schwangerschaft verwendet werden, wenn der Zustand der Mutter dies erfordert.

Tenecteplase
- FDA-Kategorie C.

Ausreichende Erfahrungen in der Schwangerschaft beim Menschen liegen nicht vor.

Reteplase
- FDA-Kategorie C.

Ausreichende Erfahrungen in der Schwangerschaft beim Menschen liegen nicht vor.

Urokinase
- FDA-Kategorie B.

In einzelnen Fällen wurde die sichere Anwendung von Urokinase in der Schwangerschaft bei Frauen, die eine thrombolytische Therapie benötigten, berichtet [230].

Anistreplase
- FDA-Kategorie C.

Ausreichende Erfahrungen in der Schwangerschaft beim Menschen liegen nicht vor.

Streptokinase
- FDA-Kategorie C.
- ADEC-Kategorie C.

Berichte über angeborene Missbildungen liegen nicht vor. Tierexperimentelle Reproduktionsstudien wurden nicht durchgeführt.

Insgesamt scheint Streptokinase kein größeres direktes oder indirektes Risiko für den Fetus darzustellen, insbesondere wenn die Anwendung nicht während der Geburtsperiode erfolgt.

Ein Risiko für vorzeitigen Blasensprung, Plazentablutung oder vorzeitige Wehen scheint bei Thrombolytika (Streptokinase, Urokinase oder Alteplase) nicht zu bestehen. Demnach kann Streptokinase während der Schwangerschaft verwendet werden, wenn der Zustand der Mutter dies erfordert.

RL 43 Geriatrika

Allgemeines. Diese Arzneimittel kommen in der Schwangerschaft nicht zur Anwendung.

RL 44 Gichtmittel

Allopurinol (S. 221): Allo-CT, Allobeta®, allo-Efeka®, ALLO-PUREN®, Allopurinol (-1A Pharma, AbZ, AL, HEXAL®, -ratiopharm®, Sandoz®, Siegfried®, STADA®), Bleminol®, Cellidrin®, dura® AL, Epidropal®, Foligan®, Jenapurinol®, Milurit®, Remid®, Uribenz®, Zyloric®
Benzbromaron (S. 221): Benzbromaron (AL, -ratiopharm®)
Colchicin (S. 219): Colchicum-Dispert®, Colchysat® Bürger
Probenecid (S. 221): Probenecid Weimer®

Colchicin
- FDA-Kategorie D.
- ADEC-Kategorie B2.

Colchicin ist ein Mitose-Inhibitor, ein transplazentarer Transfer wurde gezeigt. Colchicin wirkt im Tierversuch bei Mäusen und Kaninchen bei niedriger Dosis

teratogen sowie bei Mäusen, Ratten und Kaninchen in höherer Dosis embryoletal. Mutagene Effekte wurden ebenfalls beobachtet (Blastozysten vom Kaninchen).

Über Aneuploidie bei den Nachkommen von Gichtpatienten, die Colchicin erhalten hatten, wurde berichtet. Diese

Befunde hatten zu der Empfehlung geführt, Colchicin drei Monate vor Konzeption und während der Schwangerschaft zu stoppen [36].

Colchicin ist Mittel der ersten Wahl in der Behandlung des familiären Mittelmeerfiebers (FMF) [36]. Eine reduzierte weibliche Fertilität wurde in den 70er-Jahren bei FMF in Israel beobachtet, wobei einige Frauen Adhäsionen im Beckenbereich hatten; dies wurde rezidivierenden Peritonitis-Attacken infolge des FMF zugeschrieben, jedoch ist unklar, ob FMF-Attacken die einzige Ursache dieser Adhäsionen waren. In neuerer Zeit zeigte die Erfahrung, dass peritoneale Adhäsionen selten beobachtet wurden und dass diese Ursache für Infertilität ungewöhnlich ist. Eine der Erklärungen ist die mittlerweile eingeführte Verwendung von Colchicin, das die Entstehung peritonealer Adhäsionen reduzieren kann [36]. Eine andere Untersuchung aus dem Jahr 1970 (also vor Beginn der Colchicin-Ära) ergab, dass in den meisten Fällen eine Ovarinsuffizienz die Ursache für Infertilität war, möglicherweise als Folge einer Amyloidose als Komplikation des FMF. Seit der Einführung von Colchicin ist eine Ovarinsuffizienz als Ursache von Infertilität bei FMF selten [36].

Der Schwangerschaftsverlauf bei FMF war vor der Einführung von Colchicin durch eine erhöhte Rate von Aborten und Fehlgeburten gekennzeichnet. Inzwischen hat sich diese Situation deutlich gebessert, was auf die verbesserte Schwangerschaftsüberwachung und Colchicin-Behandlung zurückgeführt wird. Es wird geraten, FMF-Attacken während der Schwangerschaft unter Kontrolle zu bringen, weil diese zu Aborten führen können.

Studien bei schwangeren FMF-Patientinnen, die während der Konzeption Colchicin erhalten hatten, ergaben keine Auffälligkeiten im Verlauf und Ergebnis der Schwangerschaften. Die Colchicin-Behandlung kann während der Schwangerschaft fortgesetzt werden [36].

Auf der Basis eines einzelnen Berichts über eine erhöhte Rate von Trisomie 21 (4 von 2 000 Geburten bei einer in dieser Altersgruppe erwarteten Häufigkeit von 1:909) beruht die Empfehlung, im 4. bis 5. Schwangerschaftsmonat eine Amniozentese durchzuführen. Es ist noch immer nicht klar, ob das FMF per se oder Colchicin das Risiko dieser Komplikation erhöhen kann [36]. Andere Autoren raten davon ab, eine Amniozentese routinemäßig allein zur Absicherung durchzuführen [342].

Azoospermie wurde im Tierversuch und in einem Fall unter hoher Colchicin-Dosis bei einem Patienten mit Gicht beschrieben. Insgesamt wird eine mögliche Wirkung von Colchicin auf die Produktion und Funktion von Spermien kontrovers beurteilt [196]. Eine Beeinflussung der Spermienmotilität wurde in einem In-vitro-Experiment erst bei deutlich höheren als bei in vivo erreichten Colchicin-Konzentrationen beobachtet [36].

Bei FMF-Patienten mit Azoospermie wurde Colchicin als einzige und direkte Ursache angesehen, jedoch wurde Azoospermie auch bei FMF-Patienten ohne Colchicin-Behandlung beobachtet. Welche Rolle eine Amyloidose der Hoden für die Entwicklung einer sekundären Azoospermie spielen kann, ist unklar. Die Anfertigung eines Spermiogramms bei jungen FMF-Patienten mit Amyloidose der Nieren oder anderer Organe wird empfohlen.

Außerdem wird diesen Patienten zu einer Spermien-Kryokonservierung geraten für den Fall, dass sie im weiteren Verlauf der Erkrankung eine Azoospermie entwickeln. Ein routinemäßiges Spermiogramm wird jedoch nicht für jeden FMF-Patienten vor Colchicin-Behandlung empfohlen, zum einen, weil diese unerwünschte Wirkung selten ist, und zum anderen, weil die Diagnose bei den meisten Patienten bereits vor der Pubertät gestellt wird [36].

In einer Studie bei 7 gesunden Probanden wurde die Wirkung von Colchicin auf die Spermienzahl sowie die Konzentrationen von Testosteron, LH und FSH untersucht. Es wurden keine signifikanten Veränderungen dieser Parameter während 3 bis 6 Monaten der Behandlung gefunden [36].

Bei 62 türkischen Patienten mit M. Behçet wurden während chronischer Colchicin-Behandlung eine Oligospermie bei 37 % und eine Azoospermie bei 3 % der Patienten gefunden. Diese im Vergleich zu FMF-Patienten hohe Anzahl betroffener Patienten bei M. Behçet deutet darauf hin, dass möglicherweise nicht nur Colchicin, sondern auch eine testikuläre Vaskulitis bei M. Behçet eine zusätzliche Rolle spielen kann [36].

Zusammenfassend bleibt festzuhalten, dass für Colchicin ein Potenzial, die Motilität und Produktion der Spermien zu beeinträchtigen, möglich ist. Jedoch sind diese Komplikationen bei einer üblichen therapeutischen Dosis selten [36, 342].

Allopurinol

- FDA-Kategorie C.
- ADEC-Kategorie B2.

In älteren Tierversuchen wurde über Gaumenspalten und Skelettdefekte bei Mäusen berichtet.

Wegen der relativen Seltenheit der Indikationen für Allopurinol im gebärfähigen Alter existieren nur wenige Berichte über eine Anwendung in der Schwangerschaft. Darin befinden sich keine ungünstigen Schwangerschaftsergebnisse, die Allopurinol zugeschrieben werden könnten. Eine Bewertung der Sicherheit ist angesichts des begrenzten Datenmaterials nicht möglich.

Benzbromaron

Tierversuche haben Hinweise auf Fehlbildungen ergeben. Erfahrungen in der Schwangerschaft beim Menschen liegen nicht vor. Der Hersteller gibt daher an, dass Benzbromaron in der Schwangerschaft nicht eingenommen werden darf (FI).

Probenecid

- FDA-Kategorie C.
- ADEC-Kategorie B2.

Berichte über angeborene Defekte in Zusammenhang mit Probenecid liegen nicht vor. In der Datenbank aus Michigan wurden 339 Neugeborene identifiziert, die im ersten Trimenon gegenüber Probenecid exponiert waren. Insgesamt 17 größere Defekte wurden beobachtet (erwartete Zahl: 14) [57]. Eine Assoziation ist daraus nicht zu entnehmen.

RL   45   Grippemittel und Mittel gegen Erkältungskrankheiten

Allgemeines. Auf Arzneimittel, deren Nutzen und Sicherheit nicht zweifelsfrei geklärt ist, sollte insbesondere in der Schwangerschaft verzichtet werden. Dieser Grundsatz betrifft einige Mittel dieser Gruppe. Sinnvoll und gerechtfertigt kann dagegen im Einzelfall und unter Einbeziehung des Arztes der Einsatz von Antipyretika/Analgetika oder Antitussiva sein; diese Mittel werden an anderer Stelle besprochen.

RL   46   Gynäkologika

Antiinfektiva, Antimykotika, Antiprotozooika und Antiseptika
Dequaliniumchlorid (S. 223): Fluomycin® N
Nifuratel (S. 223): inimur®
Nimorazol (S. 223): Esclama®
Policresulen (S. 223): Albothyl®
Povidon-Iod (S. 223): Betaisodona®, Braunovidon® N, Traumasept® Vaginal-Ovula

Ovulationsauslöser
Clomifen (S. 223): ClomHEXAL®, Clomifen (Ferring, GALEN, -ratiopharm®)

Sexualhormone
Siehe RL-76 (Sexualhormone und ihre Hemmstoffe).

Tokolytika
Atosiban (S. 224): Tractocile®
Fenoterol (S. 224): Partusisten®

Andere Wirkstoffe
Bromocriptin (S. 224): Bromocrel®, Bromocriptin (AbZ, beta®, -ratiopharm®), kirim® gyn, Pravidel®
Cabergolin (S. 225): Dostinex®
Dinoproston (S. 224): MINPROSTIN® E$_2$, Prepidil®, Propess®
Gemeprost (S. 224): Cergem®
Metergolin (S. 225): Liserdol®
Methylergometrin (Methylergonovin) (S. 224): Methergin®, Methylergobrevin® liquidum, Methylergometrin-Rotexmedica
Quinagolid (S. 225): Norprolac®
Sulproston (S. 224): Nalador®

1.   Antiinfektiva, Antimykotika, Antiprotozoika und Antiseptika

Antiinfektive und antimykotische Wirkstoffe werden an anderer Stelle besprochen (s. RL-10, Antiinfektiva, und RL-21, Antimykotika). Im Folgenden sollen nur diejenigen Stoffe behandelt werden, die dort nicht diskutiert sind.

Nimorazol
Es liegen keine Daten zur Verwendung in der Schwangerschaft vor.

Nifuratel
Siehe RL-10, Abschnitt 13.

Povidon-Iod
Siehe RL-85 (Wundbehandlungsmittel).

Policresulen
Tierversuche ergaben keine Auffälligkeiten. Untersuchungen zur Sicherheit bei der Anwendung in der Schwangerschaft beim Menschen liegen nicht vor (FI).

Dequaliniumchlorid
Reproduktionsstudien wurden mit Dequalinium nicht durchgeführt. Die vorliegenden Pharmakovigilanzdaten liefern keinen Hinweis auf unerwünschte Wirkungen von vaginal angewandtem Dequaliniumchlorid auf die Schwangerschaft oder die Gesundheit von Fetus bzw. Neugeborenem (FI).

2.   Ovulationsauslöser

Clomifen
Nachdem eine Schwangerschaft eingetreten ist, ist Clomifen kontraindiziert und sollte sofort abgesetzt werden.

Der Einleitung einer Clomifen-Behandlung sollte eine spontane oder eine Gestagen-induzierte Menstruation vorangehen. Um eine ungewollte Anwendung von Clomifen während einer Frühschwangerschaft zu vermeiden, darf ein neuer Behandlungszyklus bei Verdacht auf bereits eingetretene Empfängnis (z. B. bei konstant erhöhter Basaltemperatur) nur nach Ausschluss einer Frühschwangerschaft durch einen Schwangerschaftstest eingeleitet werden (FI).

In der Datenbank aus Michigan wurden 41 Neugeborene identifiziert, die im ersten Trimenon gegenüber Clomifen exponiert waren. Drei größere Defekte wurden beobachtet (erwarteter Wert: 2) [57].

Clomifen ist in den Verdacht geraten, Neuralrohrdefekte zu verursachen. In vielen Untersuchungen, die mittlerweile einige Tausend Schwangerschaften umfassen, konnte dieser Verdacht letztendlich nicht bestätigt werden. Eine erneute Beurteilung dieser Studien ergab für Neuralrohrdefekte einen relativen Risikofaktor von 1,08 (95 %-Konfidenzintervall 0,76–1,51). Wenn also ein Risiko für diese unerwünschte Wirkung überhaupt besteht, so liegt es wahrscheinlich unter dem Faktor 2 [187].

3.   Sexualhormone

Bei vaginaler Anwendung von Sexualhormonen kann es zu systemischer Resorption der Wirkstoffe kommen. Eine Indikation für die vaginale Anwendung von Östrogenen in der Schwangerschaft besteht nicht. Bei Eintritt einer Schwangerschaft ist die Behandlung abzubrechen.

Die Wirkstoffe dieser Gruppe werden unter RL-76 (Sexualhormone und ihre Hemmstoffe) besprochen.

4.   Tokolytika

Zur Wirksamkeit von Tokolytika ergab eine Übersicht, dass die First-line-Therapie (Stopp uteriner Kontraktionen) im Vergleich zu Placebo eine kleine Verbesserung in Bezug auf Verlängerung der Schwangerschaft und termingerechte Geburt bewirkt. Die Daten reichten jedoch nicht aus, um direkt einen Nutzen in Bezug auf Morbidität oder Mortalität beim Neugeborenen zu zeigen. Beta-Sympathomimetika waren gegenüber anderen tokolytischen Maßnahmen nicht überlegen. Maintenance-Tokolyse zeigte im Vergleich zu Placebo keine Verbesserung der Ergebnisse bei der Geburt und beim Neugeborenen. Beta-Sympathomimetika sind im Gegensatz zu anderen tokolytischen Maßnahmen mit signifikanten Nebenwirkungen für die Mutter behaftet, während alle Tokolytika nur ein niedriges Risiko für schädliche Wirkungen beim Neugeborenen zeigen [39].

Aus einem Cochrane Review geht hervor, dass Calciumkanalblocker gegenüber anderen Tokolytika, insbesondere Beta-Sympathomimetika, in Bezug auf Wirksamkeit und Sicherheit für Kind und Mutter vorteilhafter sind [263].

Fenoterol

Siehe auch RL-28 (Broncholytika/Antiasthmatika).

Atosiban

Atosiban, ein Oxytocin-Antagonist, zeigte sich in einer größeren Studie etwa ähnlich wirksam wie Beta-Sympathomimetika, war jedoch mit weniger kardiovaskulären Nebenwirkungen bei der Mutter behaftet [359].

5.   Andere Wirkstoffe

Dinoproston
- FDA-Kategorie C.
- ADEC-Kategorie C.

Bei Ratten wirkt Dinoproston in hohen, maternotoxischen Dosen teratogen (Skelettabnormalitäten) (FI).

Gemeprost
- ADEC-Kategorie B3.

In reproduktionstoxikologischen Untersuchungen zeigte sich bei Ratten im maternotoxischen Bereich ein leicht retardierender Effekt (FI).

Sulproston

In Prüfungen auf embryotoxische Wirkung traten nach maternotoxischen Dosierungen embryoletale und teratogene Effekte auf. Ferner wurde eine auf die pharmakologische Wirkung zurückzuführende erhöhte perinatale Verlustrate beobachtet. Aus diesen Befunden ist für die therapeutische Anwendung von Sulproston nur deshalb kein Risiko für die menschliche Frucht abzuleiten, weil jede mit Sulproston begonnene Behandlung mit dem Abbruch der Schwangerschaft zu beenden ist (FI).

Methylergometrin (Methylergonovin)
- FDA-Kategorie C.

Teratogenität wurde in limitierten Untersuchungen am Tier und beim Menschen nicht gefunden. Ein größeres Teratogen scheint Methylergometrin demnach nicht darzustellen. Die Substanz ist in der Schwangerschaft kontraindiziert, weil sie über anhaltende tetanische Uteruskontraktionen zu fetaler Hypoxie führt. Es muss daher sichergestellt werden, dass die Empfängerin ihr Kind schon geboren hat

Bromocriptin
- FDA-Kategorie C.
- ADEC-Kategorie A (oral) bzw. B2 (Injektion).

Angeborene Missbildungen sind nach Behandlung der Mutter mit Bromocriptin vorgekommen [230]. Jedoch werden die Häufigkeiten nicht höher als die in der Allgemeinbevölkerung vorkommenden angesehen, sodass Bromocriptin offenbar kein signifikantes Risiko für den Fetus darstellt.

Cabergolin
- FDA-Kategorie B.
- ADEC-Kategorie B1.

Tierexperimentelle Untersuchungen haben keine teratogenen Effekte gezeigt.

Der Hersteller empfiehlt, eine Schwangerschaft vor einer Behandlung mit Cabergolin auszuschließen sowie während der Behandlung und mindestens einen Monat lang nach dem Ende der Behandlung zuverlässige Verhütungsmaßnahmen anzuwenden (FI).

Am Menschen liegen begrenzte Erfahrungen mit der Anwendung in der Frühschwangerschaft vor, die bislang keinen Anhalt für ein erhöhtes Missbildungsrisiko ergeben haben. Eine Untersuchung auf der Basis von 61 Schwangerschaften bei 50 Frauen mit Cabergolin-Behandlung ergab keine Hinweise bezüglich einer ungünstigen Wirkung auf deren Ausgang [410]. Für die Behandlung von Frauen, die schwanger werden wollen, bleibt vorerst Bromocriptin das Mittel der Wahl für die Behandlung der Hyperprolaktinämie, weil für Bromocriptin mehr Daten über die Sicherheit in der Schwangerschaft vorliegen [318].

Metergolin
Der Hersteller empfiehlt, die Einnahme von Metergolin zu beenden, wenn eine Schwangerschaft eintritt (FI).

Quinagolid
- ADEC-Kategorie B3.

Phytoöstrogene
Eine Indikation besteht während des gebärfähigen Alters nicht. Phytoöstrogene sind in Bezug auf die Anwendung, insbesondere in Hinblick auf ihre Sicherheit, in der Schwangerschaft nicht untersucht. Bei der Ratte wurde für **Daidzein** eine transplazentare Passage demonstriert [107].

RL 47 Hämorrhoidenmittel (Proktologika)

Polidocanol (Macrogollaurylether) (S. 225): Aethoxysklerol®, Haenal®

Polidocanol (Macrogollaurylether)
Untersuchungen zur Teratogenität, Mutagenität und Kanzerogenität ergaben keinen Hinweis auf fruchtschädigende Wirkungen oder ein mutagenes/kanzerogenes Potenzial der Substanz (FI).

Bei gastroösophagealen Varizen sollte – mit Ausnahme akuter Blutungen – in der Schwangerschaft im ersten Trimenon und nach der 36. SSW nicht verödet werden (FI).

RL 48 Hepatika

Lactulose (S. 226): Bifinorma®, Bifiteral®, Eugalac, Hepaticum-Lac-Medice, Kattwilact, Lactocur®, Lactuflor®, Lactulose (-1A Pharma, AbZ, AL, HEXAL®, Neda®, -ratiopharm®, -saar®, Sandoz®, STADA®), Lactuverlan®, Laevilac S®, Medilet®, Tulotract®
Ornithinaspartat (S. 226): Hepa-Merz®, Hepa-Vibolex®
Silibinin (S. 226): Legalon® SIL

Silibinin
Embryoletale oder teratogene Effekte wurden in den reproduktionstoxikologischen Untersuchungen nicht gefunden (FI).

Ornithinaspartat
Schädliche Wirkungen in der Schwangerschaft sind nicht bekannt (FI).

Lactulose
■ FDA-Kategorie B.

Im Tierversuch wurden keine fetalen Schäden beobachtet. Berichte über die Anwendung in der Schwangerschaft beim Menschen liegen nicht vor, doch erscheint das Risiko für den Fetus und das Neugeborene vernachlässigbar.

RL 49 Hypnotika/Sedativa

Benzodiazepine
Brotizolam (S. 228): Lendormin®
Flunitrazepam (S. 227): Flunitrazepam 1 – 1 A Pharma, Flunibeta®, Flunimerck®, Fluninoc®, flunitrazepam (-neuraxpharm®, -ratiopharm®), Rohypnol®
Flurazepam (S. 227): Dalmadorm®, Flurazepam real, Staurodorm®
Loprazolam (S. 228): Sonin®
Lormetazepam (S. 227): Ergocalm®, Loretam, Lormetazepam (acis®, AL, -ratiopharm®), Noctamid®
Midazolam (S. 227): Dormicum®, Midazolam (Curamed, curasan, DeltaSelect, -hameln, HEXAL®, -ratiopharm®-Rotexmedica)
Nitrazepam (S. 227): Dormalon® Nitrazepam, DORMO-PUREN®, Eatan® N, imeson®, Mogadan®, Nitrazepam (AL, -neuraxpharm®), Novanox®, Radedorm®
Temazepam (S. 228): Norkotral® Tema, Planum®, Pronervon T, Remestan, Temazep-CT
Triazolam (S. 227): Halcion®

Weitere Hypnotika/Sedativa
Chloralhydrat (S. 228): Chloraldurat®
Diphenhydramin (S. 228): Betadorm® D, Dolestan®, Dormutil® N, Halbmond-Tabletten®, Hevert-Dorm, Moradorm, nervo OPT® N, S.8 (Chefaro), Sedativum-Hevert®, Sediat®, Sedopretten®, Sleepia®, Vivinox® sleep
Doxylamin (S. 228): Gittalun®, Hoggar® N, SchlafTabs ratiopharm®, Sedaplus®
L-Tryptophan (S. 228): Ardeydorm®, Ardeytropin, Kalma, L-Tryptophan-ratiopharm
Zaleplon (S. 228): Sonata®
Zolpidem (S. 228): Bikalm®, Stilnox®, zodormdura®, Zoldem®, Zolpidem (-1A Pharma, AbZ, AL, beta®, -CT, -neuraxpharm®, -ratiopharm®, real, Sandoz®, STADA®, TAD®), Zolpi-Lich®, ZOLPIDEM-PUREN®, Zolpinox®
Zopiclon (S. 228): espa-dorm, Optidorm®, Somnosan®, Ximovan, Zodurat®, Zop®, Zopicalm®, zopiclodura®, Zopiclon (AbZ, AL, beta®, -neuraxpharm®, -ratiopharm®, Sandoz®, STADA®, TAD®, von ct), ZopiclonLich®, ZOPI-PUREN®

Allgemeines. Pflanzliche Wirkstoffe aus der Gruppe der Hypnotika/Sedativa wurden in Bezug auf die Sicherheit ihrer Anwendung in der Schwangerschaft nicht systematisch untersucht.

1. Benzodiazepine

Im Tierversuch sind Benzodiazepine nur bei sehr hoher Dosis (über der 20-fachen Humandosis) teilweise teratogen. Beispielsweise induziert Nitrazepam dann Ektrodaktylien, andere Benzodiazepine wie Flunitrazepam verschiedene Fehlbildungen.

In frühen Untersuchungen mit Diazepam wurde die Induktion von Gaumenspalten und Inguinalhernien diskutiert. Dies konnte später nicht bestätigt werden. Nähere Erläuterungen hierzu siehe unter Diazepam (RL-71, Psychopharmaka, Abschnitt 4).

Daten aus dem schwedischen Geburtsregister gaben Hinweise auf ein Risiko für Frühgeburt und niedriges Geburtsgewicht nach Gebrauch von Benzodiazepinen oder Benzodiazepin-Rezeptoragonisten in der Frühschwangerschaft. Die früher vermutete Assoziation mit Gaumenspalten konnte auch in dieser Untersuchung nicht bestätigt werden [502a].

Aus den augenärztlichen Diensten zweier schottischer Kliniken wurde eine Serie von 14 Kindern mit Nystagmus berichtet, wonach ein Zusammenhang mit kombiniertem Missbrauch von Opiaten und Benzodiazepinen der Mütter vermutet wurde [348b].

Flurazepam
- FDA-Kategorie X.
- ADEC-Kategorie C.

Eine teratogene Wirkung bzw. andere schädliche fetale oder postnatale Effekte wurden im Tierversuch nicht gefunden. Berichte über angeborene Abnormalitäten in der Schwangerschaft beim Menschen wurden nicht gefunden. Jedoch haben Studien mit anderen Substanzen dieser Klasse (Diazepam und Chlordiazepoxid, s. RL-71, Abschnitt 4) Hinweise auf fetale Missbildungen ergeben.

In der Beobachtungsstudie aus Michigan wurden 73 Neugeborene identifiziert, die im ersten Trimenon gegenüber Flurazepam exponiert waren. Vier größere Missbildungen wurden gefunden (erwartete Zahl: 3) [57].

Nitrazepam
- ADEC-Kategorie C.

Zu Benzodiazepinen siehe Diazepam (RL-71, Psychopharmaka, Abschnitt 4).

Midazolam
- FDA-Kategorie D.
- ADEC-Kategorie C.

Im Tierversuch wurden keine Hinweise auf Teratogenität gefunden.

Lormetazepam
Hinweise auf Teratogenität liegen aus Tierversuchen nicht vor. Die Erfahrungen beim Menschen reichen für eine Bewertung nicht aus.

Flunitrazepam
- FDA-Kategorie D.
- ADEC-Kategorie C.

Berichte über angeborene Abnormalitäten in der Schwangerschaft beim Menschen wurden nicht gefunden. Jedoch haben Studien mit anderen Substanzen dieser Klasse (Diazepam, oder Chlordiazepoxid) Hinweise auf fetale Abnormalitäten ergeben.

Triazolam
- FDA-Kategorie X.
- ADEC-Kategorie C.

In der Beobachtungsstudie aus Michigan wurden 138 Neugeborene identifiziert, die im ersten Trimenon gegenüber Triazolam exponiert waren. Sieben größere Defekte wurden beobachtet (erwartete Zahl: 6) [57]. Dieser Befund spricht nicht für einen Zusammenhang.

Brotizolam
Keine Daten verfügbar.

Temazepam
- FDA-Kategorie X.
- ADEC-Kategorie C.

Bei Reproduktionsstudien mit Ratten wurden erhöhte Häufigkeiten von Resorptionen und Skelettvarianten beobachtet.

In der Beobachtungsstudie aus Michigan wurden 146 Neugeborene identifiziert, die im ersten Trimenon gegenüber Temazepam exponiert waren. Sechs größere Defekte wurden beobachtet (erwartete Zahl: 6), darunter zwei Fälle mit Gaumenspalten (erwartete Zahl: keine) [57].

Loprazolam
Keine Daten verfügbar.

2.   Weitere Hypnotika/Sedativa

Zopiclon
- ADEC-Kategorie C.

In einer kleinen Kohorte von 31 Neugeborenen nach Zopiclon-Exposition im ersten Trimenon wurden keine größeren Missbildungen gefunden [118].

Zolpidem
- FDA-Kategorie B.

Berichte über angeborene Missbildungen im Zusammenhang mit Zolpidem liegen nicht vor. Jedoch ist die Erfahrung für eine Bewertung insgesamt zu gering.

In einer Übersichtsarbeit wird Zolpidem – neben Diphenhydramin – aufgrund der Zugehörigkeit dieser beiden Mittel zur FDA-Kategorie B zu den Mitteln der Wahl gerechnet, wenn in der Schwangerschaft eine Insomnie auf Allgemeinmaßnahmen nicht anspricht und eine Pharmakotherapie erforderlich ist [442a].

Zaleplon
- FDA-Kategorie C.

Chloralhydrat
- FDA-Kategorie C.
- ADEC-Kategorie A.

Berichte, die einen Zusammenhang zwischen Chloralhydrat und angeborenen Defekten herstellen, liegen nicht vor. Im *Collaborative Perinatal Project* wurden 71 Chloralhydrat-Expositionen im ersten Trimenon verzeichnet. Dabei wurden acht Kinder mit angeborenen Defekten beobachtet, entsprechend einem nichtsignifikant erhöhten standardisierten relativen Risiko von 1,68 [57].

Diphenhydramin
Siehe RL-14 (Antiemetika).

Doxylamin
Siehe RL-07 (Antiallergika).

L-Tryptophan
Reproduktionstoxikologische Untersuchungen bei der Ratte zeigten keine Hinweise auf teratogene und embryotoxische Effekte. Erfahrungen in der Schwangerschaft beim Menschen liegen nicht vor (FI).

RL 50 Hypophysenhormone, Hypothalamushormone, andere regulatorische Peptide und ihre Hemmstoffe

Buserelin (S. 230): Metrelef®, Suprecur®
Cetrorelix (S. 230): Cetrotide®
Choriongonadotropin (S. 229): BREVACTID®, Choragon®, Predalon®
Desmopressin (S. 230): Desmogalen®, Desmopressin, Desmospray, Desmotabs, Minirin®, Minirin® Rhinyle®, Nocutil®, Octostim®
Follitropin (S. 229): GONAL-f®, Puregon®
Ganirelix (S. 230): Orgalutran®
Goserelin (S. 229): Zoladex®-Gyn
Leuprorelin (S. 229): Enantone®, Enantone®-Gyn, Trenantone®-Gyn
Menotropin (S. 230): Menogon®
Nafarelin (S. 229): Synarela®
Octreotid (S. 231): Octreotid HEXAL®, Sandostatin®, Sandostatin® LAR®
Oxytocin (S. 230): Orasthin®, OXYTOCIN Carino, Oxytocin (HEXAL®, -Rotexmedica), Syntocinon®
Somatostatin (S. 230): Somatostatin (Curamed®, HEXAL®, curasan, Inresa, DeltaSelect)
Somatropin (S. 230): Genotropin®, GENOTROPIN® MiniQuick, Humatrope®, Norditropin® NordiFlex®, Omnitrope®, Saizen®, Saizen® click.easy™, Zomacton®
Terlipressin (S. 230): Glycylpressin®, Haemopressin®
Tetracosactid (S. 229): Synacthen®
Triptorelin (S. 230): Decapeptyl® Gyn, Decapeptyl® N
Urofollitropin (humanes FSH) (S. 229): Bravelle Fertinorm® HP

Siehe auch RL-35 (Diagnostika und Mittel zur Diagnosevorbereitung) zu **Protirelin, Corticorelin, Somatorelin, Gonadorelin, Thyrotrophin (TSH)** und **Secretin**.
Siehe RL-46 (Gynägologika) zu **Bromocriptin**.

Goserelin, Leuprorelin und **Nafarelin** können in der Schwangerschaft nicht angewandt werden. Die Indikationen Endometriose oder Uterusmyome schließen eine Therapie in der Schwangerschaft aus. Eine Kontrazeption ist vor Therapiebeginn erforderlich.

Tetracosactid
▪ FDA-Kategorie C (natürliches Corticotropin).

Tetracosactid ist ein synthetisches Polypeptid mit ACTH-(Corticotropin-)Wirkung.

Studien, die über die Anwendung von Corticotropin in der Schwangerschaft berichteten, zeigten keine unerwünschten Wirkungen beim Fetus. In der Schwangerschaft sollte es jedoch nicht angewandt werden. Da Corticotropin die Freisetzung endogener Corticosteroide stimuliert, sollte außerdem deren Wirkung bedacht werden.

Siehe hierzu auch unter Prednison, RL-31 (Corticoide).

Choriongonadotropin
▪ FDA-Kategorie X.
▪ ADEC-Kategorie B3.

Urofollitropin (humanes FSH)
▪ FDA-Kategorie X.

Urofollitropin dient der Induktion der Ovulation. Es darf während der Schwangerschaft nicht verabreicht werden (FI).

Follitropin
▪ FDA-Kategorie X.

Es gibt keine Indikation für die Anwendung in der Schwangerschaft. Über ein teratogenes Risiko wurde nicht berichtet (FI). In Tierversuchen wurde keine teratogene Wirkung beobachtet (FI).

Menotropin (FSH plus LH)

Es besteht keine Indikation zur Anwendung in der Schwangerschaft.

Somatropin

- FDA-Kategorie C.
- ADEC-Kategorie B2.

Somatropin ist ein biosynthetisch hergestelltes Polypeptid mit einer Aminosäuresequenz, die mit der des menschlichen Wachstumshormons identisch ist.

Somatropin ist weder im Tierversuch noch beim Menschen teratogen. Bei der Ratte induziert es das Wachstum des Fetus und speziell des Gehirns. Es ist deshalb in der Schwangerschaft nicht anzuwenden.

Desmopressin

- FDA-Kategorie B.
- ADEC-Kategorie B2.

Reproduktionsstudien am Tier zeigten keine schädlichen Wirkungen auf den Fetus.

Terlipressin

Terlipressin ist in der Schwangerschaft kontraindiziert. Am Tier und beim Menschen wurde eine Minderung der Uterusdurchblutung und eine erhöhte Kontraktion des Uterus demonstriert.

Oxytocin

- ADEC-Kategorie A.

Teratogene Wirkungen sind bislang nicht berichtet worden. Die Anwendung von Oxytocin zur Weheninduktion kann zu intrauteriner transplazentaler Hyponatriämie mit dem Risiko von Krämpfen und Atemdepression beim Neugeborenen führen. Die Inzidenz neonataler Hyperbilirubinämie ist erhöht [230].

Cetrorelix

- FDA-Kategorie X.

Cetrorelix ist nicht zur Anwendung in der Schwangerschaft vorgesehen. Teratogene Wirkungen wurden im Tierversuch nicht beobachtet (FI).

Triptorelin

Tierexperimentell wurden keine teratogenen Wirkungen festgestellt. Beim Menschen gibt es nur unzureichende Erfahrungen über die Anwendung während der Schwangerschaft. Vor Aufnahme der Therapie sollte eine Schwangerschaft ausgeschlossen sein.

Ganirelix

- FDA-Kategorie X.

Im Tierversuch führte die Anwendung von Ganirelix in der Implantationsphase zum Absterben der Frucht. Teratogene Effekte wurden nicht beobachtet.

Über den Einfluss von Ganirelix auf eine bestehende Schwangerschaft gibt es keine klinischen Daten (FI).

Buserelin

Buserelin ist in der Schwangerschaft kontraindiziert. Im Tierversuch wurden embryotoxische oder teratogene Wirkungen nicht beobachtet (FI).

Somatostatin

- FDA-Kategorie B.

Somatostatin ist in der gesamten Schwangerschaft kontraindiziert, da es die Freisetzung des Wachstumshormons Somatotropin hemmt. Somatotropin-Mangel führt zu hypophysärem Zwergwuchs.

Zur Anwendung in der Schwangerschaft sind keine Daten verfügbar.

Vergleiche hierzu auch Octreotid (s. u.).

Octreotid
- FDA-Kategorie B.

Octreotid ist ein länger wirkendes Analogon des natürlichen Hormons Somatostatin. Es ist ebenso wie Somatostatin in der Schwangerschaft kontraindiziert.

Im Tierversuch ist die Substanz nicht teratogen. Es existieren vier Fallberichte über Frauen, die in Teilen ihrer Schwangerschaften behandelt wurden; der Ausgang war jeweils normal. Diese Daten lassen über die Sicherheit jedoch keinen Schluss zu.

RL 51 Immunmodulatoren

Antihuman-T-Zell-Immunserum vom Kaninchen (S. 235): Thymoglobulin
Anti-T-Zell-Immunserum vom Pferd (S. 234): Lymphoglobulin
Azathioprin (S. 232): Azafalk®, Azaimun®, Azamedac®, Aza-Q®, azathiodura®, Azathioprin (-1A Pharma, AL, AWD®, beta®, HEXAL®, -ratiopharm®, STADA®), AZATHIOPRIN-PUREN®, Colinsan®, Imurek®, Zytrim®
Basiliximab (S. 234): Simulect®
Ciclosporin (S. 233): Cicloral® HEXAL®, Ciclosporin (-1A Pharma, Pro) Immunosporin®, Sandimmun®
Daclizumab (S. 234): Zenapax®
Filgrastim (S. 232): Neupogen®
Infliximab (S. RL-05): REMICADE®
Interferon alfa (S. 231): Inferax®, IntronA, Roferon®-A
Interferon beta (S. 232): AVONEX®, Betaferon®, Fiblaferon®, Rebif®
Interferon gamma (S. 232): Imukin®
Lenograstim (S. 232): Granocyte®
Levamisol (S. 232): Ergamisol®
Molgranostim (S. 232): Leucomax®
Muromonab-CD3 (S. 234): Orthoclone® OKT 3
Mycophenolatmofetil (S. 233): CellCept®
Plasmaproteine vom Kaninchen (S. 235): Tecelac®
Sirolimus (S. 234): Rapamune®
Tacrolimus (S. 234): Advagraf®, Prograf®

Interferon alfa
- FDA-Kategorie C.
- ADEC-Kategorie B3.

Beim Rhesusaffen werden in sehr hohen Dosen Aborte ausgelöst. Teratogene Wirkungen wurden im Tierversuch nicht beobachtet.

Nach Ansicht einer Autorengruppe sollte eine Interferon-Therapie in der Behandlung einer akuten Hepatitis C in der Schwangerschaft erwogen werden. Dagegen sollten schwangere Patientinnen mit chronischer Hepatitis, wenn die Therapie aufgeschoben werden kann, wegen fehlender kontrollierter Studien nicht mit Interferon behandelt werden [379].

Auf der Basis einer begrenzten Zahl von Anwendungen am Menschen scheint die mütterliche Anwendung von Interferon alfa kein signifikantes Risiko für den sich entwickelnden Embryo und Fetus darzustellen. Wegen der antiproliferativen Wirkung sollte die Anwendung während der Schwangerschaft mit Vorsicht erfolgen, bis mehr Daten zur Beurteilung des Risikos vorliegen.

Interferon beta-1b

▪ FDA-Kategorie C.
▪ ADEC-Kategorie D.

Bei Rhesusaffen wurde keine teratogene Wirkung beobachtet, jedoch eine dosisabhängige Auslösung von Aborten.

Bei vier Patientinnen, die an einer klinischen Studie mit Interferon beta-1b bei Multipler Sklerose teilnahmen, kam es zu Spontanaborten. Ob bzw. inwieweit das Mittel daran beteiligt war, ist nicht klar.

Interferon gamma-1b

▪ FDA-Kategorie C.
▪ ADEC-Kategorie B3 (Interferon gamma).

Bei der 100-fachen menschlichen Dosis wurde eine abortauslösende Wirkung bei nichthumanen Primaten beobachtet.

Über die Anwendung während der Schwangerschaft beim Menschen liegen nur unzulängliche Informationen zur Abschätzung des Risikos vor (FI).

Lenograstim (rHuG-CSF)

▪ ADEC-Kategorie B3.

Die Sicherheit der Anwendung in der Schwangerschaft ist nicht belegt (FI).

Molgranostim

▪ ADEC-Kategorie B3.

Bei hohen Dosen wurden bei Primaten Spontanaborte beobachtet.

Filgrastim

▪ FDA-Kategorie C.
▪ ADEC-Kategorie B3.

Im Tierversuch (Ratte und Kaninchen) hat Filgrastim keine teratogenen Wirkungen gezeigt (FI).

Es liegen keine Erfahrungen über die Unbedenklichkeit einer Anwendung von Filgrastim während der Schwangerschaft vor (FI). Mit einer Plazentapassage muss gerechnet werden.

Levamisol

▪ FDA-Kategorie C.
▪ ADEC-Kategorie B3.

Im Tierversuch wurden embryo- und fetotoxische Wirkungen beobachtet, bei Kaninchen auch ein vermehrtes Auftreten von Extremitätendeformationen (FI).

Angemessene und gut kontrollierte Studien wurden bei Schwangeren nicht durchgeführt (FI).

Azathioprin

▪ FDA-Kategorie D.
▪ ADEC-Kategorie D.

Im Tierversuch wirken Azathioprin und 6-Mercaptopurin eindeutig teratogen, jedoch ist die Information zur Teratogenität beim Menschen limitiert [396].

Die meisten Untersucher befanden, dass Azathioprin in der Schwangerschaft transplantierter Patientinnen relativ sicher ist. Über sporadische Anomalien wurde berichtet, diese wurden jedoch nicht der Arzneimitteltherapie zugeschrieben. Das Risiko für angeborene Missbildungen bei Kindern von Transplantatempfängerinnen, die über die Schwangerschaft hinweg mit Azathioprin behandelt wurden, ist offenbar minimal bis gering [396]. Da zur Behandlung maligner Erkrankungen höhere Dosen von Azathioprin bzw. 6-Mercaptopurin zum Einsatz kommen, ist wahrscheinlich das Risiko eines ungünstigen Schwangerschaftsausgangs für die so behandelten Frauen größer.

Unter den Kriterien für die Erwägung einer Schwangerschaft bei Nierentransplantatempfängerinnen wird unter anderem eine Azathioprin-Dosis von ≤ 2 mg/kg KG/d genannt [134].

Die Aktivität des Enzyms Thiopurin-Methyltransferase (TPMT) variiert interindividuell erheblich; etwa jede 300. Person verfügt genetisch bedingt über keine TPMT-Aktivität und kann, wenn sie konventionelle Dosen von Azathioprin oder 6-Mercaptopurin erhält, eine lebensgefährliche Knochenmarksuppression entwickeln. Wenngleich entsprechende Studien fehlen, ist bei Frauen mit solchen genetischen Varianten von einem erhöhten Risiko eines ungünstigen Schwangerschaftsergebnisses auszugehen [396].

Fälle von Immunsuppression beim Neugeborenen wurden beschrieben.

Die Inzidenz von Wachstumsverzögerungen bei Kindern von Patientinnen, die nach Nierentransplantation mit Azathioprin und Corticosteroiden behandelt wurden, wurde mit 20–40 % angegeben, wobei die Grunderkrankungen und/oder Begleitmedikationen ganz oder teilweise hierzu beigetragen haben können.

Ein Bericht über 35 Schwangere mit Autoimmunhepatitis, von denen in 15 Fällen bei Konzeption eine Azathioprin-Therapie bestand, kam zu dem Ergebnis, dass Azathioprin im Allgemeinen sicher ist [207].

Ein erfolgreicher Schwangerschaftsverlauf nach Transplantation solider Organe ist möglich [19]. Dies trifft offenbar auch für Nierentransplantationen infolge eines systemischen Lupus erythematodes zu [335].

Aufgrund der mütterlichen Grunderkrankung, die die Indikation für die Behandlung mit Azathioprin oder 6-Mercaptopurin darstellt, ist per se ein höheres „Hintergrundrisiko" als in der Allgemeinbevölkerung anzunehmen. Obwohl diese Arzneimittel potenziell teratogen sind, können sie es einigen chronisch kranken Frauen ermöglichen, gesunde Kinder zu haben [396]. Risiken und Nutzen müssen sorgfältig abgewogen werden.

Azathioprin kann zum Versagen von Intrauterinpessaren führen, sodass zusätzliche oder andere Kontrazeptionsverfahren erwogen werden sollten.

Die Samenqualität und Fertilität von Männern, die aufgrund einer entzündlichen Darmerkrankung mit Azathioprin behandelt wurden, ist offenbar nicht beeinträchtigt [108].

Mycophenolatmofetil

Auf der Grundlage der gegenwärtig verfügbaren Informationen wird Mycophenolatmofetil bei nierentransplantierten Patientinnen in der Schwangerschaft nicht empfohlen [134].

Ciclosporin
- FDA-Kategorie C.
- ADEC-Kategorie C.

Auf der Basis relativ kleiner Zahlen stellt die Anwendung von Ciclosporin während der Schwangerschaft kein größeres Risiko für den Fetus dar. Ciclosporin ist im Tierversuch nicht teratogen. Die begrenzte Erfahrung bei schwangeren Frauen deutet darauf hin, dass auch eine humane Teratogenität unwahrscheinlich ist. Bei den wenigen Kindern mit Missbildungen ist kein bestimmtes Muster erkennbar gewesen. Von der Erkrankung, für die Ciclosporin indiziert ist, geht per se ein Risiko – am häufigsten für Wachstumsretardierung –

aus. Bei letzterem Problem ist schwierig zu trennen, welcher Anteil der Erkrankung bzw. der Therapie mit Ciclosporin und Corticosteroiden zukommt. Unklar sind eventuelle Langzeitwirkungen, z. B. auch zur Aufklärung eventueller Effekte auf nachfolgende Generationen.

Ciclosporin scheint nach heutigem Kenntnisstand kein größeres Teratogen für den Menschen zu sein, kann aber mit einer erhöhten Rate von Frühgeburten assoziiert sein [26].

Tacrolimus
▨ FDA-Kategorie C.

Eine abortauslösende Wirkung wurde bei drei Tierspezies und eine dosisabhängige Teratogenität bei einer Tierspezies beobachtet.

Beim Menschen ist die Zahl der bislang exponierten Feten klein. Dabei wurden die genannten Wirkungen nicht beobachtet. Hyperkaliämie, Nierentoxizität, intrauterine Wachstumsretardierung und Frühgeburt (aufgrund von Hypertonie, Präeklampsie und vorzeitigem Blasensprung) sind häufige Komplikationen bei den Kindern.

Wegen des Risikos einer Cytomegalie-virus-Infektion bei Mutter und Fetus raten manche Autoren, mit Konzeptionsversuchen mindestens sechs Monate nach Transplantation zu warten, ebenso während Abstoßungsperioden mit hochdosierter immunsuppressiver Behandlung.

Sirolimus
▨ FDA-Kategorie C.

Tierexperimentelle Untersuchungen haben eine Reproduktionstoxizität gezeigt. In Karzinogenitätsstudien bei Mäusen und Ratten wurde ein gehäuftes Auftreten von Lymphomen beobachtet (FI).

Für die Anwendung bei Schwangeren liegen keine hinreichenden Daten vor (FI). Auf der Grundlage der gegenwärtig verfügbaren Informationen wird Sirolimus bei nierentransplantierten Patientinnen in der Schwangerschaft nicht empfohlen, sondern als kontraindiziert erachtet [134].

Muromonab-CD3
▨ FDA-Kategorie C.

Reproduktionsstudien am Tier wurden nicht durchgeführt. Muromonab ist in der Schwangerschaft kontraindiziert (FI).

Infliximab
Siehe RL-05 (Analgetika/Antirheumatika).

Basiliximab
▨ FDA-Kategorie B.

Embryotoxizität oder Teratogenität wurden im Tierexperiment bei Cynomolgusaffen nicht beobachtet (FI).

Laut Empfehlung des Herstellers müssen Frauen im gebärfähigen Alter eine zur Verhinderung einer Schwangerschaft ausreichende Kontrazeptionsmethode anwenden und diese zusätzlich 16 Wochen nach der letzten Basiliximab-Gabe fortführen (FI).

Daclizumab
▨ FDA-Kategorie C.

Daclizumab ist in der Schwangerschaft kontraindiziert (FI).

Anti-T-Zell-Immunserum vom Pferd (Lymphoglobulin)
Über die Anwendung während der Schwangerschaft liegen keine ausreichen-

den klinischen Erfahrungen am Menschen vor (FI).

Plasmaproteine vom Kaninchen
Über die Anwendung während der Schwangerschaft liegen keine Erfahrungen am Menschen vor. Tierversuche wurden nicht durchgeführt (FI).

Antihuman-T-Zell-Immunserum vom Kaninchen (Thymoglobulin)
Über die Anwendung während der Schwangerschaft liegen keine ausreichenden klinischen Erfahrungen am Menschen und keine Daten aus Untersuchungen am Tier vor (FI).

RL 52 Infusions- und Standardinjektionslösungen, Organperfusionslösungen

Allgemeines. Hinweise auf Teratogenität beim Menschen liegen für die Substanzen dieser Gruppe nicht vor. Lösungen mit Fett als Energieträger sind in der Frühschwangerschaft zu vermeiden, da die embryonale Leber Fettsäuren noch nicht metabolisieren kann.

RL 53 Kardiaka

β-Acetyldigoxin (S. 235): β-Acetyldigoxin (R.A.N., -ratiopharm®), Digostada®, Digotab®, Digox-CT, Novodigal®, Stillacor®
Alprostadil (S. 236): Minprog®
Digitoxin (S. 235): Coramedan®, Digimed®, Digimerck®, Digitoxin AWD, Digitoxin Bürger®, Digitoxin-Philo®
Digoxin (S. 235): Digacin®, Digoxin R.A.N. = Digoregen®, Dilanacin®, Lanicor®, Lenoxin®
Dopexamin (S. 236): Dopacard®
Enoximon (S. 236): Perfan®
Metildigoxin (S. 235): Lanitop®
Milrinon (S. 235): Corotrop®

Digoxin u.a. Digitalis-Präparate
▪ FDA-Kategorie C.
Für Digoxin und Digitalis-Präparate haben sich in verschiedenen Studien keine Hinweise auf Embryotoxizität (in therapeutischen Dosen) oder Teratogenität ergeben. Es kann davon ausgegangen werden, dass auch β-Acetyldigoxin nicht embryotoxisch ist. Digoxin und Digitoxin passieren die Plazentaschranke. Über etwa 1 Woche früher eintretende spontane Wehen wurde berichtet.

Digitalis findet in der Therapie fetaler Herzrhythmusstörungen Verwendung [276]. Digoxin zur Konversion des fetalen Vorhofflatterns ist in etwa der Hälfte der Fälle erfolgreich [274].

Milrinon
▪ FDA-Kategorie C.

Im Tierversuch (Ratte und Kaninchen) wurde eine erhöhte Rate von Resorptionen, jedoch keine teratogenen Wirkungen gefunden. Berichte über die Anwendung in der Schwangerschaft beim Menschen existieren nicht.

Enoximon

Im Tierversuch beim Kaninchen ist Enoximon teratogen; es verursacht Gaumenspalten und Hydrozephalus. Bei der Ratte induziert es bei hoher Dosis Embryo- und Fetoletalität. Deshalb ist Enoximon in der Schwangerschaft kontraindiziert. Daten zur Anwendung in der Schwangerschaft beim Menschen liegen nicht vor.

Dopexamin

Keine Daten verfügbar.

Alprostadil

Siehe RL-37 (Durchblutungsfördernde Mittel).

RL 54 Karies-, Parodontosemittel und andere Dentalpräparate

Fluorid (S. 236): *Natriumfluorid:* Duraphat®, elmex® gelèe, Fluoretten®, Fluorid Gel DENTSPLY DeTrey, Lawefluor® N gelèe, Zymafluor®

Allgemeines. Die Wirkstoffe dieser Gruppe sind weder im Tierversuch noch beim Menschen embryotoxisch. Hinweise auf Teratogenität liegen nicht vor.

Vitamin-A-haltige Präparate sind in der Schwangerschaft kontraindiziert, da hohe Dosierungen von Vitamin A teratogen sind (s.a. RL-84, Vitamine).

Fluorid

Fluoride sind in hoher Dosierung in der Schwangerschaft kontraindiziert, da sie die Zusammensetzung von Skelett und Zähnen verändern. Im Tierversuch können körperliche Retardierungen und Missbildungen auftreten.

Beim Menschen wurden bisher in niedriger Dosierung (1 mg/l Trinkwasser) keine negativen Einflüsse auf den Embryo festgestellt. Ob diese Dosis im Trinkwasser bei Kindern eine wirksame Prophylaxe gegen Karies darstellt, wird immer noch kontrovers diskutiert. Eine Überdosierung (>10 mg/l) führt erst bei langer Exposition zu den oben genannten Schäden.

RL 55 Koronarmittel

Dipyridamol (S. 238): Curantyl®
Glyceroltrinitrat (S. 237): Aquo-Trinitrosan®, Corangin®, deponit®, Gepan®, MinitranS®, Nitrangin (Isis®, liquidum, Pumpspray), Nitroderm TTS®, Nitrokor, Nitrolingual®, Nitro Solvay®, perlinganit®, Trinitrosan®
Isosorbiddinitrat (ISDN) (S. 237): Diconpin®, duranitrat®, ISDN (AL, -beta®, -CT, HEXAL®, -ISIS®, -ratiopharm®, Sandoz®, STADA®), !ISDN BASICS, isoket®, Iso Mack®, ISO-PUREN, Jenacard®, Nitrosorbon®, TD Spray Iso Mack®
Isosorbidmononitrat (ISMN) (S. 237): Coleb-Duriles®, Conpin®, Corangin®, duramonitat®, elentan®, IS 5 mono-ratiopharm, Ismanton®, ISMN (-1A Pharma, AbZ, AL, BASICS, -CT, PB, Sandoz®, STADA®), Ismo®, Isomonit®, Isosorbidmononitrat PB, Moni-Sanorania®, MONIT-PUREN®, Mono 5-Wolff Sigacora, Turimonit, Mono acis®, Monobeta®, Monoclair®, mono-corax®, Monolong®, Mono Mack®, Mononitrat Verla®, Monopur®, Nitrolingual protect®, Olicard, Orasorbil®, Sigacora®, Turimonit®
Molsidomin (S. 237): Corvaton®, duracoron®, Molsi (4, 8 ret) – 1 A Pharma, Molsibeta, molsidomin von ct, Molsidomin (-ratiopharm®, Sandoz®, STADA®), Molsigamma®, MolsiHEXAL®, molsiket®, MOLSI-PUREN®
Pentaerythrityltetranitrat (S. 237): Dilcoran®, Nirason N, Pentalong®
Trapidil (S. 237): Rocornal®

Glyceroltrinitrat („Nitroglycerin")

▪ FDA-Kategorie B.
▪ ADEC-Kategorie B2.

Die Anwendung von Glyceroltrinitrat in der Schwangerschaft stellt offenbar für den Fetus kein Risiko dar. Die Zahl der Frauen, die während der Schwangerschaft, insbesondere im ersten Trimenon, behandelt wurden, ist jedoch limitiert. Die bei niedrigen Dosen bei der Mutter ausgelöste Blutdrucksenkung beeinträchtigt die Plazentaperfusion nicht. Nitroglycerin scheint außerdem ein sicheres kurz wirksames Tokolytikum zu sein, evtl. auch als Pflaster für eine längere Wirkdauer.

Isosorbidmononitrat (ISMN)

▪ FDA-Kategorie C.
▪ ADEC-Kategorie B2.

ISMN ist der aktive Hauptmetabolit von ISDN (s. unten). Berichte über die Anwendung in der Schwangerschaft beim Menschen liegen nicht vor.

Isosorbiddinitrat (ISDN)

▪ FDA-Kategorie C.
▪ ADEC-Kategorie B1.

Dosisabhängige Embryotoxizität wurde beim Kaninchen in sehr hohen Dosen beobachtet.

Isosorbiddinitrat ist für die Anwendung in der Schwangerschaft nicht kontraindiziert [230].

Pentaerythrityltetranitrat

▪ FDA-Kategorie C.

Die sehr begrenzte Erfahrung mit der Anwendung in der Schwangerschaft beim Menschen lässt keine Schlüsse zu.

Molsidomin

Die teratologischen Untersuchungen an Ratte, Maus und Kaninchen erbrachten keine Hinweise auf eine etwaige Teratogenität von Molsidomin (FI).

Die Sicherheit der Anwendung in der Schwangerschaft ist nicht etabliert. Der Hersteller gibt an, dass es in den ersten drei Monaten der Schwangerschaft nur nach strenger Indikationsstellung angewandt werden soll (FI).

Trapidil

Ausreichende Erfahrungen in der Schwangerschaft liegen nicht vor. Der Hersteller gibt daher an, dass Trapidil in der Schwangerschaft (insbesondere in den ersten drei Monaten) nicht verabreicht werden sollte (FI).

Dipyridamol
- FDA-Kategorie C.
- ADEC-Kategorie B1.

Berichte, die einen Zusammenhang zwischen der Anwendung von Dipyridamol in der Schwangerschaft und angeborenen Defekten ergeben könnten, liegen nicht vor. Bei Anwendung kurz vor der Geburt soll Dipyridamol abnorme Blutungen verursachen können. Die Anwendung in der Schwangerschaft ist umstritten.

RL 56 Laxantia

Aloe (in verschiedenen Kombinationspräparaten) (S. 238): Cholhepan® N, Chol-Kugeletten® Neu Abführhilfe, Kräuterlax®
Glycerol (S. 238): Glycilax®, Milax®, Nene-Lax®
Lactitol (S. 238): Importal®
Lactulose (S. 238): Bifinorma®, Bifiteral®, Eugalac, Kattwilact, Lactocur®, Lactuflor®, Lactulose (-1A Pharma, AbZ, AL, HEXAL®, Neda®, -ratiopharm®, -saar®, Sandoz®, STADA®), Lactuverlan®, Laevilac S®, Medilet®, Tulotract®
Natriumpicosulfat (S. 238): Agiolax® Pico, Darmol (Pico), Dulcolax® NP, Laxoberal®, Liquidepur® mit Natriumpicosulfat, Regulax® Picosulfat

Allgemeines. Laxanzien sollten in der Schwangerschaft nur unter strenger Indikationsstellung und bei akutem Anlass, wie z.B. schmerzhafter Stuhlentleerung, verschrieben werden. Bei chronischer Obstipation ist eher an eine Änderung der Lebens- und Essgewohnheiten zu denken.

Aloe
Aloe-haltige Präparate sind wegen ihres Gehaltes an Anthrachinonen (darm- und nierenreizende Gifte) ab dem 3. Schwangerschaftsmonat kontraindiziert. Aloe verursacht auch eine Hyperämie des Uterus und erhöht die Abortgefahr. Teratogene Wirkungen sind dagegen nicht bekannt.

Natriumpicosulfat
Embryotoxizitätsuntersuchungen bei Ratten und Kaninchen haben bis zu Dosen von 100 mg/kg KG/d keine Hinweise auf ein teratogenes Potenzial ergeben. Bei dieser Dosis traten bei beiden Spezies embryotoxische Effekte auf.

Ausreichende Erfahrungen bei Schwangeren liegen nicht vor (FI).

Lactulose
- FDA-Kategorie B.

Lactulose kann während der Schwangerschaft angewandt werden (FI).

Glycerol
- FDA-Kategorie C.

Lactitol
Bei Ratte und Kaninchen ist Lactitol nicht embryotoxisch. Daten aus kontrollierten Studien bei schwangeren Frauen liegen nicht vor.

RL 57 (unbesetzt)

RL 58 Lipidsenker

Acipimox (S. 241): Olbemox®
Atorvastatin (S. 240): Sortis®
Bezafibrat (S. 241): Befibrat®, Beza (-1A Pharma, AbZ), Bezabeta®, Bezacur®, Bezadoc, Bezafibrat (AL, AbZ, -CT, PB, -ratiopharm®, Sandoz®, STADA®), Bezagamma, Bezamerck®, BEZA-PUREN®, Cedur®, Lipox® Bezafibrat, Regadrin® B
Clofibrat (S. 240)
Colestipol (S. 240): Cholestabyl®, Cholestid®
Colestyramin (S. 240): Colestyramin (HEXAL®, -ratiopharm®, STADA®), Colestyr-CT, Lipocol-Merz®, Quantalan®, Vasosan® P/-S
Etofibrat (S. 241): Lipo-Merz®-retard
Etofyllinclofibrat (S. 241): Duolip®
Fenofibrat (S. 241): CiL®, durafenat®, Fenobeta®, Fenofanton®, Fenofibrat (AbZ, AL, -CT, HEXAL®, -ratiopharm®, Sandoz®, STADA®), Lipanthyl®, Lipidil®, LIPIDIL 145 ONE®, Lipidil-Ter®, Normalip®
Fluvastatin (S. 239): CRANOC®, LOCOL®
Gemfibrozil (S. 241): Gemfi – 1 A Pharma, Gevilon®, Lipox Gemfi®
Lovastatin (S. 240): Lovabeta®, Lovadura®, Lovagamma®, LovaHEXAL®, Lovastatin (-1A Pharma, AbZ, AL, -CT, ISIS®, -ratiopharm®, -saar®, STADA®), Lova TAD®, MEVINACOR®
Pravastatin (S. 240): Mevalotin® protect, Pravasin® protect, Prava-Q, Pravabeta®, Pravagamma®, PravaLich®, Pravalip®, Pravastatin (-1A Pharma, AbZ, AL, ALMUS, AWD®, -CT, HEXAL®, ISIS®, -ratiopharm®, -saar, Sandoz®, STADA®, TAD®), pravastatin-corax
Simvastatin (S. 239): BeL® Simvastatin, Denan®, SimvaAPS®, SIMVA BASICS, Simvabeta®, Simvacard®, Simvacor®, simvadura, Simvagamma®, Simva-Hennig®, SimvaHEXAL®, Simvalip®, simvastatin (-biomo, -corax®), Simvastatin (-1A Pharma, AbZ, AL, AWD®, CT, Q-Pharm, -ratiopharm®, real, -saar®, Sandoz®, STADA®, TEVA®, Wolff®), Simva TAD®, ZEMOX®, ZOCOR®
Xantinolnicotinat (S. 241): Complamin® spezial

Allgemeines. Die Unterbrechung einer cholesterinsenkenden Arzneimittelbehandlung für die Dauer der Schwangerschaft sollte erwogen werden. Es ist nicht bekannt, dass mit einer solchen Unterbrechung ein prognostischer Nachteil verbunden wäre.

Für die HMG-CoA-Reduktasehemmer („Statine') ergab die Durchsicht von Meldungen an die US-amerikanische *Federal Drug Administration*, dass bei 20 von 52 auswertbaren Fällen Missbildungen nach Statin-Exposition im ersten Trimenon festgestellt wurden. Eine teratogene Wirkung ist demnach möglich, und prospektive Studien sind erforderlich [134a, 134b]. Kein Anhalt für ein erhöhtes Risiko fetaler Anomalien war dagegen in einer pharmakoepidemiologischen Untersuchung mit kanadischen Verschreibungsdaten bei Lebendgeburten nach Statin-Exposition im ersten Trimenon zu entdecken [372a].

Fluvastatin

- FDA-Kategorie X.
- ADEC-Kategorie C.

Über die Anwendung von Fluvastatin in der Schwangerschaft beim Menschen liegen nur sehr wenige publizierte Berichte vor.

Vergleiche hierzu auch Simvastatin (s. u.).

Simvastatin

- FDA-Kategorie X.
- ADEC-Kategorie C.

Simvastatin ist bei Ratte und Kaninchen bis zur 3-fachen Höhe der entsprechenden menschlichen Dosis nicht teratogen.

Auf der Basis dieser Befunde sowie der limitierten Erfahrung in der Schwangerschaft beim Menschen scheint die Exposition gegenüber Simvastatin in der Frühschwangerschaft kein signifikantes Risiko für den Fetus darzustellen. Die Ausgänge, die berichtet wurden, entsprechen denen in der nichtexponierten Population. Da aber die Unterbrechung einer cholesterinsenkenden Behandlung während der Schwangerschaft wahrscheinlich keine Auswirkung auf die Langzeitbehandlung der Hyperlipidämie hat, sollte Simvastatin in der Schwangerschaft nicht angewandt werden.

Pravastatin
- FDA-Kategorie X.
- ADEC-Kategorie C.

Publizierte Berichte über die Anwendung von Pravastatin in der Schwangerschaft beim Menschen liegen nicht vor.

Vergleiche hierzu auch Simvastatin (s. oben).

Lovastatin
- FDA-Kategorie X.

Lovastatin ist bei der Ratte teratogen. Kinder mit Missbildungen nach In-utero-Exposition wurden beschrieben, jedoch ist unklar, ob bzw. inwieweit Lovastatin dafür verantwortlich war.

Vergleiche hierzu auch Simvastatin (s. oben).

Atorvastatin
- FDA-Kategorie X.
- ADEC-Kategorie C.

Zu möglichen teratogenen Wirkungen im Tierversuch existieren unterschiedliche Befunde.

Publizierte Fälle über die Anwendung von Atorvastatin in der Schwangerschaft beim Menschen liegen nicht vor.

Vergleiche hierzu auch Simvastatin (s. oben).

Colestipol
- FDA-Kategorie B.
- ADEC-Kategorie B2.

Da weniger als 0,17 % einer Dosis systemisch resorbiert werden, ist eine Schädigung des Fetus bei empfohlener Dosierung nicht zu erwarten.

Unerwünschte Wirkungen auf die Feten wurden in tierexperimentellen Reproduktionsstudien nicht gefunden. Publizierte Fälle einer Anwendung in der Schwangerschaft beim Menschen liegen nicht vor.

Bei Dauergebrauch ist eine verringerte Resorption fettlöslicher Vitamine (A, D, E, K) möglich.

Da die Unterbrechung einer cholesterinsenkenden Behandlung während der Schwangerschaft keine Auswirkung auf die Langzeitbehandlung der Hyperlipidämie haben sollte, sollte Colestipol für die Zeit der Schwangerschaft wahrscheinlich nicht angewandt werden.

Colestyramin
- FDA-Kategorie B.
- ADEC-Kategorie B2.

Zur Anwendung in der Schwangerschaft beim Menschen wurden nur wenige Einzelfälle berichtet. Sie lassen keine Schlüsse über die Sicherheit zu.

Vergleiche hierzu auch Colestipol (s. oben).

Clofibrat
- FDA-Kategorie C.
- ADEC-Kategorie B1.

Tierexperimentelle Reproduktionsstudien wurden nicht durchgeführt. Publizierte Berichte über die Anwendung in der Schwangerschaft beim Menschen liegen nicht vor. Da Clofibrat durch Glukuronidierung metabolisiert wird, sollte wegen der Unreife dieses Systems beim Neugeborenen die Anwendung von Clofibrat in der Nähe zum Geburtstermin unterbleiben. Clofibrat wird insgesamt als in der Schwangerschaft kontraindiziert angesehen [230].

Bezafibrat
Keine Daten verfügbar.

Fenofibrat
▩ FDA-Kategorie C.

Bei hohen Dosen mikronisierten Fenofibrats wurden bei Ratten embryoletale und teratogene Wirkungen beobachtet [230].

Etofibrat
Keine Daten verfügbar.

Etofyllinclofibrat
Vergleiche hierzu auch Clofibrat (s. oben).

Gemfibrozil
▩ FDA-Kategorie C.
▩ ADEC-Kategorie B3.

Im Tierversuch bei Ratten wurden Tumoren erzeugt. Zur Teratogenität existieren unterschiedliche Befunde. Die geringe Erfahrung in der Schwangerschaft beim Menschen lässt keine Schlüsse zu.

Xantinolnicotinat
Im Tierversuch wurden keine embryotoxischen oder teratogenen Effekte gefunden (FI). Ausreichende Erfahrungen mit der Anwendung in der Schwangerschaft beim Menschen liegen nicht vor (FI).

Acipimox
Tierversuche erbrachten keine Hinweise auf teratogene Effekte. Ausreichende klinische Erfahrungen liegen nicht vor.

RL 59 Lokalanästhetika/Neuraltherapeutika

Articain (S. 241): Ultracain®, Ultracain® D
Bupivacain (S. 242): Bucain®, Bupivacain (JENAPHARM®, -RPR®), Carbostesin®, Dolanaest®
Lidocain (s. RL-09): Dynexan® Mundgel, Gelicain®, Heweneural, Licain® M, Lidesthesin®-Salbe, lidocain-loges®, Lidocain (Braun, -HCl B. Braun, Röwo®, -Rotexmedica, Steigerwald), Lidocard B. Braun, Lidoject®, Lignocaine Jelly, Röwe®-629, Xylocain®, Xylocitin®-loc, Xyloneural® mite
Mepivacain (S. 241): Meaverin®, Mecain®, MepiHEXAL®, Mepivacain-Injectopas®, Mepivastesin™, Scandicain®
Procain (S. 242): Hewedolor-Procain, Lophacomp®-Procain, Novocain®, Pasconeural-Injektopas®, Procain (curasan, DeltaSelevt, JENAPHARM®, -loges®, Röwo®, -Steigerwald)
Ropivacain (S. 242): Naropin®

Lidocain
Siehe RL-09 (Antiarrhythmika).

Articain
▩ FDA-Kategorie C.
Vergleiche Bupivacain (s. unten)

Mepivacain
▩ FDA-Kategorie C.
▩ ADEC-Kategorie A.
Vergleiche Bupivacain (s. unten).

Bupivacain
- FDA-Kategorie C.
- ADEC-Kategorie A.

Bei der Anwendung von Bupivacain in der geburtshilflichen Anästhesie existieren Berichte über neonatale Hypoxie, fetale Azidose, Bradykardie und in einzelnen Fällen intrauterinen Tod [230]. Die empfohlenen Höchstmengen sollten nicht überschritten werden.

Ropivacain
Über Ropivacain liegen weder aus kontrollierten Studien bei schwangeren Frauen noch aus Tierversuchen Berichte über Embryotoxizität vor.

Bei parazervikaler Blockade unter der Geburt sind Nebenwirkungen (Bradykardie) beim Fetus für Wirkstoffe dieser Gruppe beschrieben worden.

Procain
- FDA-Kategorie C.

Procain war in einer Studie mit 1340 Schwangerschaften im 1. Trimenon und über 3000 Schwangerschaften zu einem nicht definierten Zeitpunkt nicht embryotoxisch. Auch eine zweite Serie mit 266 Schwangerschaften ließ keine Erhöhung der spontanen Fehlbildungsrate erkennen.

RL 60 Magen-Darm-Mittel

H₂-Rezeptor-Antagonisten

Cimetidin (S. 243): Cimebeta®, CimeHEXAL®, Cimetidin (AbZ, acis®, AL, -CT, STADA®), CimLich, duraH2, Gastroprotect®, H 2 Blocker-ratiopharm, Sigacimet®, Tagamet®
Famotidin (S. 243): FADUL®, Famobeta®, Famonerton®, Famotidin (-1A Pharma, AbZ, -CT, -ratiopharm®, Sandoz®, STADA®), Pepcid® akut, PEPDUL®
Nizatidin (S. 243): Nizax® Lilly
Ranitidin (S. 243): Junizac®, Raniberl®, Ranibeta®, Ranibloc®, Ranicux®, Ranidura®, Ranimerck®, Rani-nerton®, Raniprotect®, RANI-PUREN®, Ranitab®, Ranitic®, Ranitidin(-1A Pharma, AbZ, acis®, AL, -CT, ISIS®, PB, -ratiopharm®, -saar®, Sandoz®, STADA®), !RANITIDIN BASICS, Ranitidoc, Ran Lich®, Sostril®, Zantic®

Protonenpumpeninhibitoren

Esomeprazol (S. 244): Nexium® mups
Lansoprazol (S. 244): Agopton®, Lanso TAD®, Lanso-Q, Lansogamma, Lansoprazol (-1A Pharma, AbZ, AL, -Actavis, BASTICS, -CT, HEXAL®, -ratiopharm®, Sandoz, STADA), Lanzor®
Omeprazol (S. 244): Antra MUPS®, Antra®, Gastracid®, Ome (TAD®, -Q, nerton, PUREN), Omebeta®, Omedoc®, Omegamma®, OmeLich, Omep®, OMEP®, Omeprazol (-1A Pharma, AbZ, AL, AWD®, axcount®, BASICS, -biomo®, -CT, Hennig®, -ratiopharm®, Sandoz®, STADA®), Ulnor®
Pantoprazol (S. 244): Pantozol®, rifun®, ZacPac®
Rabeprazol (S. 245): Pariet®

Andere Wirkstoffe

Dimeticon (Simethicone) (S. 247): Aegrosan®, Ceolat®, dimeticon von ct, ILIO-FUNKTON, Kompensan® Dimeticon, Meteosan®, sab simplex®
Domperidon (S. 247): Domidon®, Domperidon (AbZ, AL, beta, -CT, -ratiopharm®, STADA®), DOMPERIDON HEXAL®, Motilium®

Loperamid (S. 247): Boxolip®, duralopid®, Endiaron® L, Imodium®, Lopalind®, Lop-Dia®, Lopedium®, LOPERA BASICS, Loperamid (-1A Pharma, AL, -CT, -ratiopharm®, Sandoz®, STADA®), LOPERAMID-PUREN®, Loperhoe®
Mesalazin (5-Aminosalicylsäure, Mesalamin) (S. 246): Asacol®, Asacolitin®, Claversal®, Mezavant®, Pentasa®, Salofalk®
Methanthelin (Methantheliniumbromid) (S. 245): Vagantin®
Metoclopramid (S. 246): Cerucal®, Gastronerton®, Hyrin®, MCP (-1A Pharma, axcount, AL, -beta®, -CT, HEXAL®, -ISIS®, -ratiopharm®, Sandoz®, STADA®, Metoclopramid Tropfen PB, Paspertin®
Misoprostol (S. 245): Cytotec®
Olsalazin (S. 247): Dipentum®
Pirenzepin (S. 245): Gastrozepin®, pirenzepin von ct, Pirenzepin-ratiopharm®
Sucralfat (S. 246): Sucrabest®, Sucralfat-ratiopharm®, Sucraphil®, Ulcogant®
Sulfasalazin (S. 247): Azulfidine®, Colo-Pleon®, Pleon® RA, Sulfasalazin-Heyl®
Wismutsalze (Bismutsalze) (S. 246): Angass®

Ⓢ Antazida
   Ranitidin
   Sucralfat

1.   H$_2$-Rezeptor-Antagonisten

Cimetidin

▨ FDA-Kategorie B.
▨ ADEC-Kategorie B1.

Ein erhöhtes Risiko angeborener Missbildungen beim Menschen, das Cimetidin zugeschrieben werden könnte, wurde nicht berichtet. Eine Gruppe von Autoren empfahl, dieses Mittel wegen der feminisierenden Wirkung, die bei einigen Tieren sowie Patienten beobachtet wurde, in der Schwangerschaft nicht zu verwenden. Allerdings wurde die antiandrogene Wirkung nach In-utero-Exposition gegenüber Cimetidin nicht beobachtet oder untersucht.

In einer epidemiologischen Studie wurde kein signifikant erhöhtes Risiko für Missbildungen nach Cimetidin-Exposition im ersten Trimenon im Vergleich zu Nichtexponierten beobachtet (relatives Risiko 1,2; 95 %-Konfidenzintervall 0,6–2,3) [420].

Ranitidin (s. unten) ist während der Schwangerschaft günstiger als Cimetidin.

Ranitidin

▨ FDA-Kategorie B.
▨ ADEC-Kategorie B1.

Das Fehlen einer Teratogenität oder Toxizität im Tierversuch und die publizierten Daten aus den Anwendungen in der Schwangerschaft beim Menschen zeigen, dass Ranitidin kein größeres Teratogen ist.

Wegen Fehlens einer antiandrogenen Wirkung bei Tieren und bei nichtschwangeren Menschen ist Ranitidin für die chronische Anwendung in der Schwangerschaft wahrscheinlich sicherer als Cimetidin.

In einer epidemiologischen Studie wurde kein signifikant erhöhtes Risiko für Missbildungen nach Ranitidin-Exposition im ersten Trimenon im Vergleich zu Nichtexponierten beobachtet (relatives Risiko 1,4; 95 %-Konfidenzintervall 0,8–2,4) [420].

Sind dyspeptische Beschwerden in der Schwangerschaft refraktär gegenüber Sucralfat (s. S. 246) oder Antazida (s. S. 245), werden Histamin-H$_2$-Rezeptorenblocker empfohlen. Ranitidin wird als relativ sicherer H$_2$-Blocker angesehen [69].

Famotidin

▨ FDA-Kategorie B.
▨ ADEC-Kategorie B1.

Teratogenität wurde im Tierversuch nicht beobachtet. Gut kontrollierte Studien in der Schwangerschaft beim Menschen liegen nicht vor. Famotidin wird für Schwangere nicht empfohlen, weil adäquate Sicherheitsdaten fehlen.

Nizatidin
- FDA-Kategorie B.
- ADEC-Kategorie B3.

2.   Protonenpumpen-inhibitoren

Omeprazol
- FDA-Kategorie C.
- ADEC-Kategorie B3.

Die fehlende Teratogenität im Tierversuch und die für die ersten drei Monate der menschlichen Schwangerschaft vorliegenden Daten zeigen, dass Omeprazol für den Menschen kein größeres Teratogen ist. Aufgrund der begrenzten Power der vorliegenden Studien können gering erhöhte Häufigkeiten von Geburtsdefekten oder seltenen Missbildungen möglicherweise bisher unentdeckt geblieben sein.

Die Magentumoren, die bei Ratten beobachtet wurden, geben beim Menschen zu Bedenken für die Nachkommenschaft Anlass. Die limitierte In-utero-Exposition während der Schwangerschaft deutet wahrscheinlich auf ein vernachlässigbares Risiko hin. Dennoch ist das Vermeiden von Omeprazol insbesondere im ersten Trimenon das sicherste Vorgehen.

In einer epidemiologischen Studie wurde kein signifikant erhöhtes Risiko für Missbildungen nach Omeprazol-Exposition im ersten Trimenon im Vergleich zu Nichtexponierten beobachtet (relatives Risiko 0,9; 95%-Konfidenzintervall 0,3–2,2) [420].

Im schwedischen Geburtsregister wurden 955 Kinder identifiziert, die während der Schwangerschaft gegenüber Omeprazol exponiert waren, davon 863 in der Frühschwangerschaft. Fünf Totgeburten sowie eine leicht erhöhte Rate angeborener Herzfehler wurden beobachtet, können aber zufallsbedingt sein. Insgesamt ergaben sich keine klaren Hinweise für eine ungünstige Wirkung [250].

Auch eine Metaanalyse mit insgesamt fast 600 gegenüber Protonenpumpeninhibitoren exponierten Schwangerschaften ergab keinen Anhaltspunkt für eine größere teratogene Wirkung [358].

Esomeprazol
Esomeprazol ist das S-Enantiomer von Omeprazol. Damit ist es für die Schwangerschaft nach aller Wahrscheinlichkeit genauso wie Omeprazol zu bewerten.

Lansoprazol
- FDA-Kategorie B.
- ADEC-Kategorie B3.

Teratogenität im Tierversuch fehlt. Die Erfahrung in der Schwangerschaft beim Menschen ist limitiert und erlaubt keine Beurteilung des Risikos.

Vergleiche auch Omeprazol (s. oben).

Pantoprazol
- FDA-Kategorie B.
- ADEC-Kategorie B3.

Im Tierversuch wurden keine Hinweise auf Schäden beim Fetus gefunden. Es liegen keine Berichte vor, die die Anwendung von Pantoprazol in der Schwangerschaft beschreiben.

Vergleiche auch Omeprazol (s. oben).

Rabeprazol

■ FDA-Kategorie B.

Im Tierversuch wurden keine Hinweise auf Schäden beim Fetus gefunden. Es liegen keine Berichte vor, die die Anwendung von Rabeprazol in der Schwangerschaft beschreiben.

3. Andere Wirkstoffe

Misoprostol

■ FDA-Kategorie X.
■ ADEC-Kategorie X.

Misoprostol ist ein Analogon von Prostaglandin E_1 und ein potentes Uterusstimulans, das früh in der Schwangerschaft einen Abort nach entweder oraler oder vaginaler Anwendung induziert. Das Mittel wurde auch als illegales Abtreibungsmittel verwendet. Die meisten Fälle von Geburtsdefekten traten in Zusammenhang mit Abtreibungsversuchen auf, jedoch wurden angeborene Missbildungen auch bei therapeutischer Anwendung beobachtet. Der Mechanismus der teratogenen Wirkung beruht offenbar auf der Induktion von Uteruskontraktionen, die den Embryo deformieren; dies führt zu Gefäßruptur, Blutung und Zelltod.

Auffällig ist, dass Extremitätenfehlbildungen wie auch Hirnnervaplasien (Möbius-Syndrom) gehäuft auftraten [179].

Antazida

■ FDA-Kategorie B.

Wenn dyspeptische Beschwerden in der Schwangerschaft durch Ess- und Lebensstiländerungen nicht unter Kontrolle gebracht werden, können Sucralfat (s. u.) oder (vorzugsweise magnesium- oder aluminiumhaltige) Antazida zum Einsatz kommen [69].

Antazida in der üblichen Dosierung für die Dauer von 4–6 Wochen sind zur Therapie des unkomplizierten peptischen Ulkus in der Schwangerschaft Mittel der ersten Wahl [227].

Obwohl die systemische Resorption von Aluminium aus aluminiumoxidhaltigen Antazida gering ist, ist die toxikologische Bedeutung einer langfristigen Behandlung der Mutter und der daraus resultierenden Aluminium-Belastung für das Kind nicht geklärt. Im Tierversuch hat in das Nervengewebe aufgenommenes Aluminium eine nachgewiesene neurotoxische Wirkung (vgl. Fachinformation Maaloxan®). Daher sollten aluminiumhaltige Antazida während der Schwangerschaft nur kurzfristig angewandt werden. Es gibt keine Hinweise darauf, dass normale Dosen aluminiumhaltiger Arzneimittel für die Feten von Müttern mit normaler Nierenfunktion ein Risiko darstellen.

Pirenzepin

Im Tierversuch erzeugt Pirenzepin keine Missbildungen. Da keine Erfahrungen in der Schwangerschaft beim Menschen vorliegen, wird von einer Anwendung in den ersten drei Schwangerschaftsmonaten abgeraten (FI).

Methanthelin (Methantheliniumbromid)

■ FDA-Kategorie C.

Methanthelin ist weder im Tierversuch noch beim Menschen teratogen. Es fehlen allerdings kontrollierte Studien bei schwangeren Frauen. Im dritten Trimenon ist es kontraindiziert, da es beim Neugeborenen Brady- und Tachykardien auslösen kann.

Wismutsalze (Bismutsalze)
- FDA-Kategorie C.

Die vorliegenden Daten sind für eine Bewertung unzureichend

Sucralfat
- FDA-Kategorie B.
- ADEC-Kategorie B1.

Obwohl die Toxizität von Aluminium gut dokumentiert ist (s. oben, Antazida), gibt es keine Hinweise darauf, dass normale Dosen aluminiumhaltiger Arzneimittel (z.B. Sucralfat) für die Feten von Müttern mit normaler Nierenfunktion ein Risiko darstellen.

Metoclopramid
- FDA-Kategorie B.
- ADEC-Kategorie A.

Metoclopramid stimuliert die Prolactin-Sekretion. Jedoch führte transplazentar wirkendes Metoclopramid nicht zu einer vermehrten Prolactin-Freisetzung aus der fetalen Hypophyse.

In einer multinationalen Studie wurden die Wirkungen von Metoclopramid auf den Fetus bei 175 Frauen, die ein teratologisches Informationszentrum konsultierten, untersucht. Eine signifikant höhere Rate von Frühgeburten (8,1 %) als in der Kontrollgruppe (2,4 %), die gegenüber nichtteratogenen Mitteln exponiert waren, wurde gefunden; die Rate größerer Missbildungen war gleich [40].

In einem Behandlungsalgorithmus [270] für Übelkeit und Erbrechen in der Schwangerschaft hat Metoclopramid einen Platz: Wenn Vitamin B_6, auch in Kombination mit Doxylamin, nicht ausreichend wirksam ist, wird zunächst Promethazin oder Dimenhydrinat versucht. Als nächste Alternative werden zusätzlich gleichberechtigt Metoclopramid, Ondansetron, Prochlorperazin oder Promethazin genannt [270].

Aufgrund von Verschreibungsdaten aus Dänemark wurden 309 Schwangere mit einem Rezept für Metoclopramid identifiziert und mit einer Kontrollgruppe ohne Verschreibungen in der Schwangerschaft verglichen. Es wurden keine signifikanten Unterschiede für Geburtsgewicht, Häufigkeit von Missbildungen oder Frühgeburt gefunden [456].

Eine große israelische Kohortenstudie, die 3458 Geburten mit Metoclopramid-Exposition im ersten Trimenon umfasste, ergab im Vergleich zur Nichtexposition kein signifikant erhöhtes Risiko einer größeren Missbildung, eines niedrigen Geburtsgewichts, einer Frühgeburt oder eines perinatalen Todes [326b.]

Mesalazin (5-Aminosalicylsäure, Mesalamin)
- FDA-Kategorie B.
- ADEC-Kategorie C.

Insgesamt scheint der Nutzen der Mesalazin-Therapie für die Mutter die potenziellen Risiken für den Fetus zu überwiegen. In einer Untersuchung mit Daten des dänischen Geburtsregisters, die mit Verschreibungsdaten zusammengeführt wurden, wurde ein erhöhtes Risiko von Totgeburten (insbesondere bei Frauen mit Colitis ulcerosa) und Frühgeburten, jedoch kein substanziell erhöhtes Missbildungsrisiko gefunden, wenn die Frauen während der Schwangerschaft Mesalazin erhielten [364]. Diese Befunde und Schlussfolgerungen entsprechen denen einer früheren kontrollierten Kohortenstudie, in der sich ein signifikant niedrigeres Geburtsgewicht (durchschnittlich 3252 g unter Mesalazin vs. 3461 g in der Kontrollgruppe) ergab [122], sowie einer Beobachtungsstudie, wonach die orale Anwendung von Mesalazin-Mikrogranula in Dosen bis mindestens 2 g/d während der Schwangerschaft sicher war [323].

Die Relevanz eines Fallberichts über die Niereninsuffizienz eines Neugeborenen, dessen Mutter mit Mesalazin behandelt worden war, wurde angezweifelt.

Im Gegensatz zu Sulfasalazin hat Mesalazin offenbar keine beeinträchtigende Wirkung auf die Spermatogenese.

Olsalazin
- FDA-Kategorie C.
- ADEC-Kategorie C.

Vergleiche Mesalazin (s. o.).

Sulfasalazin
Siehe RL-05 (Analgetika/Antirheumatika).

Loperamid
- FDA-Kategorie B.
- ADEC-Kategorie B3.

Publizierte Berichte, die einen Zusammenhang zwischen der Anwendung von Loperamid und angeborenen Defekten ergeben könnten, liegen nicht vor.

Domperidon
- ADEC-Kategorie B2.

Tierexperimente haben keinen Anhalt für teratogene Wirkungen ergeben. Bislang gibt es keine Hinweise auf ein erhöhtes Missbildungsrisiko beim Menschen. Doch sollte in der Schwangerschaft, insbesondere in den ersten drei Monaten, die Anwendung nur bei strenger Indikationsstellung erfolgen (FI).

Dimeticon (Simethicone)
- FDA-Kategorie C.

Publizierte Berichte, die einen Zusammenhang zwischen der Anwendung von Dimeticon und angeborenen Defekten ergeben könnten, liegen nicht vor. In der Datenbank aus Michigan wurden 248 Neugeborene, die im ersten Trimenon gegenüber Dimeticon exponiert waren, identifiziert. Insgesamt 14 größere Geburtsdefekte wurden gefunden (erwartete Zahl: 11), davon 6 kardiovaskuläre (erwartete Zahl: 2) [57]. Ein Zusammenhang ist nicht auszuschließen, lässt sich jedoch aus diesen Daten nicht ableiten, weil andere Faktoren (z. B. mütterliche Erkrankung, Begleitmedikation, Zufall) beteiligt sein können.

Nach Angaben des Herstellers bestehen keine Bedenken gegen die Anwendung in der Schwangerschaft (FI).

Zu **Corticosteroiden** siehe RL-31 (Corticoide) und RL-28 (Broncholytika/Antiasthmatika).

RL 61   Migränemittel

Almotriptan (S. 248): Almogran®
Dihydroergotamin (S. 249): Angionorm®, Dihytamin® N, Erganton®, Ergomimet®, ergotam von ct
Eletriptan (S. 248): Relpax®
Ergotamin (S. 249): Ergo-Kranit®
Frovatriptan (S. 248): Allegro®
Iprazochrom (S. 249): Divascan®
Lisurid (S. RL-70)
Methysergid (S. 249): Deseril®
Naratriptan (S. 249): FORMIGRAN®, Naramig®
Rizatriptan (S. 248): MAXALT®
Sumatriptan (S. 248): Imigran®, Sumatriptan (-1A Pharma, AbZ, AL, -Actavis, beta, -CT, HEXAL®, -Hormosan, -Kranit®, -ratiopharm®, Sandoz, STADA®, Winthrop®)
Zolmitriptan (S. 249): AscoTop®

Almotriptan

■ FDA-Kategorie C.

Tierexperimentelle Studien haben gezeigt, dass Almotriptan keine schädlichen Wirkungen auf Gestation, Geburt oder postnatale Entwicklung ausübt, und an Ratten oder Kaninchen wurden keine Geburtsdefekte im Zusammenhang mit Almotriptan beobachtet (FI).

Die Unbedenklichkeit von Almotriptan bei Anwendung in der Schwangerschaft wurde nicht belegt (FI).

Eletriptan

Keine Daten verfügbar

Frovatriptan

■ FDA-Kategorie C.

Sumatriptan

■ FDA-Kategorie C; aufgrund einer neueren Übersicht erscheinen FDA-Kategorie B oder C möglich [156].
■ ADEC-Kategorie B3.

In einer dänischen Studie, in der eingelöste Rezepte mit dem Geburtsregister zusammengeführt wurden, wurde ein Zusammenhang zwischen Sumatriptan-Exposition während der Schwangerschaft und Frühgeburt bzw. niedrigem Geburtsgewicht beobachtet [375]. Allerdings sind methodische Probleme mit einer solchen Datenanalyse verbunden [157].

Die bisher vorliegenden Informationen besagen insgesamt, dass ein deutlicher Anstieg angeborener Missbildungen durch Anwendung von Sumatriptan während der Schwangerschaft ausgeschlossen werden kann [302]. Dies ist ausreichend, um die Patientin bei einer versehentlichen Anwendung während der Schwangerschaft zu beruhigen. Andererseits ist die Sensitivität der bisherigen Studien unzureichend, um kleinere bzw. moderate Risiken für spezifische Anomalien [249] zu entdecken. Demnach ist Zurückhaltung angebracht, für die Substanz eine positive Empfehlung zu geben [302].

Rizatriptan

■ FDA-Kategorie C.

Im Tierversuch (Ratte mit 15- und 25-facher Dosis) wurden Reduktionen des Geburtsgewichts und der späteren Gewichtszunahme, jedoch keine Teratogenität beobachtet.

Die vorliegenden Erfahrungen in der Schwangerschaft beim Menschen (24 Schwangerschaften im Register des Herstellers) hatten bei den lebend geborenen Kindern keine Auffälligkeiten ergeben. Dieses Datenmaterial reicht jedoch nicht aus, ein eventuelles Risiko von Geburtsdefekten zu entdecken.

Naratriptan
▦ FDA-Kategorie C.

Naratriptan ist beim Tier kein Teratogen, führt aber zu dosisabhängiger embryo- und fetaler Entwicklungstoxizität. Die Erfahrung in der Schwangerschaft beim Menschen ist zu gering, um die Sicherheit oder das teratogene Potenzial der Substanz zu beurteilen.

Zolmitriptan
▦ FDA-Kategorie C.

Die Auswertungen tierexperimenteller Untersuchungen geben keinen Hinweis auf direkte teratogene Effekte. Aus Embryotoxizitätsuntersuchungen ergaben sich jedoch Hinweise auf eine mögliche Beeinträchtigung der embryonalen Lebensfähigkeit (FI).
Die Sicherheit der Anwendung in der Schwangerschaft beim Menschen ist nicht belegt (FI).

Lisurid
Siehe RL-70.

Methysergid
▦ FDA-Kategorie X.
▦ ADEC-Kategorie C.

Methysergid hat eine leicht oxytozische Wirkung und sollte ab dem zweiten Trime-non nicht mehr verabreicht werden. Ob die bei Erwachsenen bei Langzeitbehandlung gelegentlich beobachteten Fibrosen (z. B. Retroperitoneal-, Peribronchialfibrosen) auch den Embryo oder Fetus betreffen können, ist nicht bekannt. So lange dieser Verdacht nicht abgeklärt ist, sollte Methysergid in der Schwangerschaft nicht eingenommen werden.

Iprazochrom
Keine Daten verfügbar.

Dihydroergotamin
▦ FDA-Kategorie X.
▦ ADEC-Kategorie C.

Wegen der oxytozischen Wirkung und der daraus resultierenden erhöhten Abortgefahr besteht ab dem zweiten Trimenon eine Kontraindikation.

Ergotamin
▦ FDA-Kategorie X.
▦ ADEC-Kategorie C.

Wegen der oxytozischen Wirkung und der daraus resultierenden erhöhten Abortgefahr besteht ab dem zweiten Trimenon eine Kontraindikation. Kleine gelegentliche Dosen sind offenbar nicht fetotoxisch oder teratogen, aber aus idiosynkratischen Reaktionen kann eine Gefährdung des Fetus resultieren. Größere Dosen oder häufige Anwendung können Fetotoxizität oder Teratogenität bewirken, wahrscheinlich als Folge der unterbrochenen Gefäßversorgung. Wegen des nicht definierbaren Risikos und der oxytozischen Wirkung sollte Ergotamin während der Schwangerschaft gemieden werden.

RL   62   Mineralstoffpräparate

Magnesium (S. 250): Basti-Mag®, Bioelectra® Magnesium forte, Biomagnesin®, Cormagnesin®, Lösnesium®, Magium®, Magnaspartat®, magnerot®, Magnesiocard®, Magnesium (Apogepha®, -AL, JENAPHARM®, beta®, -CT, -Diasporal®, -Optopan, -Plus-Hevert, -ratiopharm®, -Sandoz®, STADA®, Tonil, Verla®), MAGNESOROT®, Magnetrans® forte, magno sanol®, Mg 5 (-Granulat, -Longoral®, -Sulfat), Mg-nor®, Palmicol®, Power Orot®, TOGASAN® Magnesium
Selen (S. 250): Cefasel®, Heweselen, SELEJECT®, Seleject® Loges, Selemun®, selenase®, selen-loges®, Seltrans®
Zink (S. 250): Bioelectra® Zink, Cefazink®, Curazink®, Nefro-Zinc, TOGASAN® Zink, Tussamag®, Unizink®, Vitazink®, Zinkamin-Falk®, Zinkaspartat Kapseln, Zink (AL, beta®, -ratiopharm®, -Sandoz®, Verla®), Zinkbrause Verla®, Zink-D-Longoral®, Zinkit®, Zinkorot®, Zinkorotat POS®, ZINKOTASE®

Zink

■ FDA-Kategorie C.

In einer randomisierten placebokontrollierten Studie aus Bangladesch, wo Zinkmangel weit verbreitet ist, bewirkte die Zink-Supplementierung (30 mg/d) vom 4. Schwangerschaftsmonat bis zur Geburt keine Verbesserung der psychomotorischen Entwicklung und des Wachstums [198].

In einer peruanischen Studie führte der Zusatz von Zink (15 mg/d) für Schwangere, die eine Eisen- und Folsäure-Substitution erhielten, bei den Feten zu Bewegungsmustern, die als Zeichen einer verbesserten neurologischen Entwicklung interpretiert werden konnten [341]. Die Zink-Supplementierung (25 mg/d) während der Schwangerschaft führte im Vergleich zu Placebo zu höherem Geburtsgewicht (126 g) und Kopfumfang (0,4 cm) bei den Neugeborenen [180]. In einer Doppelblindstudie derselben Arbeitsgruppe bewirkte die Zink-Supplementierung in der zweiten Schwangerschaftshälfte bei den Neugeborenen dagegen keine Änderung der neurologischen Entwicklung im Alter von 5 Jahren [468]. Da die Studienpopulation aus Müttern in schlechten sozialen Verhältnissen einer Stadt im US-Bundesstaat Alabama bestand, ist nicht klar, ob diese Befunde auch für andere Lebensbedingungen zutreffen.

Selen

Selen ist für alle Frauen, die mit Antiepileptika behandelt werden, ein wichtiges Spurenelement. Das Fehlen einer angemessenen Selen-Supplementierung, insbesondere bei mit Valproinsäure Behandelten, kann das Risiko von Neuralrohrdefekten und anderen über freie Radikale vermittelten Schäden erhöhen. Es gibt daher die Empfehlung, dass alle Patientinnen, die Valproinsäure (und andere Antiepileptika) erhalten, mit 200 µg/d in Form von Hefe-Selen supplementiert werden [394].

Magnesium

Die Befunde einer multizentrischen randomisierten Studie deuten darauf hin, dass Magnesiumsulfat eine günstige Wirkung in Bezug auf Neuroprotektion bei Frühgeborenen haben kann. Darin erhielten 1062 Schwangere mit Feten unter 30 Wochen Schwangerschaftsdauer, für die die Geburt innerhalb von 24 Stunden geplant oder erwartet wurde, entweder eine Infusion mit Magnesiumsulfat (4 g über 20 Minuten und anschließend 1 g/h bis zur Geburt, wenn diese innerhalb von 24 Stunden eintrat, oder maximal 24 Stunden) oder isotonische Kochsalzlösung. Eine nichtsignifikante Verbesserung wurde für Magnesium beobachtet bei den Parametern Gesamtmortalität der Kinder, Zerebrallähmung und kombinierter Endpunkt Tod oder Zerebrallähmung. Ein signfikanter Nutzen ergab sich bei den Parametern deutliche grobmotorische Dysfunktion sowie dem kombinierten Endpunkt Tod und deutliche grobmotorische Dysfunktion [87].

Zu **Fluoriden** siehe RL-54, zu **Iod** siehe RL-74.

RL   63   Mund- und Rachentherapeutika

Iod

Siehe RL-74 (Schilddrüsentherapeutika).

Povidon-Iod

Siehe RL-85 (Wundbehandlungsmittel).

RL   64   Muskelrelaxanzien

Alcuroniumchlorid (S. 252): Alloferin®
Atracuriumbesilat (S. 251): Atracurium (Curamed, DeltaSelect, hameln, HEXAL®), Tracrium®
Baclofen (S. 252): Baclofen (AL, AWD, dura, -neuraxpharm®, -ratiopharm®), LEBIC®, Lioresal®
Chininsulfat (S. 252): Limptar® N
Cisatracuriumbesilat (S. 252): Nimbex®
Clostridium botulinum ToxinTyp A (S. 252): BOTOX®, Dysport®, NeuroBloc®
Dantrolen (S. 253): Dantamacrin®, Dantrolen i.v.
Mephenesin (S. 252): DoloVisano® M
Methocarbamol (S. 253): Ortoton®
Mivacuriumchlorid (S. 252): Mivacron®
Orphenadrin (S. 253): Norflex®
Pancuroniumbromid (S. 252): Pancuronium (Curamed®, duplex Curamed®, Inresa, 'Organon'®, -ratiopharm®)
Pridinol (S. 253): Myoson®
Rocuroniumbromid (S. 252): Esmeron®
Suxamethoniumchlorid (S. 251): Lysthenon®, Pantolax®, Succinylcholin curasan
Tetrazepam (S. 252): Mobiforton® N, Musapam®, Musaril®, Myospasmal®, Rilex®, Spasmorelax, TetHexal, Tetramdura, Tetra-saar®, Tetrazep-CT, Tetrazepam (-1A Pharma, AbZ, AL, beta®, HEXAL®, -neuraxpharm®, -ratiopharm®, Sandoz®, STADA®)
Tizanidin (S. 253): Sirdalud®
Tolperison (S. 253): Mydocalm®, Tolperison HEXAL®, Viveo®
Vecuroniumbromid (S. 252): Norcuron®, Vecuronium Inresa

Suxamethoniumchlorid
- FDA-Kategorie C.
- ADEC-Kategorie A.

Suxamethonium ist bei Versuchstieren nicht teratogen. Es fehlen kontrollierte Studien an schwangeren Frauen. Beim Neugeborenen ist eine prolongierte Atemdepression möglich, wenn ein genetisch bedingter Cholinesterase-Mangel besteht (Häufigkeit ca. 1:3000).

Atracuriumbesilat
- FDA-Kategorie C.
- ADEC-Kategorie C.

Atracurium kann beim Kaninchen eine erhöhte Inzdienz viszeraler Anomalien und

Skelettanomalien auslösen. Bei der Ratte ist es in humantherapeutischer Dosierung embryoletal.

Beim Menschen sind Schäden, die einer In-utero-Exposition gegenüber Atracurium zugeschrieben werden könnten, nicht festgestellt worden. Allerdings existieren keine Berichte über Expositionen in der Frühschwangerschaft. Kontrollierte Studien an schwangeren Frauen liegen nicht vor.

Cisatracuriumbesilat
- FDA-Kategorie B.

Pancuroniumbromid
- FDA-Kategorie C.
- ADEC-Kategorie B2.

Teratogenität wurde im Tierversuch nicht beobachtet.

Pancuronium ist sowohl direkt an den Feten in der letzten Schwangerschaftshälfte als auch an die Mutter bei Sectio caesarea appliziert worden, ohne dass der Fetus geschädigt wurde. Die Anwendung in der Frühschwangerschaft ist nicht berichtet.

Vecuroniumbromid
- FDA-Kategorie C.
- ADEC-Kategorie C.

Rocuroniumbromid
- FDA-Kategorie C.
- ADEC-Kategorie B2.

Mivacuriumchlorid
- FDA-Kategorie C.
- ADEC-Kategorie B2.

Alcuroniumchlorid
- ADEC-Kategorie B2.

Chininsulfat
Siehe RL-10 (Antibiotika/Antiinfektiva).

Clostridium botulinum Toxin Typ A
Im Tierversuch wurde eine reproduktionstoxikologische Wirkung nachgewiesen. Zur Anwendung in der Schwangerschaft beim Menschen liegen keine ausreichenden Daten vor (FI).

Baclofen
- FDA-Kategorie C.
- ADEC-Kategorie B3.

Baclofen ist bei Maus, Ratte und Kaninchen nicht teratogen. Eine spätere Untersuchung berichtete allerdings bei der Ratte über Erweiterungen des Wirbelbogens, wie sie in ähnlicher Form bei Valproinsäure vorkommen und im Sinne eines möglichen Neuralrohrdefektes gedeutet werden können.

Für die Anwendung in der Schwangerschaft fehlen Erfahrungen aus kontrollierten Studien. Es liegen nur einzelne Fallbeschreibungen vor, die keine Bewertung zulassen.

Tetrazepam
Tetrazepam gehört zu den Benzodiazepinen.

Zu Benzodiazepinen siehe RL-71 (Psychopharmaka, Abschnitt 4).

Mephenesin
Mephenesin soll während der Schwangerschaft nicht angewandt werden (FI).

Tolperison

Hinweise auf fruchtschädigende Einflüsse liegen nicht vor. Dennoch sollte Tolperison während der Schwangerschaft nicht angewandt werden (FI).

Pridinol

Keine Daten verfügbar.

Orphenadrin

- FDA-Kategorie C.
- ADEC-Kategorie B2.

Publizierte Berichte über die Anwendung in der Schwangerschaft beim Menschen liegen nicht vor. In der Datenbank aus Michigan wurden 411 Neugeborene identifiziert, die im ersten Trimenon gegenüber Orphenadrin exponiert waren. Insgesamt 11 größere Geburtsdefekte wurden beobachtet (erwarteter Wert: 16) [57].

Methocarbamol

- FDA-Kategorie C.
- ADEC-Kategorie B2.

In einem Fall, bei dem eine Schwangere im zweiten Schwangerschaftsmonat Methocarbamol und Propoxyphen verwendet hatte, wurden beim Neugeborenen multiple Gelenkkontrakturen beobachtet. Andere vergleichbare Fälle finden sich in der Literatur im Zusammenhang mit Methocarbamol nicht, jedoch einmal im Zusammenhang mit Propoxyphen.

Tizanidin

- FDA-Kategorie C.

Hinweise auf teratogene Wirkungen liegen nicht vor. Mangels Erfahrungen in der Schwangerschaft beim Menschen soll Tizanidin in der Schwangerschaft nicht angewandt werden (FI).

Dantrolen

- FDA-Kategorie C.
- ADEC-Kategorie B2.

Bei einigen Tierspezies wurden in der höchsten getesteten Dosis kleinere Skelettvariationen beobachtet. Bei einer begrenzten Zahl von Frauen ist Dantrolen in der Schwangerschaft kurz vor der Entbindung angewandt worden. Schäden beim Fetus oder Neugeborenen wurden dabei nicht beobachtet. Eine Risikobeurteilung ist auf dieser Basis nicht möglich. Zudem fehlen publizierte Erfahrungen für das erste und zweite Trimenon.

RL   65   Narkosemittel

Alfentanil (S. 255): Alfentanil-hameln, Rapifen®
Desfluran (S. 254): Suprane®
Enfluran (S. 254): Ethrane®
Etomidat (S. 255): Etomidat-®Lipuro, Hypnomidate®
Fentanyl (S. 255): AB-Fentanyl, Fentanyl (Curamed, B. Braun, curasan, DeltaSelect, HEXAL®, -ratiopharm®, -Rotex-medica®), Fentanyl®-Janssen
Halothan (S. 254): Fluothane®
Isofluran (S. 254): Forene®, Isofluran (-Baxter, Curamed, DeltaSelect)
Ketamin/(S)-Ketamin (Esketamin) (S. 255): Ketamin (Curamed, DeltaSelect, -hameln, Inresa, -ratiopharm®), Ketanest®
Methohexital (S. 255): Brevimytal®
Propofol (S. 255): Disoprivan®, Propofol (Fresenius, -®Lipuro, -ratiopharm®), Recofol®
Remifentanil (S. 255): Ultiva®
Sevofluran (S. 254): Sevofluran Baxter, Sevorane®
Stickoxydul (Lachgas, Distickstoffoxid, nitrous oxide) (S. 254)
Sufentanil (S. 255): Sufenta®, Sufentanil (Curamed, curasan, DeltaSelect, -hameln, HEXAL®, -ratiopharm®)
Thiopental (S. 255): Thiopental (-Rotexmedica, Inresa, Nycomed), Trapanal®

Allgemeines. In mehreren Untersuchungen wurden Anästhesistinnen und weibliches Operationspersonal als besondere Risikogruppe beschrieben. Die Befunde sind teilweise widersprüchlich. Zudem handelt es sich methodisch meistens um Fragebogenaktionen, die es nicht gestatten, den Einfluss anderer Faktoren auf den Schwangerschaftsausgang (z. B. Alter, Rauchen, bisherige Schwangerschaften) zu berücksichtigen. Zurzeit ist aber wohl von einer leicht erhöhten Abortrate bei Anästhesistinnen und weiblichem Operationspersonal auszugehen.

Kontrollierte Studien bei schwangeren Frauen liegen für die Narkosemittel nicht vor. Fallsammlungen sind unzureichend und nicht aussagefähig. In Tierversuchen finden sich keine Hinweise auf Embryotoxizität, es sei denn bei maternotoxischer Dosis. Dies gilt für Desfluran, Fentanyl, Halothan und Isofluran, wobei auffällt, dass jeweils nur einzelne Tierarten embryotoxisch reagieren. Hier dürfte nicht so sehr das Narkotikum als vielmehr die Mangelernährung wegen der durch das Narkotikum ausgelösten allgemeinen Apathie eine Rolle spielen.

Narkosegase passieren die Plazentaschranke [284].

Enfluran
▪ FDA-Kategorie B.
▪ ADEC-Kategorie A.

Halothan
▪ FDA-Kategorie C.
▪ ADEC-Kategorie A.

Isofluran
▪ FDA-Kategorie C.
▪ ADEC-Kategorie B3.

Sevofluran
▪ FDA-Kategorie B.

Desfluran
▪ FDA-Kategorie B.

Stickoxydul (Lachgas, Distickstoffoxid, nitrous oxide)
▪ ADEC-Kategorie A.

In einigen, wenngleich nicht in allen Studien wurden bei Ratten teratogene Wirkungen einer chronischen Exposition gegenüber

Stickoxydul-Konzentrationen von 1000 ppm und darüber gefunden. Insgesamt ist die wissenschaftliche Grundlage für Gefahren schwach. Dennoch ist es angezeigt, die Exposition zu begrenzen [65].

Gegenstand einer seit Langem geführten Diskussion ist die Frage, ob mit der beruflichen Exposition Schwangerer gegenüber Stickoxydul Risiken verbunden sind.

Die berufliche Exposition gegenüber Narkosegas ist offenbar nicht mit einem erhöhten Risiko größerer Missbildungen verbunden. Das Risiko von Spontanaborten kann jedoch leicht erhöht sein [445].

In einer epidemiologischen Untersuchung auf der Basis einer Fragebogenaktion wurde gefunden, dass Stickoxydul-Exposition mit reduziertem Geburtsgewicht (um durchschnittlich 77 g) und einer erhöhten Wahrscheinlichkeit, dass das Kind auf oder unterhalb der 10. Perzentile des Gewichts für die jeweilige Schwangerschaftswoche („small for gestational age") liegt (Odds Ratio 1,8; 95 %-Konfidenzintervall 1,1–2,8), assoziiert ist [48].

Methohexital
- FDA-Kategorie B.
- ADEC-Kategorie B2.

Propofol
- FDA-Kategorie B.
- ADEC-Kategorie C.

Etomidat
- FDA-Kategorie C.

Ketamin, (S)-Ketamin (Esketamin)
- ADEC-Kategorie A.

Thiopental
- FDA-Kategorie C.
- ADEC-Kategorie A.

Alfentanil
- FDA-Kategorie C (bzw. D bei längerer Anwendung oder in hohen Dosen am Geburtstermin), ADEC-Kategorie C.

Bei Ratten und Kaninchen ist Alfentanil nicht teratogen.

Berichte, die einen Zusammenhang zwischen der Anwendung von Alfentanil in der Schwangerschaft beim Menschen und angeborenen Abnormalitäten vermuten lassen könnten, liegen nicht vor, jedoch gibt es keine Erfahrung mit dem Gebrauch im ersten Trimenon.

Sufentanil
- FDA-Kategorie C (bzw. D bei längerer Anwendung oder in hohen Dosen am Geburtstermin).
- ADEC-Kategorie C.

Fentanyl
Siehe RL-05 (Analgetika/Antirheumatika).

Remifentanil
- FDA-Kategorie C.

RL   66   Neuropathiepräparate und andere neurotrope Mittel

Alpha-Liponsäure (S. 256): Alphaflam®, Alpha-Lipogamma®, Alpha-Lipon (AL, STADA®), alpha-Liponsäure (-CT, Sandoz®), alpha-Vibolex®, biomo-lipon®, duralipon, espa-lipon, Fenint®, Juthiac, Liponsäure-ratiopharm®, Neurium®, Pleomix-Alpha®, Thioctacid®, Thiogamma®, Tromlipon®, Verla-Lipon®, Vitatrans®
Riluzol (S. 256): Rilutek®

Alpha-Liponsäure

In Tierversuchen wurden keine teratogenen Wirkungen festgestellt. Erfahrungen aus kontrollierten Studien bei schwangeren Frauen fehlen.

Riluzol

▪ FDA-Kategorie C.

Bei Ratten führte Riluzol zu einer Abnahme der Trächtigkeitsrate. Im Tierversuch wurden keine Missbildungen festgestellt. Erfahrungen an schwangeren Frauen fehlen (FI).

Zu Vitaminen siehe RL-84.

RL   67   Ophthalmika

Acetazolamid (S. 256): Acemit, Diamox®, Diuramid, Glaupax®
Diclofenamid (Dichlorphenamid) (S. 257): Diclofenamid (Mann)
Timolol (S. 257): Arutimol®, Chibro-Timoptol®, dispatim®, NyoGel®, Timo-COMOD®, TimoEDO®, TimoHEXAL®, Timolol (CV, -POS®, -ratiopharm), Timomann®, Tim-Ophtal®, Timosine®, Timo-Stulln®

Allgemeines. Wegen der geringen Dosis, die bei äußerer Anwendung am Auge in den Körper und damit in den Embryo oder Fetus gelangen kann, bestehen im Allgemeinen keine Bedenken gegen die Anwendung von Augentropfen und Augensalben in der Schwangerschaft. Dauertherapie mit hohen Dosierungen sollte dagegen in der Schwangerschaft möglichst unterbleiben. Dies gilt speziell für diejenigen Wirkstoffe, für die die Hersteller eine Einschränkung in der Schwangerschaft empfehlen. Es gelten die Hinweise in den anderen Kapiteln.

Eine Ausnahme bilden möglicherweise Timolol-Augentropfen (s. u.). Hier ist eine systemische Wirkung nicht ausgeschlossen.

Acetazolamid

▪ FDA-Kategorie C.
▪ ADEC-Kategorie B3.

Acetazolamid zeigt bei der Ratte eine leichte Teratogenität, während bei Affen keine Missbildungen beobachtet wurden. Acetazolamid war in einer Serie von über 1000 Schwangerschaften nicht embryo- bzw. fetotoxisch. Allerdings hatten nur zwölf Schwangere diesen Wirkstoff im ersten Trimenon eingenommen.

Bei längerer Anwendung vermindert Acetazolamid den uteroplazentaren Durchfluss. Es kommt zu Elektrolytstörungen (Hypokaliämie, Hyponatriämie und Hypokalzämie), sodass eine Anwendung ab dem zweiten Trimenon relativ kontraindiziert ist. Thrombozytopenie kann beim Neugeborenen beobachtet werden.

Diclofenamid

▨ FDA-Kategorie C.

Im Tierversuch wirkt Diclofenamid bei einigen Spezies teratogen. Berichte über die Anwendung in der Schwangerschaft beim Menschen liegen nicht vor.

Timolol

In einem Fallbericht wurden Bradykardie und Arrhythmie eines Fetus geschildert, die der Behandlung der Mutter mit Timolol-Augentropfen zugeschrieben wurden [494].

RL 68 Osteoporosemittel/Calciumstoffwechselregulatoren

Bisphosphonate

Alendronsäure (S. 257): Alendro-Q, Alendron (beta, HEXAL®, Sandoz), Alendronsäure (AL, AWD®, BASICS, -CT, -ratiopharm®, STADA®), FOSAMAX®, FOSAVANCE®, Tevamate®
Clodronsäure (S. 257): Bonefos®, Clodron (-1A Pharma, beta, HEXAL®), Ostac®
Etidronsäure (S. 257): Didronel®, Diphos®, Etidronat JENAPHARM®, Etidron HEXAL®
Ibandronsäure (S. 257): Bondronat®, Bonviva®
Pamidronsäure (S. 257): Aredia®, PAMIDRO-cell®, Pamidron HEXAL®, Pamidronat-GRY®, Pamifos®, Ribodronat
Risedronsäure (S. 257): Actonel®
Tiludronsäure (S. 258): Skelid®
Zoledronsäure (S. 258): Aclasta®, Zometa®

Andere Wirkstoffe

Alfacalcidol (S. 258): Alfacalcidol Medice, Bondiol®, Doss, EinsAlpha®
Calcitonin (S. 258): CalciHEXAL®, Calcitonin (-CT, -Rotexmedica, -ratiopharm®, Sandoz®, STADA®), Cibacalcin®, Karil®, Osteos®, Ostostabil®
Calciumsalze (S. 258): Calcigamma®, Calci-GRY®, Calcimagon®, Calcitrat®, Calcium beta®, Calcium Dago®- Steiner, Calcium-dura®, Calcium HEXAL®, Calcium-Sandoz®, Calcium STADA®, Calcium Verla®, Didronel-Kit® blau
Dihydrotachysterol (S. 258): A.T. 10®, Tachystin®
Fluorid (S. RL-54): Fluoros®, NaFril®, Natriumfluorid Baer®, Ossin®

1. Bisphosphonate

Bisphosphonate können beim Fetus eine schwere Hypokalzämie verursachen, die zur Knochenbrüchigkeit wegen Demineralisierung führen kann. Deshalb sind Bisphosphonate in der Schwangerschaft kontraindiziert.

Alendronsäure

▨ FDA-Kategorie C.
▨ ADEC-Kategorie B3.

Im Tierversuch wurden bei Anwendung in der Schwangerschaft maternotoxische Effekte und neonataler Tod beobachtet [230].

Etidronsäure

▨ FDA-Kategorie C.

Clodronsäure

Keine Angaben verfügbar.

Risedronsäure

▨ FDA-Kategorie C.

Pamidronsäure

▨ FDA-Kategorie D.
▨ ADEC-Kategorie B3.

Ibandronsäure

▨ FDA-Kategorie C.

Tiludronsäure
- FDA-Kategorie C.

Zoledronsäure
- FDA-Kategorie D.

In Reproduktionsstudien bei der Ratte wurden unter anderem viszerale, skelettale und externe Missbildungen beobachtet. Studien bei schwangeren Frauen liegen nicht vor [230].

2.   Andere Wirkstoffe

Fluorid
Siehe RL-54.

Calciumsalze
Berichte über schädliche Wirkungen von Calcium während der Schwangerschaft sind nicht bekannt geworden. Eine lang anhaltende Hyperkalzämie in der Schwangerschaft kann zu körperlicher Fehlbildung und geistiger Behinderung des Kindes führen (FI Calciumacetat-Nefro).

Dihydrotachysterol
- FDA-Kategorie A (bzw. D bei Dosen oberhalb der Recommended Daily Allowance, RDA).
- ADEC-Kategorie A.

Dihydrotachysterol ist ein synthetisches Analogon von Vitamin D.
Siehe hierzu auch RL-84 (Vitamine).

Alfacalcidol
Siehe Vitamin D, RL-84 (Vitamine).

Calcitonin
- FDA-Kategorie C.
- ADEC-Kategorie B2.

Ein Transfer über die Plazenta findet nicht statt.

Beim Kaninchen wurde nach sehr hohen Dosen eine Reduktion des Geburtsgewichts beobachtet, möglicherweise aufgrund der metabolischen Effekte beim Muttertier.

Berichte, bei denen angeborene Defekte in Zusammenhang mit der Anwendung von Lachs-Calcitonin in der Schwangerschaft beim Menschen gebracht wurden, liegen nicht vor.

RL   69   Otologika

Allgemeines. Wie für Ophthalmika gilt auch für Otologika, dass bei lokaler Anwendung eine systemische Resorption relevanter Mengen im Allgemeinen nicht zu erwarten ist. Es besteht somit kein messbares Risiko für den Embryo oder Fetus. Eine Dauertherapie unterliegt jedoch für alle Wirkstoffe einer strengen Indikationsstellung.

Zu den Risiken der einzelnen Wirkstoffe dieser Gruppe geben die entsprechenden Kapitel jeweils eine Orientierungshilfe (s. dort).

RL 70 Parkinsonmittel und andere Mittel gegen extrapyramidale Störungen

Amantadin (s. RL-10): Adekin®, Aman®, Amantadin (AbZ, AL, beta®, -CT, HEXAL®, Holsten, -neuraxpharm®, -ratiopharm®, STADA®), Amantadin-HCl Sandoz®, Amantadin-Sulfat Sandoz®, AMANTADIN-Serag, Amantagamma®, Amixx®, PK-Merz®, tregor
Biperiden (S. 260): Akineton®, biperiden von ct, Biperiden (-neuraxpharm®, -ratiopharm®)
Bornaprin (S. 260): Sormodren®
Bromocriptin (s. RL-46): Bromocrel®, Bromocriptin (beta®, -CT, HEXAL®, -ratiopharm®, Sandoz®), kirim, Pravidel®
Budipin (S. 260): Parkinsan®
Cabergolin (s. RL-46): Cabaseril®, Cabergo-TEVA®, Cabergolin (AL, -CT, HEXAL®, -ratiopharm®, Sandoz®, STADA®), Dostinex®
α-Dihydroergocryptin (S. 259): Almirid®, Cripar®
Entacapon (S. 260): Comtess®
Levodopa (S. 259): Dopaflex®; in Kombination mit Carbidopa: dopadura® C, Duodopa®, isicom®, Levobeta® C, Levo-C AL, Levocarb-GRY®, Levocarb-TEVA®, Levodopa/Carbidopa STADA®, Levocomp®, Levodopa Carbidopa Sandoz®, Levodopa comp. C (AbZ, STADA®), Levodopa comp.-CT, Levodopa-ratiopharm® comp., Levodop-neuraxpharm, NACOM®, Striaton®; in Kombination mit **Benserazid**: Levodopa comp. B STADA®, Levopar®, Madopar®, PK-Levo®, Restex®
Lisurid (S. 260): Dopergin®
Metixen (S. 260): Tremarit®
Pramipexol (S. 260): Sifrol®
Procyclidin (S. 260): Osnervan®
Ropinirol (S. 260): Adartrel®, REQUIP®, REQUIP-MODUTAB®
Selegilin (S. 260): Antiparkin®, Jutagilin®, MAOtil®, Movergan®, Selegam, Selegilin (AL, -CT, HEXAL®, -neuraxpharm®, -ratiopharm®, Sandoz®, STADA®), Selemerck®, Selepark®, Selgimed®, Xilopar®
Tiaprid (S. 261): Tiapridex, Tiaprid (-1A Pharma®, AbZ, -CT, HEXAL®, -neuraxpharm, -ratiopharm®, Sandoz, STADA®, Winthrop®), tiaprid-biomo®, TIAPRID-SIS®, Tiapridex®
Trihexyphenidyl (S. 260): Artane®, Parkopan®

Allgemeines. Die Indikation zum Einsatz dieser Mittel stellt sich während der Schwangerschaft nur selten.

Amantadin

Siehe RL-10, Abschnitt 14 (Virustatika).

Levodopa (auch in Kombination mit Carbidopa)

▪ FDA-Kategorie C.

Levodopa – mit oder ohne Carbidopa – führte im Tierversuch (Kaninchen) in hohen Dosen zu viszeralen und Skelettmissbildungen. Bei Mäusen fehlt die Teratogenität.

Bei einer begrenzten Anzahl von Schwangerschaften, die mit Levodopa beim Menschen beschrieben sind, kam es nicht zu ungünstigem Ausgang. Die Levodopa-Exposition in der Schwangerschaft scheint kein größeres Risiko für den Fetus darzustellen. Unbekannt ist, ob die chronische In-utero-Exposition gegenüber Dopamin (Metabolit von Levodopa) auf die neurologische Entwicklung Auswirkungen haben kann.

Levodopa in Kombination mit Benserazid

Auch zur Kombination Levodopa plus Benserazid fehlen ausreichende Informationen. Aus Tierversuchen sind embryotoxische Eigenschaften sowie Skelett-Entwicklungsstörungen beschrieben. Es sind lediglich wenige Fälle mit Anwendung bei Schwangeren bekannt; diese verliefen unauffällig [230].

α-Dihydroergocryptin

Siehe RL-61 (Migränemittel).

Selegilin

- FDA-Kategorie C.
- ADEC-Kategorie B2.

Im Tierversuch wurde keine körperliche Teratogenität festgestellt.

Über die Anwendung in der Schwangerschaft beim Menschen existieren nur zwei Fallberichte; diese ergaben ebenfalls keine Hinweise auf Teratogentität.

Bis weitere Daten vom Menschen vorliegen, sollte die Anwendung von Selegilin in der Schwangerschaft möglichst vermieden werden.

Biperiden

- FDA-Kategorie C.
- ADEC-Kategorie B2.

Reproduktionsstudien am Tier wurden nicht durchgeführt. Berichte über die Anwendung in der Schwangerschaft beim Menschen liegen nicht vor.

Trihexyphenidyl

- FDA-Kategorie C.
- ADEC-Kategorie B1.

Die Daten zur Anwendung in der Schwangerschaft beim Menschen sind unzureichend.

Bromocriptin

Siehe RL-46 (Gynäkologika).

Cabergolin

Siehe RL-46 (Gynäkologika).

Entacapon

- FDA-Kategorie C.

Lisurid

Lisurid war in über 1000 Schwangerschaften bei unbeaufsichtigter Behandlung bis zum 2. Schwangerschaftsmonat nicht teratogen. Weder die Fehlbildungsrate noch die Art der beobachteten Fehlbildungen wichen von den Spontanwerten ab.

Metixen

- FDA-Kategorie C.

Berichte über die Anwendung in der Schwangerschaft liegen nicht vor.

Procyclidin

- FDA-Kategorie C.
- ADEC-Kategorie A.

Berichte über die Anwendung in der Schwangerschaft liegen nicht vor.

Budipin

Keine Daten verfügbar.

Ropinirol

- FDA-Kategorie C.

Im Tierversuch (Ratte) wurden bei maternotoxischen Dosen Zehenmissbildungen beobachtet. Studien in der Schwangerschaft beim Menschen liegen nicht vor (FI).

Pramipexol

- FDA-Kategorie C.

Bei Ratten und Kaninchen erwies sich Pramipexol als nicht teratogen, in maternotoxischen Dosen jedoch bei der Ratte als embryotoxisch. Daten über die Anwendung in der Schwangerschaft beim Menschen liegen nicht vor (FI).

Bornaprin

Hinweise für ein besonderes teratogenes Risiko bestehen nicht. Die Erfahrungen in der Schwangerschaft beim Menschen sind unzureichend (FI).

Tiaprid

Tierexperimentell wurden keine Auswirkungen auf die Schwangerschaft und die Geburt beobachtet. Auch die Embryonal- und Fetalentwicklung sowie die postnatale Entwicklung des Neugeborenen blieben unbeeinflusst. Nur in sehr wenigen Fällen wurden extrapyramidale Störungen bei Neugeborenen von Müttern, die hohe Dosen während der Schwangerschaft einnehmen mussten, beobachtet (FI).

Eine verminderte Fertilität wurde als pharmakologischer Effekt (durch Prolactin vermittelt) im Tierversuch gefunden (FI).

RL 71 Psychopharmaka

Antidepressiva

Amitriptylin (S. 267): Amineurin®, Amitriptylin (beta®, -CT, -neuraxpharm®, retard Desitin®, -RPh®, Sandoz®), Novoprotect®, Saroten®, Syneudon®
Amitriptylinoxid (S. 267): Amioxid-neuraxpharm®, Equilibrin®
Citalopram (S. 271): Cilex®, Cipramil®, citadura®, CitaLich®, Citalo-Q, Citalogamma, Citalon, citalopram-biomo, Citalopram (-1A Pharma, AbZ, AL, AWD®, beta, -CT, HEXAL, -Hormosan, -neuraxpharm, -ratiopharm, Sandoz®, STADA®, TAD®, TEVA®, ISIS®), Futuril, Sepram®, Serital®
Clomipramin (S. 268): Anafranil®, Clomipramin (-CT, -neuraxpharm®, -ratiopharm®, Sandoz®)
Desipramin (S. 269): Petylyl®
Dibenzepin (S. 269): Noveril®
Dosulepin (Dothiepin) (S. 268): Idom®
Doxepin (S. 268): Aponal®, Doneurin®, Doxepia®, doxepin-biomo®, Doxepin (beta®, dura®, Holsten, -neuraxpharm®, -ratiopharm®, RPh®, Sandoz®, STADA®), doxepin-biomo®, Doxe TAD®, espadox, Mareen®, Sinquan®
Escitalopram (S. 271): Cipralex®
Fluoxetin (S. 269): FLUCTIN, Fluneurin®, FLUOX BASICS, FluoxeLich®, Fluoxemerck®, Fluoxe-Q, fluoxetin (-biomo®, von ct), Fluoxetin (AbZ, -1A Pharma, AL, beta®, -CT- HEXAL®, neuraxpharm®, -ratiopharm®, -RPh®, Sandoz®, STADA®, TAD®), fluoxetin-biomo®, Fluoxgamma®, FLUOX-PUREN®, Fluxet®
Fluvoxamin (S. 270): Fevarin®, FluvoHEXAL®, Fluvoxadura®, Fluvoxamin (AL, beta®, -neuraxpharm®, -ratiopharm®, STADA®)
Imipramin (S. 268): Imipramin-neuraxpharm®, Pryleugan®, Tofranil®
Johanniskraut-Extrakt (St. John's wort, Hypericum) (S. 266): Arist®, Aristoforat®, Cesradyston®, dysto-lux®, Esbericum®, Felis®, florabio naturreiner Heilpflanzensaft Johanniskraut, Helarium® 425, Hewepsychon uno, Hyperforat®, Hypericaps, Hypericum (300, STADA®), Hyperimerck®, Hyperpur®, Jarsin®, johanniskraut von ct, Johanniskraut (AL, -Dragees SN, -CT, Pflanzensaft, Sandoz®), JOHANNISKRAUT (ARKOCAPS, -ratiopharm®), Jo-Sabona, Kira®, Laif®, Libertin®, Lomahypericum®, Nervei®, Neuroplant 1×1, Neuroplant® 300, NEUROSPORAL, Neurovegetalin®, Psychotonin®, Sedovegan®, SE Hypericum, Remotiv®, SE Hypericum, Spilan, Syxal, Texx®, Tonizin®, Turineurin®
Lofepramin (S. 268): Gamonil®
Maprotilin (S. 268): Deprilept®, Ludiomil®, Maprolu®, Maprolitin (-CT, Holsten, -neuraxpharm®, -ratiopharm®)
Mianserin (S. 269): Mianeurin®, Mianserin (-CT, Holsten, -neuraxpharm®, -ratiopharm®), Prisma®, Tolvin®
Mirtazapin (S. 269): Mirta TAD®, MirtaLich, Mirtazapin (-1A Pharma, AbZ, AL, ALMUS®, AWD®, BASICS, beta®, -CT, HEXAL®, -Hormosan®, -neuraxpharm, -ratiopharm, Sandoz, STADA®, -biomo, ISIS, -TEVA®), Mirtazelon, Remergil®
Moclobemid (S. 267): Aurorix®, Moclix®, moclobemid von ct, Moclobemid (-1A Pharma, AL, HEXAL®, neuraxpharm, -ratiopharm®, real, Sandoz®, STADA®), MOCLOBEMID-PUREN®, Moclobeta®, moclodura®, Moclonorm®
Nortriptylin (S. 269): Nortrilen®
Opipramol (S. 269): Insidon®, Opipra TAD®, Opipram®, Opipramol® (1A Pharma, AbZ, AL, beta®, HEXAL®, Holsten, STADA®, -biomo, -CT, ISIS, -neuraxpharm, -ratiopharm, -Sandoz)
Paroxetin (S. 271): Euplix®, Oxet®, ParoLich®, Paroxabon®, Paroxat®, paroxedura®, paroxetin (-biomo®), Paroxetin (-1A Pharma, AbZ, AL, beta®, -CT, Holsten, -Hormosan, ISIS, -neuraxpharm®, -ratiopharm®, Sandoz®, Stada®, TAD®), Seroxat®, Tagonis®
Reboxetin (S. 272): Edronax®, Solvex®
Sertralin (S. 272): Gladem®, Sertra TAD®, SERTRA-ISIS®, Sertra-Q, Sertralin (-1A Pharma, AbZ, AL, AWD®, BASICS, beta®-biomo, -CT, HEXAL®, Hormosan®, -neuraxpharm®, -ratiopharm®, real, Sandoz, STADA®, Winthrop®), Sertralon, Zoloft®

Tranylcypromin (S. 267): Jatrosom® N
Trazodon (S. 272): Thombran®, Trazodon (HEXAL®, -neuraxpharm®)
Trimipramin (S. 268): Eldoral®, Herphonal®, Stangyl®, trimidura, Trimineurin®, Trimipramin (AL, AWD®, -1A Pharma, beta®, -biomo®, ISIS®, -neuraxpharm®, Sandoz®, STADA®, TAD®)
Tryptophan (S. 272): Ardeytropin®, Kalma®
Venlafaxin (S. 272): Trevilor®
Viloxazin (S. 272): Vivalan®

Neuroleptika

Amisulprid (S. 277): Amisulid, Amisulprid (AL, -biomo®, HEXAL®, Hormosan, Lich, -neuraxpharm®, -ratiopharm®, Sandoz®, STADA®, TAD®), Solian®
Benperidol (S. 276): Benperidol-neuraxpharm®, Glianimon®
Bromperidol (S. 276): Impromen®, Tesoprel®
Chlorpromazin (S. 275): Propaphenin®
Chlorprothixen (S. 275): Chlorprotixen Holsten, Chlorprotixen-neuraxpharm®, Truxal®
Clozapin (S. 277): Clozapin (-1A Pharma, AbZ, beta®, -CT, HEXAL®, -neuraxpharm®, -ratiopharm®, Sandoz), Elcrit®, Leponex®
Flupentixol (S. 276): Fluanxol®, Flupentixol-neuraxpharm®
Fluphenazin (S. 275): Dapotum®, Fluphenazin-neuraxpharm®, Lyogen®, Lyorodin®, Omca®
Haloperidol (S. 276): Haldol®-Janssen, Haloper-CT, Haloperidol (Desitin®, Holsten, HEXAL®, -neuraxpharm®, -ratiopharm®, STADA®), Sigaperidol®
Levomepromazin (Methotrimeprazin) (S. 274): Levium®, Levomepromazin-neuraxpharm®, Neurocil®
Melperon (S. 276): Eunerpan®, Harmosin, Melneurin®, Melperomerck®, Melperon (AbZ, AL, beta®, -CT, -neuraxpharm®, ratiopharm®, RPh®, Sandoz®, STADA®), MEL-PUREN®
Olanzapin (S. 277): Olanza Winthrop®, Olanzagamma, Olanzapin (AbZ, AL, beta- -CT, -neuraxpharm®, ratiopharm®, Sandoz), ZYPREXA, ZYPREXA VELOTAB
Perazin (S. 275): Perazin-neuraxpharm®, Taxilan®
Perphenazin (S. 275): Decentan®, Perphenazin-neuraxpharm
Pimozid (S. 277): Orap®
Pipamperon (S. 276): Dipiperon®, Pipamperon (-1A Pharma, HEXAL, -neuraxpharm®, Sandoz)
Promazin (S. 275): Protactyl®, Sinophenin®
Promethazin (S. 274): Atosil®, Closin®, Eusedon®, Promethazin-neuraxpharm, Proneurin®, Prothazin®
Prothipendyl (S. 276): Dominal®
Quetiapin (S. 277): Seroquel®
Risperidon (S. 276): Risocon®, Rispe-Q, RispeCare®, Risperdal®, RISPERDAL CONSTA™, Risperdal® QUICKLET®, Risperdoc®, Risperidon (-1A Pharma, AbZ, AL, ALMUS®, axcount, BASICS, beta, -CT, Hennig®, HEXAL®, Hormosan, -neuraxpharm®, ratiopharm®, Sandoz, STADA®, TAD®, Valeant, Wintrop®)
Sulpirid (S. 277): Arminol®, Dogmatil®, Meresa®, neogama®, Sulp®, sulpirid von ct, Sulpirid (-1A Pharma, AL, beta®, -CT, HEXAL®, -neuraxpharm®, -ratiopharm®, real, Sandoz, Sulpirid-RPh®, STADA®), Sulpivert®
Thioridazin (S. 275): Melleretten®, Melleril®, Thioridazin-neuraxpharm®
Zotepin (S. 276): Nipolept®
Zuclopenthixol (S. 275): Ciatyl-Z®

Psychoanaleptika

Methylphenidat (S. 278): CONCERTA, Equasym®, Medikinet®, Ritalin®

Tranquillantia/Anxiolytika

Alprazolam (S. 279): Alprazolam (AbZ, AL, -ratiopharm®, Sandoz®), Cassadan®, Tafil®, Xanax®
Bromazepam (S. 280): BromaLich®, Bromazepam 6 – 1 A Pharma, Bromazanil®, Bromazep-CT, Bromazepam (AL, beta®, -neuraxpharm®, -ratiopharm®), durazanil®, Gityl®, Lexostad®, Lexotanil®, neo OPT®, Normoc®
Buspiron (S. 280): Anxut®, Bespar®, Busp®
Chlordiazepoxid (S. 280): Librium® Tabs, Multum®, Radepur®
Clobazam (S. 280): Frisium®
Clorazepat (Dikaliumclorazepat) (S. 280): Tranxilium®
Diazepam (S. 278): Diazep-CT, Diazepam (AbZ, Desitin®, -®Lipuro, -ratiopharm®, Sandoz®, STADA®), Faustan®, Lamra®, Stesolid®, Valiquid®, Valium®, Valocordin®-Diazepam
Fluspirilen (S. 280): Fluspi®, Fluspirilen beta®, Imap®
Hydroxyzin (S. 280): Atarax®, Elroquil®

Lorazepam (S. 280): durazolam®, Laubeel®, Lorazepam (-neuraxpharm®, -ratiopharm®), Somagerol®, Tavor®, Tolid®
Medazepam (S. 280): Rudotel®, Rusedal®
Oxazepam (S. 279): Adumbran®, durazepam®, Mirfudorm®, Oxa – 1 A Pharma, Oxa-CT, Oxazepam (AL, HEXAL, -neuraxpharm®, -ratiopharm®, Sandoz®, STADA®), Praxiten®, Sigacalm®, Uskan®
Prazepam (S. 280): Demetrin®, Mono Demetrin®

Psychoenergetika
Deanol (S. 280): Risatarun®

Glutamat-Modulatoren
Memantin (S. 280): Axura®, Ebixa®

Andere Psychopharmaka
Clomethiazol (S. 281): Distraneurin®
Lithium (S. 280): Hypnorex®, LEUKOMINERASE®, Li 450 „Ziethen", Lithium (Apogepha®, -Aspartat), Quilonum®

Ⓢ **Amitriptylin**
   Haloperidol

Allgemeines. Über die meisten Psychopharmaka liegen keine oder zu wenige Erfahrungen über die Anwendung in der Schwangerschaft vor. Kontrollierte Studien oder große Fallsammlungen fehlen für die Mehrheit der Wirkstoffe.

Bei keinem der Arzneimittel lässt sich abschätzen, ob beim Menschen ein Risiko für Verhaltensstörungen oder Lernschwierigkeiten besteht. Im Tierexperiment ist mehrfach gezeigt worden, dass solche Störungen durch Psychopharmaka (und andere Substanzen) induziert werden können. Die Ergebnisse dieser Experimente sind allerdings zum Teil widersprüchlich; für einzelne Medikamente ergeben sich unterschiedliche Bilder. Häufig sind Verhaltensstörungen reversibel. Durch Beobachtungen an Neugeborenen konnten diese Befunde beim Menschen bisher nicht bestätigt werden, da nur Einzelfälle publiziert wurden, die nicht aussagekräftig genug sind.

Ältere Übersichten über das Missbildungsrisiko bei der Anwendung von Psychopharmaka am Menschen sind widersprüchlich. Derzeit ist es nur möglich, für einzelne Arzneimittel oder Wirkstoffgruppen die vorhandenen Daten zu präsentieren, ohne eine Risikoabschätzung zuverlässig vornehmen zu können. Es kann aber generell gesagt werden, dass das teratogene Risiko sehr gering zu sein scheint. Mit Ausnahme von Lithium hat keiner der Wirkstoffe bisher spezielle Fehlbildungen induziert, wie das in früheren Arbeiten gelegentlich behauptet wurde.

Sicher ist nur, dass die Anwendung im dritten Trimenon zu Störungen beim Neugeborenen (Floppy-infant-Syndrom, Entzugserscheinungen u. a.) führen kann.

Vergleiche hierzu auch die einzelnen Wirkstoffklassen (s. u.).

1.   Antidepressiva

Alle Wirkstoffe dieser Gruppe, soweit untersucht, sind im Tierversuch nicht embryotoxisch. Erst bei sehr hoher, meist maternotoxischer Dosis sind einige wenige Substanzen embryoletal (Amitriptylin, Desipramin, Lofepramin, Maprotilin).

Diese Wirkstoffe sollten im ersten Trimenon gemieden werden, es sei denn aus größeren Studien und Fallsammlungen haben sich die humantherapeutischen Dosisbereiche als unbedenklich erwiesen.

Von den trizyklischen Antidepressiva wurde Amitriptylin am besten untersucht. Es liegen viele Einzelfallbeschreibungen und einige kleine Serien vor. Hieraus ergeben sich keine Hinweise auf Embryotoxizität. Dies gilt auch für das nah verwandte Nortriptylin. Für Imipramin liegen mehrere Kleinserien und große Fallsammlungen unterschiedlicher Qualität vor. Auch wenn diese Serien nicht den Anspruch kontrollierter Studien erheben können, kann doch aus den vielen Fällen kein Hinweis auf eine wirkstoffbedingte Embryotoxizität abgelesen werden. Für alle anderen tri- und tetrazyklischen Antidepressiva ist die Datenbasis deutlich kleiner, aus den Fallbeschreibungen haben sich jedoch ebenfalls keine Hinweise auf Embryotoxizität ergeben. Dies gilt für Clomipramin, Desipramin, Doxepin, Lofepramin, Maprotilin, Mianserin, Opipramol und Trimipramin.

Bei der Registrierung von Arzneimittelanwendungen in der Frühschwangerschaft und prospektiven Erfassung der Schwangerschaftsergebnisse wurden 969 Frauen identifiziert, die den Gebrauch von Antidepressiva angaben. Darunter befanden sich 531 Schwangere, die ausschließlich selektive Serotonin-Wiederaufnahme-Hemmer (SSRI), meistens Citalopram (375 Expositionen) einnahmen, und 423 Schwangere, die ausschließlich andere Antidepressiva verwendeten. Kein Anstieg angeborener Missbildungen wurde beobachtet [143].

Die Befunde zu der Frage, ob SSRI-Gebrauch während der Schwangerschaft mit erhöhtem Risiko angeborener Missbildungen verbunden ist, waren insgesamt uneinheitlich [186a]. Prospektive Daten aus dem *Israeli Teratogen Information Service* deuteten auf eine mögliche Assoziation zwischen Fluoxetin-Exposition im ersten Trimenon und kardiovaskulären Anomalien hin (adjustierte Odds Ratio 4,47, 95 %-Konfidenzintervall 1,31–15,27) [121b]. Auch in einer dänischen Datenanalyse wurde ein signifikant erhöhtes Missbildungsrisiko nach SSRI-Exposition in der Frühschwangerschaft beobachtet. Nicht zu entscheiden war, ob es sich dabei um eine kausale Beziehung zu den Arzneimitteln oder um einen Zusammenhang mit der Grunderkrankung handelte [507a]. Für Paroxetin-Exposition im ersten Trimenon fand eine weitere Studie anhand von drei kanadischen Datenbanken eine dosisabhängige Assoziation mit größeren angeborenen Missbildungen und größeren kardialen Missbildungen [36a].

Die Dauer einer Antidepressiva-Behandlung im ersten Trimenon der Schwangerschaft war nach den Daten einer kanadischen Fall-Kontroll-Studie [399a] nicht mit einem erhöhten Risiko größerer angeborener Missbildungen bei Neugeborenen von Müttern mit psychiatrischer Erkrankung assoziiert. Die Rate größerer angeborener Missbildungen betrug 8,9 % in dieser Studie bei 2329 Müttern, für die ein Einschlusskriterium war, vor der Schwangerschaft mindestens eine Diagnose einer psychiatrischen Erkrankung aufzuweisen. Bei diesem Studiendesign war es erstmals möglich, etwaige unerwünschte Wirkungen der Arzneimitteltherapie von denen der psychiatrischen Grunderkrankung zu trennen [399a].

In einer kanadischen Untersuchung zeigte sich für SSRI-Monotherapie kein erhöhtes Risiko für größere angeborene Missbildungen, jedoch für einen Vorhofseptumdefekt. Das Risiko größerer Missbildungen war für die Kombination eines SSRI mit einem Benzodiazepin erhöht. Es wurde keine Abhängigkeit von der Dosis im ersten Trimenon beobachtet [369b].

In einer weiteren kanadischen Studie, in der für die mütterliche psychiatrische Erkrankung kontrolliert wurde, wurden Verschreibungsdaten mit Gesundheitsdaten von Mutter und Neugeborenen zusammengeführt. Hier bestand ein signifikanter Zusammenhang zwischen der Dauer einer SSRI-Exposition während der Schwangerschaft, nicht jedoch dem Zeitpunkt der Exposition während der Schwangerschaft, mit ungünstigen Befunden des Neugeborenen beim Schwangerschaftsausgang (niedrigeres Geburtsgewicht, *Respiratory distress*, reduzierte Schwangerschaftslänge). Die Schwere der mütterlichen Erkrankung erklärte teilweise diese Schwangerschaftsausgänge [369a]. Die Entscheidung, ob eine SSRI-Behandlung während der Schwangerschaft begonnen oder beendet werden soll, sollte nach Ansicht der Autoren auf individueller Basis von der aufgeklärten Patientin zusammen mit ihrem Arzt getroffen werden [369a].

Eine Assoziation zwischen SSRI-Gebrauch in der Spätschwangerschaft und persistierender pulmonaler Hypertension des Neugeborenen ergab eine Datenanalyse [76b]. Dieser Befund bedarf weiterer Forschung [343b]. Dass SSRI-Gebrauch die Risiken von niedrigem Geburtsgewicht, Frühgeburt, Fruchttod und Krampfanfällen erhöhen kann, war das Ergebnis einer Kohortenstudie [500a].

Einige Arbeiten liegen vor, in denen ein erhöhtes Missbildungsrisiko nach SSRI-Exposition nicht gefunden wurde. Eine Fall-Kontroll-Studie der *National Birth Defects Prevention Study* aus den USA erbrachte keinen Zusammenhang für SSRI-Exposition in der Frühschwangerschaft mit erhöhtem Missbildungsrisiko [11b]. Zuvor berichtete Assoziationen zwischen SSRI-Gebrauch und Kraniosynostose, Omphalozele oder kardialen Anomalien wurden in der *Slone Epidemiology Center Birth Defects Study* nicht bestätigt; die einzigen signifikanten Assoziationen bestanden bei den Einzelanalysen zwischen Sertralin und Omphalozele, allerdings auf der Basis von nur drei Expositionsfällen, und Septumdefekten (13 Expositionsfälle) sowie zwischen Paroxetin und Defekten des rechtsventrikulären Ausflusstraktes (sechs Expositionsfälle) [305a]. In einer anderen Analyse wurde keine konsistente Verbindung zwischen der Schwangerschaftsexposition gegenüber SSRI oder trizyklischen Antidepressiva mit angeborenen Anomalien festgestellt, allerdings bei eingeschränkter Power für die Entdeckung mäßigen Risikoanstiegs [102a].

Bei einer kanadischen Gruppe von Neugeborenen, die in utero zum Zeitpunkt der Entbindung gegenüber SSRI oder Venlafaxin exponiert waren, waren häufig (in mehr als der Hälfte) vorübergehende auffällige Zeichen zentralnervöser oder respiratorischer Art zu beobachten. Diese Zeichen traten am ersten Lebenstag auf; die Dauer betrug im Median drei Tage; Verhaltensauffälligkeiten bestanden bei 69,1 % der fristgerecht Geborenen und bei allen Frühgeborenen [149a]. Bereits im Jahr 2005 erschien eine Publikation, in der über 93 Verdachtsfälle eines SSRI-induzierten Entzugssyndroms beim Neugeborenen berichtet wurde; 64 dieser Fälle bezogen sich auf Paroxetin [425a]. Dadurch wird illustriert, dass ein besseres Verständnis von SSRI-Wirkungen auf die Hirnentwicklung notwendig ist [419a].

Ein erhöhtes Risiko postpartaler Blutungen wurde für SSRI nicht gefunden [422a]. Beeinträchtigungen der Thrombozytenfunktion bei 27 SSRI-exponierten Neugeborenen waren nicht feststellbar [310a].

Eine retrospektive Beobachter-verblindete Analyse der Elektrokardiogramme von 52 Neugeborenen mit vorgeburtlicher SSRI-Exposition ergab im Vergleich zu Kontrollen ein längeres QTc-Intervall; fünf dieser exponierten Neugeborenen hatten ein deutlich verlängertes QTc-Intervall (>460 s) [129a]. Hierzu sind weitere Untersuchungen erforderlich, da allgemein QTc-Verlängerung mit einem erhöhten Risiko maligner Herzrhythmusstörungen und plötzlichen Herztodes assoziiert ist.

Zur Pharmakokinetik von Antidepressiva in der Schwangerschaft sind nur wenige Informationen verfügbar. Aufgrund einer kleinen Studie besteht die Möglichkeit, dass der Metabolismus in der zweiten Schwangerschaftshälfte zunimmt [452b]. Ob sich daraus die Erfordernis von Dosisanpassungen ergeben kann [343a], müssen weitere Untersuchungen klären.

Das *American College of Obstetricians and Gynecologists* (ACOG) gab im Jahr 2006 die Empfehlung heraus, die Entscheidung zur Behandlung mit SSRI oder selektiven Noradrenalin-Wiederaufnahmehemmern während der Schwangerschaft auf individueller Basis zu treffen und die Verwendung von Paroxetin bei Schwangeren oder Frauen, die eine Schwangerschaft planen, möglichst zu vermeiden [2a].

In Bezug auf die kognitive und sprachliche Entwicklung von Kindern, deren Mütter während der Schwangerschaft trizyklische Antidepressiva bzw. Fluoxetin verwendet hatten, ergaben sich in einer prospektiven Untersuchung im Vergleich zu einer Kontrollgruppe keine Auffälligkeiten [368]. Diese Ergebnisse bestätigten sich auch für den Gebrauch trizyklischer Antidepressiva bzw. Fluoxetin während der gesamten Schwangerschaft [369].

Die MAO-Hemmer Moclobemid und Tranylcypromin sind nur in Einzelfällen für die Anwendung in der Schwangerschaft untersucht worden. Wegen der geringen Erfahrung sollten sie in der Schwangerschaft nicht angewandt werden.

Über die übrigen Wirkstoffe liegen nur unzureichende Daten vor, sodass eine Anwendung in der Schwangerschaft als kontraindiziert gelten soll. Dies gilt sowohl für einige ältere als auch für neuere Mittel: Dibenzepin, Dosulepin, Oxitriptan und Viloxazin. Sie sind im Tierversuch nicht embryotoxisch. Es fehlen aber kontrollierte Studien bei schwangeren Frauen oder Fallsammlungen.

Johanniskraut-Extrakt (St. John's wort, Hypericum)

■ FDA-Kategorie C.

Johanniskraut-Extrakt enthält Hypericin und zahlreiche weitere Bestandteile. Keiner dieser Bestandteile wurde auf eine mögliche Plazentapassage untersucht. Im Tierexperiment (Maus) wurde kein Einfluss auf Reproduktionskapazität, Schwangerschaftsergebnis und postnatale Entwicklung gefunden [398, 408].

Da Johanniskraut-Extrakt rezeptfrei erhältlich ist, kann sich eine Anwendung der Kenntnis des betreuenden Arztes leicht entziehen.

Von Johanniskraut-Extrakt geht ein erhebliches Potenzial für Interaktionen mit anderen Arzneimitteln aus. Das Versagen einer oralen Kontrazeption, das in einem publizierten Fall berichtet wurde [438], beruht sehr wahrscheinlich auf der enzyminduzierenden Wirkung von Johanniskraut-Extrakt.

Über die Anwendung in der Schwangerschaft beim Menschen liegen keine ausreichenden Daten, die eine Bewertung zulassen würden, vor. Publizierte Informationen über den Schwangerschaftsausgang existieren lediglich über einen Fall. Dabei nahm eine Patientin ab der 24. SSW bis zur Entbindung Johanniskraut-Extrakt ein. Außer einer spät beginnenden Thrombozytopenie ($88\,000\,mm^{-3}$) verlief die Schwangerschaft unauffällig. Es kam zur Geburt eines gesunden Kindes, das wegen einer Hyperbilirubinämie am Tag 5 kurzfristig eine Phototherapie benötigte [191].

Aufgrund dieses derzeit sehr schwachen Hinweises kann ein Risiko bestehen. Mit der Verwendung von Johanniskraut-Extrakt in der Schwangerschaft ist daher Vorsicht angebracht, so lange hochwertige Untersuchungen zur Sicherheit beim Menschen nicht vorliegen [129b].

Moclobemid
- ADEC-Kategorie B3.

Die Sicherheit für die Anwendung in der Schwangerschaft ist nicht etabliert [230].

Tranylcypromin
- FDA-Kategorie C.
- ADEC-Kategorie B2.

Im *Collaborative Perinatal Project* wurden 23 Mutter-Kind-Paare mit Exposition gegenüber MAO-Hemmern, davon 13 Tranylcypromin, im ersten Trimenon identifiziert. Ein erhöhtes Risiko für Missbildungen wurde gefunden. Einzelheiten sind nicht verfügbar [57].

Amitriptylin
- FDA-Kategorie C.
- ADEC-Kategorie C.

Obwohl in gelegentlichen Berichten zwischen der therapeutischen Anwendung von Amitriptylin und angeborenen Missbildungen ein Zusammenhang hergestellt wurde, zeigt das vorliegende Material insgesamt, dass dieses vielfach angewandte Arzneimittel in der Schwangerschaft relativ sicher ist. Der hohe Erfahrungsgrad mit trizyklischen Antidepressiva spricht dafür, sie für die Schwangerschaft gegenüber anderen Substanzen vorzuziehen.

In der Datenbank aus Michigan wurden 467 Neugeborene identifiziert, die im ersten Trimenon gegenüber Amitriptylin exponiert waren. Insgesamt 25 größere Missbildungen wurden gefunden (erwartete Zahl: 20) [57]. Dieser Befund spricht nicht für einen Zusammenhang.

Ein Entzugssyndrom bei Neugeborenen nach In-utero-Exposition gegenüber trizyklischen Antidepressiva wurde berichtet. Harnretention in Zusammenhang mit mütterlicher Anwendung von Nortriptylin ist aufgetreten.

Amitriptylinoxid
Amitriptylinoxid ist ein Metabolit von Amitriptylin (s.o.).

Clomipramin
- FDA-Kategorie C.
- ADEC-Kategorie C.

Im Tierversuch und beim Menschen ist eine teratogene Wirkung nicht in Erscheinung getreten. Die Zahl der bekannten exponierten menschlichen Feten ist jedoch zu gering, um das tatsächliche Risiko anzugeben. Ein Entzugssyndrom beim Neugeborenen ist jedoch möglich. Bei einem Teil der dazu berichteten Fälle waren allerdings auch Benzodiazepine beteiligt. Nachbeobachtungen liegen nur bis zum Alter von sechs Monaten vor.

Doxepin
- FDA-Kategorie C.
- ADEC-Kategorie C.

Im Tierversuch wurden keine teratogenen Wirkungen beobachtet. Bei höchster Dosis wurde jedoch ein Anstieg der Todeshäufigkeit bei Neugeborenen gefunden.

Es existieren keine publizierten Berichte über einen Zusammenhang mit angeborenen Missbildungen beim Menschen. In der Beobachtungsstudie aus Michigan wurden 118 Neugeborene identifiziert, die im ersten Trimenon gegenüber Doxepin exponiert waren. Insgesamt 12 größere Missbildungen wurden gefunden (erwartete Zahl: 4,5) [57]. Ein Zusammenhang ist möglich, jedoch können andere Faktoren (z. B. Begleitmedikation oder Zufall) beteiligt sein.

Über ein Kind, das am Geburtstermin gegenüber Doxepin und Chlorpromazin exponiert war und einen paralytischen Ileus hatte, wurde in einer Kasuisitik berichtet.

Maprotilin
- FDA-Kategorie B.

Tierversuche ergaben keine Auffälligkeiten. Publizierte Berichte über einen Zusammenhang zwischen angeborenen Defekten und der Anwendung von Maprotilin beim Menschen existieren nicht.

Es existiert die Empfehlung, wegen der Gefahr eines epileptischen Anfalls während der Schwangerschaft Maprotilin nicht zu verordnen [283].

Lofepramin
Die Sicherheit der Anwendung in der Schwangerschaft beim Menschen ist unbekannt [230]. Desipramin (s. unten) ist ein Metabolit von Lofepramin.

Trimipramin
- FDA-Kategorie C.
- ADEC-Kategorie C.

Bei sehr hohen Dosen (20-fache menschliche Dosis) im Tierversuch (Ratte, Kaninchen) wurden Missbildungen beobachtet. Aussagefähige Studien zur Anwendung in der Schwangerschaft beim Menschen existieren nicht [230].

Dosulepin
- ADEC-Kategorie C.

Imipramin
- FDA-Kategorie D.
- ADEC-Kategorie C.

Unter den tierexperimentellen Untersuchungen wurden in einer Studie bei Kaninchen einige Defekte gefunden, nicht jedoch in anderen Untersuchungen.

Eine bedeutende Ursache für angeborene Extremitätendeformierungen scheint Imipramin – trotz eines entsprechenden Fallberichts – nicht zu sein.

Entzugssymptome bei Neugeborenen wurden berichtet. Sie traten im ersten Monat nach der Geburt auf und bestanden aus Koliken, Zyanose, rascher Atmung und Irritabilität.

Opipramol
▦ FDA-Kategorie D.

Keine Daten verfügbar.

Mianserin
▦ ADEC-Kategorie B2.

Im Tierversuch wurde keine teratogene Wirkung beobachtet. Erfahrungen in der Schwangerschaft beim Menschen liegen nicht vor (FI).

Nortriptylin
▦ FDA-Kategorie D.
▦ ADEC-Kategorie C.

Nortriptylin ist ein Metabolit von Amitriptylin (s. oben). Die Daten von 86 Patienten mit Exposition im ersten Trimenon deuten nicht darauf hin, dass – wie in zwei älteren Fallberichten vermutet – Nortriptylin mit Extremitätenfehlbildungen in Verbindung steht. In einem Fallbericht hatte ein Neugeborenes nach mütterlichem Nortriptylin-Gebrauch eine Harnretention.

Dibenzepin
▦ FDA-Kategorie D.
▦ ADEC-Kategorie C.

Die Daten reichen für eine Bewertung der Sicherheit einer Anwendung in der Schwangerschaft nicht aus.

Desipramin
▦ FDA-Kategorie C.
▦ ADEC-Kategorie C.

Desipramin ist ein aktiver Metabolit von Imipramin (s. oben).

Berichte über einen Zusammenhang mit angeborenen Defekten liegen nicht vor. Beim Neugeborenen wurden Entzugssymptome (Zyanose, Tachykardie, Diaphorese und Gewichtsverlust) nach mütterlichem Gebrauch über die Schwangerschaft hinweg beobachtet.

Mirtazapin
▦ FDA-Kategorie C.

Im Tierversuch (Ratte) wurde keine Teratogenität beobachtet. Berichte über die Anwendung in der Schwangerschaft bei Menschen liegen nicht vor.

Fluoxetin
▦ FDA-Kategorie C.
▦ ADEC-Kategorie C.

In einer Studie bei 138 Frauen, die während der Schwangerschaft mit selektiven Serotonin-Wiederaufnahme-Hemmern (SSRI) behandelt wurden (davon 73 mit Fluoxetin), wurde prospektiv die Inzidenz angeborener Missbildungen untersucht. Sie betrug 1,4 % und war damit der in der Allgemeinbevölkerung vergleichbar. Drei der vier Kinder mit niedrigem Geburtsgewicht waren über die Schwangerschaft hinweg gegenüber hohen Dosen Fluoxetin exponiert gewesen [205].

Insgesamt deuten die tierexperimentellen Daten und die Erfahrungen beim Menschen darauf hin, dass Fluoxetin nicht mit größeren angeborenen Missbildungen in Zusammenhang steht. Da jedoch in einer Untersuchung kleinere Missbildungen häufiger auftraten, in jener Studie aber nicht für Depression kontrolliert wurde, bleibt die Inzidenz Fluoxetin-induzierter kleinerer Missbildungen unbekannt. In einigen Studien wurde bei exponierten Schwangerschaften eine erhöhte Inzidenz von Spontanaborten gefunden, jedoch sind dazu weitere Untersuchungen erforderlich.

Auch zu der wichtigen Frage, ob die In-utero-Exposition mit Fluoxetin die Entwicklung des menschlichen Zentralnervensystems beeinflusst, sind weitere Studien notwendig. Mindestens eine tierexperimentelle Untersuchung zeigte, dass Fluoxetin Veränderungen, möglicherweise permanente, hervorrufen kann. Beim Menschen ergab eine prospektive Untersuchung zur sprachlichen und kognitiven Entwicklung sowie zum Verhalten von Kindern, deren Mütter während der Schwangerschaft Fluoxetin verwendet hatten, keine Auffälligkeiten im Vergleich zu einer Kontrollgruppe [368].

Die lange Eliminationshalbwertszeit von Fluoxetin bzw. seinem Metaboliten Norfluoxetin wurde zu bedenken gegeben [283].

Während der Schwangerschaft wurden bei üblicher Dosierung relativ niedrige Fluoxetin-Plasmakonzentrationen gemessen. Dies kann, zumindest teilweise, auf gesteigerter Demethylierung von Fluoxetin beruhen [202].

In einer prospektiven kontrollierten Follow-up-Studie wurden die Neugeborenen von 20 Müttern, die 20–40 mg/d Citalopram oder Fluoxetin wegen Depression oder Panikstörung einnahmen (zwischen 7 und 41 Wochen Dauer), mit entsprechenden Kontrollen ohne psychoaktive Medikation verglichen. Keine Missbildungen wurden gefunden. Im Score für serotonerge Symptome (beurteilt wurden von einem bezüglich der Behandlung geblindeten Pädiater: Myoklonus, Unruhe, Tre-mor, Schüttelfrost, Hyperreflexie, Inkoordination, Rigidität) wurde ein signifikant höherer Wert in der SSRI-exponierten Gruppe beobachtet. Die Symptome verschwanden ohne spezifische Behandlung [279].

Aus Sicht des Fetus wird Fluoxetin für die präventive Therapie mütterlicher Panikstörungen während der Schwangerschaft empfohlen [12].

Fluvoxamin
- FDA-Kategorie C.
- ADEC-Kategorie B2.

In einer größeren Studie (je 267 Frauen mit SSRI-Exposition in der Schwangerschaft und Kontrollen) wurde kein erhöhtes teratogenes Risiko durch SSRI in empfohlener Dosierung gefunden; diese Studie hatte aufgrund ihres Umfangs die 80 %-Power für die Entdeckung eines 2,5-fachen relativen Risikos. 26 der Frauen mit SSRI-Exposition (147) hatten Fluvoxamin verwendet [277].

Insgesamt zeigen die limitierten Daten aus Tierversuchen und der Anwendung beim Menschen kein größeres teratogenes Risiko an. Die Sensitivität der durchgeführten Studien war wegen fehlender Standardisierung der Untersuchungen jedoch zu gering, um kleinere Anomalien zu entdecken. Auch ob mit Langzeitveränderungen (s. Fluoxetin) zu rechnen ist, ist bislang unbekannt.

Citalopram
- FDA-Kategorie C.

In einer prospektiven kontrollierten Follow-up-Studie wurden die Neugeborenen von 20 Müttern, die 20–40 mg/d Citalopram oder Fluoxetin wegen Depression oder Panikstörung einnahmen (zwischen 7 und 41 Wochen Dauer), mit entsprechenden Kontrollen ohne psychoaktive Medikation verglichen. Es wurden keine Missbildungen gefunden. Im Score für serotonerge Symptome (beurteilt wurden von einem bezüglich der Behandlung geblindeten Pädiater: Myoklonus, Unruhe, Tremor, Schüttelfrost, Hyperreflexie, Inkoordination, Rigidität) wurde ein signifikant höherer Wert in der SSRI-exponierten Gruppe beobachtet. Die Symptome verschwanden ohne spezifische Behandlung [279].

Escitalopram
Escitalopram ist ein Enantiomer aus dem Racemat Citalopram. Bezüglich einer eventuellen Anwendung in der Schwangerschaft ist Escitalopram wie Citalopram zu bewerten.

Paroxetin
- FDA-Kategorie C.
- ADEC-Kategorie B3.

In einer größeren Studie (je 267 Frauen mit SSRI-Exposition in der Schwangerschaft und Kontrollen) wurde kein erhöhtes teratogenes Risiko durch SSRI in empfohlener Dosierung gefunden. Diese Studie hatte aufgrund ihres Umfangs die 80 %-Power für die Entdeckung eines 2,5-fachen relativen Risikos. 97 der Frauen mit SSRI-Exposition (147) hatten Paroxetin verwendet [277].

Insgesamt zeigen die Daten aus Tierversuchen und der limitierten Anwendung beim Menschen kein größeres teratogenes Risiko an. Die Sensitivität der durchgeführten Studien war wegen fehlender Standardisierung der Untersuchungen jedoch zu gering, um kleinere Anomalien zu entdecken. Auch ob mit Langzeitveränderungen (s. Fluoxetin) zu rechnen ist, ist bislang unbekannt. Entzugssymptome wurden bei Neugeborenen beobachtet, jedoch könnten Begleitmedikationen dabei ebenfalls eine Rolle gespielt haben.

Im *Motherisk Program* wurde über 55 Neugeborene berichtet, die in der Spätschwangerschaft gegenüber Paroxetin exponiert waren. Dabei kam es bei 12 Neugeborenen zu Komplikationen (9 Fälle eines Atemnotsyndroms, 2 mit Hypoglykämie, 1 Ikterus), die eine Intensivbehandlung bzw. verlängerten Krankenhausaufenthalt erforderten [85].

Eine Kasuistik berichtete über ein Neugeborenes, dessen Mutter während der Schwangerschaft mit Paroxetin behandelt worden war und bei dem in den ersten 6 Lebensstunden Krämpfe und eine Subarachnoidalblutung auftraten [423]. Außerdem wurde über ein Neugeborenes mit einer großen intrazerebralen Blutung berichtet, dessen Mutter während der gesamten Schwangerschaft Paroxetin eingenommen hatte [130].

Eine Metaanalyse erbrachte für die Paroxetin-Exposition im ersten Trimenon einen signifikanten Anstieg des Risikos für kardiale Missbildungen; allerdings war die Möglichkeit eines Detektions-Bias nicht auszuschließen [25a].

Das *American College of Obstetricians and Gynecologists* (ACOG) gab im Jahr 2006 die Empfehlung heraus, die Verwendung von Paroxetin bei Schwangeren oder Frauen, die eine Schwangerschaft planen, möglichst zu vermeiden [2a].

Sertralin
- FDA-Kategorie B.
- ADEC-Kategorie B3.

In einer größeren Studie (je 267 Frauen mit SSRI-Exposition in der Schwangerschaft und Kontrollen) wurde kein erhöhtes teratogenes Risiko durch SSRI in empfohlener Dosierung gefunden; diese Studie hatte aufgrund ihres Umfangs die 80 %-Power für die Entdeckung eines 2,5-fachen relativen Risikos. Die meisten der Frauen mit SSRI-Exposition (147) hatten Sertralin verwendet [277].

Reboxetin
- FDA-Kategorie B.
- ADEC-Kategorie B3.

Teratogenität wurde im Tierversuch nicht beobachtet. Dosierungen, die zu Plasmakonzentrationen im humantherapeutischen Bereich führten, verursachten bei Ratten Wachstums- und Entwicklungsstörungen sowie langfristige Verhaltensstörungen bei den Nachkommen. Beim Menschen liegen bisher nur sehr begrenzte Erfahrungen mit der Anwendung von Reboxetin in der Schwangerschaft vor. Deshalb sollte eine Anwendung in der Schwangerschaft vermieden bzw. eine Reboxetin-Therapie bei Eintritt einer Schwangerschaft abgesetzt werden (FI).

Trazodon
- FDA-Kategorie C.

In hoher Dosierung wurden bei einigen Tierspezies fetotoxische und teratogene Wirkungen beobachtet.

In einer Studie wurde kein erhöhtes Risiko für größere Missbildungen gefunden; allerdings war die Power mit nur 80 %, mit einer Irrtumswahrscheinlichkeit von 5 % einen 4-fachen Anstieg zu entdecken, begrenzt [139].

Venlafaxin
- FDA-Kategorie C.

Auf der Basis von 150 Schwangerschaften mit Venlafaxin-Exposition scheint kein erhöhtes Risiko größerer Missbildungen zu bestehen [137].

Viloxazin
Tierexperimente ergaben keine Hinweise auf teratogene oder embryotoxische Wirkungen (FI).

Tryptophan
Siehe RL-49 (Hypnotika/Sedativa).

2.   Neuroleptika

Neuroleptika sind im Tierversuch (Maus, Ratte, Kaninchen) nicht teratogen. Die Induktion von Gaumenspalten bei der Maus wird auf einen durch die Schläfrigkeit der Muttertiere hervorgerufenen Ernährungsmangel wegen verminderter Futteraufnahme zurückgeführt. Embryoletalität tritt vereinzelt erst bei maternotoxischer Dosis auf, die stets das mindestens 20-fache der humantherapeutischen Dosis beträgt.

Befunderhebungen bei schwangeren Frauen liegen in erster Linie für die Phenothiazine vor. Am besten ist hier das Trifluoperazin untersucht. Mehrere Serien und Fallsammlungen umfassen inzwischen über 1000 Schwangerschaften. Es ergab sich weder eine von der Kontrolle abweichende Fehlbildungsrate noch ein auffallendes Fehlbildungsmuster. Frühere Verdachtsmomente haben sich nicht bestätigt.

Eine Übersicht zu den in der Behandlung der Schizophrenie während der

Schwangerschaft verwendeten Neuroleptika wurde publiziert [12]. Keine teratogene Wirkung kommt danach auf der Basis entweder von Tierversuchen oder von limitierten Beobachtungsstudien den Substanzen Haloperidol, Perphenazin, Thiothixen und Trifluoperazin zu. Wirkstoffe mit niedrigerer Potenz, insbesondere Chlorpromazin, wurden von manchen Autoren als teratogen bezeichnet, jedoch haben Beobachtungsstudien diesen Befund für Chlorpromazin, Prochlorperazin, Triflupromazin oder Thioridazin nicht bestätigt. Die meisten Antipsychotika sind nicht dafür bekannt, strukturelle Geburtsdefekte zu verursachen. Tierexperimentelle Untersuchungen deuteten darauf hin, dass Verhaltensauffälligkeiten vorkommen können. Studien am Menschen fanden keine Hinweise auf Abnormalitäten in Verhalten, Emotionen oder kognitiven Fähigkeiten, jedoch wurde für einige Einflussvariablen nicht kontrolliert [12].

Beim Neugeborenen können Zeichen einer Exposition gegenüber niedrig potenten Neuroleptika Tachykardie, gastrointestinale Dysfunktion, Sedierung und Hypotension sein. Je nach Dauer der Exposition dauern diese Reaktionen selten länger als wenige Tage an. Zu den extrapyramidalen Zeichen, die mit hohen mütterlichen Dosen hochpotenter Antipsychotika assoziiert sein können, gehören Hyperaktivität, hyperaktive tiefe Sehnenreflexe, motorische Unruhe und abnormale Bewegungen; diese können für einige Monate andauern. Weitere Zeichen, die eine extrapyramidale Aktivität widerspiegeln, umfassen Tremor, Schlagen mit den Händen, gesteigerten Muskeltonus, ungewöhnlich heftiges Saugen, Rückenkrümmen und schrilles Schreien [12].

Als Richtlinie wurde empfohlen, hochpotente Antipsychotika (Fluphenazin, Haloperidol, Perphenazin, Thiothixen und Trifluoperazin) vorzuziehen, obwohl diese ein Potenzial für extrapyramidale Reaktionen (die normalerweise selbstlimitierend sind) beim Neugeborenen haben. Der Grund liegt darin, bei der Mutter anticholinerge, hypotensive und antihistaminerge Wirkungen zu minimieren. Die vorliegenden Daten zu Chlorprothixen, Clozapin, Olanzapin, Loxapin, Mesoridazin, Molindon, Pimozid und Risperidon sind zu gering, um eine Empfehlung geben zu können. Lang wirksame (Depot-)Präparate (Fluphenazinenanthat, Fluphenazindecanoat und Haloperidoldecanoat) sollten vermieden werden, um die Dauer eventueller toxischer Wirkungen beim Neugeborenen zu begrenzen. Entzug bei Mutter oder Fetus stellt offenbar kein ernstes Problem bei den genannten Wirkstoffen dar [12].

Haloperidol und Penfluridol stellen kein größeres teratogenes Risiko dar [121a].

Nur begrenzte Daten liegen bislang zu den Neuroleptika (Antipsychotika) der zweiten Generation (sogenannten atypischen Antipsychotika) vor. Zu den atypischen Antipsychotika werden Clozapin, Olanzapin, Risperidon, Quetiapin und Amisulprid gerechnet. Die Plazentapassage scheint bei Quetiapin niedriger als bei anderen zu sein [356b].

Nach in-utero-Exposition gegenüber atypischen Antipsychotika waren die Neugeborenen signifikant größer, dagegen bei typischen Antipsychotika kleiner als in der Vergleichsgruppe (d.h. Schwangere mit Einnahme von Arzneimitteln ohne Wirkung auf die Zielgrößen oder Teratogenität). Dies ergab eine Untersuchung, die bei

Frauen mit Kontakt zum britischen Beratungsdienst für Arzneimittelanwendung in der Schwangerschaft durchgeführt wurde. Unklar ist bislang, ob diesem Befund eine prognostische Bedeutung (z. B. für die spätere Entwicklung des Kindes bezüglich Körpergewicht oder der Wahrscheinlichkeit, langfristig an einem Diabetes mellitus zu erkranken) zukommt [356a]. In einer anderen Untersuchung, die bei Frauen mit Kontakt zum kanadischen bzw. israelischen Beratungsdienst für Arzneimittelanwendung in der Schwangerschaft durchgeführt wurde, wurde keine solche Assoziation gefunden; vielmehr lag bei den Neugeborenen nach Exposition gegenüber atypischen Antipsychotika das mittlere Geburtsgewicht um 70 g (nicht signifikant) unter dem der Vergleichsgruppe (Schwangere mit Einnahme von Arzneimitteln ohne teratogene Wirkung); die Rate niedrigen Geburtsgewichts lag mit 10 % in der Gruppe mit Exposition (10 %) signifikant höher als in der Vergleichsgruppe (2 %) [335a]. Für die Vergleichsgruppe der letztgenannten Studie wurden solche Frauen explizit ausgeschlossen, die über eine psychische Erkrankung berichteten.

Für die Interpretation von Studienergebnissen ist die Art der Vergleichsgruppe von großer Bedeutung, um Arzneimitteleffekte von etwaigen Auswirkungen der Grunderkrankungen zu trennen. Eine mütterliche Schizophrenie kann mit einer erhöhten Wahrscheinlichkeit für kardiovaskuläre Missbildungen beim Neugeborenen verbunden sein [233a]. In einer schwedischen Record-Linkage-Studie war die Mortalität der Kinder im ersten Lebensjahr bei Bestehen einer mütterlichen oder väterlichen Schizophrenie erhöht [358a].

Wenn möglich, sollte während der 4. bis 10. Schwangerschaftswoche die Gabe von Neuroleptika vermieden werden. Zwei Wochen vor dem errechneten Geburtstermin sollten Neuroleptika möglichst abgesetzt werden, um ein extrapyramidalmotorisches Syndrom beim Neugeborenen zu vermeiden [283].

Promethazin
- FDA-Kategorie C.
- ADEC-Kategorie C.

Im *Collaborative Perinatal Project* wurden 114 Mutter-Kind-Paare mit Promethazin-Exposition im ersten Trimenon bzw. 746 Expositionen zu irgendeinem Zeitpunkt in der Schwangerschaft identifiziert. Es wurde keine Beziehung zu Kategorien größerer und kleinerer Missbildungen gefunden. In der Datenbank aus Michigan wurden 1197 Neugeborene mit Promethazin-Exposition im ersten Trimenon identifiziert. Insgesamt 61 größere Defekte wurden beobachtet (erwartete Zahl: 51); ein Zusammenhang mit kardiovaskulären Fehlbildungen (17 gefunden, 12 erwartet) ist möglich, jedoch können andere Faktoren (z. B. mütterliche Erkrankung, Begleitmedikation oder Zufall) eine Rolle gespielt haben [57].

Bei der Anwendung während der Wehen wurden beim Neugeborenen teilweise, nicht jedoch in größeren Studien, Atemdepression berichtet.

Levomepromazin (Methotrimeprazin)
- FDA-Kategorie C.

Levomepromazin kann, wie andere Phenothiazine, wahrscheinlich als sicher in der Schwangerschaft gelten.

Siehe S. 272 zu niedrig potenten Neuroleptika.

Fluphenazin
- FDA-Kategorie C.
- ADEC-Kategorie C.

Aussagekräftige Daten, die eine Bewertung erlauben, liegen spezifisch für Fluphenazin nicht vor.

Perphenazin
- FDA-Kategorie C.
- ADEC-Kategorie C.

Zu Phenothiazinen vergleiche auch Chlorpromazin (s. unten).

Thioridazin
- FDA-Kategorie C.
- ADEC-Kategorie C.

Im Tierversuch wirkt die Substanz nicht teratogen (FI).

Die publizierten Erfahrungen in der Schwangerschaft beim Menschen reichen für eine Bewertung nicht aus.

Chlorpromazin
- FDA-Kategorie C.
- ADEC-Kategorie C.

Obwohl eine Fallsammlung eine erhöhte Inzidenz von Defekten fand und ein Bericht über eine Ektromelie vorliegt, kamen die meisten Studien zu dem Schluss, dass Chlorpromazin für Mutter und Fetus sicher ist, wenn es gelegentlich in niedriger Dosis verwendet wird. Eine weitere Übersichtsarbeit kam zu der Folgerung, dass Chlorpromazin aufgrund seiner großen klinischen Erfahrung zu den Behandlungen der Wahl gerechnet werden sollte, wenn eine antipsychotische Therapie in der Schwangerschaft erforderlich ist. Dennoch sollte die Anwendung in zeitlicher Nähe zum Geburtstermin vermieden werden, da ein Risiko für Hypotension bei der Mutter und für unerwünschte Wirkungen beim Neugeborenen besteht.

Promazin
- FDA-Kategorie C.
- ADEC-Kategorie C.

Im *Collaborative Perinatal Project* wurden 50 Mutter-Kind-Paare mit Exposition im ersten Trimenon bzw. 347 mit Exposition zu irgendeinem Zeitpunkt in der Schwangerschaft identifiziert. Ein Zusammenhang mit Missbildungen oder anderen unerwünschten Wirkungen wurde nicht gefunden [57].

Ein möglicher Zusammenhang zwischen der Anwendung von Promazin (100 mg oder mehr) bei der Wehentätigkeit und Hyperbilirubinämie beim Neugeborenen wurde berichtet. Auch eine Reduktion der Thrombozytenaggregation beim Neugeborenen wurde referiert. Die klinische Bedeutung dieser Wirkung ist unklar.

Perazin
Nach den bisher vorliegenden Erfahrungen hat die Verwendung von Perazin bei Frauen in der Schwangerschaft nicht zu Missbildungen beim Kind oder zu Geburtskomplikationen geführt (FI).

Chlorprothixen
- FDA-Kategorie C.

Es sind keine spezifischen Daten zur Anwendung in der Schwangerschaft publiziert.

Zuclopenthixol
- FDA-Kategorie C.
- ADEC-Kategorie C.

Berichte über die Anwendung in der Schwangerschaft sind nicht publiziert.

Prothipendyl

Tierversuche erbrachten keine Hinweise auf ein teratogenes oder embryotoxisches Potenzial. Beim Menschen liegen bislang keine Anhaltspunkte dafür vor (FI).

Flupentixol

- FDA-Kategorie C.
- ADEC-Kategorie C.

Tierexperimentell wurden keine Hinweise auf Teratogenität gefunden (FI). Für eine Bewertung der Sicherheit in der Schwangerschaft beim Menschen reichen die vorliegenden Erfahrungen nicht aus.

Zotepin

Aus Tierversuchen liegen keine Hinweise auf Teratogenität vor (FI). Erfahrungen aus der Anwendung in der Schwangerschaft beim Menschen bestehen nicht.

Benperidol

Keine Daten verfügbar.

Pipamperon

Im Tierversuch (Ratte und Kaninchen) fand sich kein Hinweis auf Teratogenität. Von der Anwendung in der Schwangerschaft beim Menschen liegen keine Hinweise auf ein erhöhtes Missbildungsrisiko vor, dennoch ist die Anwendungssicherheit bei schwangeren Frauen nicht mit letzter Sicherheit gegeben (FI).

Melperon

Erfahrungen mit der Anwendung in der Schwangerschaft beim Menschen liegen nicht vor (FI).

Risperidon

- FDA-Kategorie C.
- ADEC-Kategorie B3.

Im Tierversuch hat sich keine teratogene Wirkung gezeigt (FI). Zwei Fälle von Anwendungen während der Schwangerschaft wurden mitgeteilt, wobei sich keine Probleme aus der Risperidon-Anwendung ergaben [407].

Eine Übersicht über 713 dokumentierte Schwangerschaften mit Risperidon-Exposition ergab keinen Anhalt für ein erhöhtes Missbildungsrisiko. Extrapyramidalmotorische Effekte beim Neugeborenen nach mütterlicher Exposition im dritten Trimenon wurden beobachtet [83b].

Haloperidol

- FDA-Kategorie C.
- ADEC-Kategorie C.

In tierexperimentellen Reproduktionsstudien ergaben sich keine teratogenen Wirkungen. Bei Nagetieren wurden bei Dosen, die der 2- bis 8-fachen maximalen menschlichen Dosis entsprachen, erhöhte Inzidenzen von Resorptionen, reduzierter Fertilität, verzögerter Geburt und Mortalität der Jungtiere gefunden.

In zwei älteren Berichten wurden Fehlbildungen der Extremitäten nach Haloperidol-Anwendung im ersten Trimenon beschrieben. In anderen Untersuchungen wurden diese Defekte nicht gefunden.

Haloperidol ist während der Schwangerschaft das Antipsychotikum der ersten Wahl und allen Phenothiazinen, insbesondere den halogenierten, vorzuziehen [283].

Bromperidol

In Tierversuchen wurden embryotoxische, jedoch keine teratogenen Wirkungen gefunden (FI). In der Schwangerschaft beim Menschen liegen keine hinreichenden Erfahrungen vor.

Clozapin
▪ FDA-Kategorie B.
▪ ADEC-Kategorie C.

Im Tierversuch (Ratte und Kaninchen) wurden keine Anhaltspunkte für Beeinträchtigung der Fertilität oder fetale Schäden gefunden.

Zur Anwendung in der Schwangerschaft beim Menschen liegen lediglich Beschreibungen von Einzelfällen vor. Darin sind sowohl unauffällige Verläufe wie auch missgebildete Neugeborene geschildert. Diese können zufällig bedingt gewesen sein; ein Risiko für den Fetus kann daraus nicht abgeleitet werden. Die Daten sind insgesamt zu begrenzt, um eine Empfehlung abgeben zu können [12].

Olanzapin
▪ FDA-Kategorie C.

Teratogenität wurde in Tierversuchen nicht beobachtet (FI).

Zur Anwendung von Olanzapin in der Schwangerschaft beim Menschen liegen bislang publizierte Einzelfälle [337, 356] und eine Serie von 23 Fällen [181] vor. Auffälligkeiten wurden dabei nicht berichtet. Das Datenmaterial reicht für eine Bewertung der Sicherheit in der Schwangerschaft nicht aus.

In einem weiteren Fall, in dem eine 25-jährige Primigravida mit Schizophrenie Olanzapin 10 mg/d über die gesamte Schwangerschaft hinweg eingenommen hatte, hatte das Neugeborene einen Defekt des atrioventrikulären Kanals und einen einseitigen Klumpfuß [512a]. Es besteht die Möglichkeit eines Zusammenhangs mit der Grunderkrankung, da eine mütterliche Schizophrenie mit einer erhöhten Wahrscheinlichkeit für kardiovaskuläre Missbildungen beim Neugeborenen verbunden sein kann [233a]. In einer Fallserie war eine Tendenz zu niedrigem Geburtsgewicht zu beobachten [356b].

Bei der Umstellung von konventionellen auf atypische Neuroleptika ist – aufgrund einer Abnahme der zuvor erhöhten Prolactin-Konzentrationen – eine relative Zunahme der Fertilität denkbar, sodass eine Schwangerschaft überraschend eintreten kann. Auf die Notwendigkeit einer zuverlässigen Kontrazeption sollte die Patientin ggf. hingewiesen werden [356].

Pimozid
▪ FDA-Kategorie C.
▪ ADEC-Kategorie B1.

Reproduktionstoxikologische Untersuchungen ergaben keine Hinweise auf Teratogenität (FI).

Quetiapin
▪ FDA-Kategorie C.

Die Unbedenklichkeit der Anwendung in der Schwangerschaft beim Menschen ist nicht belegt (FI).

Amisulprid
Tierversuche ergaben keine Anhaltspunkte für ein teratogenes Potenzial. Die Unbedenklichkeit der Anwendung in der Schwangerschaft beim Menschen ist nicht belegt (FI).

Sulpirid
Siehe RL-14 (Antiemetika/Antivertiginosa).

3.   Psychoanaleptika

Für diese Wirkstoffe liegen keine kontrollierten Studien bei schwangeren Frauen vor. Lediglich Methylphenidat und die Amphetamine insgesamt wurden in einer Serie mit einer kleinen Zahl von Schwangerschaften erfasst. Hier ergaben sich keine Verdachtsmomente dafür, dass diese Wirkstoffe embryotoxisch sein könnten. Tierversuche sind ebenfalls ohne Hinweise auf Embryotoxizität geblieben.

Methylphenidat
- FDA-Kategorie C.

Es liegen keine Daten vor, die eine Risikoabschätzung für die Anwendung in der Schwangerschaft ermöglichen (FI).

4.   Tranquillantia/Anxiolytika

Benzodiazepine sind nicht teratogen. Bei sehr hoher, meist maternotoxischer Dosis können sie embryoletal sein. Die Sedierung der Muttertiere führt in der Regel zu einer geringeren Futteraufnahme. Der fetale Mangelzustand kann dann auch zu Fehlbildungen wie Gaumenspalten bei der Maus führen.

Untersuchungen an schwangeren Frauen haben für die Benzodiazepine ebenfalls zu keiner Erhöhung der Fehlbildungsrate oder zu besonderen Fehlbildungen geführt. Der in früheren Arbeiten geäußerte Verdacht, Benzodiazepine würden faziale Spaltbildungen induzieren, hat sich nicht bestätigt. Auch andere Fehlbildungen werden nicht durch Benzodiazepine verursacht. Es liegen inzwischen Daten von mehr als 2000 Schwangerschaften aus prospektiven und retrospektiven Studien

vor. Die meisten Fälle betreffen die Wirkstoffe Diazepam und Chlordiazepoxid. Aber auch für die anderen Benzodiazepine wird das teratogene Risiko allgemein als sehr gering angesehen. Da jedoch kontrollierte Studien bei schwangeren Frauen fehlen und das Datenmaterial für die einzelnen Benzodiazepine unzureichend ist, kann ein sehr kleines Risiko nicht ausgeschlossen werden.

Längerfristige Nebenwirkung wie Verhaltensstörungen oder Lernschwierigkeiten sind bislang unzureichend untersucht worden.

Wenn bei einer Schwangeren für die Behandlung einer akuten Panikstörung ein Benzodiazepin indiziert ist, wird Alprazolam oder Lorazepam gegenüber den lang wirksamen Stoffen wie Diazepam oder Clonazepam vorgezogen. Für die präventive Therapie einer Panikstörung wird Lorazepam gegenüber Alprazolam vorgezogen, weil es offenbar nicht mit einer unmittelbaren und so schweren Entzugssymptomatik wie Alprazolam assoziiert ist. Dennoch können Entzugssymptome im Vergleich zu lang wirkenden Benzodiazepinen (Diazepam oder Clonazepam) schwerer, allerdings weniger protrahiert sein [12].

Einzelheiten zu Benzodiazepinen siehe insbesondere unter Diazepam und RL-49 (Hypnotika/Sedativa).

Zu **Clonazepam** siehe RL-15 (Antiepileptika).

Diazepam
- FDA-Kategorie D.
- ADEC-Kategorie C.

Insgesamt sind die Wirkungen von Benzodiazepinen auf den menschlichen Embryo und Fetus kontrovers. Obwohl einige Studien eine Assoziation mit verschiedenen Typen angeborener Defekte berichtet haben, sind in anderen Studien keine solchen Zusammenhänge gefunden worden.

Bei acht Kindern, die in utero gegenüber Benzodiazepinen (Diazepam 30 mg/d oder Oxazepam 75 mg/d über die Schwangerschaft hinweg; 5 der 8 Mütter hatten regelmäßig Benzodiazepine verwendet) exponiert waren, wurden Dysmorphien (ähnlich dem fetalen Alkohol-Syndrom), Wachstumsverzögerungen und zentralnervöse Defekte beschrieben [278]. Im Anschluss daran wurden in einer epidemiologischen Studie Hinweise darauf gefunden, dass bei vielen Müttern betroffener Kinder außerdem Alkohol- bzw. Drogenmissbrauch vorlag [38].

Eine Metaanalyse von insgesamt 23 Studien zur Benzodiazepin-Exposition im ersten Trimenon fand bei Kohortenstudien keine Assoziation mit größeren Missbildungen oder Gaumenspalten, aber bei Fall-Kontroll-Studien eine signifikant erhöhtes Risiko für größere Missbildungen (Odds Ratio 3,01; 95 %-Konfidenzintervall 1,32–6,84) oder Gaumenspalten allein (Odds Ratio 1,79; 95 %-Konfidenzintervall 1,13–2,82) [124].

Auf der Basis von 460 beobachteten Benzodiazepin-exponierten Schwangerschaften eines israelischen Beratungsdienstes, davon 89 mit Diazepam, war keine erhöhte Häufigkeit angeborener Missbildungen zu erkennen [376]. Auch eine ungarische Fall-Kontroll-Studie konnte kein teratogenes Risiko bei 75 Schwangeren, die mit Benzodiazepinen in der Schwangerschaft behandelt wurden, entdecken [144].

Falls Benzodiazepine tatsächlich Geburtsdefekte verursachen, ist das Risiko offenbar niedrig. Die fortgesetzte Anwendung in der Schwangerschaft kann zum Entzug beim Neugeborenen führen; ein dosisabhängiges Syndrom tritt zutage, wenn Diazepam nahe am Geburtstermin verwendet wurde. Deshalb sollte, wenn Diazepam während der Schwangerschaft erforderlich ist, die niedrigste mögliche Dosis gewählt werden.

Auch abruptes Absetzen von Benzodiazepinen sollte vermieden werden. Schwere Entzugssymptome können bei der Mutter auftreten und dadurch zum Gebrauch anderer Substanzen (z. B. Alkohol) Anlass geben.

Komplikationen beim Neugeborenen sind möglich, wenn hohe Dosen (über 30–40 mg Diazepam) verwendet oder die Anwendung zeitlich ausgedehnt erfolgte. Zwei Syndrome wurden beschrieben:
- Floppy-infant-Syndrom (Hypotonie, Lethargie, Trinkschwäche)
- Entzugssyndrom (intrauterine Wachstumsverzögerung, Tremor, Irritabilität, Hypertonizität, Diarrhö/Erbrechen, heftiges Saugen).

Ferner kann Diazepam verschiedene Effekte wie Störungen der Thermogenese, Verlust der Herzfrequenz-Variabilität und Abnahme der fetalen Bewegungen verursachen.

Oxazepam
- FDA-Kategorie D.
- ADEC-Kategorie C.

Alprazolam
- FDA-Kategorie D.
- ADEC-Kategorie C.

Bromazepam
- ADEC-Kategorie C.

Lorazepam
- FDA-Kategorie D.
- ADEC-Kategorie C.

Prazepam
- FDA-Kategorie D.

Clobazam
- ADEC-Kategorie C.

Chlordiazepoxid
- FDA-Kategorie D.
- ADEC-Kategorie C.

In der Datenbank aus Michigan wurden 788 Neugeborene identifiziert, die im ersten Trimenon gegenüber Chlordiazepoxid exponiert waren. 44 größere Defekte wurden beobachtet (erwartete Zahl: 34) [57]. Eine Assoziation kann daraus nicht abgeleitet werden.

Medazepam
- Keine Daten verfügbar.

Clorazepat (Dikaliumclorazepat)
- FDA-Kategorie D.
- ADEC-Kategorie C.

Buspiron
- FDA-Kategorie B.
- ADEC-Kategorie B1.

Obwohl angeborene Missbildungen im Zusammenhang mit einer Exposition im ersten Trimenon nicht beobachtet wurden, sind die Daten zu limitiert, um die Sicherheit in der Schwangerschaft beim Menschen zu beurteilen.

Hydroxyzin
Siehe RL-07 (Antiallergika).

Fluspirilen
Studien in der Schwangerschaft beim Menschen liegen nicht vor [230].

5.   Psychoenergetika

Deanol
Keine Daten verfügbar.

6.   Glutamat-Modulatoren

Memantin
Der Tierversuch erbrachte keinen Hinweis auf fruchtschädigende (embryotoxische oder teratogene) Wirkungen. Ausreichende Erfahrungen über die Anwendung in der Schwangerschaft beim Menschen liegen nicht vor (FI).

7.   Andere Psychopharmaka

Lithium
- FDA-Kategorie D.
- ADEC-Kategorie D.

Unter Lithium-Therapie kann ein erhöhtes Missbildungsrisiko nicht ausgeschlossen werden. In einer Studie wurden bei 11 % der Neugeborenen kardiovaskuläre Fehlbildungen gefunden. Bei dem dänischen *Lithium Baby Register* sind bei 225 Kindern 25 mit Fehlbildungen, davon 18 Herzfehlbildungen (auffallend die Ebstein-Anomalie), beobachtet worden. Die Erhöhung des Risikos einer Ebstein-Anomalie nach Lithium-Exposition wird auf das 10- bis 20-fache geschätzt, das absolute Risiko ist jedoch klein (0,05 % bis 0,1 %) [487].

Neonatale Probleme, die berichtet wurden und bei Lithium-Anwendung in der Nähe des Geburtstermins ernste Toxizität (normalerweise reversibel) verursachen können, umfassen respiratorische Probleme und Zyanose, Rhythmusstörungen, nephrogenen Diabetes insipidus, Hypoglykämie, Hypotonie und Lethargie [393].

Ein Floppy-infant-Syndrom, ähnlich wie bei Benzodiazepinen, wurde auch nach Lithium bei Neugeborenen beobachtet [283].

Struma bzw. Hypothyreose wurden in einzelnen Fällen bei Neugeborenen, die in utero gegenüber Lithium exponiert waren, beschrieben [159].

Wenn möglich, sollte die Anwendung von Lithium in der Schwangerschaft, insbesondere während der Organogenese, vermieden werden. In den Fällen, in denen die Anwendung im ersten Trimenon unumgänglich ist, sollten entsprechende Screening-Tests (einschließlich Stufe-II-Ultraschall und fetale Echokardiographie, z. B. zwischen der 16. und 20. SSW) durchgeführt werden. Die Serum-Konzentrationen sollten ebenfalls kontrolliert werden.

Vor der Entbindung sollte die Dosis um 25 % reduziert werden. Das Neugeborene sollte für 10 Tage auf Toxizitätszeichen überwacht werden [393].

Eventuelle Langzeitwirkungen einer In-utero-Exposition auf die postnatale Entwicklung sind bislang nicht bekannt; hier ist weitere Forschungsarbeit nötig.

Bei Absetzen einer Lithium-Therapie besteht das Risiko des Rezidivs einer bipolaren Störung. Die Rezidivrate in den ersten 40 Wochen nach Absetzen von Lithium ist bei Schwangeren ähnlich der bei Nichtschwangeren und steigt post partum deutlich an [486].

Detaillierte Empfehlungen zur Handhabung einer Lithium-Therapie vor und ggf. während der Schwangerschaft sind publiziert worden [283, 300].

Clomethiazol

▪ ADEC-Kategorie A.

Clomethiazol ist plazentagängig. Über die Sicherheit der Anwendung in der Schwangerschaft liegen keine Erfahrungen vor (FI).

RL 72   Rhinologika/Sinusitismittel

Allgemeines. Für die inhalativen Glucocorticoide gelten die bereits an anderer Stelle gemachten Einschränkungen (s. RL-28, Broncholytika, Antiasthmatika).

Alle anderen Wirkstoffe dieser Gruppe stehen nicht im Verdacht, beim Menschen embryo- oder fetotoxisch zu sein. Eine Anwendung als Nasenspray führt schon aufgrund der Dosierung zu keiner nennenswerten systemischen Gefährdung des Embryos oder Fetus.

RL   73   Roborantia/Tonika

Allgemeines. Zu **Fenchel** siehe RL-24 (Antitussiva/Expektorantia).
Zu **Vitamin-Präparaten** siehe RL-84 (Vitamine).

Die Wirksamkeit und Sicherheit der anderen Wirkstoffe dieser Gruppe ist – auch außerhalb der Schwangerschaft – nicht hinreichend belegt, sodass von einer Anwendung in der Schwangerschaft abzuraten ist.

Die Wirkstoffe dieser Gruppe stehen nicht im Verdacht, beim Menschen embryo- oder fetotoxisch zu sein.

RL   74   Schilddrüsentherapeutika

Iodid

Kaliumiodid (S. 282): Jod beta, Jodetten® Henning, Jodgamma®, Jodid (-CT, dura, HEXAL®, Merck, -ratiopharm®, Verla®), Kaliumiodid BC®, Kalium jodatum, Mono-Jod®, Thyroprotect Henning

Schilddrüsenhormone

Levothyroxin (L-Thyroxin, T4) (S. 283): Berlthyrox®, Eferox®, Euthyrox®, Lixin® Henning, L-Thyrox®, L-Thyroxin (AL, beta®, -CT, Hennig®, ratiopharm®), Thevier®
Liothyronin (T3) (S. 283): Thybon®, Thyrotardin®-inject. N, Trijodthyronin BC®

Thyreostatika

Carbimazol (S. 283): Carbimazol (HEXAL®, Henning), Neo-Thyreostat®
Methimazol (Thiamazol) (S. 284): Favistan®, Methizol® SD, Thiamazol (Hexal®, Henning), Thyrozol®
Natriumperchlorat (S. 284): Irenat®
Propylthiouracil (S. 284): Propycil®, Thyreostat® II

1.   Iodid

Iodmangel wirkt teratogen [216]. Daher muss Iod bei Iodmangel auch in der Schwangerschaft substituiert werden. Der Tagesbedarf liegt bei 0,1–0,4 mg. Gerade in der Schwangerschaft besteht ein höherer Bedarf. Deshalb sollte schon vor der Schwangerschaft der Iod-Bedarf gesichert sein.

Rauchen verursacht Iodmangel bei Mutter und Kind aufgrund der erhöhten Thiocyanat-Konzentrationen. Auf der anderen Seite sollte jedoch jede über die Substitution hinausgehende Dosis vermieden werden. Wenn auch eine chronische Intoxikation nicht unter einer Tagesdosis von 2 mg verursacht wird (Wolff-Chaikoff-Effekt), muss doch beim Embryo oder Fetus mit einer höheren Sensibilität gerechnet werden. Hohe Dosen von Iod verursachen dann ein Strumawachstum und/oder Hypothyreose.

Kaliumiodid
■ FDA-Kategorie D.

Iodid passiert die Plazentaschranke. Bei längerfristiger Anwendung oder bei Gebrauch in der Nähe zum Geburtstermin kann Iodid beim Fetus und Neugeborenen zu Hypothyreose oder Struma führen. Die kurzzeitige Anwendung, etwa die 10-tägige Vorbereitung zur mütterlichen Schilddrüsenoperation, ist nicht mit diesem Risiko verbunden.

Die Verwendung von Kaliumiodid als Expektorans ist in der Schwangerschaft kontraindiziert.

2.   Schilddrüsenhormone

Schilddrüsenhormone durchdringen die Plazenta nur schwer, T_3 eher noch als T_4, mit zunehmender Schwangerschaftsdauer allerdings besser.

Levothyroxin (L-Thyroxin, T_4)
- FDA-Kategorie A.
- ADEC-Kategorie A.

Die Behandlung mit Levothyroxin sollte, wenn mütterlicherseits indiziert, auch in der Schwangerschaft unbedingt fortgesetzt werden. Die übliche therapeutische Dosis verursacht keine embryo- oder fetotoxischen Effekte. Eine ungenügende Substitution von hypothyreoten Schwangeren beeinträchtigt die neuropsychologische Entwicklung nach der Geburt erheblich und führt – im direkten Vergleich mit Kindern hypothyreoter Schwangerer, die ausreichend mit T_4 substituiert worden waren – zu einem niedrigeren Intelligenzquotienten der Kinder [188]. Es erscheint daher ratsam, eine mütterliche Hypothyreose so früh wie möglich in der Schwangerschaft zu identifizieren und zu behandeln [176a, 193].

Der Dosisbedarf an Levothyroxin steigt bei Frauen mit Hypothyreose bereits in der 5. Schwangerschaftswoche. Es wurde daher vorgeschlagen, in diesem Fall die Levothyroxin-Dosis um etwa 30 % zu erhöhen, sobald die Schwangerschaft bestätigt ist [9a].

Liothyronin (T3)
- FDA-Kategorie A.
- ADEC-Kategorie A.

3.   Thyreostatika

Thyreostatika sind in der Schwangerschaft möglichst niedrig zu dosieren [371], da sonst mit angeborenem Kropf und/oder Hypothyreose zu rechnen ist. Berichte über Fehlbildungen sind dagegen widersprüchlich. So wurde in einigen Arbeiten über eine Cutis-Aplasie berichtet, die von anderen Arbeitsgruppen nicht gefunden wurde. Andere festgestellte Fehlbildungen sind eher unspezifisch. Da die Thyreostatika die Plazentaschranke passieren, können hohe Dosen ab Ende des dritten Schwangerschaftsmonats potenziell fetotoxisch sein. Neben einer Hypothyreose kann auch die Entwicklung des Zentralnervensystems beeinträchtigt sein.

Wegen der möglichen Assoziation von Methimazol mit der Cutis-Aplasie wird von manchen, wenngleich nicht allen Autoren für die Schwangerschaft Propylthiouracil als Thyreostatikum der Wahl angesehen.

Carbimazol
- FDA-Kategorie D.
- ADEC-Kategorie C.

Carbimazol wird zu Methimazol (s. u.) metabolisiert.

Methimazol (Thiamazol)
- FDA-Kategorie D.

Ein spezifisches Muster seltener angeborener Missbildungen infolge Methamizol-Exposition in den ersten 7 Wochen der Schwangerschaft kann aus folgenden Komponenten bestehen: skalp- oder fleckförmiger Haardefekt, choanale Atresie, Ösophagusatresie mit tracheoösophagealer Fistel, kleinere Gesichtsanomalien, hypoplastische oder fehlende Brustwarzen und psychomotorische Verzögerung. Möglicherweise zeigen diese Defekte einen Phänotyp für eine Methamizol-Embryopathie an. Deswegen sollte, wenn Methimazol oder Carbimazol verwendet werden, die zur Kontrolle der mütterlichen Krankheit niedrigst mögliche Dosis gegeben werden. Es existiert auch der Vorschlag, die Dosis so anzupassen, dass die freie Thyroxin-Konzentration im leicht hyperthyreoten Bereich gehalten wird.

Wegen der möglicherweise höheren Inzidenz von choanaler und Ösophagusatresie bei Feten, die zwischen der 3. und 7. Schwangerschaftswoche gegenüber Methimazol exponiert waren, wurde bis zum Vorliegen weiterer Daten empfohlen, eine Hyperthyreose mit Propylthiouracil (s. u.) zu behandeln [115, 117, 321].

Propylthiouracil
- FDA-Kategorie D.
- ADEC-Kategorie C.

Im Vergleich zu anderen Thyreostatika wird Propylthiouracil als bevorzugtes Mittel zur Behandlung der Hyperthyreose in der Schwangerschaft angesehen [326a].

Die primäre Wirkung auf den Fetus über eine transplazentare Passage von Propylthiouracil ist die Auslösung einer milden Hypothyreose, wenn das Mittel in zeitlicher Nähe zum Geburtstermin verwendet wird. Die Inzidenz einer fetalen Struma liegt bei etwa 12 %.

Angeborene Missbildungen wurden bei Neugeborenen nach Propylthiouracil-Exposition berichtet, jedoch liegt die Inzidenz innerhalb der erwarteten Bandbreite.

Natriumperchlorat
Ausreichende Erfahrungen in der Schwangerschaft beim Menschen liegen nicht vor (FI).

RL   75   Sera, Immunglobuline und Impfstoffe

Nicht dringend indizierte Impfungen sollten während der Schwangerschaft nicht durchgeführt werden. Dies gilt vor allem für Impfungen mit Lebendimpfstoffen gegen **Gelbfieber, Masern, Mumps, Röteln, Varizellen**. Eine versehentlich in der Schwangerschaft durchgeführte Impfung mit Lebendimpfstoffen, auch gegen Röteln, ist jedoch keine Indikation für einen Schwangerschaftsabbruch [461], da bei versehentlicher Rötelnimpfung im ersten Trimenon nur ein sehr kleines Risiko für eine Rötelnembryopathie besteht. Kontraindiziert ist auch die **BCG-Impfung** [466].

Zu den Routine-Vakzinen, deren Anwendung in der Schwangerschaft als sicher gelten kann, gehören **Diphtherie, Tetanus,**

Influenza und **Hepatitis B** [466]. Dennoch sollte, wenn möglich, die Impfung immer im zweiten oder dritten Trimenon erfolgen, um jede mögliche embryonale Schädigung auszuschließen.

Eine **Pockenschutzimpfung** ist kontraindiziert für Schwangere oder Frauen, die innerhalb eines Monats nach Impfung eine Schwangerschaft planen, es sei denn, es ist eine Exposition gegenüber Pockenviren erfolgt [73]. Der Grund für die Kontraindikation liegt in der fetalen Vaccinia, einer seltenen, aber schwerwiegenden Komplikation, die zu Totgeburt oder Tod des Neugeborenen führen kann. Eine Assoziation der Pockenimpfung mit angeborenen Missbildungen ist nicht bekannt [74]. Auch sollten Schwangere Kontakt zu kürzlich Geimpften meiden. Die akzidentelle Impfung oder Infektion mit Vacciniavirus stellt per se keine Indikation zur Interruptio dar [141].

Details zu den Impfungen in der Schwangerschaft geben die Impfempfehlungen der Ständigen Impfkommission (STIKO) am Robert Koch-Institut [461]. Einzelheiten zu Hepatitis A und B sowie zu weiteren Erkrankungen in der Schwangerschaft enthalten ein spezielles Werk über die Schutzimpfungen der Frau [164] sowie ausführliche Übersichtsarbeiten [164, 354, 355].

Eine Rötelninfektion kann nach Gabe von Immunglobulinen subklinisch verlaufen und unter Umständen zu einer Rötelnembryopathie führen. Es müssen deshalb Antikörperkontrollen durchgeführt werden, um eine akut ablaufende Rötelninfektion zu entdecken.

Vor Reisen in warme Länder sollten sich Schwangere in einer reisemedizinischen Beratungsstelle Ratschläge einholen, die die individuelle Situation sowie aktuelle Besonderheiten der Reiseländer berücksichtigen [458].

RL 76 Sexualhormone und ihre Hemmstoffe

Aminoglutethimid (S. 287): Orimeten®
Cyproteronacetat (S. 286): Androcur®, Cyproteronacet-GRY®, Virilit®
Danazol (S. 286): Danazol-ratiopharm®
Ethinylestradiol (S. 286): Cyclosa®, Ethinylestradiol JENAPHARM®
Mifepriston (RU 486 oder RU 3846) (S. 287): Mifegyne®
Norethisteron (S. 286): Gestakadin®, Norethisteron JENAPHARM®, Noristerat®, Primolut®-Nor, Sovel®,
Tamoxifen (S. 287): Jenoxifen®, Kessar®, Mandofen®, Nolvadex®, Nourytam®, Tamokadin®, Tamox (-1A Pharma, -GRY®), Tamoxifen (AbZ, AL, beta®, cell pharm®, -CT, HEXAL®, medac, NC, -ratiopharm®), TAMOXIFEN-biosyn, Tamoximerck, Tamoxistad®, TAMOX-PUREN®, Tamox-TEVA®

1.   Androgene, Progestagene und Gestagene

Androgene, Progestagene und Gestagene können eine Virilisierung weiblicher Feten hervorrufen. Bei Medikation zwischen der 7. und 12. Embryonalwoche können unterschiedliche Grade einer Fusion der Labien beobachtet werden, während nach der 12. Embryonalwoche eine vergrößerte Klitoris induziert werden kann. Beide Missbildungen sind operativ gut behebbar.

Die meisten der bisher etwa 230 beobachteten Fälle traten entweder nach hohen Dosierungen von Androgenen wegen Mammakarzinom auf oder wurden vor allem in den 50er-Jahren des vorigen Jahrhunderts nach Anwendung von Progestagenen bei drohendem Abort beobachtet. Bei den heutigen Präparaten ist die Dosierung so gewählt, dass bei Anwendung lege artis keine Virilisierungsgefahr besteht. Bei Überdosierung kann eine Virilisierung weiblicher Feten nicht ausgeschlossen werden.

Danazol, ein synthetisches Androgen und ein Ethisteron-Abkömmling, ist weder im Tierversuch noch beim Menschen teratogen. Es besteht jedoch vor allem bei hoher Dosierung die Gefahr der Virilisierung weiblicher Feten. Hierauf weist auch eine Fallsammlung von 129 Schwangerschaften hin. Das Risiko ist in den ersten 8 Schwangerschaftswochen gering. Die Behandlung sollte also zu Anfang des 3. Schwangerschaftsmonats abgebrochen werden. Klitorisvergrößerung, Labienfusionen u.a. Deformationen sind operabel. Eine Interruptio ist in keinem Falle angezeigt.

2. Hormonale Kontrazeptiva

Bei hormonalen Kontrazeptiva ist ein Progestagen mit einem Östrogen kombiniert. Außer den auch als Einzelstoffe angewandten Gestagenen wurden und werden hier als Gestagene **Ethisteron** und **Norethisteron** verwendet. Für diese beiden Wirkstoffe liegen auch die meisten Erfahrungen vor. Die Risiken sind vor allem bei Langzeitanwendung und hoher Dosierung erhöht. So ist bei täglicher Gabe von 10 mg Norethisteron mit etwa 10 % Missbildungen zu rechnen. Bei anderen Gestagenen

scheint das Risiko wesentlich niedriger zu sein. In verschiedenen Arbeiten werden Risiken zwischen 0,3 und 2,2 % berichtet; bei den heute verwendeten Substanzen liegt das Risiko wohl unter 1 %. Wie hoch das Risiko bei kurzfristiger Anwendung (hormonelle Schwangerschaft) ist, ist noch ungeklärt. Das Risiko scheint dann jedoch wesentlich niedriger, vielleicht sogar vernachlässigbar zu sein.

Seit vielen Jahren werden immer wieder statistische Korrelationen zwischen hormonaler Kontrazeption mit Östrogen-Gestagen-Kombinationen und verschiedenen Missbildungen (Neuralrohrdefekt, Missbildung von Gliedmaßen, Herz-Kreislauf-Fehlbildungen) berichtet. Fasst man die bisher erschienenen, sehr widersprüchlichen und qualitativ stark unterschiedlichen Studien zusammen, so ist die Gesamt-Missbildungsrate nicht messbar verändert.

Bei Kombination mit **Ethinylestradiol** wird die teratogene Wirkung sehr verstärkt. Dann soll schon die humantherapeutische Dosis genügen, um beim Kaninchen leichte Veränderungen im Sinne einer Feminisierung auszulösen, während die Ratte erste Störungen erst bei 10-fach höherer Dosis zeigt. Beim Menschen sind nur vereinzelte Knabengeburten bekannt; Missbildungen wurden bisher nicht beobachtet.

3. Antiandrogene

Das Antiandrogen **Cyproteronacetat** bewirkt bei zahlreichen Versuchstieren eine Feminisierung männlicher Embryonen. Dabei sind nur die hormonsensiblen Genitalorgane (äußere Genitalien, ableitende Geschlechtswege, akzessorische Geschlechtsdrüsen) betroffen. Die sensible

Phase dürfte beim Menschen bei etwa 45 Embryonaltagen beginnen und bis zum 4. Monat dauern. Missbildungen anderer Organe kommen nicht vor. Knabengeburten zeigten keine Feminisierung.

Östrogene

Östrogene sind in der Schwangerschaft wegen ihrer hormonspezifischen Wirkung auf die Entwicklung der Geschlechtsorgane kontraindiziert. Der Anfangsverdacht, Östrogene könnten kardiovaskuläre Fehlbildungen verursachen, wurde nicht bestätigt.

An dieser Stelle sei kurz erwähnt, dass das bis 1971 genutzte Diethylstilbestrol ein klassisches Beispiel für transplazentare Kanzerogenese darstellt. Es verursachte bei den Töchtern behandelter Mütter Adenome und Scheidenkarzinome. Die durchschnittliche Latenzzeit bis zum Auftreten erster Symptome beträgt 18 Jahre. Etwa 6 Millionen Frauen wurden mit Diethylstilbestrol behandelt, von deren Töchtern bis 1982 etwa 400 ein Scheidenkarzinom entwickelten. Das Risiko wird auf 1:1500 geschätzt.

Alle heute verwendeten Östrogene stehen nicht im Verdacht, kanzerogen zu sein.

4.   Antiöstrogene

Die Antiöstrogene **Aminoglutethimid** und **Tamoxifen** sind wegen der Virilisierungsgefahr für weibliche Feten kontraindiziert. Bei Maus und Kaninchen wurden histologische Veränderungen der inneren Geschlechtsorgane nach Behandlung mit Antiöstrogenen gefunden.

5.   Antigestagene

Mifepriston (RU 486 oder RU 3846)
■ FDA-Kategorie X.

Mifepriston ist ein Antigestagen und hat auch Antiglucocorticoid-Wirkung. Die Substanz ist bei Ratte, Maus und Affe nicht teratogen; jedoch wurden bei Kaninchen Schädeldeformierungen beobachtet, wahrscheinlich als Folge von Uteruskontraktionen [80].

Die gegenwärtig verfügbaren Daten lassen keinen Schluss zu, ob die Substanz für den Menschen teratogen ist. Mifepriston wird zum elektiven Schwangerschaftsabbruch verwendet. In einigen Fällen, in denen der Schwangerschaftsabbruch misslungen war, wurden keine unerwünschten Wirkungen beim Neugeborenen beobachtet [297].

RL   77   Spasmolytika/Anticholinergika

Allgemeines. Mit Ausnahme von **Atropin** liegen nur sehr wenige Daten über die Anwendung dieser Wirkstoffgruppe in der Schwangerschaft vor. Im Tierversuch sind alle Substanzen – soweit getestet – nicht embryotoxisch. Nur für Atropin in sehr hoher Dosis fanden sich bei der Maus Skelettdefekte.

Anticholinergika wie **Atropin** und die **Scopolamin-Derivate** können bei Verwendung im 3. Trimenon Brady- und Tachykardien beim Neugeborenen verursachen und sollten deshalb in diesem Schwangerschaftsabschnitt vermieden werden.

RL   78   (unbesetzt)

RL   79   Thrombozytenaggregationshemmer

Abciximab (S. 288): ReoPro®
Acetylsalicylsäure (S. RL-05): Acesal®, Aspirin®, ASS (AL TAH, -CT TAH, gamma®, HEXAL®, -ISIS, TAH, -ratiopharm TAH, Sandoz®, STADA®, Godamed®, HerzASS-ratiopharm®, Miniasal®
Clopidogrel (S. 288): Iscover®, Plavix®
Dipyridamol (S. RL-55): Curantyl® N
Eptifibatid (S. 288): Integrilin
Ticlopidin (S. 288): Desitic® lopidin, Ticlopidin (AL, beta, -CT, HEXAL®, -neuraxpharm®, -PUREN®, -ratiopharm®, Sandoz®, STADA®), Tiklyd®
Tirofiban (S. 288): AGGRASTAT®

Allgemeines. Bei Thrombozytenaggregationshemmern (antiplatelet drugs) ist an ein mögliches Blutungsrisiko beim Embryo oder Fetus zu denken.

Acetylsalicylsäure
Siehe RL-05 (Analgetika/Antirheumatika, Abschnitt 3).

Ticlopidin
▪ FDA-Kategorie B.
▪ ADEC-Kategorie B1.

Ticlopidin ist bei Ratte und Kaninchen nicht teratogen. Es fehlen jedoch kontrollierte Studien bei schwangeren Frauen. Eine Anwendung in der Schwangerschaft ist deshalb problematisch.

Clopidogrel
▪ FDA-Kategorie B.

Im Tierversuch (Ratte, Kaninchen) ergaben sich keine Hinweise auf eine Schädigung des Fetus. Ausreichende Erfahrungen in der Anwendung während der Schwangerschaft beim Menschen liegen nicht vor.

Tirofiban
▪ FDA-Kategorie B.

Ausreichende Erfahrungen in der Anwendung während der Schwangerschaft beim Menschen liegen nicht vor.

Eptifibatid
▪ FDA-Kategorie B.

Reproduktionsstudien am Tier sind nicht verfügbar. Ausreichende Erfahrungen in der Anwendung während der Schwangerschaft beim Menschen liegen nicht vor.

Dipyridamol
Siehe RL-55 (Koronarmittel).

Abciximab
▪ FDA-Kategorie C.

Reproduktionsstudien am Tier wurden nicht durchgeführt. Erfahrungen in der Anwendung während der Schwangerschaft beim Menschen liegen nicht vor.

RL 80 Tuberkulosemittel

4-Aminosalicylsäure (Para-Aminosalicylsäure) (S. 289): Pas-Fatol® N
Ethambutol (S. 289): EMB-Fatol®, Myambutol®
Isoniazid (S. 289): Isozid®, tebesium®
Protionamid (S. 289): ektebin®, Peteha®
Pyrazinamid (S. 289): Pyrafat®, Pyrazinamide Tablets, Pyrazinamid Lederle, PZA-Hefa
Rifampicin (Rifampin) (S. 289): Eremfat®, Rifa®, Rifampicin-Hefa-N

Rifampicin (Rifampin)
- FDA-Kategorie C.
- ADEC-Kategorie C.

In Reproduktionsstudien am Tier verursachte Rifampicin in hohen Dosen Spina bifida (Maus, Ratte) und Gaumenspalten (Maus).

Mehrere Übersichten kamen zu dem Schluss, dass Rifampicin kein nachgewiesenes Teratogen ist und empfahlen die Verwendung zusammen mit Isoniazid und Ethambutol, falls erforderlich.

Rifampicin wurde mit Blutungen beim Neugeborenen in Verbindung gebracht. Aus diesem Grund wird die prophylaktische Gabe von Vitamin K_1 empfohlen (s. RL-13, Antidota).

Rifampicin kann mit oralen Kontrazeptiva interagieren und aufgrund einer Enzyminduktion deren Zuverlässigkeit beeinträchtigen. Dies ist bei Patientinnen im gebärfähigen Alter zu bedenken.

Protionamid
Ausreichende Untersuchungen in der Schwangerschaft beim Menschen liegen nicht vor.

Ethambutol
- FDA-Kategorie B.
- ADEC-Kategorie A.

Neben Isoniazid und Rifampicin gehört Ethambutol zu den Tuberkulostatika der Wahl in der Schwangerschaft. Daten zu Langzeitwirkungen, z.B. auf das Auge, liegen nicht vor.

Pyrazinamid
- FDA-Kategorie C.
- ADEC-Kategorie B2.

Ausreichende Untersuchungen in der Schwangerschaft beim Menschen liegen nicht vor. Deshalb wird Pyrazinamid allenfalls als Reservemittel verwendet, wenn Resistenz dokumentiert oder angenommen wird.

Isoniazid
- FDA-Kategorie C.
- ADEC-Kategorie A.

Isoniazid scheint kein humanes Teratogen zu sein. Zur Behandlung der Tuberkulose in der Schwangerschaft wird Isoniazid empfohlen; das Risiko einer unbehandelten Tuberkulose ist viel größer als das durch die Behandlung. Die gleichzeitige Gabe von Vitamin B_6 ist Standard.

4-Aminosalicylsäure (Para-Aminosalicylsäure)
- FDA-Kategorie C.

Im Tierversuch wurden bei der Ratte okzipitale Missbildungen beobachtet, nicht jedoch beim Kaninchen. Ausreichende Untersuchungen in der Schwangerschaft beim Menschen liegen nicht vor.

RL 81 Umstimmungsmittel

Allgemeines. In dieser Gruppe finden sich diverse pflanzliche Mittel sowie Organ- und/oder Mikroorganismen-haltige Präparate.

Für die Mittel dieser Klasse fehlen kontrollierte Studien, die die Unbedenklichkeit der Anwendung in der Schwangerschaft nachweisen könnten. Zudem sind Wirksamkeit und Sicherheit auch außerhalb der Schwangerschaft nicht ausreichend belegt. Vom Gebrauch in der Schwangerschaft ist daher schon deshalb abzuraten.

Dessen ungeachtet liegen keine Hinweise auf Teratogenität oder Embryotoxizität, weder aus Tierversuchen noch von der Anwendung am Menschen, vor.

RL 82 Urologika

Nitrofurantoin (S. 290): Furadantin®, Nifurantin®, Nifuretten®, Nitrofurantoin retard-ratiopharm®, Uro-Tablinen®
Oxybutynin (S. 290): Cystonorm, Dridase®, Kentera®, LYRINELL®, Oxybugamma®, Oxybutin Holsten, Oxybuton®, Oxybutynin (AbZ, AL, -CT, HEXAL®, -MaxMedic®, -ratiopharm®, Sandoz®, STADA®), Oxymedin®, Ryol®, Spasyt®
Siehe auch RL-10 (Antibiotika/Antiinfektiva).

Nitrofurantoin
▪ FDA-Kategorie B.
▪ ADEC-Kategorie A.

Im Tierversuch (Ratte, Kaninchen) wurden weder Beeinträchtigungen der Fertilität noch Teratogenität oder andere unerwünschte Wirkungen auf den Fetus beobachtet.

In der Datenbank aus Michigan wurden 1292 Neugeborene nach Nitrofurantoin-Exposition im ersten Trimenon identifiziert. Insgesamt wurden 52 größere Missbildungen beobachtet (erwartete Zahl: 55) [57].

Es liegen keine Daten vor, die eine teratogene Wirkung für den Menschen anzeigen. In der Nähe zum Geburtstermin könnte ein Risiko einer hämolytischen Anämie bei Neugeborenen – einschließlich derer ohne Glucose-6-Phosphat-Dehydrogenase-Mangel – bestehen. Dieses Risiko scheint aber nicht hoch zu sein. Der sicherste Weg ist jedoch, Nitrofurantoin nahe dem Geburtstermin zu meiden.

Oxybutynin
▪ FDA-Kategorie B.
▪ ADEC-Kategorie B1.

Tierexperimentelle Reproduktionsstudien (Hamster, Maus, Ratte, Kaninchen) haben keine definitiven Hinweise auf Fertilitätsbeeinträchtigung oder fetale Schäden gezeigt. Der Hersteller berichtet, dass embryofetale Studien bei trächtigen Ratten Herzmissbildungen zeigten; bei höheren Dosierungen traten außerdem extrathorakolumbare Rippen und eine erhöhte neonatale Mortalität auf (FI).

Berichte über die Anwendung in der Schwangerschaft beim Menschen liegen nicht vor.

RL 83 Venentherapeutika

Allgemeines. Kontrollierte Studien bei schwangeren Frauen liegen nicht vor.

Der therapeutische Nutzen ist für viele Präparate dieser Gruppe außerhalb der Schwangerschaft nicht belegt. Daher wird der Grundsatz, dass ein erwiesener Nutzen die Voraussetzung für die Anwendung eines Arzneimittels in der Schwangerschaft in besonderem Maße sein soll, hier nach Abwägung im Regelfall zu einer Entscheidung gegen die Anwendung führen. Zudem wird sich normalerweise die Notwendigkeit einer Behandlung während der Schwangerschaft ohnehin nicht ergeben.

Venenmittel wie **Diosmin** oder **Tribenosid** sollten in der Schwangerschaft nicht als Interna angewandt werden. Es liegen keine dokumentierten Erfahrungen über die Anwendung in der Schwangerschaft vor. Hinweise auf Teratogenität und Embryotoxizität sind auch aus Tierversuchen nicht bekannt.

Einer topischen Anwendung stehen keine Bedenken entgegen. Die Resorption dieser Mittel ist zu gering, um systemische Wirkungen befürchten zu müssen. Dennoch sollte im ersten Trimenon eine Behandlung vermieden werden.

Aescin steht im Verdacht, nephrotoxische Wirkungen beim Fetus auszulösen.

Cumarin ist beim Menschen im Gegensatz zu den Cumarin-Derivaten (s. RL–20, Antikoagulantia) nicht embryotoxisch.

RL 84 Vitamine

Allgemeines. In der Frühschwangerschaft wird häufig eine Unterversorgung mit Vitamin B_1 beobachtet. Im letzten Schwangerschaftsdrittel dagegen ist häufig der Bedarf an Vitamin A (Retinol), B_1 (Thiamin), B_2 (Riboflavin), B_6 (Pyridoxin) und Folsäure nicht gedeckt. Gaben von Vitamin C (Ascorbinsäure) oder E (α-Tocopherol) sind nur in Ausnahmefällen notwendig.

Inwieweit solchen schwangerschaftsbedingten leichten Vitamin-Unterversorgungen eine Bedeutung im Hinblick auf die Embryonalentwicklung zukommt, ist noch unklar. Für stärkere Formen von Hypovitaminosen konnte im Tierexperiment eine teratogene Wirkung gesichert werden. Eine Substitution von Vitaminen ist nur bei Nachweis einer Hypovitaminose angezeigt. Eine normale Ernährung sichert in aller Regel die ausreichende Vitamin-Versorgung.

Starke Überdosierung von Vitaminen kann im Tierversuch Missbildungen, Retardierung und embryonalen Tod auslösen. Beim Menschen existieren einige Fallberichte, in denen der Zusammenhang zwischen Vitamin-Überdosierung und Missbildungen vermutet wird. Dies betrifft besonders Vitamin A, aber auch die Vitamine D, E und K.

Vitamin A (Retinol)

Vitamin A in hohen Dosierungen hat sich in zahlreichen Tierversuchen als teratogen erwiesen (s. RL-32, Dermatika). Die niedrigste teratogene Dosis betrug 10 000 IE/kg KG. Es sollte ein genügend hoher Sicherheitsabstand eingehalten werden. Eine Tagesdosis von 5000 IE gilt als ausreichend in der Schwangerschaft. Eine Grenzdosis von 7500 IE/Tag sollte nicht überschritten werden. Multivitaminpräparate sollen nicht mehr als 10 000 IE/Tagesdosis enthalten. Sie sind bei gesunder Ernährung in der Schwangerschaft ohnehin nicht zu empfehlen. Der Genuss von Leber ist in der Schwangerschaft problematisch, da 100 g Frischgewicht bis zu 25 000 IE Vitamin A enthalten können.

Nach den Befunden einer Untersuchung im *European Network of the Teratology Information Services (ENTIS)* war die Exposition gegenüber hohen Vitamin-A-Dosen (10 000 IU/d oder mehr) in den ersten 9 Wochen der Schwangerschaft nicht mit einer erhöhten Häufigkeit größerer Missbildungen assoziiert [327].

Siehe auch Isotretinoin (RL-32, Dermatika).

Folsäure
Siehe RL-08 (Antianämika).

Vitamin C (Ascorbinsäure)
In einer Beobachtungsstudie wurde bei Schwangeren prospektiv die Vitamin-C-Aufnahme perikonzeptionell und während des zweiten Trimenons erfasst. Dabei war eine niedrige perikonzeptionelle Vitamin-C-Aufnahme (<10 %-Perzentile) mit einem etwa verdoppelten Risiko (relatives Risiko 2,2; 95 %-Konfidenzintervall 1,1–4,5) einer Frühgeburt aufgrund vorzeitigen Blasensprungs assoziiert. Für die Vitamin-C-Aufnahme im zweiten Trimenon war die Risikoerhöhung etwas abgeschwächt (rela-

tives Risiko 1,7; 95 %-Konfidenzintervall 0,8–3,5) [448]. Eine Interventionsstudie ist daher angezeigt.

Eine randomisierte placebokontrollierte Studie (,*Australian Collaborative Trial of Supplements* – ACTS'), in der 1877 Nullipara zwischen der 14. und 22. Schwangerschaftswoche entweder der täglichen Supplementierung mit Vitamin C (1000 mg) und Vitamin E (400 IU) oder Placebo zugeteilt wurden, ergab die Antioxidanzien-Behandlung keine Reduktion des Risikos für Präeklampsie, intrauterine Wachstumsverzögerung, Tod oder andere schwere Komplikationen beim Kind [420a]. Die Power dieser Studie war allerdings auf eine Detektion einer 50 %igen Reduktion einer Präeklampsie ausgelegt, sodass die Möglichkeit eines kleineren Effekts damit noch nicht ausgeschlossen wurde [239a]. Auch in einer randomisierten placebokontrollierten Studie bei 2404 Schwangeren mit erhöhtem Präeklampsierisiko (,*Vitamins in Pre-eclampsia* [VIP]') wurde für die Antioxidanzien derselben Dosierung keine Reduktion der Präeklampsie-Inzidenz gefunden, jedoch eine erhöhte Rate von Neugeborenen mit niedrigem Geburtsgewicht [396a].

Vitamin D und Derivate
Alfacalcidol, Calcifediol, Calcitriol, Colecalciferol und **Transcalcifediol** sind wegen einer möglichen Hyperkalzämie in der Schwangerschaft nicht angezeigt. Hinweise auf eine Teratogenität beim Menschen liegen nicht vor.

Multivitaminpräparate
Die Verwendung von Multivitaminpräparaten bis zur Recommended Dietary Allowance (RDA) für die Schwangerschaft

wird für die Gesundheit der Mutter und des Fetus empfohlen. Ob die Vitamin-Supplementierung Lippen-Kiefer-Gaumenspalten verhindern kann, wird kontrovers beurteilt. Die Ergebnisse einer Fall-Kontroll-Studie sprechen für eine Schutzwirkung. Bei Müttern, die in der perikonzeptionellen Periode oder im ersten postkonzeptionellen Monat mit der Einnahme von Multivitaminen begannen, betrug die Odds Ratio 0,52 (95 %-Konfidenzintervall 0,34–0,80) für Lippenspalten mit oder ohne Gaumenspalten [232].

Gut belegt ist inzwischen, dass eine Supplementierung in den ersten Wochen der Schwangerschaft, insbesondere mit Folsäure (s. RL-08, Antianämika) das Risiko von Neuralrohrdefekten reduzieren kann. Weitere Studien müssen zeigen, ob dieser protektive Effekt nur für bestimmte Patientinnen zutrifft. Vorläufig erscheint es sinnvoll, die Einnahme folsäurehaltiger Multivitaminpräparate unmittelbar vor und mindestens während der ersten Monate der Schwangerschaft zu empfehlen.

Die RDA-Werte der einzelnen Vitamine für schwangere Frauen betragen nach Angaben der *National Academy of Sciences* (aus dem Jahr 1989; zitiert in [57]):

- Vitamin A: 800 RE
- Vitamin D: 400 IU
- Vitamin B_1 (Thiamin): 1,5 mg
- Vitamin C: 70 mg
- Vitamin B_2 (Riboflavin): 1,6 mg
- Vitamin B_3 (Niacin): 17 mg
- Vitamin B_6 (Pyridoxin): 2,2 mg
- Folsäure: 0,4 mg
- Vitamin B_{12}: 2,2 µg
- Vitamin E: 10 mg.

RL 85 Wundbehandlungsmittel

Nitrofural (**Nitrofurazon**) (S. 293): FURACIN®-SOL
Octenidin (S. 293): Octenisept®
Povidon-Iod (S. 293): Betaisodona®, Braunovidon®, Freka-cid®, Inadine®, Mercuchrom®-Jod, POLYDONA®, Polysept®, PVP-Iod (HEXAL®, Lichtenstein, -ratiopharm®), Sepso® J, Traumasept®

Povidon-Iod

Povidon-Iod (Polyvidon-Iod) ist wegen seines relativ hohen Iod-Gehaltes in der Schwangerschaft ab dem 4. Monat kontraindiziert.

Bei der äußeren Anwendung sollten eine Langzeittherapie und großflächige Anwendung vermieden werden. Der Hersteller gibt an, dass Povidon-Iod in der Schwangerschaft nur unter strengster Indikationsstellung anzuwenden ist (FI). Eine vorübergehende Hypothyreose bei einigen Neugeborenen nach topischer, vaginaler oder perinealer Anwendung vor der Geburt ist in Studien beobachtet worden.

Vergleiche hierzu auch Kaliumiodid, RL-74 (Schilddrüsentherapeutika).

Nitrufural (Nitrofurazon)

Nitrofural war in 234 Schwangerschaften (topische Behandlung im ersten Trimenon) nicht embryotoxisch. Im Tierversuch ist die Substanz dagegen teratogen.

Octenidin

Siehe RL-33 (Desinfizientia/Antiseptika), S. 210.

RL   86   Zytostatika, andere antineoplastische Mittel und Protektiva

Alkylierende Zytostatika

Busulfan (S. 297): Busilvex, Myleran®
Carmustin (S. 297): Carmubris®
Chlorambucil (S. 297): Leukeran®
Cyclophosphamid (S. 296): Endoxan®
Dacarbazin (S. 297): Detimedac®
Ifosfamid (S. 297): Holoxan®, IFO-cell®
Lomustin (S. 297): Cecenu®
Melphalan (S. 297): Alkeran®
Nimustin (S. 297): ACNU®
Procarbazin (S. 297): Natulan®
Temozolomid (S. 297): TEMODAL®
Thiotepa (S. 297): Thiotepa „Lederle"
Trofosfamid (S. 297): Ixoten®
Weitere alkylierende Zytostatika: S. 297

Vinca-Alkaloide

Vinblastin (S. 298): Vinblastinsulfat-GRY
Vincristin (S. 298): cellcristin®, FARMISTIN® CS, Onkocristin®, Vincristin (Bristol®, medac), VINCRISTIN (-biosyn, LIQUID), Vincristinsulfat (-GRY®, HEXAL®)
Vindesin (S. 298): ELDISINE®
Vinorelbin (S. 298): Navelbine®, Navirel, Vinorelbin NC

Podophyllotoxin-Derivate

Etoposid (S. 298): ETO-cell ETO CS, Eto-Gry®, Etomedac®, Etopophos®, Etoposid HEXAL®, Exitop®, Lastet®, Onkoposid®, Riboposid®, Vepesid®
Teniposid (S. 298): VM 26-Bristol®

Zytostatisch wirksame Antibiotika

Bleomycin (S. 299): BLEO-cell®, Bleomedac®, Bleomycin HEXAL®
Doxorubicin (Adriamycin) (S. 298): Adriblastin®, Adimedac®, CAELYX, DOXO-cell®, Doxorubicin (HEXAL®, NC), Myocet®, Onkodox®, Ribodoxo®-L
Weitere zytostatisch wirksame Antibiotika: S. 298, 299

Andere Wirkstoffe

Carboplatin (S. 300): axicarb®, CARBO-cell, Carbomedac®, Carboplat®, Carboplatin (-GRY®, HEXAL®, -ratiopharm®), HAEMATO-carb®, Neocarb®, Neocarbo®, Ribocarbo®-L
Cisplatin (S. 300): Cis-GRY®, Cisplatin (-GRY®, HEXAL®, -Lösung-Ribosepharm, medac, NC), Platinex®-Lösung
Docetaxel (S. 300): Taxotere®
Fluorouracil (S. 299): Efudix®, 5-Fluorouracil-biosyn, Fluorouracil-GRY®, 5-FU (-cell, HEXAL®, Lederle, medac), HAEMATO-fu®, Neofluor®, Onkofluor®, Ribofluor®
Gemcitabin (S. 299): Gemzar®
Mercaptopurin (S. 299): Puri-Nethol®
Methotrexat (S. 299): Methotrexat (-GRY®, HC, medac, Lederle), METHOTREXAT-biosyn, MTX HEXAL®, Neotrexat®, O-trexat®
Oxaliplatin (S. 300): ELOXATIN®
Paclitaxel (S. 300): celltaxel®, NeoTaxan®, Paclitaxel (-GRY, HEXAL®, -ratiopharm®), Ribotax®, Taxol®, Taxomedac®
Weitere Wirkstoffe: S. 300, 301

Allgemeines. Fast alle Zytostatika sind im Tierversuch und beim Menschen teratogen und embryoletal. Die Toxizität ist dosis- und phasenabhängig. Spezifische Fehlbildungsmuster lassen sich bisher – mit Ausnahme der Folsäureantagonisten Methotrexat und Aminopterin – nicht erkennen. Die Zahl der dokumentierten Fälle ist bei allen Zytostatika zu klein. Fallsammlungen oder die Summe von Einzelfallbeschreibungen erreichen in der Regel keine 100 Schwangerschaften. Für das erste Trimenon sind die Zahlen verschwindend klein, da bei bekannter Schwangerschaft zu dieser Zeit meist eine Interruptio veranlasst wird. Eine mögliche pathologische Untersuchung des Embryos findet dann selten statt.

Aus dem Vergleich mit Tierversuchen kann festgestellt werden, dass meistens die humantherapeutische Dosis genügt, um embryotoxische Wirkungen auszulösen. Jedoch gilt dies keinesfalls für alle Zytostatika.

Wenn das Zytostatikum nicht teratogen ist, wirkt es meist embryoletal. Abort- und Fehlgeburtsrate sind erhöht. Die Dosis-Wirkungs-Kurve weist dann nur einen sehr kleinen Bereich teratogener Wirkung zwischen Nicht-Wirkung und Embryoletalität auf. Die meisten Zytostatika wirken dagegen in einem verhältnismäßig großen Dosisbereich teratogen und nur bei hoher Dosis embryoletal (höhere Abortrate) oder fetoletal (Fehlgeburten). Bei Anwendung in der Fetalzeit kommt es zu Wachstumsretardierungen, Knochenmarkschäden und einer allgemeinen körperlichen und geistigen Entwicklungsretardierung.

Risikoabschätzungen sind aufgrund der geringen Fallzahl kaum möglich. Fallsammlungen und tierexperimentelle Untersuchungen lassen einige Wirkungsunterschiede zwischen den einzelnen Zytostatika erkennen, die bei aller Vorsicht Hinweise auf den Grad der Teratogenität beim Menschen geben können. Ein besonderes Problem bei der Interpretation von Fallberichten stellt die Tatsache dar, dass in der zytostatischen Therapie häufig Kombinationen mehrerer Substanzen zum Einsatz kommen. Die Zuordnung eines bestimmten Schwangerschaftsausgangs zur Anwendung einer definierten Substanz ist damit normalerweise nicht möglich.

Die prämature Menopause bleibt häufige Langzeitkonsequenz einer Chemotherapie. Hohe Dosen von Cyclophosphamid scheinen dafür in besonderem Maße verantwortlich zu sein. Nach erfolgreich abgeschlossener Chemotherapie besteht gerade bei jungen Frauen oftmals Kinderwunsch. Welche Möglichkeiten (z. B. Kryokonservierung von Eizellen im Pronukleusstadium) es dafür gibt, wird in einer Übersichtsarbeit diskutiert [473].

Zum Thema maligner Erkrankungen, z. B. Mammakarzinom [372], des Ovars [503], des Uterus [24] bzw. des hämatopoetischen und lymphatischen Systems [162], in der Schwangerschaft aus klinischer Perspektive existieren Übersichtsarbeiten [162, 372]. Eine Übersicht zum Thema Chemotherapie in der Schwangerschaft gibt nähere Einzelheiten [291].

Fast alle Zytostatika sind kanzerogen und mutagen. Besonders in der Fetalzeit, in der keine größeren Missbildungen induziert werden können, ist neben Differenzierungsstörungen an eine transplazentare Karzinogenese zu denken.

Für die Zytostatika besteht das Gebot einer wirksamen Kontrazeption vor und bis 6 Monate nach der Behandlung. Bei bestehender Schwangerschaft und Kinderwunsch kann mithilfe sonographischer Diagnostik das Fehlbildungsrisiko abgeschätzt werden. Im Vordergrund werden aber die therapeutischen Maßnahmen zur Tumorbekämpfung stehen. Die Entscheidung sollte für jeden Einzelfall sorgfältig vorgenommen werden.

Nach der Behandlung einer Trophoblastenerkrankung mit dem EMA/CO-Schema (bestehend aus Etoposid, Methotrexat, Actinomycin D, Cyclophosphamid und Vincristin) wurde keine erhöhte Rate von Fehlgeburten gefunden [305]. Allerdings war die Stichprobe dieser Untersuchung klein.

Die berufliche Exposition der Mutter gegenüber antineoplastischen Substanzen kann für den Fetus ein Risiko darstellen. Eine Assoziation zwischen der Exposition im ersten Trimenon und Verlust des Fetus oder Missbildung ist möglich. Deswegen ist bei Frauen, die schwanger sind oder zu konzipieren versuchen, Vorsicht beim Umgang mit Zytostatika angezeigt. Keine Hinweise gibt es dafür, dass eine berufliche Zytostatika-Exposition bei Männern zu ungünstigem fetalem Ausgang führt.

1.   Alkylierende Zytostatika

Im Tierversuch sind die nachfolgend diskutierten Wirkstoffe Cyclophophamid, Ifosfamid, Trofosfamid, Chlorambucil und Melphalan, die zu den alkylierenden Zytostatika gehören, alle teratogen.

Cyclophosphamid
- FDA-Kategorie D.
- ADEC-Kategorie D.

Cyclophosphamid ist im Tierversuch eindeutig teratogen.

Sowohl über normale wie auch missgebildete Neugeborene ist nach Anwendung von Cyclophosphamid in der Schwangerschaft berichtet worden.

Die Anwendung im ersten Trimenon führt zu Anomalien des Skelett- und des Zentralnervensystems und umfasst fehlende Daumen und/oder Zehen, Gaumenspalten, niedrig angesetzte Ohren, dystrophische Nägel, beidseitige Blepharophimose mit Mikrophthalmus [230]. Außerdem wurden abgeflachter Nasenrücken, Leistenhernien, Nabelhernie, einzelne Koronararterie, Hämangiom, undurchgängiger Anus, rektovaginale Fistel und Wachstumsverzögerung verzeichnet. Im Alter von 10 Monaten wurden grenzwertige Mikrozephalie, Hypotonie und mögliche Entwicklungsverzögerung beobachtet. Gesunde Kinder haben Untergewicht. Das Risiko wird auf 1:6 geschätzt. Diese Zahl ist jedoch nur ein sehr grober Anhaltspunkt, da Cyclophosphamid nur selten in Monotherapie eingesetzt wird.

Die Anwendung im zweiten und dritten Trimenon ist offenbar nicht mit einem Risiko für angeborene Defekte verbunden.

Ein separater Phänotyp für eine Cyclophosphamid-Embryopathie wurde bei einem Kind beschrieben, dessen Mutter wegen eines Lupus erythematodes im ersten Trimenon mit Cyclophosphamid exponiert wurde und außerdem Nifedipin, Atenolol, Clonidin, Prednison, Acetylsalicylsäure und Kaliumchlorid erhielt. Das Kind hatte eine Wachstumsverzögerung und multiple Anomalien, bestehend aus Mikrobrachyzephalie, koronale Kraniosynostose, Hypotelorismus, flache Augenhöhlen, Proptosis, Blepharophimose, kleine und abnormale Ohren, einseitige präaurikuläre Grube, breiter und flacher Nasenrücken, Mikrostomie, hoher Gaumenbogen, Mikrognathie und Extremitätenanomalien (präaxial an den oberen und postaxial an den unteren Gliedmaßen) mit hypoplastischen Daumen und beidseitigem Fehlen der 4. und 5. Zehen [142].

Ifosfamid
- FDA-Kategorie D.
- ADEC-Kategorie D.

Ifosfamid wirkt embryotoxisch und teratogen (FI).

Trofosfamid
Keine spezifischen Daten verfügbar.

Temozolomid
- FDA-Kategorie D.

Melphalan
- FDA-Kategorie D.
- ADEC-Kategorie D.

Chlorambucil
- FDA-Kategorie D.
- ADEC-Kategorie D.

Busulfan
- FDA-Kategorie D.

Mütter, die während der Schwangerschaft mit Busulfan behandelt wurden, haben normale wie auch missgebildete Kinder geboren [230].
   Insgesamt reichen die Daten zu einer Beurteilung des fetalen Risikos nicht aus, jedoch nimmt das Risiko eines Geburtsdefektes bei Anwendung nach dem ersten Trimenon ab.

Treosulfan
Keine Angaben verfügbar.

Dacarbazin
- FDA-Kategorie C.
- ADEC-Kategorie D.

Berichte über die Anwendung in der Schwangerschaft beim Menschen liegen nicht vor.

Procarbazin
- FDA-Kategorie D.
- ADEC-Kategorie D.

Procarbazin ist im Tierversuch mutagen und karzinogen. Missbildungen bei Kindern nach Exposition im ersten Trimenon sind beschrieben.

Thiotepa
- FDA-Kategorie D.
- ADEC-Kategorie D.

Im Tierversuch ist Thiotepa mutagen, karzinogen und teratogen. Die Anwendung im zweiten und dritten Trimenon der Schwangerschaft beim Menschen hat nach bisherigen Berichten keine Schäden beim Fetus verursacht. Langzeit-Nachbeobachtungen fehlen.

Bendamustin
Keine Angaben verfügbar.

Carmustin
- FDA-Kategorie D.
- ADEC-Kategorie D.

Estramustin
- ADEC-Kategorie D.

Lomustin
- FDA-Kategorie D.
- ADEC-Kategorie D.

Nimustin
Keine Angaben

2.   Vinca-Alkaloide

Vinca-Alkaloide sind im Tierversuch schwach teratogen. Vinblastin, Vincristin, Vindesin und Vinorelbin gelten auch beim Menschen als teratogen.

Vinblastin

- FDA-Kategorie D.
- ADEC-Kategorie D.

In zwei kleinen Serien hatten nach Vinblastin-Behandlung im ersten Trimenon 5 von 30 bzw. 3 von 17 Kindern Fehlbildungen. Jedoch haben die schwangeren Frauen auch andere Zytostatika erhalten, und es ist unklar, ob eine Monotherapie diesen Effekt ebenfalls zeigen würde.

Vincristin

- FDA-Kategorie D.
- ADEC-Kategorie D.

Sporadische Berichte über die Anwendung von Vincristin in der Schwangerschaft und assoziierte fetale Anomalien sind erschienen; darunter sind Vorhofseptumdefekt, renale Hypoplasie und Panzytopenie [291].

Vindesin

- ADEC-Kategorie D.

Vinorelbin

- FDA-Kategorie D.

3.   Podophyllotoxin–Derivate

Podophyllotoxin-Derivate (z.B. Etoposid und Teniposid), Hemmstoffe der Topoisomerase II, wirken bei Maus und Ratte teratogen und embryoletal. Fallberichte aus dem ersten Trimenon liegen nicht vor.

Etoposid

- FDA-Kategorie D.
- ADEC-Kategorie D.

Etoposid ist im Tierversuch ein potentes Teratogen. Beim Menschen ist es potenziell ein Teratogen, jedoch fehlen Berichte über eine Exposition während der Organogenese. Bei Exposition im zweiten oder dritten Trimenon können Einzelberichten zufolge Wachstumsverzögerung und/oder schwere Myelosuppression beim Neugeborenen auftreten.

Teniposid

- FDA-Kategorie D.
- ADEC-Kategorie D.

4.   Zytostatisch wirksame Antibiotika

Daunorubicin

- FDA-Kategorie D.
- ADEC-Kategorie D.

Daunorubicin wirkt im Tierversuch teratogen. Es liegen Berichte über 29 Schwangerschaften beim Menschen mit Daunorubicin-Anwendung vor, davon 4 im ersten Trimenon. Bei den 22 Lebendgeburten wurden keine angeborenen Missbildungen beobachtet, jedoch wies ein Neugeborenes Anämie, Hypoglykämie und Elektrolytstörungen auf [57].

Doxorubicin (Adriamycin)

- FDA-Kategorie D.
- ADEC-Kategorie D.

Doxorubicin ist bei der Ratte teratogen und embryotoxisch, bei Kaninchen embryotoxisch und abortinduzierend.

37 Frauen, die Doxorubicin im Rahmen eines Chemotherapie-Schemas zur Behandlung einer malignen Erkrankung in ihrer Kindheit erhalten hatten, wurden während und nach späteren Schwangerschaften untersucht. Das Outcome der Schwangerschaften war günstig bei den 29

Frauen, die vor der Schwangerschaft echokardiographisch eine gute linksventrikuläre Funktion hatten. Bei den 8 Frauen mit eingeschränkter linksventrikulärer Funktion war das Outcome weniger günstig in Bezug auf die kardiale Funktion der Mütter. Angeborene Missbildungen wurden bei keinem der insgesamt 63 Neugeborenen beobachtet. Die echokardiographischen Befunde der Neugeborenen waren normal [25].

Die Berichte über die Anwendung in der Schwangerschaft beim Menschen reichen für eine abschließende Beurteilung nicht aus.

Epirubicin
- FDA-Kategorie D.
- ADEC-Kategorie D.

Mitoxantron
- FDA-Kategorie D.
- ADEC-Kategorie D.

Idarubicin
- FDA-Kategorie D.
- ADEC-Kategorie D.

Bleomycin
- FDA-Kategorie D.
- ADEC-Kategorie D.

Bleomycin ist bei der Ratte teratogen.

Berichte, die einen Zusammenhang zwischen Bleomycin-Anwendung und angeborenen Defekten beim Menschen erkennen lassen könnten, liegen nicht vor. Allerdings ist die Gesamtzahl der Fälle niedrig und lässt keinen Schluss zu.

Dactinomycin
- FDA-Kategorie D.
- ADEC-Kategorie D.

Mitomycin
- ADEC-Kategorie D.

5.   Andere Wirkstoffe

Methotrexat
Siehe RL-05 (Analgetika/Antirheumatika).

Mercaptopurin
- FDA-Kategorie D.
- ADEC-Kategorie D.

Einer Untersuchung zufolge führt die Verwendung von Mercaptopurin nicht zu erhöhter Häufigkeit von Frühgeburten, Spontanaborten, angeborenen Missbildungen und Infektionen beim Neugeborenen [158].

Siehe auch Azathioprin (RL-51, Immunmodulatoren), das in Mercaptopurin umgewandelt wird.

Gemcitabin
Beim Tier (Maus, Kaninchen) ist Gemcitabin teratogen.

Informationen über die Anwendung in der Schwangerschaft beim Menschen liegen nicht vor [291].

Fluorouracil
- FDA-Kategorie D.
- ADEC-Kategorie D.

Im Tierversuch (Maus, Ratte, Hamster) ist Fluorouracil in Dosen, die der menschlichen äquivalent sind, embryotoxisch und teratogen.

Bei den vorliegenden Berichten über eine Exposition in der Schwangerschaft, auch im ersten Trimenon, beim Menschen gibt es solche über missgebildete wie auch über normal geborene Kinder. Die Beurteilung wird entscheidend dadurch erschwert, dass Fluorouracil praktisch nie das einzige angewandte Zytostatikum war sowie teilweise auch eine Strahlentherapie durchgeführt wurde.

Die dermale Anwendung (ca. 6 % systemische Resorption) ist in der Schwangerschaft kontraindiziert.

Paclitaxel

* FDA-Kategorie D.
* ADEC-Kategorie D.

Beim Kaninchen hat Paclitaxel fetalen Tod, jedoch keine Missbildungen verursacht.

In zwei Fallberichten mit Paclitaxel-Anwendung in der Schwangerschaft, davon in einem Fall zusammen mit Cisplatin, wurden keine Auffälligkeiten beim Neugeborenen beobachtet [336, 454]. Weitere Informationen über die Paclitaxel-Anwendung in der Schwangerschaft beim Menschen liegen nicht vor [291].

Docetaxel

* FDA-Kategorie D.
* ADEC-Kategorie D.

Der Fall einer schwangeren Patientin mit Docetaxel-Monochemotherapie (über 3 Wochen mit insgesamt 3 Zyklen bis zur 30. SSW) wurde berichtet. Beim Kind wurden keine Anomalien beobachtet [104].

Cisplatin

* FDA-Kategorie D.

Nur sieben Fälle einer Cisplatin-Anwendung während der Schwangerschaft wurden in der Literatur identifiziert. Davon war in einem Fall zwei Wochen nach der Cisplatin-Gabe in der 10. SSW eine Hysterektomie durchgeführt worden; der Fetus war altersentsprechend normal. In einem zweiten Fall hatte das Kind im Alter

von einem Jahr eine mäßiggradige beidseitige Hörminderung; allerdings waren die Mutter und das Neugeborene auch mit Gentamicin behandelt worden. In den übrigen fünf Fällen entwickelte sich das Kind ohne Auffälligkeiten.

Tioguanin

* FDA-Kategorie D.
* ADEC-Kategorie D.

Cytarabin

* FDA-Kategorie D.

Fludarabin

* FDA-Kategorie D.
* ADEC-Kategorie D.

Cladribin

* FDA-Kategorie D.
* ADEC-Kategorie D.

Capecitabin

* FDA-Kategorie D.
* Fluorouracil (s.u.) ist einer der Metabolite von Capecitabin.

Carboplatin

* FDA-Kategorie D.
* ADEC-Kategorie D.

Spezifische Informationen zur Anwendung in der Schwangerschaft liegen nicht vor [291].

Oxaliplatin

* FDA-Kategorie D.

Irinotecan

* FDA-Kategorie D.
* ADEC-Kategorie D.

Topotecan
* FDA-Kategorie D.
* ADEC-Kategorie D.

Imatinib
* FDA-Kategorie D.

Hydroxycarbamid
* FDA-Kategorie D.
* ADEC-Kategorie D.

Tretinoin
Tretinoin ist ein potentes Teratogen.

Bexaroten
* FDA-Kategorie X.

Asparaginase
* FDA-Kategorie C.
* ADEC-Kategorie D.

Asparaginase zeigte im Tierversuch teratogene Eigenschaften. Das Mittel sollte beim Menschen als potenzielles Teratogen angesehen werden.

Trastuzumab
* FDA-Kategorie B.
* ADEC-Kategorie B.

Alemtuzumab
* FDA-Kategorie C.

Rituximab
* FDA-Kategorie C.

Literatur

[1] Abbasi, S., J. S. Gerdes, H. M. Sehdev, S. S. Samimi, J. Ludmir: Neonatal outcome after exposure to indomethacin in utero: A retrospective case cohort study. Am. J. Obstet. Gynecol. **189**, 782-785 (2003)
[2] Abdulrazzaq, Y. M., S. M. A. Bastaki, R. Padmanabhan: Teratogenic effects of vigabatrin in TO mouse fetuses. Teratology **55**, 165-176 (1997)
[2a] ACOG Committee on Obstetric Practice: ACOG Committee Opinion No. 354: Treatment with selective serotonin reuptake inhibitors during pregnancy. Obstetr. Gynecol. **108**, 1601-1603 (2006)
[3] Adimora, A. A.: Treatment of uncomplicated genital Chlamydia trachomatis infections in adults. Clin. Infect. Dis. **35** (Suppl.2), S183-S186 (2002)
[3a] Ärztliches Zentrum für Qualität in der Medizin: Nationale Versorgungsleitlinie Asthma, Version 1.5, April 2008, Langfassung: http://www.versorgungsleitlinien.de/themen/asthma/langfassung/schwangerschaft/view (Zugriff: 20.10.2008)
[4] Ahlbach, S., K.-H. Usadel, K. Badenhoop: Zwei konsekutive komplikationslose Schwangerschaften einer Typ-1-Diabetikerin unter Insulin Lispro. Med. Klin. **98**, 245-247 (2003)
[5] Ahmad, H., N. J. Mehta, V. M. Manikal, T. J. Lamoste, E. K. Chapnick, L. I. Lutwick, D. V. Sepkowitz: Pneumocystis carinii pneumonia in pregnancy. Chest **120**, 666-671 (2001)
[6] Aijaz, A., J. Nelson, N. Naseer: Management of heparin allergy in pregnancy. Am. J. Hematol. **67**, 268-269 (2001)
[7] Akhavan, A., S. Bershad: Topical acne drugs: review of clinical properties, systemic exposure, and safety. Am. J. Clin. Dermatol. **4**, 473-492 (2003)
[8] Alano, M. A., E. Ngougmna, E. M. Ostrea, G. G. Konduri: Analysis of nonsteroidal antiinflammatory drugs in meconium and relation to persistent pulmonary hypertension of the newborn. Pediatrics **107**, 519-523 (2001)
[9] Aleck, K. A., D. L. Bartley: Multiple malformation syndrome following fluconazole use in pregnancy. Am. J. Med. Genet. **72**, 253-256 (1997)
[9a] Alexander, E. K., E. Marqusee, J. Lawrence, P. Jarolim, G. F. Fischer, P. R. Larsen: Timing and magnitude of increases in levothyroxine requirements during pregnancy in women with hypothyroidism. N. Engl. J. Med. **351**, 241-249 (2004)
[9b] Alfirevic, Z., K. Boer, P. Borcklehurst, M. Buimer, D. Elbourne, J. Kok, S. Tansey: Two trials of antenatal thyrotrophin-releasing hormone for fetal maturation: stopping before the due date. Antenatal TRH Trial and the Thyroneth Trial Groups. Br. J. Obstet: Gynaecol. **106**, 898-906 (1999)
[10] Almond-Roesler, B., C. E. Orfanos: Trans-Acitretin wird in Etretinat rückmetabolisiert. Hautarzt **47**, 173-177 (1996)
[11] Alstead, E. M., C. Nelson-Piercy: Inflammatory bowel disease in pregnancy. Gut **52**, 159-161 (2003)
[11a] Alwan, S., J. E. Polifka, J. M. Friedman: Angiotensin II receptor antagonist treatment during pregnancy. Birth Defects Res. A Clin. Mol. Teratol. **73**, 123-130 (2005)

[11b] Alwan, S., J. Reefhuis, S. A. Rasmussen, R. S. Olney, J. M. Friedman, for the National Birth Defects Prevention Study. N. Engl J. Med. **356**, 2684-2692 (2007)

[12] American Academy of Pediatrics: Use of psychoactive medication during pregnancy and possible effects on the fetus and newborn. Pediatrics **105**, 880-887 (2000)

[13] N.N.

[14] Amitai, Y., A. Leventhal: Folic acid antagonists during pregnancy and risk of birth defects. N. Engl. J. Med. **344**, 933 (2001)

[15] Anderson, J. H., E. J. Bastyr III, K. L. Wishner: Possible adverse fetal effect of insulin lispro. N. Engl. J. Med. **337**, 1009-1010 (1997)

[16] Anon: Schwangerschaft: Fehlbildungen in Verbindung mit Antiallergikum Loratadin (Lisino u. a.). arznei-telegramm 26.04.2002

[17] Anon: Australian collaborative trial of antenatal thyrotropin-releasing hormone (ACTOBAT) for prevention of neonatal respiratory disease. Lancet **345**, 877-882 (1995)

[18] Arasteh, K., M. Beichert, F. Bergmann et al.: Deutsch-Österreichische Empfehlungen zur HIV-Therapie in der Schwangerschaft. Stand Mai 2003. Gemeinsame Erklärung der Deutschen AIDS-Gesellschaft (DAIG), der Österreichischen AIDS-Gesellschaft (ÖAG), der Kompetenznetzes HIV/AIDS sowie des Robert-Koch-Instituts Berlin (RKI), der Deutschen Arbeitsgemeinschaft niedergelassener Ärzte in der Versorgung von HIV- und AIDS-Patienten (DAGNÄ), der Deutschen Gesellschaft für Kinderheilkunde und Jugendmedizin (DGKJ), der Pädiatrischen Arbeitsgemeinschaft AIDS Deutschland (PAAD), der Deutschen Gesellschaft für Onkologie und Geburtshilfe (DGGG), des Nationalen Referenzzentrums für Retroviren (NRZ) der Deutschen AIDS-Hilfe (DAH).

[19] Armenti, V. T., M. J. Moritz, E. H. Cardonick, J. M. Davison: Immunosuppression in pregnancy. Choices for infant and maternal health. Drugs **62**, 2361-2375 (2002)

[20] Arzneimittelkommission der deutschen Ärzteschaft: Arzneiverordnungen, 20. Aufl., Kap. 60: Arzneimittel während Schwangerschaft und Stillperiode. Deutscher Ärzte-Verlag, Köln 2003

[20a] Askie, L. M., L. Duley, D. J. Henderson-Smart, L. A. Stewart, on behalf of the PARIS Collaborative Group: Antiplatelet agents for prevention of pre-eclampsia: a meta-analysis of individual patient data. Lancet **369**, 1791-1798 (2007)

[21] Aw, M. M., A. Dhawan, A. J. Baker, G. Mieli-Vergani: Neonatal paracetamol poisoning. Arch. Dis. Fetal Neonatal Ed. **81**, F77 (1999)

[22] Bachmann, F., E. Beck, P. Hohlfeld, W. Holzgreve, R. Huch, G. Marbet, H. Schneider, A. von Felten: Schweizerische Konsensuskonferenz. Antikoagulation während der Schwangerschaft und im Wochenbett. Frauenarzt **40**, 1537-1547 (1999)

[23] Bailey, B.: Are there teratogenic risks associated with antidotes used in the acute management of poisoned pregnant women? Birth Defects Res. Part A Clin. Mol. Teratol. **67**, 133-140 (2003)

[24] Baltzer, J.: Maligne Tumoren des Uterus in graviditate. Diagnostik und Behandlung. Onkologe **8**, 1318-1322 (2002)

[24a] Bánhidy, F., N. Ács, E. Puhó, A. E. Czeizel: A population-based case-control teratologic study of oral dipyrone treatment during pregnancy. Drug Safety **30**, 59-70 (2007)

[25] Bar, J., O. Davidi, Y. Goshen, M. Hod, I. Yanif, F. Hirsch: Pregnancy outcome in women treated with doxorubicin for childhood cancer. Am. J. Obstet. Gynecol. **189**, 853-857 (2003)

[25a] Bar-Oz, B., T. Einarson, A. Einarson, R. Boskovic, L. O'Brien, H. Malm, A. Bérard, G. Koren: Paroxetine and congenital malformations: Meta-analysis and consideration of potential confounding factors. Clin. Ther. **29**, 918-926 (2007)

[26] Bar Oz, B., R. Hackman, T. Einarson, G. Koren: Pregnancy outcome after cyclosporine therapy during pregnancy: A meta-analysis. Transplantation **71**, 1051-1055 (2001)

[27] Barbut, F., J.L. Maynard: Managing antibiotic associated diarrhoea. BMJ **324**, 1345-1346 (2002)

[28] Bates, S. M.: Treatment and prophylaxis of venous thromboembolism during pregnancy. Thromb. Res. **108**, 97-106 (2002)

[29] Bates, S. M., J. S. Ginsberg: How we manage venous thromboembolism during pregnancy. Blood **100**, 3470-3478 (2002)

[30] Battino, D., D. Mamoli, S. Messina, E. Perucca, T. Tomson: Malformaciones en los hijos de embarazadas con epilepsia. Presentación de un registro internacional de fármacos antiepilépticos y embarazo (EURAP). Rev. Neurol. **34**, 476-480 (2002)

[31] Baud, O., L. Foix-L'Helias, M. Kaminski, F. Audibert, P.-H. Jarreau, E. Papiernik, C. Huon, J. Lepercq, M. Dehan, T. Lacaze-Masmonteil: Antenatal glucocorticoid treatment and cystic periventricular leukomalacia in very premature infants. N. Engl. J. Med. **341**, 1190-1196 (1999)

[32] Bawle, E. V., J.V. Conard, L. Weiss: Adult and two children with fetal methotrexate syndrome. Teratology **57**, 51-55 (1998)

[33] Bayliss, H., D. Churchill, M. Beevers, D. G. Beevers: Anti-hypertensive drugs in pregnancy and fetal growth: Evidence for "pharmacological programming" in the first trimester? Hypertens. Pregnancy **21**, 161-174 (2002)

[33a] Bech, B. H., C. Obel, T. B. Henriksen, J. Olsen: Effect of reducing caffeine intake on birth weight and length of gestation: randomised controlled trial. BMJ **334**, 409 (2007)

[34] Beghi, E., J. F. Annegers for the Collaborative Group for the Pregnancy Registries in Epilepsy: Pregnancy registries in epilepsy. Epilepsia **42**, 1422-1425 (2001)

[35] Belfort, M. A., J. Anthony, G. R. Saade, J. C. Allen Jr.: Nimodipine Study Group: A comparison of magnesium sulfate and nimodipine for the prevention of eclampsia. N. Engl. J. Med. **348**, 304-311 (2003)

[36] Ben-Chetrit, E., M. Levy: Reproductive system in familial Mediterranean fever: an overview. Ann. Rheum. Dis. **62**, 916-919 (2003)

[36a] Bérard, A., E. Ramos, E. Rey, L. Blais, M. St-André, D. Oraichi: First trimester exposure to paroxetine and risk of cardiac malformations in infants: the importance of dosage. Birth Defects Res. B Dev. Reprod. Toxicol. 80, 18-27 (2007)

[37] Berghella, V., P. J. Lim, M. K. Hill, J. Cherpes, J. Chennat, K. Kaltenbach: Maternal methadone dose and neonatal withdrawal. Am. J. Obstet. Gynecol. 189, 312-317 (2003)

[38] Bergman, U., F. W. Rosa, C. Baum, B.-E. Wiholm, G. A. Faich: Effects of exposure to benzodiazepine during fetal life. Lancet 340, 694-696 (1992)

[39] Berkman, N. D., J. M. Thorp, K. N. Lohr, T. S. Carey, K. E. Hartmann, N. I. Gavin, V. Hasselblad, A. E. Idicula: Tocolytic treatment for the management of preterm labor: A review of the evidence. Am. J. Obstetr. Gynecol. 188, 1648-1659 (2003)

[40] Berkovitch, M., P. Mazzota, R. Greenberg, D. Elbirt, A. Addis, L. Schuler-Faccini, P. Merlob, J. Arnon, B. Stahl, L. Magee, M. Moretti, A. Ornoy: Metoclopramide for nausea and vomiting of pregnancy: a prospective multicenter international study. Am. J. Perinatol. 19, 311-316 (2002)

[41] Beutner, K. R.: Podophyllotoxin in the treatment of genital warts. Curr. Probl. Dermatol. 24, 227-232 (1996)

[42] Bhattacharyya, A., S. Brown, S. Hughes, P. A. Vice: Insulin lispro and regular insulin in pregnancy. Q. J. Med. 94, 255-260 (2001)

[43] Bialek, R., J. Knobloch: Parasitäre Infektionen in der Schwangerschaft und konnatale Parasitosen. I. Teil: Protozoeninfektionen. Z. Geburtshilfe Neonatatol. 203, 55-62 (1999)

[44] Bialek, R., J. Knobloch: Parasitäre Infektionen in der Schwangerschaft und konnatale Parasitosen. II. Teil: Helmintheninfektionen. Z. Geburtshilfe Neonatatol. 203, 101-109 (1999)

[45] Bittigau, P., M. Sifringer, K. Genz, E. Reith, D. Pospischil, S. Govindarajalu, M. Dzietko, S. Pesditschek, I. Mai, K. Dikranian, J. W. Olney, C. Ikonomidou: Antiepileptic drugs and apoptotic neurodegeneration in the developing brain. Proc. Natl. Acad. Sci. 99, 15089-15094 (2002)

[46] Blanche, S., M. Tardieu, P. Rustin, A. Slama, B. Barret, G. Firtion, N. Ciraru-Vigneron, C. Lacroix, C. Rouzioux, L. Mandelbrot, I. Desguerre, A. Rötig, M.-J. Mayaux, J.-F. Delfraissy: Persistent mitochondrial dysfunction and perinatal exposure to antiretroviral nucleoside analogues. Lancet 354, 1084-1089 (1999)

[47] Block, F.: Neurologische Erkrankungen und Schwangerschaft. Nervenarzt 70, 1062-1071 (1999)

[48] Bodin, L., G. Axelsson, G. Ahlborg Jr.: The association of shift work and nitrous oxide exposure in pregnancy with birth weight and gestational age. Epidemiology 10, 429-436 (1999)

[49] Bolt, R. J., M. M. van Weissenbruch, H. N. Lafeber, H. A. Delemarre-van de Waal: Glucocorticoids and lung development in the fetus and preterm infant. Pediatr. Pulmonol. 32, 76-91 (2001)

[50] Botto, L. D., C. A. Moore, M. J. Khoury, J. D. Erickson: Neural-tube defects. N. Engl. J. Med. 341, 1501-1519 (1999)

[50a] Breen, D. P., R. J. Davenport: Teratogenicity of antiepileptic drugs. BMJ 333, 615-616 (2006)

[51] Brent, R. L.: Teratogen update: Reproductive risks of leflunomide (Arava™); a pyrimidine synthesis inhibitor: Counseling women taking leflunomide before or during pregnancy and men taking leflunomide who are contemplating fathering a child. Teratology 63, 106-112 (2001)

[52] Brent, R.: Medical, social, and legal implications of treating nausea and vomiting of pregnancy. Am. J. Obstet. Gynecol. 186, S262-S266 (2002)

[53] Breymann, C., E. Visca, R. Huch, A. Huch: Efficacy and safety of intravenously administered iron sucrose with and without adjuvant recombinant human erythropoietin for the treatment of resistant iron-deficiency anemia during pregnancy. Am. J. Obstet. Gynecol. 184, 662-667 (2001)

[54] Briese, V.: Diabetes und Schwangerschaft. In: Friese, K., F. Melchert (Hrsg.): Arzneimitteltherapie in der Frauenheilkunde. Wissenschaftliche Verlagsgesellschaft, Stuttgart 2002

[55] Briese, V.: Medikamentöse Therapie von Kollagenosen in der Schwangerschaft. Gynäkologe 31, 955-961 (1998)

[56] Briggs, G. G., M. P. Nageotte: Fatal fetal outcome with the combined use of valsartan and atenolol. Ann. Pharmacother. 35, 859-861 (2001)

[57] Briggs, G. G., R. K. Freeman, S. J. Yaffe (eds.): Drugs in Pregnancy and Lactation. 6th edition. Lippincott Williams & Wilkins, Philadelphia 2002

[58] Brodie, M. J., J. A. French: Management of epilepsy in adolescents and adults. Lancet 356, 323-329 (2000)

[59] Brodie, M. J.: Management of epilepsy during pregnancy and lactation. Lancet 336, 426-427 (1990)

[60] Broughton Pipkin, F.: The hypertensive disorders of pregnancy. BMJ 311, 609-613 (1995)

[61] Brum, A. G.: Occupational hazards of inhalational anaesthetics. Best. Pract. Res. Clin. Anaesthesiol. 17, 147-161 (2003)

[62] Buchholz, B., U. Marcus, M. Beichert, T. Grubert, A. Gingelmaier, I. Grosch-Wörner, N. Brockmeyer: HIV-Therapie in der Schwangerschaft. Dtsch. Ärztebl. 99, A 1674-1683 (2002), Korrektur: Dtsch. Ärztebl. 99, A 2060-2063 (2002)

[63] Buckley, L. M., C. A. Bullaboy, L. Leichtman, M. Marquez: Multiple congenital anomalies associated with weekly low-dose methotrexate treatment of the mother. Arthritis Rheum. 40, 971-973 (1997)

[64] Burdge, D. R., D. M. Money, J. C. Forbes, S. L. Walmsley, F. M. Smaill, M. Boucher, L. M. Samson, M. Steben, on behalf of the Canadian HIV Trials Network Working Group on Vertical HIV Transmission. Canadian consensus guidelines for the management of pregnancy, labour and delivery and for postpartum care in HIV-positive pregnant women and their offspring. CMAJ 168, 1671-1674 (2003)

[65] Burm, A. G.: Occupational hazards of inhalational anesthetics. Best Pract. Res. Clin. Anaesthesiol. 17, 147-161 (2003)

[66] Burrows, R. F., E. A. Burrows: Assessing the teratogenic potential of angiotensin-converting enzyme inhibitors in pregnancy. Aust. N. Z. J. Obstet. Gynaecol. 38, 306-311 (1998)

[67] Burtin, P., A. Taddio, O. Ariburnu, T. R. Einarson, G. Koren: Safety of metronidazole in pregnancy: A meta-analysis. Am. J. Obstet. Gynecol. **172**, 525-529 (1995)

[68] Cabrol, D., R. Landesman, J. Muller, M. Uzan, C. Sureau, B. B. Saxena: Treatment of polyhydramnios with prostaglandin synthetase inhibitor (indomethacin). Am. J. Obstet. Gynecol. **157**, 422-426 (1987)

[69] Cappell, M. S.: Gastric and duodenal ulcers during pregnancy. Gastroenterol. Clin. North Am. **32**, 263-308 (2003)

[70] Carey, J. C., M. A. Klebanoff, J. C. Hauth, S. L. Hillier, E. A. Thom, J. M. Ernest, R. P. Heine, R. P. Nugent, M. L. Fischer, K. J. Leveno, R. J. Wapner, M. Varner, and the National Institute of Child Health and Human Development Network of Maternal-Fetal Medicine Units: Metronidazole to prevent preterm delivery in pregnant women with asymptomatic bacterial vaginosis. N. Engl. J Med. **342**, 534-540 (2000)

[71] Carmichael, S. L., G. M. Shaw: Maternal corticosteroid use and risk of selected congenital anomalies. Am. J. Med. Genet. **86**, 242-244 (1999)

[72] Caro-Patón, T., A. Carvajal, I. Martín de Diego, L. H. Martín-Arias, A. Alvarez Requejo, E. Rodríguez Pinilla: Is metronidazole teratogenic? A meta-analysis. Br. J. Clin. Pharmacol. **44**, 179-182 (1997)

[72a] Carter, J.D., J. Valeriano, F.B. Vasey: Tumor necrosis factor-alpha inhibition and VATER association: a causal relationship. J. Rheumatol. **33**, 1014-1017 (2006)

[73] Centers of Disease Control and Prevention (CDC): Smallpox fact sheet. People who should NOT get the smallpox vaccine (unless they are exposed to smallpox). March 31, 2003 (2003) www.bt.cdc.gov/agent/smallpox/vaccination/contraindications-public.asp

[74] Centers of Disease Control and Prevention (CDC): Smallpox fact sheet. Adverse reactions following smallpox vaccination. March 28, 2003 (2003) www.bt.cdc.gov/agent/smallpox/vaccination/reactions-vacc-clinic.asp

[75] Centers for Disease Control and Prevention (CDC): U.S. Public Health Service Task Force recommendations for use of antiviral drugs in pregnant HIV-1-infected women for maternal health and interventions to reduce perinatal HIV-1 transmission in the United States. MMWR, Morb. Mortal. Wkly. Rep. **51**, No. RR-18 (November 22, 2002) www.cdc.gov/mmwr/PDF/RR/RR5118.pdf

[76] Centers of Disease Control and Prevention (CDC): Sexually transmitted diseases treatment guidelines 2002. MMWR, Morb. Mortal. Wkly. Rep. **51**, No. RR-6 (2002)

[76a] Chakravarty, E.F., D. Sanchez-Yamamoto, T.M. Bush TM: The use of disease modifying antirheumatic drugs in women with rheumatoid arthritis of childbearing age: a survey of practice patterns and pregnancy outcomes. J. Rheumatol. **30**, 241-246 (2003)

[76b] Chambers, C.D., S. Hernández-Díaz, L.J. Van Marter, M.M. Werler, C. Louik, K. Lyons Jones, A.A. Mitchell: Selective serotonin-reuptake inhibitors and risk of persistent pulmonary hypertension of the newborn. N. Engl. J. Med. **354**, 579-587 (2006)

[77] Chan, W. S., S. Anand, J. S. Ginsberg: Anticoagulation of pregnant women with mechanical heart valves: a systematic review of the literature. Arch. Intern. Med. **160**, 191-196 (2000)

[78] Chao, A.-S., J.-Y. Huang, R. Lien, F.-T. Kung, P.-J. Chen, P. S. S. Hsieh: Pregnancy in women who undergo long-term hemodialysis. Am. J. Obstet. Gynecol. **187**, 152-156 (2002)

[78a] Christian, P., S.K. Khatry, K.P. West: Antenatal anthelmintic treatment, birthweight, and infant survival in rural Nepal. Lancet **364**, 981-983 (2004)

[79] Christian, M. S., R. L. Brent: Teratogen update: Evaluation of the reproductive and developmental risks of caffeine. Teratology **64**, 51-78 (2001)

[80] Christin-Maitre, S., P. Bouchard, I. M. Spitz: Medical termination of pregnancy. N. Engl. J. Med. **342**, 946-956 (2000)

[81] Clausson, B., F. Granath, A. Ekbom, S. Lundgren, A. Nordmark, L. B. Signorello, S. Cnattingius: Effect of caffeine exposure during pregnancy on birth weight and gestational age. Am. J. Epidemiol. **155**, 429-436 (2002)

[82] Cnattingius, S., L.B. Signorello, G. Annerén, B. Clausson, A. Ekbom, E. Ljunger, W. J. Blot, J. K. McLaughlin, G. Petersson, A. Rane, F. Granath: Caffeine intake and the risk of first-trimester spontaneous abortion. N. Engl. J. Med. **343**, 1839-1845 (2000)

[83] Cockburn, J., V. A. Moar, M. Ounsted, C. W. Redman: Final report of study on hypertension during pregnancy: the effects of specific treatment on the growth and development of children. Lancet (8273), 647-649 (1982)

[83a] Cooper, W.O., S. Hernandez-Diaz, P.G. Arbogast, J.A. Dudley, S. Dyer, P.S. Gideon, K. Hall, W.A. Ray: Major congenital malformations after first-trimester exposure to ACE inhibitors. N. Engl. J. Med. **354**, 2443-2551 (2006)

[83b] Coppola, D., L.J. Russo, R.F. Kwarta, R. Varughese, J. Schmider: Evaluating the postmarketing experience of risperidone use during pregnancy. Drug Safety **30**, 247-264 (2007)

[84] Costedoat-Chalumeau, N., Z. Amoura, P. Duhaut, Du Le Thi Huong, D. Sebbough, B. Wechsler, D. Vauthier, I. Denjoy, J.-M. Lupoglazoff, J.-C. Piette: Safety of hydroxychloroquine in pregnant patients with connective tissue diseases: a study of one hundred thirty-three cases compared with a control group. Arthritis Rheum. **48**, 3207-3211 (2003)

[85] Costei, A. M., E. Kozer, T. Ho, S. Ito, G. Koren: Perinatal outcome following third trimester exposure to paroxetine. Arch. Pediatr. Adolesc. Med. **156**, 1129-1132 (2002)

[86] Cragan, J.D.: Teratogen update: Methylene blue. Teratology **60**, 42-48 (1999)

[87] Crowther, C. A., J. E Hiller, L. W. Doyle, R. R. Haslam for the Australasian Collaborative Trial of Magnesium Sulphate (ACTOMgSO$_4$) Collaborative Group: Effect of magnesium sulfate given for neuroprotection before preterm birth. A randomized controlled trial. JAMA **290**, 2669-2676 (2003)

[87a] Crowther, C. A., J. E Hiller, R. R. Haslam, J. S. Robinson, and the ACTOBAT Study Group Australian Collaborative Trial of Antenatal Thyrotropin-releasing Hormone: adverse effects at 12-month follow-up. Pediatrics 99, 311-317 (1997)

[88] Cunningham, F. G., M: D. Lindheimer. Hypertension in pregnancy. N. Engl. J. Med. 326, 927-932 (1992)

[89] Czeizel, A. E., M. Rockenbauer, H. T. Sørensen, J. Olsen: Augmentin treatment during pregnancy and the prevalence of congenital abnormalities: a population-based case-control teratologic study. Eur. J. Obstet. Reprod. Biol. 97, 188-192 (2001)

[90] Czeizel, A. E., M. Rockenbauer, H. T. Sørensen, J. Olsen: The teratogenic risk of trimethoprim-sulfonamides: a population based case-control study. Reprod. Toxicol. 15, 637-646 (2001)

[91] Czeizel, A. E., M. Rockenbauer, J. Olsen, H. T. Sørensen: A case-control teratological study of spiramycin, roxithromycin, oleandomycin and josamycin. Acta Obstet. Gynecol. Scand. 79, 234-237 (2000)

[92] Czeizel, A. E., M. Rockenbauer, J. Olsen, H. T. Sørensen: A teratological study of aminoglycoside antibiotic treatment during pregnancy. Scand. J. Infect. Dis. 32, 309-313 (2000)

[93] Czeizel, A. E., M. Rockenbauer, J. Olsen, H. T. Sørensen: Oral phenoxymethylpenicillin treatment during pregnancy. Results of a population-based Hungarian case-control study. Arch. Gynecol. Obstet. 263, 178-181 (2000)

[94] Czeizel, A. E., M. Rockenbauer: A lower rate of preterm birth after clotrimazole therapy during pregnancy. Paediatr. Perinat. Epidemiol. 13, 58-64 (1999)

[95] Czeizel, A. E., M. Tomcsik, L. Timar: Teratologic evaluation of 178 infants born to mothers who attempted suicide by drugs during pregnancy. Obstet. Gynecol. 90, 195-201 (1997)

[96] Czeizel, A. E., M. Toth, M. Rockenbauer: No teratogenic effect after clotrimazole therapy during pregnancy. Epidemiology 10, 437-440 (1999)

[97] Czeizel, A. E., Z. Kazy, P. Vargha: A case-control teratological study of vaginal natamycin treatment during pregnancy. Reprod. Toxicol. 17, 387-391 (2003)

[98] Czeizel, A., Z. Kazy, P. Vargha: A population-based case-control teratological study of vaginal econazole treatment during pregnancy. Eur. J. Obstet. Gynecol. Reprod. Biol. 111, 135-140 (2003)

[99] Damm, P.: Pathogenese des Gestationsdiabetes und Langzeitrisiken für die mütterliche Gesundheit. Gynäkologe 31, 144-153 (1998)

[99a] Daïkha-Dahmane, F., E. Levy-Beff, M. Jugie, R. Lenclen: Foetal kidney maldevelopment in maternal use of angiotensin II type I receptor antagonists. Pediatr. Nephrol. 21, 729-732 (2006)

[100] Dani, C., P. V. Grella, L. Lazzarin, F. F. Rubaltelli: Antenatal ambroxol treatment does not prevent respiratory distress syndrome in premature infants. Eur. J. Pediatr. 156, 392-393 (1997)

[101] Dashe, J. S., G. L. Jackson, D. A. Olscher, E. H. Zane, G. D. Wendel Jr.: Opioid detoxification in pregnancy. Obstet. Gynecol. 92, 854-858 (1998)

[102] Dashe, J. S. , J. S. Sheffield, D. A. Olscher, S. J. Todd, G. L. Jackson, G. D. Wendel: Relationship between maternal methadone dosage and neonatal withdrawal. Obstet. Gynecol. 100, 1244-1249 (2002)

[102a] Davis R.L., D. Rubanowice, H. McPhillips, M.A. Raebel, S.E. Andrade, D. Smith, M.U. Yood, R. Platt; HMO Research Network Center for Education, Research in Therapeutics: Risks of congenital malformations and perinatal events among infants exposed to antidepressant medications during pregnancy. Pharmacoepidemiol. Drug Saf. 16, 1086-1094 (2007)

[103] De Santis, M., B. Carducci, L. De Santis, A. F. Cavaliere, G. Straface: Periconceptional exposure to efavirenz and neural tube defects. Ann. Intern. Med. 162, 355 (2002)

[104] De Santis, M., A. Lucchese, S. De Carolis, S. Ferrazzani, A. Caruso: Metastatic breast cancer in pregnancy: first case of chemotherapy with docetaxel. Eur. J. Cancer Care 9, 235-237 (2000)

[105] De Silva, N. R., J. L. G. J. Sirisena, D. P. S. Gunasekera, M. M. Ismail, H. J. de Silva: Effect of mebendazole therapy during pregnancy on birth outcome. Lancet 353, 1145-1149 (1999)

[106] Dean, J. C., H. Hailey, S. J. Moore, D. J. Lloyd, P. D. Turnpenny, J. Little: Long term health and neurodevelopment in children exposed to antiepileptic drugs before birth. J. Med. Genet. 39, 251-259 (2002)

[107] Degen, G. H., P. Janning, P. Diel, H. Michna, H. M. Bolt: Transplacental transfer of the phytoestrogen daidzein in DA/Han rats. Arch. Toxicol. 76, 23-29 (2002)

[108] Dejaco, C., C. Mittermaier, W. Reinisch, C. Gasche, T. Waldhoer, H. Strohmer, G. Moser: Azathioprine treatment and male fertility in inflammatory bowel disease. Gastroenterology 121, 1048-1053 (2001)

[109] Dekker, G., B. Sibai: Primary, secondary, and tertiary prevention of pre-eclampsia. Lancet 357, 209-215 (2001)

[110] Del Campo, M., K. Kosaki, F. C. Bennett, K. L. Jones: Developmental delay in fetal aminopterin/methotrexate syndrome. Teratology 60, 10-12 (1999)

[111] Deutsche Gesellschaft für Tropenmedizin und Internationale Gesundheit e.V.: Empfehlungen zur Malariaprophylaxe. Schwangere Frauen. www.dtg.mwn.de/malaria/gravide.htm

[112] Deutsche Liga zur Behandlung des hohen Blutdrucks und Deutsche Hypertonie Gesellschaft: Hochdruck in der Schwangerschaft und während der Stillperiode. 4. Auflage (1999) www.paritaet.org/hochdruckliga/schwang.htm

[113] Devlin, J. T., L. Hothersall, J. L. Wilkis: Use of insulin glargine during pregnancy in a type 1 diabetic woman. Diabetes Care 25, 1095-1096 (2002)

[114] Diagne, N., C. Rogier, C. S. Sokhna, A. Tall, D. Fontenille, C. Roussilhon, A. Spiegel, J.-F. Trape:

Increased susceptibility to malaria during the early postpartum period. N. Engl. J. Med. 343, 598-603 (2000)

[115] Di Gianantonio, E., C. Schaefer, P. P. Mastroiacovo, M. P. Cournot, F. Benedicenti, M. Reuvers, B. Occupati, E. Robert, B. Bellemin, A. Addis, J. Arnon, M. Clementi: Adverse effects of prenatal methimazole exposure. Teratology 64, 262-266 (2001)

[116] Diamond, T., N. Kormas: Possible adverse fetal effect of insulin lispro. N. Engl J. Med. 337, 1009-1010 (1997)

[117] Diav-Citrin, O., A. Ornoy: Teratogen update: Antithyroid drugs – methimazole, carbimazole, and propylthiouracil. Teratology 65, 38-44 (2002)

[118] Diav-Citrin, O., B. Okotore, K. Lucarelli, G. Koren: Pregnancy outcome following first-trimester exposure to zopiclone: a prospective controlled cohort study. Am. J. Perinatol. 16, 157-160 (1999)

[119] Diav-Citrin, O., S. Shechtman, A. Aharonovich, L. Moerman, J. Arnon, R. Wajnberg, A. Ornoy: Pregnancy outcome after gestational exposure to loratadine or antihistamines: A prospective controlled cohort study. J. Allergy Clin. Immunol. 111, 1239-1249 (2003)

[120] Diav-Citrin, O., S. Shechtman, J. Arnon, I. Lubart, A. Ornoy: Pregnancy outcome after gestational exposure to mebendazole: a prospective controlled study. Am. J. Obstet. Gynecol. 188, 282-285 (2003)

[121] Diav-Citrin, O., S. Shechtman, T. Gotteiner, J. Arnon, A. Ornoy: Pregnancy outcome after gestational exposure to metronidazole: A prospective controlled cohort study. Teratology 63, 186-192 (2001)

[121a] Diav-Citrin, O., S. Shechtman, S. Ornoy, J. Arnon, C. Schaefer, H. Garbis, M. Clementi, A. Ornoy: Safety of haloperidol and penfluridol in pregnancy: A multicenter, prospective, controlled study. J. Clin. Psychiatry 66, 317-322 (2005)

[121b] Diav-Citrin, O., S. Shechtman, D. Weinbaum, R. Wajnberg, M. Avgil, E. Di Gianantonio, M. Clementi, C. Weber-Schoendorfer, C. Schaefer, A. Ornoy: Paroxetine and fluoxetine in pregnancy: a prospective, multicentre, controlled, observational study. Br. J. Clin. Pharmacol., Jul 11 (2008) [Epub ahead of print]

[122] Diav-Citrin, O., Y. H. Park, G. Veerasuntharam, H. Polachek, M. Bologa, A. Pastuszak, G. Koren: The safety of mesalamine in human pregnancy: a prospective controlled cohort study. Gastroenterology 114, 23-28 (1998)

[123] Doberczak, T. M., S. R. Kandall, P. Friedmann: Relationship between maternal methadone dosage, maternal-neonatal methadone levels, and neonatal withdrawal. Obstet. Gynecol. 81, 936-940 (1993)

[124] Dolovich, L. R., A. Addis, J. M. R. Vaillancourt, J. D. B. Power, G. Koren, T. R. Einarson: Benzodiazepine use in pregnancy and major malformations or oral cleft: meta-analysis of cohort and case-control studies. BMJ 317, 839-843 (1998)

[125] Dombrowski, M. P., R. Huff, M. Lipkowitz, M. Schatz for the American College of Obstetricians and Gynecologists (ACOG) and the American College of Allergy, Asthma and Immunology (ACAAI): The use of newer asthma and allergy medications during pregnancy. Ann. Allergy Asthma Immunol. 84, 475-480 (2000)

[125a] Dombrowski M.P., M. Schatz; ACOG Committee on Practice Bulletins-Obstetrics. ACOG practice bulletin: clinical management guidelines for obstetrician-gynecologists number 90, February 2008: asthma in pregnancy. Obstet. Gynecol. 111, 457-64 (2008)

[126] Dombrowski, M., E. Thom, D. McNellis: Maternal-fetal medicine units (MFMU) studies of inhaled corticosteroids during pregnancy. J. Allergy Clin. Immunol. 103, S356-S359 (1999)

[127] Donavan, B.: Sexually transmissible infections other than HIV. Lancet 363, 545-556 (2004)

[128] Drescher, S., K. Mörike, C. H. Gleiter: Tiefe Beinvenenthrombose in der Schwangerschaft. Niedermolekulare Heparine zur Rezidivprophylaxe. Gynäkologe 33, 547-550 (2000)

[129] Drinkard, C. R., D. Shatin, J. Clouse: Postmarketing surveillance of medications and pregnancy outcomes: clarithromycin and birth malformations. Pharmacoepidemiol. Drug Saf. 9, 549-556 (2000)

[129a] Dubnov-Raz, G., D.N. Juurlink, R. Fogelman, P. Merlob, S. Ito, G. Koren, Y. Finkelstein: Antenatal use of selective serotonin-reuptake inhibitors and QT interval prolongation in newborns. Pediatrics 122, e710-5 (2008)

[129b] Dugoua, J.J., E. Mills, D. Perri, G. Koren: Safety and efficacy of St. John's wort (hypericum) during pregnancy and lactation. Can. J. Clin. Pharmacol. 13, e268-276 (2006)

[129c] Duhl, A.J., M.J. Paidas, S.H. Ural, W. Branch, H. Casele, J. Cox-Gill, S.L. Hamersley, T.M. Hyers, V. Katz, R. Kuhlmann, E.A. Nutescu, J.A. Thorp, J.L. Zehnder; Pregnancy and Thrombosis Working Group: Antithrombotic therapy and pregnancy: consensus report and recommendations for prevention and treatment of venous thromboembolism and adverse pregnancy outcomes. Am. J. Obstet. Gynecol. 197, 457.e1-21 (2007)

[130] Duijvestijn, Y. C. M., M. D. Kalmeijer, A. L. M. Passier, P. Dahlem, F. Smiers: Neonatal intraventricular haemorrhage associated with maternal use of paroxetine. Br. J. Clin. Pharmacol. 56, 581-582 (2003)

[131] Duley, L., D. Henderson-Smart, M. Knight, J. King: Antiplatelet drugs for prevention of preeclampsia and its consequences: systematic review. BMJ 322, 329-333 (2001)

[131a] Duley, L., D.J. Henderson-Smart, S. Meher, J.F. King: Antiplatelet agents for preventing preeclampsia and its complications. Cochrane Database of Systematic Reviews 2007, Issue 2 Art. No. CD00465

[131b] Duncan, S.: Teratogenesis of sodium valproate. Curr. Opin. Neurol. 20, 175-180 (2007)

[132] Dunn, J. S. Jr., B. C. Brost: Fetal bradycardia after IV adenosine for maternal PSVT. Am. J. Emerg. Med. 18, 234-235 (2000)

[133] Ebbesen, F., A. Joergensen, E. Hoseth, P.-H. Kaad, M. Moeller, V. Holsteen, M. Rix: Neonatal hypoglycaemia after exposure in utero to valproate. Arch. Dis. Child Fetal Neonatal Ed. 83, F124-F129 (2000)

[134] EBPG Expert Group on Renal Transplantation: European best practice guidelines for renal transplantation. Section IV: Long-term management of the transplant recipient. IV.10. Pregnancy in renal transplant recipients. Nephrol. Dial. Transplant. 17 (Suppl 4), 50-55 (2002)

[134a] Edison, R. J., M. Muenke: Central nervous system and limb anomalies in case reports of first-trimester statin exposure. N. Engl. J. Med. 350, 1579-1582 (2004)

[134b] Edison, R. J., M. Muenke: Gestational exposure to lovastatin followed by cardiac malformation misclassified as holoprosencephaly. N. Engl. J. Med. 352, 2759 (2005)

[135] Einarson, A, E. Phillips, F. Mawji, D. D'Alimonte, B. Schick, A. Addis, P. Mastroiacova, T. Mazzone, D. Matsui, G. Koren: A prospective controlled multicentre study of clarithromycin in pregnancy. Am. J. Perinatol. 15, 523-525 (1998)

[136] Einarson, A., B. Bailey, G. Jung, D. Spizzirri, M. Baillie, G. Koren: Prospective controlled study of hydroxyzine and cetirizine in pregnancy. Ann. Allergy Asthma Immunol. 78, 183-186 (1997)

[137] Einarson, A., B. Fatoye, M. Sarkar, S. V. Lavinge, J. Brochu, C. Chambers, P. Mastroiacovo, A. Addis, D. Matsui, L. Schuler, T. R. Einarson, G. Koren: Pregnancy outcome following gestational exposure to venlafaxine: A multicenter prospective controlled study. Am. J. Psychiatry 158, 1728-1730 (2001)

[138] Einarson, A., D. Lyszkiewicz, G. Koren: The safety of dextromethorphan in pregnancy. The results of a controlled study. Chest 119, 466-469 (2001)

[139] Einarson, A., L. Bonari, S. Voyer-Lavigne, A. Addis, D. Matsui, Y. Johnson, G. Koren: A multicentre prospective controlled study to determine the safety of trazodone and nefazodone use during pregnancy. Can. J. Psychiatry 48, 106-110 (2003)

[140] El-Sayed, Y. Y., R. H. Holbrook Jr., R. Gibson, U. Chitkara, M. L. Druzin, D. Baba: Diltiazem for maintenance tocolysis of preterm labor: comparison to nifedipine in a randomized trial. J. Matern. Fetal Med. 7, 217-221 (1998)

[141] Enders, M., S. Essbauer, H. Meyer: Pockenschutzimpfung und Schwangerschaft – eine Übersicht. Gynäkologe 36, 546-550 (2003)

[142] Enns, G. M., E. Roeder, R. T. Chan, Z. A.-K. Catts, V. A. Cox, M. Golabi: Apparent cyclophosphamide (Cytoxan) embryopathy: A distinct phenotype? Am. J. Med. Genet. 86, 237-241 (1999)

[143] Ericson, A., B. Källén, B.-E. Wiholm: Delivery outcome after the use of antidepressants in early pregnancy. Eur. J. Clin. Pharmacol. 55, 503-508 (1999)

[144] Eros, E., A. E. Czeizel, M. Rockenbauer, H. T. Sørensen, J. Olsen: A population-based case-control teratologic study of nitrazepam, medazepam, tofisopam, alprazolam, and clonazepam treatment during pregnancy. Eur. J. Obstet. Gynecol. Reprod. Biol. 101, 147-154 (2002)

[145] Eskenazi, B.: Caffeine – filtering the facts. N. Engl. J. Med. 341, 1688-1689 (1999)

[146] European Society of Hypertension – European Society of Cardiology guidelines for the management of arterial hypertension. J. Hypertens. 21, 1011-1053 (2003)

[147] Facchini, M., U. Bauersfeld, M. Fasnacht, R. Candinas: Mütterliche Herzrhythmusstörungen während der Schwangerschaft. Schweiz. Med. Wochenschr. 130, 1962-1969 (2000)

[148] Farrell, T., L. Neale, T. Cundy: Congenital anomalies in the offspring of women with type 1, type 2 and gestational diabetes. Diabet. Med. 19, 322-326 (2002)

[149] Fernandes, O., M. Sabharwal, T. Smiley, A. Pastuszak, G. Koren, T. Einarson: Moderate to heavy caffeine consumption during pregnancy and relationship to spontaneous abortion and abnormal fetal growth: a meta-analysis. Reprod. Toxicol. 12, 435-444 (1998)

[149a] Ferreira, E., A. M. Carceller, C. Agogué, B. Z. Martin, M. St-André, D. Francoeur, A. Bérard: Effects of selective serotonin reuptake inhibitors and venlafaxine during pregnancy in term and preterm neonates. Pediatrics 119, 52-59 (2007)

[150] Ferrero, S., N. Ragni: Inflammatory bowel disease: management issues during pregnancy. Arch. Gynecol. Obstet. (published online 30 April 2003)

[151] Feuring, M., F. Melchert, M. Wehling: Pharmakotherapie der Hypertonie in der Schwangerschaft. Gynäkologe 32, 443-449 (1999)

[152] Fineman, M. S., J. I. Maguire, S. W. Fineman, W. E. Benson: Safety of indocyanine green angiography during pregnancy: a survey of the retina, macula, and vitreous societies. Arch. Ophthalmol. 119, 353-355 (2001)

[153] Fischer, G.: Treatment of opioid dependence in pregnant women. Addiction 95, 1141-1144 (2000)

[154] Flint, C., H. Larsen, G. L. Nielsen, J. Olsen, H. T. Sørensen: Pregnancy outcome after suicide attempt by drug use: a Danish population-based study. Acta Obstet. Gynecol. Scand. 81, 516-522 (2002)

[155] Fölster-Holst, R., T. Rufli, E. Christophers: Die Skabiestherapie unter besonderer Berücksichtigung des frühen Kindesalters, der Schwangerschaft und Stillzeit. Hautarzt 51, 7-13 (2000)

[156] Fox, A. W., C. D. Chambers, P. O. Anderson, M. L. Diamond, E. L. H. Spierings: Evidence-based assessment of pregnancy outcome after sumatriptan exposure. Headache 42, 8-15 (2002)

[157] Fox, A. W., E. L. H. Spierings: Sumatriptan and pregnancy outcome. Headache 40, 860-861 (2000)

[158] Francella, A., A. Dyan, C. Bodian, P. Rubin, M. Chapman, D.H. Present: The safety of 6-mercaptopurine for childbearing patients with inflammatory bowel disease: a prospective study. Gastroenterology 124, 9-17 (2003)

[159] Frassetto, F., F. Tourneur Martel, C. E. Barjhoux, C. Villier, B. L. Bot, F. Vincent: Goiter in a new-

born exposed to lithium in utero. Ann. Pharmacother. **36**, 1745-1748 (2002)

[160] French, N. P., R. Hagan, S. F. Evans, M. Godfrey, J. P. Newnham: Repeated antenatal corticosteroids: Size at birth and subsequent development. Am. J. Obstet. Gynecol. **180**, 114-121 (1999)

[161] Frey, B., C. P. Braegger, D. Ghelfi: Neonatal cholestatic hepatitis from carbamazepine exposure during pregnancy and breast feeding. Ann. Pharmacother. **36**, 644-647 (2002)

[162] Fricke, H.J., K. Höffken: Hämatopoetische und lymphatische Systemerkrankungen sowie solide Tumoren in der Schwangerschaft. Onkologe **8**, 1333-1340 (2002)

[162a] Friedman, J.M.: ACE inhibitors and congenital anomalies. N. Engl. J. Med. **354**, 2498-2500 (2006)

[163] Friese, K., P. Brockerhoff, G. H. Rathgen, G. Gundlach, K. H. Schicketanz: Medikamentöse geburtshilfliche Analgesie durch Pentazocin im Vergleich mit einer unbehandelten Kontrollgruppe. Z. Geburtsh. u. Perinat. **192**, 234-237 (1988)

[164] Friese, K., G. Neumann: Schutzimpfungen der Frau. Wissenschaftliche Verlagsgesellschaft, Stuttgart 2000

[165] Friese, K.: Hepatitis-A- und -B-Impfung. Gynäkologe **33**, 574-582 (2000)

[166] Friese, K., F. Melchert (Hrsg.): Arzneimitteltherapie in der Frauenheilkunde. Wissenschaftliche Verlagsgesellschaft, Stuttgart 2002

[167] Friese, K: Infektionen in der Schwangerschaft. In: Friese, K., F. Melchert (Hrsg.): Arzneimitteltherapie in der Frauenheilkunde. Wissenschaftliche Verlagsgesellschaft, Stuttgart 2002

[168] Friese, K., A. Schäfer, H. Hof: Infektionskrankheiten in Gynäkologie und Geburtshilfe. Springer, Berlin, Heidelberg, New York 2003

[169] Friese, K., G. Neumann, J. Siebert: Topical antiseptics as an alternative in the treatment of acute vulvovaginal candidosis. Arch. Gynecol. Obstet. **268**, 194-197 (2003)

[170] Gaily, E., E. Kantola-Sorsa, V. Hiilesmaa, M. Isaho, R. Matila, M. Kotila, T. Nylund, A. Bardy, E. Kaaja, M.-L. Granström: Normal intelligence in children with prenatal exposure to carbamazepine. Neurology **62**, 28-32 (2004)

[171] García-Algar, O., L. F. Brichs, E. S. García, D. M. Fabrega, E. E. Torne, A. M. Sierra: Methadone and neonatal thrombocytosis. Pediatr. Hematol. Oncol. **19** (3): 193 (2002)

[172] Gardner, T. B., D. R. Hill: Treatment of giardiasis. Clin. Microbiol. Rev. **14**, 114-128 (2001)

[173] Garne, E., U. Bergman, C. Cates, K. S. Khan, C. Wykes, H. Gee: Benzodiazepine use in pregnancy and major malformations or oral clefts. BMJ **319**, 918 (1999)

[174] Ginsberg, J. S., W. S. Chan, S. M. Bates, S. Kaatz: Anticoagulation of pregnant women with mechanical heart valves. Arch. Intern. Med. **163**, 694-698 (2003)

[175] Ginsberg, J.S., I. Greer, J. Hirsh: Use of antithrombotic agents during pregnancy. Chest **119**, 122S-131S (2001)

[176] Girndt, J.: Hochdruck und hypertensiver Notfall in der Schwangerschaft. Herz **28**, 185-195 (2003)

[176a] Glinoer, D., M. Abalovich: Unresolved questions in managing hypothyroidism during pregnancy. BMJ **335**, 300-302 (2007)

[177] Glover, S.J., A. G. Quinn, P. Barter, J. Hart, S. J. Moore, J. C. Dean, P. D. Turnpenny: Ophthalmic findings in fetal anticonvulsant syndrome(s). Ophthalmology **109**, 942-947 (2002)

[178] Glueck, C. J., N. Goldenberg, P. Streicher, P. Wang: The contentious nature of gestational diabetes: diet, insulin, glyburide and metformin. Expert Opin. Pharmacother. **3**, 1557-1568 (2002)

[178a] Gilbert, C., M. Valois, G. Koren: Pregnancy outcome after first-trimester exposure to metformin: a meta-analysis. Fertil. Steril. **86**, 658-63 (2006)

[178b] Gohlke-Bärwolf, C., S. Pildner von Steinburg, H. Kaemmerer, V. Regitz-Zagrosek: Antikoagulation und Gerinnungsstörungen in der Schwangerschaft. Internist **49**, 779-87 (2008)

[179] Goldberg, A. B., M. B. Greenberg, P. D. Darney: Misoprostol and pregnancy. N. Engl. J. Med. **344**, 38-47 (2001)

[180] Goldenberg, R. L., T. Tamura, Y. Neggers, R. L. Copper, K. E. Johnston, M. B. DuBard, J. C. Hauth: The effect of zinc supplementation on pregnancy outcome. JAMA **274**, 463-468 (1995)

[181] Goldstein, D. J., L. A. Corbin, M. C. Fung: Olanzapine-exposed pregnancies and lactation: early experience. J. Clin. Psychopharmacol. **20**, 399-403 (2000)

[182] Goormans, E., J. M. Beek, J. A. Declercq, E. W. Loendersloot, H. J. Roelofs, A. van Zanten: Efficacy of econazole ('Gyno-Pevaryl' 150) in vaginal candidosis during pregnancy. Curr. Med. Res. Opin. **9**, 371-377 (1985)

[183] Gowda, R. M., I. A. Khan, N. J. Mehta, B. C. Vasavada, T. J. Sacchi: Cardiac arrhythmias in pregnancy: clinical and therapeutic considerations. Int. J. Cardiol. **88**, 129-133 (2003)

[184] Graeme, K. A., S. C. Curry, D. S. Bikin, F. A. LoVecchio, T. A. Brandon: The lack of transplacental movement of the cyanide antidote thiosulfate in gravid ewes. Anesth. Analg. **89**, 1448-1452 (1999)

[185] Graves, C. R.: Acute pulmonary complications during pregnancy. Clin. Obstetr. Gynecol. **45**, 369-376 (2002)

[185a] Graves, D.E., J.C. White, J.K. Kirk: The use of insulin glargine with gestational diabetes mellitus. Diabetes Care **29**, 471-472 (2006)

[186] Greene, M. F.: Oral hypoglycemic drugs for gestational diabetes. N. Engl. J. Med. **343**, 1178-1179 (2000)

[186a] Greene, M.F.: Teratogenicity of SSRIs – serious concern or much ado about little? N. Engl. J. Med. **356**, 2732-2733 (2007)

[187] Greenland, S., D. L. Ackerman: Clomiphene citrate and neural tube defects: a pooled analysis of controlled epidemiologic studies and recommendations for future studies. Fertil. Steril. **64**, 936-941 (1995)

[188] Greeve, J.: Schilddrüsenstörungen in der Schwangerschaft. Gynäkologe **36**, 965-973 (2003)

[189] Grospietsch, G.: Risiken einer Pharmakotherapie bei kardialen Erkrankungen in der Schwangerschaft. Z. Kardiol. **90** (Suppl. 4), IV/57-IV/64 (2001)

[189a] Grospietsch, G.: Erkrankungen in der Schwangerschaft, 4. Aufl. Wissenschaftliche Verlagsgesellschaft mbH, Stuttgart 2004

[190] Groß, U., T. Roos, K. Friese: Toxoplasmose in der Schwangerschaft. Dtsch. Ärztebl. **98**, A 3293-3300 (2001)

[191] Grush, L. R., A. Nierenberg, B. Keefe, L. S. Cohen: St John's wort during pregnancy. JAMA **280**, 1566 (1998)

[192] Guinn, D. A., M. W. Atkinson, L. Sullivan, M. Lee, S. McGregor, B. V. Parilla, J. Davies, K. Hanlon-Lundberg, L. Simpson, J. Stone, D. Wing, K. Ogasawara, J. Muraskas: Single vs weekly courses of antenatal corticosteroids for women at risk of preterm delivery. JAMA **286**, 1581-1587 (2001)

[193] Haddow, J.E., G. E. Palomaki, W. C. Allan, J. R. Williams, G. J. Knight, J. Gagnon, C. E. O'Heir, M. L. Mitchell, R. J. Hermos, S. E. Waisbren, J. D. Faix, R. Z. Klein: Maternal thyroid deficiency during pregnancy and subsequent neuropsychological development of the child. N. Engl. J. Med. **341**, 549-555 (1999)

[194] Hague, W. M., P. M. Davoren, J. Oliver, J. Rowan: Metformin may be useful in gestational diabetes. BMJ **326**, 762 (2003)

[195] Hague, W. M., R. A. North, A. S. Gallus, B. N. J. Walters, C. Orlikowski, R. F. Burrows, R. B. Cincotta, G. A. Dekker, J. R. Higgins, S. A. Lowe, J. M. Morris, M. J. Peek: Anticoagulation in pregnancy and the puerperium. MJA **175**, 258-263 (2001)

[196] Haimov-Kochman, R., E. Ben-Chetrit: The effect of colchicine treatment on sperm production and function: a review. Hum. Reprod. **13**, 360-362 (1998)

[197] Halperin, L. S., R. J. Olk, G. Soubrane, G. Coscas: Safety of fluorescein angiography during pregnancy. Am. J. Ophthalmol. **109**, 563-566 (1990)

[198] Hamadani, J. D., G. J. Fuchs, S. J. Osendarp, S. N. Huda, S. M. Grantham-McGregor: Zinc supplementation during pregnancy and effects on mental development and behaviour of infants: a follow-up study. Lancet **360**, 290-294 (2002)

[199] Hanania, G.: Management of anticoagulants during pregnancy. Heart **86**, 125-126 (2001)

[200] Hauth, J. C., R. L. Goldenberg, W. W. Andrews, M. B. DuBard, R. L. Copper: Reduced incidence of preterm delivery with metronidazole and erythromycin in women with bacterial vaginosis. N. Engl. J. Med. **333**, 1732-1736 (1995)

[201] Heikkilä, A. M., R. U. Erkkola: The need for adjustment of dosage regimen of penicillin V during pregnancy. Obstet Gynecol **81**, 919-921 (1993)

[202] Heikkinen, T., U. Ekblad, P. Palo, K. Laine: Pharmacokinetics of fluoxetine and norfluoxetine in pregnancy and lactation. Clin. Pharmacol. Ther. **73**, 330-337 (2003)

[203] Helbling, A.: Allergie und Asthma: Welche Medikamente können in der Schwangerschaft rezeptiert werden? Schweiz. Med. Wochenschr. **130**, 551-557 (2000)

[204] Hellmuth, E., P. Damm, L. Mølsted-Pedersen: Oral hypoglycaemic agents in 118 diabetic pregnancies. Diabet. Med. **17**, 507-511 (2000)

[205] Hendrick, V., L. M. Smith, R. Suri, S. Hwang, D. Haynes, L. Altshuler: Birth outcomes after prenatal exposure to antidepressant medication. Am. J. Obstet. Gynecol. **188**, 812-815 (2003)

[206] Hendrick, V., Z. N. Stowe, L. L. Altshuler, S. Hwang, E. Lee, D. Haynes: Placental passage of antidepressant medications. Am. J. Psychiatry **160**, 993-996 (2003)

[207] Heneghan, M. A., S. M. Norris, J. G. O'Grady, P. M. Harrison, I. G. McFarlane: Management and outcome of pregnancy in autoimmune hepatitis. Gut **48**, 97-102 (2001)

[208] Hernández-Díaz, S., A. A. Mitchell: Folic acid antagonists during pregnancy and risk of birth defects. N. Engl. J. Med. **344**, 934-935 (2001)

[209] Hernández-Díaz, S., M. M. Werler, A. M. Walker, A. A. Mitchell: Folic acid antagonists during pregnancy and the risk of birth defects. N. Engl. J. Med. **343**, 1608-1614 (2000)

[210] Hernández-Díaz, S., M. M. Werler, A. M. Walker, A. A. Mitchell: Neural tube defects in relation to use of folic acid antagonists during pregnancy. Am. J. Epidemiol. **153**, 961-968 (2001)

[211] Hernández-Díaz, S., M. W. Werler, C. Louik, A. A. Mitchell: Risk of gestational hypertension in relation to folic acid supplementation during pregnancy. Am. J. Epidemiol. **156**, 806-812 (2002)

[212] Hey, E.: Effect of maternal anticonvulsant treatment on neonatal blood coagulation. Arch. Dis. Child Fetal Neonatal Ed. **81**, F208-F210 (1999)

[213] Hirsh, J., V. Fuster, J. Ansell, J. L. Halperin: American Heart Association/American College of Cardiology Foundation guide to warfarin therapy. J. Am. Coll. Cardiol. **41**, 1633-1652 (2003)

[214] Hofmann, T., G. Horstmann, I. Stammberger: Evaluation of the reproductive toxicity and embryotoxicity of insulin glargine (LANTUS) in rats and rabbits. Int. J. Toxicol. **21**, 181-189 (2002)

[215] Hohmann, M., W. Künzel: Das Hydramnion. Ursachen, Diagnose und mögliche Therapie. Gynäkologe **28**, 163-167 (1995)

[216] Hollowell, J. G., W. H. Hannon: Teratogen update: Iodine deficiency, a community teratogen. Teratology **55**, 389-405 (1997)

[217] Holmes, L. B., E. A. Harvey, B. A. Coull, K. B. Huntington, S. Khoshbin, A. M. Hayes, L. M. Ryan: The teratogenicity of anticonvulsant drugs. N. Engl. J. Med. **344**, 1132-1138 (2001)

[218] Holmes, L. B.: Looking for long-term effects of prenatal exposures to anticonvulsants. Teratology **64**, 175-176 (2001)

[219] Homuth, V., R. Dechend, F. C. Luft: When should pregnant women with an elevated blood pressure be treated? Nephrol. Dial. Transplant. **18**, 1456-1457 (2003)

[220] Honein, M. A., L. J. Paulozzi, T. J. Mathews, J. D. Erickson, L.-Y. C. Wong: Impact of folic acid fortification of the US food supply on the occurrence of neural tube defects. JAMA 285, 2981-2986 (2001)

[221] Honein, M. A., M. A. Paulozzi, J. D. Erickson: Continued occurrence of Accutane®-exposed pregnancies. Teratology 64, 142-147 (2001)

[222] Honein, M. A., L. J. Paulozzi, I. M. Himmelright, B. Lee, J. D. Cragan, L. Patterson, A. Correa, S. Hall, J. D. Erickson: Infantile hypertrophic pyloric stenosis after pertussis prophylaxis with erythromycin: a case review and cohort study. Lancet 354, 2101-2105 (1999)

[223] Horger, E. O. 3rd, L. O. Moody: Use of indigo carmine for twin amniocentesis and its effect on bilirubin analysis. Am. J. Obstet. Gynecol. 150, 858-860 (1984)

[224] Horowitz, R. S., R. C. Dart, D. R. Jarvie, C. F. Bearer, U. Gupta: Placental transfer of N-acetylcysteine following human maternal acetaminophen toxicity. J. Toxicol. Clin. Toxicol. 35, 447-451 (1997)

[225] Horstkotte, D., D. Fassbender, C. Piper: Angeborene Herzfehler und erworbene Herzklappenfehler in der Schwangerschaft. Herz 28, 227-239 (2003)

[226] Hou, S.: Pregnancy in dialysis pateints: Where do we go from here? Seminars in Dialysis 16, 376-378 (2003)

[227] Huchzermeyer, H., A. J. Dormann: Pharmakotherapie internistischer Erkrankungen während der Schwangerschaft. In: Friese, K., F. Melchert (Hrsg.): Arzneimitteltherapie in der Frauenheilkunde. Wissenschaftliche Verlagsgesellschaft, Stuttgart 2002

[228] Hulton, S. A., B. S. Kaplan: Renal dysplasia associated with in utero exposure to gentamicin and corticosteroids. Am. J. Med. Genet. 58, 91-93 (1995)

[229] Hung, L., S. H. Rahimtoola. Prosthetic heart valves and pregnancy. Circulation 107, 1240-1247 (2003)

[229a] Hunt, S., J. Craig, A. Russell, E. Guthrie, L. Parsons, I. Robertson, R. Waddell, B. Irwin, P.J. Morrison, J. Morrow: Levetiracetam in pregnancy: preliminary experience from the UK Epilepsy and Pregnancy Register. Neurology 67, 1876-1879 (2006)

[229b] Hunt, S., A. Russell, W.H. Smithson, L. Parsons, I. Robertson, R. Waddell, B. Irwin, P.J. Morrison, J. Morrow, J. Craig; UK Epilepsy and Pregnancy Register: Topiramate in pregnancy: preliminary experience from the UK Epilepsy and Pregnancy Register. Neurology 71, 272-276 (2008)

[230] Hutchison, T.A., D. R. Shahan (eds.): DRUGDEX® System. MICROMEDEX, Greenwood Village, Colorado 1/(2004)

[231] Isoherranen, N., O. Spiegelstein, M. Bialer, J. Zhang, M. Merryweather, B. Yagen, M. Roeder, A. A. Triplett, V. Schurig, R. H. Finnell: Developmental outcome of levetiracetam, its major metabolite in humans, 2-pyrrolidinone-N-butyric acid, and its enantiomer (R)-α-ethyl-oxo-pyrrolidine acetamide in a mouse model of teratogenicity. Epilepsia 44, 1280-1288 (2003)

[232] Itikala, P. R., M. L. Watkins, J. Mulinare, C. A. Moore, Y. Liu: Maternal multivitamin use and orofacial clefts in offspring. Teratology 63, 79-86 (2001)

[233] Ito, S., G. Koren: Estimation of fetal risk from aerosolized pentamidine in pregnant healthcare workers. Chest 106, 1460-1462 (1994)

[233a] Jablensky, A.V., V. Morgan, S.R. Zubrick, C. Bower, L.-A. Yellachich: Pregnancy, delivery, and neonatal complications in a population cohort of women with schizophrenia and major affective disorders. Am. J. Psychiatry 162, 79-91 (2005)

[234] Jackson, J. B., P. Musoke, T. Fleming, L. A. Guay, D. Bagenda, M. Allen, C. Nakabiito, J. Sherman, P. Bakaki, M. Owor, C. Ducar, M. Deseyve, A. Mwatha, L. Emel, C. Duefield, M. Mirochnick, M. G. Fowler, L. Mofenson, P. Miotti, M. Gigliotti, D. Bray, F. Mmiro: Intrapartum and neonatal single-dose nevirapine compared with zidovudine for prevention of mother-to-child transmission of HIV-1 in Kampala, Uganda: 18-month follow-up of the HIVNET 012 randomised trial. Lancet 362, 859-868 (2003)

[235] Jacobsen, A. F., E. Qvigstad, P. M. Sandset: Low molecular weight heparin (dalteparin) for the treatment of venous thromboembolism in pregnancy. BJOG 110, 139-144 (2003)

[236] Jadad, A. R., C. Sigouin, P. T. Mohide, M. Levine, M. Fuentes: Risk of congenital malformations associated with treatment of asthma during early pregnancy. Lancet 355, 119 (2000)

[237] Janssen, N. M., M. S. Genta: The effects of immunosuppressive and anti-inflammatory medications on fertility, pregnancy, and lactation. Arch. Intern. Med. 160, 610-619 (2000)

[238] Jepsen, P., M. V. Skriver, A. Floyd, L. Lipworth, H. C. Schønhyder, H. T. Sørensen: A population-based study of maternal use of amoxicillin and pregnancy outcome in Denmark. Br. J. Clin. Pharmacol. 55, 216-221 (2003)

[239] Jewell, D., G. Young: Interventions for nausea and vomiting in early pregnancy. Cochrane Database Syst. Rev. (2002)

[239a] Jeyabalan, A., S.N. Caritis: Antioxidants and the prevention of preeclampsia – unresolved issues. N. Engl. J. Med. 354, 1841-1843 (2006)

[240] Jilma, B, S. Kamath, G. Y. H. Lip: Antithrombotic therapy in special circumstances. I – pregnancy and cancer. BMJ 326, 37-40 (2003)

[241] Jiménez, E., F. Bosch, A. López, J. Costa, R. Cos, J. E. Baños: Patterns of regular drug use in Spanish childbearing women: changes elicited by pregnancy. Eur. J. Clin. Pharmacol. 54, 645-651 (1998)

[242] Joglar, J.A., R. L. Page: Antiarrhythmic drugs during pregnancy. Curr. Opinion Cardiol. 16, 40-45 (2001)

[243] Johnson, R. E., H. E. Jones, G. Fischer: Use of buprenorphine in pregnancy: patient management and effects on the neonate. Drug Alcohol Depend. 70, S87-S101 (2003)

[244] Jones, K. L., D. L. Johnson, C. D. Chambers: Monitoring leflunomide (Arava) as a new potential teratogen. Teratology 65, 200-202 (2002)

[245] Jones, K. L., J. Adams, C. D. Chambers, J. D. Erickson, E. Lammer, J. Polifka: Isotretinoin and pregnancy. JAMA 285, 2079-2081 (2001)

[246] Jones, K. L., K. A. Johnson, L. M. Dick, R. J. Felix, K. K. Kao, C. D. Chambers: Pregnancy outcomes after first trimester exposure to phentermine/fenfluramine. Teratology 65, 125-130 (2002)

[247] Kaaja, E., R. Kaaja, R. Matila, V. Hiilesma: Enzyme-inducing antiepileptic drugs in pregnancy and the risk of bleeding in the neonate. Neurology 58, 549-553 (2002)

[248] Kaaja, E., R. Kaaja, V. Hiilesma: Major malformations in offspring of women with epilepsy. Neurology 60, 575-579 (2003)

[249] Källén, B., P. E. Lygner: Delivery outcome in women who used drugs for migraine with special reference to sumatriptan. Headache 41, 351-356 (2001)

[250] Källén, B. A.: Use of omeprazole during pregnancy – no hazard demonstrated in 955 infants exposed during pregnancy. Eur. J. Obstet. Gynecol. Reprod. Biol. 96, 63-68 (2001)

[251] Källén, B.: Maternal drug use and infant cleft lip/palate with special reference to corticoids. Cleft Palate-Craniofacial J. 40, 624-628 (2003)

[252] Källén, B., H. Rydhstroem, A. Åberg: Congenital malformations after the use of inhaled budesonide in early pregnancy. Obstetr. Gynecol. 93, 392-395 (1999)

[252a] Källén, B., P.O. Olausson: Use of anti-asthmatic drugs during pregnancy. 3. Congenital malformations in the infants. Eur. J. Clin. Pharmacol. 63, 383-388 (2007)

[253] Kästner, R., K. Härtl, A. Lieber, B. C. Hahlweg, A. Knobbe, T. Grubert, M. Stauber: Substitutionsbehandlung von opiatabhängigen Schwangeren – Analyse der Behandlungsverläufe an der 1. UFK München. Geburths. Frauenheilk. 62, 32-36 (2002)

[254] Kandall, S. R., T. M. Doberczak, M. Jantunen, J. Stein: The methadone-maintained pregnancy. Clin. Perinatol. 26, 173-183 (1999)

[255] Kaneko, S., D. Battino, E. Andermann, K. Wada, R. Kan, A. Takeda, Y. Nakane, Y. Ogawa, G. Avanzini, C. Fumarola, T. Granata, F. Molteni, G. Pardi, L. Minotti, R. Canger, L. Dansky, M. Oguni, I. Lopes-Cendas, A. Sherwin, F. Andermann, M. H. Seni, M. Okada, T. Teranishi: Congenital malformations due to antiepileptic drugs. Epilepsy Res. 33, 145-158 (1999)

[256] Kashiwagi, M., C. Breymann, R. Huch, A. Huch: Hypertension in a pregnancy with renal anemia after recombinant human erythropoietin (rhEPO) therapy. Arch. Gynecol. Obstet. 267, 54-56 (2002)

[256a] Katz, J.A., C. Antoni, G.F. Keenan, D.E. Smith, S.J. Jacobs, G.R. Lichtenstein: Outcome of pregnancy in women receiving infliximab for the treatment of Crohn's disease and rheumatoid arthritis. Am. J. Gastroenterol. 99, 2385-2392 (2004)

[257] Kayemba-Kay's, S., J. P. Laclyde: Buprenorphine withdrawal syndrome in newborns: a report of 13 cases. Addiction 98, 1599-1604 (2003)

[258] Kern, R., O. Henning, B. Pohlmann-Eden: Therapie neurologischer Erkrankungen während der Schwangerschaft. In: Friese, K., F. Melchert (Hrsg.): Arzneimitteltherapie in der Frauenheilkunde. Wissenschaftliche Verlagsgesellschaft, Stuttgart 2002

[259] Khan, K., J. Chang: Neonatal abstinence syndrome due to codeine. Arch. Dis. Child. 76, F59-F60 (1997)

[260] Khandelwal, M., M. Kumanova, J. P. Gaughan, E. A. Reece: Role of diltiazem in pregnant women with chronic renal disease. J. Matern. Fetal Neonatal Med. 12, 408-412 (2002)

[261] Kigozi, G. G., H. Brahmbhatt, F. Wabwire-Mangen, M. J. Wawer, D. Serwadda, N. Sewankambo, R. H. Gray: Treatment of Trichomonas in pregnancy and adverse outcomes of pregnancy: A subanalysis of a randomized trial in Rakai, Uganda. Am. J. Obstet. Gynecol. 189, 1398-1400 (2003)

[262] King, C. T., P. D. Rogers, J. D. Cleary, S. W. Chapman: Antifungal therapy during pregnancy. Clin. Infect. Dis. 27, 1151-1160 (1998)

[263] King, J.F., V. J. Flenady, D. N. Papatsonis, G. A. Dekker, B. Carbonne: Calcium channel blockers for inhibiting preterm labour. Cochrane Database Syst. Rev. CD002255 (2003)

[263a] Kitzmiller, J.L., J.M. Block, F.M. Brown, P.M. Catalano, D.L. Conway, D.R. Coustan, E.P. Gunderson, W.H. Herman, L.D. Hoffman, M. Inturrisi, L.B. Jovanovic, S.I. Kjos, R.H. Knopp, M.N. Montoro, E.S. Ogata, P. Paramsothy, D.M. Reader, B.M. Rosenn, A.M. Thomas, M.S. Kirkman MS: Managing preexisting diabetes for pregnancy: summary of evidence and consensus recommendations for care. Diabetes Care 31, 1060-1079 (2008)

[264] Klebanoff, M. A., J. C. Carey, J. C. Hauth, S. L. Hillier, R. P. Nugent, E. A. Thom, J. M. Ernest, R. P. Heine, R. J. Wapner, W. Trout, A. Moawad, K. J. Leveno, and the National Institute of Child Health and Human Development Network of Maternal-Fetal Medicine Units: Failure of metronidazole to prevent preterm delivery among pregnant women with asymptomatic Trichomonas vaginalis infection. N. Engl. J Med. 345, 487-493 (2001)

[265] Klebanoff, M. A., R. J. Levine, R. DerSimonian, J. D. Clemens, D. G. Wilkins: Maternal serum paraxanthine, a caffeine metabolite, and the risk of spontaneous abortion. N. Engl. J. Med. 341, 1639-1644 (1999)

[266] Klebanoff, M. A., R. J. Levine, J. D. Clemens, D. G. Wilkins: Maternal serum caffeine metabolites and small-for-gestational age birth. Am. J. Epidemiol. 155, 32-37 (2002)

[267] Klinger, G., Y. Morad, C. A. Westall, C. Laskin, K. A. Spitzer, G. Koren, S. Ito, R. J. Buncic: Ocular toxicity and antenatal exposure to chloroquine or hydroxychloroquine for rheumatic diseases. Lancet 358, 813-814 (2001)

[268] Koch, S., E. Jäger-Roman, G. Lösche, H. Nau, D. Rating, H. Helge: Antiepileptic drug treatment in pregnancy: drug side effects in the neonate and neurological outcome. Acta Paediatr. 84, 739-746 (1996)

[269] Koren, G., A. Pastuszak, S. Ito: Drugs in pregnancy. N. Engl. J. Med. 338, 1128-1137 (1998)

[270] Koren, G., Z. Levichek: The teratogenicity of drugs for nausea and vomiting of pregnancy: Perceived versus true risk. Am. J. Obstet. Gynecol. 186, S248-S252 (2002)

[271] Kosel, B. W., K. P. Beckermann, S. Hayashi, M. Homma, F. T. Aweeka: Pharmacokinetics of nelfinavir and indinavir in HIV-1-infected pregnant women. AIDS 17, 1195-1199 (2003)

[272] Kozer, E., G. Koren: Management of paracetamol overdose: current controversies. Drug Saf. 24, 503-512 (2001)

[273] Kozer, E., S. Nikfar, A. Costei, R. Boskovic, I. Nulman, G. Koren: Aspirin consumption during the first trimester of pregnancy and congenital anomalies: a meta-analysis. Am. J. Obstet. Gynecol. 187, 1623-1630 (2002)

[274] Krapp, M., T. Kohl, J. M. Simpson, G. K. Sharland, A. Kalalinic, U. Gembruch: Review of diagnosis, treatment, and outcome of fetal atrial flutter compared with supraventricular tachycardia. Heart 89, 913-917 (2003)

[275] Kroes, H. Y., J. Reefhuis, M. C. Cornel: Is there an association between maternal carbamazepine use during pregnancy and eye malformations in the child? Epilepsia 43, 929-931 (2002)

[276] Külz, T.: Medikamentöse Therapie des Feten. Gynäkologe 31, 970-979 (1998)

[277] Kulin, N. A., A. Pastuszak, S. R. Sage, B. Schick-Boschetto, G. Spivey, M. Feldkamp, K. Ormond, D. Matsui, A. K. Stein-Schechman, L. Cook, J. Brochu, M. Rieder, G. Koren: Pregnancy outcome following maternal use of the new selective serotonin reuptake inhibitors. A prospective controlled multicenter study. JAMA 279, 609-610 (1998)

[277a] Lacroix, I., A. Berrebi, C. Chaumerliac, M. Lapeyre-Mestre, J.L. Montastruc, C. Damase-Michel: Buprenorphine in pregnant opioid-dependent women: first results of a prospective study. Addiction 99, 209-214 (2004)

[278] Laegreid, L., R. Olegard, J. Walstrom, N. Conradi: Teratogenic effects of benzodiazepine use during pregnancy. J. Pediatr. 114, 126-131 (1989)

[279] Laine, K., T. Heikkinen, U. Ekblad, P. Kero: Effects of exposure to selective serotonin reuptake inhibitors during pregnancy on serotonergic symptoms in newborns and cord blood monoamine and prolactin concentrations. Arch. Gen. Psychiatry 60, 720-726 (2003)

[280] Lalkin, A., R. Loebstein, A. Addis, F. Ramezani-Namin, P. Mastroiacovo, T. Mazzone, T. Vial, M. Bonati, G. Koren: The safety of omeprazole during pregnancy: A multicenter prospective controlled study. Am. J. Obstet. Gynecol. 179, 727-730 (1998)

[280a] Lallemant, M., G. Jourdain, S. Le Coeur, J. Y. Mary, N. Ngo-Giang-Huong, S. Koetsawang, S. Kanshana, K. McIntosh, V. Thaineua; Perinatal HIV Prevention Trial (Thailand) Investigators: Single-dose perinatal nevirapine plus standard zidovudine to prevent mother-to-child transmission of HIV-1 in Thailand. N. Engl. J. Med. 351, 217-228 (2004)

[281] Lambot, M.-A., D. Vermeylen, J.-C. Noël: Angiotensin-II-receptor inhibitors in pregnancy. Lancet 357, 1619-1620 (2001)

[282] Lamont, R. F.: Antibiotics for the prevention of preterm birth. N. Engl. J. Med. 342, 581-583 (2000)

[283] Lanczik, M., M. Knoche, J. Fritze: Psychopharmakotherapie während Gravidität und Laktation. Teil 1: Gravidität. Nervenarzt 69, 1-9 (1998)

[284] Lang, C., H. Behnke, H. Wulff, G. Geldner, I. Tekesin, M. Kühnert, S. Schmidt: Diaplazentarer Transfer von Anästhetika und Adjuvanzien in Schwangerschaft und Geburtshilfe. Gynäkologe 35, 799-807 (2002)

[285] Langer, O., D. L. Conway, M. D. Berkus, E. M. J. Xenakis, O. Gonzales: A comparison of glyburide and insulin in women with gestational diabetes mellitus. N. Engl. J. Med. 343, 1134-1138 (2000)

[286] Larsen, F. G., B. Steinkjer, P. Jakobsen, A. Hjorter, P. B. Brockhoff, F. Nielsen-Kudsk: Acitretin is converted to etretinate only during concomitant alcohol intake. Br. J. Dermatol. 143, 1164-1169 (2000)

[287] Laurent, P., G.-V. Dussarat, J. Bonal, C. Jego, P. Talard, C. Bouchiat, G. Cellarier: Low molecular weight heparins. A guide to their optimum use in pregnancy. Drugs 62, 463-477 (2002)

[288] Leitich H., M. Brunbauer, B. Bodner-Adler, A. Kaider, C. Egarter, P. Husslein: Antibiotic treatment of bacterial vaginosis in pregnancy. Am. J. Obstet. Gynecol. 188, 752-758 (2003)

[289] Leonhardt, A., S. Bernert, B. Watzer, G. Schmitz-Ziegler, H. W. Seyberth: Low-dose aspirin in pregnancy: Maternal and neonatal aspirin concentrations and neonatal prostanoid formation. Pediatrics 111, e77-e81 (2003)

[290] Lepercq, J., J. Conard, A. Borel-Derlon, J.-Y. Darmon, O. Boudignat, C. Francoual, P. Priollet, C. Cohen, N. Yvelin, J.-F. Schved, M. Tournaire, J.-Y. Borg: Venous thromboembolism during pregnancy: a retrospective study of enoxaparin safety in 624 pregnancies. BJOG 108, 1134-1140 (2001)

[291] Leslie, K. K.: Chemotherapy and pregnancy. Clin. Obstet. Gynecol. 45, 153-164 (2002)

[292] Lessan-Pezeshki, M.: Pregnancy after renal transplantation: points to consider. Nephrol. Dial. Transplant. 17, 703-707 (2002)

[293] Levy, R. A., V. S. Vilela, M. J. Cataldo, R. C. Ramos, J. L. M. B. Duarte, B. R. Tura, E. M. N. Albuquerque, N. R. Jesús: Hydroxychloroquine (HCQ) in lupus pregnancy: double-blind and placebo-controlled study. Lupus 10, 401-404 (2001)

[294] Leyh, R. G., S. Fischer, A. Ruhparwar, A. Haverich: Anticoagulant therapy in pregnant women with mechanical heart valves. Arch. Gynecol. Obstet. 268, 1-4 (2003)

[295] Li, D.-K., L. Liu, R. Odouli: Exposure to non-steroidal anti-inflammatory drugs during pregnancy and risk of miscarriage: population based cohort study. BMJ 327, 368-372 (2003)

[296] Li, Z., J. Gindler, H. Wang, R. J. Berry, S. Li, A. Correa, J.-C. Zheng, J. D. Erickson, Y. Wang: Folic acid supplements during early pregnancy and like-

lihood of multiple births: a population-based cohort study. Lancet **361**, 380-384 (2003)

[297] Lim, B. H., D. A. Lees, S. Bjornsson, C. B. Lunan, M. R. Cohn, P. Stewart, A. Davey: Normal development after exposure to mifepristone in early pregnancy. Lancet **336**, 257-258 (1990)

[297a] Lin, A. E., A. J. Peller, M.-N. Westgate, K. Houde, A. Franz, L. B. Holmes: Clonazepam use in pregnancy and the risk of malformations. Birth Defects Research (Part A) **70**, 534-536 (2004)

[298] Lindhoff-Last, E., H. Schinzel, M. Erbe, V. Schächinger, R. Bauersachs: Antikoagulation in der Schwangerschaft bei mechanischem Herzklappenersatz. Z. Kardiol. **90** (Suppl. 6), VI/125-VI/130 (2001)

[299] Lindsay, S., J. Ansell, C. Selman, V. Cox, K. Hamilton, G. Walraven: Effect of pregnancy on exposure to malaria mosquitoes. Lancet **355**, 1972 (2000)

[300] Llewellyn, A., Z. N. Stowe, J. R. Strader Jr.: The use of lithium and management of women with bipolar disorder during pregnancy and lactation. J. Clin. Psychiatry **59** (Suppl. 6), 57-64 (1998)

[301] Lo, W. Y., J. M. Friedman: Teratogenicity of recently introduced medications in human pregnancy. Obstet Gynecol **100**, 465-473 (2002)

[302] Loder, E.: Safety of sumatriptan in pregnancy: a review of the data so far. CNS Drugs **17**, 1-7 (2003)

[302a] Loe, S. M., L. Sanchez-Ramos, A. M. Kaunitz: Assessing the neonatal safety of indomethacin tocolysis. Obstet. Gynecol. **106**, 173-179 (2005)

[303] Loebstein, R., A. Addis, E. Ho, R. Andreou, S. Sage, A. E. Donnenfeld, B. Schick, M. Bonati, M. Moretti, A. Lalkin, A. Pastuszak, G. Koren: Pregnancy outcome following gestational exposure to fluoroquinolones: a multicenter prospective controlled study. Antimicrob. Agents Chemother. **42**, 1336-1339 (1998)

[304] Loebstein, R., A. Lalkin, A. Addis, A. Costa, I. Lalkin, M. Bonati, G. Koren: Pregnancy outcome after gestational exposure to terfenadine: A multicenter, prospective controlled study. J. Allergy Clin. Immunol. **104**, 953-956 (1999)

[305] Lok, C. A. R., C. van der Houwen, M. J. ten Kate-Booij, M. A. van Eijkeren, A. C. Ansink: Pregnancy after EMA/CO for gestational trophoblastic disease: a report from The Netherlands. BJOG **110**, 560-566 (2003)

[305a] Louik, C., A. E. Lin, M. M. Werler, S. Hernández-Díaz, A. A. Mitchell: First-trimester use of selective serotonin-reuptake inhibitors and the risk of birth defects. N. Engl. J. Med. **356**, 2675-2683 (2007)

[306] Louik, C., M. M. Werler, A. A. Mitchell: Erythromycin use during pregnancy in relation to pyloric stenosis. Am. J. Obstet. Gynecol. **186**, 288-290 (2002)

[307] Lu, M. C. K., M. D. Sammel, R. H. Cleveland, L. M. Ryan, L. B. Holmes: Digit effects produced by prenatal exposure to antiepileptic drugs. Teratology **61**, 277-283 (2000)

[308] Luskin, A. T.: An overview of the recommendations of the Working Group on Asthma and Pregnancy. J. Allergy Clin. Immunol. **103**, S350-S353 (1999)

[309] Lydakis, C., G. Y. Lip, M. Beevers, D. G. Beevers: Atenolol and fetal growth in pregnancies complicated by hypertension. Am. J. Hypertens. **12**, 541-547 (1999)

[310] Lyons, C. A., T. A. Garite: Corticosteroids and fetal pulmonary maturity. Clin. Obstetr. Gynecol. **45**, 35-41 (2002)

[310a] Maayan-Metzger A. , J. Kuint, A. Lubetsky, B. Shenkman, R. Mazkereth, G. Kenet: Maternal selective serotonin reuptake inhibitor intake does not seem to affect neonatal platelet function tests. Acta Haematol. **115**, 157-161 (2006)

[311] Macones, G. A., C. A. Robinson: Is there justification for using indomethacin in preterm labor? An analysis of neonatal risks and benefits. Am. J. Obstet. Gynecol. **177**, 819-824 (1997)

[312] Magee, L. A., B. Schick, A. E. Donnenfeld, S. R. Sage, B. Conover, L. Cook, P. R. McElhatton, M. A. Schmidt, G. Koren: The safety of calcium channel blockers in human pregnancy: A prospective, multicenter cohort study. Am. J. Obstet. Gynecol. **174**, 823-828 (1996)

[313] Magee, L. A., E. Downar, M. Sermer, B. C. Boulton, L. C. Allen, G. Koren: Pregnancy outcome after gestational exposure to amiodarone in Canada. Am. J. Obstet. Gynecol. **172**, 1307-1311 (1995)

[314] Magee, L. A., I. Nulman, J. F. Rovet, G. Koren: Neurodevelopment after in utero amiodarone exposure. Neurotoxicol. Teratol. **21**, 261-265 (1999)

[315] Magee, L. A., M. P. Ornstein, P. von Dadelszen: Management of hypertension in pregnancy. BMJ **318**, 1332-1336 (1999)

[316] Magee, L. A., P. Mazzotta, G. Koren: Evidence-based view of safety and effectiveness of pharmacologic therapy for nausea and vomiting of pregnancy. Am. J. Obstet. Gynecol. **186**, S256-S261 (2002)

[317] Magee, L. A., C. Cham, E. J. Waterman, A. Ohlsson, P. von Dadelszen: Hydralazine for treatment of severe hypertension in pregnancy: meta-analysis. BMJ **327**, 955-964 (2003)

[318] Mah, P. M., J. Webster: Hyperprolactinemia: etiology, diagnosis, and management. Semin. Reprod. Med. **20**, 365-374 (2002)

[319] Mahon, B. E., M. B. Rosenman, M. B. Kleiman: Maternal and infant use of erythromycin and other macrolide antibiotics as risk factors for infantile hypertrophic pyloric stenosis. J. Pediatr. **139**, 380-384 (2001)

[320] Maier, H., H. Hönigsmann: Assessment of acitretin-treated female patients of childbearing age and subsequent risk of teratogenicity. Br. J. Dermatol. **145**, 1028-1029 (2001)

[321] Mandel, S. J., D. S. Cooper: The use of antithyroid drugs in pregnancy and lactation. J. Clin. Endocrinol. Metabol. **86**, 2354-2359 (2001)

[321a] Manent, J. B., I. Jorquera, V. Franco, Y. Ben-Ari, E. Perucca, A. Represa: Antiepileptic drugs and brain maturation: fetal exposure to lamotrigine generates cortical malformations in rats. Epilepsy Res. **78**, 131-139 (2008)

[322] Manger, B.: Empfehlungen der Deutschen Gesellschaft für Rheumatologie zur Therapie der rheumatoiden Arthritis mit dem Interleukin-1-Rezeptorantagonisten Anakinra (KINERET®) (Stand Juli 2002). Z. Rheumatol. 61, 698-700 (2002)

[323] Marteau, P., R. Tennenbaum, E. Elefant, M. Lémann, J. Cosnes: Foetal outcome in women with inflammatory bowel disease treated during pregnancy with oral mesalazine microgranules. Aliment. Pharmacol. Ther. 12, 1101-1108 (1998)

[324] Martinez, A., B. Kastner, H. W. Taeusch: Hyperphagia in neonates withdrawing from methadone. Arch. Dis. Child Fetal Neonatal Ed. 80, F178-F182 (1999)

[325] Martínez-Frías, M. L., E. Rodríguez-Pinilla: First-trimester exposure to topical tretinoin: Its safety is not warranted. Teratology 60, 5 (1999)

[326] Martínez-Frías, M. L., E. Rodríguez-Pinilla, L. Prieto: Prenatal exposure to salicylates and gastroschisis: A case-control study. Teratology 56, 241-243 (1997)

[326a] Marx, H., P. Amin, J.H. Lazarus: Hyperthyroidism and pregnancy. BMJ 336, 663-667 (2008)

[326b] Matok, I., R. Gorodischer, G. Koren, E. Sheiner, A. Wiznitzer, A. Levy: The safety of metoclopramide use in the first trimester of pregnancy. N. Engl. J. Med. 360, 2528-2535 (2009)

[327] Mastroiacovo, P., T. Mazzone, A. Addis, E. Elephant, P. Carlier, T. Vial, H. Garbis, E. Robert, M. Bonati, A. Ornoy, A. Finardi, C. Schaefer, L. Caramelli, E. Rodríguez-Pinilla, M. Clementi: High vitamin A intake in early pregnancy and major malformations: A multicenter prospective controlled study. Teratology 59, 7-11 (1999)

[328] Mazzella, G., R. Nicola, A. Francesco, S. Patrizia, B. Luciano, M. Anna, S. Giuliana, C. Antonio, N. Giovanni, M. Constance, F. Davide, R. Enrico: Ursodeoxycholic acid administration in patients with cholestasis of pregnancy: Effects on primary bile acids in babies and mothers. Hepatology 33, 504-508 (2001)

[329] McCarthy, M.: Preventing pregnancy malaria. Lancet 363, 132-133 (2004)

[330] McElhatton, P. R., F. M. Sullivan, G. N. Volans: Paracetamol overdose in pregnancy analysis of the outcomes of 300 cases referred to the Teratology Information Service. Reprod. Toxicol. 11, 85-94 (1997)

[331] McGready, R., T. Cho, N. K. Keo, K. L. Thwai, L. Villegas, S. Looareesuwan, N. J. White, F. Nosten: Artemisinin antimalarials in pregnancy: A prospective treatment study of 539 episodes on multidrug-resistant Plasmodium falciparum. Clin. Infect. Dis. 33, 2009-2016 (2001)

[332] McGready, R., K. L. Thwai, T. Cho, Samuel, S. Looareesuwan, N. J. White, F. Nosten: The effects of quinine and chloroquine antimalarial treatments in the first trimester of pregnancy. Trans. R. Soc. Trop. Med. Hyg. 96, 180-184 (2002)

[333] McGready, R., K. Stepniewska, E. Seaton, T. Cho, D. Cho, A. Ginsberg, M. D. Edstein, E. Ashley, S. Looareesuwan, N. J. White, F. Nosten: Pregnancy and use of oral contraceptives reduces the biotransfomation of proguanil to cycloguanil. Eur. J. Clin. Pharmacol. 59, 553-557 (2003)

[334] McGready, R., K. Stepniewska, M. D. Edstein, T. Cho, G. Gilveray, S. Looareesuwan, N. J. White, F. Nosten: The pharmacokinetics of atovaquone and proguanil in pregnant women with acute falciparum malaria. Eur. J. Clin. Pharmacol. 59, 545-552 (2003)

[335] McGregory, C. H., L. J. McCloskey, R. J. DeHoratius, S. R. Dunn, M. J. Moritz, V. T. Armenti: Pregnancy outcomes in female renal recipients: A comparison of systemic lupus erythematosus with other diagnoses. Am. J. Transplant. 3, 35-42 (2003)

[335a] McKenna, K., G. Koren, M. Tetelbaum, L. Wilton, S. Shakir, O. Diav-Citrin, A. Levinson, R.B. Zipursky, A. Einarson: Pregnancy outcome of women using atypical antipsychotic drugs: A prospective comparative study. J. Clin. Psychiatry 66, 444-449 (2005)

[335b] Meador, K.J., G.A. Baker, N. Browning, J. Clayton-Smith, D.T. Combs-Cantrell, M. Cohen, L.A. Kalayjian, A. Kanner, J.D. Liporace, P.B. Pennel, M. Privitera, D.W. Loring, for the NEAD Study Group; Cognitive function at 3 years of age after fetal exposure to antiepileptic drugs. N. Engl. J. Med. 360, 1597-1605 (2009)

[335c] Meador, K.J., G.A. Baker, R.H. Finnell, L.A. Kalayjian, J.D. Liporace, D.W. Loring, G. Mawer, P.B. Pennell, J.C. Smith, M.C. Wolff; NEAD Study Group: In utero antiepileptic drug exposure: fetal death and malformations. Neurology 67, 407-12 (2006)

[336] Mendez, L. E., A. Mueller, E. Salom, V. H. Gonzalez-Quintero: Paclitaxel and carboplatin chemotherapy administered during pregnancy for advanced epithelial ovarian cancer. Obstet. Gynecol. 102, 1200-1202 (2003)

[337] Mendhekar, D. N., L. War, J. B. Sharma, R. C. Jiloha: Olanzapine and pregnancy. Pharmacopsychiatry 35, 122-123 (2002)

[338] Mendling, W., F. Mailland: Microbiological and pharmacotoxicological profile of nifuratel and its favourable risk/benefit ratio for the treatment of vulvo-vaginal infections. Arzneim. Forsch./Drug Res. 52, 8-13 (2002)

[339] Menger, H., A. E. Lin, H. V. Toriello, G. Bernert, J. W. Spranger: Vitamin K deficiency embryopathy: A phenocopy of the warfarin embryopathy due to a disorder of embryonic vitamin K metabolism. Am. J. Med. Genet. 72, 129-134 (1997)

[340] Menon, R. K., R. M. Cohen, M. A. Sperling, W. S. Cutfield, F. Mimouni, J. C. Khoury: Transplacental passage of insulin in pregnant women with insulin-dependent diabetes mellitus. Its role in fetal macrosomia. N. Engl. J. Med. 323, 309-315 (1990)

[341] Merialdi, M., L. E. Caulfield, N. Zavaleta, A. Figueroa, J. A. DiPietro: Adding zinc to prenatal iron and folate tablets improves fetal neurobehavioral development. Am. J. Obstet. Gynecol. 180, 483-490 (1999)

[342] Mijatovic, V., P. G. A. Hompes, G. A. J. Wouters: Familial Mediterranean fever and its implications

for fertility and pregnancy. Eur. J. Obstetr. Gynecol. Reprod. Biol. 108, 171-176 (2003)

[343] Miller, R. K.: Anti-HIV therapy during pregnancy: risk-benefit ratio. Teratology 62, 288-290 (2000)

[343a] Miller, L. J., J. R. Bishop, J. H. Fisher, S. E. Geller, C. Macmillan: Balancing risks: Dosing strategies for antidepressants near the end of pregnancy. J. Clin. Psychiatry 69, 323-324 (2008)

[343b] Mills, J. L. Depressing observations on the use of selective serotonin-reuptake inhibitors during pregnancy. N. Engl. J. Med. 354, 636-638 (2006)

[344] Modigliani, R.: Drug therapy for ulcerative colitis in pregnancy. Eur. J. Gastroenterol. Hepatol. 9, 854-857 (1997)

[345] Montouris, G.: Gabapentin exposure in human pregnancy: results from the Gabapentin Pregnancy Registry. Epilepsy & Behavior 4, 310-317 (2003)

[346] Moretti, M. E., D. Caprara, C. J. Coutinho, B. Bar-Oz, M. Berkovitch, A. Addis, E. Jovanovski, L. Schüler-Faccini, G. Koren: Fetal safety of loratadine use in the first trimester of pregnancy: a multicenter study. J. Allergy Clin. Immunol. 111, 479-483 (2003)

[347] Motta, M., A. Tincani, D. Faden, E. Zinzini, G. Chirico: Antimalarial agents in pregnancy. Lancet 359, 524-525 (2002)

[348] Morris, A. A. M., A. Carr: HIV nucleoside analogues: new adverse effects on mitochondria. Lancet 354, 1046-1047 (1999)

[348a] Morrow, J., A. Russell, E. Guthrie, L. Parsons, I. Robertson, R. Waddell, B. Irwin, R. C. McGivern, P. J. Morrison, J. Craig: Malformation risks of antiepileptic drugs in pregnancy: a prospective study from the UK Epilepsy and Pregnancy Register. J. Neurol. Neurosurg. Psychiatr. 77, 193-198 (2006)

[348b] Mulvihill, A. O., P. D. Cackett, N. D. George, B. W. Fleck: Nystagmus secondary to drug exposure in utero. Br. J. Ophthalmol. 91, 613-615 (2007)

[349] Myllynen, P., P. Pienimäki, P. Jouppila, K, Vähäkangas: Transplacental passage of oxcarbazepine and its metabolites in vivo. Epilepsia 42, 1482-1485 (2001)

[349a] Mylonas, I., D. Dian, K. Friese: Antibiotikatherapie in der Schwangerschaft. Gynäkologe 38, 761-770 (2005)

[349b] Mylonas, I., A. Gingelmaier, F. Kainer: Erbrechen in der Schwangerschaft. Dt Ärztebl 104, A 1821-1826 (2007)

[350] Nachum, Z., I. Ben-Shlomo, E. Weiner, E. Shalev: Twice daily versus four times daily insulin dose regimens for diabetes in pregnancy: randomized controlled trial. BMJ 319, 1223-1227 (1999)

[350a] Nahum, G. G., K. Uhl, D. L. Kennedy: Antibiotic use in pregnancy and lactation. What is and is not known about teratogenic and toxic risks. Obstetr. Gynecol. 107, 1120-1138 (2006)

[351] Nash, B.: Treating head lice. BMJ 326, 1256-1258 (2003)

[352] National Center on Birth Defects and Developmental Disabilities (NCDDD) www.cdc.gov/ncbddd/folicacid/ (zuletzt aktualisiert 21.09.2002)

[353] Nau, H.: Teratogenicity of isotretinoin revisited: Species variation and the role of all-trans-retinoic acid. J. Am. Acad. Dermatol. 45, S183-S187 (2001)

[354] Neumann, G.: Masern, Mumps, Röteln (MMR). Erkrankung und Impfprävention. Gynäkologe 33, 583-592 (2000)

[355] Neumann, G.: Varizellen. Gynäkologe 33, 593-597 (2000)

[356] Neumann, N. U., K. Frasch: Olanzapin und Schwangerschaft. Zwei Kasuistiken. Nervenarzt 72, 876-878 (2001)

[356a] Newham, J. J., S. H. Thomas, K. MacRitchie, P. R. McElhatton, R. H. McAllister-Williams: Birth weight of infants after maternal exposure to typical and atypical antipsychotics: prospective comparison study. Br. J. Psychiatry 192, 333-337 (2008)

[356b] Newport, D. J., M. R. Calamaras, C. L. DeVane, J. Donovan, A. J. Beach, S. Winn, B. T. Knight, B. B. Gibson, A. C. VigueraC, M. J. Owens, C. B. Nemeroff, Z. N. Stowe: Atypical antipsychotic administration during late pregnancy: placental passage and obstetrical outcomes. Am. J. Psychiatry 164, 1214-1220 (2007)

[357] Nielsen, G. L., H. T. Sørensen, H. Larsen, L. Pedersen: Risk of adverse birth outcome and miscarriage in pregnant users of non-steroidal anti-inflammatory drugs: population based observational study and case-control study. BMJ 322, 266-270 (2001)

[358] Nikfar, S., M. Abdollahi, M. E. Moretti, L. A. Magee, G. Koren: Use of proton pump inhibitors during pregnancy and rates of major malformations: a meta-analysis. Dig. Dis. Sci. 47, 1526-1529 (2002)

[358a] Nilsson, E., C. M. Hultman, S. Cnattingius, P. O. Olausson, C. Björk, P. Lichtenstein: Schizophrenia and offsping's risk for adverse pregnancy outcomes and infant death. Br. J. Psychiatry 193, 311-315 (2008)

[359] Nisell, H., K. Wolff, for The Worldwide Atosiban versus Beta-agonists Study Group: Effectiveness and safety of the oxytocin antagonist atosiban versus beta-adrenergic agonists in the treatment of preterm labour. Br. J. Obstet. Gynaecol. 108, 133-142 (2001)

[360] Nonacs, R., L. S. Cohen: Depression during pregnancy: Diagnosis and treatment options. J. Clin. Psychiatry 63 (Suppl. 7), 24-30 (2002)

[361] Nordeng, H., A. Eskild, B.-I. Nesheim, I. Aursnes, G. Jacobsen: Drug use during early pregnancy. Eur. J. Clin. Pharmacol. 57, 259-263 (2001)

[362] Nordeng, H., A. Eskild, B.-I. Nesheim, I. Aursnes, G. Jacobsen: Guidelines for iron supplementation in pregnancy: compliance among 431 parous Scandinavian women. Eur. J. Clin. Pharmacol. 59, 163-168 (2003)

[363] Nørgård, B., A. E. Czeizel, M. Rockenbauer, J. Olsen, H. T. Sørensen: Population-based case control study of the safety of sulfasalazine use during pregnancy. Aliment. Pharmacol. Ther. 15, 483-486 (2001)

[364] Nørgård, B., K. Fonager, L. Pedersen, B. A. Jacobsen, H. T. Sørensen: Birth outcome in women

exposed to 5-aminosalicylic acid during pregnancy: a Danish cohort study. Gut 52, 243-247 (2003)

[365] Norton, M. E.: Teratogen update: Fetal effects of indomethacin administration during pregnancy. Teratology 56, 282-292 (1997)

[366] Norton, M. E., J. Merrill, B. A. B. Cooper, J. A. Kuller, R. I. Clyman: Neonatal complications after the administration of indomethacin for preterm labor. N. Engl. J. Med. 329, 1602-1607 (1993)

[367] Nosten, F., M. Vincenti, J. Simpson, P. Yei, K. L. Thwai, A. de Vries, T. Chongsuphajaisiddhi, N. J. White: The effects of mefloquine treatment in pregnancy. Clin. Infect. Dis. 28, 808-815 (1999)

[368] Nulman, I., J. Rovet, D. E. Stewart, J. Wolpin, H. A. Gardner, J. G. W. Theis, N. Kulin, G. Koren: Neurodevelopment of children exposed in utero to antidepressant drugs. N. Engl. J. Med. 336, 258-262 (1997)

[369] Nulman, I., J. Rovet, D. E. Stewart, J. Wolpin, P. Pace-Asciak, S. Shuhaiber, G. Koren: Child development following exposure to tricyclic antidepressants or fluoxetine throughout fetal life: A prospective, controlled study. Am. J. Psychiatry 159, 1889-1895 (2002)

[369a] Oberlander, T. F., W. Warburton, S. Misri, J. Aghajanian, C. Hertzman: Effects of timing and duration of gestational exposure to serotonin reuptake inhibitor antidepressants: population-based study. Br. J. Psychiatry 192, 338-343 (2008)

[369b] Oberlander, T. F., W. Warburton, S. Misri, W. Riggs W, J. Aghajanian, C. Hertzman: Major congenital malformations following prenatal exposure to serotonin reuptake inhibitors and benzodiazepines using population-based health data. Birth Defects Res. B Dev. Reprod. Toxicol. 83, 68-76 (2008)

[370] O'Brien, M. D., S. Gilmour-White: Epilepsy and pregnancy. BMJ 307, 492-495 (1993)

[371] O'Doherty, M. J., P. R. McElhatton, S. H. L. Thomas: Treating thyreotoxicosis in pregnant or potentially pregnant women. BMJ 318, 5-6 (1999)

[371a] O'Donnell, S., C. O'Morain: Review article: use of antitumour necrosis factor therapy in inflammatory bowel disease during pregnancy and conception. Aliment. Pharmacol. Ther. 27, 885-94 (2008)

[372] Oberhoff, C., R. Kimmig, O. Kagan: Mammakarzinom in der Schwangerschaft. Onkologe 8, 1309-1317 (2002)

[372a] Ofori, B., E. Rey, A. Bérard: Risk of congenital anomalies in pregnant users of statin drugs. Br. J. Clin. Pharmacol. 64, 496-509 (2007)

[373] Olds, G. R.: Administration of praziquantel to pregnant and lactating women. Acta Tropica 86, 185-195 (2003)

[374] Olesen, C., F. H. Steffensen, G. L. Nielsen, L. de Jong-van den Berg, J. Olsen, H. T. Sørensen, The EUROMAP Group: Drug use in first pregnancy and lactation: a population-based survey among Danish women. Eur. J. Clin. Pharmacol. 55, 139-144 (1999)

[375] Olesen, C., F. H. Steffensen, H. T. Sørensen, G. H. Nielsen, J. Olsen: Pregnancy outcome following

prescription for sumatriptan. Headache 40, 20-24 (2000)

[376] Ornoy, A., J. Arnon, S. Shechtman, L. Moerman, I. Lukashova: Is benzodiazepine use during pregnancy really teratogenic? Reprod. Toxicol. 12, 511-515 (1998)

[377] Oudijk, M. A., J. M. Ruskamp, T. Ververs, E.B. Ambachtsheer, P. Stoutenbeek, G. H. A. Visser, E. J. Meijboom: Treatment of fetal tachycardia with sotalol: Transplacental pharmacokinetics and pharmacodynamics. J. Am. Coll. Cardiol. 42, 765-770 (2003)

[378] Oudijk, M. A., M. Michon, C. Kleinman, L. Kapusta, P. Stoutenbeek, G. H. A. Visser, E. J. Meijboom: Sotalol in the treatment of fetal dysrhythmias. Circulation 101, 2721-2726 (2000)

[379] Özaslan, E., R. Yılmaz, H.Şimşek, G. Tatar: Interferon therapy for acute hepatitis C during pregnancy. Ann. Pharmacother. 36, 1715-1718 (2002)

[380] Page, R. L., M. H. Hamdan, J. A. Joglar: Arrhythmias occurring during pregnancy. Cardiac Electrophysiol. Rev. 6, 136-139 (2002)

[381] Palmieri, C., R. Canger: Teratogenic potential of the newer antiepileptic drugs: what is known and how should this influence prescribing? CNS Drugs 16, 755-764 (2002)

[382] Park-Wyllie, L., P. Mazzotta, A. Pastuszak, M. E. Moretti, L. Beique, L. Hunnisett, M. H. Friesen, S. Jacobson, S. Kasapinovic, D. Chang, O. Diav-Citrin, D. Chitayat, I. Nulman, T. R. Einarson, G. Koren: Birth defects after maternal exposure to corticosteroids: Prospective cohort study and meta-analysis of epidemiological studies. Teratology 62, 385-392 (2000)

[383] Patsalos, P. N., W. Fröscher, F. Pisani, C. M. van Rijn: The importance of drug interactions in epilepsy therapy. Epilepsia 43, 365-385 (2002)

[384] Paumgartner, G., U. Beuers: Ursodeoxycholic acid in cholestatic liver disease: Mechanisms of action and therapeutic use revisited. Hepatology 36, 525-531 (2002)

[385] Pegler, S., P. McElhatton: Metronidazole is used for antibiotic associated diarrhoea in pregnancy in UK. BMJ 325, 903 (2002)

[386] Peipert, J. P.: Genital chlamydial infections. N. Engl. J. Med. 349, 2424-2430 (2003)

[387] Pennell, P. B.: The importance of monotherapy in pregnancy. Neurology 60, S31-S38 (2003)

[388] Pennell, P. B.: Antiepileptic drug pharmacokinetics during pregnancy and lactation. Neurology 61 (Suppl. 2), S35-S42 (2003)

[389] Pennell, P. B., D. J. Newport, Z. N. Stowe, S. L. Helmers, J. Q. Montgomery, T. R. Henry: The impact of pregnancy and childbirth on the metabolism of lamotrigine. Neurology 62, 292-295 (2004)

[390] Philipp, B. L., A. Merewood, S. O'Brien: Methadone and breastfeeding: New horizons. Pediatrics 111, 1429-1430 (2003)

[391] Phillips-Howard, P. A., R. Steffen, L. Kerr, B. Vanhauwere, J. Schildknecht, E. Fuchs, R. Edwards: Safety of mefloquine and other antimalarial agents in the first trimester of pregnancy. J. Travel Med. 5, 121-126 (1998)

[392] Pietrement, C., L. Malot, B. Santerne, B. Roussel, J. Motte, P. Morville: Neonatal acute renal failure secondary to maternal exposure to telmisartan, an angiotensin II receptor antagonist. J. Perinatol. 23, 254-255 (2003)

[393] Pinelli, J. M., A. J. Symington, K. A. Cunningham, B. A. Paes: Case report and review of the perinatal implications of maternal lithium use. Am. J. Obstet. Gynecol. 187, 245-249 (2002)

[394] Pippenger, C. E.: Pharmacology of neural tube defects. Epilepsia 44 (Suppl. 3), 24-32 (2003)

[395] Polifka, J. E., J. M. Friedman: Medical genetics: 1. Clinical teratology in the age of genomics. Canad. Med. Assoc. J. 167, 265-273 (2002)

[396] Polifka, J. E., J. M. Friedman: Teratogen update: Azathioprine and 6-mercaptopurine. Teratology 65, 240-261 (2002)

[396a] Poston, I., A.I. Briley, P.T. Seed, F.J. Kelly, A.H. Shennan, for the Vitamins in Pre-eclampsia (VIP) Trial Consortium: Vitamin C and vitamin E in pregnant women at risk for pre-eclampsia (VIP trial): randomised placebo-controlled trial. Lancet 367, 1145-1154 (2006)

[397] Prenner, B. M.: Neonatal withdrawal syndrome associated with hydroxyzine hydrochloride. Am. J. Dis. Child. 131, 529-530 (1977)

[397a] Quan, A.: Fetopathy associated with exposure to angiotensin converting enzyme inhibitors and angiotensin receptor antagonists. Early Hum. Dev. 82, 23-8 (2006)

[398] Rayburn, W. F., C. L. Gonzalez, H. D. Christensen, T. L. Harkins, T. C. Kupiec: Impact of hypericum (St-John's-wort) given prenatally on cognition of mice offspring. Neurotoxicol. Teratol. 23, 629-637 (2001)

[399] Rajapakse, R., B. I. Korelitz: Inflammatory bowel disease during pregnancy. Curr. Treat. Options Gastroenterol. 4, 245-251 (2001)

[399a] Ramos, E., M. St-André, E. Rey, D. Oraichi, A. Bérard: Duration of antidepressant use during pregnancy and risk of major congenital malformations. Br. J. Psychiatry 192, 344-350 (2008)

[400] Ransjö-Arvidson, A.-B., A.-S. Matthiesen, G. Lilja, E. Nissen, A.-M. Widström, K. Uvnäs-Moberg: Maternal analgesia during labor disturbs neonatal behavior: Effects on breastfeeding, temperature, and crying. Birth 28, 5-12 (2001)

[401] Ratanajamit, C., M. V. Skriver, M. Nørgaard, P. Jepsen, H. C. Schønheyder, H. T. Sørensen: Adverse pregnancy outcome in users of sulfamethizole during pregnancy: a population-based observational study. J. Antimicrob. Chemother. 52, 837-841 (2003)

[402] Ratanajamit, C., M. V. Skriver, P. Jepsen, V. Chongsuvivatwong, J. Olsen, H. A. T. Sørensen: Adverse pregnancy outcome in women exposed to acyclovir during pregnancy: a population-based observational study. Scand. J. Infect. Dis. 35, 255-259 (2003)

[403] Rath, W., F. Reister: Medikamentöse Therapie des Schwangerschaftshochdrucks. In: Friese, K., F. Melchert (Hrsg.): Arzneimitteltherapie in der Frauenheilkunde. Wissenschaftliche Verlagsgesellschaft, Stuttgart (2002)

[404] Rath, W., L. Heilmann, A. Faridi, J. Wacker, W. Klockenbusch: Arbeitsgemeinschaft Schwangerschaftshochdruck/Gestose der DGGG: Empfehlungen zur Diagnostik und Therapie des Bluthochdrucks in der Schwangerschaft. Frauenarzt 43, 847-851 (2002)

[405] Rath, W., A. Faridi: Schwangerschaftsinduzierte Hypertonie. Risikominderung durch rationale Diagnostik und Therapie. Gynäkologe 32, 46-54 (1999)

[406] Ratnayaka, B. D. M., H. Dhaliwal, S. Watkin: Neonatal convulsions after withdrawal of baclofen. BMJ 323, 85 (2001)

[407] Ratnayake, T., S. E. Libretto: No complications with risperidone treatment before and throughout pregnancy and during the nursing period. J. Clin. Psychiatry 63, 76-77 (2002)

[408] Rayburn W. F., C. L. Gonzalez, H. D. Christensen, J. D. Stewart: Effect of prenatally administered hypericum (St John's wort) on growth and physical maturation of mouse offspring. Am. J. Obstet. Gynecol. 184, 191-195 (2001)

[409] Reiff-Eldridge, R., C. R. Heffner, S. A. Ephross, P. S. Tennis, A. D. White, E. B. Andrews: Monitoring pregnancy outcomes after prenatal drug exposure through prospective pregnancy registries: a pharmaceutical company commitment. Am. J. Obstet. Gynecol. 182, 159-163 (2000)

[410] Ricci, E., F. Parazzini, T. Motta, C. I. Ferrari, A. Colao, A. Clavenna, F. Rocchi, E. Gnangi, S. Paracchi, M. Gasperi, M. Lavezzari, A. E. Nicolosi, S. Ferrero, L. Landi, P. Beck-Peccoz, M. Bonati: Pregnancy outcome after cabergoline treatment in early weeks of gestation. Reprod. Toxicol. 16, 791-793 (2002)

[411] Robert, E., M. Reuvers, C. Schaefer: Antiepileptics. In: Schaefer, C. (ed.): Drugs During Pregnancy and Lactation. Handbook of Prescription Drugs and Comparative Risk Assessment. Elsevier, Amsterdam 2001

[412] Robert-Koch-Institut (RKI): Gemeinsame Pressemitteilung des Robert Koch-Instituts und des Bundesinstituts für gesundheitlichen Verbraucherschutz und Veterinärmedizin: Neues Informationsfaltblatt: „Zum Kinderwunsch gehört Folsäure!" (15.02.2001) www.rki.de/

[413] Rodríguez-Pinilla, E., M.. L. Martínez-Frías: Corticosteroids during pregnancy and oral clefts: A case-control study. Teratology 58, 2-5 (1998)

[414] Rolfs, A.: Medikamentöse Therapie neuropsychiatrischer Erkrankungen, insbesondere der Epilepsie in der Schwangerschaft. Gynäkologe 31, 942-947 (1998)

[414a] Roux, C.H., O. Brocq, V. Breuil, C. Albert, L. Euller-Ziegler: Pregnancy in rheumatology patients exposed to anti-tumour necrosis factor (TNF)-α therapy. Rheumatology 46, 695-698 (2007)

[415] Rosbotham, J. L., A. Johnson, K. N. Haque, C. A. Holden: Painful subcutaneous fat necrosis of the newborn associated with intra-partum use of a calcium channel blocker. Clin. Exp. Dermatol. 23, 19-21 (1998)

[416] Rote Liste® 2004, Arzneimittelverzeichnis für Deutschland. Editio Cantor Verlag, Aulendorf 2004

[417] Rothenberg, S. P., M. P. da Costa, J. M. Sequeira, J. Cracco, J. L. Roberts, J. Weedon, E. V. Quadros: Autoantibodies against folate receptors in women with a pregnancy complicated by a neural-tube defect. N. Engl. J. Med. 350, 134-142 (2004)

[418] Rotmensch, S., T. H. Vishne, E. A. Reece, N. Linder, C. Celentano, M. Glezerman, L. Sirotta: Long-term outcomes of infants exposed to multiple courses of betamethasone in-utero. Am. J. Obstet. Gynecol. 180, S98 (1999)

[418a] Rowan, J.A., W.M. Hague, W. Gao, M.R. Rattin, M.P. Moore, for the MiG Trial Investigators: Metformin versus insulin for the treatment of gestational diabetes. N. Engl. J. Med. 358, 2003-2015 (2008)

[419] Rubin, P.: Drug treatment during pregnancy. BMJ 317, 1503-1506 (1998)

[419a] Ruchkin V., A. Martin: SSRIs and the developing brain. Lancet 365, 451-453 (2005)

[420] Ruigómez, A., L. A. García Rodríguez, C. Cattaruzzi, M. G. Troncon, L. Agostinis, M. A. Wallander, S. Johansson: Use of cimetidine, omeprazole, and ranitidine in pregnant women and pregnancy outcomes. Am. J. Epidemiol. 150, 476-481 (1999)

[420a] Rumbold, A.R., C.A. Crowther, R.R. Haslam, G.A. Dekker, J.S. Robinson, for the ACTS Study Group: Vitamins C and E and the risks of preeclampsia and perinatal complications. N. Engl. J. Med. 354, 1796-1806 (2006)

[421] Ryan, E. A.: Hormones and insulin resistance during pregnancy. Lancet 362, 1777-1778 (2003)

[422] Saji, H., M. Yamanaka, A. Hagiwara, R. Ijiri: Losartan and fetal toxic effects. Lancet 357, 363 (2001)

[422a] Salkeld, E., L.E. Ferris, D.N. Juurlink: The risk of postpartum hemorrhage with selective serotonin reuptake inhibitors and other antidepressants. J. Clin. Psychopharmacol. 28, 230-234 (2008)

[423] Salvia Roigés, M. D., L. García Esteve, A. Goncé Mellgren, M. T. Esqué Ruiz, J. Figueras Aloy, X. Carbonell Estrany: Convulsiones y hemorragia subaracnoidea tras exposición a paroxetina in utero. Rev. Neurol. 36, 724-726 (2003)

[424] Samrén, E. B., C. M. van Duijn, G.C. Christiaens, A. Hofman, D. Lindhout: Antiepileptic drug regimens and major congenital abnormalities in the offspring. Ann. Neurol. 46, 739-746 (1999)

[425] Sanson, B.-J., A. W. A. Lensing, M. H. Prins, J. S. Ginsberg, Z. S. Barkagan, E. Lavenne-Pardonge, B. Brenner, M. Dulitzky, J. D. Nielsen, Z. Boda, S. Turi, M. R. M. Gillavry, K. Harmulyák, I. M. Theunissen, B. J. Hunt, H. R. Büller: Safety of low-molecular-weight heparin in pregnancy: a systematic review. Thromb. Haemost. 81, 668-672 (1999)

[425a] Sanz, E., C. De-las-Cuevas, A. Kiuru, A. Bate, R. Edwards: Selective serotonin reuptake inhibitors in pregnant women and neonatal withdrawal syndrome: a database analysis. Lancet 365, 482-487 (2005)

[426] Savioli, L., D. W. T. Crompton, M. Neira: Use of anthelminthic drugs during pregnancy. Am. J. Obstet. Gynecol. 188, 5-6 (2003)

[427] Schaefer, C., E. Amoura-Elefant, T. Vital, A. Ornoy, H. Garbis, E. Robert, E. Rodríguez-Pinilla, T. Pexieder, N. Prapas, P. Merlob: Pregnancy outcome after prenatal quinolone exposure. Evaluation of a case registry of the European Network of Teratology Information Services (ENTIS). Europ. J. Obstet. Gynecol. Reprod. Biol. 69, 83-89 (1996)

[428] Schaefer, C., I. Koch: Die Beratung der Schwangeren und Stillenden zum Medikamentenrisiko. Dt. Ärztebl. 95, A-2637-2642 (1998)

[429] Schaefer, C., S. Kudicke: Fetotoxizität von Angiotensin-II-(AT-II-)Rezeptor-Antagonisten. Eine Auswertung protokollierter Schwangerschaftsverläufe in der Berliner Beratungsstelle für Embryonaltoxikologie. Bundesgesundheitsbl. Gesundheitsforsch. Gesundheitsschutz 46, 751-755 (2003)

[430] Schaefer, C.: Aktuelle Aspekte der Arzneitherapie in der Schwangerschaft. Frauenarzt 43, 1436-1443 (2002)

[431] Schaefer, C: Medikation bei Schwangeren – eine Übersicht. Bundesgesundheitsbl. Gesundheitsforsch. Gesundheitsschutz 46, 744-750 (2003)

[431a] Schaefer, C.: ACE-Hemmer im 1. Trimenon der Schwangerschaft. Arzneimittelbrief 40, 87 (2006)

[432] Schaefer-Graf, U. M., T. Goecke, K. Vetter: Diabetes und Schwangerschaft. Gynäkologe 35, 575-586 (2002)

[433] Schatz, M.: Asthma and pregnancy. Lancet 353, 1202-1204 (1999)

[434] Schatz, M.: The efficacy and safety of asthma medications during pregnancy. Semin. Perinatol. 25, 145-152 (2001)

[435] Scherbaum, W.: Humalog (Lispro) in der Schwangerschaft? (2003). www.diabetes.uni-duesseldorf.de/patientenfragen/schwangerschaft/

[436] Schindler, S. D., H. Eder, R. Ortner, K. Rohrmeister, M. Langer, G. Fischer: Neonatal outcome following buprenorphine maintenance during conception and throughout pregnancy. Addiction 98, 103-110 (2003)

[437] Schmitz, B.: Lamotrigin bei Frauen mit Epilepsie. Nervenarzt 74, 833-840 (2003)

[438] Schwarz, U. I., B. Büschel, W. Kirch: Unwanted pregnancy on self-medication with St John's wort despite hormonal contraception. Br. J. Clin. Pharmacol. 55, 112-113 (2003)

[438a] Serreau, R., D. Luton, M.-A. Macher, A.-L. Delezoide, C. Garel, E. Jacqz-Aigrain: Developmental toxicity of the angiotensin II type 1 receptor antagonists during human pregnancy: a report of 10 cases. BJOG 112, 710-712 (2005)

[439] Sgro, M. D., T. Barozzino, H. M. Mirghani, M. Sermer, L. Moscato, H. Akouri, G. Koren, D. A. Chitayat: Pregnancy outcome post renal transplantation. Teratology 65, 5-9 (2002)

[440] Shaheen, S. O., R. B. Newson, A. Sherriff, A. J. Henderson, J. E. Heron, P. G. J. Burney, J. Golding, and the ALSPAC Study Team: Paracetamol use in

pregnancy and wheezing in early childhood. Thorax **57**, 958-963 (2002)

[441] Shankaran, S., L.-A. Papile, L. L. Wright, R. A. Ehrenkranz, L. Mele, J. A. Lemons, S. B. Korones, D. K. Stevenson, E. F. Donovan, B. J. Stoll, A. A. Fanaroff, W. Oh: The effect of antenatal phenobarbital therapy on neonatal intracranial hemorrhage in preterm infants. N. Engl. J. Med. **337**, 466-471 (1997)

[442] Shankaran, S., L.-A. Papile, L. L. Wright, R. A. Ehrenkranz, L. Mele, J. A. Lemons, S. B. Korones, D. K. Stevenson, E. F. Donovan, B. J. Stoll, A. A. Fanaroff, W. Oh, J. Verter: Neurodevelopmental outcome of premature infants after antenatal phenobarbital exposure. Am. J. Obstet. Gynecol. **187**, 171-177 (2002)

[442a] Sharma, S., R. Franco: Sleep and its disorders in pregnancy. Wisconsin Med. J. **103**, 48-52 (2004)

[443] Sharpe, C.R., E.L. Franco: Use of dipyrone during pregnancy and risk of Wilms' tumor. Brazilian Wilms' Tumor Study Group. Epidemiology **7**, 533-535 (1996)

[444] Shen, O., E. Entebi, S. Yagel: Congenital hypertrophic cardiomyopathy associated with in utero verapamil exposure. Prenat. Diagn. **15**, 1088-1089 (1995)

[445] Shuhaiber, S., G. Koren: Occupational exposure to inhaled anesthetic. Is it a concern for pregnant women? Can. Fam. Physician **46**, 2391-2392 (2000)

[446] Shulman, C. E., E. K. Dorman, F. Cutts, K. Kawuondo, J. N. Bulmer, N. Peshu, K. Marsh: Intermittent sulphadoxine-pyrimethamine to prevent severe anaemia secondary to malaria: a randomised placebo-controlled trial. Lancet **353**, 632-636 (1999)

[447] Sibai, B. M.: Treatment of hypertension in pregnant women. N. Engl. J. Med. **335**, 257-265 (1996)

[448] Siega-Riz, A. M., J. H. E. Promislow, D. A Savitz, J. M. Thorp Jr., T. McDonald: Vitamin C intake and risk of preterm delivery. Am. J. Obstet. Gynecol **189**, 519-525 (2003)

[449] Signorello, L.B., A. Nordmark, F. Granath, W. J. Blot, J. K. McLaughlin, G. Annerén, S. Lundgren, A. Ekbom, A. Rane, S. Cnattingius: Caffeine metabolism and the risk of spontaneous abortion of normal karyotype fetuses. Obstet. Gynecol. **98**, 1059-1066 (2001)

[450] Silberstein, S. D.: Migraine and pregnancy. J. SOGC **22**, 700-707 (2000)

[451] Simpson, J. M., G. K. Sharland: Fetal tachycardias: management and outcomes of 127 consecutive cases. Heart **79**, 576-581 (1998)

[452] Singer, S. T., E. P. Vichinsky: Deferoxamine treatment during pregnancy: Is it harmful? Am. J. Hematol. **60**, 24-26 (1999)

[452a] Sinha, A., C. Patient: Rheumatoid arthritis in pregnancy: Successful outcome with anti-TNF agent (Etanercept). J. Obstetr. Gynaecol. **26**, 689-691 (2006)

[452b] Sit, D.K., J.M. Perel, J.C. Helsel, K.L. Wisner: Changes in antidepressant metabolism and dosing across pregnancy and early postpartum. J. Clin. Psychiatry **69**, 652-658 (2008)

[453] Siu, S. S. N., S.-K. Yip, C. W. Cheung, T. K. Lau: Treatment of intractable hyperemesis gravidarum by ondansetron. Eur. J. Obstet. Gynecol. Reprod. Biol. **105**, 73-74 (2002)

[454] Sood, A. K., M. S. Shahin, J. I. Sorosky: Paclitaxel and platinum chemotherapy for ovarian carcinoma during pregnancy. Gynecol. Oncol. **83**, 599-600 (2001)

[455] Sørensen, H. T., A. E. Czeizel, M. Rockenbauer, F. H. Steffensen, J. Olsen: The risk of limb deficiencies and other congenital abnormalities in children exposed in utero to calcium channel blockers. Acta Obstet. Gynecol. Scand. **80**, 397-401 (2001)

[456] Sørensen, H. T., G. L. Nielsen, K. Christensen, U. Tage-Jensen, A. Ekbom, J. Baron and the Euromap study group: Birth outcome following maternal use of metoclopramide. Br. J. Clin. Pharmacol. **49**, 264-268 (2000)

[457] Sørensen, H. T., H. Larsen, E. S. Jensen, A. M. Thulstrup, H. C. Schønheyder, G. L. Nielsen, A. Czeizel and the EUROMAP Study Group: Safety of metronidazole during pregnancy: a cohort study of risk of congenital abnormalities, preterm delivery and low birth weight in 124 women. J. Antimicrob. Chemother. **44**, 854-856 (1999)

[458] Spira, A. M.: Preparing the traveller. Lancet **361**, 1368-1381 (2003)

[459] Stahlmann, R., K. Riecke: Teratogene Effekte von Arzneimitteln. In: Aktuelle Arzneitherapie 1998. Sonderdruck aus „Fortschritt und Fortbildung in der Medizin" **22** (1998/99)

[460] Stahlmann, R.: Children as a special population at risk – quinolones as an example for xenobiotics exhibiting skeletal toxicity. Arch. Toxicol. **77**, 7-11 (2003)

[461] Ständige Impfkommission (STIKO) am Robert Koch-Institut: Impfempfehlungen der Ständigen Impfkommission (STIKO) am Robert Koch-Institut; Stand Juli 2003. Epidemiologisches Bulletin **32** (2003)

[462] Starke, K.: Pharmakologie noradrenerger und adrenerger Systeme. In: Forth, W., D. Henschler, W. Rummel, U. Förstermann, K. Starke (Hrsg.): Allgemeine und spezielle Pharmakologie und Toxikologie, 8. Aufl. Urban & Fischer, München, Jena 2001

[463] Strasburger, J. F., B. F. Cuneo, M. M. Michon, N. L. Gotteiner, B. J. Deal, S. N. McGregor, M. A. Oudijk, E. J. Meijboom, L. Feinkind, M. Hussey, B. V. Parilla: Amiodarone therapy for drug-refractory fetal tachycardia. Circulation **109**, 375-379 (2004)

[464] Stringer, J. S. A., D. J. Rouse, M. Sinkala, E. A. Marseille, S. H. Vermund, E. M. Stringer, R. L. Goldenberg: Nevirapine to prevent mother-to-child transmission of HIV-1 among women of unknown serostatus. Lancet **362**, 1850-1853 (2003)

[465] Subtil, D., P. Goeusse, F. Puech, P. Lequien, S. Biausque, G. Breart, S. Uzan, P. Marquis, D. Parmentier, A. Churlet, Essai Régional Aspirine Mère-

-Enfant (ERASME) Collaborative Group: Aspirin (100 mg) used for prevention of pre-eclampsia in nulliparous women: the Essai Régional Aspirine Mère-Enfant study (Part 1). BJOG 110, 475-484 (2003)

[466] Sur, D. K., D. H. Wallis, T. X. O'Connell: Vaccinations in pregnancy. Am. Fam. Physician 68, 299-304 (2003)

[466a] Tabacova, S.: Mode of action: Angiotensin-converting enzyme inhibition – developmental effects associated with exposure to ACE inhibitors. Crit. Rev. Toxicol. 35, 747-755 (2005)

[467] Takahashi, Y., C. Roman, S. Chemtob, M. M. Tse, E. Lin, M. A. Heymann, R. I. Clyman: Cyclooxygenase-2 inhibitors constrict the fetal lamb ductus arteriosus both in vitro and in vivo. Am. J. Physiol. Regulatory Integrative Comp. Physiol. 278, R1496-R1505 (2000)

[468] Tamura, T., R. L. Goldenberg, S. L. Ramey, K. G. Nelson, V. R. Chapman: Effect of zinc supplementation of pregnant women on the mental and psychomotor development of their children at 5 years of age. Am. J. Clin. Nutr. 77, 1512-1516 (2003)

[469] Taylor, G. P., E. G. H. Lyall, D. Back, C. Ward, G. Tudor-Williams: Pharmacological implications of lengthened in-utero exposure to nevirapine. Lancet 355, 2134-2135 (2000)

[470] Tendron, A., J.-B. Gouyon, S. Decramer: In utero exposure to immunosuppressive drugs: experimental and clinical studies. Pediatr. Nephrol. 17, 121-130 (2002)

[470a] ten Berg, K., E.B. Samrén, A.C. van Oppen, M. Engelsman, D. Lindhout: Levetiracetam use and pregnancy outcome. Reprod. Toxicol. 20, 175-178 (2005)

[471] Theis, J. G. W., G. Koren: Maternal and fetal clinical pharmacology. In: T. M. Speight, N. H. G. Holford (eds.): Avery's Drug Treatment, 4th edition. Adis Press, Auckland 1997

[472] Thomas, L. A., M. S. Cardwell: Acute reactive hepatitis in pregnancy induced by alpha-methyldopa. Obstet. Gynecol. 90, 658-659 (1997)

[473] Tinneberg, H.-R., K. Münstedt: Erhaltung der weiblichen Fertilität trotz Chemotherapie. Gynäkologe (online publiziert 16.07.2003)

[474] Tolstrup, J.B., S. K. Kjær, C. Munk, L. B. Madsen, B. Ottesen, T. Bergholt, M. Grønbæk: Does caffeine and alcohol intake before pregnancy predict the occurrence of spontaneous abortion? Hum. Reprod. 18, 2704-2710 (2003)

[474a] Tomson, T., D. Battino: Pharmacokinetics and therapeutic drug monitoring of newer antiepileptic drugs during pregnancy and the puerperium. Clin. Pharmacokinet. 46, 209-219 (2007)

[474b] Tomson, T., R. Palm, K. Källén, E. Ben-Menachem, B. Söderfeldt, B. Danielsson, R. Johansson, G. Luef, I. Ohman: Pharmacokinetics of levetiracetam during pregnancy, delivery, in the neonatal period, and lactation. Epilepsia 48, 1111-1116 (2007)

[475] Torfs, C. P., E. A. Katz, T. F. Bateson, P. K. Lam, C. J. Curry: Maternal medications and environmental exposures as risk factors for gastroschisis. Teratology 54, 84-92 (1996)

[476] Torlesse, H., M. Hodges: Anthelminthic treatment and haemoglobin concentrations during pregnancy. Lancet 356, 1083-1084 (2000)

[477] Tran, T. A., I. E. Leppik, K. Blesi, S. T. Sathanandan, R. Remmel: Lamotrigine clearance during pregnancy. Neurology 59, 251-255 (2002)

[478] Trappe, H.-J.: Rhythmusstörungen während der Schwangerschaft – was tun? Herz 28, 216-226 (2003)

[479] Trasler, J. M., T. Doerksen: Teratogen update: Paternal exposures – reproductive risks. Teratology 60, 161-172 (1999)

[480] Tsutsumi, K., T. Kotegawa, S. Matsuki, Y. Tanaka, Y. Ishii, Y. Kodama, M. Kuranari, I. Miyakawa, S. Nakano: The effect of pregnancy on cytochrome P4501A2, xanthine oxidase, and N-acetyltransferase activities in humans. Clin. Pharmacol. Ther. 70, 121-125 (2001)

[481] Tuomala, R. E., D. E. Shapiro, L. M. Mofenson, Y. Bryson, M. Culnane, M. D. Hughes, M. J. O'Sullivan, G. Scott, A. M. Stek, D. Wara, M. Bulterys: Antiretroviral therapy during pregnancy and the risk of an adverse outcome. N. Engl. J. Med. 346, 1863-1870 (2002)

[482] U.S. Food and Drug Administration, Center for Drug Evaluation and Research (CDER): Accutane (isotretinoin):www.fda.gov/cder/drug/infopage/accutane/default.htm

[483] Vajda, F. J., T. J. O'Brien, A. Hitchcock, J. Graham, C. Lander: The Australian registry of anti-epileptic drugs in pregnancy: experience after 30 months. J. Clin. Neurosci. 10, 543-549 (2003)

[483a] Vajda, F.J., T.J. O'Brien, A. Hitchcock, J. Graham, M. Cook, C. Lander, M.J. Eadie: Critical relationship between sodium valproate dose and human teratogenicity: results of the Australian register of anti-epileptic drugs in pregnancy. J. Clin. Neurosci. 11, 854-858 (2004)

[484] Van Driel, D., J. Wesseling, F. R. Rosendaal, R. J. Odink, E. van der Veer, W. J. Gerver, L. M. Geven-Boere, P. J. Sauer: Growth until puberty after in utero exposure to coumarins. Am. J. Med. Genet. 95, 438-443 (2000)

[485] Vanhauwere, B., H. Maradit, L. Kerr: Post-marketing surveillance of prophylactic mefloquine (Lariam) use in pregnancy. Am. J. Trop. Med. Hyg. 58, 17-21 (1998)

[486] Viguera, A. C., R. Nonacs, L. S. Cohen, L. Tondo, A. Murray, R. J. Baldessarini: Risk of recurrence of bipolar disorder in pregnant and nonpregnant women after discontinuing lithium maintenance. Am. J. Psychiatry 157, 179-184 (2000)

[487] Viguera, A. C., L. S. Cohen, R. J. Baldessarini, R. Nonacs: Managing bipolar disorder during pregnancy: Weighing the risks and benefits. Can. J. Psychiatry 47, 426-436 (2002)

[488] Vik, T., L. S. Bakketeig, K. U. Trygg, K. Lund-Larsen, G. Jacobsen: High caffeine consumption in the third trimester of pregnancy: gender-specific effects on fetal growth. Paediatr. Perinat. Epidemiol. 17, 324-331 (2003)

[488a] Vinten, J., N. Adab, U. Kini, J. Gorry, J. Gregg, G. A. Baker; Liverpool and Manchester Neurodeve-

lopment Study Group: Neuropsychological effects of exposure to anticonvulsant medication in utero. Neurology **64**, 949-954 (2005)

[489] Von Dadelszen, P., M. P. Ornstein, S. B. Bull, A. G. Logan, G. Koren, L. A. Magee: Fall in mean arterial pressure and fetal growth restriction in pregnancy hypertension: a meta-analysis. Lancet **355**, 87-92 (2000)

[490] Von Mandach, U., F. Aebersold, R. Huch, A. Huch: Short-term low-dose heparin plus bedrest impairs bone metabolism in pregnant women. Eur. J. Obstet. Gynecol. Reprod. Biol. **10**, 106, 25-30 (2003)

[490a] Vroom, F., H. E. K. de Walle, M. A. J. F. van de Laar, J. R. B. J. Brouwers, L. T. W. de Jong-van den Berg: Disease-modifying antirheumatic drugs in pregnancy. Current status and implications for the future. Drug Safety **29**, 845-863 (2006)

[491] Wacker, J., P. Werner, I. Walter-Sack, G. Bastert: Treatment of hypertension in patients with preeclampsia: a prospective parallel-group study comparing dihydralazine with urapidil. Nephrol. Dial. Transplant. **13**, 318-325 (1998)

[492] Wacker, J., B. Rach, H. Hopp, V. Briese, L. Heilmann, C. Bartz, B. Schauf: Deutsche Multicenterstudie zur Behandlung der Hypertonie bei Schwangeren mit Präeklampsie. Z. Geburtsh. Neonatol. **207** (Suppl. 2), S89-S166 (2003) (Abstract PO-08-12)

[493] Wadelius, M., E. Darj, G. Frenne, A. Rane: Induction of CYP2D6 in pregnancy. Clin. Pharmacol. Ther. **62**, 400-407 (1997)

[494] Wagenvoort, A. M., J. M. G. van Vugt, M. Sobotka, H. P. van Geijn: Topical timolol therapy in pregnancy: Is it safe for the fetus? Teratology **58**, 258-262 (1998)

[495] Wald, N. J.: Folic acid and the prevention of neural-tube defects. N. Engl. J. Med. **350**, 101-103 (2004)

[496] Wallon, M., P. Gaucherand, M. Al Kurdi, F. Peyron: Infection toxoplasmique de début de grossesse: conséquences et conduite à tenir. J. Gynecol. Obstet. Biol. Reprod. (Paris) **31**, 478-484 (2002)

[497] Watts, D. H., Z. A. Brown, D. Money, S. Selke, M. L. Huang, S. L. Sacks, L. Corey: A double-blind, randomised, placebo-controlled trial of acyclovir in late pregnancy for the reduction of herpes simplex virus shedding and cesarean delivery. Am. J. Obstet. Gynecol. **188**, 836-843 (2003)

[498] Watts, D. H.: Management of human immunodeficiency virus infection in pregnancy. N. Engl. J. Med. **346**, 1879-1891 (2002)

[499] Webster, G. F.: Acne vulgaris. BMJ **325**, 475-479 (2002)

[500] Weinstock, L., L. S. Cohen, J. W. Bailey, R. Blatman, J. F. Rosenbaum: Obstetrical and neonatal outcome following clonazepam use during pregnancy: a case series. Psychother. Psychosom. **70**, 158-162 (2001)

[500a] Wen, S. W., Q. Yang, P. Garner, W. Fraser, O. Olatunbosun, C. Nimrod, M. Walker: Selective serotonin reuptake inhibitors and adverse pregnancy outcomes. Am. J. Obstetr. Gynecol. **194**, 961-966 (2006)

[501] Werler, M. M., J. E. Sheehan, A. A. Mitchell: Maternal medication use and risks of gastroschisis and small intestinal atresia. Am. J. Epidemiol. **155**, 26-31 (2002)

[501a] Westin, A. A., A. Reimers, G. Helde, K. O. Nakken, E. Brodtkorb: Serum concentration/dose ratio of levetiracetam before, during and after pregnancy. Seizure **17**, 192-198 (2008)

[502] Wheeler, M., P. O'Meara, M. Stanford: Fetal methotrexate and misoprostol exposure: The past revisited. Teratology **66**, 73-76 (2002)

[502a] Wikner BN, Stiller CO, Bergman U, Asker C, Källén B: Use of benzodiazepines and benzodiazepine receptor agonists during pregnancy: neonatal outcome and congenital malformations. Pharmacoepidemiol. Drug Saf. **16**, 1203-1210 (2007)

[503] Wimberger, P., H. Hepp, R. Kimmig: Ovarialmalignome in der Schwangerschaft. Onkologe **8**, 1323-1332 (2002)

[504] Wing, D. A., C. M. Hendershott, L. Debuque, L. K. Millar: A randomized trial of three antibiotic regimens for the treatment of pyelonephritis in pregnancy. Obstet. Gynecol. **92**, 249-253 (1998)

[505] Winn, L. M., P. M. Kim, J. A. Nickoloff: Oxidative stress-induced homologous recombination as a novel mechanism for phenytoin-initiated toxicity. J. Exp. Pharmacol. Ther. **306**, 523-527 (2003)

[506] Wisborg, K., U. Kesmodel, B. H. Beck, M. Hedegaard, T. Brink Henriksen: Maternal consumption of coffee during pregnancy and stillbirth and infant death in first year of life: prospective study. BMJ **326**, 420-422 (2003)

[507] Witt, A., E. M. Sommer, M. Cichna, K. Postlbauer, A. Widhalm, H. Gregor, K. Reisenberger: Placental passage of clarithromycin surpasses other macrolide antibiotics. Am. J. Obstet. Gynecol. **188**, 816-819 (2003)

[507a] Wogelius, P., M. Nørgaard, M. Gislum, L. Pedersen, E, Munk, P. B. Mortensen, L. Lipworth, H. T. Sørensen: Maternal use of selective serotonin reuptake inhibitors and risk of congenital malformations. Epidemiology **17**, 701-704 (2006)

[508] Wolf, G., U. Wenzel, R. A. K. Stahl, B. Hüneke: Hypertensive Erkrankungen in der Schwangerschaft. Med. Klin. **96**, 78-86 (2001)

[509] Wolfe, M. S., J. F. Cordero: Safety of chloroquine in chemosuppression of malaria during pregnancy. BMJ **290**, 1466-1467 (1985)

[509a] Wolff, K., A. Boys, A. Rostami-Hodjegan, A. Hay, D. Raistrick: Changes to methadone clearance during pregnancy. Eur. J. Clin. Pharmacol. **61**, 763-768 (2005)

[510] World Health Organization: Controlling disease due to helminth infections. D. W. T. Crompton, A. Montresor, M. C. Nesheim, L. Savioli (eds.). World Health Organization, Geneva (2003). whqlibdoc.who.int/publications/2003/9241561.pdf

[511] World Health Organization: Assessment of the safety of artemisinin products in pregnancy. Report of two informal consultations convened by WHO in 2002. WHO, Geneva (2003). www.who.int/tdr/publications/publications/pdf/artemisinin-pregn.pdf

[512] Yerby, M. S.: Clinical care of pregnant women with epilepsy: Neural tube defects and folic acid supplementation. Epilepsia **44** (Suppl. 3), 33-40 (2003). Erratum: Epilepsia **44**, 1465 (2003)

[512a] Yeshayahu, Y.: The use of olanzapine in pregnancy and congenital cardiac and musculoskeletal ab-normalities. Am. J. Psychiatry **164**, 1759-1760 (2007)

[513] Ziegler, M., F. Poustka, V. von Loewenich, E. Eng-lert: Postpartale Risikofaktoren in der Entwicklung von Kindern opiatabhängiger Mütter. Ein Ver-gleich von Müttern mit und ohne Methadon-Sub-stitution. Nervenarzt **71**, 730-736 (2000)

Teil B
Arzneimittel in der Stillzeit

I Bedeutung der Stillzeit, Arzneimitteleinnahme, Risikoabschätzung

Adolf Windorfer

1 Bedeutung der Stillzeit

[4, 12, 29, 36, 44, 74, 84, 171, 180, 215, 329, 347]

Nach wie vor gilt Muttermilch als die beste und verlässlichste Ernährung für den Säugling in den ersten Lebensmonaten. Nachdem jahrelang eine rückläufige Entwicklung zu sehen war, wandten sich in den letzten 20–25 Jahren wieder vermehrt Mütter dem Stillen zu. In den USA wurde zwischen 1971 und 1991 eine Zunahme von 22 % auf über 60 % an stillenden Müttern beobachtet. In Österreich wurden Ende der 80er-Jahre sogar 85 % der Neugeborenen für durchschnittlich drei bis vier Monate gestillt. In der Bundesrepublik Deutschland stillten 1995 wenigstens 45 % der Mütter ihre Neugeborenen in den ersten drei Monaten.

Die Ernährung eines Säuglings mit Muttermilch ist nicht nur verbunden mit einer eindeutigen Verminderung der kindlichen Mortalität insgesamt, sondern auch speziell mit der Verminderung der Häufigkeit von Infektionskrankheiten. Stillen kann wahrscheinlich auch die Entwicklung der kognitiven Fähigkeiten fördern und vermindert das Risiko von immunologisch beeinflussten Erkrankungen wie Morbus Crohn und Diabetes mellitus.

Es ist der ernährungsphysiologische Aspekt, der die Muttermilch so vorteilhaft vor anderen Milchzubereitungen macht: Das Kind erhält mit der Muttermilch genau die Nahrung, die seinen Bedarf an Eiweißen, Kohlenhydraten, Elektrolyten und Vitaminen – allerdings außer Vitamin D und Vitamin A – optimal deckt. Daneben ist aber auch der psychologische Aspekt, nämlich das Entstehen einer guten Mutter-Kind-Bindung durch konsequentes Stillen in den ersten Lebensmonaten eines Kindes von herausragender Bedeutung; dieser Aspekt kann gar nicht hoch genug eingeschätzt werde, wie die moderne Bindungsforschung belegt. Dies bedeutet aber auch im Umkehrschluss, dass Stillen – auch bei Medikamenteneinnahme der Mutter – immer gefördert werden muss, so lange nicht wirkliche und nachweisbare Nachteile für den Säugling entstehen.

Während die Deutsche Forschungsgemeinschaft (DFG) noch 1984 Müttern empfohlen hatte, ihre Kinder wegen der Belastung der Muttermilch mit Umweltgiften nicht länger als vier bis höchstens sechs Monate zu stillen, gilt diese Einschränkung mittlerweile nicht mehr, da die Muttermilch in der Bundesrepublik Deutschland heute deutlich geringer mit Umweltgiften belastet ist als noch Ende der 70er-Jahre.

2 Arzneimittel in der Stillzeit

[4, 12, 17, 26, 27, 29, 35, 36, 53, 74, 162, 171, 186, 205, 295, 316, 329]

Ausführliche Untersuchungen in den verschiedenen westlichen Industrienationen haben ergeben, dass über 90 % der stillenden Mütter in der ersten Woche post partum verschiedene Medikamente erhalten. Diese Medikationen werden jedoch meist nicht fortgesetzt und spielen daher für das Stillen keine wesentliche Rolle. Eine dänische Studie aus dem Jahr 1999 – durchgeführt bei 16 001 Frauen – belegt, dass 34 % der Frauen in dem 3. Monat nach der Entbindung Medikamente eingenommen hatten. Die am häufigsten eingenommenen Medikamente waren Schmerzmittel, Abführmittel, Vitamine, Antibiotika, Antiemetika sowie Schlaf- und Beruhigungsmittel. In einer neuen holländischen Erhebung wurde sogar bei 53 % der stillenden Frauen die Einnahme von Medikamenten registriert und zwar ebenfalls vor allem Schmerzmittel (36 %), Husten-Schnupfenmittel (7 %) und Antiinfektiva (14 %). Diese Zahlen machen deutlich, dass sowohl Ärzte als auch stillende Mütter relativ häufig mit der Frage nach der Vereinbarkeit von Medikamenteneinnahme und Stillen konfrontiert werden.

Es ist nachvollziehbar, wenn stillende Mütter unsicher sind und sich fragen, ob eine Beeinflussung oder sogar Gefährdung Ihres Kindes durch den Übertritt eines Medikamentes vom mütterlichen Blut in die Muttermilch möglich ist. Diese Befürchtungen sind insofern verständlich, als einerseits das Zentralnervensystem des jungen Säuglings noch nicht ausgereift ist und andererseits die metabolischen sowie die exkretorischen Funktionen von Leber und Niere in den ersten Lebenswochen ihre volle Funktionsfähigkeit noch nicht erreicht haben. Dadurch könnten unerwünschte Arzneimittelkumulationen im Kind sowie auch Medikamentenwechselwirkungen bei der gleichzeitigen Gabe verschiedener Medikamente eintreten, die unter den abweichenden pharmakologischen Bedingungen eines Erwachsenen nicht unbedingt gegeben sind.

Tatsächlich besteht aber in der Fachliteratur, die sich kritisch mit diesem Thema beschäftigt, zunehmend ein Trend, der besagt, dass die Vorteile der Muttermilch – und zwar sowohl in ernährungsphysiologischer als auch in emotionaler Hinsicht – in Bezug auf die kindliche Entwicklung in den meisten Fällen überwiegen im Vergleich zu einer eher theoretischen Gefährdung durch eine Arzneimitteltherapie der Mutter. Bei den meisten Medikamenten erscheinen – auf die mütterliche Dosis umgerechnet – nur wenige Prozent in der Muttermilch; nur wenige Medikamente sind daher auch als absolut kontraindiziert in der Stillperiode zu klassifizieren. Dies soll zwar keine generelle Entwarnung vor einer nicht streng begründeten medikamentösen Therapie einer stillenden Mutter sein, denn bei zahlreichen Medikamenten besteht immer noch relativ geringes Wissen über eine mögliche Langzeitgefährdung des Kindes nach Exposition in der Stillperiode.

3   Risikoabschätzung

3.1   Faktoren, die die Arzneimittelkonzentration in der Muttermilch beeinflussen

[4, 26, 27, 29, 36, 74, 162, 180, 186, 205, 273, 311, 315, 329, 332]

Die meisten der von einer stillenden Mutter absichtlich oder unabsichtlich eingenommenen Fremdstoffe (Medikamente, Suchtmittel, Umweltschadstoffe) gelangen in mehr oder weniger starkem Ausmaß aus dem mütterlichen Serum in die Muttermilch. Der Mechanismus des Übertrittes ist bei der Mehrzahl der Substanzen eine passive Diffusion, für manche Stoffe ist jedoch auch ein aktiver, durch Carrier vermittelter Transport nachgewiesen.

Das Ausmaß des Übertritts hängt von den pharmakologischen Charakteristika der Fremdstoffe ab, vor allem von:

- Plasmaproteinbindung,
- Ionisationsgrad,
- Lipophilie,
- Molekulargewicht,
- Verteilungsvolumen.

Das Ausmaß der Proteinbindung und die Fettlöslichkeit spielen bei dem Übertritt eine zentrale Rolle.

Der Transport eines Medikamentes aus dem mütterlichen Plasma in die Muttermilch wird durch eine Reihe von Strukturbarrieren erschwert. Hierbei handelt es sich um:

- Kapillarendothelien,
- Interstitioflüssigkeit,
- alveoläres Brustdrüsenepithel,
- Plasmamembranen.

Das Alveolarepithel stellt eine Lipidmembran dar, die kleine wassergefüllte Poren besitzt, durch welche hydrophile Substanzen mit einem Molekulargewicht von unter 200 direkt in die Muttermilch übertreten können.

Für Stoffe mit einem Molekulargewicht größer 200 ist der Mechanismus der passiven Diffusion durch Epithelzellmembranen für die Überwindung der Blut-Milch-Schranke charakteristisch. Gute Lipidlöslichkeit, das Vorliegen einer nichtionisierten Form des Medikamentes, geringes Molekulargewicht und eine niedrige Plasmaproteinbindung im mütterlichen Plasma begünstigen daher den Übertritt des Medikamentes aus dem mütterlichen Plasma in die Muttermilch.

Ein weiterer wichtiger Aspekt ist die Eigenschaft der Muttermilch, für basische Substanzen als Ionenfalle zu wirken. Da der pH-Wert der Muttermilch niedriger ist als der des mütterlichen Plasmas, können die Konzentrationen von Arzneimitteln mit alkalischen Eigenschaften in ionisierter Form in der Muttermilch höher sein als im Plasma der stillenden Mutter. Da weiter die Muttermilch im Gegensatz zum mütterlichen Plasma eine Emulsion mit einem Fettgehalt von 3–5 % darstellt, können sich fettlösliche Medikamente in der Muttermilch anreichern.

Besonders wesentlich für die Menge der aus dem mütterlichen Plasma in die Muttermilch übertretenden Substanzen ist ihre Konzentration im mütterlichen Blut. Dies und die bereits aufgeführten pharmakologischen Faktoren sind die wichtigsten Parameter, die später für eine Risikoabschätzung erforderlich sind.

3.2 Kindliche Faktoren, die die Medikamentenwirkung verstärken können

[12, 16, 29, 36, 74, 162, 180, 273, 287, 295, 311, 332]

Die Bedeutung der vom Säugling mit der Muttermilch aufgenommenen Arzneimittelmengen wird neben der Konzentration in der Muttermilch und der Trinkmenge noch durch einige kindliche Faktoren beeinflusst, und zwar durch

- die orale Bioverfügbarkeit der Substanz beim Kind,
- das Ausmaß der Proteinbindung beim Kind,
- die hepatische Clearance z.B. durch Cytochrom P_{450},
- die renale Clearance.
- das Verteilungsvolumen im kindlichen Organismus.

3.3 Möglichkeiten der Risikoabschätzung

[4, 12, 15, 16, 18, 26, 29, 36, 53, 74, 162, 186, 205, 273, 287, 295, 311, 332]

Das Ausmaß einer möglichen Medikamentenwirkung auf das gestillte Kind vorherzusagen ist nicht unproblematisch, da eine Voraussage von kindlichen Serumkonzentrationen – lediglich ausgehend von der mütterlichen Dosis – schwierig ist. Die Summe der Daten, d.h. die mütterlichen Medikamentenkonzentrationen sowie die physikalisch-chemischen oder pharmakologischen Eigenschaften der einzelnen Medikamente, lässt demnach zwar keine direkte Schlussfolgerung in Bezug auf die Konzentration in der Muttermilch zu, ermöglicht aber doch das Erkennen von Tendenzen, ob nämlich der Übertritt eines Medikamentes in die Muttermilch begünstigt oder erschwert wird.

Für die Beurteilung, ob ein Arzneimittel in der Stillzeit eingesetzt werden kann, gibt die Messgröße „M/P-Quotient" (Milch/Plasma-Quotient) einen gewissen Anhalt. Er wird daher oft – so auch immer wieder in diesem Buch – für eine Risikoabschätzung herangezogen. Er gibt Auskunft über das Ausmaß der Anreicherung oder Verdünnung einer Substanz in der Muttermilch gegenüber dem Plasma und kann daher dazu beitragen, die mögliche iatrogene Dosis eines Medikamentes für ein gestilltes Kind abzuschätzen. Die von einem Kind mit der Muttermilch aufgenommene Dosis eines Medikamentes ist jedoch nur der Ausgangspunkt, denn ausschlaggebend für den Säugling sind die resultierenden Plasmakonzentrationen und die pharmakodynamischen Konsequenzen d.h. die oft noch verzögerte Abbau- und Ausscheidungsfähigkeit des Säuglingsorganismus.

Eine wesentliche Unsicherheit in der Risikobeurteilung bei der alleinigen Verwendung des M/P-Quotienten zur Abschätzung der kindlichen Konzentration eines Medikamentes ist die Annahme, dass die Kurven der Arzneimittelkonzentrationen in Milch und Plasma zeitgleich und parallel verlaufen. In der Regel liegen jedoch komplexe Situationen vor, sodass Muttermilch- und Plasmakonzentrationen zeitlich nicht parallel verlaufen. Während die Konzentration im mütterlichen Plasma bereits abfällt, kann diejenige in der Milch noch deutlich ansteigen, sodass identische

Plasmakonzentrationen zu unterschiedlichen Zeiten mit verschiedenen korrespondierenden Milchkonzentrationen einhergehen. Diese Ausführungen verdeutlichen die Problematik der Bewertung des M/P-Quotienten; besonders deutlich wird dies, wenn lediglich Einzelmessungen vorliegen, da zu verschiedenen Zeiten die Quotienten unterschiedlich sein können.

Exakte Angaben über die Aufnahme eines Medikamentes mit der Muttermilch durch einen gestillten Säugling sind demnach kaum möglich. Die Summe der einzelnen Parameter kann nur eine Tendenz erkennen lassen, deren Bedeutung jedoch erheblichen Interpretationsschwankungen unterliegen kann.

Aus den meist geringen verfügbaren Medikamentenmengen („kindliche Medikamentendosis") kann nicht automatisch auf die Unschädlichkeit einer mütterlichen Therapie geschlossen werden. Die Abbau- und Ausscheidungsmechanismen bei Neugeborenen und kleinen Säuglingen sind zum Teil noch unvollkommen ausgebildet, sodass durch erheblich verlängerte Plasmahalbwertszeiten der von der Mutter eingenommenen Medikamente beim Kind über längere Zeit unerwartete Konzentrationserhöhungen eintreten können. Auch dies ist durch einmalige Bestimmungen sowie über alleinige Bewertung des Milch/Plasma-Quotienten (M/P-Quotienten) nicht erfassbar. Vor allem aber besteht die prinzipielle Möglichkeit, dass auch durch geringe Fremdstoffkonzentrationen beim Kind über längere Zeit vor allem eine Beeinflussung der Gehirnentwicklung nicht auszuschließen ist, wie sich dies z. B. durch den Umweltschadstoff PCB ergeben hat. Wegen dieser Unzulänglichkeiten hatte das Motherisk Team des Hospital for Sick Children in Toronto/Kanada bereits vor mehreren Jahren als weiteren Parameter den Exposure Index (EI) eingesetzt. Dieser beinhaltet neben dem M/P-Quotienten auch die Clearencerate des entsprechenden Medikamentes. Damit ist der EI die prozentuale Verfügbarkeit des mütterlichen Medikamentes für ein gestilltes Kind.

Andere Berechnungsmöglichkeiten sind z. B. die vom Kind aufgenommene Medikamentendosis als Produkt aus Medikamentenkonzentration in der Milch und getrunkene Milchmenge; oder die relative kindliche Dosis, kalkuliert aus der mütterlichen Dosis (mg/kg/d) und der mit der Muttermilch aufgenommenen kindlichen Dosis.

Da in den meisten Fällen jedoch kaum Informationen über den EI oder genauere Angaben im Zusammenhang mit den anderen Beurteilungsmethoden vorliegen, ist man bei der Beurteilung über die mögliche Gefährdung eines Kindes immer noch weitgehend gezwungen, auch mit allem Vorbehalt, auf den M/P-Quotienten zurückzugreifen. Wenn man heute davon ausgehen kann, dass bei der Mehrzahl der Medikamente, die bei stillenden Müttern eingesetzt werden, vor allem bei kurzfristiger Einnahme, das Stillen fortgesetzt werden kann, so erfordert dennoch jede medikamentöse Therapie einer stillenden oder stillbereiten Frau eine sorgfältige Entscheidung und Abwägung im Einzelfall. Die *American Academy of Pediatrics (AAP)* veröffentlicht immer wieder Bewertungen für Arzneimittel hinsichtlich ihres möglichen Einsatzes in der Stillzeit. Dieser Empfehlung kann in vielen Fällen gefolgt werden; bei manchen Medikamenten liegt jedoch noch zu wenig Erfahrung vor und dennoch werden sie von der AAP nicht als Hinderungsgrund für das Stillen angesehen. Eine weitere Institution die WHO Working Group on Human Lactation beurteilt ebenfalls die Bedenklichkeit bzw. Unbedenklichkeit von Medikamenten in der Stillzeit und kommt in Einzelfällen durchaus zu anderen, nämlich strengeren Beurteilungen als die AAP.

Im Jahr 2007 hatte Gentile speziell für den Bereich der mit Antidepressiva behandelten Mütter den nach Literaturangaben festzulegenden „Breastfed-Infant-Antidepressive Safety Index" eingeführt. Speziell vonseiten des kanadischen Motherisk Programs/Toronto, einer sehr erfahrenen Klinisch-Pharmakologischen Institution, war diesem Vorgehen jedoch erheblich widersprochen worden.

Vorgenommene Risikobeurteilungen können daher in manchen Fällen nur eine Diskussionsgrundlage für den behandelnden Arzt und die stillwillige Mutter sein, um entscheiden zu können, welche Therapie im Einzelfall unbedingt erforderlich ist und welches Risiko tragbar zu sein scheint.

In Fällen, in denen die Risikobeurteilungen der oben aufgeführten Expertengremien oder von Wissenschaftlern widersprechend sind, erfolgt im vorliegenden Werk ggf. auch eine z. B. von den AAP-Empfehlungen abweichende eigene Bewertung des Autors (s. Teil II).

Mathew gab für den Schutz gestillter Kinder bei mütterliche Antibiotikabehand-lung eine dreistufige Strategie an, die im Prinzip in wesentlichen Teilen auf die Gabe aller Medikamente übertragen werden kann:

Strategie 1: Genaue Überlegung bei der Verschreibung eines Antibiotikums
- Ist ein Antibiotikum wirklich erforderlich?
- Wenn ja, muss es systemisch eingesetzt werden?
- Abwägen zwischen Vorteil und Risiko
- Diskussion mit der Mutter über Vorteile und Risiken.

Strategie 2: Verringerung des Übertritts des Antibiotikums in die Muttermilch
- Verschreibung eines Medikamentes mit geringer oraler Verfügbarkeit/Resorption,
- Einsatz von lokal wirkenden Antibiotika, wenn möglich,
- Bevorzugung von Antibiotika mit schnellem Abbau/Ausscheidung. Füttern des Kindes unmittelbar vor der Antibiotika-Gabe
- Aussetzen des Stillens als allerletzte Option.

Strategie 3: Monitoring / genaue Beobachtung des Kindes
- Genaues Beobachten von unerwarteten und sonst unerklärlichen Effekten,
- Sicherung, dass diese mit der mütterlichen Antibiotika-Gabe in Zusammenhang stehen könnten,
- Monitoring der Blutspiegel.

II Arzneimittel in der Stillzeit – Spezieller Teil
Adolf Windorfer

1 Einführung

1.1 Bewertungskriterien

Anhand der vorliegenden Literatur werden für die einzelnen Substanzen Bewertungen hinsichtlich ihrer Vertretbarkeit während des Stillens vorgenommen. Um die eigenen Bewertungen übersichtlich darstellen zu können, erfolgt eine Empfehlungseinteilung der besprochenen Medikamente in jeweils eine der vier nachfolgend aufgeführten Kategorien:

Kategorie 1
Stillen ist möglich, eine Gefährdung des Säuglings ist nicht zu erwarten.

Kategorie 2
Bei der Einnahme von Medikamenten dieser Gruppe ist eine kritische Risikoabwägung unerlässlich. Stillen ist dann jedoch prinzipiell möglich, eine gute Beobachtung des Kindes mit Kontrolluntersuchungen vorausgesetzt.

Kategorie 3
Eine einmalige oder kurzfristige Einnahme von Medikamenten dieser Gruppe ist vertretbar. Bei längerfristiger Therapie ist ein Stillverbot zu erwägen.

Kategorie 4
Die Einnahme von Medikamenten dieser Gruppe ist nicht mit dem Stillen vereinbar, deshalb ist eine Stillpause, ein Stillverbot oder das Absetzen des Medikamentes anzuraten.

1.2 Empfehlungen der Roten Liste

[302]

Die Rote Liste enthält kurz gefasste Hinweise zur Anwendung von Arzneimitteln in der Stillzeit. Diese Hinweise sind jedoch für die praktische Beratung weniger hilfreich, da Untersuchungen für die Zulassung eines Medikamentes vor allem hinsichtlich der Unbedenklichkeit eines Medikamentes in der Stillzeit aus ethischen Gründen nicht möglich sind. So führt z.B. gelegentlich allein die Tatsache des Übertritts eines Wirkstoffes in die Muttermilch in der Roten Liste bereits zu der Aussage, dass nicht gestillt werden sollte. Diese Empfehlungen sind in vielen Fällen in der Praxis nicht zu begründen, da die meisten Medikamente in gewisser – oft aber eher unproblematischer – Menge in die Muttermilch übergehen. Es ist jedoch zu beachten, dass die Arzneimittelhersteller derartige Angaben in der Roten Liste machen müssen, um bei Auftreten von Nebenwirkungen nicht in finanzielle Verantwortung gezogen zu werden. Der beratende Arzt hat seine Datenquelle jedoch in erster Linie aus der wissenschaftlichen Literatur zu beziehen, deren Ergebnisse praktisch immer erst Jahre nach Zulassung des entsprechenden Medikamentes vorliegen können. Aus diesem Grund sind wissenschaftliche Quellen für einen Arzt im Sinne der evidenzbasierten Medizin die geeignete Absicherung seiner Beratungstätigkeit. Die im nachfolgenden Kapitel vorgestellten Literaturauswertungen bzw. -einschätzungen werden daher den Empfehlungen der Roten Liste gegenübergestellt.

2 Arzneimittelgruppen, geordnet nach der Roten Liste (RL)

Hinweis: Die Auswahl der im Folgenden bei den einzelnen Wirkstoffen aufgeführten Handelspräparate erfolgt exemplarisch und ist nicht gleichzusetzen mit einer Empfehlung. Jedoch sind bei einigen Arzneimittelgruppen am Ende Arzneistoffe aufgeführt, bei denen eine Gefährdung des Säuglings auch bei längerfristiger Gabe nicht zu erwarten ist (Symbol S).

Medikamente, bei denen unter kritischer Risikoabwägung Stillen prinzipiell möglich ist, wenn eine gute Beobachtung des Kindes mit Kontrolluntersuchungen erfolgt, sind mit dem Symbol M gekennzeichnet.

RL 04 Analeptika/Antihypoxämika

Coffein [12, 41, 42, 328, 336]

Bei Coffein handelt es sich um eine lipophile schwache Base, das Molekulargewicht liegt unter 200; die Substanz ist nicht stark proteingebunden. Der M/P-Quotient liegt zwischen 0,5 und 0,8. Die pharmakologischen Charakteristika machen einen schnellen Übertritt der Substanz in die Muttermilch verständlich. Da die beim Erwachsenen 3,5 Stunden betragende Halbwertszeit beim jungen Säugling über 80 und bei Frühgeborenen über 100 Stunden betragen kann, ist bei regelmäßiger Aufnahme größerer Mengen Coffein durch die Mutter eine Kumulation beim Kind vorstellbar. So wurden Spitzenkonzentrationen in der Muttermilch von 1,9–4,3 μg/ml gemessen. Die Konzentrationen im mütterlichen Plasma betrugen dabei 3,6–6,15 μg/ml. Berichte von einer Übererregbarkeit der gestillten Säuglinge und Schlafschwierigkeiten, wenn die stillenden Mütter größere Mengen eines coffeinhaltigen Getränkes eingenommen hatten, liegen vor. Bei einer Coffeinzufuhr von maximal vier Tassen Kaffee pro Tag bzw. Tee oder zwei Flaschen Cola pro Tag werden jedoch keine Gefahren gesehen.

Besonders bei sehr jungen Säuglingen, bei denen noch eine lange Halbwertszeit des Coffeins vorliegt, sollten Mütter noch geringere Mengen coffeinhaltiger Produkte zu sich nehmen. Stillen direkt vor der Einnahme coffeinhaltiger Medikamente oder coffeinhaltiger Genussmittel kann dazu beitragen, die Coffeinaufnahme des Säuglings über die Milch etwas zu reduzieren. Wenn eine Mutter regelmäßig coffeinhaltige Getränke konsumiert, sollte das gestillte Kind gut beobachtet werden.

Bewertung:
- Kategorie 2.

Rote Liste:
- In der Roten Liste wird eine strenge Indikationsstellung empfohlen, die Einnahme von Coffein jedoch nicht als Kontraindikation angesehen.
- Dies entspricht der eigenen Einschätzung.

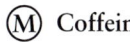 Ⓜ **Coffein**

RL 05 Analgetika/Antirheumatika

Prinzipiell muss bei älteren nicht-steroidalen, anti-infektiösen Medikamenten auch bei ausgezeichneter analgetischer Wirkung mit einer relativ hohen Rate an gastrointestinalen Nebenwirkungen sowie Beeinflussungen der Plättchenfunktion gerechnet werden.

Acetylsalicylsäure (z. B. Aspirin®) [4, 12, 15, 24, 46, 53, 160, 208, 253, 329, 332, 355, 369]
Wegen der schnellen Hydrolyse der Acetylsalicylsäure zu Salicylsäure im mütterlichen Organismus ist für die Wirkung im Säugling der Salicylsäurerest ausschlaggebend. Eine Hemmung der Thrombozytenaggregation durch Acetylierung der Cyclooxygenase der Thrombozyten ist daher kaum zu erwarten. In der Muttermilch und im kindlichen Plasma wird zur Beurteilung der Salicylsäureanteil gemessen. Die Halbwertszeit von Salicylsäure ist dosisabhängig. Nach analgetischen Einzeldosen (0,5 g) liegt sie bei der Mutter bei zwei Stunden; die Plasmaproteinbindung beträgt 90 %. Bei Neugeborenen ist die Halbwertszeit mehr als doppelt so lang wie beim Erwachsenen. Im Säuglingsplasma liegt Salicylsäure im Gegensatz zum Erwachsenen nur zu 10–20 % proteingebunden vor; dies kann auch bei anscheinend geringen Plasmakonzentrationen vergleichsweise hohe Gewebekonzentrationen zur Folge haben. Der M/P-Quotient liegt bei 0,5. Ein Säugling kann nach Messungen 10–70 % einer antipyretisch wirksamen Säuglingsdosis über die Muttermilch aufnehmen. Ein neun Wochen alter Säugling besaß Salicylatkonzentrationen von im Mittel 65 mg/l, während seine Mutter täglich 2,6 g Aspirin® einnahm. Entsprechend sind in der Literatur hohe Dauergaben von Aspirin® als Kontraindikation während des Stillens angegeben. Ein weiterer Bericht schildert einen 16 Tage alten Säugling mit metabolischer Azidose, dessen Mutter alle vier Stunden 650 mg Aspirin® eingenommen hatte. Auch wenn einige Autoren der Ansicht sind, dass Acetylsalicylsäure-Dosen von weniger als 2 g pro Tag keine Effekte auf das Kind haben könnten, wird in Großbritannien die Acetylsalicylsäure-Gabe an stillende Mütter nicht mehr empfohlen, auch wegen des theoretischen Risikos eines Reye-Syndroms. Unklar ist allerdings, bei welchen

Dosen das nach Verordnung von Salicylaten in Einzelfällen auftretende Reye-Syndrom ausgelöst werden kann. Obwohl Paracetamol und Ibruprofen als Analgetika in der Stillzeit vorzuziehen sind, scheint die gelegentliche Einnahme einer niedrigen Dosis Acetylsalicylsäure keine Gefahr für das gestillte Kind darzustellen. Bei wiederholtem Gebrauch, besonders bei höheren antirheumatisch wirksamen Dosen, müssen die Salicylat-Konzentrationen des gestillten Kindes überwacht werden. Auf eine regelmäßige Einnahme von Acetylsalicylsäure oder Salicylat in der Stillzeit sollte verzichtet werden. Die *American Academy of Pediatrics* sowie die *WHO Working Group on Human Lactation* empfehlen beide Acetylsalicylsäure während der Stillzeit zu vermeiden.

Bewertung:
- Kategorie 3.

Rote Liste:
- In der Roten Liste werden Acetylsalicylsäure und ihre Derivate bei hoher Dosierung in der Stillzeit als kontraindiziert bewertet. Bei niedrigen Dosen wird eine strenge Indikationsstellung empfohlen.
- Die Angaben in der Roten Liste entsprechen der eigenen Bewertung.

Celecoxib (z. B. Celebrex®) [140]
Der M/P-Quotient liegt bei 0,15–0,3; damit besteht ein geringer Übertritt in die Muttermilch. Die Proteinbindung beträgt 99 %. Die von einem Kind aufgenommene Dosis wurde in einer größeren Studie aus dem Jahr 2004 mit 0,2–0,4 % der mütterlichen Dosis berechnet. Bei den gestillten Kindern konnte kein Medikament nachgewiesen werden. Nach den wenigen bisher vorliegenden Daten kann dieser COX-2-Hemmer als eher unproblematisch für ein gestilltes Kind angesehen werden.

Bewertung:
- Kategorie 2

Rote Liste:
- Die Empfehlung der Roten Liste sieht eine Kontraindikation zum Stillen.
- Diese Empfehlung entspricht **nicht** der eigenen Bewertung.

Diclofenac (z. B. Voltaren®) [12, 24, 58, 171, 253, 323, 325, 328, 332, 369]
Das Molekulargewicht beträgt 318, die Plasmaproteinbindung liegt bei über 99 %, die Halbwertszeit ist bei Erwachsenen 1,8 Stunden. Diese Charakteristika lassen einen geringen Übertritt in die Muttermilch annehmen. Da jedoch Diclofenac nahezu vollständig in der Leber metabolisiert wird, kann die Halbwertszeit beim Säugling deutlich verlängert sein. In einer Übersicht von Anderson aus dem Jahre 1991 konnte Diclofenac weder nach Einzelgaben von 50 mg i. m. noch während einer einwöchigen Behandlung mit 100 mg täglich, oral eingenommen, in der Muttermilch nachgewiesen werden. In einer Kasuistik konnten nach Einzelgaben von 150 mg täglich allerdings messbare Muttermilchkonzentrationen von Diclofenac nachgewiesen werden. Insgesamt werden jedoch nur geringe Medikamentenmengen in der Muttermilch zu erwarten sein. Berichte über Nebenwirkungen bei gestillten Kindern liegen nicht vor. Bei einer längerfristigen Therapie sollte jedoch – so dies möglich ist – auf ein anderes Präparat z. B. Ibuprofen, umgestellt werden.

Bewertung:
▨ Kategorie 3.

Rote Liste:
▨ In der Roten Liste wird für Diclofenac eine strenge Indikationsstellung empfohlen.

▨ Für die eigene Bewertung wird vorausgesetzt, dass Arzneimittel in der Stillzeit grundsätzlich nur bei strenger Indikationsstellung unter Berücksichtigung des Risikos für Mutter und Kind angewendet werden sollten. Insofern entspricht die eigene Bewertung auch der Bewertung in der Roten Liste.

Flurbiprofen
Siehe unter RL-63

Goldsalze (z.B. Tauredon®) [4, 12, 31, 32, 53, 180, 215, 260, 268, 272, 347, 369]
Da Exazerbationen einer rheumatoiden Arthritis Wochen bis Monate nach einer Geburt nicht ungewöhnlich sind, werden zur Behandlung dieser Erkrankung auch in der Stillzeit Goldsalze in Betracht gezogen. Die Einschätzungen in der Literatur zur Goldtherapie in der Stillzeit hinsichtlich der Gefährdung des gestillten Säuglings sind uneinheitlich. Etwa 10 % der Goldmenge des mütterlichen Serums erscheinen in der Muttermilch. Der M/P-Quotient ist 0,01–0,2. Da Gold in Erythrozyten, im Serum und im Urin bei gestillten Kindern, deren Mütter Goldpräparate erhalten hatten, nachgewiesen werden konnte, wird von einigen Autoren eine Goldtherapie als kontraindiziert in der Stillperiode angesehen; prinzipiell wird eine Anreicherung beim Säugling und eine daraus resultierende mögliche Toxizität angenommen.

Obwohl keine Berichte über Nebenwirkungen bei gestillten Säuglingen vorliegen, sind einige Autoren daher sehr zurückhaltend, eine Goldtherapie der Mutter und gleichzeitiges Stillen des Kindes als möglich zu bewerten. Andere Autoren sehen dies jedoch anders: In einer Kasuistik wurden Messwerte von Gold bei Mutter und Kind beschrieben; dabei ergaben die Messungen im kindlichen Serum eine Goldkonzentration von 51 µg/ml. Die Werte bei der Mutter lagen zwischen 302 und 1133 µg/ml bei einer mütterlichen Dosis von einmal monatlich 10 mg Natriumaurothiomalat i.m. Das Kind wies keinerlei klinische oder hämatologische Auffälligkeiten auf. Die Autoren waren daher der Ansicht, dass ein Säugling die Goldexposition über die Muttermilch tolerieren kann.

Das *Committee on Drugs der American Academy of Pediatrics* führte Goldsalze in seinem Bericht aus dem Jahre 2001 in der Liste von Medikamenten auf, die als mit dem Stillen kompatibel beschrieben werden. Ein gestillter Säugling sollte jedoch bei Goldtherapie der Mutter auf jeden Fall in Bezug auf mögliche toxische Nebenwirkungen (Haut, Blutbild, Urin) engmaschig überwacht werden.

Bewertung:
▨ Kategorie 2.

Rote Liste:
▨ In der Roten Liste wird die Behandlung mit Goldverbindungen in der Stillzeit als kontraindiziert angesehen. Nebenwirkungen einer Goldtherapie werden als möglich beurteilt.

▨ Die eigenen Empfehlungen entsprechen **nicht** den Empfehlungen der Roten Liste.

Ibuprofen (z. B. Aktren®) [4, 12, 24, 160, 332, 376, 369]

Die Proteinbindung liegt mit 99 % sehr hoch, die Halbwertszeit beträgt zwei Stunden, der M/P-Quotient 0,14. Ibuprofen wird vollständig durch den hepatischen Metabolismus abgebaut, sodass beim Säugling eine verlängerte Halbwertszeit möglich ist. Insgesamt sind die pharmakologischen Eigenschaften so, dass eine geringe Exkretion in die Muttermilch anzunehmen ist. Nach Wellhöhner sind die unerwünschten Wirkungen dieser Substanz insgesamt auf den Menschen so gering, dass Ibuprofen in zahlreichen Ländern aus der Verschreibungspflicht entlassen wurde. In einer Studie an zwölf Patientinnen, die innerhalb von 24 Stunden jeweils 1600 mg erhalten hatten, konnte Ibuprofen nicht in der Muttermilch nachgewiesen werden. In klinischen Untersuchungen wurden keinerlei negative Reaktionen bei den gestillten Säuglingen beobachtet. Neben Flurbiprofen besitzt Ibuprofen die beste Dokumentation über die Sicherheit für das gestillte Kind während der Stillzeit. Ibuprofen ist daher in der Stillzeit als das Analgetikum der ersten Wahl anzusehen.

Bewertung:
- Kategorie 1.

Rote Liste:
- Die Rote Liste rät zur strengen Indikationsstellung bei der Einnahme des Medikamentes in der Stillzeit.
- Da jedes Medikament in der Stillzeit einer strengen Indikationsstellung unterliegen muss, entspricht die Empfehlung der Roten Liste der eigenen Bewertung.

Indometacin (z. B. Indometacin Sandoz®) [4, 13,24, 94, 199, 253, 323, 332, 369]

Die Halbwertszeit schwankt von 4–12 Stunden; es besteht ein ausgeprägter entero-hepatischer Kreislauf. 85 % der Substanz werden hepatisch metabolisiert und als Glukuronid ausgeschieden. Da diese Stoffwechselwege beim jungen Säugling noch nicht ausgereift sind, besteht die Möglichkeit einer erheblichen Kumulation. Der M/P-Quotient liegt bei 0,19. In älteren Literaturstellen wird von einem Einsatz des Indometacins während der Stillzeit abgeraten. Diese Autoren stützen sich vor allem auf eine Fallbeschreibung aus dem Jahr 1978, wonach ein sieben Tage altes Kind nach der Gabe von Indometacin an die Mutter Krampfanfälle entwickelt hatte. Allerdings wurden im Zusammenhang mit dieser Fallbeschreibung weder Milch- noch Plasmaproben des Kindes zu einer Medikamentenkonzentrationsbestimmung entnommen. Untersuchungen aus dem Jahr 1991 bei mehreren Frauen und ihren Kindern ergaben, dass nur sehr geringe Mengen Indometacin in die Milch übergehen (s. M/P-Quotient). Bei den meisten der untersuchten Kinder lag die Indometacin-Konzentration im Plasma unterhalb der Nachweisgrenze. Bei keinem der Kinder wurden Nebenwirkungen beobachtet. Aufgrund dieser Berichte kam in den letzten Jahren daher die Mehrzahl der Autoren zu dem Schluss, dass Mütter, die Indometacin „in üblichen therapeutischen Dosen" einnehmen, nicht entmutigt werden sollten, ihr Kind zu stillen, wenn eine gute Beobachtung des Kindes gewährleistet ist. Auch die *American Academiy of Pediatrics* teilt Indometacin in die Gruppe der Medikamente ein, die „normalerweise mit dem Stillen vereinbar" sind.

Auch wenn der Einsatz von Indometacin in der Stillperiode keine Kontraindikation gegen das Stillen darstellt, so ist bei der Verordnung eines nichtsteroidalen Antirheumatikums in der Stillzeit einem Medikament wie Ibuprofen dennoch der Vorzug zu geben, wenn dessen Wirkung ausreichend ist.

Bewertung
- Kategorie 2.

Rote Liste:
- Für die Einnahme von Indometacin wird in der Roten Liste eine strenge Indikationsstellung gefordert.
- Die Empfehlung der Roten Liste entspricht der eigenen Bewertung.

Ketoprofen (z. B. Gabrilen®, Spondylon®) [163, 273]

Ketoprofen zeigte sich als Analgetikum gleich wirksam wie Diclofenac oder wie Acetylsalicylsäure in der Postnatalphase. In einer Untersuchung bei 18 Frauen lag die Konzentration des Medikamentes in der Muttermilch bei etwa 5 % der Konzentration im mütterlichen Serum. Damit sind die von einem gestillten Kind eingenommenen Medikamentenmengen sehr gering und Risiken für das Kind wahrscheinlich kaum anzunehmen.

Bewertung:
- Kategorie 2

Rote Liste:
- Die Rote Liste empfiehlt eine strenge Indikationsstellung.
- Diese Empfehlung stimmt mit der eigenen Bewertung überein.

Methadon (z. B. l-Polamidon®) [4, 8, 12, 22, 28, 46, 101, 165, 180, 215, 302]

Die Plasmaproteinbindung liegt bei 90 %, die Halbwertszeit beträgt bis zu 60 Stunden. Es besteht eine hohe orale Bioverfügbarkeit von ca. 80 %. Die Substanz wird in der Leber metabolisiert. Ein erheblicher Anteil wird im Fett abgelagert, sodass ein nennenswerter Anteil in die Muttermilch übergeht. Wegen der Affinität des Medikamentes zu Lipiden ändert sich die in der Muttermilch gefundene Konzentration mit dem Fettgehalt. Der M/P-Quotient schwankt daher von 0,5–1,9. Diese extreme Schwankung des M/P-Quotienten ist zu erklären durch die unterschiedlichen Zeiten der Milchgewinnung in Abhängigkeit von der mütterlichen Medikamenteneinnahme. Wegen des leichten Übergangs des Medikamentes aus dem mütterlichen Plasma in die Muttermilch betragen die Muttermilchkonzentrationen ca. 90 % der Konzentrationen im mütterlichen Plasma. In Einzelfällen waren die Konzentrationen in der Milch sogar höher als im mütterlichen Plasma. Häufig wird die Substanz Müttern zum Entzug von entsprechenden Narkotika gegeben. Hierbei ist die „Therapie" über die Muttermilch für das in der Regel bereits abhängig gemachte Kind ein günstiges Verfahren zur Entwöhnung, denn sobald ein intrauterin abhängig gemachtes Kind geboren wird, beginnt die Methadon-Konzentration im kindlichen Serum und Gewebe abzusinken, auch wenn das Kind gestillt wird. Gerade die häufigere Dosierung von Methadon durch die Brustmilchgabe erweist sich als günstig für den Entzug, sodass Ballard ausführt, dass Stillen bei einem mütterlichen und kindlichen Entzug das praktisch ideale Therapieverfahren für das Kind ist. Die

Untersuchungen von Ballard zeigen, dass eine Kumulation beim Säugling trotz der langen Halbwertszeit vernachlässigbar ist. Nach Anderson sollte ein Stillen des Säuglings möglichst für zwei bis sechs Stunden nach Applikation der einmal pro Tag gegebenen Dosis vermieden werden, da in dieser Zeit die höchsten Konzentrationen in der Milch vorliegen; allerdings wäre dann zu empfehlen, dass diese Milchportion verworfen wird. Auch andere Autoren empfehlen eine Einnahme der Methadon-Tagesdosis nach der abendlichen Stillmahlzeit. Die *American Academy of Pediatrics* führt in ihren neuesten Empfehlungen keine Nebenwirkungen bei den gestillten Kindern auf und hält die Gabe der Substanz daher während des Stillens für vertretbar. In Anbetracht der meist bestehenden Abhängigkeitsvorgeschichte, sollte dennoch eine engmaschige und strenge Kontrolle des kindlichen Verhaltens bzw. der Entwicklung erfolgen.

Bewertung:
- Kategorie 2.

Rote Liste:
- Die Rote Liste rät zu strenger Indikationsstellung, die sich im Rahmen der Stillzeit von selbst versteht.
- Diese Empfehlung stimmt mit der eigenen Bewertung überein.

Morphin (z.B. Morphin Merck) [4, 24, 101, 108, 294, 297, 332, 369, 387]

Da es sich bei Morphin um eine schwache Base handelt, ist eine Anreicherung in der Muttermilch durch den Mechanismus der Ionenfalle möglich. Die Halbwertszeit von zwei bis drei Stunden bei der Mutter ist bei Kindern auf 6 bis 14 Stunden verlängert. Die Plasmaproteinbindung beträgt 40 %,

die orale Bioverfügbarkeit liegt wegen des First-pass-Effektes nur bei 20 %. Wegen des M/P-Quotienten von 2,5 liegt die Konzentration in der Muttermilch im Durchschnitt deutlich über denen des mütterlichen Plasmas. Im Gegensatz zu Pethidin ist die Konzentration von Morphin in der Muttermilch in den ersten 48 Stunden etwa konstant, um erst dann deutlich abzufallen. Bei einem Kind, dessen Mutter am Tag vor der Muttermilchuntersuchung 4 × 10 mg Morphin und am Tag der Untersuchung 2 × 5 mg erhalten hatte, wurde mit 4 ng/ml eine Morphin-Serumkonzentration im analgetischen Bereich gemessen. Die *American Academy of Pediatrics* ist der Ansicht, dass eine Einnahme in der Stillzeit akzeptabel ist, gibt hierfür jedoch keine Begründung an. Wenn auch eine kurzfristige Gabe, nach den vorliegenden Literaturangaben vertretbar zu sein scheint, so ist bei einem regelmäßigen Einsatz von Morphin wegen der Gefahr der Kumulation und vor allem wegen der unbekannten Auswirkung auf die neuropsychologische Entwicklung dringend vom Stillen abzuraten.

Bewertung:
- Kategorie 3.

Rote Liste:
- Die Rote Liste erfordert eine strenge Indikationsstellung für die Anwendung von Morphin in der Stillzeit.
- Die Empfehlung der Roten Liste entspricht **nicht** der eigenen Bewertung.

Nalbuphin (z.B. Nubain®) [6, 163, 171, 251, 325, 383]

Nalbuphin ist ein Analgetikum, das bei mittelschweren bis schweren Schmerzzuständen indiziert ist. Die Halbwertszeit beträgt zwei Stunden, die Plasmaprotein-bindung liegt bei 50 %. Der M/P-Quotient ist 0,46. Die in die Muttermilch ausge-schiedene Menge ist im Durchschnitt geringer als die Hälfte der Plasmakonzen-tration und entspricht nach einmaliger Gabe von 20 mg einem Anteil von 0,012 % der verabreichten Dosis. Die Konzentra-tion des Medikamentes im Plasma von Säuglingen lag bei Untersuchungen unter-halb der Nachweisgrenze. Selbst bei wie-derholter Applikation in der Stillzeit wer-den demnach Nebenwirkungen bei einem gestillten Kind, dessen Mutter Nalbuphin erhält, nicht erwartet. Klinische Beobach-tungen von unerwünschten Effekten liegen nicht vor. Von mehreren Autoren wird sogar empfohlen, Nalbuphin bei schweren postpartalen Schmerzzuständen bei stillen-den Müttern anstelle anderer Schmerzmit-tel einzusetzen. Dennoch sollte bei einer länger dauernden Anwendung wegen der insgesamt unbekannten und bisher nicht verfolgten Langzeiteffekte der Opiatrezep-toragonisten auf das kindliche ZNS doch Vorsicht geboten sein und eine gute Beob-achtung bzw. Kontrolle des gestillten Kin-des erfolgen.

Bewertung:
- Kategorie 2 bei längerfristiger Ein-nahme, Kategorie 1 bei Einzelgaben.

Rote Liste:
- Die Rote Liste enthält für Nalbuphin keine Angaben zu einer Anwendung in der Stillzeit.

Naproxen (z. B. Dolormin®) [332]

Der M/P-Quotient ist mit 0,01 sehr nied-rig, damit ist nur ein geringer Übertritt des Medikamentes in die Muttermilch anzu-nehmen. Auf der anderen Seite ist die lange

Halbwertzeit zu bedenken. Es liegen jedoch Einzelfallberichte über Nebenwir-kungen bei gestillten Kindern vor wie z. B. verlängerte Blutungszeit, Hämorrhagie, akute Anämie. In einer Studie mit 20 stil-lenden Müttern, die Naproxen erhielten wurde bei zwei Kindern vermehrte Schläf-rigkeit und bei einem Erbrechen beobach-tet. Die American Academy of Pediatrics hält die Gabe von Naproxen mit dem Stil-len vereinbar. Eine gute ärztliche Beobach-tung ist jedoch unerlässlich.

Bewertung:
- Kategorie 2.

Rote Liste:
- Die Rote Liste empfiehlt eine strenge Indikationsstellung.
- Diese Empfehlung stimmt mit der eige-nen Bewertung überein.

Paracetamol (z. B. ben-u-ron®) [12, 24, 40, 58, 160, 180, 215, 223, 251, 328, 332]

Es handelt sich um eine schwache Säure mit einer Halbwertszeit von 2,7 Stunden. Das geringe Molekulargewicht von 151 und die Plasmaproteinbindung von 25 % erleichtern einen Übertritt in die Mutter-milch. Der angenommene M/P-Quotient liegt bei 5,3, wobei nach Messungen ledig-lich ein M/P-Quotient von 0,9 gefunden wurde. Die Elimination erfolgt durch Bio-transformation in der Leber; dadurch ist bei Säuglingen mit einer zum Teil erheblich verlängerten Halbwertszeit zu rechnen. Die in mehreren Untersuchungen gefunde-nen Konzentrationen waren in der Mutter-milch eher niedrig. Negative Wirkungen bei gestillten Säuglingen, deren Mütter nicht näher quantifizierte Mengen Parace-tamol eingenommen hatten, konnten in der Regel nicht registriert werden. Es liegt lediglich die Beschreibung über ein zwei Monate altes gesundes Kind vor, das nach Einnahme von 1 g Paracetamol durch die Mutter ein makulopapulöses Exanthem entwickelt hatte und bei einer zweiten Provokationsdosis zwei Wochen später dasselbe Ereignis für ca. 24 Stunden erneut zeigte. Analgetische Einzeldosen bis 1 g werden in der Literatur als unproblematisch angesehen. Vor größeren Dosen sollte, vor allem bei früh geborenen Säuglingen, wegen der noch stark herabgesetzten Metabolisierungsleistung der Leber und der dabei bestehenden Gefahr der Kumulation, gewarnt werden.

Bewertung:
- Kategorie 2.

Rote Liste:
- In der Roten Liste wird eine strenge Indikationsstellung empfohlen, im Übrigen ist keine Kontraindikation gegen das Stillen angegeben.
- Diese Empfehlung entspricht der eigenen Bewertung.

Pethidin/Meperidin (z. B. Dolantin®) [24, 53, 101, 131, 200, 294, 302, 330, 332, 387]
Pethidin ist eine basische Substanz mit einer Halbwertszeit von drei bis vier Stunden und einer Plasmaproteinbindung von ca. 60 %. Die Bioverfügbarkeit nach oraler Gabe liegt bei 50–60 %. Pethidin wird zum Hauptmetaboliten Norpethidin abgebaut. Dieser besitzt hinsichtlich der ZNS-Stimulation eine noch stärkere Wirkung, ist aber hinsichtlich des analgetischen Effektes nur halb so effektiv wie die Ausgangssubstanz. Norpethidin weist zusätzlich eine lange Halbwertszeit von 24–28 Stunden auf.

Neugeborene haben für Pethidin eine Halbwertszeit von 6–32 Stunden und für Norpethidin bis zu 60 Stunden. Aus Untersuchungen der Muttermilch geht hervor, dass ein gestillter Säugling pro Stillmahlzeit nur 0,7 % der gewichtsbezogenen mütterlichen Dosis erhält, sodass Stillen nach einer Einzelgabe Pethidin als ungefährlich anzusehen ist. In einer Studie aus dem Jahr 1990 wird jedoch nachgewiesen, dass Säuglinge, deren Mütter Pethidin mehrfach erhalten hatten, schlechter orientiert und unaufmerksamer waren als Kinder, deren Mütter mit entsprechenden Dosen Morphin versorgt worden waren. Da bereits nach einmaliger Gabe der Metabolit Norpethidin mit einer stärkeren ZNS-stimulierenden Wirkung in der Muttermilch erscheint und dort auch für längere Zeit nachzuweisen ist, ist die Gabe von Pethidin – auch die einmalige Gabe – als nicht mit dem Stillen vereinbar anzusehen.

Bewertung:
- Kategorie 4.

Rote Liste:
- In der Roten Liste wird für Pethidin auf die allgemeinen Empfehlungen für zentral wirksame Analgetika verwiesen. Dort wird lediglich eine strenge Indikationsstellung empfohlen.
- Diese Empfehlung entspricht **nicht** der eigenen Bewertung.

Phenylbutazon (z. B. Ambene®) [4, 6, 24, 58, 171, 180, 215, 240, 294, 325, 332, 355, 369]
Da es sich um eine Säure mit hoher Plasmaproteinbindung (99 %) handelt, ist ein Transfer in die Muttermilch erschwert. Der M/P-Quotient liegt bei 0,1–0,3. Es besteht aber eine Eliminationshalbwerts-

zeit von ca. 70 Stunden. Da Phenylbutazon vollständig in der Leber metabolisiert wird, ist bei Säuglingen nach wiederholten Gaben an die Mutter auch bei niedrigen Muttermilchkonzentrationen mit einer erheblichen Kumulation zu rechnen. Die *American Academy of Pediatrics* sieht in ihren Empfehlungen jedoch kein Hindernis für eine Gabe während des Stillens. Andere Autoren raten jedoch zu erheblicher Vorsicht, da wegen der Gefahr der Kumulation hämatologische und andere schwere Nebenwirkungen prinzipiell möglich sind, auch wenn bisher anscheinend noch keine nachteiligen Wirkungen beobachtet wurden. Allerdings existieren auch keine klinischen Untersuchungen an gestillten Kindern. Wegen der möglichen Risiken sollte daher nicht gestillt werden, wenn die Mutter Phenylbutazon erhalten muss.

Bewertung:
- Kategorie 4.

Rote Liste:
- In der Roten Liste ist Phenylbutazon in der Stillzeit als kontraindiziert bewertet.
- Die Empfehlung der Roten Liste entspricht der eigenen Bewertung.

Piroxicam (z.B. Brexidol®) [4, 12, 18, 171, 215, 217, 269, 294, 332, 369]

Es handelt sich um eine saure Substanz, das Molekulargewicht beträgt 331 und die Plasmaproteinbindung liegt bei 99 %. Aufgrund dieser pharmakologischen Eigenschaften ist nur ein geringer Übertritt von Piroxicam in die Muttermilch anzunehmen. Der M/P-Quotient liegt bei 0,01–0,03. Die Halbwertszeit beträgt 30–95 Stunden; wegen des vorwiegend hepatischen Metabolismus ist allerdings auch bei geringen Konzentrationen, die auf den Säugling übergehen könnten, eine Kumulation nach längerer Einnahme durch die Mutter theoretisch anzunehmen. Allerdings konnten selbst nach mehrwöchiger Gabe von Piroxicam an Mütter im Urin der gestillten Säuglinge weder die Ausgangssubstanz noch Metaboliten nachgewiesen werden. Auch in der Muttermilch selbst konnten bei Langzeitbehandlungen von stillenden Müttern nur geringe Konzentrationen an Piroxicam gefunden werden, sodass gestillte Säuglinge tatsächlich nur einer sehr geringen Menge von Piroxicam ausgesetzt sind. Nebenwirkungen oder unerwünschte Effekte auf gestillte Kinder wurden bisher nicht beschrieben. Gegen eine Einnahme von Piroxicam in der Stillzeit sprechen sich Anderson und Atkinson aus. Die *American Academy of Pediatrics* sieht jedoch keinen Hinderungsgrund für die Gabe von Piroxicam in der Stillzeit.

Da nur sehr geringe Mengen der Substanz in die Muttermilch übertreten und Nebenwirkungen bei gestillten Säuglingen nicht bekannt sind, ist Stillen auch bei einer kürzer dauernden Therapie der Mutter als möglich anzusehen. Aufgrund der langen Halbwertszeit der Substanz ist eine gute Beobachtung des Kindes, optimalerweise mit Plasmaspiegelbestimmungen, dringend angeraten. Vor allem sind bei länger dauernder Behandlung andere Substanzen wie Ibuprofen und Flurbiprofen vorzuziehen.

Bewertung:
- Kategorie 3.

Rote Liste:
- In der Roten Liste wird der Einsatz von Piroxicam in der Laktationsperiode als kontraindiziert beurteilt.

■ Diese Empfehlung entspricht **nicht** der eigenen Bewertung.

Ⓢ Diclofenac
　Ibuprofen

Ⓜ Goldsalze
　Indometacin
　Methadon
　Nalbuphin
　Paracetamol
　Piroxicam

RL 06 Anthelminthika

Mebendazol (z. B. Vermox®) [12, 171, 192, 230, 325, 329, 369]
Die Plasmaproteinbindung beträgt 95 %, die Halbwertszeit liegt bei 1–1,5 Stunden. Mebendazol wird nur zu ca. 10 % oral resorbiert. Nach Gaben an stillende Mütter war die Substanz in der Muttermilch nicht nachweisbar. Aus einer Kasuistik geht jedoch hervor, dass bei einer Mutter nach Mebendazol die Laktation stagnierte; ob ein Zusammenhang mit der Gabe des Medikamentes bestanden hat, konnte nicht geklärt werden. Nebenwirkungen bei gestillten Kindern unter mütterlicher Mebendazol-Therapie wurden nicht registriert. Klinische Untersuchungen hierzu liegen jedoch nicht vor. Aus diesem Grunde ist eine Mebendazol-Therapie während des Stillens zwar möglich, das gestillte Kind sollte jedoch gut beobachtet werden.

Bewertung:
■ Kategorie 2.

Rote Liste:
■ Die Rote Liste sieht in der Anwendung von Mebendazol in der Stillzeit eine Kontraindikation, da nicht bekannt ist, ob die Substanz in die Muttermilch übergeht.
■ Da diese Aussage im Widerspruch zu den Literaturangaben steht, entspricht die eigene Bewertung **nicht** der Empfehlung der Roten Liste.

Niclosamid (z. B. Yomesan®) [4, 12, 171, 251, 325, 329]
Die Substanz wird nicht im Darm resorbiert und üblicherweise nur in Einzeldosen appliziert. Konzentrationsmessungen in der Muttermilch oder im Serum liegen nicht vor. Da unerwünschte Wirkungen bei gestillten Säuglingen, deren Mütter Niclosamid eingenommen hatten, nicht beschrieben sind, scheint die Einnahme in der Stillzeit vertretbar. Wegen des Mangels an gesichertem Wissen sollte ein gestilltes Kind während der Niclosamid-Therapie der Mutter jedoch auch auf bisher noch unbekannte Nebenwirkungen hin beobachtet werden.

Bewertung:
■ Kategorie 2.

Rote Liste:
■ Die rote Liste enthält keine Empfehlungen für die Anwendung von Niclosamid in der Stillzeit.

Praziquantel (z. B. Biltricide®) [12, 18, 171, 180, 230, 251, 302, 329]
Die Plasmaproteinbindung liegt bei 80 %, die Halbwertszeit beträgt 1,5–2 Stunden.

Die enterale Resorption ist mit ca. 80 % hoch. Nach Konzentrationsbestimmungen ist der Übertritt von Praziquantel aus dem mütterlichen Serum in die Muttermilch jedoch nur mäßig ausgeprägt; der M/P-Quotient liegt bei 0,4–0,7. Da einen Säugling nur geringe Mengen der Substanz mit der Milch erreichen können und Praziquantel mit Ausnahme bei der Behandlung einer Zystizerkose nur einmal gegeben werden muss, ist eine Gefährdung des gestillten Kindes unwahrscheinlich. Spielmann führt jedoch aus, dass die Substanz während des Stillens nicht angewendet werden sollte, aber bei allen in Europa vorkommenden Wurmerkrankungen die unbedenklicheren Präparate, wie z. B. Mebendazol, Niclosamid, Pyrantel und Pyrviniumembonat eingesetzt werden könnten. Nach Meinung des Autors würde eine mehrstündige Stillpause nach der Einnahme des Medikamentes die kindliche Exposition weiter verringern. Wegen der oben aufgeführten pharmakologischen Daten und trotz des Fehlens von klinischen Untersuchungen können gegen die Einnahme von Praziquantel während des Stillens keine Bedenken erhoben werden, wenn das Kind gut beobachtet wird.

Bewertung:
▨ Kategorie 2.

Rote Liste:
▨ Die Rote Liste empfiehlt das Stillen für 24–48 Stunden nach einer einmaligen Behandlung zu unterbrechen.
▨ Diese Einschätzung geht über die eigene Bewertung hinaus. Es ist zu befürchten, dass nach 48-stündiger Stillpause der Stillvorgang zum Erliegen kommen könnte.

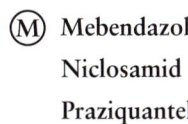 **Mebendazol**

Niclosamid

Praziquantel

RL 07 Antiallergika

Clemastin (z. B. Tavegil®) [12, 53, 117, 185, 215, 329]
Dieser H_1-Rezeptorenblocker ist eine basische lipophile Verbindung und hat dadurch prinzipiell einen erleichterten Transfer in die Muttermilch. Nach Messungen beträgt der M/P-Quotient jedoch lediglich 0,4–0,5. Die Halbwertszeit beträgt etwa 8 Stunden. Zur Anwendung in der Stillzeit liegt eine Kasuistik vor, in der Schläfrigkeit, Irritabilität, Nahrungsverweigerung, schrilles Schreien und Nackensteife bei einem Säugling aufgetreten waren, dessen Mutter zweimal täglich 1 mg Clemastin eingenommen hatte. Die Konzentration in der Muttermilch betrug die Hälfte der im mütterlichen Plasma gemessenen (s. M/P-Quotient). Clemastin war bei diesem Kind im Serum zwar nicht nachweisbar gewesen und deswegen ein eindeutiger Zusammenhang nicht gesichert worden, dennoch raten diese und auch andere Autoren zur Zurückhaltung mit der Gabe des Medikamentes in der Stillzeit. Besonders auf wiederholte Gabe sollte verzichtet werden. Auch wenn Einzelgaben in der Stillzeit möglich sein könnten, ist von einer mehrmaligen Gabe von Clemastin an stillende Mütter dringend abzuraten.

Bewertung:
- Kategorie 3.

Rote Liste:
- Die Rote Liste hält die Gabe von Clemastin für eine Kontraindikation zum Stillen.
- Diese Empfehlung entspricht **nicht** völlig der eigenen Bewertung, die erst bei einer wiederholten Gabe eine Kontraindikation sieht.

Loratadin (z. B. Lisino®) [4, 12 128, 151]
Die Proteinbindung liegt bei etwa 98 %. Die Halbwertszeit beträgt 8–14 Stunden. Loratadin unterliegt einer ausgeprägten hepatischen Metabolisierung. Die Halbwertszeit des aktiven Metaboliten Descarboethoxyloratadin ist mit 17–24 Stunden noch erheblich länger. Der M/P-Quotient liegt bei 1,1–1,2. Wegen der pharmakologischen Bedingungen ist kein ausgeprägter Übertritt der Substanz in die Muttermilch zu erwarten. Auch unter ungünstigen Umständen erhält ein Säugling maximal 1 % der gewichtsbezogenen Erwachsenendosis. Untersuchungen über Serumkonzentrationen beim Säugling liegen nicht vor. Wegen der vor allem beim jungen Säugling noch unreifen Leberfunktion ist eine erhebliche Kumulation der Ausgangssubstanz sowie vor allem des aktiven Metaboliten prinzipiell vorstellbar. So lange Informationen über Konzentrationen beim gestillten Säugling fehlen und auch keine klinischen Beobachtungen vorliegen, sollte auf eine Einnahme in der Stillzeit verzichtet werden; dies gilt umso mehr, als eine kurzfristige Einnahme dieses Medikamentes in der Regel nicht erfolgt, sondern beim Vorliegen einer entsprechenden allergischen Erkrankung meist längerfristig behandelt wird. Die *American Academy of Pediatrics* sieht allerdings keinen Grund, wegen einer Loratadin-Einnahme das Stillen zu unterbrechen.

Bewertung:
- Kategorie 4.

Rote Liste:
- Nach der Roten Liste ist die Anwendung von Loratadin in der Stillzeit kontraindiziert.
- Diese Bewertung entspricht der eigenen Einschätzung.

Terfenadin (z. B. Terfedura) [4, 160, 211, 329]
Bei Terfenadin handelt es sich um eine schwache Säure mit einer hohen Plasmaproteinbindung von 97 %. Diese Eigenschaften sprechen gegen eine Anreicherung in der Muttermilch. Der M/P-Quotient liegt bei 0,12–0,28. Die Halbwertszeit beträgt 20 Stunden und es besteht eine sehr gute enterale Resorption. In einer Studie aus dem Jahr 1993 wurden bei drei von 25 Kindern, deren Mütter eine nicht näher definierte Dosis Terfenadin erhalten hatten, erhöhte Reizbarkeit und Erregung registriert. Nach Meinung dieser Autoren waren die Reaktionen bei den Kindern jedoch als „milde" einzustufen und sie rieten daher, trotz dieser Erscheinungen, nicht zu einem Unterbrechen des Stillens. Konzentrationsmessungen im mütterlichen Serum sowie in der Muttermilch wurden in späteren Jahren durchgeführt. Auch im ungünstigsten Fall kann danach ein gestillter Säugling nicht mehr als 0,45 % der mütterlichen gewichtsbezogenen Dosis über die Muttermilch erhalten. Allerdings ist wegen der langen Halbwertszeit prinzipiell eine Kumulation beim jungen Säugling möglich. Dennoch wird die mögliche

Exposition für gestillte Kinder als sehr gering eingeschätzt, sodass auch eine wiederholte längerfristige Anwendung in der Stillzeit als unbedenklich anzusehen ist. Wegen der beschriebenen Reaktionen bei einzelnen Säuglingen sollten gestillte Kinder unter Terfinadin-Therapie der Mutter jedoch gut beobachtet werden. Die *American Academy of Pediatrics* sieht bei einer Terfinadin-Therapie der Mutter kein Stillhindernis.

Bewertung:
▪ Kategorie 2.

Rote Liste:
▪ In der Roten Liste ist die Anwendung von Terfenadin in der Stillzeit nur nach strenger Indikationsstellung empfohlen.
▪ Dies entspricht der eigenen Bewertung.

Triprolidin (nicht mehr auf dem deutschen Markt) [4, 18, 110, 171, 325, 329]
Die Halbwertszeit liegt bei vier Stunden, der MP-Quotient bei 0,53. Nach Messung der entsprechenden Konzentrationen beträgt die vom Säugling aufgenommene Menge weniger als 0,1 % der angegebenen therapeutischen Dosis im Säuglingsalter. Unerwünschte Effekte bei gestillten Säuglingen sind bisher nicht bekannt geworden. Spielmann bezeichnet Triprolidin sogar als Antihistaminikum der Wahl für Stillende. In Actifed® ist Triprolidin allerdings mit Pseudoephedrin kombiniert. Der Übergang dieser Substanz in die Muttermilch ist ausgeprägter als der von Triprolidin, Nebenwirkungen bei gestillten Kindern unter einer mütterlichen Therapie mit Triprolidin sind bisher jedoch nicht beobachtet worden. Die *American Academy of Pediatrics* sieht neben Triprolidin auch für Pseudoephedrin keine Gegengründe zum Stillen.

Bewertung:
▪ Kategorie 2.

Ⓜ Terfenadin
   Triprolidin

RL 09 Antiarrhythmika

Amiodaron (z.B. Cordarex®) [53, 171, 215, 280, 285, 294, 309, 329]
Bei einem hohen Molekulargewicht von 625 und einem sehr hohen Verteilungsvolumen mit starker Anreicherung in den lipophilen Kompartimenten ist der M/P-Quotient mit 7,8 sehr hoch. Die Plasmaproteinbindung beträgt 96 %, die Bioverfügbarkeit liegt zwischen 20 und 80 %. In der Leber entsteht der aktive Metabolit Desethylamiodiaron. Die Eliminationshalbwertszeit ist auch nach Abbruch einer Dauertherapie länger als 30 Tage.

Ca. 51,5 % der mütterlichen, gewichtsbezogenen Dosis können von einem gestillten Säugling pro Tag mit der Muttermilch im Durchschnitt aufgenommen werden. Bei therapeutischen Plasmakonzentrationen bei Erwachsenen von 0,9–5,3 mg/l wurden im Plasma eines Säuglings 0,4 mg/l gemessen. Sowohl für Amiodaron wie auch für den wirksamen Metaboliten Desethylamiodaron ist aufgrund der langen Halbwertszeit eine erhebliche Kumulation in der Muttermilch beschrieben. Von der Mehrzahl der Autoren wird die Anwendung von Amiodaron in der Stillzeit als Kontraindikation angesehen, da z.B. durch den hohen Iodanteil von 39 % im Amiodaron eine kindliche Hypothyreose verursacht werden kann; auch eine potenzielle Lungentoxizität ist vorstellbar. Auch wenn bisher keine Berichte über unerwünschte Effekte auf gestillte Säuglinge beschrieben wurden, so ist wegen der oben aufgeführten prinzipiellen Störmöglichkeiten eine absolute Kontraindikation in der Stillperiode gegeben. Die *American Academy of Pediatrics* führt Amiodaron unter denjenigen Substanzen auf, bei denen negative Effekte auf den gestillten Säugling zwar noch nicht beobachtet worden sind, aber prinzipiell auftreten könnten.

Bewertung:
- Kategorie 4.

Rote Liste:
- In der Roten Liste wird der Gebrauch von Amiodaron in der Stillzeit als kontraindiziert angegeben.
- Die eigene Empfehlung stimmt damit überein.

Chinidin (z.B. Cordichin®) [4, 12, 171, 215, 325, 329, 369]

Das Molekulargewicht ist 325, die Plasmaproteinbindung 90 % und die Halbwertszeit beträgt 6–7 Stunden. Es handelt sich um eine basische Substanz mit einer Bioverfügbarkeit von 60–80 %. Ein Säugling kann bei einem M/P-Quotienten von 0,9 etwa 3 % der gewichtsbezogenen mütterlichen Dosis pro Tag erhalten. Unerwünschte Effekte auf gestillte Säuglinge durch Chinidineinnahme der Mutter sind bisher nicht bekannt geworden. Die *American Academy of Pediatrics* hält den Einsatz dieser Substanz in der Stillzeit für ver-

tretbar. Dieser Einschätzung schließen sich auch andere Autoren an.

Bewertung:
- Kategorie 2.

Rote Liste:
- In der Roten Liste wird eine strenge Indikationsstellung empfohlen.
- Diese Einschätzung entspricht der eigenen Empfehlung.

Disopyramid (z.B. Rythmodul®) [4, 12, 98, 160, 214, 329, 369]

Das Molekulargewicht beträgt 339, die Proteinbindung schwankt in Abhängigkeit von der Dosis zwischen 30 und 70 %. Die Eliminationshalbwertszeit liegt bei fünf bis acht Stunden. Die Bioverfügbarkeit beträgt 80–90 %. 20 % der Ausgangssubstanz werden zu dem Metaboliten N-Monodesalkyldisopyramid verstoffwechselt. Diese Substanz besitzt eine starke anticholinerge Wirkung. Von verschiedenen Autoren wird die tägliche Dosis, die ein Kind über die Muttermilch aufnimmt, auf ca. 15 % geschätzt. Die Risikobewertung für das gestillte Kind unterscheidet sich jedoch bei den verschiedenen Autoren erheblich. Während Ellsworth und Mitarbeiter eine Beeinträchtigung des Säuglings als unwahrscheinlich ansehen, raten Spielmann und Mitarbeiter von einer Behandlung der Mutter in der Stillzeit mit Disopyramid ab. Unerwünschte Effekte auf gestillte Säuglinge wurden bisher allerdings nicht registriert. So sieht die *American Academy of Pediatrics* auch kein Hindernis für die Einnahme des Medikamentes in der Stillzeit. Als Kompromiss wird die Möglichkeit der Gabe von Disopyramid in der Stillzeit eingeräumt, wenn keine therapeutische Alternative besteht (obwohl bei der gegebenen

Indikation, z.B. bei einer ventrikulären Extrasystolie, Substanzen wie Lidocain existieren). Wegen der möglichen anticholinergen Symptomatik (z.B. gastrointestinale Störungen) sollte ein Kind, dessen stillende Mutter Disopyramid einnimmt, gut beobachtet werden.

Bewertung:

▦ Kategorie 2.

Rote Liste:

▦ Die Rote Liste rät zu strenger Indikationsstellung.

▦ Diese Empfehlung steht in Übereinstimmung mit der eigenen Bewertung.

Flecainid (z.B. Tambocor®) [4, 12, 49, 160, 171, 231, 365, 369]

Das Molekulargewicht beträgt 414, die Plasmaproteinbindung liegt bei 30–70 % und die Bioverfügbarkeit zwischen 80 und 90 %. Die Halbwertszeit der Ausgangssubstanz beträgt 13–14 Stunden, die des aktiven Metaboliten O-Dealkyl-Flecainid sogar 20 Stunden. Da es sich um eine lipophile, schwache Base handelt, ist eine Anreicherung in der Muttermilch vorstellbar. Der M/P-Quotient lag bei verschiedenen Messungen zwischen 1,6 und 2,2. Das Risiko für den Säugling, toxische Mengen über die Muttermilch zu erhalten, wird dennoch als gering eingeschätzt. Unerwünschte Effekte bei gestillten Säuglingen sind bisher nicht beobachtet worden. Wegen der langen Halbwertszeit der Substanz sollte ein gestillter Säugling gut beobachtet werden.

Bewertung:

▦ Kategorie 2.

Rote Liste:

▦ Die Rote Liste rät zu einer strengen Indikationsstellung.

▦ Diese Einschätzung entspricht der eigenen Bewertung.

Lidocain (z.B. Xylocain®) [4, 12, 160, 171, 200, 215, 329, 369]

Die Plasmaproteinbindung beträgt 50–70 %, die Halbwertszeit 1,0–2,2 Stunden und die Bioverfügbarkeit etwa 35 %. Bei intravenöser Therapie wurde ein Übergang von 1,8 % der gewichtsbezogenen Dosis in die Milch gesehen. Unerwünschte Effekte bei gestillten Kindern sind bisher nicht beschrieben worden. Die Anwendung des Medikamentes während der Stillzeit wird von der *American Academy of Pediatrics* als unbedenklich angesehen. Dieser Einschätzung schließen sich auch andere Autoren an.

Bewertung:

▦ Kategorie 1.

Rote Liste:

▦ Die Rote Liste rät zu einer strengen Indikationsstellung.

▦ Dies entspricht der eigenen Empfehlung, da für jedes Medikament, vor allem auch in der Stillzeit, eine strenge Indikationsstellung gelten sollte.

Mexiletin (z.B. Mexitil®) [4, 160, 161, 171, 215, 329, 369]

Plasmaproteinbindung 60–70 %. Halbwertszeit 6–12 Stunden. Das Molekulargewicht ist 175 und die Bioverfügbarkeit 85 %. Die enterale Resorption ist mit 80–100 % sehr gut. Der M/P-Quotient von 1,27 weist auf eine Anreicherung in der Muttermilch hin. Zur Anwendung von Mexiletin in der Stillzeit liegen nur wenige Studien vor. Die kindliche Exposition über die Muttermilch wird auf 1,4 % der gewichtsbezogenen mütterlichen Dosis geschätzt. Bei einem Säugling, dessen Mutter dreimal täglich 250 mg Mexitil® erhalten hatte, wurde über eine suboptimale Wachstumsentwicklung berichtet. Die *American Academy of Pediatrics* hält Mexiletin für mit dem Stillen vereinbar. Ammon warnt allerdings vor der Gabe von Mexiletin in der Stillzeit. Wegen der erwähnten Fütterungsschwierigkeiten in einem Fall sollten gestillte Kinder unter mütterlicher Mexiletin-Therapie gut beobachtet werden; ein Stillen ist dann möglich.

Bewertung:
- Kategorie 2.

Rote Liste:
- Die Rote Liste hält die Anwendung von Mexiletin in der Stillzeit für kontraindiziert.
- Die Empfehlung der Roten Liste stimmt **nicht** mit der eigenen Einschätzung überein.

Sotalol (z. B. Sotalex®) [4, 25, 26, 136, 205, 294, 329, 369]

Die Substanz ist nicht an Plasmaprotein gebunden, die Halbwertszeit liegt bei 13–15 Stunden. Die Bioverfügbarkeit beträgt 75–90 % und die enterale Resorption ist ebenfalls 75–90 %. Sotalol weist einen M/P-Quotienten von 5–6 auf. Damit ist ein erheblicher Übergang der Substanz in die Muttermilch möglich. Die gewichtsbezogene Dosis eines gestillten Säuglings beträgt bei Therapie der Mutter mit Sotalol 20–25 % der mütterlichen Dosis. Mögliche Nebenwirkungen durch β-Blocker wie Bradykardie, Hypertension, Atemnot oder Hyperglykämie sind zwar bei gestillten Säuglingen bisher nicht beobachtet worden, sollten jedoch durch eine konsequente Beobachtung auch ausgeschlossen werden. Die *American Academy of Pediatrics* hält den Einsatz von Sotalol in der Stillzeit für möglich. Dem schließen wir uns bei garantierter guter Beobachtung des Kindes vor allem hinsichtlich der Herzfrequenz (Cave: Bradykardie) an.

Bewertung:
- Kategorie 2:

Rote Liste:
- In der Roten Liste wird eine strenge Indikationsstellung empfohlen. Gleichzeitig sollte auf Anzeichen einer Rezeptorenblockade geachtet werden.
- Die eigene Empfehlung stimmt daher mit den Empfehlungen in der Roten Liste überein.

Tocainid (z. B. Xylotocan®) [369, 377]

Die Plasmaproteinbindung liegt bei 50 %, die Bioverfügbarkeit bei 95 % und die enterale Resorption bei 80–100 %. Sie Halbwertszeit beträgt 10–14 Stunden. Das Molekulargewicht ist 192. Durch die pharmakologischen Faktoren wird ein Übertritt der Substanz in die Muttermilch begünstigt. Bei Einzelmessungen lag die Konzentration des Medikamentes in der Muttermilch sogar deutlich höher als im mütterlichen Plasma. Unerwünschte Effekte bei gestillten Säuglingen sind bisher allerdings nicht beschrieben. Wegen der beobachteten Anreicherung in der Muttermilch, der langen Halbwertszeit und den geringen Erfahrungen in der Stillzeit sollte bei Einsatz des Medikamentes in der Stillzeit das gestillte Kind zumindest gut beobachtet werden.

Bewertung:
- Kategorie 2.

Rote Liste:
- Die Rote Liste empfiehlt eine strenge Indikationsstellung.
- Diese Empfehlung entspricht der eigenen Bewertung.

Ⓢ Lidocain

Ⓜ Chinidin

  Disopyramid

  Flecainid

  Mexiletin

  Sotalol

  Tocainid

RL   10   Antibiotika/Antiinfektiva

Allgemeines [24, 39, 74, 145, 230 251, 294]

Die Antibiotika sind im Folgenden in alphabetischer Reihenfolge der Substanzgruppen aufgeführt

Es besteht eine erhebliche Unsicherheit über den Einsatz von Antiinfektiva bei stillenden Müttern. Dies betrifft vor allem Antibiotika, da sie zu den am meisten ärztlich verschriebenen Medikamenten gehören und auch in der Stillzeit nicht selten zum Einsatz kommen. Bei der Gabe von Antibiotika an stillende Mütter und der Möglichkeit des Übertritts auf den Säugling ergibt sich in der Regel für das gestillte Kind weniger die Gefahr einer toxischen Wirkung durch zu hohe Konzentrationen, sondern eher eine Störmöglichkeit durch niedrige Konzentrationen, die zu einer
- Beeinflussung der enteralen Flora (z.B. Pilzbefall),
- Entwicklung resistenter Keime oder
- Sensibilisierung durch subtherapeutische Dosen führen können.

Siehe auch Drei-Stufen-Strategie von Mathew in Kap. B.3.3 „Möglichkeiten der Risikoabschätzung"

Aminoglykosid–Antibiotika

Amikacin (z.B. Biklin®) [71, 104, 230, 251]

Die Proteinbindung liegt bei 10%, die Halbwertszeit beträgt 2 Stunden. Die enterale Resorption ist 0. Bei Untersuchungen wurden nur Spuren des Medikamentes in der Muttermilch nachgewiesen. Nebenwirkungen auf den Säugling sind nicht anzunehmen.

Bewertung:
- Kategorie 1.

Rote Liste (zusammenfassende Bewertung für Aminoglykosid-Antibiotika):
- In der Roten Liste sind Aminoglykoside insgesamt in der Stillzeit als kontraindiziert bewertet, weil Durchfälle und Pilzbefall der Schleimhäute möglich sind.
- Wenn auch – wie unten für Gentamicin aufgeführt – eine derartige Gefährdungsmöglichkeit besteht, so ist dies keine Begründung, bei entsprechender mütterlicher Therapie vom Stillen abzusehen. Die eigene Bewertung stimmt daher **nicht** mit der Empfehlung in der Roten Liste überein.

Gentamicin (z.B. Refobacin®) [4, 39, 67, 71, 74, 217, 251,294, 329, 350]
Plasmaproteinbindung unter 10 %, Halbwertszeit 120, enterale Resorption <1 %. Die Elimination geschieht vorwiegend ohne Metabolisierung durch die Niere. Insgesamt sind nur vergleichsweise geringe Milchkonzentrationen anzunehmen. Es existiert ein Bericht über ein Kind, das während der Behandlung der stillenden Mutter mit Gentamicin und Clindamycin blutige Stühle aufwies. Messungen waren jedoch nicht durchgeführt worden, ein kausaler Zusammenhang konnte nicht bewiesen werden. In einer Untersuchung aus dem Jahr 1994 wurden bei zehn Frauen und ihren Neugeborenen Konzentrationsmessungen von Gentamicin durchgeführt. Die Mütter hatten vier Tage lang dreimal täglich 80 mg Gentamicin i.m. erhalten. Die Serumkonzentrationen bei den Müttern lagen zwischen 1 und 4 µg/ml. Der M/P-Quotient betrug 0,11–0,44. Bei fünf der zehn gestillten Kinder waren Gentamicin-Serumkonzentrationen von 0,34–0,49 µg/ml nachweisbar. Demzufolge war ein Übertritt in die Muttermilch und auch eine Resorption im kindlichen Darm erfolgt. Toxische Reaktionen durch das Gentamicin konnten bei diesen Konzentrationen jedoch nicht auftreten, ein Stillhindernis besteht demnach nicht.

Bewertung:
◾ Kategorie 1.

Rote Liste:
◾ Siehe Amikacin.

Streptomycin (z.B. Strepto-Fatol) [4, 12, 59, 71, 122, 145, 171, 215, 230, 251, 294]
Die Proteinbindung beträgt 30 %, die Halbwertszeit 2–3 Stunden. Der M/P-Quotient ist 0,5–1. Nur vergleichsweise geringe Konzentrationen konnten in der Muttermilch nachgewiesen werden. Ob Streptomycin entgegen früherer Annahmen vom Darm eines Säuglings doch resorbiert werden kann, ist bisher nicht bekannt, da noch keine Plasmakonzentrationsmessungen bei Säuglingen, deren stillende Mütter Streptomycin erhalten hatten, vorgenommen wurden. Unerwünschte Effekte oder Nebenwirkungen bei gestillten Kindern bei mütterlicher Einnahme in der Stillzeit sind bisher jedoch nicht bekannt geworden. Wegen der nicht ausgeschlossenen Möglichkeit, dass eine gewisse Resorption stattfinden kann und durch subtherapeutische Dosen Durchfälle bzw. Pilzbefall ausgelöst werden könnten, sollten die Kinder während der Stillzeit gut beobachtet werden.

Bewertung:
◾ Kategorie 2.

Rote Liste:
◾ Siehe Amikacin.

Carbapeneme

Imipenem (z.B. ZIENAM®) und Meropenem (Meronem®) [39, 294]
Die beiden Substanzen sind den Beta-Lactam-Antibiotika verwandt. Da die Substanzen nach oraler Gabe nur wenig resorbiert und sehr schnell inaktiviert werden, werden in die Muttermilch keine nennenswerten Mengen übertreten. Es gibt zwar keine Messungen hierzu, ein nennenswerter Medikamentenübertritt auf das Kind ist dennoch zu verneinen.

Bewertung:

- Kategorie 1

Rote Liste:

- Die Rote Liste sieht eine strenge Indikationsstellung vor
- Diese Empfehlung entspricht der eigenen Bewertung, da eine strenge Indikationsstellung immer selbstverständlich ist.

Cephalosporine

Allgemeines [4, 12, 24, 39, 74, 121, 145, 156, 159, 215, 230, 294, 329]
Cephalosporine sind schwache Säuren und treten kaum in die Muttermilch über. Der M/P-Quotient beträgt bis höchstens 0,2. Die Gabe von Präparaten der ersten und zweiten Generation wird als sicher beurteilt. Cephalosporine der dritten Generation besitzen eine höhere Aktivität gegen die normale Darmflora und damit eine gewisse Wahrscheinlichkeit für Effekte auf gestillte Kinder. Auf mögliche Diarrhöen und Überempfindlichkeitsreaktionen sollte daher geachtet werden.

In Tabelle B II.2.1 sind die dokumentierten Muttermilchkonzentrationen der einzelnen Cephalosporine dargestellt. Legt man eine durchschnittliche Trinkmenge von 150 ml/kg/Tag zugrunde, so ergibt sich durch Multiplikation die mögliche kind-

Tab. B II.2.1 Muttermilchkonzentrationen sowie die dadurch erreichbare kindliche Dosis einzelner Cephalosporine.

Medikament		Milchkonzentration [µg/ml]	Mögl. kindl. Dosis [µg/kg/Tag]	Ther. kindl. Dosis [mg/kg/Tag]
Cefaclor	(Kat. 1)	0,16–0,21	31,5 (0,08 %)	40
Cefadroxil	(Kat. 1)	1,2–2,4	360 (1,2 %)	30
Cefamandol	(Kat. 2)	Durchschnittl. 0,46	69 (0,14 %)	50–150
Cefazolin	(Kat. 1)	Durchschnittl. 1,51	226,5 (0,9 %)	25–100
Cefoperazon	(Kat. 2)	0,4–0,9	135 (0,135 %)	100–200
Cefotaxim	(Kat. 2)	0,25–0,52	50–200	
Cefotetan	(Kat. 2)	0,29–0,59	38,5 (0,09 %)	40–80
Cefoxitin	(Kat. 2)	0,25–0,65	97,5 (0,12 %)	80–160
Ceftazidim	(Kat. 2)	Durchschnittl. 5,2	780 (1,3 %)	60–150
Ceftizoxim	(Kat. 2)	0,35	52,5 (0,035 %)	150–200
Ceftriaxon	(Kat. 2)	0,5–0,7	105 (0,21 %)	50–75
Cefalexin	(Kat. 1)	0,24–0,85	127,5 (0,51 %)	25–50
Cefixim	(Kat. 1)	Keine Substanz nachweisbar	Keine	–

liche Dosis. Zur Risikobeurteilung wird diesem Ergebnis die therapeutische kindliche Dosis gegenübergestellt. Hinter der errechneten möglichen kindlichen Dosis (Menge, die der Säugling im ungünstigsten Fall aufnimmt) ist der prozentuale Anteil an der therapeutischen kindlichen Dosis angegeben. Hinter dem jeweiligen Substanznamen findet sich die Empfehlung nach Kategorien (Kat.).

Aus den Werten ist erkennbar, dass die mögliche Menge, die ein Säugling aufnimmt, weit unter dem therapeutischen Bereich liegt.

Aus der verfügbaren Literatur wird nicht ersichtlich, bei welcher Medikamentenkonzentration beim Kind eine Störung der Darmflora auftreten könnte. Von zwölf Kindern, deren Mütter Cefaclor bzw. Cefalexin erhalten hatten, wurde bei drei Säuglingen eine Diarrhö beobachtet. Die Autoren weisen jedoch darauf hin, dass eine Kausalität nicht belegt werden konnte, und dass, selbst bei einem Zusammenhang zwischen der Gabe der Antibiotika an die Mütter und den aufgeführten kindlichen Symptomen, eine Unterbrechung des Stillens aufgrund der Milde der beobachteten Erscheinungen nicht erforderlich ist. Stillen ist daher unter der Einnahme von Cephalosporinen möglich. Inzwischen liegen auch Messungen über den geringen Übertritt von Cephalosporinen der dritten Generation in die Muttermilch vor; dadurch konnte gezeigt werden, dass bei neueren Cephalosporinen praktisch keine Gefährdung des gestillten Säuglings zu befürchten ist.

Bewertung:
- Cephalosporine der ersten, zweiten und dritten Generation: Kategorie 1.

Rote Liste:
- Die Rote Liste empfiehlt eine strenge Indikationsstellung bei der Anwendung von Cephalosporinen in der Stillzeit.
- Eine strenge Indikationsstellung ist grundsätzlich für jede Medikation in der Stillzeit selbstverständlich. Bei der Gabe von Cephalosporinen der ersten, zweiten und dritten Generation sind keine Einschränkungen mehr erforderlich.

Gyrasehemmstoffe (Fluorchinolone)

Ciprofloxacin (z. B. Ciprobay®) [7, 24, 39, 53, 71, 74, 123, 124, 126, 141, 145, 251, 294, 302, 329, 340, 369]
Die Plasmaproteinbindung beträgt 20 %, die Bioverfügbarkeit 77–85 %. Die geringe Plasmaproteinbindung begünstigt einen Transfer der Substanz in die Muttermilch. Ciprofloxacin wurde in der Muttermilch in höheren Konzentrationen als im mütterlichen Plasma nachgewiesen. Von einigen Autoren wird angegeben, dass nach Einnahme therapeutischer Dosen von Ciprofloxacin durch die Mütter Knorpelschäden bei Kindern aufgetreten seien; es ist auch bekannt, dass Gyrasehemmer den Gelenkknorpel im Tierversuch irreversibel schädigen. Des Weiteren liegt ein Bericht über eine perforierende pseudomembranöse Kolitis bei einem Kind vor, dessen Mutter ohne ärztliche Verschreibung Ciprofloxacin eingenommen hatte. Die Autoren sehen einen kausalen Zusammenhang mit der Einnahme des Medikamentes durch die Mutter. In einer neueren Kasuistik wurde trotz therapeutischer Konzentrationen bei der Mutter und nachweisbarer Mengen in

der Muttermilch kein Medikament im kindlichen Serum nachgewiesen.

In einer Übersicht über die während der Stillzeit einsetzbaren Antibiotika wird die Gabe von Ciprofloxacin an die stillende Mutter inzwischen als möglich eingestuft. Auch die *American Academy of Pediatrics* schätzt inzwischen die Gabe von Ciprofloxacin als vertretbar während der Stillperiode ein.

Die Bewertung bei der Gabe dieses Medikamentes zeigt sehr gut das Dilemma, in dem Beratende stehen und demonstriert sehr gut die Notwendigkeit einer Risikoabschätzung. Da so intensiv wie möglich Stillen propagiert, das Risiko für das gestillte Kind jedoch so gering wie möglich gehalten werden sollte, ist aus unserer Sicht bei der Notwendigkeit einer antibiotischen Therapie ein unbedenklicheres Antibiotikum zu wählen. Sollte aus einem noch unbekannten Grund keine Alternative bestehen, so kann dennoch gestillt werden. Jedoch auch hierbei gilt, dass diese Therapie nur unter sehr guter ärztlicher Kontrolle des Kindes erfolgen darf.

Bewertung:
- Kategorie 3

Rote Liste:
- In der Roten Liste wird die Anwendung von Gyrasehemmern in der Stillzeit als kontraindiziert angesehen.
- Diese Empfehlung entspricht nicht mehr der eigenen Bewertung.

Ofloxacin (z.B. Tarivid®) [4, 39, 71. 74, 115, 123, 130, 251, 329, 340, 369]
Die Plasmaproteinbindung liegt bei 10 %, die Halbwertszeit beträgt 6–7 Stunden, die Bioverfügbarkeit ist 90 %. Diese Eigenschaften von Ofloxacin erleichtern einen Transfer in die Muttermilch. Wie Ciprofloxacin wird auch Ofloxacin in der Muttermilch angereichert. Da auch Ofloxacin prinzipiell das Potenzial besitzt, Knorpelschäden zu erzeugen, ist die Anwendung in der Stillzeit wie bei Ciprofloxacin zu beurteilen: In der Stillzeit sollte einem anderen Medikament der Vorzug gegeben werden. In neueren Stellungnahmen wird inzwischen der Gabe von Ofloxacin der Vorzug vor dem Einsatz von Ciprofloxacin gegeben.

Bewertung:
- Kategorie 3

Rote Liste:
- Siehe Ciprofloxacin.

Lincosamide

Clindamycin (z.B. Sobelin®) [4, 5, 6, 11, 53, 71, 117, 145, 251]
Das Molekulargewicht ist 425, die Plasmaproteinbindung liegt bei 60–90 %, die Bioverfügbarkeit bei 70–80 % und die Halbwertszeit beträgt 3 Stunden. Die Angaben zum Übertritt der Substanz in die Muttermilch sind unterschiedlich. Von einigen Autoren werden relativ geringe Muttermilchkonzentrationen angegeben, andere weisen Messergebnisse vor, in denen die Muttermilchkonzentrationen höher als die mütterlichen Plasmakonzentrationen waren. Ammon weist darauf hin, dass Lincomycin-Antibiotika, zu denen Clindamycin gehört, in der Muttermilch beträchtliche Spiegel erreichen können. Eine Kasuistik mit blutigem Durchfall bei einem Säugling, dessen Mutter Clindamycin eingenommen hatte, liegt vor. Während Mutschler die Gabe von Clindamycin in der Stillzeit für kontraindiziert ansieht, halten andere

Autoren wie Anderson die Einnahme von Clindamycin bei guter Beobachtung des gestillten Kindes für akzeptabel. Auch die *American Academy of Pediatrics* sieht kein Hindernis für das Stillen bei der Gabe von Clindamycin an die Mutter. Die *WHO Group on Human Lactation* spricht sich jedoch gegen den Einsatz während der Stillzeit aus. Wegen nach wie vor eher unzureichender Erfahrungen in der Stillzeit, wegen möglicher hoher Muttermilchkonzentrationen und des prinzipiellen Potenzials ausgeprägter gastrointestinaler Nebenwirkungen bis hin zu einer pseudomembranösen Kolitis ist die Einnahme dieser Substanz bei existierenden Alternativen als kontraindiziert zu betrachten.

Bewertung:
- Kategorie 4.

Rote Liste:
- Die Anwendung von Clindamycin in der Stillzeit wird in der Roten Liste als kontraindiziert angesehen.
- Diese Empfehlung stimmt mit der eigenen Bewertung überein.

Lincomycin (z.B. Albiotic®) [4, 71]
Die Plasmaproteinbindung liegt bei 70–80 %, die enterale Resorption beträgt 15–55 % und die Halbwertszeit ist 4–7 Stunden. 50–100 % der mütterlichen Serumkonzentrationen werden in der Muttermilch gefunden. Wie bei Clindamycin, sogar noch häufiger, sind die Nebenwirkungen von Lincomycin in erster Linie Störungen im Gastrointestinaltrakt wie auch blutige Durchfälle. Gefährlich ist insbesondere eine pseudomembranöse Enterokolitis. Da Lincomycin in erheblichem Ausmaß in die Muttermilch übergehen kann, sind beim Kind entsprechende gastrointes-

tinale Symptome nicht auszuschließen. Stillen unter einer Lincomycin-Therapie sollte daher unterbleiben.

Bewertung:
- Kategorie 4.

Rote Liste:
- Die Rote Liste hält die Einnahme von Lincomycin in der Stillzeit für kontraindiziert.
- Diese Empfehlung entspricht der eigenen Bewertung.

Makrolid-Antibiotika

Azithromycin (z.B. Zithromax®) [74, 294]
Azithromycin weist eine extrem lange Halbwertzeit auf und kann sich daher in der Muttermilch anreichern. Bei Interviews von mit Azithromycin behandelten Müttern wurden keinerlei Nebenwirkungen bei den gestillten Kindern angegeben. Muss die Substanz unbedingt verordnet werden, so ist das gestillte Kind ärztlich gut zu überwachen. Wegen des Fehlens von ausreichender Information ist dem Einsatz von Erythromycin bei Bedarf jedoch der Vorzug zu geben.

Bewertung:
- Kategorie 2.

Rote Liste:
- Die Rote Liste hält den Einsatz von Azithromycin bei strenger Indikationsstellung in der Stillzeit für möglich.
- Die Empfehlung der Roten Liste entspricht der eigenen Bewertung.

Clarithromycin (z.B. Klacid®) [39, 71, 74, 117, 251, 294, 317]

Die Plasmaproteinbindung beträgt 65 %, die Resorption aus dem Darm 65 %. Die Halbwertszeit liegt bei 3,5 Stunden. Das hohe Molekulargewicht von 748 erschwert zusätzlich einen Transfer in die Muttermilch. Nach Messungen der Konzentrationen in der Muttermilch betrugen diese jedoch 25–75 % der entsprechenden mütterlichen Serumkonzentrationen. Der Metabolit 14-Hydroxy-Clarithromycin reichert sich in der Muttermilch an. Clarithromycin wird als Mittel der Wahl zur Behandlung der puerperalen Mastitis bezeichnet, da bakterizide Konzentrationen erreicht werden. Aufgrund noch geringer Erfahrungen hinsichtlich einer möglichen Beeinflussung des Säuglings wird von Sedelmayer und Mitarbeitern empfohlen, dass ein Säugling während der Behandlung der Mutter mit Clarithromycin nicht gestillt werden sollte. Klinische Untersuchungen über gestillte Kinder liegen allerdings bislang nicht vor. Wenn der Einsatz eines Makrolid-Antibiotikums in der Schwangerschaft benötigt wird, so ist Erythromycin der Vorzug zu geben.

Bewertung:
* Kategorie 4.

Rote Liste:
* Die Rote Liste rät lediglich zu einer strengen Indikationsstellung.
* Die Empfehlungen der Roten Liste stimmen **nicht** mit der eigenen Bewertung überein.

Erythromycin (z.B. Erythrocin®) [12, 15, 24, 39, 71, 74, 117, 123, 178, 215, 230, 251, 294, 329, 369]

Das Molekulargewicht ist 733, die Plasma-proteinbindung 65 %, die Bioverfügbarkeit beträgt weniger als 70 %. Die Halbwertszeit liegt bei 2–3 Stunden. Der M/P-Quotient ist 0,41. Die mögliche kindliche Dosis beträgt etwa 10 % der therapeutischen Dosis im Kindesalter von 30–50 mg/kg/Tag. Wegen der geringen Mengen in der Muttermilch nach oraler Gabe wird der Einsatz dieses Medikamentes in der Stillzeit für vertretbar gehalten. Bei parenteraler Medikation sind allerdings therapeutische Konzentrationen beim Säugling möglich; blutige Durchfälle bei Säuglingen sind unter mütterlicher Therapie mit hochdosierter Erythromycin-Gabe beobachtet worden. Wegen dieser möglichen gastrointestinalen Nebenwirkungen sollte ein gestillter Säugling gut beobachtet werden. Auch die *American Academy of Pediatrics* sieht keine Bedenken bei dem Einsatz von Erythromycin in der Stillzeit.

Bewertung:
* Bei oraler Gabe: Kategorie 2.

Rote Liste:
* Den Angaben der Roten Liste zufolge ist der Einsatz von Erythromycin in der Stillzeit nur bei strenger Indikationsstellung zu empfehlen.
* Die Empfehlungen in der Roten Liste stimmen mit der eigenen Bewertung überein.

Monobactame

Aztreonam (z.B. Azactam®) [4, 5, 101, 113, 159, 215, 294, 302]

Die Plasmaproteinbindung liegt bei 50–60 %, die Halbwertszeit beträgt 1,7 Stunden. Die Substanz wird nicht aus dem Magen-Darm-Kanal resorbiert. Der Übertritt von Aztreonam in die Muttermilch ist nur geringfügig. Die höchsten Milchkonzentrationen erreichten bei Messungen weniger als 1 % der höchsten mütterlichen Plasmakonzentrationen. Unerwünschte Effekte bei gestillten Säuglingen sind bisher nicht bekannt geworden. Während die *American Academy of Pediatrics* bei der Einnahme von Aztreonam kein Stillhindernis sieht, empfiehlt Ammon wegen mangelnder Erfahrung den Einsatz des Medikamentes nicht in der Stillzeit. Wegen fehlender Resorption aus dem Magen-Darm-Trakt wird der Einsatz von Aztreonam bei der stillenden Mutter als möglich angesehen.

Bewertung:
▪ Kategorie 2.

Rote Liste:
▪ In der Roten Liste wird die Anwendung von Aztreonam in der Stillzeit als kontraindiziert bewertet.
▪ Diese Empfehlung entspricht **nicht** der eigenen Bewertung.

Penicilline

Allgemeines [12, 24, 39, 74, 121, 145, 160, 171, 215, 251, 294, 325, 329]
Penicilline sind schwache Säuren mit kurzer Halbwertszeit, die nur in geringen Mengen in die Muttermilch übertreten. Die Einnahme von Penicillinen insgesamt in der Stillzeit wird als sicher beurteilt, solange der Säugling keine Penicillin-Allergie besitzt. Zur Prophylaxe eines möglichen Pilzbefalls der Mund- und Darmschleimhaut wird die Gabe von Nystatintropfen an die gestillten Kinder empfohlen.

In Tabelle B II.2.2 werden die Muttermilchkonzentrationen von einzelnen Penicillinen aufgeführt. Die mögliche kindliche Dosis wird unter Annahme einer durchschnittlichen Trinkmenge von 150 ml/kg/Tag angegeben. Die Prozentzahlen bedeuten den Anteil der möglichen kindlichen Dosis an der therapeutischen kindlichen Menge.

Bei Behandlung der Mutter mit Ampicillin sowie mit Amoxicillin, aber auch mit Cloxacillin, wurde bei einzelnen gestillten

Tab. B II.2.2 Muttermilchkonzentrationen sowie die dadurch erreichbare kindliche Dosis einzelner Penicilline.

Medikament	Milchkonzentration [µg/ml]	Mögl. kindl. Dosis [µg/kg/Tag]	Ther. kindl. Dosis [mg/kg/Tag]
Amoxicillin	0,68–1,3	195 (0,975 %)	20– 40
Ampicillin	0,04–0,9 (II 4)	135 (0,27 %)	50–200
Penicillin	0,015–0,06	9 (0,036 %)	25– 50
Penicillin V	0,15–0,6 (II 16)	90 (0,36 %)	25– 50
Sulbactam	0,0–2,8	420 (1,4 %)	30– 50
Ticarcillin	12	375 (0,25 %)	150–300

Säuglingen leichter Durchfall beobachtet. Diese Durchfälle waren jedoch vergleichsweise harmlos, sodass auch von den entsprechenden Autoren eine Unterbrechung des Stillens unter der Penicillin-Therapie nicht für erforderlich gehalten wurde. Bei einer Anwendung von Penicillinen in der Laktionsperiode besteht kein Stillhindernis. Auf mögliche Durchfälle sollte jedoch geachtet werden.

Bewertung:
- Kategorie 2.

Rote Liste:
- Die Rote Liste rät zu strenger Indikationsstellung.
- Diese Empfehlung entspricht der eigenen Bewertung.

Tetracycline

Doxycyclin (z. B. Antodox®) [4, 12, 39, 71, 74, 122, 145, 171, 180, 230, 251, 294, 325, 329]

Die Plasmaproteinbindung beträgt 60–90 %, die Halbwertszeit liegt bei 10–22 Stunden und die enterale Resorption ist fast 100 %. Der M/P-Quotient ist 0,35. Da Doxycyclin die für Tetracyclin beschriebene Affinität zu den Calciumionen in der Milch in erheblich geringerem Maße aufweist und eine ausgeprägtere enterale Resorption bekannt ist, außerdem die Nebenwirkungen auf Knochen und Zahnsubstanz in gleicher Weise wie bei den älteren Tetracyclinen bestehen, sollte Doxycyclin nicht in der Schwangerschaft eingesetzt werden. Nach Chin und Mitarbeitern ist zwar die Gabe von Doxycyclin in der Stillphase nicht absolut kontraindiziert, sie wird aber auch nicht empfohlen. Auch andere Autoren sehen die Gabe von Doxycyclin nicht als unbedingte Kontraindikation für Stillen an. Daten über Beobachtungen liegen jedoch nicht vor; daher sollte bei der Risikoabschätzung streng vorgegangen werden, zumal mit Tetracyclin eine mögliche Alternative existiert.

Bewertung:
- Kategorie 4.

Rote Liste:
- Die Rote Liste hält die Einnahme von Tetracyclinen insgesamt in der Stillzeit für kontraindiziert.
- Für Doxycyclin entspricht dies der eigenen Bewertung.

Minocyclin (z. B. Klinomycin®) [4, 71]

Die Plasmaproteinbindung liegt bei 55–75 %, die Serumhalbwertszeit beträgt 11–47 Stunden und die enterale Resorption ist über 90 %. Bei Minocyclin kommt es in derselben Weise wie bei Tetracyclin zur Chelatbildung mit Calcium in der Muttermilch, sodass nicht anzunehmen ist, dass eine nennenswerte Resorption im kindlichen Darm erfolgt. Untersuchungen über Nebenwirkungen bei Kindern liegen nicht vor. Wegen der prinzipiellen Möglichkeit von negativen Effekten auf den kindlichen Knochen und aufgrund fehlender Erfahrung sollte daher Minocyclin in gleicher Weise wie Chlortetracyclin nur für kurze Zeit gegeben werden. Eine längerfristige Behandlung ist nicht mit dem Stillen vereinbar.

Bewertung:
- Kategorie 3.

Rote Liste:
- Die Rote Liste hält die Einnahme von Tetracyclinen insgesamt in der Stillzeit für kontraindiziert.

▨ Diese Bewertung entspricht **nicht ganz** der eigenen Empfehlung, die lediglich bei einer längerfristigen Behandlung eine Kontraindikation sieht.

Tetracyclin (z.B. Tefilin) [71, 74, 230, 294]

Die Plasmaproteinbindung beträgt 45–70 %. Die enterale Resorption liegt bei 30 % und die Halbwertszeit ist 5–9 Stunden. Der M/P-Quotient liegt bei 0,9. Die Konzentrationen in der Muttermilch liegen deutlich unter den mütterlichen Plasmawerten. Da Tetracyclin eine starke Affinität für divalente Kationen, wie z.B. Calcium, aufweist, findet eine Chelatbildung in der Muttermilch statt. Daher konnte auch bei mehreren Messungen Tetracyclin nicht im Plasma gestillter Kinder nachgewiesen werden. Unerwünschte Effekte auf gestillte Kinder sind bisher nicht beobachtet worden. Prinzipiell ist die Gabe von Tetracyclin während der Schwangerschaft und bei Kindern bis zum 8. Lebensjahr, wegen der bekannten Verminderung des Knochenwachstums und der Zahnveränderungen, kontraindiziert. Aufgrund der oben geschilderten Chelatbildung ist jedoch mit einer nennenswerten Resorption im Darm des Säuglings nicht zu rechnen. Nach Einschätzung der *America Academy of Pediatrics* ist wegen der zu vernachlässigenden Medikamentenmenge in der Muttermilch die Gabe von Tetracyclin mit dem Stillen vereinbar. Laut Anderson sollten allerdings sieben bis zehn Tage einer mütterlichen Therapie mit Tetracyclin nicht überschritten werden. Während eine kurzfristige Therapie daher als vertretbar angesehen wird, ist eine längerfristige Behandlung nicht mit dem Stillen vereinbar.

Bewertung:
▨ Kategorie 3.

Rote Liste:
▨ Die Rote Liste hält die Einnahme von Tetracyclin in der Stillzeit für kontraindiziert.
▨ Diese Bewertung entspricht **nicht ganz** der eigenen Empfehlung, die lediglich bei einer längerfristigen Behandlung eine Kontraindikation sieht.

Andere Antibiotika und Chemotherapeutika

Chloramphenicol (z.B. Paraxin®) [4, 12, 53, 71, 74, 144, 171, 180, 251, 329, 350, 369]

Das Molekulargewicht ist 323, die Plasmaproteinbindung 60–80 %, die Halbwertszeit liegt bei 2–3 Stunden, die Bioverfügbarkeit beträgt 90 %. Die Plasmahalbwertszeit ist bei Neugeborenen auf 10 Stunden verlängert. Aufgrund der starken Lipophilie der Substanz wird ein Übertritt in die Muttermilch erleichtert. Obwohl den Säugling über die Milch bisherigen Messungen zufolge nur ca. 1 mg/kg pro Tag erreichen können – dies entspricht 1–2 % einer therapeutischen Säuglingsdosis – wird die Anwendung von Chloramphenicol in der Stillzeit von der Mehrzahl der Autoren als kontraindiziert angesehen. Auch die *American Academy of Pediatrics* sieht bei der Gabe von Chloramphenicol an eine stillende Mutter mögliche Probleme, vor allem hinsichtlich einer Knochenmarkschädigung durch eine Idiosynkrasie. Eine stillende Mutter sollte daher kein Chloramphenicol erhalten.

Bewertung:
▨ Kategorie 4.

Rote Liste:
- Die Rote Liste betrachtet die Anwendung von Chloramphenicol in der Stillzeit als kontraindiziert.
- Diese Bewertung entspricht der eigenen Empfehlung.

Metronidazol (z.B. Clont®) [4, 12, 24, 39, 53, 71, 74, 171, 215, 230, 276, 294, 329, 369]

Das Molekulargewicht ist 71, die Plasmaproteinbindung 10 %, die Halbwertszeit liegt bei 8–9 Stunden und die Bioverfügbarkeit beträgt 90 %. Die geringe Plasmaproteinbindung sowie das niedrige Molekulargewicht erleichtern einen Transfer in die Muttermilch. Dies zeigt sich auch bei dem M/P-Quotienten von 0,95. Untersuchungen über die Konzentration von Metronidazol im mütterlichen und kindlichen Plasma sowie in der Muttermilch wurden durchgeführt. Die gemessenen kindlichen Plasmakonzentrationen lagen bei etwa 20 % der mütterlichen. Klinische Berichte erwähnen in Einzelfällen das Auftreten von weichen Stühlen sowie das Auftreten von vermehrtem Candidabefall bei gestillten Kindern. Da Metronidazol im Tierversuch mutagene und kanzerogene Effekte zeigt und die kindlichen Plasmakonzentrationen relativ hoch sind, wird der Einsatz dieses Medikamentes in der Stillzeit kontrovers diskutiert. Prinzipiell wird eine kontinuierliche und langfristige Behandlung in der Laktationsperiode eher abgelehnt. Eine kürzere Behandlungsphase wird jedoch auch von der *American Academy of Pediatrics* als eher unproblematisch eingeschätzt.

Bei der intravaginalen Gabe von Metronidazol werden anscheinend nur Spuren des Medikamentes resorbiert, sodass nur minimale Mengen – wenn überhaupt – in die Muttermilch übertreten können. Eine lokale Behandlung ist demnach vertretbar.

Bewertung:
- Kategorie 3.

Rote Liste:
- Die Angaben in der Roten Liste sind widersprüchlich: Einerseits wird lediglich eine strenge Indikationsstellung, andererseits eine Stillunterbrechung während der Therapie gefordert.
- Diese Empfehlung entspricht **nicht völlig** der eigenen Bewertung, da eine kurzzeitige Gabe für vertretbar angesehen wird.

Sulfonamide und Trimethoprim/Co-trimoxazol

[4, 24, 53, 71, 74, 230, 294]

Von den Sulfonamiden soll im Folgenden nur die **Kombination Sulfamethoxazol und Trimethoprim (Co-trimoxazol) (z.B. Eusaprim®)** besprochen werden, da sie möglicherweise zur Therapie bei stillenden Müttern in Betracht kommen kann.

Sulfamethoxazol

Proteinbindung 60–80 %, enterale Resorption 80–100 %, Halbwertszeit 5–28 Stunden. Da Sulfonamide eine gewisse Lipophilie aufweisen, ist ein Übertritt aus dem mütterlichen Plasma in die Muttermilch vorstellbar. Allerdings war bei Messungen der M/P-Quotient lediglich 0,1, obwohl er aufgrund der pharmakologischen Daten bei 2,6 zu erwarten wäre. Sulfonamid-Gaben bei Neugeborenen werden vermieden, da Sulfonamide das Bilirubin aus der

Albuminbindung verdrängen können. Diese Reaktion von Sulfonamiden ist jedoch konzentrationsabhängig; bei verschiedenen Messungen waren nur geringe Mengen Sulfamethoxazol in der Muttermilch gefunden worden, sodass eine Bilirubinverdrängung aus dem Albumin dabei nicht wahrscheinlich ist. Allerdings gehören allergische Reaktionen zu den wichtigsten Nebenwirkungen der Sulfonamide. Stark proteingebundene Sulfonamide sollen dabei eine besonders große Sensibilisierungspotenz aufweisen. Diese ist auch unabhängig von der Konzentration. Auch wenn bisher keine Daten über Nebenwirkungen bei gestillten Kindern gefunden wurden, sollten Sulfonamide in der Stillzeit nicht eingesetzt werden.

Trimethoprim

Plasmaproteinbindung 35–50 %, enterale Resorption über 90 %, Halbwertszeit 10–12 Stunden. Geringe Mengen Trimethoprim wurden in der Muttermilch gefunden. Nebenwirkungen bei Kindern konnten bisher nicht gesehen werden.

Die *American Academy of Pediatrics* betrachtet die Kombination Trimethoprim/Sulfamethoxazol nicht als Kontraindikation für das Stillen. Auch die sonst strenger beurteilende *WHO Working Group on Human Lactation* sieht beim Einsatz der Kombination keinen Hinderungsgrund zum Stillen. Lediglich während der ersten Lebensmonate eines Kindes, bei Frühgeborenen und bei Kindern mit Glucose-6-Phosphat-Dehydrogenasemangel wird vor dem Einsatz gewarnt. Wegen dieser Einschränkungen, vor allem aber wegen der möglichen allergischen Reaktionen auf den Sulfamethoxazol-Anteil sollte aus unserer Sicht jedoch die Kombination während der Stillzeit nicht eingesetzt werden.

Bewertung:
- Kategorie 4.

Rote Liste:
- Die Rote Liste sieht wegen der in der Muttermilch gefundenen geringen Mengen an Wirkstoff keine Gefährdung für den Säugling.
- Die eigene Bewertung steht dem jedoch entgegen und empfiehlt den Verzicht dieses Medikamentes in der Stillzeit.

Vancomycin (z. B. Vancomycin HEXAL®) [39, 74, 251, 294]

Bei i. V.-Gabe tritt Vancomycin zwar in die Muttermilch über, die orale Aufnahme ist jedoch so gering, dass negative Effekte auf den gestillten Säugling nicht anzunehmen sind. Da bisher jedoch Daten fehlen, die die Unbedenklichkeit der Substanz für den gestillten Säugling belegen, empfiehlt die *WHO Working Group on Human Lactation* Vancomycin in der Stillzeit nicht einzusetzen. Vancomycin ist jedoch ein typisches Reserveantibiotikum, das nur in Ausnahmefällen bei fehlender Alternative eingesetzt wird. Da Probleme für den Säugling nicht zu befürchten sind, sollte trotz Therapie Stillen möglich sein.

Bewertung:
- Kategorie 2.

Rote Liste:
- Entsprechend der Roten Liste ist bei strenger Indikationsstellung – die sich immer von selbst versteht – eine Therapie möglich.
- Die eigene Bewertung entspricht der Empfehlung der Roten Liste.

Antivirale Substanzen

Aciclovir (z. B. Zovirax®) [4, 48, 196, 213, 215, 230, 237, 346, 369]

Die Plasmaproteinbindung beträgt 9–24 %, das Molekulargewicht ist 225, die Bioverfügbarkeit liegt bei 20–30 % und die Halbwertszeit schwankt von 2–3,5 Stunden. Mit einem M/P-Quotienten von 3,24 wird Aciclovir in der Muttermilch angereichert. Es lagen jedoch auch nach hochdosierter oraler Therapie mit 5 × täglich 800 mg über 7 Tage die Milchkonzentrationen lediglich zwischen 4,16 und 5,18 µg/ml; damit erhält ein Säugling nur ungefähr 1 % der gewichtsbezogenen mütterlichen Dosis. Nach hochdosierter intravenöser Therapie betrugen die Aciclovir-Konzentrationen in der Muttermilch jedoch über 7 µg/ml. Dies bedeutet ungefähr 4–6 % der empfohlenen intravenösen Dosierung bei Neugeborenen. Die Substanz konnte noch am 4. Tag nach Absetzen der Therapie bei der Mutter in der Muttermilch nachgewiesen werden. Auch wenn die Bioverfügbarkeit nach oraler Gabe gering ist, sollte zumindest nach intravenöser Gabe von Aciclovir an die Mutter das Stillen für einige Tage unterbrochen werden. Nach oraler Therapie sind die beim Säugling angekommenen Dosen allerdings zu klein für die Notwendigkeit einer Stillunterbrechung. Die *American Academy of Pediatrics* sieht daher keinen Hinderungsgrund für das Stillen bei der Gabe von Aciclovir. Auch andere Autoren sehen bei Aciclovir-Therapie keinen Hinderungsgrund mehr zum Stillen.

Bewertung:
- Kategorie 2.

Rote Liste:
- Die Rote Liste sieht in der Gabe von Aciclovir eine Kontraindikation gegen das Stillen.
- Diese Empfehlung entspricht, zumindest bei der oralen Therapie, **nicht** der eigenen Bewertung.

Oseltamivir (z. B. Tamiflu®), Zanamivir (z. B. Relenza™) [213]

Bisher liegen noch keine Daten darüber vor, ob die beiden Substanzen, die als Neuraminidasehemmer bei einer Influenza-A- und -B-Virusinfektion wirksam sind, in die Muttermilch übergehen. Oseltamivir hat eine gute orale Bioverfügbarkeit, ein niedriges Molekulargewicht und eine geringe Proteinbindung. Daher kann ein Übertritt in die Muttermilch und auch eine Aufnahme durch den gestillten Säugling angenommen werden. Wirkungen auf den gestillten Säugling können zum gegenwärtigen Zeitpunkt noch nicht abgeschätzt werden.

Auch Zanamivir hat ein niedriges Molekulargewicht und eine geringe Proteinbindung; lediglich 4–17 % der inhalierten Dosis werden systemisch resorbiert. Dies vermindert die Wahrscheinlichkeit eines Übertrittes aus dem mütterlichen Plasma in die Muttermilch. Aus diesem Grunde ist bei einer notwendigen Therapie der Mutter während der Stillzeit Zanamivir der Vorzug vor Oseltamivir zu geben, solange keine Daten über die Verträglichkeit eines gestillten Neugeborenen vorliegen.

Bewertung:
- Oseltamivir: Kategorie 4.
- Zanamivir: Kategorie 2.

Rote Liste:
- Die Rote Liste betrachtet die Anwendung von Zanamivir in der Stillzeit als

kontraindiziert, so lange nicht bekannt ist, ob die Substanz in die Muttermilch übertritt.

■ Diese Einschätzung entspricht **nicht** der eigenen Bewertung.

Antimalariamittel

Chinin (z.B. Chininum-Hydrochloricum) [5, 12, 59, 122, 215, 230]
Das Molekulargewicht ist 334, die Plasmaproteinbindung 70%. Die Halbwertszeit liegt bei 11–12 Stunden und die Bioverfügbarkeit beträgt über 95%. Der M/P-Quotient ist 0,2–0,5. Während die therapeutischen Dosen im Kindesalter bei 25 mg/kg/Tag liegen, können bei mütterlicher Therapie lediglich 2–3 mg/Tag auf den Säugling übergehen, d.h. ca. 10% der therapeutischen Dosis. Nach Exposition durch die Muttermilch konnte bisher bei Säuglingen kein Chinin im Serum nachgewiesen werden. Nebenwirkungen oder unerwünschte Effekte bei gestillten Säuglingen, deren Mütter Chinin eingenommen hatten, sind bisher nicht bekannt geworden. Chinin kann daher in der Stillzeit verordnet werden.

Bewertung:
■ Kategorie 1.

Rote Liste:
■ Die Rote Liste enthält keine Angaben zur Anwendung von Chinin in der Stillzeit.

Chloroquin (z.B. Resochin®) [2, 4, 12, 26, 93, 171, 230, 275, 325, 329, 369]
Die Plasmaproteinbindung beträgt 61%, die Plasmahalbwertszeit 12 Tage. Bei Chloroquin handelt es sich um eine schwache Base, die sehr lipophil ist. Der M/P-Quotient liegt zwischen 0,3 und 0,5. Es ist damit ein eher geringer Übertritt in die Muttermilch zu erwarten. Ein Säugling kann nach Berechnungen maximal 4–5% der mütterlichen gewichtsbezogenen Dosis aufnehmen. Nebenwirkungen oder unerwünschte Effekte bei gestillten Säuglingen, deren Mütter Chloroquin erhalten hatten, sind bislang nicht gesehen worden. Die Gabe von Chloroquin als Prophylaxe einmal wöchentlich wird als sicher für das gestillte Kind betrachtet. Sowohl Spielmann und Mitarbeiter wie auch die *American Academy of Pediatrics* halten das Stillen während einer Chloroquin-Therapie für unbedenklich. Nach Anderson liegen jedoch keine ausreichenden Erfahrungen hierzu vor; vor allem ist eine Kumulation im Körper des Säuglings nicht auszuschließen. Aus diesem Grunde wird während des Stillens vor einer Chloroquin-Therapie gewarnt, eine Prophylaxe ist jedoch möglich.

Bewertung:
■ Chloroquin-Prophylaxe: Kategorie 1.
■ Chloroquin-Therapie: Kategorie 4.

Rote Liste:
■ Die Rote Liste hält die Anwendung von Chloroquin in der Stillzeit für insgesamt kontraindiziert.
■ Die Empfehlung der Roten Liste entspricht **nicht völlig** der eigenen Bewertung, da Stillen während einer Chloroquin-Prophylaxe durchaus als vertretbar angesehen wird.

Mefloquin (z.B. Lariam®) [12, 26, 92, 123, 171, 230, 325, 329, 369]
Die Plasmaproteinbindung beträgt 98%, die Halbwertszeit ist 14 Tage. Der M/P-Quotient liegt bei 0,13–0,16. Uner-

wünschte Effekte bei gestillten Kindern, deren Mütter Mefloquin erhalten hatten, sind bisher nicht bekannt geworden. Untersuchungen bei wiederholter – auch prophylaktischer – Einnahme oder bei Therapie liegen jedoch nicht vor. Die Substanz Mefloquin hat zahlreiche Nebenwirkungen, vor allem gastrointestinale Beschwerden, aber auch neurologische Störungen. Aufgrund mangelnder Erfahrung und wegen der möglichen Neurotoxizität sollte bei notwendiger Mefloquin-Prophylaxe oder -Therapie vorsichtshalber abgestillt werden. Die *American Academy of Pediatrics* gibt zu Mefloquin keine Empfehlung ab; Ammon empfiehlt, während einer Mefloquin-Prophylaxe das Stillen zu unterlassen.

Bewertung:
- Kategorie 4.

Rote Liste:
- Die Rote Liste hält die Anwendung von Mefloquin in der Stillzeit aus Sicherheitsgründen für kontraindiziert.
- Diese Empfehlung entspricht der eigenen Bewertung.

Pyrimethamin (z. B. Daraprim®) [4, 5, 12, 93, 215, 230, 329, 369]

Die Plasmaproteinbindung ist 90 %, die Serumhalbwertszeit 80–95 Stunden. Der M/P-Quotient liegt bei 0,46–0,66. Trotz der sehr langen Halbwertszeit und der Möglichkeit einer Kumulation bei gestill-

ten Säuglingen, sind unerwünschte Effekte bei Säuglingen, deren Mütter Pyrimethamin erhalten hatten, bisher nicht bekannt geworden. Die *American Academy of Pediatrics* sieht in der Gabe von Pyrimethamin kein Hindernis für das Stillen. Wegen fehlender Daten sollte zumindest der gestillte Säugling gut beobachtet werden.

Bewertung:
- Kategorie 2.

Rote Liste:
- In der Roten Liste wird der Einsatz von Pyrimethamin in der Stillzeit als Kontraindikation für das Stillen angesehen.
- Die eigene Bewertung stimmt **nicht** mit dieser Empfehlung überein.
- Die früher häufig eingesetzte Kombination von Pyrimethamin mit Sulfadoxin (Fansidar®) steht dem deutschen Markt nicht mehr zur Verfügung.

(S) **Amikacin**
Gentamicin
Cephalosporine der 1. und 2. Generation
Chinin
Chloroquin (Prophylaxe)

(M) **Streptomycin**
Cephalosporine der 3. Generation
Erythromycin (oral)
Aztreonam
Penicillin
Aciclovir (oral)
Pyrimethamin

RL 12 Antidiabetika

Allgemeines [107, 205]

Mit der zunehmenden Zahl auch von jüngeren Patienten mit einem Typ-2-Diabetes, steigt auch die Zahl schwangerer Frauen mit diesem Diabetes-Typ. Diese Frauen werden in der Regel bei der Schwangerschaftsplanung von einem oralen Antidiabetikum auf ein Insulinpräparat umgestellt; nach der Entbindung wird die Behandlung wieder mit einem oralen Antidiabetikum fortgesetzt. Die Sulfonylharnstoffe der 1. Generation wie Tolbutamid und Chlorpropamid gehen in die Muttermilch über und die Sorge besteht, dass sie möglicherweise bei den gestillten Kindern negative Auswirkungen auf den Blutzucker haben könnten. Die Einschätzung der verschiedenen Autoren hinsichtlich einer Bedenklichkeit dieser Substanzen war unterschiedlich. Mit dem Einsatz neuerer Substanzen scheint die Sorge weitgehend unbegründet zu sein.

Insulin [12, 205, 215, 295, 329]

Insulin ereicht als Proteohormon weder die Muttermilch noch wird es intestinal absorbiert. Eine Wirkung auf den Säugling ist daher nicht anzunehmen. Die Behandlung mit Insulin in der Stillzeit ist für den Säugling unschädlich.

Bewertung:
▪ Kategorie 1.

Rote Liste:
▪ Die Rote Liste enthält keine Angaben zur Anwendung von Insulin in der Stillzeit.

Metformin (z. B. Glucophage®) [53, 107, 139, 205]

Molekulargewicht 129, geringe Fettlöslichkeit. Enterale Resorption 50–60 %. Der M/P-Quotient beträgt 0,13–0,37. Vergleicht man jedoch die Flächen unter der Kurve für Milch und Plasma, so ergibt sich ein höherer Quotient von 0,5–0,58. In einer Untersuchung aus dem Jahr 2002 war bei sieben Patientinnen der Übertritt von Metformin aus dem mütterlichen Plasma in die Muttermilch und auf das gestillte Kind untersucht worden. Dabei hatten die Werte in der Muttermilch im Durchschnitt bei 50 % der mütterlichen Plasmawerte gelegen. Bei zwei der sieben Kinder konnten Spuren des Medikamentes nachgewiesen werden. Über den gesamten Zeitraum waren die Kinder klinisch beobachtet worden und hatten keinerlei Zeichen einer Hypoglykämie aufgewiesen. Auch in einer neueren Studie aus dem Jahr 2005 konnte zwar Metformin in der Muttermilch in Spuren nachgewiesen werden, negative Wirkungen auf die Blutzuckerspiegel bei den gestillten Säuglingen waren jedoch nicht beobachtet werden. Von den Autoren dieser beiden Untersuchungen wird daher kein Grund gesehen, vom Stillen Abstand zu nehmen, wenn die Mütter unter Metformin-Therapie stehen. Da Metformin vor allem über die Niere ausgeschieden wird, sollte jedoch bei eingeschränkter kindlicher Nierenfunktion Vorsicht herrschen, d. h. insgesamt sollten Kinder, deren Mütter mit Metformin behandelt werden, gut beobachtet werden.

Bewertung:
- Kategorie 2.

Rote Liste:
- In der Roten Liste wird Metformin lediglich unter strenger Indikationsstellung empfohlen.
- Diese Empfehlung der Roten Liste stimmt mit der eigenen Bewertung überein.

Glipizid (z. B. Sitagliptin®) [106, 205]
Für die Substanz, die zur 2. Generation der Sulfonylharnstoffe zählt, gilt, dass sie trotz ausreichender therapeutischer Konzentrationen im Serum der behandelten Mütter, nicht in der Muttermilch nachgewiesen werden konnten. Aus diesem Grund besteht keinerlei Einschränkung für das Stillen bei den so behandelten Müttern.

Bewertung:
- Kategorie 1.

Rote Liste:
- Nach der Roten Liste besteht noch eine Kontraindikation zum Stillen.
- Diese Empfehlung der Roten Liste stimmt **nicht** mit der eigenen Bewertung überein.

Tolbutamid (z. B. Orabet®) [4, 12, 18, 53, 107, 171, 180, 246, 329, 369]
Die Plasmaproteinbindung liegt bei über 75 %, die Bioverfügbarkeit ist 90 %. Die Halbwertszeit schwankt zwischen 5 und 8 Stunden. Die Angaben über die Einsatz-

möglichkeit des Medikamentes in der Stillzeit sind uneinheitlich; es findet zwar ein Übertritt in die Muttermilch statt, jedoch in relativ geringem Ausmaß. Dennoch raten Autoren wie Spielmann und Mitarbeiter, dass das Medikament in der Stillzeit nicht eingenommen werden sollte. Als mögliche Nebenwirkung beim gestillten Kind wird zumindest in der ersten Lebenswoche die Möglichkeit eines Ikterus aufgeführt; ferner wird vor dem Auftreten einer Hypoglykämie bei dem gestillten Säugling gewarnt. Da eine wesentliche Kumulation nicht zu befürchten ist, sind jedoch Wirkungen auf den gestillten Säugling bei den vorhandenen niedrigen Muttermilchkonzentrationen nicht wahrscheinlich. Bei guter Beobachtung sowie laufenden Blutzuckerkontrollen des gestillten Säuglings scheint ein Stillverbot bei Einnahme von Tolbutamid der Mutter nicht notwendig.

Bewertung:
- Kategorie 2.

Rote Liste:
- In der Roten Liste sind Sulfonylharnstoffe als in der Stillzeit kontraindiziert angegeben.
- Diese Empfehlung der Roten Liste stimmt nicht mit der eigenen Bewertung überein.

Ⓢ **Insulin**
Ⓜ **Metformin**
Tolbutamid

RL   15   Antiepileptika

Allgemeines [57, 137, 168, 180, 235, 278]

Obwohl alle Antikonvulsiva in die Muttermilch übergehen, sollte eine Mutter auch unter Antiepileptika-Behandlung zum Stillen ermutigt werden, da eine gute emotionale Bindung zwischen Müttern mit Krampfleiden und ihren Kindern besonders wichtig ist. Für Medikamente, die eine stärkere Stimulierung des Abbauprozesses bewirken, hat sich der kindliche Organismus während der Schwangerschaft bereits mit den entsprechenden Substanzen auseinandersetzen müssen und entsprechend mit einer Stimulierung z. B. des Cytochroms P_{450} reagiert, sodass eine Exposition über die Muttermilch zumindest die Medikamenten-Clearance auf das mütterliche Maß gesteigert hat. Unerwünschte Effekte bei gestillten Kindern, deren Mütter Antiepileptika einnahmen, sind seit vielen Jahren bekannt; dies gilt sowohl für Phenobarbital, Primidon, Phenytoin und andere. Allerdings handelt es sich dabei um einen Prozentsatz von etwa 5–10 % der so behandelten Kinder. Die Reaktion des kindlichen Organismus auf die sehr unterschiedlichen Therapieprinzipien kann jedoch erheblich differieren, sodass dringend empfohlen wird, bei diesen Kindern im Abstand von 14 Tagen bis 3 Wochen die Serumkonzentrationen der an die Mutter verabreichten Antiepileptika zu bestimmen.

Carbamazepin (z. B. Tegretal®) [4, 5, 12, 18, 64, 91, 137, 160, 168, 180, 215, 235, 236, 251, 278, 302, 329, 341, 369]

Die Plasmaproteinbindung liegt bei 75 %, die Bioverfügbarkeit bei 70 %, der M/P-Quotient bei 0,4–0,6. Die Halbwertszeit beträgt 16–24 Stunden. Wegen des ausschließlich hepatischen Metabolismus besteht – wenn das Medikament nicht während der Schwangerschaft gegeben wurde – eine gewisse Kumulationsgefahr beim Säugling. Die bei Säuglingen gemessenen Serumkonzentrationen bei mütterlicher Carbamazepin-Therapie betrugen ein Viertel bis ein Drittel der therapeutischen Serumkonzentrationen von 4–6 µg/ml. Bei Säuglingen, deren Mütter Carbamazepin eingenommen hatten, konnten – mit Ausnahme einer Kasuistik – in Untersuchungen keine Carbamazepin-typischen Wirkungen, wie z. B. Schläfrigkeit, beobachtet werden. Da bisher unerwünschte Effekte nicht gesehen werden konnten – so sieht es auch die *American Academy of Pediatrics* – kann Carbamazepin auch während der Stillzeit gegeben werden. Die gestillten Kinder sollten jedoch gut beobachtet werden; die Durchführung von regelmäßigen Blutspiegeluntersuchungen ist dringend zu empfehlen.

Bewertung:
- Kategorie 2.

Rote Liste:
- Die Rote Liste gibt für das Einzelpräparat Tegretal® an, dass dann abgestillt werden sollte, wenn eine schlechte Gewichtszunahme oder eine verstärkte Schläfrigkeit beim Säugling festgestellt wird.
- Diese Empfehlung entspricht der eigenen Bewertung.

Clobazam (z.B. Frisium®) s. Benzodiazepine, Psychopharmaka [137]

Clonazepam (z.B. Rivotril®) [5, 6, 12, 53, 64, 137, 327, 329]
Plasmaproteinbindung in Abhängigkeit von der Serumkonzentration 47–82 %, Bioverfügbarkeit 70–90 %. Die Halbwertszeit schwankt zwischen 20 und 60 Stunden. Da Clonazepam fast ausschließlich in der Leber metabolisiert wird, ist beim gestillten Säugling eine noch längere Halbwertszeit und somit eine Kumulationsgefahr durchaus vorstellbar. Zur Anwendung von Clonazepam in der Stillzeit existieren jedoch nur wenige Untersuchungen. Der M/P-Quotient beträgt 0,33. Bei Messungen wurden daher nur vergleichsweise niedrige Plasmakonzentrationen bei gestillten Säuglingen gefunden Bei einem frühgeborenen Kind wurde über Atemdepressionen bei Clonazepam-Therapie der Mutter berichtet. Diese Atemstörungen waren jedoch wahrscheinlich auf die transplazentare Exposition gegenüber dem Medikament zurückzuführen. Die *American Academy of Pediatrics* gibt für dieses Medikament keine Empfehlung. Nach unserer Bewertung ist Stillen unter Clonazepam-Therapie der Mutter möglich, da in der Regel bereits eine langfristige Exposition während der Schwangerschaft stattgefunden hatte. Wegen der langen Halbwertszeit und der möglichen Kumulationsgefahr sollte bei dem gestillten Kind vor allem auf Zeichen der Sedierung und Trinkschwäche geachtet werden. Daneben sind Kontrollen der Serumkonzentrationen dringend angeraten.

Bewertung:
- Kategorie 2.

Rote Liste:
- In der Roten Liste wird der Einsatz von Clonazepam wie auch von anderen Benzodiazepinen als Kontraindikation aufgeführt.
- Die Empfehlung der Roten Liste entspricht **nicht** der eigenen Bewertung.

Ethosuximid (z.B. Petnidan®) [4, 6, 12, 17, 137, 168, 215, 235, 278, 369]
Das Molekulargewicht beträgt 141, die Plasmaproteinbindung liegt unter 10 %. Die Bioverfügbarkeit ist 100 %, die Halbwertszeit schwankt zwischen 30 und 60 Stunden. Der M/P-Quotient ist 0,8. Die pharmakologischen Eigenschaften begünstigen einen Übertritt des Medikamentes in die Muttermilch. Da Ethosuximid zu 80 % in der Leber metabolisiert wird, ist beim Säugling eine noch längere Serumhalbwertszeit zu erwarten. Die Muttermilchkonzentrationen erreichen 92 % der mütterlichen Serumkonzentrationen. Bei gestillten Kindern können somit Plasmakonzentrationen nahe dem therapeutischen Bereich erreicht werden. Reaktionen wie Sedierung, Saugschwäche und eine Hyperexitabilität sind daher prinzipiell möglich. Die entsprechenden Symptome wurden jedoch bisher bei gestillten Kindern nicht beobachtet. Die Mehrzahl der Autoren sowie die *American Academy of Pediatrics* bewerten die Einnahme von Ethosuximid bei stillenden Müttern unter der Voraussetzung als möglich, dass neben der guten Beobachtung der oben geschilderten Symptome eine laufende Bestimmung der Serumkonzentrationen der Substanz durchgeführt wird. Die *Working Group on Human Lactation* der *WHO* betrachtet die Gabe von Ethosuximid während der Stillzeit jedoch als nicht ungefährlich. Schwe-

dische Stillempfehlungen aus dem Jahr 2000 lehnen zwar die Gabe von Ethosuximid nicht völlig ab, empfehlen jedoch unbedingt Konzentrationsbestimmungen bei dem gestillten Kind neben einer engmaschigen ärztlichen Beobachtung des Kindes. Dieser Empfehlung schließen wir uns an.

Bewertung:
- Kategorie 2.

Rote Liste:
- Die Rote Liste empfiehlt eine niedrige Dosis bei der Mutter einzuhalten. Dies kann jedoch kein Kriterium für eine Therapie sein, da immer Dosen bzw. Konzentrationen erforderlich sind, die dem therapeutischen Erfolg entsprechen müssen.
- Die Einschätzung der Roten Liste entspricht daher in dieser Form **nicht** der eigenen Bewertung.

Felbamat (z.B. Taloxa®) [137]

Bisher liegen zu dem Übertritt des Medikamentes in die Muttermilch mit Ausnahme einer Kasuistik noch kaum aussagekräftige Untersuchungen vor. Wegen der schweren Nebenwirkungen des Medikamentes bei Erwachsenen wie z.B. aplastische Anämie und akutes Leberversagen sowie wegen des Fehlens von Informationen über den Übertritt des Medikamentes in die Muttermilch sollten Mütter während der Behandlung mit Felbamat nicht stillen.

Bewertung:
- Kategorie 4.

Rote Liste:
- In der Roten Liste ist bei der Gabe von Felbamat eine Kontraindikation zum Stillen aufgeführt.

- Die Empfehlung der Roten Liste entspricht der eigenen Bewertung.

Gabapentin (z.B. Gabapentin-ratiopharm®) [137, 190, 261]

Der Milch/Plasma-Quotient liegt bei 0,7. Untersuchungen bei Kindern hinsichtlich der Auswirkungen liegen nicht vor. Aus diesem Grunde sollte beim Einsatz bei stillenden Müttern sehr gut auf kindliche Reaktionen geachtet werden. Stillen ist bei der Gabe von Gabapentin zwar nicht völlig ausgeschlossen, wegen des Fehlens von Informationen sollte zum gegenwärtigen Zeitpunkt jedoch auf das Stillen verzichtet werden.

Bewertung:
- Kategorie 4.

Rote Liste:
- Die Rote Liste sieht in der Gabe von Gabapentin eine Kontraindikation zum Stillen.
- Diese Empfehlung entspricht der eigenen Bewertung.

Lamotrigin (Lamictal®) [4, 64, 137, 168, 278, 341, 352]

Die Proteinbindung liegt bei 55 %, die Halbwertszeit bei mindestens 24 Stunden, der M/P-Quotient ist 0,4–0,6. In einer Fallbeschreibung wird angegeben, dass die Lamotrigin-Konzentration in der Muttermilch einem Wert von etwa 60 % der Plasmakonzentration entsprach. Bei einer täglichen Milchaufnahme von 150 ml/kg würde ein Kind etwa 0,5 mg/kg/Tag aufnehmen; dies könnte bei dem Kind eine Konzentration hervorrufen, die durchaus pharmakologische Effekte haben kann. In zwei Fallbeschreibungen konnten im Serum von zwei gestillten Kindern zwischen

10 und 25 % der mütterlichen Serumkonzentration von Lamotrigin gefunden werden. Dies sind Konzentrationen, die auch pharmakologische Effekte bei den gestillten Kindern auslösen könnten. Die neueste Studie stammt aus dem Jahr 2008 und umfasst 30 Mütter und ihre gestillten Kinder. Auch in dieser Studie lag die kindliche Serumkonzentration bei ca. 20 % der mütterlichen Konzentrationen. Bei einigen Kindern war eine leichte Thrombozytose aufgetreten; weitere Nebenwirkungen konnten nicht festgestellt werden. In Anbetracht der von vielen Autoren beschriebenen Notwendigkeit des Stillens gerade auch für antiepileptisch behandelte Mütter und des während der Schwangerschaft über einen langen Zeitraum Ausgesetztsein des Kindes dem jeweiligen Medikament gegenüber, gibt es aber zurzeit keinen Grund, einer mit Lamotrigin behandelten Mutter das Stillen grundsätzlich zu untersagen. Allerdings ist das Kind sorgfältig zu beobachten und es sind regelmäßige Serumspiegelkontrollen unerlässlich.

Bewertung:
▪ Kategorie 2.

Rote Liste:
▪ Nach der Roten Liste besteht noch keine Information über eine Schädigungsmöglichkeit des Kindes. Eine Bewertung wird damit nicht abgegeben.

Levetiracetam (z. B. Keppra®) [278, 353]
Untersuchungen aus dem Jahr 2007 an 14 Frauen zeigten, dass der M/P-Quotient im Gegensatz zu früheren Annahmen (M/P-Quotient 3,0) lediglich bei 0,8–1,5 liegt. Während demnach früher eine Akkumulation des Medikaments in der Muttermilch angenommen worden war, kann dies mit dieser vergleichsweise großen Untersuchung nicht mehr bestätigt werden. Die Konzentrationen in der Muttermilch sind demnach etwa die gleichen wie im mütterlichen Serum. Im kindlichen Serum konnte das Medikament zwar nachgewiesen werden; die Konzentrationen lagen jedoch lediglich bei 5–10 % der Konzentrationen im mütterlichen Serum. Bei der Risikobewertung muss auch hier wieder in Betracht gezogen werden, dass das Medikament während der gesamten Behandlungsphase in der Schwangerschaft in erheblich höheren Dosen auf das Kind übergetreten war. Bei allen bisher beobachteten Neugeborenen, die nach einer Levetiracetam-Therapie der Mutter in der Schwangerschaft geboren waren, konnten keine Auffälligkeiten gesehen werden. Es muss ferner bedacht werden, dass gerade auch bei Müttern mit einem Anfallsleiden das Stillen des Kindes und die Entwicklung einer guten Mutter-Kind-Bindung besonders wichtig ist. Erforderliche längerfristige Nachuntersuchungen über die weitere neurologische oder motorische Entwicklung des Kindes liegen bisher nicht vor, sind aber notwendig, um eine Bewertung abgeben zu können. Es muss daher dem behandelnden Arzt überlassen bleiben, gemeinsam mit der Mutter eine Risikobewertung vorzunehmen. Subjektiv würden wir eher zum Stillen raten.

Bewertung:
▪ Eine Kategorieeinteilung ist noch nicht möglich.

Rote Liste:
▪ Die Rote Liste sieht die Gabe von Levetiracetam als Kontraindikation zum Stillen.

Phenobarbital (z. B. Luminal®) [4, 5, 12, 53, 117, 137, 168, 191, 329]

Die Plasmaproteinbindung beträgt 45 %, die Bioverfügbarkeit 100 %. Die Halbwertzeit liegt bei 20–40 Stunden, bei Neugeborenen kann sie auf bis zu 500 Stunden verlängert sein. Der M/P-Quotient ist 0,4–0,5. Nach Tagesdosen von 400 mg bei stillenden Müttern konnten bei den gestillten Kindern im Serum Konzentrationen gemessen werden, die zwischen 40 und 100 % der Werte des mütterlichen Serums betrugen. Sedierung, Muskelhypotonie und Trinkschwäche wurden dann bei den gestillten Kindern beobachtet. Auch wurde über eine gewisse Entzugssymptomatik nach Abstillen von phenobarbitalhaltiger Milch berichtet. Die Einschätzungen über die Gefährlichkeit des Phenobarbital in der Muttermilch sind sehr unterschiedlich. So empfiehlt die *American Academy of Pediatrics*, deren Einschätzung als sehr realitätsnah eingeschätzt wird, das Stillen unter mütterlicher Phenobarbital-Therapie mit allen gebotenen Vorsichtsmaßnahmen (engmaschige ärztliche Beobachtung sowie Serumkonzentrationskontrollen bei dem gestillten Kind). Die *Working Group on Drugs and Human Lactation* der WHO beurteilt Phenobarbital jedoch als gefährlich für den Säugling. Die Mehrzahl der Autoren sieht bei der Gabe von Phenobarbital zwar keine unbedingte Kontraindikation zum Stillen. Es sollte jedoch bei den ersten Anzeichen von unerwünschten Wirkungen wie Schläfrigkeit, Hypotonie und Trinkschwäche abgestillt werden, da sich wegen der langen Halbwertzeit des Medikamentes beim Säugling die Symptome erst langsam abschwächen.

Bewertung:
- Kategorie 2.

Rote Liste:
- Nach der Roten Liste verbietet sich eine Anwendung von Barbituraten in der Stillperiode.
- Diese Empfehlung stimmt **nicht** mit der eigenen Bewertung überein.

Phenytoin (z. B. Phenhydan®) [4, 5, 12, 137, 168, 171, 179, 278]

Die Plasmaproteinbindung liegt bei über 90 %, das Molekulargewicht ist 252, die Bioverfügbarkeit 90 %. Die konzentrationsabhängige Halbwertzeit schwankt von 10–16 Stunden. Der M/P-Quotient ist 0,36. Bei überwiegend hepatischer Metabolisierung ist bei Säuglingen eine verlängerte Halbwertzeit zu erwarten, allerdings nur, wenn die Mutter nicht bereits während der Schwangerschaft mit Phenytoin behandelt worden war, da dann eine gewisse Enzymstimulierung anzunehmen ist. Da jedoch bisher nur geringe Konzentrationen von Phenytoin im Serum gestillter Säuglinge nachgewiesen werden konnten, ist Stillen auch bei Phenytoin-behandelten Müttern möglich. In der ersten Woche post partum konnten bei Neugeborenen Plasmakonzentrationen wie bei der Mutter nachgewiesen werden. Diese hohen Werte waren allerdings auf den transplazentaren Übertritt des Medikamentes zurückzuführen. Die Exposition über die Muttermilch nach der Exposition in utero kann daher mit einer ausschleichenden Therapie, durch welche auch Entzugssymptome vermindert werden, verglichen werden. Sowohl die *American Academy of Pediatrics* wie auch die *WHO Working Group on Human Lactation* schätzen den

Einsatz von Phenytoin bei stillenden Müttern als relativ unproblematisch ein. Dennoch sollte, wie auch bei der Gabe anderer Antiepileptika, der gestillte Säugling auf unerwünschte Reaktionen wie Schläfrigkeit und mangelnde Gewichtszunahme hin engmaschig ärztlich kontrolliert werden. Orientierende regelmäßige Blutspiegeluntersuchungen sind dringend anzuraten.

Bewertung:
▪ Kategorie 2.

Rote Liste:
▪ Die Rote Liste empfiehlt eine strenge Indikationsstellung.
▪ Da dies bei einem Medikament wie Phenytoin selbstverständlich ist, entspricht die Empfehlung der Roten Liste der eigenen Bewertung.

Primidon (z. B. Mylepsinum®) [4, 12, 53, 137, 168, 191, 235, 236, 251, 278, 329, 369]
Die Plasmaproteinbindung liegt unter 20 %, das Molekulargewicht ist 218, die Bioverfügbarkeit liegt bei 70 % und der M/P-Quotient bei 0,72. Da Primidon zu Phenobarbital metabolisiert wird, ist es in seinen Reaktionen auf den Säugling wie dieses zu beurteilen. Säuglinge, deren Mütter in der Schwangerschaft Primidon eingenommen hatten, entwickelten Entzugssymptome, wenn sie nicht gestillt wurden. Diese Symptome waren Hyperexzitabilität, Muskelhypertonie, Tremor, Nervosität, verstärktes Schreien und sogar Erbrechen. Die Serumkonzentrationen der gestillten Säuglinge schwankten zwischen 20 und 60 % der mütterlichen Konzentrationen. Stillen durch mit Primidon behandelte Mütter ist daher auch im Sinne einer Entzugstherapie zu verstehen. Bei sehr

hohen Primidon-Konzentrationen in der Schwangerschaft können allerdings die oben aufgeführten Symptome im Sinne eines Entzugs beobachtet werden. Im Übrigen gelten dieselben Bedingungen wie bereits oben bei der Gabe von Phenobarbital aufgeführt. Eine gute, d. h. engmaschige, ärztliche Beobachtung der gestillten Kinder und eine Kontrolle der mütterlichen und kindlichen Serumkonzentrationen ist daher dringend erforderlich.

Bewertung:
▪ Kategorie 2.

Rote Liste:
▪ Die Rote Liste empfiehlt eine strenge Indikationsstellung.
▪ Da dies eine Selbstverständlichkeit ist, entspricht die Empfehlung der eigenen Bewertung.

Topiramat (z. B. TOPAMAX®) [168, 261]
Die Proteinbindung ist 15 %, die Halbwertszeit liegt bei 19–23 Stunden. Die Bioverfügbarkeit ist hoch und nach oraler Gabe wird das Medikament sehr schnell resorbiert. Der M/P-Quotient liegt bei 1; dies zeigt, dass die Substanz gut in die Muttermilch übergeht. In einer vor Kurzem veröffentlichten Untersuchung bei fünf mit Topiramat behandelten Müttern fanden sich 48 Stunden nach der Entbindung bei drei Kindern Serumkonzentrationen, die ein Fünftel bis ein Drittel der mütterlichen Serumkonzentrationen betrugen. Bei zwei Kindern lagen die Konzentrationen unter der Nachweisgrenze. Bereits 72 Stunden nach der Entbindung waren die Serumkonzentrationen, die wahrscheinlich noch von der in utero vorhandenen Exposition abhingen, weiter abgefallen. Drei Wochen und drei Monate nach der Entbindung

lagen unter konsequenter Gabe von Muttermilch die kindlichen Serumkonzentrationen bei drei Kindern bei einem Viertel der
mütterlichen Konzentrationen, bei zwei
Kindern war kein Medikament nachweisbar. Mit den Untersuchungen konnte gezeigt werden, dass die Halbwertszeit in der
gleichen Größenordnung lag wie bei den
stillenden Müttern, nämlich bei 24 Stunden. Die bei den Kindern gefundenen Serumkonzentrationen waren erheblich niedriger als für einen antikonvulsiven Effekt
bzw. Nebenwirkungen erforderlich, sodass
keine Effekte zu erwarten waren. Da jedoch
das Medikament in nicht unbeträchtlicher
Menge in die Muttermilch und auf das Kind
übergeht, sollten bis zum Vorliegen weiterer
ausführlicher Daten eine gute Beobachtung
der Kinder erfolgen und auch – wenn möglich – Serumkonzentrationsmessungen bei
den Kindern durchgeführt werden.

Bewertung:
- Kategorie 2.

Rote Liste:
- In der Roten Liste wird für die Gabe
  von Topiramat eine Kontraindikation
  während des Stillens gesehen.
- Diese Einschätzung entspricht nicht der
  eigenen Bewertung.

Valproinsäure (z. B. Convulex®) [4, 12, 18, 64, 91, 137, 169,179, 180, 236, 278, 302, 329, 334, 341, 369]

Die Plasmaproteinbindung liegt bei
50–95 %, die Bioverfügbarkeit zwischen 80
und 100 %. Das Molekulargewicht ist 144.
Die Halbwertszeit beträgt bei Erwachsenen
8–20 Stunden, bei Säuglingen bis 40 Stunden. Da es sich um eine wenig fettlösliche
Substanz handelt, kann bei der relativ
hohen Plasmaproteinbindung wenig Sub-

stanz in die Muttermilch übertreten; der M/
P-Quotient liegt daher bei 0,05–0,01. Die
Muttermilchkonzentrationen   betragen
lediglich 2–8 % der mütterlichen Serumkonzentrationen. Valproinsäure ist jedoch
eine Substanz, die eine Vielzahl von Blut-
zellstörungen verursachen kann, von
hämolytischer Anämie und erythrozytärer
Aplasie bis hin zu Thrombozytopenie und
Makrozytosis. Aus dem Jahr 1997 stammt
die Beobachtung einer thrombozytopeni-
schen Purpura und Anämie bei einem
gestillten Kind, dessen Mutter mit Valproinsäure behandelt worden war. Nach dem
Abstillen war es wieder zu einer völligen
Erholung der Thrombozytenwerte gekommen. Ob die Ausgangssubstanz Valproinsäure bzw. aktive und möglicherweise toxische Metaboliten hierfür verantwortlich
sind, ist unbekannt. Sowohl die *American
Academy of Pediatrics* als auch *die WHO
Working Group on Human Lactation* stufen die Gabe von Valproat an stillende
Mütter als kompatibel mit dem Stillen ein.
Allerdings gibt es andere Autoren, die dieser Einschätzung widersprechen.

Da in der Regel nur sehr geringe Konzentrationen von Valproinsäure beim
gestillten Kind ankommen und die oben
geschilderten Nebenwirkungen die Ausnahme sind, kann Valproinsäure zur Therapie auch während der Stillzeit eingesetzt
werden – allerdings sind die Kinder besonders gut hinsichtlich Blutbildveränderun-
gen sowie Störungen der roten Blutzellen
und der Thrombozyten zu überwachen.
Serumspiegelkontrollen sind nicht nur bei
der Mutter, sondern auch beim Kind dringend anzuraten.

Bewertung:
- Kategorie 2.

Rote Liste:
- Die Rote Liste empfiehlt für das Einzelpräparat Convulex® eine strenge Indikationsstellung.
- Diese Empfehlung der Roten Liste entspricht der eigenen Bewertung.

Vigabatrin (z. B. Sabril®) [137]
Nur wenige Daten liegen für diese Substanz hinsichtlich des Übertritts in die Muttermilch vor. Der M/P-Quotient liegt für den pharmakologisch aktiven Metaboliten bei 0,04–0,2. Daraus ist der Übertritt des Medikamentes in die Muttermilch als gering einzuschätzen. Allerdings liegen auch für dieses Medikament keine verlässlichen Daten vor sowie keine Beobachtungen über gestillte Kinder. Auch wenn Stillen wegen der geringen Milchkonzentrationen wohl möglich ist, sollten die gestillten Kinder hinsichtlich des Auftretens einer möglichen Sedierung oder Trinkschwäche engmaschig ärztlich kontrolliert werden.

Bewertung:
- Kategorie 2.

Rote Liste:
- Die Rote Liste sieht in der Gabe von Vigabatrin eine Kontraindikation zum Stillen.
- Die Empfehlung der Roten Liste entspricht **nicht** der eigenen Bewertung.

Zonisamid (z. B. Zonegran®) [168, 176, 278]
Zonisamid ist eine antiepileptisch wirkende Substanz, die in Japan entwickelt wurde und vor allem bei Patienten eingesetzt wird, die eine ausgeprägte Medikamentenresistenz aufweisen. Mittlerweile ist auch diese Substanz auf dem deutschen Markt verfügbar, daher soll sie an dieser Stelle kurz diskutiert werden.

Das Molekulargewicht beträgt 213, Proteinbindung 50 %, die Halbwertszeit liegt zwischen 50 und 60 Stunden. Zonisamid ist eine fettlösliche Substanz, deren Teratogenität nicht höher ist als die der anderen Antiepileptika. 92 % der Substanz werden über die Plazenta auf das ungeborene Kind übertragen. Kürzlich wurde eine Studie über die Kinetik der Substanz bei Schwangeren und in der Stillzeit veröffentlicht, die zeigt, dass etwa 50 % des Wirkstoffs in die Muttermilch übergehen können. Nach Ansicht der Autoren besteht zum gegenwärtigen Zeitpunkt kein Grund, Zonisamid in der Stillzeit nicht einzusetzen, wenn eine therapeutische Indikation dafür besteht. Voraussetzung hierfür ist jedoch, dass die Kinder gut beobachtet werden. Die *American Academy of Pediatrics* führt die Substanz in ihren Empfehlungen nicht auf.

Bewertung:
- Kategorie 2.

Rote Liste:
- Kontraindikation, Stillen erst 1 Monat nach Beendigung der Behandlung möglich. Die Empfehlung der Roten Liste stimmt **nicht** mit der eigenen Bewertung überein.

Ⓜ Carbamazapin

Clonazepam

Ethosuximid

Lamotrigin

Phenobarbital

Phenytoin

Primidon

Topiramat

Valproinsäure

RL 17 Antihypertonika

Siehe auch RL-27 (Betarezeptorenblocker, Calciumkanalblocker und Hemmstoffe des Renin-Angiotensin-Systems).

Clonidin (z. B. Catapresan®) [10, 12, 60, 62, 142, 329, 369]

Molekulargewicht 230, Plasmaproteinbindung 20 %, Bioverfügbarkeit 75 %, Halbwertszeit 7–12 Stunden. Da es sich um eine basische Substanz handelt und wegen der pharmakologischen Eigenschaften ist ein guter Übertritt in die Muttermilch möglich. Die kindlichen Plasmakonzentrationen lagen bei 60–80 % der mütterlichen Werte. Unerwünschte Effekte auf die gestillten Säuglinge wurden allerdings nicht beobachtet, vor allem lagen die gemessenen Blutdruckwerte im Normalbereich. Die Mehrzahl der Autoren bewertet die Einnahme von Clonidin in der Stillzeit zwar nicht als kontraindiziert, sieht die Substanz jedoch als Mittel der zweiten Wahl zur Behandlung der Hypertonie bei stillenden Frauen, weil die kindliche Dosis relativ hoch und im Vergleich zu anderen Antihypertensiva wenig über die Auswirkungen bei gestillten Kindern bekannt ist. Wegen der hohen Plasmakonzentrationen bei gestillten Kindern wird – obwohl bisher noch keine unerwünschten Effekte auf Kinder gesehen werden konnten – vom Einsatz von Clonidin in der Stillzeit abgeraten.

Bewertung:
▨ Kategorie 4.

Rote Liste:
▨ Nach der Roten Liste ist die Anwendung von Clonidin in der Stillzeit kontraindiziert.

▨ Die Empfehlung entspricht der eigenen Bewertung.

Hydralazin (z. B. Treloc®) und Dihydralazin (z. B. Nepresol®) [4, 12, 171, 180, 251, 329, 369]

Halbwertszeit 1–2 Stunden, Plasmaproteinbindung 90 %, Molekulargewicht 190. Wegen der basischen Eigenschaften kann ein erleichterter Übertritt in die Muttermilch angenommen werden. Dennoch ist der M/P-Quotient nur etwa 0,5. Die Aufnahme des Medikamentes durch gestillte Kinder wird insgesamt als unbedeutend angesehen; eine Kumulation der Substanz bei Säuglingen ist nicht wahrscheinlich. Unerwünschte Reaktionen bei Säuglingen wurden bisher nicht beschrieben. Auch die *American Academy of Pediatrics* hält die Anwendung für vertretbar. Von Anderson wird allerdings auf die geringe Anzahl der bisherigen Untersuchungen hingewiesen. Derselbe Autor hält aber die Einnahme dieser Substanzen über einige Tage hinweg für wahrscheinlich sicher. Allerdings ist davon auszugehen, dass ein Antihypertonikum nicht nur wenige Tage gegeben werden muss. Daher ist diese Empfehlung wahrscheinlich schwierig umzusetzen. Wegen der vergleichsweise geringen Exposition für den Säugling und des Fehlens von Nebenwirkungen wird kein Stillhindernis gesehen.

Bewertung:
▨ Kategorie 2.

Rote Liste:
▨ In der Roten Liste werden Dihydralazin und Hydralazin in der Stillzeit als kontraindiziert bewertet.

■ Diese Empfehlung entspricht **nicht** der eigenen Bewertung.

Methyldopa (z.B. Presinol®) [4, 12, 25, 215, 302, 329, 369, 373]
Plasmaproteinbindung weniger als 20 %, Molekulargewicht 211, Bioverfügbarkeit 50 %, Halbwertszeit 1,8 Stunden. Der M/P-Quotient liegt bei 0,2–0,5. Nach mehreren Untersuchungen ist die Exposition des Säuglings gering. Bei gestillten Kindern wurden keine unerwünschten Effekte registriert. Da die Muttermilchkonzentrationen gering sind, die Serumhalbwertszeit sehr kurz ist und damit keine Kumulationsgefahr besteht sowie Nebenwirkungen bei gestillten Säuglingen bislang nicht bekannt geworden sind, kann Methyldopa in der Stillzeit eingesetzt werden.

Bewertung:
■ Kategorie 2.

Rote Liste:
■ Die Rote Liste enthält keine Angaben zur Anwendung von Methyldopa in der Stillzeit. Bei einzelnen Präparaten, die Methyldopa enthalten, wird eine strenge Indikationsstellung empfohlen.

Reserpin (nur in reserpinhaltigen Kombinationsprodukten) [12, 215, 329, 369]
Halbwertszeit von über 2 Tagen, Plasmaproteinbindung sowie Bioverfügbarkeit 40 %. Zum Übertritt von Reserpin in die Muttermilch sind keine Daten verfügbar. Behinderte Nasenatmung, bronchiale Hypersekretion, Sedierung und Diarrhö als typische Reserpinreaktionen werden als mögliche Nebenwirkungen beschrieben, sind aber bisher nicht gesichert nachgewiesen; allerdings liegen keine gezielten Beobachtungen bei gestillten Säuglingen vor. Obwohl in der vorhandenen Literatur keine klare Kontraindikation gesehen wird, sollte aufgrund der mangelnden Erfahrung in der Stillzeit auf andere Antihypertonika ausgewichen werden.

Bewertung:
■ Kategorie 4.

Rote Liste:
■ In der Roten Liste wird lediglich eine strenge Indikationsstellung empfohlen.
■ Diese Empfehlung entspricht **nicht** der eigenen Bewertung.

Ⓜ **Hydralazin**

  Dihydralazin

  Methyldopa

RL 20 Antikoagulantia

Heparin (z.B. Thrombophob®) [12, 180, 215, 329, 369]
Heparin stellt keine Gefährdung für den Säugling dar, da die Moleküle ein Molekulargewicht von 17 000 bis 20 000 besitzen; zusätzlich liegt Heparin fast vollständig ionisiert vor. Daher wird es weder in die Muttermilch ausgeschieden noch vom kindlichen Darm resorbiert. Es besteht kein Stillhindernis.

Bewertung:
■ Kategorie 1.

Rote Liste:

- Die Rote Liste führt aus, dass Heparin nicht in die Muttermilch übergehe und für das Stillen keine Kontraindikation darstelle.
- Diese Empfehlung entspricht der eigenen Bewertung.

Phenprocoumon (z.B. Marcumar®) [181, 328, 364, 369]

Plasmaproteinbindung 99%, Molekulargewicht 280, Plasmahalbwertszeit 6,5 Tage; es handelt sich um eine Säure. Die hohe Proteinbindung und die Säureeigenschaften lassen einen nur geringen Transfer in die Muttermilch annehmen. Nach Messungen in der Muttermilch ergab sich, dass von Säuglingen etwa $1/10$ bis $1/7$ der durchschnittlichen therapeutischen Dosis aufgenommen wird. Berichte über Veränderungen der Gerinnungsparameter oder andere unerwünschte Wirkungen bei Säuglingen, deren Mütter Phenprocoumon eingenommen hatten, liegen nicht vor. In der älteren Literatur wird vom Stillen abgeraten; dies scheint jedoch heute nicht mehr notwendig. Um das Restrisiko zu minimieren, wird jedoch die prophylaktische Gabe von Vitamin K an das gestillte Kind empfohlen. Zusätzlich sollten die Gerinnungsparameter gelegentlich kontrolliert werden.

Bewertung:

- Kategorie 2.

Rote Liste:

- In der Roten Liste wird eine strenge Indikationsstellung sowie die prophylaktische Gabe von Vitamin K empfohlen.
- Diese Empfehlung entspricht der eigenen Bewertung.

Warfarin (z.B. Coumadin®) [267]

Plasmaproteinbindung 99%, Halbwertszeit 37–50 Stunden. Bisher konnte die Substanz weder in der Muttermilch noch im Plasma von gestillten Kindern nachgewiesen werden. Unerwünschte Effekte auf gestillte Kinder wurden bisher nicht beschrieben. In allen Studien wird die Gabe von Warfarin in der Stillzeit als unbedenklich angesehen.

Bewertung:

- Kategorie 1.

Rote Liste:

- Eine Bewertung wird in der Roten Liste nicht vorgenommen.

Ⓢ Heparin

  Warfarin

Ⓜ Phenprocoumon

RL 21 Antimykotika

Amphotericin B (z.B. Ampho-Moronal®) [213]

Die Plasmaproteinbindung liegt bei über 90%. Es besteht eine geringe enterale Resorption; in schweren Fällen wird Amphotericin intravenös appliziert. Wegen des hohen Molekulargewichts und der hohen Proteinbindung ist ein stärkerer Übertritt in die Muttermilch unwahrscheinlich; Daten hierzu liegen jedoch nicht vor. Bei einer intravenösen Behandlung mit Amphotericin B muss ein weiteres Problem beachtet werden: Bei dem Versuch, die Nebenwirkungen vermindern und größere Dosen applizieren zu können, werden verschiedene Lipidzubereitungen eingesetzt. So ist z. B. das auf dem deutschen Markt verfügbare AmBisome® aufgrund seiner Zubereitung durchaus geeignet, in erheblichen Mengen in die Muttermilch überzutreten. Aus diesem Grunde ist – bis ausführlichere Daten vorliegen – eine intravenöse Amphotericin-Therapie mit dem Stillen nicht vereinbar.

Bewertung:
- Bei oraler Gabe: Kategorie 2.
- Bei intravenöser Gabe: Kategorie 4.

Rote Liste:
- In der Roten Liste wird auch für die intravenöse Amphotericin-Gabe lediglich eine strenge Indikationsstellung gesehen.
- Diese Einstellung entspricht **nicht** der eigenen Bewertung.

Fluconazol (z. B. Diflucan®) [4, 116, 213, 230, 251]

Plasmaproteinbindung 11 %, Halbwertszeit 30 Stunden, Bioverfügbarkeit über 90 %. Die geringe Proteinbindung erleichtert einen Transfer in die Muttermilch. In der Muttermilch konnten Konzentrationen gemessen werden, die bei etwa 90 % der mütterlichen Serumkonzentrationen lagen. Mehrere Messungen bei gestillten Kindern zeigten, dass nach Verabreichung an stillende Mütter eine klinisch signifikante Medikamentenexposition für die Kinder bestand. Entgegen früherer Einschätzung sehen die *American Academy of Pediatrics* sowie die *WHO Working Group on Human Lactation* die Gabe Fluconazol nicht mehr als Hindernis für das Stillen an. Dennoch sollte die Medikamentengabe auf eine kurze Frist beschränkt sein.

Bewertung:
- Kategorie 3.

Rote Liste:
- Die Anwendung von Fluconazol in der Stillzeit wird in der Roten Liste als Kontraindikation bewertet.
- Diese Empfehlung entspricht **nicht** der eigenen Bewertung.

Flucytosin (z. B. Ancotil®) [213, 230]

Die Plasmaproteinbindung liegt unter 5 %, die enterale Resorption beträgt 85 %, die Halbwertszeit 4 Stunden. Die pharmakologischen Eigenschaften von Flucytosin erleichtern einen Übergang in die Muttermilch und eine Aufnahme durch den kindlichen Darm. Wegen der möglichen erheblichen Knochenmarkbeeinflussung und gastrointestinaler Schäden bis hin zu einer Enterokolitis muss auf den Einsatz von Flucytosin in der Stillzeit verzichtet werden.

Bewertung:
- Kategorie 4.

Rote Liste:
- Die Rote Liste sieht lediglich eine strenge Indikationsstellung während der Stillzeit vor.
- Diese Einschätzung entspricht **nicht** der eigenen Bewertung.

Griseofulvin (z. B. Likuden®) [213, 215, 302, 369]

Die Plasmaproteinbindung beträgt 80 %, die Bioverfügbarkeit liegt bei 30–70 %, die Halbwertszeit schwankt zwischen 9 und 21 Stunden. Griseofulvin ist eine stark lipophile Substanz. Diese Eigenschaften erleichtern einen erheblichen Übertritt der Substanz in die Muttermilch. Daten über den Einsatz von Griseofulvin bei stillenden Müttern bzw. über das Fehlen von Effekten auf gestillte Kinder liegen nicht vor. Die *American Academy of Pediatrics* führt die Substanz nicht in ihrer Bewertung auf. Zum gegenwärtigen Zeitpunkt kann der Einsatz von Griseofulvin in der Stillzeit noch nicht empfohlen werden.

Bewertung:
- Kategorie 4.

Rote Liste:
- Für das Präparat Likuden® wird in der Roten Liste keine Bewertung abgegeben.

Itraconazol (z.B. Sempera®) [53, 213, 230]

Itraconazol ist sowohl für die parenterale als auch orale Verabreichung verfügbar. Über den Einsatz bei stillenden Müttern liegen nur wenige Angaben vor. In einer unveröffentlichten Untersuchung an zwei freiwilligen Frauen konnten Muttermilchkonzentrationen des Medikamentes gemessen werden, die einen M/P-Quotienten von 2,6 annehmen lassen. Obwohl bei jungen Säuglingen wegen der noch geringen gastrischen Azidität eine verringerte Resorption von Itraconazol vorliegt, sollte das Medikament wie auch andere Azolderivate wegen der Gefahr möglicher Nebenwirkungen nur kurzzeitig eingesetzt werden.

Bewertung:
- Kategorie 3.

Rote Liste:
- In der Roten Liste ist für die Substanz lediglich eine strenge Indikationsstellung vorgesehen.
- Dies entspricht der eigenen Bewertung.

Terbinafin (z.B. Lamisil®) [213]

Terbinafin wird eingesetzt, wenn z.B. bei einer Onychomykose Griseofulvin nicht ausreichende Erfolge zeigt. Nach der Gabe von Terbinafin sind schwere Nebenwirkungen selten, häufig treten jedoch gastrointestinale Störungen auf. Nach Angaben des Herstellers beträgt der M/P-Quotient 7,0. Aus diesem Grund und wegen des Fehlens von Untersuchungen bei gestillten Kindern, deren Mütter Terbinafin erhalten hatten, ist zum gegenwärtigen Zeitpunkt von einer Anwendung dieser Substanz in der Stillzeit dringend abzuraten, solange die Substanz oral gegeben wird.

Bewertung:
- Kategorie 4.

Rote Liste:
- Es wird eine Kontraindikation angegeben.
- Diese Einschätzung entspricht der eigenen Bewertung, solange es sich um eine orale Gabe handelt. Topische Verabreichungen stellen keinen Hinderungsgrund für das Stillen dar.

Topisch verabreichte Antimykotika [171, 213, 215, 251, 325, 339]

Eine systemische Resorption von lokal verabreichten antimykotischen Substanzen durch die Haut oder Schleimhaut ist nicht anzunehmen. So werden z.B. von Clotrimazol lediglich 3–10 % systemisch resorbiert. Es ist daher anzunehmen, dass nach topischer Anwendung praktisch keine bzw. nur vernachlässigbare Medikamentenmengen in die Muttermilch übertreten und damit beim gestillten Kind ankommen können.

Folgende Substanzen können daher auch bei stillenden Müttern lokal/topisch eingesetzt werden:

Gentianaviolett

Nystatin

Ciclopirox

Azol-Derivate: Butoconazol, Clotrimazol, Econazol, Ketoconazol, Miconazol, Oxiconazol, Tioconazol.

Bei streng lokalem Einsatz besteht für diese Medikamente kein Hinderungsgrund, in der Stillzeit eingesetzt zu werden.

Bewertung:
- Bei lokaler Verabreichung: Kategorie 1.

Rote Liste:
- In der Roten Liste sind für die genannten Medikamente bei topischem Einsatz entweder keine Empfehlungen oder strenge Indikationsstellung angegeben.
- Diese Einschätzung entspricht der eigenen Bewertung, da Medikamente in Schwangerschaft und Stillzeit grundsätzlich nur bei strenger Indikationsstellung verwendet werden sollen.

(S) **Topisch verabreichte Antimykotika**

(M) **Amphotericin B (oral)**

RL 22 Antiparasitäre Mittel (extern)

Benzylbenzoat (z. B. Antiscabiosum) [251, 318, 329]

Konzentrationsmessungen in der Milch behandelter Mütter liegen nicht vor. Nebenwirkungen bei Anwendung in der Laktationsperiode sind weder beschrieben, noch sind sie prinzipiell zu erwarten. Bei der Behandlung einer Scabies in der Stillzeit soll Benzylbenzoat der Vorzug vor Lindan gegeben werden, weil die Muttermilchbelastung unter Lindan-Therapie vergleichsweise hoch ist. Eine Anwendung von Benzylbenzoat im Brustbereich ist allerdings nicht mit dem Stillen zu vereinbaren.

Bewertung:
- Kategorie 1.
- Bei lokaler Gabe im Brustbereich: Kategorie 4.

Rote Liste:
- In der Roten Liste ist lediglich der Einsatz von Benzylbenzoat bei Stillenden im Brustbereich als kontraindiziert angegeben.
- Dies entspricht der eigenen Bewertung.

Lindan (z. B. Jacutin®) [160, 318]

Es handelt sich um einen chlorierten Kohlenwasserstoff, d. h. um eine sehr lipophile Verbindung, die extrem langsam eliminiert wird. Die starke Lipophilie lässt einen guten Übertritt in die Muttermilch vermuten. Die Plasmahalbwertszeit wird mit 21 Stunden angegeben. Nach mehrtägiger Behandlung reichert sich Lindan in der Muttermilch an; die Konzentration in der Muttermilch war noch am 11. Tag 60- bis 70-mal höher als bei nicht behandelten Müttern. Da es bei Kindern, die sachgerecht mit 1 %iger Lindancreme behandelt worden waren, zu neurologischen Intoxikationserscheinungen, zu Erbrechen, epileptiformen Anfällen und Muskelspasmen gekommen war sowie auch bei gestillten Kindern eine erhöhte Reizbarkeit auffiel, ist auf das Stillen während einer Lindan-Therapie zu verzichten.

Bewertung:
- Kategorie 4.

Rote Liste:
- Die Rote Liste sieht die Anwendung von Lindan in der Stillzeit als kontraindiziert an.
- Diese Empfehlung stimmt mit der eigenen Bewertung überein.

Pyrethrum-Extrakt (z.B. Goldgeist® forte) [160, 328]

Pyrethrine und viele Pyrethroide werden nur in sehr geringem Umfang durch die intakte Haut resorbiert. Daten zum Übergang der Substanz in die Muttermilch liegen nicht vor. Toxische Wirkungen auf das Kind sind nicht zu erwarten.

Bewertung:
- Kategorie 1.

Rote Liste:
- Die Rote Liste enthält keine Angaben zur Anwendung in der Stillzeit.

Ⓢ **Benzylbenzoat**
    Pyrethrum-Extrakt

RL 24 Antitussiva/Expektorantia

Codein (z.B. Bronchicum®) [4, 82, 200, 215, 251, 329]

Plasmaproteinbindung 7 %, Bioverfügbarkeit 50–70 %, Halbwertszeit 3–4 Stunden. Die geringe Plasmaproteinbindung und die schwach basischen und lipophilen Eigenschaften begünstigen einen Transfer in die Muttermilch. Allerdings gehen nur 0,15 % der mütterlichen Dosis in die Milch über. Codein wird zu Morphin metabolisiert. Beide Substanzen können bei Neugeborenen aufgrund der verlängerten hepatischen Eliminationszeit kumulieren. Die bei gestillten Kindern gemessenen Plasmakonzentrationen liegen bei $^1/_{20}$ bis $^1/_{10}$ der mütterlichen Konzentrationen. In einer Untersuchung an zwölf Kindern, deren Mütter bis zu viermal täglich 60 mg Codein erhalten hatten, gab es keine klinisch bedeutsamen Zeichen wie Atemstörungen oder Bradykardie. Es liegen jedoch Berichte vor, in denen Opioide in der Muttermilch mit ungeklärten Episoden von Apnoe, Bradykardie und Zyanose assoziiert waren. Es werden auch einige Säuglinge beschrieben, bei denen nach mütterlicher Codein-Therapie eine signifikante Atemdepression aufgetreten war. Auf jeden Fall ist bei längerer Gabe von Codein eine Kumulation möglich. Die *American Academy of Pediatrics* sieht in der Codeingabe an stillende Mütter kein Stillhindernis. Auch wenn die Mehrzahl der Autoren die Einnahme von Codein in der Stillzeit als möglich ansieht, sollte eine längere Gabe auf jeden Fall vermieden werden. Dies bedeutet, dass eine einmalige oder sehr kurzfristige Einnahme möglich ist, dass aber ein Stillverbot bei längerfristiger Therapie besteht.

Bewertung:
- Kategorie 3.

Rote Liste:

- Die Rote Liste rät zur strengen Indikationsstellung.
- Diese Empfehlung stimmt **nicht ganz** mit der eigenen Bewertung überein, da bei längerer Gabe nicht gestillt werden sollte.

Noscapin (z.B. Capval®) [4, 12, 117, 266, 302, 329]

Alkaloid des Opiums, das dämpfend auf das Hustenzentrum, jedoch nicht analgetisch oder atemdepressiv wirkt. Halbwertszeit 1 Stunde, daher keine Kumulationsgefahr. Die Muttermilchkonzentrationen sind gering; nur ungefähr 0,5 % der mütterlichen gewichtsbezogenen Dosis gehen auf den Säugling über. Unerwünschte Effekte wurden bei gestillten Säuglingen, deren Mütter Noscapin eingenommen hatten, bisher nicht registriert. Die *American Academy of Pediatrics* hält die Einnahme in der Stillzeit für vertretbar. Es findet sich jedoch in der Literatur ein nicht näher erläuterter Hinweis auf einen Verdacht mutagener Eigenschaften, sodass die Substanz deshalb nicht mehr verwendet werden sollte, obwohl die Halbwertszeit kurz und die Konzentrationen in der Muttermilch gering sind. Zumindest sollte eine Stillpause für die Behandlungsdauer eingelegt werden.

Bewertung:

- Kategorie 4.

Rote Liste:

- In der Roten Liste werden keine Einschränkungen beim Stillen gesehen.
- Die eigene Bewertung stimmt **nicht** mit der Bewertung der Roten Liste überein.

Pentoxyverin (z.B. Sedotussin®) [251, 302, 329]

Halbwertszeit 5–8 Stunden, beim Säugling verlängert auf 5 Tage. M/P-Quotient 10; durch die basischen Eigenschaften der Substanz findet ein deutlicher Übertritt in die Muttermilch statt. Es existiert nur eine Arbeit über den Übertritt von Pentoxyverin in die Muttermilch. Danach waren die Konzentrationen im Säuglingsserum höher als im mütterlichen Serum; bei dem gestillten Kind wurden längere Apnoe-Zustände registriert. Eine Anwendung in der Stillzeit ist daher nicht zu vertreten.

Bewertung:

- Kategorie 4.

Rote Liste:

- Die Rote Liste hält die Anwendung von Pentoxyverin in der Stillzeit für kontraindiziert.
- Diese Empfehlung entspricht der eigenen Bewertung.

RL 27 Betarezeptorenblocker, Calciumkanalblocker und Hemmstoffe des Renin-Angiotensin-Systems

Allgemeines [47, 180, 205]

Der Übertritt von Plasma zu Milch variiert bei den Betablockern in erheblichem Ausmaß in Abhängigkeit von der Proteinbindung; Betablocker mit geringer Proteinbindung besitzen den höchsten M/P-Quotienten. ACE-Hemmer, Methyldopa und einige Calciumkanalblocker weisen einen niedrigen M/P-Quotienten auf. Eine Therapie mit diesen Substanzen während der Stillzeit ist zwar nicht für alle Medikamente ein Stillhindernis, hinsichtlich des Übertritts in die Muttermilch und einer möglichen Gefährdung für das Kind bestehen jedoch in Abhängigkeit von den pharmakologischen Daten deutliche Differenzen. Aus diesem Grund kann für die genannten Medikamente insgesamt keine generelle Empfehlung gegeben werden, vielmehr muss jeweils in Abhängigkeit von den einzelnen Substanzen entschieden werden. Bei der Einnahme eines Betarezeptorenblockers durch die Mutter muss der gestillte Säugling immer hinsichtlich entsprechender Symptome wie Bradykardie, Atemdepression, Hypotension und Hypoglykämie beobachtet werden. Prinzipiell besteht immer eine Kumulationsgefahr bei Säuglingen. Metoprolol und Propranolol werden für die Stillzeit am meisten empfohlen.

Betarezeptorenblocker

Acebutolol (z. B. Prent®) [12, 25, 47, 51, 53, 205, 329, 369]

Die Plasmaproteinbindung ist mit 11–25 % niedrig, die Bioverfügbarkeit liegt bei 20–60 %. Die Halbwertszeit beträgt 7 Stunden und der M/P-Quotient schwankt zwischen 1,9 und 9,2. Zusätzlich zu den aufgeführten pharmakologischen Parametern erleichtern die basischen Eigenschaften der Substanz eine Anreicherung in der Muttermilch. Bei der Metabolisierung entsteht der aktive Metabolit Diacetolol, der sich stark in der Muttermilch anreichert. Diacetolol weist eine längere Halbwertszeit auf als Acebutolol. Die Konzentrationen in der Muttermilch reichen aus, um bei bestimmten Kindern entsprechende Symptome auszulösen. Hierzu liegt auch ein Einzelbericht über das Auftreten von ab-

fallendem Blutdruck, Bradykardie sowie vorübergehender Tachypnoe bei einem gestillten Säugling vor. Obwohl die *American Academy of Pediatrics* die Einnahme von Acebutolol als mit dem Stillen vereinbar bewertet, wird von der Mehrzahl der Autoren die Gabe von Acebutolol in der Stillzeit nicht als vertretbar angesehen.

Bewertung:
- Kategorie 4.

Rote Liste:
- In der Roten Liste ist die Gabe von Acebutolol eine Kontraindikation, da nicht bekannt sei, ob die Substanz in die Muttermilch übertrete.
- Diese Bewertung entspricht der eigenen Einschätzung, wenn auch die Begründung hierfür unterschiedlich ist.

Atenolol (z. B. Tenormin®) [4, 12, 25, 51, 53, 204, 205, 312, 329]

Plasmaproteinbindung von 2–5 %, Bioverfügbarkeit 50–60 %, Halbwertszeit 6–8 Stunden. Die pharmakologischen Eigenschaften begünstigen einen Übertritt in die Muttermilch. Nach Messungen in der Muttermilch kann ein Säugling zwischen 6 und 20 % der mütterlichen Dosis über die Milch aufnehmen. Bei Propranolol liegen diese Werte lediglich zwischen 0,2 und 0,9 %. Für Atenolol existiert ein Fallbericht, in dem ein Säugling während der mütterlichen Atenolol-Einnahme eine Zyanose und Bradykardie entwickelt hatte. Bei dem Kind waren sogar höhere Serumkonzentrationen als bei der Mutter gemessen worden; dies mag durch die bei Neugeborenen und kleinen Säuglingen verminderte renale Ausscheidung bedingt sein. Liedholm und Mitarbeiter sahen bei gestillten Kindern, deren Mütter 50–200 mg Atenolol täglich erhalten hatten, keine Anzeichen einer Betablockade. Die Autoren sind der Meinung, dass das Stillen nicht unterbrochen werden muss, wenn eine Mutter übliche Dosen von Atenolol erhält und die Kinder bezüglich entsprechender Überdosierungssymptome gut beobachtet werden. Auch die *American Academy of Pediatrics* bewertet die Anwendung von Atenolol in der Stillzeit als vertretbar. abzuraten.

Bewertung:
- Kategorie 2.

Rote Liste:
- Die Rote Liste empfiehlt eine strenge Indikationsstellung.
- Diese Empfehlung stimmt mit der eigenen Bewertung überein.

Betaxolol (z.B. Kerlone®) [47, 53, 171, 248, 325]

Plasmaproteinbindung 50%, Bioverfügbarkeit 80%. Der lipophile Charakter der Substanz erklärt den guten Übertritt in die Muttermilch; dennoch sind die Mengen, die ein Säugling über die Muttermilch erhalten kann, anscheinend so gering, dass unerwünschte Effekte bei gestillten Säuglingen bisher nicht beobachtet wurden. Auch wenn das Medikament während der Stillzeit gegeben werden kann, so ist eine gute Beobachtung des Säuglings hinsichtlich von Symptomen einer Betablockade unbedingt erforderlich.

Bewertung:
- Kategorie 2.

Rote Liste:
- Die Rote Liste empfiehlt eine strenge Indikationsstellung.
- Diese Empfehlung entspricht der eigenen Bewertung.

Mepindolol (z.B. Corindolan®) [12, 14, 25, 47, 53, 171, 188, 302, 325, 329]

Plasmaproteinbindung 40–60%, Bioverfügbarkeit über 95%, Halbwertszeit 4 Stunden. Die Muttermilchkonzentrationen betrugen bei Untersuchungen weniger als 50% der Konzentration im mütterlichen Plasma. Ein Säugling erhält weniger als 0,1% der mütterlichen Dosis. Obwohl bisher keine Fallberichte über unerwünschte Effekte bei gestillten Kindern beschrieben worden sind, empfehlen einige Autoren wie Spielmann oder Anderson, dass die Substanz bei Müttern von Neugeborenen nicht eingesetzt werden sollte. Auch wenn von der Mehrzahl der Autoren kein absolutes Stillverbot ausgesprochen wird, sollten dennoch andere Präparate empfohlen werden, die pharmakologische Parameter aufweisen, die für den Einsatz in der Stillzeit geeigneter sind.

Bewertung:
- Kategorie 4.

Rote Liste:
- In der Roten Liste wird Corindolan® als kontraindiziert bewertet.
- Diese Empfehlung entspricht der eigenen Bewertung.

Metoprolol (z.B. Beloc®) [4, 12, 25, 47, 53, 171, 204, 215, 302, 325, 329, 369]

Plasmaproteinbindung 12%, Halbwertszeit 3–4 Stunden, Bioverfügbarkeit 40%. Da Metoprolol einem ausgeprägten Metabolismus unterliegt, sind beim Säugling erheblich verlängerte Halbwertszeiten möglich. Wegen seiner basischen Eigenschaften und der niedrigen Plasmaproteinbindung erreicht Metoprolol in der Muttermilch höhere Konzentrationen als im mütterlichen Plasma. Trotz der Anreicherung in der Milch sind die Dosen, die der Säugling im ungünstigsten Fall aufnimmt, so gering, dass kein Stillhindernis besteht. Nebenwirkungen oder unerwünschte Effekte sind bei gestillten Säuglingen, deren Mütter Metoprolol erhalten hatten, bisher nicht beobachtet worden. Dennoch müssen die gestillten Säuglinge klinisch gut beobachtet werden.

Bewertung:
- Kategorie 2.

Rote Liste:
- In der Roten Liste wird eine strenge Indikationsstellung empfohlen.
- Diese Empfehlung entspricht der eigenen Bewertung.

Nadolol (z.B. Solgol®) [4, 12, 14, 53, 117, 171, 215, 325, 329]

Plasmaproteinbindung 25 %, Bioverfügbarkeit 30 %, Halbwertszeit 14–24 Stunden. Wegen der niedrigen Plasmaproteinbindung kommt es zu einer gewissen Anreicherung in der Milch. Der M/P-Quotient beträgt 4,6. Ein Säugling kann mit der Muttermilch etwa 5 % der mütterlichen Dosis erhalten. Daher sollte bei hohen Dosen an die Mutter auf das Stillen verzichtet werden. Eine gute Beobachtung des gestillten Kindes vorausgesetzt, besteht kein Stillverbot, zumindest für normale therapeutische Dosen.

Bewertung:
- Kategorie 2.

Rote Liste:
- In der Roten Liste wird eine strenge Indikationsstellung empfohlen.
- Diese Empfehlung entspricht der eigenen Bewertung.

Oxprenolol (z.B. Trasicor®) [4, 12, 14, 25, 53, 109, 171, 215]

Plasmaproteinbindung 80 %, Bioverfügbarkeit 24–60 %, Halbwertszeit 1–2 Stunden. M/P-Quotient 0,29–0,45. Mit der Muttermilch kann ein gestilltes Kind 0,5–1,5 % der mütterlichen Dosis erhalten. Wegen der relativ geringen Mengen in der Muttermilch wird von der Mehrzahl der Autoren die Gabe von Oxprenolol als mit dem Stillen vereinbar betrachtet. Lediglich Male und Mitarbeiter raten zur Vorsicht und Anderson empfiehlt, das Medikament in der Neonatalperiode zu vermeiden. Wenn die Kinder unter guter Beobachtung stehen, ist die Gabe von Oxprenolol in der Stillzeit vertretbar.

Bewertung:
- Kategorie 2.

Rote Liste:
- In der Roten Liste wird eine strenge Indikationsstellung empfohlen.
- Diese Empfehlung entspricht der eigenen Bewertung.

Propranolol (z.B. Dociton®) [4, 12, 14, 25, 47, 53, 109, 112, 205, 215, 295, 329]

Molekulargewicht 260, Plasmaproteinbindung 95 %, Bioverfügbarkeit 30 %, M/P-Quotient 0,35–0,6. Der Hauptmetabolit ist das 4-Hydroxy-Derivat, das eine gleich-starke beta-sympatholytische Wirkung aufweist. Weniger als 1 % der mütterlichen Dosis werden vom Säugling aufgenommen. Die mögliche kindliche Exposition über die Milch liegt damit beträchtlich unter der therapeutischen Dosis für Säuglinge. Da Propranolol im Vergleich zu Atenolol und Nadolol die geringste Ausscheidung in die Muttermilch hat und Beeinträchtigungen der Kinder als unwahrscheinlich gelten, gilt es als ein für die Stillzeit geeigneter Beta-Rezeptorenblocker.

Bewertung:
- Kategorie 2.

Rote Liste:
- In der Roten Liste wird eine strenge Indikationsstellung empfohlen.
- Diese Empfehlung entspricht der eigenen Bewertung.

Calcium-Antagonisten

Diltiazem (z. B. Dilzem®) [4, 12, 25, 171, 215, 251, 264, 294, 329, 369]
Plasmaproteinbindung 78–87 %, Halbwertszeit 4–9 Stunden. Die Muttermilchkonzentration entsprach in einer Untersuchung etwa der mütterlichen Plasmakonzentration; damit sind die von einem gestillten Kind aufgenommenen Diltiazem-Mengen erheblich unter den therapeutisch notwendigen Dosen. Unerwünschte Effekte sind bisher bei gestillten Kindern nicht bekannt geworden. Dennoch sollten die Säuglinge, bei Einnahme von Diltiazem durch die Mutter, gut beobachtet werden.

Bewertung:
- Kategorie 2.

Rote Liste:
- In der Roten Liste wird die Einnahme von Diltiazem als Kontraindikation für das Stillen angesehen.
- Diese Einschätzung entspricht **nicht** der eigenen Bewertung.

Nifedipin (z. B. Adalat®) [4, 25, 96, 218, 251, 277, 294, 369]
Plasmaproteinbindung 92 %, Molekulargewicht 346, Bioverfügbarkeit 65 %, Halbwertszeit 3–5 Stunden, M/P-Quotient

1. Nach Messungen im Plasma von Müttern, die dreimal täglich 10 mg erhalten hatten, sowie in der entsprechenden Muttermilch konnte abgeleitet werden, dass die mit der Milch aufgenommenen Mengen von Nifedipin für das gestillte Kind unbedeutsam sind. Unerwünschte Effekte bei gestillten Säuglingen, deren Mütter Nifedipin erhalten, sind bisher nicht bekannt geworden. Das Medikament kann während der Stillperiode eingesetzt werden.

Bewertung:
- Kategorie 2.

Rote Liste:
- In der Roten Liste ist Nifedipin in der Stillzeit kontraindiziert.
- Diese Empfehlung entspricht **nicht** der eigenen Bewertung.

Nimodipin (z. B. Nimotop®) [25, 251, 355]
Plasmahalbwertszeit 2–9 Stunden. Nimodipin besitzt eine ausgeprägte Lipophilie. Es liegt nur eine Untersuchung über Konzentrationsmessungen im Plasma einer Frau und in ihrer Milch vor. Die Muttermilchkonzentrationen betrugen dabei lediglich $1/3$ der gemessenen Plasmakonzentrationen. Obwohl dieses Ergebnis mit bisherigen Berichten über andere Calcium-Antagonisten vergleichbar ist, sollte, bis mehr Informationen zum Übergang in die Muttermilch und auf den Säugling sowie über das Fehlen von unerwünschten Wirkungen auf den Säugling vorliegen, für eine stillende Mutter ein anderes Medikament gewählt werden.

Bewertung:
- Kategorie 4.

Rote Liste:
- In der Roten Liste wird die Anwendung von Nimodipin als Kontraindikation für das Stillen angesehen.
- Diese Einschätzung entspricht der eigenen Bewertung.

Nitrendipin (z.B. Bayotensin®) [11, 25, 30, 302, 329, 374]

Halbwertszeit 8–12 Stunden, M/P-Quotient 0,2–0,5. In die Muttermilch treten nur 0,01 % der mütterlichen Dosis über; dies entspricht etwa 0,3 % der gewichtsbezogenen Dosis für den Säugling. Eine Kumulation in der Muttermilch findet nicht statt. Unerwünschte Effekte bei gestillten Säuglingen sind bisher nicht beschrieben worden. Die Gabe von Nitrendipin in der Stillzeit ist damit möglich.

Bewertung:
- Kategorie 2.

Rote Liste:
- In der Roten Liste ist Nitrendipin in der Stillzeit als kontraindiziert angegeben.
- Diese Empfehlung entspricht **nicht** der eigenen Bewertung.

Verapamil (z.B. Isoptin®) [4, 5, 10, 11, 18, 25, 143, 157, 171, 215, 241, 251, 325, 329, 369]

Plasmaproteinbindung 90 %, Molekulargewicht 454, Plasmahalbwertszeit 4 Stunden, M/P-Quotient 0,6. Die basischen Eigenschaften der Substanz fördern einen Übertritt in die Muttermilch, die hohe Plasmaproteinbindung und das hohe Molekulargewicht stehen dem jedoch entgegen. Der Übertritt von Verapamil in die Muttermilch ist mehrfach untersucht. Ein gestilltes Kind erhält weniger als 0,1 % der mütterlichen Dosis. Bei Einzeluntersuchungen konnte bei einem gestillten Kind kein Medikament im Plasma nachgewiesen werden. Unerwünschte Effekte bei gestillten Säuglingen, deren Mütter Verapamil erhalten hatten, sind bisher nicht bekannt geworden. Auch die *American Academy of Pediatrics* hält die Einnahme während der Stillzeit für vertretbar. Bei guter Beobachtung des Kindes ist die Gabe von Verapamil an die stillende Mutter kein Stillhindernis.

Bewertung:
- Kategorie 2.

Rote Liste:
- Die Rote Liste empfiehlt für Verapamil eine strenge Indikationsstellung.
- Diese Einschätzung entspricht der eigenen Bewertung.

ACE-Hemmer

Captopril (z.B. Lopirin®) [4, 12, 25, 215, 294, 369]

Molekulargewicht 217, Bioverfügbarkeit 70 %, Halbwertszeit 1–2 Stunden, M/P-Quotient 0,03. Ein gestillter Säugling erhält über die Muttermilch nur etwa 0,014 % der gewichtsbezogenen mütterlichen Dosis. Unerwünschte Effekte bei gestillten Kindern sind bisher nicht beobachtet worden. Wegen der kurzen Halbwertszeit besteht keine Kumulationsgefahr, weder in der Muttermilch noch beim Säugling. Eine Gefährdung für den Säugling ist daher nicht anzunehmen.

Bewertung:
- Kategorie 1.

Rote Liste:
- In der Roten Liste sind ACE-Hemmer in der Stillzeit als kontraindiziert bewertet.

Diese Empfehlung stimmt **nicht** mit der eigenen Bewertung überein.

Enalapril (z.B. XANEF®) [4, 12, 25, 293, 369]
Aus Enalapril entsteht im Organismus Enalapril-Säure, die nur in sehr geringer Menge in die Muttermilch übergeht. Allerdings wird Enalapril-Säure unverändert renal mit einer langen Halbwertszeit von 30–35 Stunden ausgeschieden. Es liegt nur eine Untersuchung über Konzentrationen in der Muttermilch nach einer Einzelgabe bei fünf Frauen vor. Dabei war die Konzentration des Medikamentes so gering, dass dessen Anwendung in der Stillzeit als vertretbar angesehen wird. Wegen der langen Halbwertszeit, die bei noch nicht voll ausgereifter Nierenfunktion des Säuglings noch verlängert sein kann, sollten jedoch bei einer länger dauernden Therapie mit Enalapril nicht nur der Säugling gut beobachtet, sondern auch Plasmaspiegelkontrollen bei dem gestillten Säugling vorgenommen werden. Bislang besteht keine Empfehlung für ein Abstillen.

Bewertung:
Kategorie 2.

Rote Liste:
In der Roten Liste sind ACE-Hemmer als für das Stillen kontraindiziert aufgeführt.
Diese Empfehlung stimmt **nicht** mit der eigenen Bewertung überein.

(S) Captopril
(M) Betaxolol
Metoprolol
Nadolol
Oxprenolol
Propranolol
Diltiazem
Nifedipin
Nitrendipin
Verapamil
Enalapril

RL 28 Broncholytika/Antiasthmatika

Theophyllin (z.B. Solosin®) [4, 12, 42, 53, 329, 395]
Molekulargewicht 180, Plasmaproteinbindung 60%, Bioverfügbarkeit 95%, Halbwertszeit 3–5 Stunden, M/P-Quotient 0,7. Da die Halbwertszeit beim Neugeborenen auf 15–40 Stunden verlängert ist, besteht Kumulationsgefahr. In einer älteren Publikation aus dem Jahr 1976 wird über einen gestillten Säugling berichtet, der bei mütterlicher Therapie mit Theophyllin Unruhe und Schlafstörungen aufgewiesen habe. Angesichts der Tatsache, dass es sich dabei um eine Einzelbeobachtung handelt und viele andere Kinder die mütterliche Theopyllin-Therapie ohne unerwünschte Wirkungen vertragen haben, wird dieser Bericht als individuelle Theopyllin-Überempfindlichkeit interpretiert. Auf keinen Fall werden über die Muttermilch bei gestillten Säuglingen während mütterlicher Theopyllin-Therapie diejenigen Konzentrationen erreicht, die z.B. bei einer Apnoe-Prophylaxe von Frühgeborenen angestrebt werden müssen. Wenn unerwünschte Effekte auf das gestillte Kind beobachtet werden, sollten unbedingt auch Plasmaspiegel-Messungen für Theopyllin

vorgenommen werden. Bei Einhalten der Empfehlung, das Kind hinsichtlich Unruhe und Schlafstörungen zu beobachten, besteht kein Stillhindernis.

Bewertung:
▨ Kategorie 2.

Rote Liste:
▨ In der Roten Liste wird eine strenge Indikationsstellung empfohlen.
▨ Die Empfehlung entspricht der eigenen Bewertung.

Beta-2-Sympathomimetika [4, 5, 10, 197, 215, 325, 329]
Terbutalin (z.B. Bricanyl®), **Salbutamol** (z.B. Sultanol®) oder **Fenoterol** (z.B. Berotec®) werden insgesamt bei Anwendung in der Stillzeit als sicher beurteilt. Es werden geringe Konzentrationen in der Muttermilch gefunden. Terbutalin konnte im kindlichen Plasma während der Stillzeit zwar nicht sicher nachgewiesen werden, dennoch ist wegen des noch geringeren Transfers in die Muttermilch der Einsatz von Dosieraerosolen dem oralen Gebrauch vorzuziehen. Es besteht insgesamt kein Stillhindernis.

Bewertung:
▨ Kategorie 1.

Rote Liste:
▨ In der Roten Liste wird eine strenge Indikationsstellung empfohlen.
▨ Diese Empfehlung entspricht der eigenen Bewertung.

Cromoglicinsäure (z.B. Intal®) [251, 302, 329, 369]
Molekulargewicht 512, Halbwertszeit 1,4 Stunden. Die Substanz besitzt eine geringe Lipophilie. Weniger als 10 % der inhalierten Substanz werden resorbiert, enteral weniger als 1 %. Daten zum Übertritt in die Muttermilch, der zumindest theoretisch ausgeschlossen ist, liegen jedoch nicht vor. Unerwünschte Effekte bei gestillten Kindern wurden bisher nicht beobachtet.

Bewertung:
▨ Kategorie 1.

Rote Liste:
▨ In der Roten Liste wird ausgesagt, dass eine Schädigung bisher nicht bekannt geworden ist.
▨ Die eigene Bewertung entspricht der Roten Liste.

Ⓢ Beta-2-Sympathomimetika
   Cromoglicinsäure
Ⓜ Theophyllin

RL   30   Cholinergika

Neostigmin (z.B. Neostigmin DeltaSelect) [11, 215, 302, 369]
Orale Bioverfügbarkeit 1–2 %, Halbwertszeit 1,3 Stunden. Da die Substanz nahezu vollständig ionisiert vorliegt, wird sie sehr schlecht resorbiert. Demzufolge könnte ein Säugling in die Muttermilch übergetretenes Neostigmin nur minimal aufnehmen. In der Muttermilch wurde die Substanz bisher nicht nachgewiesen. Kinder, deren Mütter zur Behandlung einer Myasthenia gravis Neostigmin erhalten hatten, wurden ohne Auftreten von Nebenwirkungen gestillt.

Bewertung:
- Kategorie 1.

Rote Liste:
- In der Roten Liste finden sich keine Angaben zur Anwendung in der Stillzeit.

Pyridostigmin (z. B. Mestinon®) [4, 12, 215, 302, 329, 330]

Halbwertszeit 2 Stunden, Bioverfügbarkeit 7–8 %, M/P-Quotient 0,3–0,6. Da auch Pyridostigmin nahezu vollständig ionisiert vorliegt, wird es nur sehr schlecht resorbiert; die Bioverfügbarkeit beträgt 7–8 %. Aus diesem Grund ist auch für Pyridostigmin nicht anzunehmen, dass ein gestillter Säugling nennenswerte Mengen der Substanz aufnehmen kann. Unerwünschte Effekte bei gestillten Kindern, deren Mütter Pyridostigmin erhalten hatten, wurden nicht registriert.

Bewertung:
- Kategorie 1.

Rote Liste:
- In der Roten Liste wird die Anwendung von Pyridostigmin als kontraindiziert bewertet.
- Diese Empfehlung entspricht **nicht** der eigenen Bewertung.

Ⓢ Neostigmin
   Pyridostigmin

RL 31 Corticoide (interna)

Prednison (z. B. Decortin®) und Prednisolon (z. B. Predni H Tablinen) [4, 12, 58, 133, 160, 292, 302, 329, 369]

Halbwertszeit 3,5 Stunden für Prednison, Bioverfügbarkeit 100 %. Die M/P-Quotienten beider Verbindungen liegen zwischen 0,1 und 0,25. Beide Substanzen gehen nur in geringer Menge in die Muttermilch über. Selbst bei einer täglichen Dosis von 80 mg betrug die Menge in der Muttermilch weniger als 10 % der endogenen Cortisolproduktion eines Säuglings, sodass Beeinträchtigungen oder klinisch bedeutsame Effekte auf das gestillte Kind sehr unwahrscheinlich sind. Auch nach intravenöser Gabe von Prednisolon in einer Dosis von 50 mg konnte nur eine Menge von 0,025 % der verabreichten Prednisolon-Dosis in der Milch nachgewiesen werden. Auch unter Prednison-Langzeittherapie waren keine anderen Effekte zu beobachten. Allerdings liegen keine Untersuchungen nach hochdosierten intravenösen Corticoid-Gaben oder nach Verabreichung von lang wirkenden Verbindungen wie Dexamethason vor. Die inhalative Anwendung sowie die Gabe von Depotinjektionen sind als sicher zu bewerten, weil nur geringe mütterliche Serumkonzentrationen erreicht werden. Unerwünschte Effekte sind insgesamt bei gestillten Kindern nicht beschrieben worden. Mehrere Autoren empfehlen jedoch die Einhaltung einer Stillpause von vier Stunden bei Einzeldosen über 40 mg, damit wegen der schnell erfolgenden Rückresorption der Substanz von der Muttermilch in das mütterliche Serum eine theoretische Beeinträchtigung des Säuglings völlig ausgeschlossen werden kann. Dieser Empfehlung schließen wir uns nicht an.

Bewertung:
- Kategorie 2.

Rote Liste:
- In der Roten Liste wird für die meisten Präparate eine strenge Indikationsstellung empfohlen.

- Diese Empfehlung entspricht der eigenen Bewertung.

Ⓜ **Prednison**
Prednisolon

RL   32   Dermatika

Acitretin (z.B. Neotigason®) [4, 12, 171, 251, 299, 325]
Wegen der hohen Proteinbindung und der sauren Reaktivität ist trotz guter Lipidlöslichkeit und trotz des niedrigen Molekulargewichts die Passage in die Muttermilch nicht ausgeprägt. Die Halbwertszeit beträgt 50 Stunden. Allerdings ist bei Acitretin die teilweise Metabolisierung zu Etretinat zu beachten. Diese Substanz weist ebenfalls eine hohe Lipophilie auf und hat eine Halbwertszeit von 100 Tagen. Der M/P-Quotient beträgt allerdings lediglich 0,18 für Acitretin. Untersuchungen über den Metaboliten Etretinat liegen nicht vor. Obwohl ein Säugling nur etwa 1,5 % der mütterlichen Dosis aufnimmt, wird wegen des prinzipiell toxischen Potenzials der Substanz dazu geraten, diese bei stillenden Müttern nicht einzusetzen.

Auch wenn die *American Academy of Pediatrics* grundsätzlich keine Bedenken gegen die Anwendung in der Stillzeit hat, wird wegen der geringen Erfahrung mit der Anwendung von Acitretin in der Stillzeit sowie der widersprüchlichen Angaben in der Literatur und der nicht geklärten Wirkungsdauer des Metaboliten Etretinat geraten, das Medikament in der Stillzeit nicht einzusetzen.

Bewertung:
- Kategorie 4.

Rote Liste:
- In der Roten Liste ist die Anwendung von Acitretin in der Stillzeit als kontraindiziert bewertet.
- Diese Empfehlung entspricht der eigenen Bewertung.

RL   33   Desinfizientia/Antiseptika

Povidon-Iod (z.B. Betaisodona®) [4, 53, 81, 83, 290, 333]
Seit Langem ist bekannt, dass nicht nur systemische Gaben von Iod, sondern auch lokale Anwendungen von Iodid während der Schwangerschaft zu einer Hypothyreose des Kindes führen können. In einzelnen

Fällen wurde derselbe Effekt beobachtet, wenn Mütter längere Zeit topisches Iodid in Form von Povidon-Iodid applizierten. So wurde die Kasuistik einer Mutter veröffentlicht, in der beschrieben wurde, dass nach einer sechstägigen einmal täglichen intravaginalen Applikation von Povidon-

Iodid während der Stillzeit erhebliche Mengen Iodid auf das Kind übergegangen waren. Auch in anderen Veröffentlichungen wird auf die Möglichkeit der Auslösung einer Hypothyreose durch mit der Muttermilch übertragene Iodmengen, entstanden durch topische Povidon-Anwendung hingewiesen. Aus diesem Grund sollte eine großflächige topische Povidon-Medikation sowohl auf der Haut als auf den Schleimhäuten in der Stillperiode nicht stattfinden. Allerdings kann prinzipiell bei bereits bestehender Neugeborenenhyperthyreose der Prozess der Überfunktion auch durch Jodexzesse (z. B. großflächige Jodgaben) verstärkt werden. Die Gefahr der Entstehung einer Hypothyreose ist jedoch erheblich stärker und wichtiger.

Bewertung:
- Kategorie 2 bei kleinflächiger Anwendung
- Kategorie 4 bei großflächiger Anwendung

Rote Liste:
- In der Roten Liste wird lediglich eine strenge Indikationsstellung wegen der Gefahr einer Hyperthyreose angegeben. (Gefahr der Hypothyreose wird nicht erwähnt).
- Diese Einschätzung entspricht **nicht** der eigenen Empfehlung.

RL 35 Diagnostika und Mittel zur Diagnosevorbereitung

Allgemeines
Das Unterbrechen des Stillens wenigstens für 1–2 Tage unter der Gabe verschiedener Radiopharmazeutika war bisher für die meisten Substanzen selbstverständlich, um eine mögliche Belastung des gestillten Kindes vermeiden zu können. In einer Literaturübersicht und kritischen Bewertung aus dem Jahr 2000 wird jedoch für die überwiegende Zahl der verwendeten Substanzen eine Unterbrechung nicht mehr als notwendig angesehen, da die meisten Dosen zu gering seien, um dies zu rechtfertigen. Auch bei diesem Thema ist die Diskussion um die unterschiedliche Risikobewertung noch nicht abgeschlossen.

Amidotrizoat (z. B. Gastrografin®) [171, 180, 302, 325]
Halbwertszeit 1–2 Stunden. Da die gemessenen Muttermilchkonzentrationen sehr niedrig sind und die enterale Resorption bei Säuglingen sehr schlecht ist, besteht für gestillte Kinder keine Gefahr. Unerwünschte Effekte bei gestillten Kindern sind bisher nicht registriert.

Bewertung:
- Kategorie 1.

Rote Liste:
- Die Rote Liste empfiehlt eine strenge Indikationsstellung. Zusätzlich wird aus Sicherheitsgründen eine Stillpause von zwei Tagen empfohlen.
- Die empfohlene Stillpause stimmt mit der eigenen Bewertung **nicht** überein.

Fluorescein (z. B. Fluorescein Alcon®) [4, 10, 12, 53, 171, 228, 302, 325]
Halbwertszeit 3 Stunden; der unpolare Charakter von Fluorescein erleichtert einen Transfer in die Muttermilch. Der M/

P-Quotient beträgt 0,4–0,5. In einer Untersuchung lag nach intravenöser Applikation die Halbwertszeit in der Milch einer Mutter bei 62 Stunden. Für Neugeborene, die eine Fototherapie erhalten, kann ein gewisses Risiko bestehen. In der Literatur wird daher zu einem Unterbrechen des Stillens geraten. Unerwünschte Effekte bei gestillten Kindern, deren Mütter Fluorescein erhalten hatten, sind allerdings bisher nicht bekannt geworden. Da die Unbedenklichkeit einer Anwendung in der Stillzeit nicht erwiesen ist, ist eine Stillpause von bis zu zwei Tagen nach Applikation anzuraten.

Bewertung:
- Kategorie 4.

Rote Liste:
- Nach der Roten Liste ist bei Anwendung von Fluorescein Alcon® eine Stillpause von vier Tagen einzuhalten.
- Die Empfehlung der Roten Liste entspricht der eigenen Bewertung.

Gadopentetsäure (z. B. Magnevist®) [4, 171, 298, 302, 325]
Halbwertszeit 1,5 Stunden. Die hydrophilen Eigenschaften der Substanz erschweren einen Transport in die Muttermilch. M/P-Quotient 0,25–0,3. Trotz dieses relativ geringen Anteils in der Muttermilch sprechen sich Rofsky und Mitarbeiter für eine Stillunterbrechung von 24 Stunden mit aktiver Expression der Milch aus. Berichte über unerwünschte Effekte bei gestillten Kindern liegen bisher nicht vor. Entsprechend den Vorschlägen aus der Literatur wird daher eine Stillpause von 24 Stunden nach dem Einsatz von Gadopentetsäure empfohlen.

Bewertung:
- Kategorie 4.

Rote Liste:
- Die Rote Liste enthält keine Angaben zur Anwendung von Gadopentetsäure in der Stillzeit.

Gallium 67 [4, 114, 195, 304, 305, 351]
Die biologische Halbwertszeit dieser Verbindung beträgt ca. neun Tage. Schon zu Beginn der 70er-Jahre wurde eine Anreicherung von Gallium 67 in den Brustdrüsen stillender Mütter gefunden. Diskutiert wird unter anderem ein aktiver Transport dieser Substanz in die Brustdrüsenzellen. Bei Messungen wurden maximal 9,5 % der verabreichten Dosis pro Liter Milch am dritten Tag nach Injektion nachgewiesen. Das Stillen sollte für einen Zeitraum von zwei Wochen nach der Injektion unterbrochen werden, um das effektive Dosisäquivalent für das Kind auf unter 1 mSv zu reduzieren. Im individuellen Fall sollte die Radioaktivität der Muttermilch überprüft werden. Da nach bisherigen Erfahrungen das Stillen für zwei bis drei Wochen unterbrochen werden muss, wenn einer Mutter in der Laktationsperiode Gallium 67 verabreicht wird, bedeutet dies praktisch das Ende der Stillperiode.

Bewertung:
- Kategorie 4.

Rote Liste:
- In der Roten Liste finden sich keine Angaben zur Anwendung von Gallium 67 in der Stillzeit.

Iod 123, 125, 131 [4, 43, 53, 90, 146, 147, 153, 297, 303, 305, 392]

Die Resorption von Iod 131 im Gastrointestinaltrakt ist nach Einnahme nahezu vollständig; ca. 20 % der verabreichten Aktivität werden von der Schilddrüse aufgenommen. Es findet eine aktive Sekretion von Iod in die Muttermilch statt; dies bewirkt einen deutlichen Konzentrationsgradienten zwischen mütterlichem Plasma und der Muttermilch. Die Anwendung der Iodradionuklide in der Stillzeit ist kontraindiziert; abhängig von den verschiedenen Präparaten ist eine Stillpause von unterschiedlicher Zeitdauer erforderlich:

Iod 123: 36– 50 Stunden.

Iod 125: 12–14 Tage.

Iod 131: 10–14 Tage.

Da die Aktivität in der Muttermilch auch nach Verabreichung identischer Dosen beträchtlichen interindividuellen Schwankungen unterworfen ist, ist es am zuverlässigsten, die Radioaktivität einer Milchprobe zu messen, um zu entscheiden, ob das Stillen nach der Unterbrechung fortgesetzt werden kann. Allerdings bedeutet das in der Regel nach der Gabe von Iod 125 und Iod 131 das Ende der Stillperiode, da nicht anzunehmen ist, dass nach 8- bis 12-tägiger Unterbrechung der Stillvorgang wieder in Gang kommt.

Bewertung:

▨ Kategorie 4.

Rote Liste:

▨ Die Rote Liste enthält keine Angaben für die Anwendung in der Stillzeit.

Iopamidol (z. B. Solutrast®) [4, 45, 64]

Nichtionische Kontrastmittel, z. B. für eine Urographie, erlauben bessere Bilder. Es gibt jedoch nur wenige Daten hinsichtlich der Wirkung nichtionischer Kontrastmittel auf die Hypophyse und die Schilddrüse innerhalb der ersten Lebensmonate eines Kindes. Auch wenn keine Untersuchungen über die Wirkung eines Kontrastmittels wie Iopamidol in der Stillperiode selbst vorliegen, so können Untersuchungen bei Säuglingen, die einer Urographie unterzogen worden waren, Aufschlüsse geben. Bei zehn Säuglingen war die Wirkung von Iopamidol auf Thyroidhormon (T_3 und T_4) sowie auf die TSH-Konzentration untersucht worden. Bei keinem der Kinder war es nach der Urographie zu einer Änderung dieser Parameter gekommen, obwohl eine erhebliche Iodidmenge gegeben worden war. Entscheidend für die Gefährdung ist das Ausmaß der Freisetzung von elementarem Iod, das von Substanz zu Substanz erheblich unterschiedlich ist. Wenn jedoch bei einem jungen Säugling die Freisetzung an elementarem Iod so gering ist, dass keine Veränderungen der Schilddrüsenhormone auftreten, so ist auch die Gabe dieser Substanz im Rahmen einer diagnostischen Maßnahme bei einer stillenden Mutter mit Sicherheit vertretbar.

Bewertung:

▨ Kategorie 1.

Rote Liste:

▨ In der Roten Liste ist eine strenge Indikationsstellung angegeben. Nach Applikation des Iopamidol sollte aus Sicherheitsgründen die Muttermilch für die Dauer von zwei Tagen verworfen werden.

▨ Während die Einschätzung einer strengen Indikationsstellung der eigenen Bewertung entspricht, wird das Verwerfen der Muttermilch für zwei Tage nicht für notwendig erachtet.

Technetium 99 m [4, 34, 103, 214, 282, 306, 359]
Halbwertszeit ca. 5 Stunden. Schon Anfang der 70er-Jahre war die Aktivität der Substanz in der Muttermilch bestimmt worden: 70 Stunden nach Verabreichung konnte keine Aktivität mehr in der Milch gemessen werden. Bei niedrigen Dosen (2–4 mCi) ist eine Stillpause von 24 Stunden sicher ausreichend. Bei höheren Dosen (10 mCi) ist eine Unterbrechung von drei Tagen notwendig.

Bewertung:
▨ Kategorie 4 (je nach Dosis Unterbrechung der Stillphase für ein bis zwei Tage).

Rote Liste:
▨ Die Rote Liste enthält keine Angaben zur Anwendung in der Stillzeit.

Ⓢ **Amidotrizoat**
   Iopamidol

RL 36 Diuretika

Bendroflumethiazid (z.B. Tensoflux®) [4, 12, 19, 294, 329]
Plasmaproteinbindung 94 %, Bioverfügbarkeit über 80 %, Halbwertszeit 3 Stunden. Messungen zum Übertritt in die Muttermilch liegen bisher nicht vor. Insgesamt sollten lang wirkende Thiazid-Diuretika, wie auch Bendroflumethiazid, wegen einer möglichen Suppression der Laktation in der Stillzeit vermieden werden. Berichte über unerwünschte Effekte bei gestillten Kindern liegen nicht vor. Wegen des Fehlens von Messungen in der Stillzeit sowie wegen der möglichen Unterdrückung der Laktation sollte auf Bendroflumethiazid in der Stillzeit zugunsten kürzer wirkender Diuretika verzichtet werden.

Bewertung:
▨ Kategorie 4.

Rote Liste:
▨ In der Roten Liste sind Thiazid-Derivate in der Stillzeit grundsätzlich kontraindiziert.
▨ Die Empfehlung der Roten Liste stimmt, zumindest hinsichtlich der länger wirkenden Thiazid-Diuretika, mit der eigenen Bewertung überein.

Chlortalidon (z.B. Hygroton®) [4, 5, 12, 180, 215, 249, 329]
Proteinbindung 75 %, Halbwertszeit 48–60 Stunden, M/P-Quotient 0,05–0,1. Wegen der langen Halbwertszeit besteht eine erhebliche Kumulationsgefahr bei Neugeborenen und Säuglingen. Unerwünschte Effekte bei gestillten Kindern sind bisher nicht berichtet. Aufgrund der langen Halbwertszeit und der dadurch möglichen relativ hohen kindlichen Dosis sowie auch wegen des Potenzials der Substanz, die Laktation zu unterdrücken, wird Chlortalidon in der Stillzeit als kontraindiziert angesehen.

Bewertung:
▨ Kategorie 4.

Rote Liste:
▨ In der Roten Liste ist Chlortalidon in der Stillzeit als kontraindiziert bewertet.
▨ Diese Empfehlung entspricht der eigenen Bewertung.

Furosemid (z. B. Lasix®) [215, 329, 369]
Molekulargewicht 330, Proteinbindung 96 %, Halbwertszeit ca. 2 Stunden. Da es sich um eine Säure handelt, ist bei den vorliegenden pharmakologischen Eigenschaften nur mit einem geringen Transfer in die Muttermilch zu rechnen. Obwohl Furosemid bei Neugeborenen durch Freisetzung von Bilirubin aus der Albuminbindung ein erhöhtes Kernikterusrisiko darstellen kann, sind hierfür jedoch Konzentrationen beim Kind erforderlich, die weit über das hinausgehen, was durch das Stillen vom Kind eingenommen werden kann. Die Anwendung von Furosemid in der Stillzeit wird daher als sicher angesehen. Die mögliche Unterdrückung der Laktation muss jedoch beachtet werden.

Bewertung:
▨ Kategorie 2.

Rote Liste:
▨ In der Roten Liste sind Schleifendiuretika in der Stillzeit als kontraindiziert bewertet.
▨ Diese Empfehlung entspricht **nicht** der eigenen Bewertung.

Hydrochlorothiazid (z. B. Esidrix®) [4, 12, 171, 215, 240, 294, 329, 370]
Plasmaproteinbindung 65 %, Bioverfügbarkeit 70 %, Halbwertszeit 6–8 Stunden. Nach Messungen in der Muttermilch erhält ein Säugling mit der Milch 0,02 mg/kg/Tag bei Gabe von 50 mg an die Mutter. In anderen Messungen konnte Hydrochlorothiazid in der Muttermilch überhaupt nicht nachgewiesen werden. Wegen der geringen Milchkonzentrationen von Hydrochlorothiazid wird die Substanz in der Stillzeit als problemlos angesehen. Da es sich bei Substanzen dieser Gruppe

jedoch um entfernte Abkömmlinge der Sulfonamide handelt, besteht das theoretische Risiko einer allergischen Reaktion sowie einer Thrombozytopenie. Unerwünschte Effekte bei gestillten Säuglingen sind bisher nicht beschrieben. Es besteht kein Stillverbot, die gestillten Kinder sollten aber gut beobachtet werden.

Bewertung:
▨ Kategorie 2.

Rote Liste:
▨ In der Roten Liste wird die Gabe von Hydrochlorothiazid in der Stillzeit als Kontraindikation bewertet.
▨ Diese Empfehlung stimmt nicht mit der eigenen Bewertung überein.

Spironolacton (z. B. Aldactone®) [4, 12, 180, 215, 279, 302, 328, 369]
Die Plasmahalbwertszeit liegt bei 1,3–1,5 Stunden, das Molekulargewicht ist 416, der M/P-Quotient 0,5–0,7. Die wesentliche Wirkung geht von dem Hauptmetaboliten Canrenoat aus, der zu 25 % bioverfügbar ist, zu 98 % plasmaproteingebunden vorliegt und eine Plasmahalbwertszeit von 3,7 Stunden aufweist. Wegen der vollständigen Metabolisierung beider Substanzen ist die Halbwertszeit vom Ausmaß der Biotransformation abhängig und kann deshalb bei Säuglingen mit noch nicht ausgereifter Leberfunktion deutlich verlängert sein. Die hohe Proteinbindung und das Molekulargewicht erschweren den Übertritt der Substanz in die Muttermilch. Die Lipidlöslichkeit und das Vorliegen des Canrenoat in ionisierter Form sind andererseits Faktoren, die einen Übertritt in die Milch erleichtern.

Unter Dauertherapie von viermal 25 mg täglich betrugen die maximalen

Muttermilchkonzentrationen 0,1 µg/ml. Die vom Säugling täglich aufgenommene Menge entsprach nur 1,2 % der mütterlichen gewichtsbezogenen Dosis. Die Mengen von Spironolacton und seinem Hauptmetaboliten Canrenoat in der Muttermilch werden daher als nur unbedeutend angesehen. Klinische Wirkungen auf den Säugling sind nicht beschrieben.

Da nur geringe Mengen in der Muttermilch nachgewiesen werden konnten und Nebenwirkungen bei gestillten Säuglingen nicht bekannt geworden sind, besteht kein Stillhindernis.

Bewertung:
▨ Kategorie 1.

Rote Liste:
▨ In der Roten Liste wird die Einnahme von Spironolacton in der Stillzeit als kontraindiziert bewertet.
▨ Der Empfehlung der Roten Liste kann **nicht** in dieser Form gefolgt werden.

Ⓢ **Spironolacton**
Ⓜ **Furosemid**
   Hydrochlorothiazid

RL 39 Entwöhnungsmittel

Naltrexon (z.B. Nemexin®) [69]
Naltrexon wird als Ersatzdroge zu Opiaten ärztlich verordnet, da es ein reiner Opioid-Rezeptor-Antagonist ist. Es wird entweder oral oder subkutan gegeben. Sowohl die Muttersubstanz als auch der Hauptmetabolit 6-beta-Naltrexol sind aktiv wirksam. In einer Kasuistik aus dem Jahr 2004 von Chan und Mitarbeitern wurde der Übergang vom mütterlichen Serum in die Muttermilch und auf das gestillte Kind gemessen. Der M/P-Quotient lag bei 1,9 für Naltrexon und bei 3,4 für den Metaboliten. Die kindliche Dosis betrug etwa 0,03 % der mütterlichen Dosis für Naltrexon und 0,83 % für 6-beta-Naltrexol. Beim gestillten Kind konnten im Serum kein Naltrexon und der Metabolit nur in Spuren nachgewiesen werden. Die Autoren empfehlen dennoch jeweils eine Einzelfallentscheidung mit einer entsprechenden Risikoabwägung zumindest so lange, bis weitere Kinder untersucht werden konnten. Besonders wichtig ist es einen Beigebrauch bei den behandelten Müttern konsequent ausschließen zu können.

Bewertung:
Für diese Substanz lässt sich gegenwärtig noch keine eindeutige Kategorisierung erreichen. Die Einschätzung spricht jedoch eher für ein Stillen, solange gute Kontrollen bei Mutter und Kind durchgeführt werden (Cave: Beigebrauch).

Rote Liste:
▨ Für die Rote Liste besteht eine Kontraindikation zum Stillen
▨ Die Empfehlung stimmt **nicht** mit der eigenen Bewertung überein

RL 44 Gichtmittel

Allopurinol (z. B. Allopurinol STADA®)
[4, 171, 173]
Molekulargewicht 136; minimale Proteinbindung, Plasmahalbwertszeit 2–3 Stunden, die des aktiven Hauptmetaboliten Oxypurinol jedoch 18–43 Stunden. Aufgrund der pharmakologischen Eigenschaften tritt Allopurinol gut in die Muttermilch über. Bei Untersuchungen eines Kindes und seiner unter Allopurinol-Therapie stehenden Mutter konnten zwar in der Muttermilch etwas höhere Konzentrationen als im mütterlichen Plasma gefunden werden, bei dem Kind war Allopurinol jedoch nicht nachweisbar gewesen. Stärker hatte sich dagegen der Metabolit Oxypurinol in der Muttermilch angereichert; auch im kindlichen Plasma waren Werte, die $1/3$ der mütterlichen Konzentration betragen hatten, nachgewiesen worden. Unerwünschte Effekte bei gestillten Kindern sind bislang nicht beobachtet worden. Wegen der möglichen Kumulation des aktiven Metaboliten Oxypurinol sollten Plasmaspiegelkontrollen bei Mutter und Kind durchgeführt werden. Zum gegenwärtigen Zeitpunkt besteht kein Stillhindernis.

Bewertung:
- Kategorie 2.

Rote Liste:
- In der Roten Liste wird eine strenge Indikationsstellung empfohlen.
- Diese Empfehlung stimmt mit der eigenen Bewertung überein.

Colchicin (z. B. Colchysat®) [4, 12, 134, 239, 369]
Molekulargewicht 399, Plasmaproteinbindung 32 %, Halbwertszeit 20 Stunden; der entero-hepatische Kreislauf trägt zu einer Kumulation des Medikamentes bei. M/P-Quotient 2–3. Nach neuen Untersuchungen zeigt sich, dass Colchicin schnell und in erheblichem Ausmaß in die Muttermilch übertritt. Gestillte Kinder können 10 % der mütterlichen gewichtsbezogenen Dosis über die Muttermilch erhalten. Einige Autoren sind der Ansicht, dass wegen der verzögerten Elimination bei jungen Säuglingen nur nach Konzentrationsmessungen in der Milch und frühestens 8 Stunden nach Einnahme gestillt werden könnte. Andere Autoren, wie Anderson, empfehlen, Colchicin in der Stillzeit zu vermeiden, da in Tierversuchen die Laktation unterdrückt und die Milchzusammensetzung verändert wurde. Auch wenn bisher unerwünschte Effekte bei gestillten Kindern, deren Mütter Colchicin erhalten hatten, nicht beschrieben worden sind, besteht wegen der langen Halbwertszeit doch Kumulationsgefahr. So lange eine Unbedenklichkeit bei Anwendung in der Stillzeit noch nicht erwiesen ist, sollte unter Colchicin-Therapie nicht gestillt werden.

Bewertung:
- Kategorie 4.

Rote Liste:
- In der Roten Liste wird die Einnahme von Colchysat® als Kontraindikation für das Stillen angesehen.
- Diese Empfehlung entspricht der eigenen Bewertung.

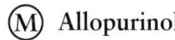 Allopurinol

RL   49   Hypnotika/Sedativa

Benzodiazepine

Allgemeines [12, 61, 89, 117, 180, 288, 294, 329]
Die als Hypnotika gebräuchlichen Benzodiazepin-Derivate werden nach oraler Anwendung schnell aus dem Magen-Darm-Trakt resorbiert. Bezüglich der Wirkungsdauer gibt es bei den einzelnen Präparaten erhebliche Unterschiede, da viele Benzodiazepine in biologisch aktive Metaboliten umgewandelt werden. Daher besteht bei langen Halbwerts- und Wirkungszeiten die Gefahr der Kumulation. Der lipophile Charakter einiger Benzodiazepine und ihrer Hauptmetaboliten (z. B. bei Diazepam) erleichtert prinzipiell einen Transfer in die Muttermilch; die meist hohe Proteinbindung beschränkt dagegen das Ausmaß des Übertritts. Schon vor mehreren Jahren wurden klinische Beobachtungen veröffentlicht, die über erhebliche Diazepam-Wirkungen bei gestillten Kindern berichteten. Vor allen Dingen wurde bei gestillten Kindern eine deutliche Sedierung festgestellt, wenn die Mütter über einen Monat hinweg Diazepam erhalten hatten. Langzeiteffekte auf die ZNS-Entwicklung von Kindern durch Benzodiazepine sind noch nicht absehbar. Vor allem bei einer kontinuierlichen Gabe von Benzodiazepinen sollte nur in Ausnahmefällen – und auch dann nur unter strenger ärztlicher Kontrolle des Kindes und der Serumkonzentrationen – gestillt werden. Sollten hohe Dosen unbedingt erforderlich sein, dann ist vom Stillen Abstand zu nehmen. Bei niedrigen Dosen, vor allem von Benzodiazepinen mit kurzer Halbwertszeit ist Stillen möglich.

Bewertung:
- In Abhängigkeit von der Dosis und von der Halbwertszeit Kategorie 2 oder 3.

Rote Liste:
- Nach der Roten Liste sind Benzodiazepine in der Stillzeit kontraindiziert.
- Diese Empfehlung entspricht nicht völlig der eigenen Bewertung.

Weitere Benzodiazepine werden unter RL-71 (Psychopharmaka) besprochen.

Clobazam (z. B. Frisium®) [137]
Bei einer kurzfristigen Behandlung einer stillenden Mutter werden Clobazam und der aktive Metabolit Desmethylclobazam in geringen Mengen in die Muttermilch transportiert. Da die Halbwertzeit jedoch 24 Stunden für die Ausgangsubstanz und ungefähr 40 Stunden für den Metaboliten beträgt, könnten bei einer in der Regel erforderlichen längerfristigen Behandlung der Mutter bei einem gestillten Kind bis zu 10 % der mütterlichen Serumkonzentrationen vorliegen. Die *American Academy of Pediatrics* wie auch die *WHO Working Group on Human Lactation* betrachten daher eine kurzfristige, niedrig dosierte Gabe von Clobazam als mit dem Stillen vertretbar; bei einer längerfristigen Behandlung ist eine engmaschige ärztliche Kontrolle des Kindes sowie eine häufige Serumspiegelkontrolle bei dem gestillten Kind unerlässlich. Bei hoher, längerfristiger Gabe an die Mutter ist vom Stillen Abstand zu nehmen.

Bewertung:
- Kategorie 2 oder 3 (in Abhängigkeit von der Dosierung).

Rote Liste:

- Für die Rote Liste stellt die Gabe von Clobazam – wie auch die der meisten anderen Benzodiazepine – eine Kontraindikation für Stillen dar.
- Die Empfehlung der Roten Liste entspricht **nicht** der eigenen Bewertung.

Flunitrazepam (z. B. Rohypnol®) [5, 60, 288, 294, 329, 369]

Proteinbindung 80 %, Bioverfügbarkeit 80 %, Halbwertszeit 20–30 Stunden, Molekulargewicht: 313. Es werden aktive Metaboliten gebildet. Die lange Halbwertszeit begründet die Kumulationsgefahr, durch die eine Einschränkung für das Stillen gesehen wird. Flunitrazepam und sein Desalkylmetabolit wurden in der Milch von stillenden Müttern nachgewiesen. Die errechnete kindliche Dosis betrug 1 µg/kg. Unerwünschte Symptome wurden bisher nicht beschrieben. Wegen der Kumulationsgefahr ist eine regelmäßige und vor allem längerfristige und höher dosierte Einnahme mit dem Stillen nicht zu vereinbaren.

Bewertung:

- Kategorie 2 oder 3 (in Abhängigkeit von Dauer und Dosis).

Rote Liste:

- Bewertung s. „Benzodiazepine, Allgemeines".
- Die eigene Bewertung stimmt damit **nicht völlig** mit der Empfehlung der Roten Liste überein.

Lorazepam (z. B. Tavor®) [137]

Wie bei anderen Benzodiazepinen wird die kurzzeitige Gabe auch von der *American Academy of Pediatrics* als wahrscheinlich ungefährlich eingeschätzt. Eine längerfristige und vor allem hochdosierte Gabe wird jedoch als nicht unproblematisch gesehen.

Bewertung:

- Kategorie 3.

Rote Liste:

- Bewertung s. „Benzodiazepine, Allgemeines" d. h. Kontraindikation zum Stillen.
- Die eigene Bewertung stimmt damit **nicht völlig** mit der Empfehlung der Roten Liste überein.

Lormetazepam (z. B. Noctamid®) [53, 171, 180, 287, 294, 325, 328]

Molekulargewicht 335, Proteinbindung 88 %, Bioverfügbarkeit 60–80 %, Halbwertszeit 10–14 Stunden, M/P-Quotient unter 0,06. Bei Messungen konnten in der Muttermilch nur geringe Konzentrationen Lormetazepam nachgewiesen werden. Die Muttermilchkonzentrationen sind bei dieser Substanz geringer als bei allen anderen Benzodiazepinen. Lormetazepam wird deshalb als ein Benzodiazepin der ersten Wahl in der Stillzeit angegeben. Unerwünschte Symptome bei gestillten Kindern sind bisher nicht beobachtet worden. Die prinzipiellen Einschränkungen (Vermeidung hoher Dosen, Vermeidung einer längerfristigen Einnahme) gelten jedoch auch für diese Substanz.

Bewertung:

- Kategorie 3.

Rote Liste:

- Bewertung s. „Benzodiazepine, Allgemeines".
- Die eigene Bewertung stimmt damit **nicht völlig** überein.

Midazolam (z.B. Dormicum®) [4, 53, 215, 223, 287, 328, 329]

Plasmaproteinbindung 97%, Molekulargewicht 362, Bioverfügbarkeit 50%, Halbwertszeit von 1,5–2,5 Stunden, bei Neugeborenen verlängert auf 6,5 Stunden. M/P-Quotient 0,09–0,16. Bei mehreren Müttern, die 15 mg Midazolam mehrere Tage lang abends erhalten hatten, konnte das Medikament im Laufe der Tage in der Muttermilch nicht nachgewiesen werden. Unerwünschte Symptome bei gestillten Kindern sind bisher nicht beschrieben worden. Aufgrund des geringen Transfers in die Milch und der kurzen Halbwertszeit besteht keine Kumulationsgefahr, sodass Midazolam in der Stillzeit für eingesetzt werden kann. Wie bei allen Benzodiazepinen ist allerdings auch hierbei eine gute ärztliche Kontrolle hinsichtlich möglicher zentralnervöser Reaktionen unerlässlich.

Bewertung:
- Kategorie 2.

Rote Liste:
- Bewertung s. „Benzodiazepine, Allgemeines".
- Die eigene Bewertung stimmt damit **nicht** überein.

Nitrazepam (z.B. Mogadan®) [215, 223, 287, 328, 369]

Proteinbindung 86%, Molekulargewicht 281, Halbwertszeit 15–35 Stunden, M/P-Quotient 0,27. Ein gestilltes Kind kann bis zu 3,6% der gewichtsbezogenen Dosis aufnehmen. Da es sich um ein lang wirkendes Benzodiazepin-Präparat handelt, ist eine Kumulation möglich. Aus diesem Grund sind nur wenige Einzelgaben in nicht zu hoher Dosierung mit dem Stillen vereinbar.

Bewertung:
- Kategorie 3.

Rote Liste:
- Bewertung s. „Benzodiazepine, Allgemeines".
- Die eigene Bewertung stimmt damit **nicht völlig** überein.

Temazepam (z.B. Planum®) [4, 26, 53, 198, 294, 302]

Molekulargewicht 300, Proteinbindung 98%, Halbwertszeit 5–13 Stunden, M/P-Quotient 0,01–0,5. Bei den meisten untersuchten Frauen konnten während einer Temazepam-Behandlung nur sehr geringe oder gar keine Muttermilchkonzentrationen nachgewiesen werden; lediglich in Einzelfällen konnten Konzentrationen halb so hoch wie im mütterlichen Serum gemessen werden. In der Regel werden daher durch gestillte Säuglinge bei Einzelgaben oder bei kurzfristiger Behandlung keine größeren Arzneimengen aufgenommen. Auch bei diesem Medikament gilt daher, dass eine gelegentliche Einnahme mit dem Stillen vereinbar ist; bei längerfristiger Gabe ist eine Kumulation wahrscheinlich.

Bewertung:
- Kategorie 3.

Rote Liste:
- Während in der Roten Liste für die überwiegende Mehrzahl der Temazepam-haltigen Präparate eine Kontraindikation zum Stillen gesehen wird, ist für das Präparat Remestan lediglich eine strenge Indikationsstellung angegeben.
- Die eigene Bewertung stimmt damit **nicht völlig** überein.

Andere Hypnotika

Zolpidem (z. B. Bikalm®) [4, 26, 286, 302]
Proteinbindung 90 %, Halbwertszeit 0,7–3,5 Stunden, schwache basische Eigenschaften. M/P-Quotient 0,2. Die starke Plasmaproteinbindung lässt nur einen geringen Übertritt in die Muttermilch vermuten, die basischen Eigenschaften könnten dagegen durch den Mechanismus der Ionenfalle eine Anreicherung bewirken. Aufgrund der kurzen Halbwertszeit ist eine Kumulation bei den gestillten Säuglingen nicht wahrscheinlich.

Nach der Einzelgabe von 20 mg war die Exkretion von Zolpidem in die Muttermilch sehr gering und der Hauptteil wurde in den ersten drei Stunden nach der Einnahme ausgeschieden. Nach mehrfacher Einnahme konnte keine Kumulation beim Säugling nachgewiesen werden. Nebenwirkungen oder unerwünschte Symptome bei gestillten Säuglingen sind bisher nicht bekannt geworden.

Sowohl hinsichtlich der pharmakokinetischen Eigenschaften als auch der Messergebnisse kann die begründete Anwendung von Zolpidem in der Stillzeit als sicher angesehen werden. Selbstverständliche Voraussetzung ist jedoch auch hier die strenge Indikationsstellung. Die *American Academy of Pediatrics* hält ebenfalls die Einnahme von Zolpidem in der Stillzeit für vertretbar.

Bewertung:
- Kategorie 2.

Rote Liste:
- Nach der Roten Liste ist Zolpidem in der Stillzeit kontraindiziert.
- Die Empfehlung der Roten Liste stimmt **nicht** mit der eigenen Bewertung überein.

Zopiclon (z. B. Ximovan) [159, 182, 226, 287]
Proteinbindung 45 %, Bioverfügbarkeit 75 %, Halbwertszeit 4–5 Stunden, M/P-Quotient 0,5. Zopiclon ist ein Hypnotikum, das keine Strukturverwandtschaft zu den Benzodiazepinen besitzt. Nach 14-tägiger Einnahme konnte keine signifikante Kumulation im mütterlichen Plasma gesehen werden. Die nach den Messungen in der Muttermilch gefundenen Konzentrationen lassen eine kindliche Einnahme von 1,4 % der gewichtsbezogenen mütterlichen Dosis abschätzen.

Nebenwirkungen oder unerwünschte Wirkungen bei gestillten Kindern sind nicht berichtet.

Aufgrund der vergleichsweise kurzen Halbwertszeit und der Messergebnisse in der Muttermilch sowie bei fehlender Kumulation besteht bei Einnahme von Zopiclon kein Stillverbot. Da jedoch keine Messungen bei Kindern vorliegen und die hepatische und die renale Elimination beim Säugling nicht untersucht sind, sollte sich die Einnahme vorläufig nur auf wenige Tage beschränken.

Bewertung:
- Kategorie 3.

Rote Liste:
- Nach der Roten Liste ist Zopiclon in der Regel kontraindiziert. Lediglich für das Präparat Ximovan ist eine strenge Indikationsstellung empfohlen.
- Diese Empfehlung einer beinahe generellen Kontraindikation stimmt **nicht völlig** mit der eigenen Bewertung überein, da eine kurzzeitige Gabe möglich ist.

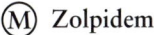 Zolpidem

RL 51 Immunmodulatoren

Azathioprin (z. B. Imurek®) [12, 53, 215, 247, 302, 342, 369]

Das Molekulargewicht beträgt 277, die Plasmaproteinbindung ist 30 %, die Halbwertszeit liegt bei 4,5–5 Stunden und die Bioverfügbarkeit beträgt 88 %. In einer Untersuchung bei vier mit Azathioprin behandelten Müttern und ihren gestillten Kindern konnte bei Messung des möglicherweise toxischen Metaboliten 6-Mercaptopurin eine Risikoabschätzung hinsichtlich der Gefährlichkeit des Stillens durchgeführt werden. Es handelte sich dabei um Kinder, die bereits während der Schwangerschaft dem Medikament ausgesetzt waren. In den analysierten Muttermilchproben konnte in keinem Fall der Metabolit 6-Mercaptopurin nachgewiesen werden; dasselbe galt für die Serumproben der gestillten Kinder. Bei einigen Kindern, deren Mütter nach einer Nierentransplantation Azathioprin erhalten und dabei gestillt hatten, zeigten sich keine Besonderheiten in der Entwicklung, vor allem keine vermehrten Infektionen aufgrund einer Immunsuppression.

Aus diesen Daten, die mit denen bereits früher von Nyberg erhobenen übereinstimmen, kann gefolgert werden, dass gestillte Kinder wahrscheinlich einer sehr geringen Medikamentenexposition ausgesetzt sind. Unabhängig davon sollten diese Kinder nicht nur engmaschig ärztlich überwacht werden, sondern sollten auch hinsichtlich der Medikamentenkonzentration überprüft werden.

Bewertung:
- Kategorie 2.

Rote Liste:
- Die Rote Liste empfiehlt vom Stillen Abstand zu nehmen.
- Diese Empfehlung stimmt **nicht** mit der eigenen Bewertung überein.

Ciclosporin (z. B. Sandimmun®) [4, 30, 53, 75, 171, 247, 258, 302, 348, 349, 369]

Das Molekulargewicht ist 1202, die Plasmaproteinbindung ca. 90 %. Die Bioverfügbarkeit beträgt 20–50 % und die Halbwertszeit liegt bei 7–8 Stunden. Die Halbwertszeit der Metaboliten wird mit 16–19 Stunden angegeben.

Müttern, die wegen einer durchgeführten Organtransplantation Ciclosporin erhielten, war wegen möglicher Langzeiteffekte Stillen nicht erlaubt worden. Auch die *American Academy of Pediatrics* äußerte noch im Jahr 2001 Bedenken über das Stillen unter Ciclosporingabe an die Mutter. Da es sich bei Kindern dieser Frauen meist um Frühgeborene handelt, für die die Gabe von Muttermilch besonders wichtig ist, war immer wieder die Entscheidung des Stillverbots hinterfragt worden. In einer umfangreichen schwedischen Studie waren die Ciclosporin-Konzentrationen sowohl im Serum nierentransplantierter und mit Ciclosporin behandelter Mütter, in der Muttermilch als auch bei den gestillten Säuglingen bestimmt worden. Die Ciclosporinwerte in mütterlichem Serum und in der Muttermilch schwankten stark und waren z. T. identisch. Die möglichen, von den gestillten Kindern aufgenommenen Dosen waren jedoch minimal. Die Konzentrationen im kindlichen Serum lagen unter der Nachweisgrenze. In nachfolgenden Langzeituntersuchungen waren die kindlichen Kreatininwerte als Indikator für möglicherweise auftretende Nierenstörungen bestimmt worden. Zum Ende der Untersuchung konnten bei allen Kindern normale Kreatininwerte gefunden werden. Die Autoren der oben aufgeführten schwedischen Studie gaben vor allem zu bedenken, dass die Kinder in utero mit Sicherheit weit länger höheren Ciclosporindosen ausgesetzt waren und durch diese keine langfristigen Schäden beobachtet werden konnten.

Daher kamen die Autoren zu dem Ergebnis, dass Kindern, deren Mütter eine Nierentransplantation erhalten hatten und unter Ciclosporin-Therapie stehen, unbedingt die Vorteile des mütterlichen Stillens erhalten bleiben sollten. Im Jahr 2002 kam Coady zwar zu keiner vollständig anderen Bewertung, gab jedoch zu bedenken, dass der Effekt des Ciclosporins – obwohl nicht nachweisbar im kindlichen Serum – auf die T-Lymphozyten nie überprüft worden war und empfahl das mögliche, nicht quantifizierbare Risiko ausführlich mit der Mutter zu besprechen. Ungeachtet dieser Warnungen wird darüber berichtet, dass in mehreren Transplantationszentren den behandelten Müttern das Stillen ihrer Kinder gestattet sei und dass über negative Folgen keine Berichte vorliegen.

Bewertung:
- Kategorie 2.

Rote Liste:
- Die Rote Liste sieht in der Gabe von Ciclosporin eine Kontraindikation für das Stillen.

- Die Empfehlungen der Roten Liste entsprechen **nicht** den eigenen Empfehlungen.

Tacrolimus (z. B. Prograf®) [118]

Bisher liegen lediglich zwei Kasuistiken über Muttermilchkonzentrationen bei nach einer Transplantation mit Tacrolimus behandelten Müttern vor. Dabei waren die Konzentrationen so niedrig (M/P-Quotient 0,09), dass die von den Kindern eingenommenen Medikamentendosen bei 0,06 % der mütterlichen Dosis lagen. Das in der zweiten Untersuchung aus dem Jahr 2003 beobachtete Kind wies nach 2,5 Monaten weder körperliche noch neurologische Auffälligkeiten auf. Auch wenn diese wenigen Daten noch keine sichere Grundlage für eine gute Risikoabschätzung bieten können, weisen sie doch darauf hin, dass eine stärkere Beeinflussung der kindlichen Entwicklung einer Mutter nach Transplantation und der entsprechenden Behandlung eher unwahrscheinlich ist.

Bewertung:
- Diese ist zum gegenwärtigen Zeitpunkt nicht möglich, im Zweifelsfall jedoch 2.

Rote Liste:
- Die Rote Liste sieht in der Gabe von Tacrolimus eine Kontraindikation zum Stillen.

Ⓜ **Ciclosporin**
Azathioprin

RL 53 Kardiaka

Digoxin (z. B. Lanicor®) [4, 6, 180, 209, 215, 329, 369]
Proteinbindung 10–30 %, Halbwertszeit 1,5–2 Tage, Bioverfügbarkeit 70 %, M/P-Quotient 0,8. Da die Metabolisierung in der Leber gering ist, ist bei einem gestillten Säugling keine Verlängerung der Halbwertszeit zu erwarten.

Bei mütterlichen Tagesdosen von 0,25 mg lagen die Konzentrationen im Säuglingsplasma unterhalb der Nachweisgrenze von 0,1 ng/ml. Bei Therapie mit 0,75 mg täglich betrug die Konzentration im kindlichen Serum 0,2 ng/ml; sie liegt damit deutlich unterhalb des therapeutischen Bereiches. Der Einsatz von Digoxin in der Stillzeit wird wegen der geringen Menge, die der Säugling mit der Muttermilch aufnimmt, als sicher beurteilt. Nebenwirkungen oder unerwünschte Symptome bei gestillten Säuglingen sind bisher nicht bekannt geworden.

Auch der Einsatz von Methyldigoxin (Metildigoxin) (z. B. Lanitop®) und Acetyldigoxin (z. B. Novodigal®) in der Stillzeit wird als unbedenklich beurteilt.

Bewertung:
▨ Kategorie 2.

Rote Liste:
▨ Eine Anwendungsbeschränkung bei Einnahme in der Stillzeit wird nicht aufgeführt.
▨ Diese Empfehlung entspricht der eigenen Bewertung.

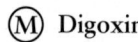 **Digoxin**

RL 56 Laxantia

Sennahaltige Laxanzien [4, 104, 105]
Mehrere Berichte über gestillte Säuglinge, deren Mütter Sennapräparate erhalten hatten, liegen vor. Bei einzelnen Kindern war es zu Diarrhöen gekommen. In größeren Studien wurde jedoch kein Unterschied in der Stuhlbeschaffenheit der Kinder, deren Mütter Sennapräparate bekommen hatten, im Vergleich zu einer Placebogruppe registriert. Nach Messungen der Ausscheidung von Rhein, des für die Laxation entscheidenden Metaboliten in der Muttermilch, konnte berechnet werden, dass gestillte Säuglinge nur 0,3 % der mütterlichen Dosis erhalten und damit weit unterhalb der Dosis liegen, die bei oraler Rhein-Aufnahme für einen laxativen Effekt notwendig ist. Die *American Academy of Pediatrics* sieht in der Gabe von Sennapräparaten an stillende Mütter keine Kontraindikation zum Stillen.

Bewertung:
▨ Kategorie 2.

Rote Liste:
▨ In der Roten Liste wird für Sennapräparate eine strenge Indikationsstellung empfohlen.
▨ Die Empfehlung der Roten Liste entspricht der eigenen Bewertung.

Bisacodyl (z. B. Dulcolax®) [11, 215, 329]
Zu Bisacodyl liegen weder Messungen noch Beobachtungen von gestillten Säuglingen vor. Von mehreren Autoren wird die Anwendung in der Stillzeit als vertretbar eingeschätzt, da die Substanz anscheinend nicht resorbiert wird. Unerwünschte Effekte bei gestillten Kindern, deren Mütter Bisacodyl eingenommen hatten, sind bislang nicht beobachtet worden. Prinzipiell ist anderen Laxanzien der Vorzug zu geben.

Bewertung:
- Kategorie 2.

Rote Liste:
- In der Roten Liste wird zwar aufgeführt, dass schädliche Wirkungen für das Kind nicht bekannt sind, für das Präparat Laxoberal® Bisa wird jedoch der Zusatz gemacht: „Anwendung nicht empfohlen".
- Dieser letztgenannte Hinweis entspricht **nicht** der eigenen Empfehlung.

(S) Bisacodyl
(M) Sennahaltige Laxantia

RL 59 Lokalanästhetika/Neuraltherapeutika

Bupivacain (z. B. Carbostesin®) [5, 101, 174, 200, 302, 331]
Plasmaproteinbindung 84–96 %; Halbwertszeit bei Erwachsenen 2,5 Stunden, bei Neugeborenen Verlängerung bis auf 22 Stunden. Die Substanz besitzt einen geringen Verteilungsradius im Gewebe, sodass das Medikament, wenn es für eine epidurale Anästhesie verwendet wurde, hauptsächlich am Applikationsort verbleibt. Es liegen zwei Untersuchungen nach einer epiduralen Anästhesie mit Bupivacain vor; das Medikament konnte nicht bzw. kaum in der Muttermilch nachgewiesen werden. Unerwünschte Effekte bei den gestillten Kindern konnten nicht beobachtet werden. In der Literatur wird die Gabe von Bupivacain als mit dem Stillen vereinbar angesehen. Dies gilt auch, obwohl Bupivacain bevorzugt als Langzeitanästhetikum, z. B. bei chronischen Schmerzzuständen, eingesetzt wird.

Bewertung:
- Kategorie 1.

Rote Liste:
- In der Roten Liste werden bei Einzelpräparaten, die Bupivacain enthalten, entweder keine Angaben zur Anwendung in der Stillzeit gemacht oder es wird darauf hingewiesen, dass nicht bekannt ist, ob die Substanz in die Muttermilch übergeht. Eine Kontraindikation wird jedoch nicht gesehen.
- Diese Empfehlung entspricht der eigenen Bewertung.

Lidocain (z. B. Xylocain®) [4, 5, 200, 215, 329, 331]
Plasmaproteinbindung 50–70 %, Halbwertszeit bei Erwachsenen 1,0–2,2 Stunden, bei Neugeborenen nur auf 2,9–3,3 Stunden verlängert. Die Substanz tritt nur in geringer Menge in die Muttermilch über; selbst nach maximalen antiarrhyth-

mischen Dosen an Mütter sind die Mengen, die in die Muttermilch übergehen, so gering, dass die Anwendung in der Stillzeit als vertretbar beurteilt wird. Die *American Academy of Pediatrics* sieht in der Gabe von Lidocain keine Kontraindikation für das Stillen. Unerwünschte Effekte bei gestillten Säuglingen, deren Mütter Lidocain erhalten hatten, sind nicht bekannt geworden.

Bewertung:
- Kategorie 1.

Rote Liste:
- Die Rote Liste empfiehlt eine strenge Indikationsstellung.
- Da grundsätzlich bei allen Medikamenten eine strenge Indikationsstellung erforderlich ist, kann dies als Konsens gewertet werden.

Ⓢ **Bupivacain**
   Lidocain

RL 60 Magen-Darm-Mittel

Dopamin-Antagonisten

Allgemeines [152, 205]
Eine Anwendung von Dopamin-Antagonisten in der Stillzeit wird prinzipiell als kritisch angesehen, da vom Tierversuch her bekannt ist, dass die ersten Lebenswochen eine vulnerable Periode in der funktionellen Reifung der zentralen Dopamin-Mechanismen sind. Aus diesem Grund ist eine regelmäßige Einnahme von Dopamin-Antagonisten mit dem Stillen nicht zu vereinbaren.

Rote Liste:
- In der Roten Liste sind Dopamin-Antagonisten generell in der Stillzeit als kontraindiziert bewertet.
- Diese prinzipielle Einschätzung entspricht der eigenen Bewertung.

Domperidon (z.B. Motilium®) [4, 5, 6, 18, 153, 251]
Plasmaproteinbindung 92 %, Bioverfügbarkeit 20 %, Halbwertszeit ca. 7 Stunden.

Aufgrund der weitgehenden Metabolisierung sind beim Säugling verlängerte Serumhalbwertszeiten zu erwarten.

Wegen der pharmakologischen Daten ist nur ein geringer Übergang in die Muttermilch wahrscheinlich. Dies wurde nach entsprechenden Messungen bestätigt. Der M/P-Quotient liegt bei 0,03–0,25. Ein Kind erhält 0,05 % der mütterlichen Dosis. Die *American Academy of Pediatrics* hält die Einnahme von Domperidon in der Stillzeit für vertretbar. Unerwünschte Symptome bei gestillten Kindern sind bisher nicht beschrieben.

Obwohl Domperidon nur in sehr geringem Maß in die Muttermilch übertritt, ist aus den unter „Allgemeines" beschriebenen Gründen nur eine gelegentliche Einnahme während der Stillzeit zu vertreten. Eine Dauermedikation sollte bis auf Weiteres unterbleiben.

Bewertung:
- Kategorie 3.

Rote Liste:

▨ Die Rote Liste sieht für Dopamin-Antagonisten generell eine Kontraindikation vor.

▨ Diese generelle Empfehlung stimmt mit der eigenen Bewertung überein; für Domperidon sind jedoch, in Abweichung dazu, gelegentliche Einnahmen möglich.

Metoclopramid (z. B. Paspertin®) [4, 5, 6, 11, 53, 153, 175, 182, 251]

Plasmaproteinbindung 40 %, Bioverfügbarkeit 60–80 %, Plasmahalbwertszeit 4 Stunden. Da die Substanz zu 80 % in der Leber metabolisiert wird, ist beim Säugling eine verlängerte Halbwertszeit möglich. Der M/P-Quotient liegt bei 1,8. Dies bedeutet, dass die Metoclopramid-Konzentrationen in der Milch höher liegen als im mütterlichen Plasma. Im Plasma von gestillten Säuglingen konnte die Substanz nachgewiesen werden. Auch wenn die geschätzte kindliche Aufnahme nur etwa 5 % der therapeutischen Dosis bei Kindern beträgt, so gilt für Metoclopramid in besonderem Maß das unter „Allgemeines" Aufgeführte. Unerwünschte Wirkungen bei gestillten Säuglingen sind bisher nicht bekannt geworden. Einzelne Autoren bezeichnen den gelegentlichen Einsatz von Metoclopramid in der Stillzeit zwar als möglich, raten aber von einer Dauermedikation ab. Auch die *American Academy of Pediatrics* führt Metoclopramid unter den Medikamenten auf, deren Effekt auf den Säugling ungewiss, aber problematisch, sein kann. Da zudem Säuglinge und Kleinkinder erheblich stärker auf Metoclopramid reagieren als Erwachsene, ist eine Einnahme dieser Substanz in der Stillzeit kontraindiziert.

Bewertung:

▨ Kategorie 4.

Rote Liste:

▨ In der Roten Liste sind Dopamin-Antagonisten in der Stillzeit prinzipiell als kontraindiziert bewertet.

▨ Für den Fall des Metoclopramid entspricht diese Empfehlung der eigenen Bewertung.

H_2-Rezeptor-Antagonisten

Cimetidin (z. B. Cimetidin STADA®) [4, 5, 6, 11, 182, 215, 241, 259, 329]

Plasmaproteinbindung 20 %, Bioverfügbarkeit 50–70 %, Serumhalbwertszeit 1,5–2 Stunden. Über den Mechanismus der Ionenfalle reichert sich Cimetidin in der Muttermilch an und erreicht einen M/P-Quotienten von bis zu 12. Die Empfehlungen in der Literatur sind widersprüchlich. Wegen der möglicherweise hohen Muttermilchkonzentrationen raten einige Autoren, die Substanz in der Stillzeit zu vermeiden, vor allem auch, weil mögliche toxische Wirkungen noch nicht beurteilbar sind. Allerdings sieht Berlin in seiner neueren Bewertung keinen Hinderungsgrund zum Stillen mehr, da seiner Ansicht nach die in der Milch gefundenen Konzentrationen eher gering sind und die auch bei Säuglingen eingesetzten therapeutischen Dosen um ein Vielfaches höher sind, als die mit der Muttermilch aufgenommenen Dosen. Aus diesem Grund wird die eigene Beurteilung revidiert und eine Therapie der Mutter als mit dem Stillen vereinbar angesehen.

Bewertung:

▨ Kategorie 3.

Rote Liste:
- In der Roten Liste wird eine strenge Indikationsstellung empfohlen.
- Die Empfehlung der Roten Liste stimmt mit der eigenen Bewertung überein.

Nizatidin (Nizax®) [5, 11, 182, 200, 259, 329]

Plasmaproteinbindung 35 %, Bioverfügbarkeit 90 %, Halbwertszeit 1,5 Stunden. Aufgrund von Messungen konnte gezeigt werden, dass der Übertritt von Nizatidin in die Muttermilch nur geringfügig ist; im Durchschnitt werden weniger als 0,1 % der mütterlichen Dosis innerhalb von 12 Stunden in die Muttermilch ausgeschieden. Die Empfehlungen in der Literatur sind allerdings widersprüchlich. Einerseits wird der Gebrauch in der Stillzeit aufgrund des oben aufgeführten geringen Übertrittes in die Muttermilch als sicher bewertet, anderseits wird jedoch auch geraten abzustillen, da die möglichen toxischen Wirkungen noch nicht beurteilbar seien. Unerwünschte Effekte bei gestillten Säuglingen sind bisher nicht beschrieben worden.

Auf jeden Fall ist Nizatidin bei Stillenden dem Cimetidin und Ranitidin vorzuziehen, da die beiden letztgenannten Substanzen in stärkerem Ausmaß in die Muttermilch übergehen. Stillen scheint bei guter Beobachtung des Säuglings, die auch eine Kontrolle der Leber- und Nierenchemie beinhalten muss, möglich.

Bewertung:
- Kategorie 2.

Rote Liste:
- Nach der Roten Liste ist das Präparat Nizax® kontraindiziert.
- Diese Empfehlung der Roten Liste stimmt **nicht** mit der eigenen Bewertung überein.

Ranitidin (z. B. Sostril®) [5, 182, 200, 241, 259]

Proteinbindung 10–20 %, Bioverfügbarkeit 50 %, Halbwertszeit 2–3 Stunden. M/P-Quotient 7–24; dies bedeutet, dass sich Ranitidin in erheblichem Ausmaß in der Muttermilch anreichert. Unerwünschte Effekte bei gestillten Kindern sind allerdings bisher nicht bekannt geworden. Wegen der möglicherweise hohen Muttermilchkonzentrationen wurde noch vor wenigen Jahren vom Stillen abgeraten. Inzwischen wird eine Ranitidin-Behandlung der Mutter als mit dem Stillen vereinbar angesehen.

Bewertung:
- Kategorie 2.

Rote Liste:
- In der Roten Liste wird für einige Präparate „strenge Indikationsstellung", für andere eine „Kontraindikation" angeben.
- Diese Empfehlungen stimmen **nicht völlig** mit der eigenen Bewertung überein.

Antidiarrhoika

Loperamid (z. B. Imodium®) [4, 6, 101, 171, 215, 256, 325]

Bioverfügbarkeit 40 %, Plasmaproteinbindung 96 %, Halbwertszeit 15 Stunden. Selbst bei hoher Überdosierung sind die gemessenen Plasmaspiegel so niedrig, dass keine opiatartigen zentralen Effekte ausgelöst werden. Nach Einnahme therapeutischer Dosen sind im mütterlichen Plasma die Loperamid- und Loperamidoxid-Konzentrationen extrem gering. Nur 30 % dieser Konzentration liegt in der Muttermilch vor. Ein gestilltes Kind erhält damit nur geringste Dosen Loperamid über die Muttermilch. Die *American Academy of Pediatrics* hält die Einnahme von Loperamid mit dem Stillen für vereinbar.

Bewertung:
- Kategorie 2.

Rote Liste:
- In der Roten Liste wird eine strenge Indikationsstellung empfohlen.
- Die Empfehlung der Roten Liste stimmt mit der eigenen Bewertung überein.

Antiphlogistika

Mesalazin (z. B. Salofalk®) [5, 12, 160, 167, 184, 254]

Die Halbwertszeit von Mesalazin beträgt 0,5–2,4 Stunden, die des acetylierten inaktiven Metaboliten 6–9 Stunden. Während die Milchkonzentrationen nur etwa bei 25 % der mütterlichen Plasmakonzentrationen liegen, reichert sich der inaktive Metabolit sehr stark in der Milch an. Der M/P-Quotient für Mesalazin beträgt 0,27, für den Metaboliten 5,1. Auch bei vollständiger Resorption des Medikamentes können nur Spuren der wirksamen Ausgangssubstanz Mesalazin vom Säugling aufgenommen werden. Nebenwirkungen werden als unwahrscheinlich eingeschätzt. Es liegt allerdings ein Fallbericht über einen Säugling vor, der wässerigen Durchfall aufwies, so lange die Mutter während der Stillzeit das Medikament einnahm. Daher sollte bei der Gabe von Mesalazin in der Stillzeit die Stuhlkonsistenz des Säuglings gut beobachtet werden. Wird Durchfall beim gestillten Kind beobachtet, sollte nicht gestillt bzw. das Medikament nicht mehr eingenommen werden.

Bewertung:
- Kategorie 2.

Rote Liste:
- In der Roten Liste wird Mesalazin als in der Stillzeit kontraindiziert betrachtet. Lediglich für das Präparat Pentasa® besteht die Empfehlung „strenge Indikationsstellung".
- Die Aussage der Roten Liste entspricht, mit der Einschränkung für das Präparat Pentasa®, **nicht** der eigenen Bewertung.

Olsalazin (z. B. Dipentum®) [160, 239, 254, 302, 329]

Proteinbindung 99 %, Molekulargewicht 346, kaum systemische Resorption. Da die Halbwertszeit nur eine Stunde beträgt, ist im Zusammenhang mit den oben aufgeführten pharmakologischen Parametern ein Übertritt von Olsalazin in die Muttermilch kaum anzunehmen. Durch Messungen in der Muttermilch konnte dies bestätigt werden. Lediglich ein inaktiver Metabolit ist in der Muttermilch nachweisbar. Das einzige Risiko soll das der idiosynkratischen Hypersensibilität sein. Langzeituntersuchungen liegen jedoch nicht vor.

Trotz des minimalen Milchtransfers sollte auch bei diesem Medikament auf Durchfälle bei den gestillten Kindern geachtet werden, da aus Olsalazin Mesalazin entsteht (s. oben).

Bewertung:
- Kategorie 2.

Rote Liste:
- Nach der Roten Liste ist Dipentum® in der Stillzeit kontraindiziert.
- Diese Empfehlung entspricht **nicht** der eigenen Bewertung.

Sulfonamide

Sulfasalazin (z. B. Azulfidine®) [4, 12, 121, 145, 219, 329]
Sulfasalazin wird relativ schlecht resorbiert, aber im Kolon durch Bakterien in Sulfapyridin und 5-Aminosalicylsäure gespalten. Die Halbwertszeit von Sulfasalazin beim Neugeborenen beträgt 70– 90 Stunden, die von Sulfapyridin 50–60 Stunden. Bei acht Mutter-Kind-Paaren war die Ausscheidung in die Muttermilch nach durchschnittlicher Gabe von 2,6 g Sulfasalazin täglich bestimmt worden. In der Muttermilch betrug die Konzentration 25 % der Konzentration im mütterlichen Plasma; im kindlichen Plasma lagen immer noch 10 % der mütterlichen Plasmakonzentrationen vor. Ähnlich waren die Verhältnisse für Sulfapyridin. Für beide Substanzen gilt daher ein M/P-Quotient von 0,3–0,4. Die bei Kindern gemessenen Sulfonamid-Konzentrationen reichen nicht aus, um eine Verdrängung des Bilirubins aus der Albuminbindung zu verursachen und führen daher auch zu keinem erhöhten Kernikterus-Risiko. Bei bestehendem Glucose-6-Phosphat-Dehydrogenase-Mangel kann es jedoch zu einer Hämolyse kommen. Die Empfehlung lautet daher, dass bei Gabe von Sulfasalazin Kinder ausgeschlossen werden sollen, die an einem Glucose-6-Phosphat-Dehydrogenase-Mangel leiden. Allerdings wird in der Praxis ein entsprechender Mangel erst dann bekannt, wenn es bereits zu einem hämolytischen Ereignis gekommen ist. Ein erhöhtes Risiko besteht bei Familien aus dem Mittelmeerraum oder bei Menschen aus Gebieten, in denen Malaria endemisch ist. Eine gute Beobachtung der Kinder hinsichtlich erster Anzeichen einer Hämolyse vorausgesetzt, ist das Medikament bei Müttern auch während der Stillphase einsetzbar.

Bewertung:
- Kategorie 2.

Rote Liste:
- Die Rote Liste empfiehlt eine strenge Indikationsstellung.
- Die Empfehlung entspricht der eigenen Bewertung.

Ⓜ **Nicatidin**
   Loperamid
   Mesalazin
   Olsalacin
   Sulfasalazin

RL 61 Migränemittel

Dihydroergotamin (z. B. Dihydergot®) [4, 4, 251, 302]
Die Plasmaproteinbindung beträgt 93 %, die enterale Resorption ca. 30 % und die Halbwertszeit 2 Stunden. Zum Übertritt in die Muttermilch liegen bisher keine Daten vor. Es besteht jedoch die Möglichkeit, dass die Milchproduktion durch die antiprolaktinämische Wirkung abnimmt. Da der Abbau des Medikamentes vorwiegend über die hepatische Metabolisierung erfolgt, die bei jungen Säuglingen erheblich verzögert sein kann, und keine Daten vorliegen, sollte die Anwendung von Dihydroergotamin in der Stillzeit noch als kontraindiziert angesehen werden.

Bewertung:
- Kategorie 4.

Rote Liste:
- In der Roten Liste sind alle Mutterkornalkaloide in der Stillzeit insgesamt als kontraindiziert bewertet.
- Diese Empfehlung stimmt mit der eigenen Bewertung überein.

Ergotamin (Ergo-Kranit®) [4, 10, 53, 215, 321, 329, 369)]
Die Proteinbindung beträgt 93 %, die enterale Resorption 60 %. Die orale Bioverfügbarkeit liegt bei 5 %, die enterale Resorption bei 60 %. Die Metabolisierung erfolgt vorwiegend hepatisch. Auch für Ergotamin gilt, dass bisher keine Messungen vorliegen. Bei gestillten Säuglingen, deren Mütter Ergotamin eingenommen hatten, war es jedoch bereits bei Verwendung der zur Migränetherapie üblichen Dosen zu Erbrechen, Diarrhö und Krampfanfällen

gekommen. Auch bei Ergotamin besteht die Möglichkeit, dass die Milchproduktion durch die antiprolaktinämische Wirkung abnimmt. Aus diesen Gründen ist die Anwendung von Ergotamin in der Stillzeit als kontraindiziert anzusehen.

Bewertung:
- Kategorie 4.

Rote Liste:
- In der Roten Liste sind Mutterkornalkaloide in der Stillzeit insgesamt als kontraindiziert bewertet.
- Diese Empfehlung stimmt mit der eigenen Bewertung überein.

Sumatriptan (z. B. Imigran®) [4, 302, 321, 389]
Sumatriptan ist ein vergleichsweise neu entwickeltes Medikament für die Migränebehandlung; es kann entweder oral oder subkutan eingesetzt werden. Sumatriptan ist eine schwache Base mit einer kurzen Halbwertszeit von ca. 2 Stunden. Die orale Bioverfügbarkeit liegt bei lediglich 14 %, während die Bioverfügbarkeit nach Subkutangabe praktisch komplett ist. Es kommt zu einem deutlichen Übertritt in die Muttermilch. Der M/P-Quotient bei Verwendung der Konzentrationen unter der Kurve liegt bei 4,9. Auch nach Einzelgaben kommt es zu einer kumulativen Ausscheidung, die dafür sorgt, dass das gestillte Kind durchaus mit einer nennenswerten Medikamentenmenge konfrontiert werden könnte. Die geringe Bioverfügbarkeit sorgt allerdings dafür, dass nur eine relativ geringe Menge von dem Kind aufgenommen werden kann. Da Sumatriptan in der

Regel als einmalige Dosis in unregelmäßigen Abständen verabreicht wird und die Konzentrationen in der Muttermilch niedrig sind, ist eine Gefährdung des Kindes nach der Einnahme des Medikamentes nicht wahrscheinlich.

Bewertung:
▨ Kategorie 2.

Rote Liste:
▨ Nach der Roten Liste sollte bis zu 24 Stunden nach Medikamenteneinnahme nicht gestillt werden.
▨ Die eigene Bewertung stimmt mit dieser Empfehlung **nicht** überein.

RL   63   Mund- und Rachentherapeutika

Flurbiprofen (z. B. Dobendan® Direkt Flurbiprofen Lutschtabletten) [11, 78, 117, 171, 253, 324, 325, 328]
Die Plasmaproteinbindung beträgt 99 %, die Halbwertszeit liegt bei zwei Stunden, der M/P-Quotient ist 0,02. Durch Verstoffwechselung der Substanz werden inaktive Metaboliten gebildet. Die pharmakologischen Faktoren erschweren einen Übertritt in die Muttermilch. In einer Untersuchung wurden innerhalb von drei Tagen neun Dosen zu je 50 mg an stillende Mütter verabreicht. Derartige Dosen können bei exzessivem Gebrauch von Lutschtabletten durchaus erreicht werden. Bei zehn von zwölf Frauen war die Flurbiprofen-Konzentration in der Muttermilch niedriger als die Nachweisgrenze (0,05 µg/ml). Von anderen Autoren konnte maximal 0,07 % der mütterlichen Dosis in der Muttermilch nachgewiesen werden. Säuglinge erhalten demnach nur minimale Mengen des Medikamentes mit der Milch. Bei dem Einsatz von Flurbiprofen-haltigen Augentropfen, z. B. Ocuflur®, ist die Konzentration mit 0,3 mg/ml so gering, dass ebenfalls nur ganz geringe Mengen der Substanz bei dem gestillten Säugling ankommen dürften.

Berichte über Auffälligkeiten bei gestillten Kindern sind auch in den neuesten Literaturangaben nicht zu finden. Aufgrund der pharmakologischen Eigenschaften sowie der bei den gemessenen Konzentrationen fehlenden Nebenwirkungen auf Säuglinge wird die Einnahme von Flurbiprofen in der Stillzeit als sicher beurteilt und das Medikament als gute Wahl bei dem notwendigen Einsatz eines Analgetikums/Antirheumatikums betrachtet.

Bewertung:
▨ Kategorie 1.

Rote Liste:
▨ Für die Einnahme von Flurbiprofen-haltigen Lutschtabletten gilt nach der Roten Liste eine strenge Indikationsstellung. Die Gabe von Flurbiprofen-haltigen Augentropfen gilt als Kontraindikation zum Stillen.
▨ Die eigene Bewertung entspricht **nicht** der Bewertung der Roten Liste.

Ⓢ **Flurbiprofen**

RL 64 Muskelrelaxanzien

Baclofen (z. B. Lioresal®) [4, 182, 215, 251, 302]
Halbwertszeit 1–5 Stunden, M/P-Quotient 0,5. Damit ergibt sich ein relativ geringer Übertritt in die Muttermilch. In der Literatur wird die Einnahme von Baclofen als sicher für das gestillte Kind angesehen. Unerwünschte Effekte bei gestillten Säuglingen, deren Mütter Baclofen erhalten hatten, liegen nicht vor. Die *American Academy of Pediatrics* sieht in der Anwendung von Baclofen in der Stillzeit keine Kontraindikation.

Bewertung:
- Kategorie 1.

Rote Liste:
- Nach der Roten Liste wird für einen Teil der Präparate kein Risiko gesehen. Für das Präparat Baclofen-ratiopharm® besteht eine Kontraindikation für das Stillen.
- Diese Empfehlung für Baclofen-ratiopharm® entspricht **nicht** der eigenen Bewertung.

Pancuronium (z. B. Pancuronium „Organon"®) [5, 330, 369]
Proteinbindung 30 %, Halbwertszeit 1,5–3 Stunden. Bei physiologischem pH-Wert liegt Pancuronium als Ammoniumverbindung vor, für die nur ein sehr geringer Transfer in die Muttermilch zu erwarten ist. Daten zum Übertritt in die Muttermilch stehen bislang nicht zur Verfügung. Selbst wenn Spuren des Medikamentes in der Muttermilch vorhanden wären, könnte die Substanz nur sehr schlecht im Gastrointestinaltrakt resorbiert werden. Unerwünschte Effekte bei gestillten Kindern, deren Mütter Pancuronium erhalten hatten, wurden bisher nicht beobachtet.

Bewertung:
- Kategorie 1.

Rote Liste:
- Die Rote Liste empfiehlt eine strenge Indikationsstellung.
- Diese Empfehlung entspricht der eigenen Bewertung.

Suxamethonium (z. B. Lysthenon®) [330]
Die Substanz wird schnell hydrolysiert und zudem von Plasmacholinesterasen inaktiviert, sodass eine Eliminationshalbwertszeit von 3–5 Minuten resultiert. Es ist anzunehmen, dass die gesamte Dosis in weniger als 30 Minuten aus dem mütterlichen Organismus eliminiert ist. Unwahrscheinlich ist, dass signifikante Mengen in die Muttermilch übergehen können. Daten zum Milchtransfer liegen nicht vor. Unerwünschte Effekte bei gestillten Kindern wurden bislang nicht registriert.

Bewertung:
- Kategorie 2.

Rote Liste:
- Die Rote Liste enthält keine Angaben zur Anwendung von Suxamethonium in der Stillzeit.

Ⓢ **Baclofen**

Pancuronium

Ⓜ **Suxamethonium**

RL 65 Narkosemittel

Inhalationsanästhetika

Halothan (z.B. Fluothane) [314]

Untersuchungen an einer stillenden Anästhesistin hatten Halothan-Konzentrationen in der Muttermilch ergeben, die über denen in dem Op-Saal gewesen waren. Dennoch wird die vom Säugling aufgenommene Menge als eher unbedenklich angesehen. Die Aufnahme bzw. das Fortführen des Stillens nach einer Narkose bei der Mutter kann daher als wahrscheinlich unbedenklich angesehen werden.

Bewertung:
■ Kategorie 2.

Rote Liste:
■ Die Rote Liste enthält keine Empfehlung.

Enfluran (z.B. Ethrane) [314]

Informationen über den Übertritt des Medikamentes in die Muttermilch liegen nicht vor. Von der Herstellerfirma wird das Risiko einer Aufnahme des Medikamentes durch den Säugling als vernachlässigbar eingeschätzt. Es besteht – trotz fehlender Daten – kaum Grund zu der Annahme, dass es zu einer Schädigung des Säuglings bei Stillen nach stattgefundener Narkose mit Enfluran kommen könnte.

Bewertung:
■ Kategorie 2.

Rote Liste;
■ Keine Empfehlung.

Isofluran (z.B. Isofluran DeltaSelect) [4, 11, 180, 200, 314, 330]

Messungen über eine Exkretion dieser Substanz in die Muttermilch liegen nicht vor. Die möglichen Konzentrationen in der Muttermilch werden wegen der pharmakokinetischen Eigenschaften jedoch als unbedeutend eingeschätzt. Über unerwünschte Effekte bei gestillten Säuglingen ist bisher nicht berichtet worden. Eine Verabreichung während der Stillzeit wird in der Literatur und auch von der *American Academy of Pediatrics* als problemlos angesehen.

Bewertung:
■ Kategorie 1.

Rote Liste:
■ Die Rote Liste enthält lediglich für das Präparat Isofluran DeltaSelect die Empfehlung der strengen Indikationsstellung. Weiter sollte das Stillen nach Narkose unterbrochen werden.
■ Die Empfehlung entspricht **nicht** der eigenen Bewertung.

Injektionsanästhetika

Thiopental (z.B. Trapanal®) [4, 5, 174, 200, 314, 330]

Plasmaproteinbindung 72–84 %, Bioverfügbarkeit 15 %. Die Halbwertszeit bei Erwachsenen beträgt 6–12 Stunden und ist bei Neugeborenen auf 20 Stunden verlängert. Die in der Muttermilch gemessenen Barbituratspiegel waren deutlich geringer als im mütterlichen Blut, sodass die den Säugling erreichenden Dosen nach einmaliger Gabe als unbedeutend bewertet werden können. . Gegen den Einsatz bei einer einmaligen Narkose besteht kein Einwand. Eine wiederholte Gabe sollte allerdings vermieden werden. Auch die sofortige Aufnahme des Stillens nach der Narkose kann als unproblematisch angesehen werden.

Bewertung:
- Kategorie 3.

Rote Liste:
- In der Roten Liste wird zu einer strengen Indikationsstellung geraten.
- Diese Empfehlung entspricht der eigenen Bewertung.

Methohexital (z. B. Brevimytal®) [314]
In einer vor Kurzem veröffentlichten Untersuchung zu den Methohexitalkonzentrationen in der Muttermilch waren diese gering und nahmen innerhalb kurzer Zeit stark ab. Die geringen Konzentrationen stellen für den gestillten Säugling wohl kein Problem dar, sodass bald nach einer Narkose wieder gestillt werden kann.

Bewertung:
- Kategorie 1.

Rote Liste:
- Die Rote Liste sieht in der Narkose mit dieser Substanz eine Kontraindikation für Stillen.
- Da eine strenge Indikationsstellung selbstverständlich ist, entspricht die Empfehlung der Roten Liste nicht der eigenen Bewertung.

Propofol (z. B. Disoprivan®) [174, 200, 251, 257, 302, 314, 330]
Proteinbindung 98 %, Bioverfügbarkeit 98 %, Halbwertszeit 1,8–4,1 Minuten, M/P-Quotient 0,6–1,3. Damit ist die von einem Säugling über die Muttermilch aufgenommene Medikamentenmenge nicht hoch; zudem wird Propofol auch aus dem Neugeborenen-Kreislauf schnell eliminiert. Unerwünschte Effekte bei gestillten Säuglingen sind bisher nicht dokumentiert. Gegen eine einmalige Anwendung von Propofol während der Stillzeit, z. B. zur Narkoseeinleitung, bestehen daher keine Bedenken. Auch ist eine Wiederaufnahme des Stillens kurze Zeit nach einer Narkose möglich.

Bewertung:
- Kategorie 2.

Rote Liste:
- In der Roten Liste wird Propofol als kontraindiziert bewertet.
- Diese Empfehlung entspricht **nicht** der eigenen Bewertung.

Fentanyl (z. B. Fentanyl®-Janssen) [4, 203, 257, 314, 330, 332, 337, 369]
Plasmaproteinbindung 85 %, Halbwertszeit 3–4 Stunden, kann bei Neugeborenen jedoch auf über 13 Stunden verlängert sein. Die in der Muttermilch gemessenen Konzentrationen betrugen 25–50 % der Werte, die im mütterlichen Plasma gemessen worden waren. Bei Frauen, die unter der Geburt Fentanyl erhalten hatten, waren die Konzentrationen im Nabelschnurblut erheblich höher als in der Muttermilch. Obwohl Fentanyl von Neugeborenen deutlich langsamer eliminiert wird, scheint die geringe Dosis, die in die Muttermilch übertreten kann, praktisch keine Effekte beim Neugeborenen zu verursachen. Auch für dieses Medikament gilt, dass eine einmalige Anwendung kein Stillhindernis darstellt, da ein gestillter Säugling maximal 3 % der gewichtsbezogenen mütterlichen Dosis über die Milch erhalten

kann. Unerwünschte Effekte bei gestillten Säuglingen sind bisher nicht beschrieben.

Bewertung:
- Kategorie 3.

Rote Liste:
- In der Roten Liste wird Fentanyl in der Stillzeit als kontraindiziert angesehen.
- Diese Empfehlung entspricht **nicht** der eigenen Bewertung.

Ketamin (z. B. Ketamin-hameln) [314]
Über den Übertritt des Medikamentes in die Muttermilch liegen keine Informationen vor. Da Neugeborene, die mit Kaiserschnitt mit Ketamin-Narkose entbunden wurden, normale APGAR-Werte hatten, ist nicht anzunehmen, dass Medikamentenkonzentrationen, wie sie über die Muttermilch von dem Kind eingenommen werden, dem Kind schaden könnten. So lange jedoch keine Informationen vorliegen, ist eine Bewertung kaum möglich

Bewertung:
- Keine.

Rote Liste:
- Keine Empfehlung.

Ⓢ **Isofluran**

RL 71 Psychopharmaka

Antidepressiva

Allgemeines [4, 8, 60, 91, 127, 164, 243, 287, 288, 341]
Eine Depression nach einer Schwangerschaft ist eine häufige Störung und tritt bei etwa 10–15 % aller Frauen in der Perinatalperiode auf. Mäßige bis schwere Depressionen benötigen in der Regel eine medikamentöse Therapie. Die Frage nach dem möglichen Einsatz von antidepressiv wirkenden Medikamenten während der Stillzeit ist von Bedeutung, da gerade auch bei diesen betroffenen Müttern der enge Kontakt zu ihren Kindern und die gute Entwicklung der Mutter-Kind-Bindung besonderes wichtig und Abstillen eine eher ungünstige Alternative für Mutter und Kind ist. Die M/P-Quotienten sind unterschiedlich, bewegen sich aber in der Regel zwischen 0,8 und 1. Damit ist die Dosis, der das Kind durch die Aufnahme der Muttermilch ausgesetzt ist, beträchtlich geringer als die gewichtsbezogene mütterliche Dosis. Ob bei einer Einnahme von Antidepressiva oder anderen Psychopharmaka gestillt werden darf, muss von Medikament zu Medikament unterschiedlich beurteilt werden. Wichtig ist allerdings daran zu erinnern, dass sich das kindliche Zentralnervensystem noch in der Entwicklung befindet und häufig nicht abzuschätzen ist, welchen Einfluss eine längere Exposition auch geringerer Dosen auf katecholaminerge und serotonerge Systeme haben kann.

Für die Behandlung von Depressionen werden heute neue Substanzen eingesetzt; die traditionellen Substanzen aus dem Bereich der trizyklischen Antidepressiva und der MAO-Hemmer sind für therapierefraktäre Patientinnen reserviert. Im Folgenden wird daher eine im Vergleich zu früheren Auflagen veränderte Einteilung der Medikamente vorgenommen, die auch nicht mit der Systematik der Roten Liste übereinstimmt. Auf Messungen der letzten Jahre beruhende Erkenntnisse haben für einige Substanzen auch die Einschätzung hinsichtlich ihrer Verträglichkeit während der Stillperiode beeinflusst.

Neuere Antidepressiva einschließlich Neuroleptika

Bupropion (z. B. Zyban®) [53, 64, 91, 164, 243, 341, 367, 379]
Bupropion tritt in erheblichen Mengen vom mütterlichen Plasma in die Muttermilch über; der M/P-Quotient schwankt von 2,5–8,6. Zwei Metaboliten, die in geringeren Mengen in die Muttermilch übergehen, werden jedoch mit erheblicher Toxizität in Verbindung gebracht. Bupropion wird weitgehend in der Leber metabolisiert. Wegen der beim jungen Säugling stark verzögerten Metabolisierung, der möglichen Toxizität der Metaboliten und der nicht auszuschließenden Möglichkeit von Krampfanfällen, ausgelöst durch das Medikament, sollte Bupropion in der Stillzeit nicht eingesetzt werden.

Bewertung:
- Kategorie 4.

Rote Liste:
- In der Roten Liste wird Zyban® in der Stillzeit als kontraindiziert angesehen.
- Diese Empfehlung entspricht der eigenen Bewertung.

Citalopram (z. B. Serital®) [34, 64, 91, 127, 164, 166, 243, 313, 341, 367, 379]
Da der M/P-Quotient für die Ausgangssubstanz Citalopram von 1,2–3,3 schwankt und für zwei Metaboliten in der-

selben Größenordnung wie für die Ausgangssubstanz liegt, kommt es zu einem deutlichen Übertritt des Medikamentes aus dem mütterlichen Plasma in die Muttermilch. In einer Untersuchung von Heikkinen bei 21 Müttern konnten jedoch bei den gestillten Kindern, wenn überhaupt, nur Spuren des Medikamentes oder gar kein Medikament nachgewiesen werden. Es wird geschätzt, dass das gestillte Kind nur 0,4 % der mütterlichen Dosis erhält. Da die Maximalkonzentration in der Muttermilch 4–6 Stunden nach der Medikamenteneinnahme durch die Mutter, d. h. während der Absorptionsphase, vorliegt, wurde von einigen Autoren vorgeschlagen, in dem Zeitraum von 4–6 Stunden nach der Medikamenteneinnahme nicht zu stillen bzw. diese Milchportionen zu verwerfen. Da das Medikament Citalopram eine sehr häufig eingesetzt Substanz mit guter Wirksamkeit ist, sollte diesem Vorschlag gefolgt werden, wobei eine gute Kontrolle des Kindes selbstverständlich vorauszusetzen ist.

Bewertung:
- Kategorie 2, wenn nach der Medikamenteneinnahme für 4–6 Stunden die anfallende Milchportion verworfen wird.

Rote Liste:
- In der Roten Liste wird dieses Medikament als Kontraindikation für das Stillen angesehen.
- Diese Empfehlung entspricht **nicht** der eigenen Bewertung.

Clozapin (z. B. Elcrit®) [23, 53, 64, 91, 164, 171, 243, 251, 325, 380]
Die Halbwertszeit liegt bei 6 Stunden; wegen der hohen Metabolisierungsrate

sind bei gestillten Kindern längere Halbwertszeiten zu erwarten. Der M/P-Quotient liegt bei 3,5; die Substanz kann sich demnach erheblich in der Muttermilch anreichern. Die Gabe von Clozapin als Reservebehandlung ist vergesellschaftet mit einem erhöhten Risiko der Entwicklung einer Agranulozytose sowie von Krampfanfällen. Wegen dieser Gefahr sollte bei einer unumgänglichen Behandlung mit dieser Substanz nicht gestillt werden.

Bewertung:
▨ Kategorie 4.

Rote Liste:
▨ Nach der Roten Liste ist die Anwendung von Clozapin in der Stillzeit kontraindiziert.
▨ Diese Empfehlung entspricht der eigenen Bewertung.

Duloxetin (z. B. CYMBALTA) [91, 164, 207]
Der M/P-Quotient beträgt im Mittel 0,26; Die in der Muttermilch gefundenen Medikamentenkonzentrationen betrugen ein Viertel der im mütterlichen Serum gefundenen. Die von einem Kind einzunehmende Dosis wird auf weniger als 1 % der mütterlichen Dosis geschätzt. Untersuchungen bei Kindern liegen allerdings noch keine vor. Zum gegenwärtigen Zeitpunkt ist es daher angezeigt, mehr Erfahrung zu gewinnen, bzw. die gestillten Kinder sehr gut zu überwachen. Aus den aufgeführten Daten lässt sich eine Kontraindikation gegen das Stillen nicht ableiten.

Bewertung:
▨ Kategorie 2.

Rote Liste:
▨ Anwendung in der Stillzeit nicht empfohlen, da keine Information zum Übertritt in die Muttermilch vorliegen.
▨ Da diese Aussage überholt ist, stimmt die Empfehlung der Roten Liste **nicht** mit der eigenen Bewertung überein.

Fluoxetin (z. B. FLUCTIN®) [4, 32, 53, 54, 60, 63, 64, 68, 91, 127, 158, 164, 175, 201, 202, 281, 287, 331, 341, 344, 345, 367]
Fluoxetin hat eine lange Halbwertszeit von 2–3 Tagen, die des aktiven Metaboliten Norfluoxetin liegt sogar bei 9 Tagen. Wegen der Lipophilie der Substanz wäre ein erheblicher Übertritt in die Muttermilch zu erwarten. Fluoxetin selber und der Metabolit Norfluoxetin wiesen bei mehreren Untersuchungen jedoch nur einen M/P-Quotienten von 0,6 auf. Die Einschätzungen der verschiedenen Untersucher hinsichtlich des Einsatzes des Medikamentes in der Stillzeit sind widersprüchlich. Während einige Autoren von einem unproblematischen Einsatz von Fluoxetin bei stillenden Müttern berichten, d. h. keine Nebenwirkungen bei den gestillten Kindern und eine unauffällige Entwicklung gesehen haben, gibt es einzelne Berichte über Nebenwirkungen. In einem Fall wird über ein Kind berichtet, dessen stillende Mutter 20 mg Fluoxetin täglich eingenommen hatte. Verstärktes Schreien, Schlafstörungen, Erbrechen, Koliken und flüssige Durchfälle waren beobachtet worden. Bei einem Auslassversuch hatte sich die Situation des Kindes deutlich gebessert, nach erneutem Einsatz des Medikamentes hingegen wieder verschlechtert. In einer größeren Untersuchung an zehn stillenden Müttern und ihren elf Kindern waren in

Abhängigkeit von der mütterlichen Dosis an Fluoxetin bei den Kindern messbare Medikamentenmengen angekommen; dennoch wurden bei keinem der Kinder Nebenwirkungen von Fluoxetin oder dem Metaboliten Norfluoxetin beobachtet. Die *American Academy of Pediatrics* führt das Medikament in seinen Empfehlungen nicht auf. Wegen der, wenn auch seltenen, aber möglichen Nebenwirkungen sollte Fluoxetin in der Stillzeit nicht eingesetzt werden.

Bewertung:
- Kategorie 4.

Rote Liste:
- In der Roten Liste wird die Einnahme von Fluoxetin in der Stillzeit als Kontraindikation bewertet.
- Diese Empfehlung stimmt mit der eigenen Bewertung überein.

Fluvoxamin (z.B. Fevarin®) [4, 34, 53, 64, 91, 127, 164, 182, 203, 251, 281, 289, 367, 379, 391, 394]

Proteinbindung 77 %, Serumhalbwertszeit 16 Stunden. Der M/P-Quotient liegt bei 0,3. Da ein Kind nur ca. 0,5 % der mütterlichen Dosis aufnimmt und keine aktiven Metaboliten entstehen, wird das Risiko für den gestillten Säugling als vergleichsweise gering eingeschätzt. Fluvoxamin ist jedoch ein starker Inhibitor des hepatischen Cytochroms P_{450}, das auch für den Metabolismus von Coffein verantwortlich ist. Aus diesem Grund sollten gestillte Kinder, deren Mütter mit Fluvoxamin behandelt werden und die wegen Apnoe oder respiratorischer Schwierigkeiten Coffein erhalten, gut beobachtet werden, damit Coffein-Überdosierungsreaktionen rechtzeitig erkannt werden. Dies bedeutet, dass bei guter Beobachtung Stillen unter Fluvoxamin-Therapie der Mutter möglich ist.

Bewertung:
- Kategorie 2.

Rote Liste:
- Nach der Roten Liste ist Fluvoxamin in der Stillzeit kontraindiziert.
- Diese Empfehlung stimmt **nicht** mit der eigenen Bewertung überein.

Olanzapin (z.B. ZYPREXA) [79, 91, 125, 164, 212, 243, 341]

Die Substanz wird gut resorbiert und unterliegt einer ausgeprägten Metabolisierung. Dies hat zur Folge, dass bei noch nicht ausgereiftem Cytochrom-P_{450}-System, wie dies bei sehr jungen Säuglingen der Fall ist, eine Verlängerung der Halbwertzeit und damit eine Anreicherung des Medikamentes im Körper möglich ist Der M/P-Quotient liegt bei 0,2–0,8 mit einem Mittelwert von 0,46. Die in der Muttermilch gefundenen Konzentrationen waren in einer Untersuchung bei neun Müttern niedriger als diejenigen im mütterlichen Serum. Die von den Kindern beim Stillen aufgenommenen Mengen betrugen demnach lediglich 1–3 % der mütterlichen Dosis. Lediglich von einem 4 Monate alten Kind einer dieser Mütter konnten Serumproben gewonnen werden. In diesen war das Medikament nicht nachzuweisen. Allerdings ist in diesem Alter das Cytochrom-P_{450}-System auch bereits so weit ausgereift, dass eine Verlängerung der Halbwertzeit und eine Anreicherung beim gestillten Säugling nicht anzunehmen ist. Bevor das Stillen unter einer derartigen Therapie als vertretbar angesehen werden kann, müssen mehr Informationen, d.h. vor allem auch klinische Beobachtungen bei gestillten Kindern, vorliegen. Andere Medikamente sollten daher vorläufig bevorzugt eingesetzt werden.

Bewertung:
- Kategorie 4.

Rote Liste:
- Die Rote Liste sieht in der Gabe des Medikamentes eine Kontraindikation zum Stillen.
- Bis mehr Informationen vorliegen, stimmt diese Empfehlung mit der eigenen Bewertung überein.

Paroxetin (z. B. Seroxat®) [4, 34, 53, 64, 91, 127, 201, 164, 243, 244, 245, 265, 302, 331, 341, 367, 379]

Die Lipophilie der Substanz lässt einen guten Übertritt in die Muttermilch vermuten. Der M/P-Quotient liegt bei 0,5–0,6. Nach Untersuchungen von Ohmann und Mitarbeitern, die in einer längeren Studie den Übertritt von Paroxetin bei sechs Müttern in die Muttermilch bestimmten, betrugen die für die gestillten Kinder zur Verfügung stehenden Medikamentendosen 0,7–2,9 % der gewichtsbezogenen mütterlichen Dosis. Die Kinder der untersuchten Mütter zeigten keine Nebenwirkungen im Rahmen der Behandlung. Da die betreffenden Mütter lediglich für 8 Tage behandelt worden waren, kann über einen Langzeiteffekt bzw. eine Sicherheit bei einer Langzeittherapie nichts ausgesagt werden. Aus dem Jahr 2000 stammt eine ausführliche Untersuchung bei 24 Müttern. Bei ihnen wurde das Medikament alleine oder in Kombination mit einem weiteren Antidepressivum auch für längere Zeit eingesetzt. Die Konzentrationen in der Muttermilch betrugen im Durchschnitt weniger als die Hälfte der Konzentrationen im mütterlichen Serum. Die von den Kindern mit der Muttermilch eingenommene Dosis betrug 0,1–4 % der mütterlichen Dosis. Bei keinem der Kinder konnte das Medikament im Serum nachgewiesen werden. Wenn auch früher eine Langzeittherapie in der Stillzeit als kontraindiziert angesehen wurde, kann diese Einschätzung nach der bisher größten Studie aus dem Jahr 2000 nicht mehr aufrechterhalten werden. Bei einer als selbstverständlich geltenden guten ärztlichen Überwachung des Kindes kann Stillen auch bei einer länger dauernden Medikamenteneinnahme nicht mehr als unvertretbares Risiko angesehen werden.

Bewertung:
- Kategorie 2.

Rote Liste:
- Nach der Roten Liste ist Paroxetin in der Stillzeit kontraindiziert.
- Diese Einschätzung stimmt mit der eigenen Empfehlung **nicht** überein.

Quetiapin (z. B. Seroquel®) [91, 164, 243, 245, 341]

Bei sechs Müttern und ihren Kindern wurden im Rahmen einer im Jahr 2005 veröffentlichten Studie Konzentrationsmessungen, aber auch längerfristige klinische Untersuchungen der gestillten Kinder durchgeführt. Lediglich bei drei der Mütter konnten nachweisbare Muttermilchkonzentrationen nachgewiesen werden. Die geschätzte Aufnahme der Kinder lag unter 0,01 mg/kg/Tag und war damit sehr gering. Bei einem der Kinder war die Bayley Scale of Infant Development leicht verringert für die mentale und motorische Skala, aber normal für die Verhaltensskala. Bei einem zweiten Kind war der

Mental Development etwas verringert, während alle anderen Parameter normal waren. Es ist unbekannt, ob diese leichten Einschränkungen mit der Medikation in Zusammenhang gebracht werden können. Trotz dieser noch nicht geklärten Unsicherheit kann bei der vergleichsweise geringen Konzentration in der Muttermilch nicht vom Stillen abgeraten werden. Daher gilt auch hier wieder die Notwendigkeit einer individuellen Risikoabschätzung, die der behandelnde Arzt mit der Mutter in Anerkenntnis der hohen Bedeutung des Stillens gemeinsam zu treffen hat.

Bewertung:
- Kategorie 2.

Rote Liste:
- Wegen zu geringer Information über einen möglichen Übertritt in die Muttermilch wird vom Stillen abgeraten.
- Diese Empfehlung stimmt nicht mit der eigenen Bewertung überein.

Sertralin (z. B. Gladem®) [4, 34, 53, 64, 91, 99, 127, 164, 243, 341, 342, 367, 380]
Sertralin gehört zur Gruppe der Serotonin-Wiederaufnahmehemmer. Da Serotonin die Hirnentwicklung, insbesondere die kognitiven Fähigkeiten in der frühen Kindheit beeinflussen könnte, wäre eine Beeinflussung bei dem gestillten Säugling nicht auszuschließen. In mehreren Untersuchungen wurde daher der Einfluss von Sertralin auf den Serotonin-Spiegel sowohl bei stillenden Müttern wie bei gestillten Kindern untersucht. Die größte Studie stammt von Epperson und Mitarbeitern, die bei 14 Mutter-Kind-Paaren Untersuchungen durchgeführt hatten. Während bei den Müttern die Serotonin-Konzentrationen im

Blut nach Medikamentengabe absanken, war bei den Kindern keinerlei Effekt zu sehen. In anderen Untersuchungen konnten trotz eines M/P-Quotienten von 1,3 bei den gestillten Kindern nur Spuren des Medikamentes oder gar kein Medikament nachgewiesen werden. In einer von Zachary im Jahr 2003 veröffentlichten Untersuchung bei über 20 mit Sertralin behandelten Müttern und ihren Kindern wurden das Medikament sowie der Metabolit Desmethylsertralin bei der Mutter, in der Muttermilch und im Serum der Kinder gemessen. Die Konzentrationen in der Muttermilch waren, wenn überhaupt nachweisbar, stark wechselnd und in keine Relation zu den mütterlichen Serumkonzentrationen zu bringen. Bei 18 der 22 Kinder konnte das Medikament nicht im Serum nachgewiesen werden, allerdings bei der Hälfte der Kinder der Metabolit. Nebenwirkungen bei den Kindern waren nicht beobachtet worden. Es ist daher anzunehmen, dass eine Sertralin-Medikation bei einer stillenden Mutter möglich ist. Wegen der prinzipiell möglichen Einwirkung auf die Serotonin-Aufnahme sollte ein gestilltes Kind unter Sertralin-Medikation der Mutter jedoch gut beobachtet werden.

Bewertung:
- Kategorie 2.

Rote Liste:
- In der Roten Liste ist eine strenge Indikationsstellung angegeben.
- Diese Einschätzung entspricht der eigenen Bewertung.

Trazodon (z. B. Thombran®) [4, 53, 91, 132, 182, 215, 302, 329, 361]
Halbwertszeit ca. 4 Stunden, die des aktiven Metaboliten 10–12 Stunden; Plasma-

proteinbindung 96–98 %, M/P-Quotient 0,14. Untersuchungen über den Muttermilchtransfer liegen lediglich nach Einzelgaben an stillenden Müttern vor; in diesen Fällen konnte nur ein sehr geringer Übertritt des Trazodons in die Muttermilch gezeigt werden. Die kindliche Exposition nach Einzelgaben an Mütter war damit sehr gering. Wegen der kurzen Halbwertszeit ist jedoch keine wesentliche Kumulation zu befürchten. Unerwünschte Effekte bei gestillten Säuglingen, deren Mütter Trazodon eingenommen hatten, wurden bisher nicht beschrieben. Dennoch sollten die gestillten Kinder unter einer Trazodon-Therapie der Mutter gut beobachtet werden.

Bewertung:
▨ Kategorie 2.

Rote Liste:
▨ Bei zwei von drei Präparaten wird die Gabe als Kontraindikation gesehen, bei einem Präparat liegen keine Angaben vor.
▨ Diese Empfehlungen entsprechen **nicht** der eigenen Bewertung.

Risperidon (z. B. Risperdal®) [1, 91, 150, 156, 164, 243, 341, 380]

Über den Übertritt von Risperidon in die Muttermilch gibt es lediglich einige Einzelfalluntersuchungen, bei denen der M/P-Quotient mit 0,1–0,4 berechnet wurde. In früheren Untersuchungen wurde geschätzt, dass ein Kind etwa 0,9 % der mütterlichen Dosis von Risperidon und 3,5 % des Metaboliten erhalten würde. In einer Untersuchung aus dem Jahr 2004 wurden neue Berechnungen angestellt und der Prozentsatz der kindlichen Dosis im Vergleich zu der mütterlichen Dosis, der nicht überschritten werden sollte, wurde auf 10 % festgesetzt. Die bei diesen Erhebungen gefundenen kindlichen Dosen betrugen 2–4 % der mütterlichen Dosen und waren nach Meinung dieser Autoren nicht ausreichend, um ein Stillverbot zu begründen. In früheren Studien war wegen der, wenn auch seltenen Gefahr des Auftretens einer akuten dystonischen Reaktion, die den Larynx betreffen kann und dann zu einer lebensbedrohlichen Situation führen könnte, für Risperidon ein Stillverbot empfohlen worden. Das Risiko hierfür ist bisher nicht bezifferbar, scheint aber nicht völlig ausgeschlossen. Aus diesem Grunde sollte gegenwärtig noch das Stillverbot bestehen bleiben.

Bewertung:
▨ Kategorie 4.

Rote Liste:
▨ Nach der Roten Liste stellt Risperidon eine Kontraindikation für das Stillen dar.
▨ Diese Empfehlung entspricht der eigenen Bewertung.

Venlafaxin (z. B. Trevilor®) [34, 64, 91, 148, 155, 164, 243, 341, 367, 379]

Venlafaxin hindert die Wiederaufnahme von Serotonin wie auch von Noradrenalin und kann eingesetzt werden, wenn andere selektive Serotonin-Wiederaufnahmehemmer versagen. Die Proteinbindung ist mit 27 % niedrig. Die Substanz wird hepatisch metabolisiert. Der Hauptmetabolit ist O-Desmethylvenlafaxin, das ebenfalls antidepressive Aktivität aufweist. Der M/P-Quotient schwankt von 2,8–4,1 für Venlafaxin und von 2,9–3,2 für O-Desmethylvenlafaxin; dies bedeutet, dass erhebliche Substanzmengen in die Muttermilch übertreten können. Von Ilett und Mitarbeitern wurde geschätzt, dass 7,6 % der gewichtsbezogenen mütterlichen Dosis vom Kind aufgenommen werden. Während bei Serumkonzentrationsmessungen bei gestillten Kindern die Ausgangssubstanz Venlafaxin nicht gefunden wurde, konnte der Metabolit O-Desmethylvenlafaxin nachgewiesen werden. Dies wurde damit erklärt, dass die Substanz auch bei gestillten Kindern sehr schnell abgebaut werden kann. Bei den von Ilett und Mitarbeitern untersuchten Kindern konnten keine Nebenwirkungen durch die mütterliche Medikation gefunden werden. Hieraus wird geschlossen, dass der Einsatz von Venlafaxin bei stillenden Müttern möglich ist, die Kinder aber sehr gut beobachtet werden sollten.

Bewertung:
▪ Kategorie 2.

Rote Liste:
▪ Die Rote Liste empfiehlt eine strenge Indikationsstellung.
▪ Diese Einschätzung entspricht der eigenen Bewertung.

Traditionelle antidepressiv wirkende Substanzen

Amitriptylin (z. B. Saroten®) [4, 5, 12, 20, 52, 53, 64, 91, 164, 243, 287, 302, 329, 367]
Die Proteinbindung beträgt 82–96 %, die Halbwertszeit liegt bei 15 Stunden. Die Bioverfügbarkeit ist 50 %. Wegen der ausgeprägten Lipophilie ist der Übertritt von Amitriptylin in die Muttermilch erleichtert. Der aktive Metabolit Nortriptylin hat eine Serumhalbwertszeit von 30–31 Stun-

den. In mehreren Studien konnte der M/P-Quotient bestimmt werden; es ergaben sich Werte von im Durchschnitt 1,53. Unter Langzeitbehandlung erhält ein gestillter Säugling allerdings nur etwa 2 % der gewichtsbezogenen mütterlichen Dosis. Messungen der Konzentrationen im Säuglingsalter liegen lediglich von einem Kind vor, das trotz täglicher längerer Behandlung der Mutter mit Amitriptylin keine im Plasma nachweisbare Medikamentenkonzentration aufwies. Die Anwendung von Amitriptylin in der Stillzeit ist vertretbar. Eine konsequente Beobachtung des Säuglings wird jedoch dringend empfohlen, da es aufgrund der Pharmakokinetik bei Langzeitbehandlung im Prinzip auch zu einer verstärkten Wirkstoffexposition kommen kann.

Bewertung:
▪ Kategorie 2.

Rote Liste:
▪ Nach der Roten Liste ist Amitriptylin in der Stillzeit kontraindiziert.
▪ Diese Empfehlung stimmt **nicht** mit der eigenen Bewertung überein.

Chlorpromazin (z. B. Propaphenin®) [4, 5, 53, 60, 64, 91, 171, 182, 215, 243, 287, 302, 329, 369, 380]
Molekulargewicht 390, Halbwertszeit 15–30 Stunden. Da Chlorpromazin fast vollständig in der Leber metabolisiert wird, sind beim gestillten Säugling deutlich verlängerte Halbwertszeiten zu erwarten. Der M/P-Quotient liegt bei 0,8–1,5. Nach Einnahme von nichtquantifizierten Dosen Chlorpromazin wurde eine Galaktorrhö bei der Mutter und Sedierung beim gestillten Säugling beschrieben. Nach Pons und Mitarbeitern sollten stillende Mütter nicht

mit Chlorpromazin behandelt werden, da Säuglinge, die Milch mit einer Chlorpromazin-Konzentration von 92 µg/l erhalten hatten, schläfrig und lethargisch wurden. In einer klinischen Untersuchung bei Kindern von sieben stillenden Müttern, die mit Chlorpromazin behandelt worden waren, konnte bis zum Alter von fünf Jahren jedoch keine Auffälligkeit festgestellt werden. Aus diesem Grund sollten Kinder zwar engmaschig ärztlich kontrolliert werden, ein Grund für ein Stillverbot ist jedoch nicht mehr gegeben.

Bewertung:
- Kategorie 2.

Rote Liste:
- In der Roten Liste wird für das Präparat Propaphenin® eine strenge Indikationsstellung angegeben.
- Diese Empfehlung entspricht der eigenen Bewertung.

Chlorprothixen (z. B. Truxal®) [4, 64, 182, 215, 219, 243, 302, 329, 369, 380]
Plasmaproteinbindung 95–98 %, Molekulargewicht 315, Halbwertszeit 8–12 Stunden, M/P-Quotient 1,2–2,6. Auch wenn nach einer Messung ein Kind nur 0,1 % der mütterlichen gewichtsbezogenen Dosis mit der Muttermilch erhält, sollte, da die Langzeiteffekte einer Exposition von kleinen täglichen Dosen auf die sich entwickelnden Dopamin-Rezeptoren unbekannt sind, Chlorprothixen in der Stillzeit nicht eingesetzt werden.

Bewertung:
- Kategorie 4.

Rote Liste:
- Während für ein Präparat eine Kontraindikation zum Stillen gesehen wird,

liegen für zwei andere keine Empfehlungen vor.
- Die Empfehlung, nicht zu stillen, entspricht der eigenen Bewertung.

Flupentixol (z. B. Fluanxol®) [5, 34, 64, 91, 227, 243, 302, 329, 380]
Die Halbwertszeit liegt bei 30 Stunden; wegen des hohen Metabolisierungsgrades sind beim sehr jungen gestillten Säugling wegen des häufig noch nicht ausgereiften Cytochrom-P$_{450}$-Systems erheblich verlängerte Halbwertszeiten zu erwarten. Der M/P-Quotient beträgt ca. 1,2–1,4. Bei einem gestillten Kind konnten Plasmakonzentrationen gemessen werden, die $^1/_4$ der Plasmakonzentrationen der Mutter betrugen. Unerwünschte Effekte konnten bei diesem Kind nicht beobachtet werden. Auch von Spielmann und Mitarbeitern wird eine „vorübergehende Anwendung" von Flupentixol als akzeptabel angesehen. Dennoch sollte auch für diese Substanz gelten, dass wegen der mangelnden Erfahrung und der nicht abschätzbaren Langzeitwirkungen eine länger dauernde Behandlung in der Stillzeit vermieden werden sollte.

Bewertung:
- Kategorie 3.

Rote Liste:
- In der Roten Liste wird eine Kontraindikation zum Stillen gesehen.
- Diese Empfehlung entspricht **nicht** der eigenen Bewertung.

Haloperidol (z. B. Haldol®-Janssen) [4, 12, 53, 60, 64, 91, 164, 180, 215, 272, 302, 329, 369, 371, 378, 380]
Plasmaproteinbindung 92 %, Molekulargewicht 375, Halbwertszeit 13–30 Stunden, Bioverfügbarkeit 70 %. Wegen der

ausgeprägten Lipophilie wird ein erleichterter Übertritt der Substanz in die Muttermilch angenommen. Nach Messungen im mütterlichen Plasma und in der Muttermilch lag der M/P-Quotient jedoch unter 1. Unerwünschte Effekte bei gestillten Säuglingen wurden bisher nicht beobachtet. Für Haloperidol gilt, dass Einzelgaben oder eine kurzfristige Anwendung in der Stillzeit wegen der relativ geringen Muttermilchkonzentrationen als akzeptabel angesehen werden können. Da Langzeiteffekte aber unbekannt sind, ist eine dauernde Einnahme von Haloperidol während der Stillzeit zu vermeiden.

Bewertung:
- Kategorie 3.

Rote Liste:
- In der Roten Liste wird für einzelne Haloperidol-haltige Handelspräparate eine Kontraindikation empfohlen, bei anderen wird zu einer strengen Indikationsstellung geraten.
- Diese Empfehlung entspricht **nicht** der eigenen Bewertung.

Perphenazin (z. B. Decentan®) [53, 60, 91, 302, 360, 369, 380]

Molekulargewicht 404, Halbwertszeit 8–12 Stunden, M/P-Quotient 0,7–1,1. Für gestillte Kinder wird die errechnete Exposition mit 0,1 % der gewichtsbezogenen mütterlichen Dosis angegeben. Bei einem Kind, das während einer mehrmonatigen Behandlung der Mutter mit Perphenazin ständig kontrolliert wurde, konnten keine unerwünschten Effekte registriert werden. Da den Säugling nur geringe Mengen des Medikamentes erreichen können und Nebenwirkungen bisher bei gestillten Säuglingen nicht bekannt geworden sind,

scheint eine zeitlich beschränkte Anwendung der Substanz in der Stillzeit möglich zu sein. Wegen mangelnder Erfahrung sollte eine längerfristige Therapie jedoch nicht erfolgen.

Bewertung:
- Kategorie 3.

Rote Liste:
- In der Roten Liste wird zu einer strengen Indikationsstellung geraten, die für die Stillzeit immer vorausgesetzt wird.
- Da über die mögliche Dauer der Therapie in der Empfehlung der Roten Liste nichts ausgesagt ist, entspricht diese Empfehlung **nicht völlig** der eigenen Bewertung.

Doxepin (z. B. Aponal®) [4, 53, 64, 91, 119, 164, 171, 178, 182, 219, 243, 287, 329, 367, 369]

Die Halbwertszeit liegt bei 11–19 Stunden, die des aktiven Metaboliten bei 40 Stunden. Wegen der guten Lipidlöslichkeit und der schwach basischen Eigenschaften liegt der M/P-Quotient bei 1,4. Bei Messungen im Rahmen einer Langzeitbehandlung konnte bei einem Kind lediglich der aktive Metabolit Desmethyldoxepin in geringer Menge nachgewiesen werden. Nebenwirkungen waren bei dem Kind nicht aufgetreten. Von Matheson und Mitarbeitern wird jedoch über einen Säugling mit Atemdepression und Sedierung berichtet, in dessen Plasma sowohl Doxepin wie auch in höherer Konzentration der aktive Metabolit Desmethyldoxepin nachgewiesen werden konnte. Auch von anderen Autoren wird auf die Gefahr der Kumulation und damit auf das Risiko einer Atemdepression für ein gestilltes Kind hingewiesen. Bei stillenden Müttern sollte daher auf ein alternatives Antidepressivum ausgewichen werden.

Bewertung:
▨ Kategorie 4.

Rote Liste:
▨ Die Rote Liste rät zu strenger Indikationsstellung.
▨ Diese Empfehlung stimmt **nicht** mit der eigenen Bewertung überein.

Imipramin (z. B. Tofranil®) und Desipramin (Petylyl®) [4, 5, 6, 53, 60, 64, 164, 171, 180, 215, 243, 287, 302, 329, 335, 366, 367]

Imipramin besitzt eine Halbwertszeit von 7–26 Stunden, der aktive Metabolit Desipramin von 15–18 Stunden. Bei Imipramin liegt die Plasmaproteinbindung bei 80–90 %, bei Desipramin zwischen 90 und 97 %. Die Bioverfügbarkeit beträgt bei Imipramin 25–60 %, bei Desipramin 51 %. Für beide Substanzen liegt der M/P-Quotient bei 1–1,5. Aufgrund der langen Halbwertszeit besteht die Möglichkeit einer Kumulation, wodurch auf längere Sicht zumindest subtherapeutische Konzentrationen der Medikamente bei gestillten Kindern erreicht werden könnten. Bei einem gestillten Säugling, dessen Mutter täglich 300 mg Desipramin eingenommen hatte, konnte jedoch weder die Substanz selbst noch Metaboliten im kindlichen Blut nachgewiesen werden. Klinische Zeichen einer Wirkung auf das Kind konnten auch nach dreiwöchiger Behandlungsdauer nicht gesehen werden. 14 Kinder, deren stillende Mütter für 4–24 Wochen täglich 100–225 mg Imipramin eingenommen hatten, wurden über einen Zeitraum von 27 Monaten beobachtet. Bei keinem der Kinder konnte unerwünschte Effekte gesehen

werden. Da die psychologischen Vorteile des Stillens für Mütter, die eine antidepressive Therapie benötigen, besonders wesentlich sind und bisher keine unerwünschten Nebenwirkungen beobachtet wurden, sollte – eine gute Beobachtung des gestillten Säuglings vorausgesetzt – auch unter einer Imipramin- oder Desipramin-Therapie der Mutter Stillen möglich sein.

Bewertung:
▨ Kategorie 2.

Rote Liste:
▨ In der Roten Liste wird für Imipramin eine strenge Indikationsstellung empfohlen. Weiter wird in der Roten Liste jedoch aufgeführt, dass bei „zwingender Indikation" abgestillt werden sollte. Dies bedeutet eine Kontraindikation gegen das Stillen und nicht nur eine strenge Indikationsstellung. Für Desipramin wird eindeutig eine Kontraindikation zum Stillen gesehen.
▨ Die eigene Bewertung stimmt daher **nicht** mit den Empfehlungen der Roten Liste überein.

Mianserin (z. B. Tolvin®) [5, 60, 61, 251, 302]

Das tetrazyklische Antidepressivum Mianserin hat eine Plasmaproteinbindung von 90 % und eine Halbwertszeit von 17 Stunden. Die Bioverfügbarkeit beträgt 30 %. Nach Mianserin wurde häufiger als bei anderen Antidepressiva das Auftreten einer Granulozytose und einer aplastischen Anämie beobachtet. Wegen der starken Lipophilie der Substanz ist ein vermehrter Übertritt in die Muttermilch anzunehmen. Nach einer Untersuchung von Buist und Mitarbeitern reichert sich im Rahmen einer eintägigen Behandlung mit Mianserin die Substanz in der Muttermilch deutlich an. Der M/P-Quotient schwankt nach verschiedenen Untersuchungen zwischen 2 und 4. Unerwünschte Wirkungen wurden bisher nicht beobachtet. Wegen der prinzipiell möglichen ausgeprägten Nebenwirkungen des Mianserin sowie aufgrund noch fehlender Erfahrung sollte bei einer Behandlung mit dieser Substanz nicht gestillt werden.

Bewertung:
- Kategorie 4.

Rote Liste:
- In der Roten Liste wird Mianserin als Kontraindikation für das Stillen angesehen.
- Diese Empfehlung entspricht der eigenen Bewertung.

Nortriptylin (z. B. Nortrilen®) [4, 60, 64, 91, 171, 243, 302, 329, 367, 385]
Die Proteinbindung liegt bei 92–94 %, die Halbwertszeit bei 30 Stunden. Die Bioverfügbarkeit beträgt 51 %. Die hohe Proteinbindung erschwert einen Übertritt des Medikamentes in die Muttermilch. Der M/P-Quotient liegt bei 1,18. Es liegen mehrere Messungen vor, die zeigen, dass Säuglinge von mit Nortriptylin behandelten Müttern keine nachweisbaren Konzentrationen des Medikamentes im Blut aufwiesen. Bei klinischen Untersuchungen konnte auch nach mehrwöchiger Behandlung der stillenden Mütter mit Nortriptylin keine unerwünschten Effekte bei den gestillten Kindern registriert werden. Wisner und Mitarbeiter weisen allerdings darauf hin, dass die chronische Aufnahme auch geringer Dosen von Antidepressiva insgesamt möglicherweise die neurochemische Entwicklung eines Kindes beeinflussen

könnte. Da von Nortriptylin jedoch keine nennenswerten Mengen auf das gestillte Kind überzugehen scheinen, ist ein Stillverbot bei Anwendung dieser Substanz nicht erforderlich. Die gestillten Kinder sollten jedoch gut beobachtet werden.

Bewertung:
- Kategorie 2.

Rote Liste:
- In der Roten Liste wird für trizyklische Antidepressiva eine strenge Indikationsstellung empfohlen. Für das Präparat Nortrilen® wird die Empfehlung gegeben, dass bei „zwingender Indikation" abgestillt werden sollte. Dies bedeutet eine Kontraindikation.
- Die Empfehlung der Roten Liste stimmt demnach **nicht** mit der eigenen Bewertung überein.

Moclobemid (z. B. Aurorix®) [182, 243, 251, 287, 289, 302]
Die Halbwertszeit beträgt lediglich 1–2 Stunden, der M/P-Quotient liegt bei 0,7. Ein gestillter Säugling kann ca. 1 % der gewichtsbezogenen mütterlichen Dosis erhalten. Aufgrund der geringen Mengen in der Muttermilch ist eine Aufnahme durch den Säugling während des Stillens nicht anzunehmen. Über unerwünschte Effekte bei gestillten Säuglingen liegen keine Berichte vor. Das Medikament kann daher während der Stillzeit eingesetzt werden. Wie bei allen Antidepressiva sollte das gestillte Kind jedoch gut beobachtet werden.

Bewertung:
- Kategorie 2.

Rote Liste:
- Die Rote Liste empfiehlt eine strenge Indikationsstellung.

- Diese Empfehlung stimmt mit der eigenen Bewertung überein.

Benzodiazepine

Unter dieser Rubrik sind diejenigen Benzodiazepine aufgeführt, die in erster Linie als Psychopharmaka eingesetzt werden.

Alprazolam (z. B. Cassadan®) [4, 12, 53, 60, 64, 91, 101, 160, 164, 243, 302, 259]
Halbwertszeit 12–15 Stunden; es kommt durch die Metabolisierung zur Bildung aktiver Metaboliten. Bei Gabe von Alprazolam in der Schwangerschaft wird von deutlicher Entzugssymptomatik bei Kindern nach der Geburt berichtet. Bei einer Mutter, die erst nach Beendigung der Schwangerschaft Alprazolam über neun Monate eingenommen und in dieser Zeit gestillt hatte, wird ebenfalls über Entzugssymptomatik bei dem Kind nach Absetzen des Medikamentes berichtet (Reizbarkeit, Schreien und Schlafstörungen). Diese Symptome hatten über einen Zeitraum von zwei Wochen vorgelegen. Messergebnisse dazu liegen nicht vor. In einer anderen Studie wird über fünf Mutter-Kind-Paare berichtet, die in der Stillzeit unter dem Einfluss von Alprazolam gestanden hatten. Die kurzfristige gering dosierte Gabe von Alprazolam scheint in der Stillzeit tolerierbar; hohe und wiederholte Gaben sind jedoch mit dem Stillen nicht vereinbar.

Bewertung:
- Kategorie 3.

Rote Liste:
- Nach der Roten Liste ist die Einnahme von Alprazolam in der Stillzeit kontraindiziert.

- Die Empfehlungen der Roten Liste entsprechen damit **nicht völlig** der eigenen Bewertung.

Clobazam (z. B. Frisium®) [137]
Bei einer kurzfristigen Behandlung einer stillenden Mutter werden Clobazam und der aktive Metabolit Desmethylclobazam in geringen Mengen in die Muttermilch transportiert. Da die Halbwertzeit jedoch 24 Stunden für die Ausgangsubstanz und ungefähr 40 Stunden für den Metaboliten beträgt, könnten bei einer in der Regel erforderlichen längerfristigen Behandlung der Mutter bei einem gestillten Kind bis zu 10 % der mütterlichen Serumkonzentrationen vorliegen. Die *American Academy of Pediatrics* wie auch die *WHO Working Group on Human Lactation* betrachten daher eine kurzfristige, niedrig dosierte Gabe von Clobazam als mit dem Stillen vertretbar; bei einer längerfristigen Behandlung ist eine engmaschige ärztliche Kontrolle des Kindes sowie eine häufige Serumspiegelkontrolle bei dem gestillten Kind unerlässlich

Bewertung:
- Kategorie 2

Rote Liste
- Für die Rote Liste stellt die Gabe von Clobazam – wie auch die der meisten anderen Benzodiazepine – eine Kontraindikation für Stillen dar.
- Die Empfehlung der Roten Liste entspricht **nicht** der eigenen Bewertung

Diazepam (z. B. Valium®) [4, 12, 53, 60, 64, 73, 89, 91, 164, 182, 215, 302, 329]
Plasmaproteinbindung 96–98 %, Bioverfügbarkeit 100 %; Halbwertszeit 24–48 Stunden, die des Metaboliten 50– 80 Stun-

den. M/P-Quotient 0,2. Die kindliche Exposition wird mit 4,7 % der gewichtsbezogenen mütterlichen Dosis errechnet. Nach Messungen von Spielmann können bei regelmäßiger Gabe von 3-mal 10 mg/Tag an eine Mutter bei dem gestillten Kind Konzentrationen erreicht werden, die sich denen im mütterlichen Plasma angleichen. Schon 1972 war über einen Säugling berichtet worden, der nach 3-tägiger Gabe von 30 mg/Tag an die Mutter deutliche Symptome, wie Lethargie und EEG-Veränderungen, gezeigt hatte. Nach längerfristiger Gabe von Benzodiazepinen waren deutlich ansteigende Konzentrationen bei gestillten Kindern zu finden. Wenn auch Einzelgaben von Diazepam möglich sind, so sind insgesamt Benzodiazepine mit kürzerer Halbwertszeit in der Stillzeit vorzuziehen. Eine wiederholte oder längerfristige Anwendung in der Stillzeit sollte auf jeden Fall unterbleiben.

Bewertung:
▪ Kategorie 3.

Rote Liste:
▪ Die Rote Liste sieht in der Anwendung von Diazepam in der Stillzeit eine Kontraindikation.
▪ Diese Empfehlung entspricht **nicht** der eigenen Bewertung.

Oxazepam (z. B. Adumbran®) [64, 91, 101, 164, 171, 178, 243, 302, 390]

Plasmaproteinbindung 95 %, Bioverfügbarkeit 80–83 %. Halbwertszeit 5–15 Stunden, bei Neugeborenen 22 Stunden. Der Übergang in die Muttermilch ist vergleichsweise gering, sodass, z. B. von Wretlind, die Ansicht vertreten wird, dass Säuglinge wegen der geringen Lipidlöslichkeit und der bei Säuglingen nicht wesentlich verlängerten Halbwertszeit von Oxazepam im Vergleich zu anderen Benzodiazepinen dem Medikament in der Muttermilch in geringerem Maße ausgesetzt sind. In einer Einzelfallbeschreibung wurde jedoch bei einem gestillten Säugling, dessen Mutter nicht genannte Mengen Oxazepam eingenommen hatte, eine deutliche Sedierung beschrieben. Auch für dieses Medikament gilt, dass Einzelgaben unproblematisch sind; eine regelmäßige und längerfristige Einnahme sollte auch für Oxazepam unterbleiben.

Bewertung:
▪ Kategorie 3.

Rote Liste:
▪ Die Rote Liste bewertet die Anwendung von Oxazepam in der Stillzeit als Kontraindikation.
▪ Diese Empfehlung entspricht **nicht völlig** der eigenen Bewertung.

Lithium (z. B. Hypnorex® retard) [4, 12, 53, 60, 91, 164, 171, 180, 215, 243, 251, 287, 309, 316, 329, 341, 363, 367, 378, 384]

Lithium wird weder metabolisiert noch an Plasmaproteine gebunden. Die Ausscheidung erfolgt ausschließlich renal. Halbwertszeit 8–35 Stunden, beim Säugling etwas länger. Der M/P-Quotient beträgt in Abhängigkeit von der Dosis 0,24–0,66. Nach Messungen zeigt sich, dass im kindlichen Plasma 50–70 % der Konzentrationen des mütterlichen Plasmas gefunden werden konnten. Es wird in Einzelfällen über Nebenwirkungen bei gestillten Säuglingen, wie z. B. über Hypotonie, Hyperthermie und Zyanose, berichtet. In einer Kasuistik wurden bei einem zwei Monate alten Säugling unwillkürliche Bewegungen sowie Tremor beobachtet; die Plasmakonzentrationen bei diesem Kind betrugen das Doppelte der mütterlichen Konzentrationen. Auch die *American Academy of Pediatrics* hält eine Anwendung in der Stillzeit für kontraindiziert. In einer Studie aus dem Jahr 2007 mit Messungen von Lithiumkonzentrationen in der Muttermilch sowie im mütterlichen und kindlichen Serum bei zehn Müttern und ihren Kindern werden jedoch völlig andere Ergebnisse präsentiert und daraus Schlüsse gezogen, dass nämlich die Konzentrationen bei den gestillten Kindern nur einen Bruchteil der Konzentrationen bei den Müttern ausmachten und dass vor allem keine unerwünschten Reaktionen bei den Kindern zu finden waren. Daher empfehlen diese Autoren das Stillen bei mit Lithium behandelten Müttern zu gestatten. Auch wenn diese Untersuchung eine gute Grundlage für ein Überdenken des Stillverbotes liefert, empfehlen die Autoren selbst zum gegenwärtigen Zeitpunkt Stillen bei mit Lithium behandelten Müttern generell so lange noch nicht als unproblematisch zu betrachten, bis weitere Untersuchungen vorliegen Daher sollte das Stillverbot bei einer Lithiumbehandlung der Mutter beibehalten werden.

Bewertung:
- Kategorie 4.

Rote Liste:
- In der Roten Liste ist die Anwendung von Lithiumsalzen in der Stillzeit als Kontraindikation angegeben.
- Diese Empfehlung entspricht noch der eigenen Bewertung.

(M) **Citalopram**

Fluvoxamin

Trazodon

Sertralin

Venlafaxin

Amitriptylin

Imipramin

Desipramin

Nortriptylin

Moclobemid

RL 74 Schilddrüsentherapeutika

Carbimazol (z. B. Carbimazol Henning®)
[4, 32, 76, 215, 308, 329]
Carbimazol wird zum aktiven Metaboliten Thiamazol (=Methimazol, z. B. Favistan®) verstoffwechselt. Der M/P-Quotient liegt bei etwa 1. Bei fünf Müttern, die täglich 10–20 mg Carbimazol erhalten hatten, wurden Konzentrationsmessungen durchgeführt: Im mütterlichen Plasma wurden 12–92 µg/l, in der Muttermilch 6–51 µg/l und im Säuglingsplasma 4–9 µg/l gemessen. Die gewichtsbezogene Dosis für den gestillten Säugling betrug 0,4–3,2 % der mütterlichen Dosis. Die Schilddrüsenwerte bei diesen Kindern waren für 12–24 Monate kontrolliert worden und hatten sich unauffällig gezeigt. Bennett und Mitarbeiter waren aufgrund dieser Ergebnisse der Ansicht, dass die Mengen von Carbimazol in der Muttermilch die Schilddrü-

senfunktion beim gestillten Säugling nicht beeinflussen. In einer anderen Untersuchung, in der die Muttermilch- und kindlichen Plasmakonzentrationen nach einer mütterlichen Einnahme von 30 mg Carbimazol gemessen worden waren, zeigten sich Konzentrationen, die in der Muttermilch und im kindlichen Plasma etwa gleich waren. Die Kinder zeigten keine Symptome, ihre Schilddrüsenwerte waren unauffällig. Rylance und Mitarbeiter waren der Meinung, dass stillende Mütter Tagesdosen von Carbimazol bis zu 30 mg erhalten könnten. In einer klinischen Studie an zwölf gestillten Kindern, deren Mütter täglich 5–15 mg Carbimazol erhalten hatten, waren ebenfalls normale Schilddrüsenfunktionswerte bei den Säuglingen gesehen worden. Es wurde jedoch auch berechnet, dass ein Kind nach einer mütterlichen Dosis von 40 mg Carbimazol eine Menge von 70 µg aufnehmen kann. Diese Menge kann laut Cooper theoretisch die Schilddrüsenfunktion beeinflussen. Bei geringen Dosen von 15–20 mg Carbimazol – von einigen Autoren werden sogar 30 mg für vertretbar gehalten – sollte Stillen daher keine Gefährdung für den Säugling darstellen. In Abhängigkeit von der Dosierung ist daher bei geringen Dosen Carbimazol das Stillen möglich. Eine Kontrolle der kindlichen Schilddrüsenfunktion ist jedoch unerlässlich.

Bewertung:
- Kategorie 2.

Rote Liste:
- Die Rote Liste gibt an, dass unter Thyreostatika die Kinder gut kontrolliert werden sollten. Eine Kontraindikation wird nicht gesehen.

- Diese Empfehlung entspricht der eigenen Bewertung.

Levothyroxin (z.B. Euthyrox®) [32, 160, 215, 329]

Die Gabe von Levothyroxin wird als unproblematisch angesehen, da es in der Substitutionstherapie nur zum Erzielen physiologischer Verhältnisse eingesetzt wird. Die Einnahme in der Stillzeit wird als sicher bewertet. Die kindlichen Schilddrüsenwerte von stillenden Müttern, die mit 0,1–0,2 mg Thyroxin/Tag behandelt wurden, waren über lange Zeit kontrolliert worden und lagen im Normbereich.

Bewertung:
- Kategorie 1.

Rote Liste:
- In der Roten Liste finden sich keine Hinweise zur Anwendung von Levothyroxin in der Stillzeit.

Propylthiouracil (z.B. Propycil®) [4, 76, 329, 369]

Proteinbindung 80 %, Halbwertszeit 1,5 Stunden, M/P-Quotient 0,1. Bei mehreren Kindern, deren Mütter täglich 125–300 mg Propylthiouracil eingenommen hatten, wurde die Schilddrüsenfunktion kontrolliert; diese war normal. Unerwünschte Effekte bei gestillten Säuglingen sind bislang nicht beschrieben. Wegen der niedrigen Konzentrationen in der Muttermilch wird Propylthiouracil als Mittel der Wahl in der Stillzeit angesehen. Eine Kontrolle der kindlichen Schilddrüsenparameter ist dennoch erforderlich.

Bewertung:
- Kategorie 2.

Rote Liste:
- Die Rote Liste empfiehlt für Propylthiouracil eine Kontrolle der gestillten Kinder. Eine Kontraindikation wird nicht gesehen.

- Diese Empfehlung entspricht der eigenen Bewertung.

(S) **Levothyroxin**
(M) **Carbimazol**
Propylthiouracil

RL   76   Sexualhormone und ihre Hemmstoffe

Cyproteronacetat (z.B. Androcur®) [4, 5, 182, 302, 329]

Halbwertszeit 48 Stunden. Obwohl nach Ammon nur 0,2 % der von einer Mutter eingenommenen Dosis in die Muttermilch übergehen, liegen ausreichende Untersuchungen zum Transfer in die Muttermilch nicht vor. Bei einer Einzelmessung nach Gabe von 50 mg Androcur® waren in der Muttermilch 260 µg/l gefunden worden. Die von dem Säugling eingenommene Menge betrug ca. 0,5 % der mütterlichen gewichtsbezogenen Dosis. Alle Autoren stimmen aber darin überein, dass Cyproteronacetat als wirksames Antiandrogen in der Stillzeit vermieden werden sollte. Berichte über unerwünschte Effekte bei gestillten Kindern liegen bisher nicht vor. Trotz anscheinend geringem Milchtransfer ist die Einnahme von Cyproteronacetat derzeit mit dem Stillen nicht zu vereinbaren.

Bewertung:
- Kategorie 4.

Rote Liste:
- In der Roten Liste ist die Gabe von Cyproteronacetat in der Stillzeit kontraindiziert.
- Diese Empfehlung entspricht der eigenen Bewertung.

Kontrazeptiva

Östrogene (Estrogene)

Allgemeines [4, 12, 37, 160, 215, 257, 302, 319, 329]

Es bestehen zwei mögliche unerwünschte Wirkungen bei Anwendung von Östrogenen in der Stillzeit:
- Abnahme des Milchvolumens,
- Änderung in der Milchzusammensetzung.

Die Forderung, zur Kontrazeption während der Laktationsphase keine *östrogenhaltigen Kombinationspräparate* mehr einzunehmen, können allerdings nach Langzeitstudien bei Kindern nicht mehr aufrechterhalten werden.

Estradiol [4, 37, 53]

Die *American Academy of Pediatrics* sieht die Gabe von Estradiol als mit dem Stillen vereinbar an, obwohl über Nebenwirkungen beim gestillten Säugling, wie Entzugssymptomatik und Vaginalblutung, berichtet wurde. Der M/P-Quotient liegt unter 0,1. Wegen des sehr geringen Übertritts in die Muttermilch kann bei guter Beobachtung des Säuglings sowie der Milchproduktion das Stillen fortgesetzt werden.

Bewertung:
- Kategorie 2.

Rote Liste:
- Nach der Roten Liste besteht in der Stillzeit keine Indikation für eine Anwendung.

Ethinylestradiol [4, 53]

Plasmaproteinbindung 98 % und Halbwertszeit ca. 24 Stunden. Dieses Östrogen ist bei täglicher Einnahme von 50 µg in der Muttermilch nicht nachweisbar. Bei Gabe von 500 µg wird für den Säugling eine tägliche Einnahme von 26 ng/kg errechnet; dies entspricht etwa 0,2 % der mütterlichen gewichtsbezogenen Dosis. In einer Langzeitstudie über acht Jahre konnte keine Beeinträchtigung der kindlichen Entwicklung oder des Verhaltens der Säuglinge, deren Mütter in der Stillzeit 50 µg Ethinylestradiol enthaltende Kontrazeptiva eingenommen hatten, gefunden werden. Wegen des geringen Transfers in die Muttermilch und des Fehlens beobachteter Nebenwirkungen bei gestillten Säuglingen besteht bei der Einnahme von bis zu 50 µg Ethinylestradiol kein Stillverbot.

Bewertung:
- Kategorie 1.

Rote Liste:
- In der Roten Liste wird eine strenge Indikationsstellung empfohlen.
- Diese Empfehlung stimmt mit der eigenen Bewertung überein.

Gestagene

Levonorgestrel (z. B. Microlut®) [4, 88, 182, 320]

Plasmaproteinbindung 94 %, Bioverfügbarkeit 100 %, Halbwertszeit 2–7 Stunden. 15 % der eingenommenen Dosis treten in die Muttermilch über. Nach Messungen der Konzentrationen im Plasma von Müttern, deren gestillten Kindern und der Muttermilch ergab sich, dass bei den Kindern Plasmakonzentrationen von etwa 1 % der mütterlichen Werte, in der Muttermilch von ca. 10–15 % vorlagen. Diese Konzentration ist so gering, dass nach Meinung der verschiedenen Autoren kein Risiko für gestillte Kinder besteht. Auch die *American Academy of Pediatrics* bewertet die Einnahme von Levonorgestrel als mit dem Stillen vereinbar. Unerwünschte Effekte sind bei gestillten Kindern bisher nicht beschrieben worden.

Bewertung:
- Kategorie 1.

Rote Liste:
- Es wird empfohlen, das Medikament unmittelbar nach dem Stillen einzunehmen oder das Stillen nach der Einnahme auszusetzen.
- Diese Empfehlung entspricht **nicht** der eigenen Bewertung.

Norgestrel (z. B. Cyclo-Progynova®) [4, 251]

Untersuchungen über die Verabreichung von 75 µg Norgestrel kamen zu dem Ergebnis, dass progestrogene Monopräparate die oralen Antikonzeptiva der Wahl in der Postpartalzeit für stillende Mütter darstellen.

Bewertung:
■ Kategorie 1.

Rote Liste:
■ In der Roten Liste wird eine strenge Indikationsstellung empfohlen.
■ Diese Empfehlung entspricht **nicht** der eigenen Bewertung.

Medroxyprogesteron (z.B. Clinovir®) [4, 215, 391]
Plasmaproteinbindung 90 %, Halbwertszeit 24 Stunden. In einer Studie wurde die Langzeitentwicklung von über 1000 Kindern beurteilt, deren Mütter in der Stillzeit das lang wirkende Präparat Depot-Medroxyprogesteronacetat (DMPA) erhalten haben. Nach Auswertung der Ergebnisse kamen die Autoren zu dem Schluss, dass die Substanz in der vorliegenden Applikationsform in der Stillzeit eingesetzt werden kann. Auch von anderen Autoren wird die Verwendung von Medroxyprogesteronacetat in der Stillzeit als unproblematisch eingestuft. Unerwünschte Effekte wurden bei gestillten Kindern im Zusammenhang mit der mütterlichen Einnahme von Medroxyprogesteronacetat nicht beschrieben.

Bewertung:
■ Kategorie 1.

Auch andere **Depotformen von Gestagen-Präparaten**, wie eine subkutane Kapsel und ein Vaginalring, wurden bei Anwendung in der Stillzeit untersucht und als sicher bewertet. Das natürliche Progesteron, das im Vaginalring enthalten war, besitzt den weiteren Vorteil, dass die geringe Menge, die in die Milch ausgeschieden wird, vom kindlichen Darm nicht effektiv resorbiert wird.

Den bisherigen Erfahrungen zufolge sind gestagenhaltige Depotpräparate hinsichtlich einer Exposition des Säuglings für die hormonelle Kontrazeption in der Stillzeit am besten geeignet.

Bewertung:
■ Kategorie 1.

Rote Liste:
■ Die Rote Liste rät zu strenger Indikationsstellung.
■ Diese Empfehlung der Roten Liste stimmt **nicht völlig** mit der eigenen Bewertung überein, da bei der Kontrazeption der Ausdruck „strenge Indikationsstellung" unsinnig ist.

Östrogen-Gestagen-Kombinationen

[4, 11, 12, 88, 215, 329]

Nach Meinung der meisten Autoren ist der Einsatz von niedrig dosierten Präparaten mit kleinem Östrogenanteil wegen des geringen Einflusses auf ein gestilltes Kind möglich. Bisher konnte auch keine Störung der Sexualentwicklung bei Kindern durch den Hormontransfer beobachtet werden. Allerdings werden Kombinationspräparate nicht als orale Antikonzeptiva der ersten Wahl betrachtet. Stillen ist bei Einnahme von Kombinationspräparaten bei guter Beobachtung des Kindes möglich, gestagenhaltige Monopräparate sind jedoch vorzuziehen.

Bewertung:
■ Kategorie 2.

Rote Liste:
■ In der Roten Liste wird für die Anwendung von Östrogen-Gestagen-Kombi-

nationen eine strenge Indikationsstellung empfohlen. Insgesamt wird sogar ausgeführt, dass während der Stillperiode orale Antikonzeptiva nicht angewandt werden sollen.

- Diese Empfehlung stimmt **nicht** mit der eigenen Bewertung überein.

(S) **Ethinylestradiol**

Levonorgestrel

Norgestrel

Medroxyprogesteron

(M) **Estradiol**

Östrogen-Gestagen-Kombinationen

RL 80 Tuberkulosemittel

Ethambutol (z. B. Myambutol®) [4, 97, 171, 215, 302, 326]
Plasmaproteinbindung 10–40 %, Halbwertszeit 3 Stunden. Zur Anwendung in der Stillzeit bestehen bislang nur geringe Erfahrungen. Nach Snider und Powell erhält ein gestilltes Kind, dessen Mutter mit 15 mg/kg/Tag Ethambutol behandelt wird, nur 3,4–5,7 % einer auf das Kindesalter berechneten therapeutischen Dosis mit der Muttermilch. Die *American Academy of Pediatrics* hält die Anwendung in der Stillzeit für vertretbar. Unerwünschte Effekte wurden bisher nicht beobachtet.

Bewertung:
- Kategorie 2.

Rote Liste:
- Die Rote Liste enthält keine Angaben zur Anwendung von Ethambutol in der Stillzeit.

Isoniazid (z. B. Isozid®) [4, 302, 326, 329, 369]
Molekulargewicht 137, Plasmaproteinbindung 10 %. Da es sich um eine Substanz mit basischen Eigenschaften handelt, kann die Substanz gut in die Muttermilch übertreten. Die Halbwertszeit beträgt bei Schnell-Acetylierern 0,5 Stunden, bei Langsam-Acetylierern 4 Stunden. Der M/P-Quotient liegt bei etwa 1. Aufgrund der gemessenen Muttermilchkonzentrationen kann ein gestillter Säugling – bei einer mütterlichen Behandlung von 2 mg/Tag – eine auf das Kindesalter berechnete Menge von 20 % der therapeutischen Dosis erhalten. Unerwünschte Effekte sind bislang nicht bekannt geworden. Die *American Academy of Pediatrics* hält den Einsatz von Isoniazid in der Stillphase für vertretbar. Auf mögliche Nebenwirkungen, wie Hepatotoxität und Neuritis, sollte geachtet werden. Nach Spielmann und Mitarbeitern soll daher eine prophylaktische Gabe von Vitamin B_6 erwogen werden. Eine gute Beobachtung des Säuglings vorausgesetzt, besteht kein Stillhindernis.

Bewertung:
- Kategorie 2.

Rote Liste:
- In der Roten Liste wird für das Präparat Isozid® eine strenge Indikationsstellung empfohlen.
- Die Empfehlung der Roten Liste entspricht der eigenen Bewertung.

Pyrazinamid (z.B. Pyrafat®) [5, 6, 123, 180, 302]

Plasmaproteinbindung 50 %, Halbwertszeit 6 Stunden. Da Pyrazinamid zu 90 % in der Leber metabolisiert wird, sind beim Säugling verlängerte Halbwertszeiten zu erwarten. Der Übertritt in die Muttermilch ist bei einem M/P-Quotienten von 0,1 so gering, dass von einem gestillten Kind nur sehr niedrige Mengen des Medikamentes über die Muttermilch aufgenommen werden. Dennoch ist eine gute Beobachtung des Kindes auch bei diesem Medikament erforderlich.

Bewertung:
▪ Kategorie 2.

Rote Liste:
▪ In der Roten Liste wird eine strenge Indikationsstellung empfohlen.
▪ Diese Empfehlung entspricht der eigenen Bewertung.

Rifampicin (z.B. Eremfat®) [4, 6, 123, 180, 182, 215, 329, 369]

Plasmaproteinbindung 65–80 %, Halbwertszeit 2–5 Stunden, M/P-Quotient 0,6–0,8. Die von einem gestillten Kind aufgenommenen Dosen liegen bei 10 % der für das Kindesalter erforderlichen therapeutischen Dosis. Die *American Academy of Pediatrics* bewertet die Anwendung von Rifampicin in der Stillzeit als möglich. Unerwünschte Effekte sind bei gestillten Säuglingen bislang nicht bekannt geworden. Eine gute Beobachtung des Kindes vorausgesetzt, ist der Einsatz von Rifampicin in der Stillzeit möglich.

Bewertung:
▪ Kategorie 2.

Rote Liste:
▪ Nach der Roten Liste ist die Anwendung von Rifampicin kontraindiziert.
▪ Diese Empfehlung stimmt **nicht** mit der eigenen Bewertung überein.

Ⓜ **Ethanbutol**

Isomiazid

Pyrazinamid

Rifampicin

RL 82 Urologika

Methenamin (z.B. Urotractan®) [5, 11, 123, 302]

Die Halbwertszeit des Methenamin liegt bei 1 Stunde, die der Metaboliten beträgt 8–14 Stunden. M/P-Quotient ca. 1. Die von einem gestillten Kind aufgenommene Menge liegt bei etwa 10 % der für das Kindesalter berechneten therapeutischen Dosis. Unerwünschte Effekte bei gestillten Säuglingen sind bislang nicht beschrieben.

Eine Anwendung in der Stillzeit ist möglich.

Bewertung:
▪ Kategorie 2.

Rote Liste:
▪ Die Rote Liste empfiehlt eine strenge Indikation.
▪ Diese Empfehlung entspricht der eigenen Bewertung.

Nitrofurantoin (z.B. Furadantin®) [4, 11, 123, 160, 213, 215, 288, 388]
Molekulargewicht 238, Plasmaproteinbindung 25–60%, Halbwertszeit 20–30 Minuten. Bei Messungen konnten in der Muttermilch nur geringe Konzentrationen bestimmt werden, die weit unter einer für das Kindesalter berechneten therapeutischen Dosis lagen. Da die Halbwertszeit kurz ist, ist keine Kumulation zu befürchten. Bei Kindern mit Glucose-6-Phosphat-Dehydrogenase-Mangel können jedoch geringe Mengen Nitrofurantoin ausreichen, um eine hämolytische Reaktion auszulösen. Daher sollte dieses Medikament stillenden Müttern, deren Kinder ein erhöhtes Risiko für Glucose-6-Phosphat-Dehydrogenase-Mangel besitzen, nicht verabreicht werden (Familien aus dem Mittelmeerraum oder aus Gebieten mit endemischen Malariavorkommen). Auch bei Müttern von Frühgeborenen sollte auf die Anwendung des Medikamentes verzichtet werden.

Bewertung:
▪ Kategorie 2.

Rote Liste:
▪ Die Rote Liste hält die Anwendung von Nitrofurantoin in der Stillzeit bei Säuglingen mit bekanntem oder vermutetem Glucose-6-Phosphat-Dehydrogenase-Mangel für kontraindiziert.
▪ Diese Empfehlung entspricht der eigenen Bewertung. Für andere Kinder ist der Einsatz jedoch möglich (s.o.).

Ⓜ Methenamin
   Nitrofurantoin

RL 86 Zytostatika, andere neoplastische Mittel und Protektiva

Ciclosporin (s. RL 51 Immunmodulatoren)
Cisplatin (z.B. Cis-GRY®) [3, 4, 87, 95, 215, 329, 369]
Plasmaproteinbindung 50–97%, Halbwertszeit 4,5 Tage, M/P-Quotient 1. Bei Messungen der Konzentrationen im mütterlichen Plasma und der Muttermilch bei einer Frau, die an zwei Tagen Cisplatin erhalten hatte, waren die Konzentrationen im Plasma und in der Muttermilch etwa gleich. Dies bedeutet, dass von einem gestillten Kind das Zytostatikum aufgenommen wird. Ältere Berichte, nach denen Cisplatin nicht in die Muttermilch übergeht, sind damit überholt. Da Cisplatin in die Muttermilch übergeht und die Verabreichung der meisten zytostatischen Substanzen als mit dem Stillen unvereinbar beurteilt wird, sollte während einer Cisplatin-Behandlung nicht gestillt werden.

Bewertung:
▪ Kategorie 4.

Rote Liste:
▪ In der Roten Liste ist die Anwendung von Cisplatin als Kontraindikation angesehen.
▪ Diese Empfehlung entspricht der eigenen Bewertung.

Cyclophosphamid (z.B. Endoxan®) [4, 5, 11, 369, 375]
Halbwertszeit 5–9 Stunden, Bioverfügbarkeit 75–100%; es kommt zur Bildung aktiver Metaboliten. Da Cyclophosphamid

vorwiegend in der Leber metabolisiert wird, sind beim Säugling verlängerte Halbwertszeiten zu erwarten. Der Übergang von Cyclophosphamid in die Muttermilch ist nachgewiesen. In zwei Fällen kam es bei den gestillten Kindern zu einer nachweisbaren Knochenmarkdepression unter der mütterlichen Cyclophosphamid-Behandlung. Die Behandlung einer Mutter mit Cyclophosphamid ist daher eine Kontraindikation für das Stillen.

Bewertung:
- Kategorie 4.

Rote Liste:
- In der Roten Liste ist die Anwendung von Cyclophosphamid in der Stillzeit als kontraindiziert bewertet.
- Diese Empfehlung entspricht der eigenen Bewertung.

Doxorubicin (z.B. Adriblastin®) [4, 11, 35, 95, 171, 180, 215, 347]
Halbwertszeit 30 Stunden und länger. Bei Messungen konnte gezeigt werden, dass sich sowohl Doxorubicin als auch der aktive Metabolit Doxorubizinol erheblich in der Muttermilch anreichern. Der M/P-Quotient beträgt mindestens 4,4. Aufgrund der möglichen Immunsuppression bei dem gestillten Kind darf während einer Doxorubicin-Behandlung der Mutter nicht gestillt werden.

Bewertung:
- Kategorie 4.

Rote Liste:
- In der Roten Liste ist die Anwendung von Doxorubicin in der Stillzeit als kontraindiziert angesehen.
- Diese Empfehlung entspricht der eigenen Bewertung.

Methotrexat (z.B. Lantarel®) [4, 5, 11, 35, 170, 180, 215, 250, 309]
Plasmaproteinbindung 50%, Halbwertszeit mehr als 10 Stunden, M/P-Quotient 0,08–0,1. Wenn auch der Übertritt von Methotrexat in die Muttermilch nur vergleichsweise gering ist, sollte während der Methotrexat-Behandlung nicht gestillt werden, weil zytostatische Substanzen auch in geringer Konzentration bereits toxisches Potenzial besitzen.

Bewertung:
- Kategorie 4.

Rote Liste:
- Die Rote Liste hält die Verabreichung von Methotrexat in der Stillzeit für kontraindiziert.
- Diese Empfehlung entspricht der eigenen Bewertung.

Substanzen außerhalb der Roten Liste

Psychoaktive Suchtstoffe und Drogen

Alkohol [53, 206, 232, 233]

Nicht nur während der Schwangerschaft ist das Kind einer Alkohol konsumierenden Mutter durch den Übertritt des Alkohols erheblich gefährdet, sondern auch während der Stillzeit – auch wenn in manchen Kulturen Alkohol zur Verbesserung der Milchproduktion empfohlen wird. Im Gegensatz zu dieser Annahme zeigen Studien, dass durch Alkoholgenuss der Mutter die Milchproduktion sogar vermindert wird. Es konnte außerdem nachgewiesen werden, dass die Aufnahme von Alkohol über die Muttermilch bei einem gestillten Kind in erheblichem Ausmaß zu Schlafstörungen sowie zu einer gestörten motorischen Entwicklung führt. In einer Kasuistik aus dem Jahr 1978 wurde die Entwicklung eines Pseudo-Cushingsyndroms durch Alkohol in der Muttermilch bei einem gestillten Säugling beschrieben. Dies führt insgesamt zu der nachdrücklichen Empfehlung, Alkohol auch während der Stillzeit zu meiden.

Cocain [4, 53, 66, 381]

Bisher waren keine verlässlichen Daten über den möglichen Übertritt von Cocain in die Muttermilch verfügbar. Lediglich wenige Einzelberichte erwähnen Komplikationen bei gestillten Säuglingen im Zusammenhang mit Cocain-Missbrauch durch stillende Mütter, z.B. das Auftreten von Tachykardie, Tachypnoe, Hochdruck und Unruhezuständen. Bereits im Jahr 1994 hatte dennoch die *American Aca-*demy of Pediatrics eine Warnung gegen Stillen bei Cocain-Konsum der Mutter in der Stillperiode ausgesprochen. Da Cocain in nichtpolaren Medien leicht löslich ist, muss ein erheblicher Übertritt in die fettreiche Muttermilch angenommen werden. In einer Untersuchung bei elf stillenden, Cocain konsumierenden Müttern, konnte bei sechs Müttern Cocain in der Muttermilch nachgewiesen werden, zum Teil auch in Konzentrationen, die für das gestillte Kind erhebliche Konsequenzen haben können. Die gefundenen Messwerte belegen, dass über die Muttermilch tatsächlich bedenkliche Cocain-Mengen auf das gestillte Kind übergehen können und aus diesem Grund in der Stillzeit auf keinen Fall Cocain konsumiert werden darf.

Marihuana [4, 19, 53, 171]

Im Gegensatz zu der Vielzahl von Berichten, die sich mit den Schäden bei Neugeborenen durch pränatalen Marihuana-Gebrauch von Müttern befassen, liegen kaum Untersuchungen über die Problematik in der Stillzeit vor. Vor allem die Tatsache, dass der aktive Metabolit Delta-9-Tetrahydrocannabinol als psychoaktive Substanz in der Muttermilch in 8-fach höherer Konzentration als im mütterlichen Serum vorliegt, sollte Anlass zu erheblichen Bedenken geben. In einer großen, ausführlichen Studie wurde die motorische und mentale Entwicklung von 136 gestillten Säuglingen mit und ohne Marihuana-Exposition untersucht. Die verschlechterte motorische Entwicklung am Ende des ersten Lebensjahres bei den durch Marihuana in der Muttermilch belasteten Kindern war signifikant. Dies führt zu der Empfehlung, auf jeglichen Marihuana-Konsum während der Stillzeit zu verzichten.

Tabak [4, 149, 363]
Bei in der Stillzeit rauchenden Müttern wird das Augenmerk hinsichtlich schädigender Substanzen bisher ausschließlich auf das Nicotin gerichtet. Dabei wird häufig vergessen, dass neben Nicotin auch noch zahlreiche andere Substanzen aus dem Tabak in die Muttermilch und damit auf das Kind übertreten. Durch Nicotin wird infolge der Verringerung der Prolactin-Konzentration vor allem die Milchproduktion gehemmt. In einer großen Studie konnte nachgewiesen werden, dass die Kinder von stillenden rauchenden Müttern signifikant weniger Gewichtszunahme aufwiesen als die von nicht rauchenden Müttern. Nicotin wird in die Muttermilch ausgeschieden und kann so auch auf das Kind übertreten. Es wurde die Ansicht vertreten, dass Stillen vor dem Rauchen einer Zigarette das gestillte Kind hinsichtlich der Nicotin-Konzentration selbst weniger belaste. Dies mag für das Nicotin selbst zutreffen, jedoch nicht für andere Substanzen wie beispielsweise PCB (polychlorierte Biphenyle), die bei rauchenden Müttern in erheblichem Ausmaß und ständig in die Muttermilch übertreten. Die PCB-Konzentrationen bei von Raucherinnen gestillten Kindern sind noch im Alter von 12 Jahren signifikant höher als bei Kindern nicht rauchender Mütter. Da PCB einen erheblichen negativen Effekt auf die frühkindliche Hirnentwicklung hat, ist unbedingt auch während der Stillzeit auf ein Rauchverbot bei Müttern zu achten.

Phytopharmaka

Chinesische Kräutermedizin und Ayurveda-Medizin [70, 205]
In zunehmendem Maße wurden Vergiftungen speziell bei Kindern nach längerfristiger Gabe von traditionellen chinesischen Kräutern durch den hohen Gehalt an verschiedenen Schwermetallen wie Blei, Arsen und Quecksilber berichtet. Dasselbe gilt auch für ayurvedische Medikamente chinesischer Herstellung. Schwermetalle reichern sich in der Muttermilch an und können daher auch zu einer erheblichen Belastung eines gestillten Säuglings führen. In einer neueren chinesischen Studie aus dem Jahr 2006 wurden jedoch keine höheren Bleiwerte in der Muttermilch durchschnittlicher chinesischer Frauen gefunden als in der Muttermilch von Frauen westlicher Industriestaaten wie Österreich, Australien oder Schweden. Dennoch raten die Autoren dringend bei dem Einsatz von Phytopharmazeutika streng auf die Herkunft der Präparate zu achten, um eine mögliche Schwermetallbelastung der gestillten Säuglinge zu vermeiden.

Literatur

[1] Aichhorn, W., C. Stuppaeck, A.B. Whitworth: Risperidone and breast-feeding. J. Psychophamacol. 19, 211-213 (2005)

[2] Akintonwa, A., S.A. Gbajaumo, A.F. Biola Mabadeje: Placental and milk transfer of chloroquine in humans. Ther. Drug Monit. 10, 147-149 (1988)

[3] Amato, D., J.S. Niblett: Neutropenia from cyclophosphamide in breast milk (letter). Med. J. Aug. l, 383-384 (1977)

[4] American Academy of Pediatrics, Committee on Drugs: Breast-feeding and contraception. Pediatrics, 108(3), 776-789 (2001)

[5] Ammon, H.P.T.: Arzneimittelneben- und -wechselwirkungen, 3. Aufl. Wissenschaftliche Verlagsgesellschaft, Stuttgart 1991

[6] Ammon, H.P.T.: Arzneimittelneben- und -wechselwirkungen, 2. Aufl. Wissenschaftliche Verlagsgesellschaft, Stuttgart 1986

[7] Amsden, G.W., D.P. Nicolau, A-M- Whitaker, D. Maglio, A. Bello, R. Russo, A. Barros, D.A. Gajjar: Characterization of the penetration of Garenoxacin into the breast milk of lactating women. J. Clin. Pharmacol. 44, 188-192 (2004)

[8] Ananth, J.: Side effects in the neonate from psychotropic agents excreted through breast-feeding, Am. J. Psychiatry 135(7), 801-805 (1978)

[9] Andersen, H.J.: Excretion of verapamil in human milk. Eur. J. Clin. Pharmacol. 25, 279-280 (1983)

[10] Anderson, P., U. Bondesson, I. Mattiasson, B.W. Johansson: Verapamil and norverapamil in plasma and breast milk during breast feeding. Eur. J. Clin. Pharmacol. 31, 625-627 (1987)

[11] Anderson, P.O.: Drug milk during breast-feeding. Clin. Pharm. 10, 594-624 (1981)

[12] Anderson, P.O.: Drugs and breast milk (letter). Pediatrics 95(6), 958 (1995)

[13] Anonymous: Drugs and breast-feeding. Ref. Prescr. 21, 598-599 (2001)

[14] Atkinson, H., E.J. Begg: Concentrations of betablocking drugs in human milk (letter). J. Pediat. 115, 156 (1990)

[15] Atkinson, H., E.J. Begg: Prediction of drug concentrations in human skim milk from plasma protein binding and acidbase characteristics. Br. J. Clin. Pharmac. 25, 495-503 (1988)

[16] Atkinson, H.C., E.J. Begg: Prediction of drug distribution into human milk from physicochemical characteristics. Clin. Pharmacokinet. 18(2), 151-167 (1990)

[17] Atkinson, H.C., E.J. Begg: Relationship between human milk lipidultrafiltrate and octanolwater partition coefficients. J. Pharm. Sci. 77(9), 796-798 (1988)

[18] Atkinson, H.C., E.J. Begg, B.A. Darlow: Drugs in human milk – clinical pharmacokinetic considerations. Clin. Pharmacokinet. 14, 217-240 (1988)

[19] Astley, S.J., Little, R.E.: Maternal Marijuana use during lactation and infant development at one year. Neurotoxicology and Teratology 12, 161-168 (1990)

[20] Bader, T.F., K. Newman: Amitriptyline in human breast milk and the nursing infant's serum. Am. J. Psychiatry 137(7), 855-856(1980)

[21] Bald, R., E.-M. Bernbeck-Betthäuser, H. Spahn, E. Mutschler: Excretion of azapropazone in human breast milk. Eur. J. Clin. Pharmacol. 39, 271-273 (1990)

[22] Ballard, J.L.: Treatment of neonatal abstinence syndrome with breast milk containing methadone. J. Perinat. Neonat. Nurs. 15, 76-85 (2002)

[23] Barnas, C., A. Bergant, M. Hummer, A. Saria, W.W. Fleischhacker: Clozapine concentrations in maternal and fetal plasma, amniotic fluid, and breast milk. Am. J. Psychiatry 151(6), 945 (1994)

[24] Bar-Oz, B., M. Bulkowstein, L. Benyamini, R. Greenberg, I. Soriano, D. Zimmermann, O. Bortnik, M. Berkovitch: Use of antibiotic and analgesic drugs during lactation. Drug Safety, 26, 925-935 (2003)

[25] Beadmore, K.S., J.M. Morris, E.D. Gallery: Excretion of antihypertensive medication into human breast milk: a systemic review. Hypertension in Pregnancy 21, 85-95 (2002)

[26] Begg, E.J., H.C. Atkinson: Modelling of the passage of drugs into milk. Pharmac. Ther. 59, 301-310 (1993)

[27] Begg, E.J., H.C. Atkinson, S.B. Duffull: Prospective evaluation of a model for the prediction of milk: plasma drug concentrations from physicochemical characteristics. Br. J. Clin. Pharmac. 33, 501-505 (1992)

[28] Begg, E.J., Malpas, T.J. Hachett, L.P., K.F. Ilett: Distribution of R- und S- Methadone into human milk during multiple, medium to high oral dosing. Clin. Pharmacol. 52, 681-685 (2001)

[29] Begg, E.J., S.B. Duffull, L.P. Hackett, K.F. Ilett: Studying drugs in human milk: time to unify the approach. J. Hum. Lact. 18, 323-332 (2002)

[30] Behrens, O., K. Kohlhaw, H. Günter, K. Wonigeit, S. Niesert: Nachweis von Cyclosporin A in der Muttermilch – ist Stillen kontraindiziert? Geburtsh. u. Frauenheilk. 49, 207-209 (1989)

[31] Bennett, P.N., S.J. Humphries, J.P. Osborne, A.K. Clarke, A. Taylor: Use of sodium aurothiomalate during lactation. Br. J. Clin. Pharmac. 29, 777-779 (1990)

[32] Bennett, P.N., L.J. Notarianni, A.R.R. Cain, G.D. Dunster, S.J. Humphries, B.A. Marriott, S. Murray, J.P. Osborne, P.T. Rudd: Carbimazole and breast feeding: milk concentrations and effects on infant thyroid function. Proceedings of the BPS, 6-8 Jan 1988: 642P

[33] Berke, R.A, E.C. Hoops, J.C. Kereiakes, E.L. Saenger: Radiation dose to breast-feeding child after mother has 99mTc-MAA lung scan. J. Nucl. Med. 14, 51-52 (1973)

[34] Berle, J.O.V.M. Steen, T.O. Aamo, H. Breili, K. Zahlsen, O. Spigset: Breastfeeding during maternal antidepressant treatment with serotonin reuptake inhibitors: infant exposure, clinical symptoms and

cytochrome P 450 genotypes. J. Clin. Psychiatry, 65, 1228-1234 (2004)

[35] Berlin, C.M.: Drugs and chemicals: exposure of the nursing mother. Pediat. Clin. North Am. 36(5), 1089-1097 (1989)

[36] Berlin, C.M., G. Briggs: Drugs and chemicals in human milk. Seminars in Fetal and Neonatal Medicine, 10, 149-159 (2005)

[37] Berlin, C.M.: Sensitivity of the young infant to drugs exposure through human milk. Adv. Drugs Deliv. Rev. 55, 687-693 (2003)

[38] Bernshaw, N.: Cimetidine and breast-feeding (letter). Pediatrics 88(6), 1294 (1991)

[39] Bertsche, T., M. Haas, H. Oberwittler, W.E. Haefeli, I.W. Sack: Arzneimittel in Schwangerschaft und Stillzeit: Neue Risikokategorien dargestellt am Beispiel von Antibiotika.Dtsch. Med. Wochenschrift, 113, 1016-1022 (2006)

[40] Bitzen, P.-O., B. Gustafsson, K.G. Jostell, A. Melander, E. Wahlin-Boll: Excretion of paracetamol in human breast milk. Eur. J. Clin. Pharmacol. 20, 123-125 (1981)

[41] Blanchard, J., C.W. Weber, L.-E. Shearer: HPLC analysis of methylxanthines in human breast milk. J. Chromatogr. Sci. 28, 640-642 (1990)

[42] Blanchard, J., C.W. Weber, L.-E. Shearer: Methylxanthine levels in breast milk of lactating women of different ethnic and socioeconomic classes. Biopharm. Drug Dispos. 13, 187-196 (1992)

[43] Bland, E.P., J.S. Crawford, M.F. Dokker, R.F. Farr: Radioactive iodine uptake by thyroid of breast-feed infants after maternal blood-volume measurements. Lancet II, 1039-1040 (1969)

[44] Böhles, H., M. Aschenbrenner, M. Roth, V.v. Loewenich, F. Ball, K.H. Usadel: Development of thyroid gland volume during the first 3 months of life in breast-feed versus iodine-supplemented and iodine-free formula-fed infants. Clin. Investig. 71, 13-20 (1993)

[45] Bona, G., M. Zaffaroni, C. Defilippi, M.R. Gallina, M. Mostert: Effects of iopamidol on neonatal thyroid function. Europ. J. Radiol. 14, 22-25 (1992)

[46] Bond, G.M., A.M. Holloway: Anaesthesia and breast-feeding – the effects on mother and infant. Anaesth. Intensive Care 20(4), 426-430 (1992)

[47] Borchard, U.: Klinische Pharmakologie der ß-Rezeptorenblocker, 3. Aufl. Aesopus-Verlag, Basel (1996)

[48] Bork, K., P. Benes: Concentration and kinetic studies of intravenous acyclovir in serum and breast milk of a patient with eczema herpeticum. J. Am. Acad. Dermatol. 32(6), 1053-1055 (1995)

[49] Bourget, P., J.C. Pons, C. Delouis, L. Ferment, R. Frydman: Flecainide distribution, transplacental passage, and accumulation in the amniotic fluid during the third trimester of pregnancy. Ann. Pharmacother. 28, 1031-1034 (1994)

[50] Bourget, P., V. Quinquis-Desmaris, H. Fernandez: Ceftriaxone distribution and protein binding between maternal blood and milk postpartum. Ann. Pharmacother. 27(3), 294-297 (1993)

[51] Boutroy, M.J., G. Bianchetti, C. Duruc, P. Vert, P.L. Morselli: To nurse when receiving acebutolol: is it dangerous for the neonate? Eur. J. Clin. Pharmacol. 30, 737-739 (1986)

[52] Breyer-Pfaff, U., K. Nill, A. Entenmann, H.J. Gaertner: Secretion of amitriptyline and metabolites into breast milk. Am. J. Psychiatry 152(5), 812-813 (1995)

[53] Briggs, G.G., J.H. Samsaon, P.J. Ambrose: Excretion of bupropion in breast milk. Ann. Pharmacother. 27, 431-433 (1993)

[54] Briggs, G.G., P.J. Ambrose, M.P. Nageotte, G. Padilla, S. Wan: Excretion of Metformin into breast milk and the effect on nursing infants. Obstet. Gyn.,105, 1437-1441 (2005)

[55] Brent, N.B., Wisner, K.L.: Fluoxetine and Carbamazepine concentrations in a nursing mother-infant pair. Clinical Pediatrics 37, 41-44 (1998)

[56] Brocks, D.R., F. Jamali: Clinical pharmacokinetics of ketorolac tromethamine. Clin. Pharmacokinet. 23(6), 415-427 (1992)

[57] Brodie, M.J.: Management of epilepsy during pregnancy and lactation. Lancet I, 426-427 (1990)

[58] Brooks, P.M., C.J. Needs: Antirheumatic drug in pregnancy and lactation. Bailieres Clin. Rheumatol. 4, 157-171 (1990)

[59] Brown, R.D., D.M. Campoli-Richards: Antimicrobial therapy in neonates, infants and children. Clin. Pharmacokinet. 17 (Suppl. 1), 105-115 (1989)

[60] Buist, A., T.R. Norman, L. Dennerstein: Breast-feeding and the use of psychotropic medication: a review. J. Affect. Disord. 19, 197-206 (1990)

[61] Buist, A., T.R. Norman, L. Dennerstein: Mianserin in breast milk. Br. J. Clin. Pharmac. 36, 133-134 (1993)

[62] Bunjes, R., C. Schaefer, D. Holzinger: Clonidine and breast-feeding. Clin. Pharm. 12, 178-179 (1993)

[63] Burch, K.J., B.G. Wells: Fluoxetine/norfluoxetine concentrations in human milk. Pediatrics 89, 676-677 (1992)

[64] Burt, V.K., R. Suri, L. Altshuler, Z. Stowe, V.C. Hendrick, E. Munteen: The use of psychotropic medications during breast-feeding. Am J. Psychiatry 158, 1001-1009 (2001)

[65] Campell, A.C., J.C. McElnay, C.M. Passmore: The excretions of ampicillin in breast milk and its effect on the suckling infant. Br. J. Clin. Pharmacol. 31, 230 (1991)

[66] Chasnoff, I.J., D.E. Lewis, L. Squires: Cocaine intoxication in a breast-feed infant. Pediatrics 80, 836-838 (1987)

[67] Celioglu, M., S. Celiker, H. Guven, Y. Tuncok, N. Demir, O. Erten: Gentamicin excretion and uptake from breast milk by nursing infants. Obstet. Gynecol. 84, 263-265 (1994)

[68] Chambers, C.D., P.O. Anderson, R.G. Thomas, L.M. Dick, R.J. Felix, K.A. Johnson, K.L. Jones: Weight gain in infants breast-feed by mothers who take fluoxetine. Pediatrics 104, 1120 (1999)

[69] Chan, C.F. , M. Page-Sharp, J.H. Kristensen, G. O'Neil, K.F. Ilett: Transfer of Nalterxone and ist metabolite 6- beta-naltrexol into human milk. J. Hum. Lact. 20, 322-326 (2004)

[70] Chien, L.C., C.Y. Yeh, H.C. Lee, H.J. Chao, M.J. Shieh, B.C. Han: Effect of mothers's consumption of

traditional chinese herbs on estimated infant daily intake of lead from breast milk. Sci. Total Environ. 354, 120-126 (2006)

[71] Chin, K.G., C.E. Mc Pherson, M. Hoffmann, A. Kuchta, C. Mactal-Haaf: Use of antiinfective agents during lactation: Part 2 – Aminoglycosides, Macrolides, Quinolones, Sulfonamides, Trimethoprim, Tetracyclines, Chloramphenicol, Clindamycin and Metronidazole. J. Hum. Lact. 17, 54-65 (2001)

[72] Chisholm, C.A., J.A. Kuller: A guide to the safety of ZNS-active agents during breast-feeding. Drug Safety 17, 127-142 (1997)

[73] Cole, A.P., D.M. Hailey: Diazepam and active metabolite in breast milk and their transfer to the neonate. Arch. Dis. Child. 50, 741-742 (1975)

[74] Chung, A., M.D. Reed, J.L. Blumer: Antibiotics and breast-feeding. Pediatr. Drugs 4,817-837 (2002)

[75] Coady, N.T.: Maternal transplantation medications during breastfeeding. J. Hum. Lact. 18, 66-68 (2002)

[76] Cooper, D.S.: Antithyroid drugs: to breast-feed or not to breast-feed. Am. J. Obstet. Gynecol. 157, 234-235 (1987)

[77] Cover, D.L., B.A. Mueller: Ciprofloxacin penetration into human milk: a case report. DICP Ann. Pharmacother. 24, 703-704 (1990)

[78] Cox, S.R., K.K. Forbes: Excretion of flurbiprofen into breast milk. Pharmacotherapy 7(6), 211-215 (1987)

[79] Croke, S., A. Buist, L.P. Hackett, K.F. Ilett, T.R. Norman, G.D. Burrows: Olanzapine excretion in human breast milk: estimation of infant exposure. Internat. J. Neuropsychopharmacol. 5, 243-247 (2002)

[80] Crowell, M.K., P.D. Hill, S.S. Humenick: Relationship between obstetric analgesia and time of effective breast feeding. J. Nurse midwifery 39(3), 150-156 (1994)

[81] Danziger, Y., A. Pertezelon, M. Mimounie: Transient congenital hypothyroidism after topical iodine in pregnancy and lactaton. Arch. Dis. Childh. 62, 295-296 (1987)

[82] Davis, J.M., V.K. Bhutani, A.M. Bongiovanni: Neonatal apnea and maternal codeine use. Pediat. Pres. (Abstract). 19, 170A (1985)

[83] Delange, F., J.P. Chanoine, C. Abrassart, P. Bourdoux: Topical iodine, breast feeding, and neonatal hypothyreoidism

[84] Deutsches Ärzteblatt 93(7), B-291 (1996)

[85] Deutsches Ärzteblatt 94(13), C-601 (1997)

[86] Dickson, P.H., A. Lind, P. Studts, H.C. Nipper, M. Makoid, D. Therkildsen: The routine analysis of breast milk for drugs of abuse in a clinical toxicology laboratory. J. Forensic Sci. 39, 207-214 (1994)

[87] de Vries, E.G.E., A.G.J. van der Zee, D.R.A. Uges, D. Th. Sleijfer: Excretion of platinum into breast milk (letter). Lancet I, 497 (1989)

[88] Dunson, T.R., V.L. McLaurin, G.S. Grubb, A.W. Rosman: A multicenter clinical trial of a progestin-only oral contraceptive in lactating women. Contraception 47, 23-35 (1993)

[89] Dusci, L.J., S.M. Good, R.W. Hall, K.F. Ilett: Excretion of diazepam and its metabolites in human milk during withdrawel from combination high dose diazepam and oxazepam. Br. J. Clin. Pharmac. 29, 123-126 (1990)

[90] Dydek, G.J., P.W. Blue: Human breast milk excretions of Iodine-13 following diagnostic and therapeutic administration to a lactating patient with Graves disease. J. Nucl. Med. 29, 407-410 (1998)

[91] Eberhard-Gran, M., A. Eskild, S. Opjordsmoen: Use of psychotropic medications in treating mood disorders during lactation. CNS Drugs 20,187- 198 (2006):

[92] Edstein, M.D., J.R. Veenendaal, R. Hyslop: Excretion of mefloquine in human breast milk. Chemotherapy 34, 165-169 (1988)

[93] Edstein, M.D., J.R. Veenendaal und R. Hyslop: Excretion of mefloquine in human breast milk. Chemotherapy 343, 165- 169 (1988)

[94] Edstein, M.D., J.R. Veenendaal, K. Newman, R. Hyslop: Excretion of chloroquine, dapsone and pyrimethamine in human milk. Br. J. Clin. Pharmac. 22, 733-735 (1986)

[95] Eeg-Olofsson, O., L. Malmros, C.-E. Elwin, B. Steen: Convulsions in a breast-feed infant after maternal indomethacin. Lancet II, 215 (1978)

[96] Egan, P.C., M.E. Costanza, P. Dodion, M.J. Egorin, N.R. Bachur: Doxorubicin and cisplatin excretion into human milk. Cancer Treat. Rep. 69, 1387-1389 (1985)

[97] Ehrenkranz, R.A., B.A. Ackermann, J.D. Hülse: Nifedipine transfer into human milk. J. Pediat. 114, 478-480 (1989)

[98] Eidelman, A.I., M.S. Schimmel: Drugs and breast milk (letter). Pediatrics 95(6), 957 (1995)

[99] Ellsworth, A.J., J.R. Hörn, V.A. Raisys, L.A. Miyagawa, J.L. Bell: Disopyramide and n-monodesalkyl disopyramide in serum and breast milk. DICP 23, 56-57 (1989)

[100] Epperson, N., K.A. Czarkowski, D. Ward-O'Brie, E. Weiss, R. Guerguieva, P. Jatlow, G.M. Anderson: Maternal sertraline treatment and serotonin transport in breastfeeding mother-infant pairs. Am. J. Psych. 158, 1631-1637 (2001)

[101] Esbjörner, E., G. Järnerot, L. Wranne: Sulphasalazine and sulphapyridine serum levels in children from mothers treated with sulphasalazine during pregnancy and lactation. Acta Paediatr. Scand. 76, 137-142 (1987)

[102] Estler, C.J.: Pharmakologie und Toxikologie, 3. Aufl. Schattauer Verl., Stuttgart/New York 1992

[103] Ette, E. L, E.E. Essien, J.I. Ogonor, E.A. Brown-Awala: Chloroquine in human milk. J. Clin. Pharmacol. 27, 499-502 (1987)

[104] Evans, J.L., P.J. Mountford, A.N. Herring, M.A. Richardson: Secretion of radioactivity in breast milk following administration of 99Tcm-MAG3. Nucl. Med. Commun. 14(2), 108-111 (1993)

[105] Faber, P., A. Strenge-Hesse: Sennahaltiges Laxans: Übertritt in die Muttermilch? Geburtsh. u. Frauenheilk. 49, 958-962 (1989)

[106] Faber, P., A. Strenge-Hesse: Relevance of rhein excretion into breast milk. Pharmacology 36 (Suppl. 1), 212-220 (1988)

[107] Feig, D.S., G.G. Briggs, J.M. Kraemer, P.J. Ambrose, D.N. Moskovitz, M. Nageotte, D.J. Donat, G. Padilla, S. Wan, J. Kelin, G. Koren: Transfer of glyburide and glipizide into breat milk. Diabetes Care 28, 1851-1855 (2005)

[108] Feig, D.S., G.G. Briggs, G. Koren: Oral antidiabetic agents in pregnancy and lactation: a paradigm shift? Ann. Pharmacother.,41, 1174-1180 (2007)

[109] Feilberg, V.L., D. Rosenborg, C. Broen Christensen, J. Viby Mogensen: Excretion of morphine in human breast milk. Acta Anaesthesiol. Scand. 33, 426-428 (1989)

[110] Fidler, J., V. Smith: Excretion of oxprenolol and timolol in breast milk. Br. J. Obstet. Gynaecol. 90, 961-965 (1983)

[111] Findlay, J.W.A., R.F. Butz, J.M. Sailstad, J.T. Warren, R.M. Welch: Pseudoephedrine and triprolidine in plasma and breast milk of nursing mothers. Br. J. Clin. Pharmac. 18, 901-906 (1984)

[112] Finley, J.P., M.B. Waxman, P.Y. Wong, G.M. Lickrish: Digoxin excretion in human milk (letter). J. Pediat. 94, 339-340 (1979)

[113] Fleishaker, J.C., N. Desai, P.J. McNamara: Possible effect of lactational period on the milk-to-plasma drug concentration ratio in lactating women: results of an in vitro evaluation. J. Pharm. Sci. 78(2), 137-141 (1989)

[114] Fleiss, P.M., G.A. Richwald, J. Gordon, M. Stern, M. Frantz, R.G. Devlin:. Aztreonam in human serum and breast milk. Br. J. Clin. Pharmac. 19, 509-511 (1985)

[115] Fogh, J.: Ga-accumulation in malignant tumors and in the prelactating or lactating breast. Proc. Soc. Exp. Biol. Med. 138, 1086-1090 (1971)

[116] Fondevila, C.G., S. Meschengieser, A. Blanco, L. Penalva, M.A. Lazzari: Effect of acenocoumarine on the breast-feed infant. Thromb. Res. 56, 29-36 (1989)

[117] Force, R.W.: Fluconazole concentrations in breast milk. Pediat. Infect. Dis. J. 14(3), 235-236 (1995)

[118] Forth, Henschler, Rummel, Starke: Pharmakologie und Toxikologie, 6. Aufl. BI-Wissenschaftsverlag, Mannheim/Leipzig/Wien/Zürich 1992

[119] French, A.E., S.J. Soldin, G. Koren: Milk transfer and neonatal safety. Ann. Pharmacother. 37, 815-818 (2003)

[120] Frey, O.R.P. Scheidt, A. Brenndorf: Adverse effects in an newborn infant breast-fed by a mother treated with doxepin. Ann. Pharmacother. 33, 690 – 693 (1999)

[121] Füllgraf, G., D. Palm: Pharmakotherapie, klinische Pharmakologie, 9. Aufl. G. Fischer, Stuttgart/Jena/New York 1995

[122] Fulton, B., L.L. Moore: Antiinfectives in breastmilk, Part I: Penicillins and cephalosporins. J. Hum. Lact. 8(3), 157-158 (1992)

[123] Fulton, B., L.L. Moore: Antiinfectives in breastmilk, Part II: Sulfonamides, tetracyclines, marcrolides, aminoglycosides and antimalarials. J. Hum. Lact. 8(4), 221-223 (1992)

[124] Fulton, B., L.L. Moore: Antiinfectives in breastmilk, Part III: Antituberculars, quinolones and urinary germicides. J. Hum. Lact. 9(1), 43-46 (1993)

[125] Fulton, B., L.L. Moore: Ciprofloxacin excretion into breast milk (comment). DICP Ann. Pharmacother 24, 1122 (1990)

[126] Gardiner, S.J., J.H. Kristensen, E.J. Begg, L.P. Hackett, D.A. Wilson, K.F. Ilett, R. Kohan, J. Rampono: Transfer of Olanzapine into breast milk, calculation of infant drug dose and effect on breastfed infants. Am. J. Psychiatry 160, 1428-1431 (2003)

[127] Gardner, D.K., S.G. Gabbe, C. Harter: Simultaneous concentrations of ciprofloxacin in breast milk and in serum in mother and breastfed infant. Clin. Pharm. 11, 352-354 (1992)

[128] Gentile, S.: Use of contemporary antidepressants during breastfeeding; a proposal for a specific safety index. Drug Safety, 30, 107 – 121 (2007)

[129] Ghaeli, P., M.B. Kaufmann: The Galactopharmacopedia – oral antihistamines/decongestants and breastfeeding. J. Hum. Lact. 9(4), 261-262 (1993)

[130] Giacoia, G.P., C.S. Catz: Drug therapy in the lactating mother – how to decide whether to prescribe or proscribe. Postgrad. Med. 83(1), 211-218 (1988)

[131] Giamarellou, H., E. Kolokythas, G. Petrikkos, J. Gazis, D. Arvantions, P. Sfikakis: Pharmacokinetics of three newer quinolones in pregnant and lactating women. Am. J. Med. 87 (Suppl. 5A), 49-51 (1989)

[132] Gin, T.: Anaesthesia and breast feeding (letter). Anaesth. Intensive Gare 21(2), 256 (1993)

[133] Goodnick, P.J.: Pharmacokinetic optimisation of therapy with newer antidepressants. Clin. Pharmacokinet. 27(4), 307-330 (1994)

[134] Greenberger, P.A., Y.K. Odeh, M.C. Frederiksen, A.J. Atkinson Jr.: Pharmacokinetics of prednisolone transfer to breast milk. Clin. Pharmacol. Ther. 53, 324-328 (1993)

[135] Guillonneau, M., E.J. Agrain, M. Galiot, M.H. Binet, Y. Darbois: Colchicin is excreted at high concentrations in human breast milk. Eur. J. Obstet. Gynecol. Reprod. Biol. 61(2), 177-178 (1995)

[136] Gugler, R., G.E. von Unruh: Clinical pharmacokinetics of valproic acid. Clin. Pharmacokinet. 5, 67-83 (1980)

[137] Hackett, L.P., R.E. Wojnar-Horton, L.J. Dusci, K.F. Ilett, M.J. Roberts: Excretion of sotalol in breast milk. Br. J. Clin. Pharmac. 29, 277-278 (1990)

[138] Hägg, S., O. Spigset: Anticonvulsant use during lactation. Drug Safety, 22, 425-440 (2000)

[139] Hale, Th. W., S. Shum, M. Grossberg: Fluoxetine toxicity in a breastfed infant. Clin. Pediat. 40, 681-684 (2001)

[140] Hale, T.W., J.H. Kristensen, L.P. Hackett, R. Kohen, K.F. Ilett: Transfer of metformin into human milk. Diabetologica 45, 1509-1514 (2002)

[141] Hale, T.W., R. McDonald und J. Boger: Transfer of celecoxib into human milk. J. Hum. Lact. 20, 397-403 (2004)

[142] Harmon, T., G. Burkhart, H. Applebaum: Perforated pseudomembranous colitis in the breastfed infant. J. Pediat. Surg. 27(6), 744-746 (1992)

[143] Hartikainen-Sorri, A.-L., J.E. Heikkinen, M. Koivisto: Pharmacokinetics of clonidine during pregnancy and nursing. Obstet. Gynecol. 69, 598-600 (1987)

[144] Hartmann, D., N.-O. Lunell, G. Friedrich, A. Rane: Excretion of tiapamil in breast milk. Br. J. Clin. Pharmac. 26, 183-186 (1988)

[145] Havelka, J., M. Hejzlar, V. Popov, D. Viktorinova, J. Prochazka: Excretion of chloramphenicol in human milk. Chemotherapy 13, 204-211 (1968)

[146] Hawkins, D.F.: Antibiotics and breast feeding. Int. J. Feto Maternal Med. 2(4), 223-226 (1989)

[147] Hedrick, W.R., R.N. Di Simone, R.L. Keen: Radiation dosimetry from breast milk excretion of radioiodine and pertechnetate. J. Nucl. Med. 27, 1569-1571 (1986)

[148] Heikkinen, T., U. Ekblad, P. Kero, S. Ekblad, K. Laine: Citalopram in pregnancy and lactation. Clin. Pharmacol. Therap. 72, 184-191 (2002)

[149] Hendrick, V., L. Altshuler, A. Wertheimer, W. Dunn: Venlafaxine and breastfeeding. Am. J. Psych. 158, 2089-2090 (2001)

[150] Heudorf, U., J. Angerer: Polychlorierte Biphenyle (PCB) im Blutplasma von Kindern und Jugendlichen. Monatsschr. Kinderheilkd. 151, 293-300 (2003)

[151] Hill, R.C., R.J. McIvor, R.E. Wojnar-Horton, L.P. Hackett, K.F. Ilett: Risperidone distribution and excretion into human milk: case report and estimatet infant exposure during breast-feeding. J. Clin. Psychopharmacol. 20, 285-286

[152] Hubert, J., E. Radwanski, M.B. Affrime, G. Perentesis, S. Symchowicz, N. Zampaglione: Excretion of loratadine in human breast milk. J. Clin. Pharmacol. 28, 234-239 (1988)

[153] Hofmeyr, G.J., E.W.W. Sonnendekker: Secretion of the gastrokinetic agent cisapride in human milk. Eur. I. Pharmacol. 30, 735-736 (1986)

[154] Hofmeyr, G.J., B. van Idckinge, J.A. Blott: Domperidone: secretion in breast milk and effect on puerperal prolactin levels. Br. J. Obstet. Gynaecol. 92, 141-144 (1985)

[155] Houghton, G.W., M.J. Dennis, R. Templeton, B.K. Martin: A repeated dose pharmakokinetic study of a new hypnotic agent. zopiclone (Imovane®). Int. J. Clin. Pharmac. Ther. Tox. 23, 97-100 (1985)

[156] Ilett, K.F., L.P. Hackett, L.J. Dusci, M.J. Roberts, J.H. Kristensen, M. Paech, A. Groves, P. Yapp: Distribution and excretion of venlafaxine and O-desmethylvenlafaxine in human milk. Br. J. Clin. Pharmacol. 45, 459-462 (1998)

[157] Ilett, K.F., P. Hackett, J.H. Kristensen, K.S. Vaddadi, S. Gardiner, E.J. Begg: Transfer of risperidone and 9-hydroxyrisperidone into human milk. Ann. Pharmacother. 38, 273-276 (2004)

[158] Inoue, H., N. Unno, M.-C. Ou, Y. Iwama, T. Sugimoto: Level of verapamil in human milk. Eur. J. Clin. Pharmacol. 26, 657-658 (1984)

[159] Isenberg, K.E.: Excretion of fluoxetine in human breast milk (letter). J. Clin. Psychiatry 51, 169 (1990)

[160] Ito, K., R. Hirose, T. Tamaya: Pharmacokinetic and clinical studies on aztreonam in the perinatal period. Jap. J. Antibiot. 43, 719-726 (1990)

[161] Ito, S., A. Blajchman, M. Stephenson, C. Eliopoulos, G. Koren: Prospective follow-up of adverse reactions in breast-feed infants exposed to maternal medication. Am. J. Obstet. Gynecol. 168, 1393-1399 (1993)

[162] Ito, S., G. Koren, T.R. Einarson: Maternal non-compliance with antibiotics during breastfeeding. Ann. Pharmacother. 27, 40-42 (1993)

[163] Ito, S., A. Lee: Drug excretion into breast milk – overview. Ad. Drug Deliv. Rev. 55, 617-627 (2003)

[164] Jacqz- Aigrain, E., R. Serreau, C. Boissinot, M. Popon, A. Sobel, J. Michel, O. Sibony: Excretion of ketoprofen and nalbuphine in human milk during treatment of maternal pain after delivery. Ther. Drug Monit. 29, 815-818 (2007)

[165] Jain, A.E., T. Lacy: Psychotropic drugs in pregnancy and lactation. J. Psychiatr. Pract. 11, 177-191 (2005)

[166] Jansson, L.M., R. Choo, M.L. Velez, C. Harrow, J.R. Schroeder, D.M. Shakleya, M.A. Huestis: Methadone maintenance and breastfeeding in the neonatal period. Pediatrics 12, 106-114 (2008)

[167] kJensen, P.N., O.V. Olesen, A. Bertelsen: Citalopram and desmethylcitalopram concentrations in breast milk and in serum of mother and infant. Ther. Drug. Monitoring 19, 236-239 (1997)

[168] Jenss, H., P. Weber, F. Hartmann: 5-aminosalicylic acid and its metabolite in breast milk during lactation. Am. J. Gastroenterol. 85, 331 (1990)

[169] Jerby, M.S.: The use of anticonvulsants during pregnancy. Seminars in Perinatology 25, 153-158 (2001)

[170] Johannessen, S. L: Pharmacokinetics of valproate in pregnancy. Pharm. Weekbl. Sci. 14(3A), 114-117 (1992)

[171] Johns, D.G., L.D. Rutherford, P.C. Leighton, C.L. Vogel: Secretion of methotrexate into human milk. Am. J. Obstet. Gynecol. 112(7), 978-980 (1972)

[172] Kacew, S.: Adverse effects of drugs and chemicals in breast milk on the nursing infant. J. Clin. Pharmcol. 33, 213-221 (1993)

[173] Kamilli, L., U. Gresser: Allopurinol and oxypurinol in human breast milk. Clin. Investig. 71, 161-164 (1993)

[174] Kamilli, L., U. Gresser, C. Schaefer, N. Zöllner: Allopurinol in breast milk. Adv. Exp. Med. Biol. 309A, 143-145 (1991)

[175] Kanto, J.: Risk-benefit assessment of anaesthetic agents in the puerperium. Drug safety 6(4), 285-301 (1991)

[176] Kauppila, A., P. Arvely, M. Koivisto, S. Kivinen, O. Ylikorkala, O. Pelkonen: Metoclopramide and breast feeding: transfer into milk and the newborn. Eur. J. Clin. Pharmacol. 25, 819-823 (1983)

[177] Kawada, K., S. Itoh, T. Kusaka, K. Isobe, M. Ishii: Pharmacokinetics of zonisamide in perinatal period. Brain and Development 24, 95-97 (2002)

[178] Kelsey, J.J., L.R. Moser, J.C. Jennings, M.A. Munger: Presence of azithromycin breast milk concen-

trations: a case report. Am. J. Obstet. Gynecol. 170, 1375-1376 (1994)

[179] Kemp, J., K.F. Ilett, J. Booth, L.P. Hackett: Excretion of doxepin and n-desmethyldoxepin in human milk. Br. J. Clin. Pharmac. 20, 497-499 (1985)

[180] Kilpatrick, C.J., R.F.W. Moulds: Anticonvulsants in pregnancy. Med. J. Aust. 154, 199-202 (1991)

[181] Kleinebrecht, J., J. Franz, A. Windorfer: Arzneimittel in der Schwangerschaft und Stillzeit. Wissenschaftliche Verlagsgesellschaft, Stuttgart 1986

[182] Kleinebrecht, J., J. Franz, A. Windorfer: Arzneimittel in der Schwangerschaft und Stillzeit, 3. Aufl., S. 141. Wissenschaftliche Verlagsgesellschaft, Stuttgart 1990

[183] Kleinebrecht, J., J. Franz, A. Windorfer: Arzneimittel in der Schwangerschaft und Stillzeit, 4. Aufl. Wissenschaftliche Verlagsgesellschaft, Stuttgart 1995

[184] Kleinebrecht, J., J. Franz, A. Windorfer: Arzneimittel in der Schwangerschaft und Stillzeit, 5. Aufl. Wissenschaftliche Verlagsgesellschaft, Stuttgart 1999

[185] Klotz, U., A. Harings-Kaim: Negligible excretion of 5-aminosalicylic acid in breast milk (letter). Lancet I, 618-619 (1993)

[186] Kok, T.H.H.G., L.S. Taitz, M.J. Bennett, D.W. Holt: Drowsiness due to clemastine transmitted in breast milk. Lancet I, 914-915 (1982)

[187] Koren, G., M. Moretti und S. Ito: Motherisk update: continuing drug therapy while brestfeeding. Part 2: Common misconceptions of physicians. Canadian Family Physician, 45, 1173-1174 (1999)

[188] Krämer, G., I. Hösli, R. Glanzmann: Levetiracetam accumulation in human breast milk. Epilepsia 43 (Suppl. 7), 105 (2002)

[189] Krause, W., I. Stoppelti, S. Milia, E. Rainer: Transfer of mepindolol to newborns by breast-feeding mothers after single and repeated daily doses. Eur. J. Clin. Pharmacol. 22, 53-55 (1982)

[190] Kristensen, J.H., K.F. Ilett, L.J. Dusci, L.P. Hackett, P. Yapp, R.E. Wojner-Horton, M.J. Roberts, M. Paech: Distribution and excretion of sertraline and N-desmethylsertraline in human milk. B.J. Clin. Pharmacol. 45, 453-457 (1998)

[191] Kristensen, J.H., K.F. Ilett, L.P. Hackett, R. Kohan: Gabapentin and breastfeeding: a case report. J. Hum. Lact. 22, 426-428 (2006)

[192] Kuhnz, W., S. Koch, H. Helge, H. Nau: Primidone and phenobarbital during lactation period in epileptic women: total and free drug serum levels in the nursed infants and their effects on neonatal behaviour. Dev. Pharmacol. Ther. 11, 147-154 (1988)

[193] Kürzel, R.B., P.J. Toot, L.V. Lambert, A.S. Mihelcic: Mebendazole and postpartum lactation. N.Z. Med. J. 107(988), 439 (1994)

[194] Labbok, M.H., C. Colie: Puerperium and breastfeeding. Curr. Opin. Obstet. Gynecol. 4, 818-825 (1992)

[195] Lähteenmäki, P.L.A., S. Diaz, P. Miranda, H. Croxatto, P. Lähteenmäki: Milk and plasma concentrations of the progestin st-1435 in women treated

parenterally with st-1435. Contraception 25, 299-306 (1991)

[196] Larson, S.M., G.L. Schall: Gallium 67 concentration in human breast milk. J. Am. Med. Ass. 218, 257 (1971)

[197] Lau, R.J., M.G. Emery, R.E. Galinsky: Unexpected accumulation of acyclovir in breast milk with estimation of infant exposure. Obstet. Gynecol. 69, 468-470 (1987)

[198] Laursen, L.C., O. Borga, K. Ljungholm, B. Wecke: Transfer of enprofylline into breast milk. Ther. Drug Monitor 10(2), 150-152 (1988)

[199] Lebedevs, T.H., R.E. Wojnar-Horton, P. Yapp, M.J. Roberts, L.J. Dusci, L.P. Hackett, K.F. Ilett: Excretion of indomethacin in breast milk. Br. J. Clin. Pharmac. 32, 751-754 (1991)

[200] Lebedevs, T.H., R.E. Wojnar-Horton, P. Yapp, M.J. Roberts, L.J. Dusci, L.P. Hackett, K.F Illett: Excretion of temazepam in breast milk. Br. J. Clin, Pharmac. 33, 204-206 (1992)

[201] Lee, J.J., A.P. Rubin: Breast feeding and anaesthesia. Anaesthesia 48, 616-625 (1993)

[202] Leonard, B.E.: Pharmacological differences of serotonin reuptake inhibitors and possible clinical relevance. Drugs 43 (Suppl. 2), 2-10 (1992)

[203] Lester, B.M., J. Cucca, L. Andreozzi, P. Flanagan, W. Oh: Possible association between fluoxetine hydrochloride and colic in an infant. J. Am. Acad. Child Adolesc. Psychiatry 32(6), 1253-1255 (1993)

[204] Leuschen, M.P.L.J. Wolf, W.F. Rayburn: Fentanyl excretion in breast milk (letter). Clin. Pharm. 9, 336-337 (1990)

[205] Liedholm, H., A. Melander, P.-O. Bitzen, G. Helm, G. Lönnerholm, I. Mattiasson, B. Nilsson, E. Wahlin-Boll: Accumulation of atenolol and metoprolol in human breast milk. Eur. J. Clin. Pharmacol. 20, 229-231 (1981)

[206] Liedholm, H., E. Wahlin-Boll, A. Hanson, I. Ingemarsson, A. Melander: Transplacental passage and breast milk concentrations of hydralazine. Eur. J. Clin. Pharmacol. 21, 417-419 (1982)

[207] Little, R.E., K.W. Anderson, C.H. Ervin, B. Wortington-Roberts, S.K. Claaren: Maternal alcohol use during breast feeding and infant mental and motor development at one year. New. Engl. J. Med. 321, 425-430 (1998)

[208] Lobo, E.D.,C. Loghin, M.P. Knadler, T. Quinlan, L. Zhang, J. Chapell, R. Lucas, R.F. Bergstrom: Pharmacokinetics of duloxetine in breast milk and plasma of healthy postpartum women. Clin. Pharmacokinet. 47, 103-109 (2008)

[209] Lockey, D., A.J. Matthews: Aspirin and breast feeding (letter). Anaesth. Intensive Care 21(2), 256 (1993)

[210] Loughnan, P.M.: Digoxin excretion in human breast milk. J. Pediat. 92(6), 1019-1020 (1978)

[211] Lownes, H.E., T.J. Ives: Mexiletine use in pregnancy and lactation. Am. J. Obstet. Gynecol. 157, 446-447 (1987)

[212] Lucas, B.D. Jr., C.Y. Purdy, S.K. Scarim, S. Benjamin, S.R. Abel, D.E. Hillemann: Terfenadine pharmacokinetics in breast milk in lactating women. Clin. Pharmacol. Ther. 57, 398-402 (1995)

[213] Lutz, U.C., G. Wiatr, T. Orlikowsky, H.J. Gärtner, M. Bartels: Olanzapine treatment during breast feeding: a case report. Ther. Drug Monit. 30, 399-401 (2008)

[214] Mactal-Haaf, C., M. Hoffmann, A. Kuchta: Use of antiinfective agents during lactation. Part 3 – antivirals, antifugals and urinary antiseptics. J. Hum. Lact. 17, 160-166 (2001)

[215] Maisels, M.J., R.O. Gilcher: Excretion of technetium in human milk. Pediatrics 71(5), 841-842 (1983)

[216] Male, Gh., B. Pietschnig, B. Eder, Ch. Huemer, F. Haschke: Medikamente, Suchtgifte und Umweltchemikalien in der Muttermilch – Risikobeurteilung. Pädiatr. Pathol. 26, 163-171 (1991)

[217] Mammen, O.K., J.M. Perel, G. Rudolph, J.P. Foglia, S.B. Wheeler. Setraline and Norsetraline levels in three breastfed infants. J. Clin. Psychiatry 58, 100-103 (1997)

[218] Mann, C.F.: Clindamycin and breast-feeding (letter). Pediatrics 66(6), 1030 (1980)

[219] Manninen, A.K., A. Juhakoski: Nifedipine concentrations in maternal and umbilical serum, amniotic fluid, breast milk and urine of mothers and offspring. Int. J. Clin. Pharm. Res. XI(5), 231-236 (1991)

[220] Matheson, I., H. Pande, A.R. Alertsen: Respiratory depression caused by N-Desmethyldoxepin in breast milk (letter). Lancet II, 1124 (1985)

[221] Matheson, L., A. Evang, K. Fredricson Overo, G. Syversen: Presence of chlorprothixene and its metabolites in breast milk. Eur. J. Clin. Pharmacol. 27, 611-613 (1984)

[222] Matheson, L., K. Kristensen, P.K.M. Lunde: Drug utilization in breast-feeding women: a survey in Oslo. Eur. J. Clin. Pharmacol. 38, 453-459 (1990)

[223] Matheson, L., P.K.M. Lunde, J.E. Bredesen: Midazolam and nitrazepam in the maternity ward: milk concentrations and clinical effects. Br. J. Clin. Pharmac. 30, 787-793 (1990)

[224] Matheson, L., P.K.M. Lunde, L. Notarianni: Infant rash caused by paracetamol in breast milk? Pediatrics 76(4), 651 (1985)

[225] Matheson, L., M. Samseth, R. Loberg, A. Faegri, A. Prentice: Milk transfer of phenoxymethylpenicillin during puerperal mastitis. Br. J. Clin. Pharmac. 25(1), 33-40 (1988)

[226] Matheson, L., M. Samseth, H.A. Sande: Ampicillin in breast milk during puerperal infections. Eur. J. Clin. Pharmacol. 34, 657-659 (1988)

[227] Matheson, L., H.A. Sande, J. Gaillot: The excretion of zopiclone into breast milk. Br. J. Clin. Pharmac. 30, 267-271 (1990)

[228] Matheson, L., J. Skjaerassen: Milk concentrations of flupenthixol, nortriptyline and zuclopenthixol and between-breast differences in two patients. Eur. J. Clin. Pharmacol. 35, 271-220 (1988)

[229] Mattern, L., P.R. Mayer: Excretion of Fluorescein into breast milk. Am. J. Ophthalmol 109, 598-599 (1990)

[230] Mayersohn, M., T.W. Guentert: Clinical pharmacokinetics of the monoamine oxidase A inhibitor moclobemide. Clin. Pharmacokinet. 29(5), 292-332 (1995)

[231] Mathew, J.L.: Effect of maternal antibiotics on breast feeding infants. Postgrad. Med. J. 80, 196-200 (2004)

[232] McQuinn, R.L., A. Pisani, S. Wafa, S.F. Chang, A.M. Miller, J.M. Frappell, G.V.P. Chamberlain, A.J. Camm: Flecainide excretion in human breast milk. Clin. Pharmacol. Ther. 48, 262-267 (1990)

[233] Mennella, J.A., C.J. Gerrish: Effects of exposure to alkohol in mother's milk on infant sleep. Pediatrics 101, 9151 (1998)

[234] Menella, J.: Alkohol's effect on lactation. Alcohol Alert 230-234 (25.03.2003)

[235] Meny, R.G., E.G. Naumburg, L.S. Alger, J.L. Brill-Miller, S. Brown: Codeine and the breast-feed neonate. J. Hum. Lact. 9(4), 237-240 (1993)

[236] Meyer, F.P., B. Quednow, A. Potrafki, H. Walther: Zur Pharmakokinetik von Antiepileptika in der Perinatalperiode. Zentralbl. Gynäkol. 110, 1195-1205 (1988)

[237] Meyer, F.P., H. Walther: Antikonvulsiva in der Perinatalperiode – Blutspiegel bei Schwangeren, Müttern und Neugeborenen, transplazentare Passage, Laktation. Z. Klin. Med. 44, 1607-1610 (1989)

[238] Meyer, L.J., P. de Miranda, N. Sheth, S. Spruance: Acyclovir in human breast milk. Am. J. Obstet. Gynecol. 158, 586-588 (1988)

[239] Miles, C.B.: Treatment of migraine during pregnancy and lactation. South Dakota J. Med. 48(11), 373-377 (1995)

[240] Miller, L.G., J.M. Hopkinson, K.J. Motil, J.E. Corboy, S. Andersson: Disposition of olsalazine and metabolites in breast milk. J. Clin. Pharmacol. 33, 703-706 (1993)

[241] Miller, M.E., R.D. Cohn, P.H. Burghart: Hydrochlorothiazide disposition in a mother and her breast-feed infant. J. Pediat. 101(5), 789-791 (1982)

[242] Miller, M.R., R. Withers, R. Bhamra, D.W. Holt: Verapamil and breast-feeding. Eur. J. Clin. Pharmacol. 30, 125-126 (1986)

[243] Milunsky, J.M., A. Milunsky: Breast-feeding during colchicine therapy for familial mediterranean fever (letter). J. Pediat. 119, 164 (1991)

[244] Misri, S., X. Kostaras: Benefits and risks to mother and infant of drug treatment for postnatal depression. Drug Safety, 25, 903-911 (2002)

[245] Misri, S., J. Kim, K.W. Riggs, X. Kostaras: Paroxetine levels in postpartum depressed women, breast milk and infant serum. J. Clin. Psychiatry, 61, 828-832 (2000)

[246] Misri, S., M. Corral, A.A. Wardop, K. Kendrock. Quetiapine augmentation in lactation. J. Clin. Psychopharmacol. 26, 508-511 (2006)

[247] Moiel, R.H., J.R. Ryan: Tolbutamide (orinase) in human breast milk. Clin. Pediat. 6, 480 (1967)

[248] Moretti, M.E., Z. Verjee, S. Ito, G. Koren: Breast-feeding during maternal use of azathioprine. Ann. Pharmacother. 40, 2269-2272 (2006)

[249] Morselli, P.L., M.J. Boutroy, G. Bianchetti, A. Zipfel, J.L. Boutroy, P. Vert: Placental transfer and perinatal pharmacokinetics of betaxolol. Eur. J. Clin. Pharmacol. 38, 477-483 (1990)

[250] Mulley, B.A., G.D. Parr, W.K. Pau, R.M. Rye, J.J. Mould, N.C. Siddle: Placental transfer of chlorthalidone and ist elimination in maternal milk. Eur. J. Clin. Pharmacol. **13**, 129-131 (1978)

[251] Murray, L., D. Seger: Drug therapy during pregnancy and lactation. Emerg. Med. Clin. North Am. **12**(1), 129-149 (1994)

[252] Nahum, G.G., K. Uhl, D.L. Kennedy: Antibioticc use in pregnancy and lactation. Obste. Gynecol., 107, 1120- 1138 (2006).

[253] Naumburg, E.G., R.G. Meny: Breastmilk opioids and neonatal apnea. Am. J. Dis. Child, **142**, 11-12 (1988)

[254] Needs, C.J., P.M. Brooks: Antirheumatic medication during lactation. Br. J. Rheumatol. **24**, 291-297 (1985)

[255] Nelis, G.F.: Diarrhoea due to 5-aminosalicylic acid in breast milk (letter). Lancet **I**, 383 (1989)

[256] Newport, D.J.,P.B. Pennell, M.R. Calamaras, J.C. Ritchie, M. Newman, B. Knight, A. Viguera, J. Liporace, Z.N. Stowe: Lamotrigine in breast milk and nursing infants: determination of exposure. Pediatrics, 122, e223-e231 (2008)

[257] Nikodem, V. C, G.J. Hofmeyr: Secretion of the antidiarrhoeal agent loperamide oxide in breast milk. Eur. J. Clin. Pharmacol. **42**, 695-696 (1992)

[258] Nitsun, M., J.W. Szokol, J. Saleh, G.S. Murphy, J.S. Vender, L. Luong, K. Raikoff, M.J. Avram: Phamacokinetics of midazolam, propofol and fentanyl transfer to human breast milk. Clin. Pharmacol. Therap.79, 519-557 (2006)

[259] Nyberg, G., U. Haljamae, C. Frisenethe-Fich, M. Wennergren, J. Jjellmer: Breast-feeding during drug treatment with cyclosporine. Transplantation **65**, 253-255, 1998[220]

[260] Obermeyer, B.D., R.F. Bergstrom, J.T. Callaghan, M.P. Knadler, A. Golichowski, A. Rubin: Secretion of nizatidine into human breast milk after single and multiple doses. Clin. Pharmacol. Ther. **47**, 724-730 (1990)

[261] O'Dea, R.: Medication use in the breastfeeding mother. NAACOG's Clin. Iss. 3(4), 598-604 (1992)

[262] Öhman, I., Vitols, S., Luet, G., Söderfeldt, B., Tomson, T.: Topiramate kinetics during delivery, lactation and in the neonate: preliminary observatons. Epilepsia **43**, 1157-1160 (2002)

[263] Öhman, I., S. Vitols, T. Tomson: Pharmacokinetics of gabapentin during delivery, in the neonatal period and lactation: does a fetal accumulation occur during prenancy? Epilepsia, 46, 1621-1624 (2005)

[264] Ohkubo, T., R. Shimoyama, K. Sugawara: Measurement of haloperidol in human breast milk by high-performance liquid chromatography. J. Pharm. Sci. **81**, 941-949 (1992)

[265] Okada, M., H. Inoue, Y. Nakamura, M. Kishimoto: Excretion of diltiazem in human milk (letter). New Engl. J. Med. **312**, 992-993 (1985)

[266] Ohmen, R., S. Hagg, L. Carleburg: Excretion of paroxetin into breast milk. J. Clin. Psych. **60**, 519-523 (2000)

[267] Olsson, B., P. Bolme, B. Dahlstrom: Excretion of noscapine in human breast milk. Eur. J. Clin. Pharmacol. **30**, 213 (1986)

[268] Orme, M.L.E., P.J. Lewis, M. Swiet, M.J. de Serlin, R. Sibeon, J.D. Baty, A.M. Breckenridge: May mothers given warfarin breast-feed their infants? Br. Med. J. **I**, 1564-1565 (1997)

[269] Ostensen, M.: Piroxicam in human breast milk. Eur. J. Clin. Pharmacol. **25**, 829-830 (1983)

[270] Ostensen, M.: Treatment with immuno-suppressive and disease modifying drugs during pregnancy and lactation. Am. J. Reprod. Immunol. 28(3-4), 148-152 (1992)

[271] Ostensen, M., N.D. Brown, P.K. Chiang, J. Aarbakke: Hydroxychloroquine in human breast milk. Eur. J. Clin. Pharmacol. **28**, 357 (1985)

[272] Ostensen, M., I. Matheson, H. Laufen: Piroxicam in breast milk after long-term-treatment. Eur. J. Clin. Pharmacol. **35**, 567-569 (1988)

[273] Ostensen, M., K. Skydal, G. Myklebust, Y. Tomassen, J. Aarbakke: Excretion of gold into human breast milk. Eur. J. Clin. Pharmacol. **31**, 251-252 (1986)

[274] Ostrea, E.M., J.B. Mantaring, M.A. Silvestre: Drugs that affect the fetus and newborn infant via the placenta or breast milk. Pediatr. Clin. N. Am. 51, 539-579 (2004)

[275] Pardthaisong, T., C. Yenchit, R. Gray: The longterm growth and development of children exposed to depo-provera during pregnancy or lactation. Contraception **45**, 313-324 (1992)

[276] Parke, A.L.: Antimalarial drugs, pregnancy and lactation. Lupus **2** (Suppl. 1), S21-S23 (1993)

[277] Passmore, C.M., J.C. McElnay, E.A. Rainey, P.F. D'Arcy: Metronidazole excretion in human milk and effect on the suckling neonate. Br. J. Clin. Pharmac. **26**, 45-51 (1988)

[278] Penny, W.J., M.J. Lewis: Nifedipine is excreted in human milk. Eur. J. Clin. Pharmacol **36**, 427-428 (1989)

[279] Pennell, P.B.: Antiepileptic drug pharmacokinetics during pregnancy and lactation. Neurology 61 (Supplement 2), S 35-S 42 (2003)

[280] Phelps, D.L., A. Karim: Spironolactone: relationship between concentrations of dethioacetylated metabolite in human serum and milk. J. Pharm. Sci. 66, 1203 (1997)

[281] Pitcher, D., H.M. Leather, G.C.A. Storey, D.W. Holt: Amiodarone in pregnancy (letter). Lancet **I**, 597-598 (1983)

[282] Piontek, C.M., K.L. Wisner, J.M. Perel, K.S. Peindl: Serum Fluvoxamine levels in breast-feed infants. J. Clin. Psychiatry **62**, 111-113 (2001)

[283] Pittard, W.B. III., H. Glazier: Procainamide excretion in human milk. J. Pediat. **102**(4), 631-633 (1983)

[284] Pittard, W.B. III., R. Merkatz, B.D. Fletcher: Radioactive excretion in human milk following administration of technetium Tc99 m macroaggregated albumin. Pediatrics 70(2), 231-234 (1982)

[285] Plante, L., G.M. Ferron, M. Unruh, P.R. Mayer: Excretion of pantoprazole in human breast milk. J. Reprod. Med., 49, 825-827 (2004)

[286] Plomp, T.A., T. Vulsma, J.J.M. de Vijlder: Use of amiodarone during pregnancy. Eur. J. Obstet. Gynecol. Reprod. Biol. **43**, 201-207 (1992)

[287] Pons, G., C. Francoual, Ph. Guillet, C. Moran, Ph. Hermann, G. Bianchetti, J.F. Thiercelin, J.-P. Thenot, G. Olive: Zolpidem excretion in breast milk. Eur. J. Clin. Pharmacol. **37**, 245-248 (1989)

[288] Pons, G., E. Rey, I. Matheson: Excretion of psychoactive drugs into breast milk, Pharmacokinetic principles and recommendations. Clin. Pharmacokinet. **27**(4), 270-289 (1994)

[289] Pons, G., E. Rey, M.-O. Richard, F. Vanzelle, C. Francoul, C. Moran, P. d'Athis, J. Badoual, G. Olive: Nitrofurantoin excretion in human milk. Dev. Pharmacol. Ther. **14**, 148-152 (1990)

[290] Pons, G, M.P. Schoerlin, Y.K. Tarn, C. Moran, J.P. Pfefen, Ch. Francoual, A.M. Pedarriosse, J. Chavine, G. Olive: Moclobemide excretion in human breast milk. Br. J. Clin. Pharmac. **29**, 27-31 (1990)

[291] Postellon, D.C., R. Aronow: Iodine in mothers milk. J. Am. Med. Ass. **247**, 496 (1982)

[292] Pschyrembel. Klinisches Wörterbuch, 256. Aufl. de Gruyter, Berlin/New York 1990

[293] Rayburn, W.F.: Glucocorticoid therapy for rheumatic diseases: maternal, fetal and breast feeding considerations. Am. J. Reprod. Immunol. **28**, 138-140 (1992)

[294] Redman, C.W.G., J.G. Kelly, W.D. Cooper: The excretion of enalapril and enalaprilat in human breast milk. Eur. J. Clin. Pharmacol. **38**, 99 (1990)

[295] Reali, A., A. Ximenes, L. Cuzzolin, V. Fanos: Antibiotic therapy in pregnancy and lactation. J. Chemotherap. **17**, 123-130 (2005)

[296] Rivera-Calimlim, L.: The significance of drugs in breast milk-pharmacokinetic considerations. Clin. Perinatol. **14**(1), 51-70 (1987)

[297] Robieux, L, G. Koren, H. Vandenbergh, J. Schneiderman: Morphine excretion in breast milk and resultant exposure of a nursing infant. Clin. Toxicol. **28**, 365-370 (1990)

[298] Robinson, P.S., P. Barker, A. Camphell, P. Henson, I. Surveyor, P.R. Young: Iodine-131 1797 in breast milk following therapy for thyroid carcinoma. J. Nucl. Med. **35**, 1797-1801 (1994)

[299] Rofsky, N.M., J.C. Weinreb, A.W. Litt: Quantitative analysis of gadopentetate dimeglumine excreted in breast milk. J. Magn. Reson. Imaging **3**(1), 131-132 (1993)

[300] Rollmann, O., I. Pihl-Lundin: Acitretin excretion into human breast milk. Acta Derm. Venereol. **70**, 487-490 (1990)

[301] Rote Liste® 1995. Arzneimittelverzeichnis für Deutschland. Editio Cantor Verlag, Aulendorf 1995

[302] Rote Liste® 1996. Arzneimittelverzeichnis für Deutschland. Editio Cantor Verlag, Aulendorf 1995

[303] Rote Liste® 2006. Arzneimittelverzeichnis für Deutschland. Editio Cantor Verlag, Aulendorf 2006

[304] Rubow, S., J. Klopper: Excretion of radioiodine in human milk following a therapeutic dose of I-131. Eur. J. Nucl. Med. **14**, 632-633 (1988).

[305] Rubow, S., J. Klopper, P. Scholtz: Excretion of gallium 67 in human breast milk and its inadvertent ingestion by a 9-month-old child. Eur. J. Nucl. Med. **18**, 829-833 (1991)

[306] Rubow, S., J. Klopper, H. Wasserman, B. Baard, M. van Nickerk: The excretion of radiopharmaceuticals in human breast milk: additional data and dosimetry. Eur. J. Nucl. Med. **21**, 144-153 (1994)

[307] Rubow, S.M., A. Eilmann, J. le Roux, J. Klopper: Excretion of technetium 99 m hexakismethoxyisobutylisonitrile in milk. Eur. J. Nucl. Med. **18**, 365-365 (1991)

[308] Rylance, G., N. Plant: Drugs and breast milk. The Practitioner **235**, 692-694 (1991)

[309] Rylance, G.W., C.G. Woods, M.C. Donelly, J.S. Oliver, W.D. Alexander: Carbimazole and breast-feeding (letter). Lancet **I**, 928 (1987)

[310] Schaefer, Ch., R. Bunjes: Arzneimitteltherapie in der Stillzeit. Pädiat. Prax. **40**, 641-644 (1990)

[311] Schimmel, M.S., A.I. Eidelman, M.A. Wilschanski, D. Shaw Jr., R.J. Ogilvie, G. Koren: Toxic effects of atenolol consumed during breast feeding. J. Pediat. **114**, 476-478 (1989)

[312] Schirm, E., Schwagermann, H. Tobi, LTW de Jong-van den Berg: Drug use during breastfeeding. A survey from the Netherlands. Eur. J. Clin. Nutr. **58**, 386-390 (2004)

[313] Schmimmel, M.S., A.J. Eidelman, M.A. Wilschanski, D. Shaw, R.J. Ogilvie, G. Koren: Toxic effects of atenolol consumed during breast feeding. J. Pediat. **114**, 476-478 (1989)

[314] Schmidt, K., O.V. Olesen, P.N. Jensen: Citalopram and breast-feeding: seum concentration and side effects in the infant. Biol. Psychiatry, **47**, 164-165 (2000)

[315] Schneider, P., P. Reinhold: Anästhesie in der Stillzeit. Welche Einschränkungen sind gerechtfertigt? Anästhesiol. Intensvmed. Notfallmed. Schmerzther., **35**, 356-374 (2000)

[316] Schotter, A., R. Müller, C. Günther, H.-J. Hausleiter, G. Achtert: Tranfer of metaclazepam and its metabolites into breast milk. Arzneim.-Forsch./ Drug Res. **39**, 1468-1470 (1989)

[317] Schou, M., A. Amdisen: Lithium and pregnancy-III, lithium ingestion by children breast-feed by women on lithium treatment. Br. Med. J. **2**, 138 (1973)

[318] Sedlmayr, Th., F. Peters, W. Raasch, F. Kees: Clarithromycin, ein neues Makrolid-Antibiotikum. Wirksamkeit bei puerperalen Infektionen und Übertritt in die Muttermilch. Geburtsh. u. Frauenheilk. **53**, 488-491 (1993)

[319] Senger, E., I. Menzel, H. Holzmann: Therapiebedingte Lindan-Konzentration in der Muttermilch. Dermatosen **37**(5), 167-170 (1989)

[320] Shaaban, M.M.: Contraception with progestogens and progesterone during lactation. J. Steroid Biochem. Molec. Biol. **40**, 705-710 (1991)

[321] Shenfield, G.M., J.M. Griffin: Clinical pharmacokinetics of contraceptive steroids – an Update. Clin. Pharmacokinet. **20**(1), 15-37 (1991)

[322] Silberstein, S.D.: Headaches and women: treatment of the pregnant and lactating migraineur. Headache **33**, 533-540 (1993)

[323] Sinchai, W., S. Sethavanich, S. Asavapiriyanont, V. Sittpiyasakul, R. Sirikanchanakul, P. Udomkiatsakul, P. Chantaeyoon, K. Roybang, J. Trakankamol, S. Suti, W. Parnraksa, N. Dusitsin: Effects of a progesteron-only pill (Exluton) and intrauterine device (Multiload Cu250) on breastfeeding. Advances in Contraception 11, 143-155 (1995)

[324] Singer, F.: Rheumatologische Aspekte der Gravidität und Stillzeit. Pädiatr. Prax. 39, 605-610 (1989/90)

[325] Smith, I.J., J.L. Hinson, V.A. Johnson, R. Don Brown, S.M. Cook, R.T. Whitt, J.T. Wilson: Flurbiprofen in post-partum women: plasma and breast milk disposition. J. Clin. Pharmacol. 29, 174-184 (1989)

[326] Smith, I.J., J.T. Wilson: Infant effects of drugs excreted into breast milk. Pediatric Rev. Commun. 3, 93-113 (1989)

[327] Snider, D.E., K.E. Powell: Should women taking antituberculosis drugs breast-feed? Arch. Intern. Med. 144, 589-590 (1984)

[328] Södermann, P., I. Matheson: Clonazepam in breast milk (letter). Eur. J. Pediat. 147, 212-213 (1987)

[329] Spielmann, H., R. Steinhoff: Taschenbuch der Arzneimittelverordnung in Schwangerschaft und Stillperiode. Fischer, Stuttgart/New York 1988

[330] Spielmann, H., R. Steinhoff, C. Schaefer, R. Bunjes: Taschenbuch der Arzneimittelverordnung in Schwangerschaft und Stillperiode, 4. Auflage. Fischer, Stuttgart/Jena/New York 1992

[331] Spigset, O.: Anaesthetic agents and excretion in breast milk. Acta Anaestesiol. Scand. 38, 94-103 (1994)

[332] Spigset, O., L. Carleborg, A. Norström, M. Sandlund: Paroxetine level in breast milk. J. Clin. Psychiat. 57(1), 39 (1996)

[333] Spigset, O., S. Hägg: Analgesics and breast-feeding. Paediatr. Drugs, 2, 223- 238 (2000)

[334] Stabin, M.G., H.B. Breitz: Breast milk excretion of radiopharmaceuticals: mechanism, finding and radiation dosimetry. J. Nucl. Med. 41, 863-873 (2000)

[335] Stahl, M.M., J. Neidernd, E. Vinge: Thrombocytopenic purpura and anemia in a breast-feed infant whose mother was treated with valproic acid. J. Pediat. 130, 1001-1003 (1997)

[336] Stancer, H.C., K.L. Reed: Desipramine and 2-hydroxydesipramine in human breast milk and the nursing infant's serum. Am. J. Psychiatry. 143, 1597-1600 (1986)

[337] Stavchansky, S., A. Combs, R. Sagraves, M. Delgado, A. Joshi: Pharmacokinetics of caffeine in breast milk and plasma after single oral administration of caffeine to lactating mothers. Biopharm. Drug Dispos. 9, 285-299 (1988)

[338] Steer, P.L., C.J. Biddle, W.S. Marley, R.K. Lantz, P.L. Sulik: Concentrations of fentanyl in colostrum after an analgesic dose. Can. J. Anesth. 39(3), 231-235 (1992)

[339] Stewart, R.B., B. Karas, P.K. Springer: Haloperidol excretion in human milk. Am. J. Psychiatry 137(7), 849-850 (1980)

[340] Stoukides, C.: Topical medications and breastfeeding. J. Hum. Lact. 9(3), 185-187 (1993)

[341] Stoukides, C.A.: The galactopharmacopedia, Quinolone antibiotics and breastfeeding. J. Hum. Lact. 7(3), 143-144 (1991)

[342] Stowe, Z.N.: The use of mood stabilizers during breastfeeding. J. Clin. Psychiatry, 68 (Suppl. 9), 22-28 (2007)

[343] Stowe, Z.N., A.L. Hostetter, M.J. Owens, J.C. Ritchie, K. Sternberg, L.S. Cohen, C.B. Nemeroff: The pharmacokinetics of setraline excretion into human breast milk: determinants of infant serum concentrations. J. Clin. Psychiatry, 64, 73-80 (2003)

[344] Surcka, U.P., P.R. Surcka, R.K. Anand: Breast feeding and drugs in human milk. Indian. Pediat. 26, 373-378 (1989)

[345] Suri, R., Z.N. Stowe, V. Hendrick, A. Hostetter, M. Widawski, L.L. Altshuler: Estimates of nursing infants daily dose of fluoxetine through breast milk. Biol. Psychiatry 52, 446-451 (2002)

[346] Taddio, A,. S. Itro, G. Koren: Excretion of fluoxetin and its metabolite norfluoxetine in humen breast milk. J. Clin. Pharmacol. 36, 42-478 (1996)

[347] Taddio, A., J. Klein, G. Koren: Acyclovir excretion in human breast milk. Ann. Pharmacother. 28, 585-587 (1994)

[348] Teller, W.M.: Muttermilch und Medikamente. Pädiatr. Pädol. 23, 349-356 (1988)

[349] Thiagarajan, K.D., Th. Easterling, C. Davis, E.F. Bond: Breast-feeding by a cyclosporine-treated mother. Obstetrics and Gynecology 97, 816-818 (2001)

[350] Thiru, Y., D.N. Bateman, M.G. Coulthard: Successful breast-feeding while mother was taking cyclosporine. BMJ 315, 463 (1997)

[351] Thomas, J.A.: Pharmacologic and toxicologic responses in the neonate. J. Am. Coll. Toxicol. 8(5), 957-962 (1989)

[352] Tobin, R.E., P.B. Schneider: Uptake of 6Ga in the lactating breast and its persistence in milk: case report. J. Nucl. Med. 17, 1055-1056 (1976)

[353] Tomson, T., I. Öhman, S. Vitols: Lamotrigine in pregnancy and lactation: a case report. Epilepsie 38, 1039-1041 (1997)

[354] Tomson, T., R. Palm, K. Källen, E. Ben-Menachem, B. Söderfeldt, B. Danielsson, R. Johansson, G. Luef, I. Öhman: Pharmacokinetics of levetiracetam during pregnancy, delivery, in the neonatal period and lactation. Epilepsia, 48, 1111-1116 (2007)

[355] Toney, M.O., A. Landry, T. Smith: Excretion of 201-Tl in human breast milk. Health Phys. 63, 234 (1992)

[356] Tonks, A.M.: Nimodipine levels in breast milk. Aust. N.Z.J. Surg. 65, 693-694 (1995)

[357] Townsend, R.J., T.J. Benedetti, S.H. Erickson: Excretion of ibuprofen into breast milk. Am. J. Obstet. Gynecol. 149, 184-186 (1984)

[358] Tsuru, N., T. Maeda, M. Tsuruoka: Three cases of delivery under sodium valproate-placental transfer, milk transfer and probable teratogenicity of sodium valproate. Jpn. J. Psychiatr. Neurol. 42, 89-96 (1988)

[359] Unsworth, J., A. d'Assis-Fonseca, D.T. Beswick, D.R. Blake: Serum salicylate levels in a breast-feed infant. Ann. Rheum. Dis. 46, 638-639 (1987)

[360] Vagenakis, A.G., C.M. Abreau, L.E. Braverman: Duration of radioactivity in the milk of a nursing mother following 99 mTc administration. J. Nucl. Med. 12, 188 (1971)

[361] Vendelin Oelsen, O., U. Bartels, J. Hejelm Poulsen: Perphenazine in breast milk and serum. Am. J. Psychiatry 147, 1378-1379 (1990)

[362] Verbeeck, R.K., S.G. Ross, E.A. McKenna: Excretion of trazodone in breast milk. Br. J. Clin. Pharmac. 22, 367-370 (1986)

[363] Viguera, A.C., D.J. Newport, J. Ritchie, Z. Stowe, T. Whitfield, J. Mogielnicki, R.J. Baldessarini, A. Zurick, L.S. Cohen: Am. J. Osychiatry, 164, 342-345 (2007)

[364] Vio, F., G. Salazar, Infante, C.: Smoking during pregnancy and lactation and its effect on breast milk volume. Am J. Clin. Nutr. 54, 1011-1016 (1991)

[365] von Kries, F., D. Nöcker, E. Schmitz-Kummer, J.X. de Vries: Transfer von Phenprocoumon in die Muttermilch. Monatsschr. Kinderheilkd. 141, 505-507 (1993)

[366] Wagner, X., J. Jouglard, M. Moulin, A.M. Miller, J. Petijean, A. Pisapia: Coadministration of flecainide acetate and sotalol during pregnancy: lack of teratogenic effects, passage across the placenta and excretion in human breast milk. Am. Heart J. 119, 700-702 (1990)

[367] Ware, M.R., C.L. de Vane: Imipramine treatment of panic disorder during pregnancy. J. Clin. Psychiatry 51, 482-484 (1990)

[368] Weissman, A.M., B.T. Levy, A.J. Hartz, S. Bentler, M. Donohue, V.L. Ellingrod, K.L. Wisner: Pooled analysis of antidepressant levels in lactating mothers, breast milk and nursing infants. Am. J. Psychiatry, 161, 1066-1078 (2004)

[369] Weiner, R.E., R.P. Spencer: Quantification of gallium-67 citrate in breast milk. Clin. Nucl. Med. 19(9), 763-765 (1994)

[370] Wellhöner, H.H.: Allgemeine und systemische Pharmakologie und Toxikologie, 5. Aufl. Springer, Berlin/Heidelberg/New York/London/Paris/Tokyo/Hong Kong 1990

[371] Werthmann, M.W., Jr., S.V. Krees: Excretion of chlorothiazide in human breast milk. J. Pediat. 81, 781 (1972)

[372] Whalley, L.J., P.G. Blain, J.K. Prime: Haloperidol secreted in breast milk. Br. Med. J. 282, 1746-1747 (1981)

[373] White, W.B.: Management of hypertension during lactation. Hypertension 6, 297-300 (1984)

[374] White, W.B., J.W. Andreoli, R.D. Cohn: Alphamethyldopa disposition in mothers with hypertension and in their breast-feed infants. Clin. Pharmacol. Ther. 37, 387-390 (1985)

[375] White, W.B., S.C. Yeh, G.J. Krol: Nitrendipine in human plasma and breast milk. Eur. J. Clin. Pharmacol. 36, 531-534(1989)

[376] Wiernik, P.H., J.H. Duncan: Cyclophosphamide in human milk (letter). Lancet I, 912 (1971)

[377] Wilkinson, L.E., J.C.P. Heggie, R.J. Booth: Secretion of (131-I)iodide in breast milk and infant dosimetry resulting from the administration of 131-metaiodobenzylguanidine. Eur. J. Nucl. Med. 22(9), 1079-1080 (1995)

[378] Wilson, J.H.: Breast milk tocainide levels (letter). J. Cardivasc. Pharmacol. 12, 497 (1988)

[379] Wilton, J.M.: Breastfeeding and the chemically dependant women. NAA-COG's Clin. Iss. 3(4), 667-672 (1992)

[380] Winans, E.A.: Antidepressants use during lactation. J. Hum. Lact. 17, 256-261 (2001)

[381] Winans, E.A.: Antipsychotics and breast feeding. J. Hum. Lact. 17, 344-347 (2001)

[382] Winecker, R.E., Goldberger, B.A., Tebett, I.R. et al.: Detection of Cocain and its metabolites in breast milk J. Forensic. Sci. 46, 1221-1228 (2001)

[383] Wischnik, A., S.M. Manth, J. Lloyd, R. Bullingham, J.S. Thompson: The excretion of ketorolac tromethamine into breast milk after multiple oral dosing. Eur. J. Clin. Pharmacol. 36, 521-524 (1989)

[384] Wischnik, A., N. Wetzelsberger, P.W. Lücker: Elimination von Nalbuphin in die Muttermilch. Arzneimittelforschung 38, 1496-1498 (1988)

[385] Wise, M.G., M.A. Javors, L.G. Funderburg, M.S. Sabaratnam, C.L. Bowden: Lithium levels in bodily fluids of an nursing mother and infant. Lithium I, 189-191 (1990)

[386] Wisner, K.L., J.M. Perel: Serum nortiptyline levels in nursing mothers and their infants. Am. J. Psychiatry 148, 1234-1236 (1991)

[387] Wisner, K.L., J.M. Perel, R.L. Findling: Antidepressant treatment during breast feeding. Am. J. Psych. (1996)

[388] Wittels, B., D.T. Scott, R.S. Sinatra: Exogenous opioids in human breast milk and acute neonatal neurobehaviour: a preliminary study. Anaesthesiology 73, 864-869 (1990)

[389] Wolff, Weihrauch: Internistische Therapie 1994/95, 10. neubearb. Aufl. Urban & Schwarzenberg, München/Wien/Baltimore 1994

[390] Wojnar-Horton, R.E., L.P. Hackett, P. Yapp, L.J. Dusci, M. Paech, F. Ilett: Distribution and excretion of sumatriptan in human milk. Br. J. Clin. Pharmacol. 41, 217-221 (1996)

[391] Wretlind, M.: Excretion of oxazepam in breast milk. Eur. J. Clin. Pharmacol. 33, 209-210 (1987)

[392] Wright, S., S. Dawling, J.J. Ashford: Excretion of fluvoxamine in breast milk. Br. J. Clin. Pharmac. 31, 209 (1991)

[393] Wyburn, J.R.: Human breast milk excretion of radionuclides following administration of radiopharmaceuticals. J. Nucl. Med. 14, 115-117 (1973)

[394] Yapp, P., K.F. Ilett, J.N. Kristensen: Drowsiness and poor feeding in a breast-feed infant: association with nefazodone and its metabolite. Am. Pharmcother. 34, 1269-1272 (2001)

[395] Yoshida, K., B. Smith, R.C. Kumat: Fluvoxamine in breast milk and infant development. Br. J. Clin. Pharmacol. 44, 210-211 (1997)

[396] Yurchak, A.M., W.J. Jusko: Theophylline secretion into breast milk. Pediatrics 57(4), 518-520 (1976)

[397] Zakowski, M.L., S. Ramanathan, H. Turndorf: A two-dose epidural morphine regimen in cesarean section patients: pharmacokinetic profile. Acta Anaesthesiol. Scand. 37, 584-589 (1993)

Anhang

Humangenetische Beratungsstellen in Deutschland

Universitätsklinikum der RWTH Aachen
Institut für Humangenetik
Pauwelsstr. 30
52074 **Aachen**
0241-80 80178
www.humangenetik.ukaachen.de

Universitätsklinikum Charité
Institut für Medizinische Genetik
Augustenburger Platz 1
13353 **Berlin**
030-4505-69122
www.charite.de

Ruhr-Universität Bochum
Abteilung für Humangenetik
Universitätsstr. 150
44801 **Bochum**
0234-32-23839
www.ruhr-uni-bochum.de/mhg

Rhein. Friedr.-Wilh.-Universität
Institut für Humangenetik
Wilhelmstraße 31
53111 **Bonn**
0228-287-2284
www.humangenetics.uni-bonn.de

Universität Bremen
Zentrum für Humangenetik
Leobener Str. ZHG
28359 **Bremen**
0421-218-2589
www.humangenetik.uni-bremen.de

Frauenklinik
Institut für Medizinische Genetik
Flemmingstr. 4
09116 **Chemnitz**
0371-333-22152
www.klinikumchemnitz.de

Medizinische Fakultät Carl Gustav Carus
der Technischen Universität Dresden
Institut für Klinische Genetik
Fetscherstraße 74
01307 **Dresden**
0351-458-5136
www.tu-dresden.de/medgen

Heinrich-Heine-Universität Düsseldorf
Institut für Humangenetik und
Anthropologie
Universitätsstr. 1
40225 **Düsseldorf**
0211-811-2350
www.uniklinik-duesseldorf.de/
humangenetik

Friedrich-Alexander-Universität
Institut für Humangenetik
Schwabachanlage 10
91054 **Erlangen**
09131-85-22319
www.humgenet.uni-erlangen.de

Universitätsklinikum Essen
Institut für Humangenetik
Hufelandstraße 55
45122 **Essen**
0201-723-4560
www.hg.uni-due.de

Johann Wolfgang von Goethe
Institut für Humangenetik
Theodor-Stern-Kai 7
60590 **Frankfurt**
069-6301-5678
www.kgu.de/humangenetik

Institut für Humangenetik und Anthropologie der Universität Freiburg
Genetische Beratungsstelle
Breisacher Str. 33
79106 **Freiburg**
0761-270-7051
www.humangenetik.uniklinik-freiburg.de

Universität Gießen
Institut für Humangenetik
Schlangenzahl 14
35392 **Gießen**
0641-99-41 600
www.uniklinikum-giessen.de/
humangenetik

Universität Göttingen
Institut für Humangenetik
Heinrich-Düker Weg 12
37073 **Göttingen**
0551-39-7591
www.humangenetik.gwdg.de

Universität Greifswald
Institut für Humangenetik
Fleischmannstr. 42-44
17487 **Greifswald**
03834-86-5390
www.medizin.uni-greifswald.de

Martin-Luther-Universität
Halle-Wittenberg
Klinikum der Medizinischen Fakultät
Institut für Humangenetik und Medizinische Biologie
Magdeburger Str. 2
06097 **Halle/Saale**
0345-557-4292
www.medizin.uni-halle.de

Uni-Krankenhaus Eppendorf Hamburg
Institut für Humangenetik
Butenfeld 42
22529 **Hamburg**
040-42803-2120
www.uke.uni-hamburg.de/institute/
humangenetik

Medizinische Hochschule Hannover
Institut für Humangenetik
Carl-Neuberg-Str. 1
30625 **Hannover**
0511-532-6537
www.human-genetik.net

Institut für Humangenetik
Genetische Poliklinik
Im Neuenheimer Feld 366
69120 **Heidelberg**
06221-56 5152
www.med.uni-heidelberg.de

Universität des Saarlandes
Institut für Humangenetik
Universitätsklinikum, Bau 68
66421 **Homburg/Saar**
06841-162-6614
06841-162-6605
www.uni-saarland.de

Friedrch-Schiller-Universität
Institut für Humangenetik und
Anthropologie
Kollegiengasse 10
07740 **Jena**
03641-935-581
www.mti.uni-jena.de

Universitätsklinikum Schleswig-Holstein
(UKSH) Campus Kiel
Institut für Humangenetik
Schwanenweg 24
24105 **Kiel**
0431-597-1775
www.uni-kiel.de/medgen

Klinikum der Universität zu Köln
Institut für Humangenetik
Kerpener Str. 34
50931 **Köln**
0221-478-86834
www.uk-koeln.de/humangenetik

Medizinische Genetik
Zentrum für Kinder- und Jugendmedizin
Lutherplatz 40
47805 **Krefeld**
02151-32-2354
www.klinikum-krefeld.de

Universität Leipzig
Institut für Humangenetik
Philipp-Rosenthal-Str. 55
04103 **Leipzig**
0341-9723-800
www.medizin.uni-leipzig.de

Universitätsklinikum Schleswig-Holstein
(UKSH)
Campus Lübeck
Institut für Humangenetik
Ratzeburger Allee 160
23538 **Lübeck**
0451-500-2620
www.humangenetik.mu-luebeck.de

Otto-v.-Guericke-Universität
Institut für Humangenetik
Leipziger Str. 44
39120 **Magdeburg**
0391-67-17230
www.uni-magdeburg.de

Klinikum der Joh. Gutenberg-Universität
Institut für Humangenetik
Langenbeckstr. 1
55101 **Mainz**
06131-17-5790
www.klinik.uni-mainz.de

Universität Marburg
Medizinisches Zentrum für Humangenetik
Bahnhofstraße 7
35033 **Marburg**
06421-286-6233
www.uni-marburg.de/humgen

Ludwig-Maximillians-Universität
München
Institut für Humangenetik
Goethestraße 29
80336 **München**
089-5160-4471
www.med.uni-muenchen.de

Technische Universität München
Institut für Humangenetik
Trogerstr. 32
81675 **München**
089-4140-6381
www.ihg.gsf.de

Universität Münster
Institut für Humangenetik
Vesalinsweg 12-14
48149 **Münster**
0251-835-5401
www.medweb.uni-muenster.de

Dietrich-Bonhoeffer-Klinikum
Neubrandenburg
Genetische Beratungsstelle
Klinik für Kinder- und Jugendmedizin
Salvador-Allende-Str. 30
17036 **Neubrandenburg**
0395-775-2947
www.dbk-nb.de

Universität Rostock
Abteilung Medizinische Genetik
Medizinische Fakultät
Kinder- und Jugendklinik
Rembrandt Str. 16/17
18055 **Rostock**
0381-494-7083
www.uni-rostock.de

Olgahospital
Städtische Frauenklinik
Institut für Klinische Genetik
Bismarckst. 3
70176 **Stuttgart**
0711-992-4001
www.olgahospital.de

Universität Tübingen
Institut für Anthropologie und
Humangenetik
Abteilung Medizinische Genetik
Calwerstr. 7
72076 **Tübingen**
07071-29-72190
www.uni-tuebingen.de

Universitätsklinikum Ulm
Abteilung Humangenetik
Sektion Genetische Beratung
Parkstr. 11
89073 **Ulm**
0731-500-25205
www.uni-ulm.de

Universität Würzburg
Abteilung für Medizinische Genetik
im Institut für Humangenetik
Biozentrum, Am Hubland
97074 **Würzburg**
0931-888-4076
www.biozentrum.uni-wuerzburg.de

Beratungsstellen für Arzneimittel-anwendung in der Schwangerschaft

Deutschland

Pharmakovigilanz- und Beratungszentrum
für Embryonaltoxikologie
Spandauer Damm 130, Haus 10
14050 Berlin
Tel.: 030/30308-111
Fax: 030/30308-122
mail@embryotox.de
www.embryotox.de

Klinik für Frauenheilkunde und Geburts-hilfe der Friedrich-Schiller-Universität Jena
Bachstraße 18
07740 Jena
Tel.: 03641/9-33230

Institut für Reproduktionstoxikologie
Krankenhaus St. Elisabeth/Oberschwaben-Klinik gGmbH
Akademisches Lehrkrankenhaus
d. Univ. Ulm
Elisabethenstr. 17
88212 Ravensburg
Tel.: 0751/8727-99
www.reprotox.de

Schweiz

Swiss Teratogen Information Service
Division de Pharmacologie Clinique
Beaumont 06 – 634
Centre Hospitalier Universitaire Vaudois
CH-1011 Lausanne
Tel.: (+41) 021/3144260
www.chuv.ch/pcl

Weitere Informationsquellen

Mit REPRORISK steht eine CD-ROM zur Verfügung, über die man zusätzliche Infor-mationen von Arzneimitteln und den Che-mikalien zur Teratogenität und zu evtl. schädigenden Einflüssen auf die Schwan-gerschaft erhalten kann. Diese CD-ROM ist bei der Wissenschaftlichen Verlagsge-sellschaft mbH, Stuttgart, erhältlich und wird vierteljährlich aktualisiert.

Sachregister

blau: Schwangerschaft (Teil A)
schwarz: Stillzeit (Teil B)

Wirkstoffregister